高级卫生专业技术资格考试用书

病 理 学

高级医师进阶

（副主任医师/主任医师）

（第2版）

主　编　王莉芬

副主编　唐　颖　　邢呈娟　　陶　娟

　　　　尹丽英　　王齐敏　　秦华民

　　　　吕　丽

编　者（按姓氏笔画排序）：

于　涛	于建文	王　洁	王红微	王媛媛
甘　怡	付那仁图雅		冯诗雅	冯倩倩
刘艳君	齐丽娜	孙　倩	孙石春	孙丽娜
李　东	李　瑞	李　瑾	李香香	杨　晶
杨晓云	杨海荣	邹　爽	汪文博	宋丽媛
张　彤	张　健	张　楠	张云坤	张旖旎
张黎黎	范晓玲	赵婷婷	郝　雪	侯燕妮
姜　丹	郭　坤	彭　芳	董　慧	

中国协和医科大学出版社

图书在版编目（CIP）数据

病理学：高级医师进阶 / 王莉芬主编. —2版. —北京：中国协和医科大学出版社，2020.1
高级卫生专业技术资格考试用书
ISBN 978-7-5679-1469-8

Ⅰ.①病… Ⅱ.①王… Ⅲ.①病理学-资格考试-自学参考资料 Ⅳ.①R36

中国版本图书馆CIP数据核字（2019）第267013号

高级卫生专业技术资格考试用书

病理学·高级医师进阶（第2版）

主　　编：王莉芬
责任编辑：吴桂梅

出版发行：**中国协和医科大学出版社**
　　　　　（北京东单三条九号　邮编100730　电话65260431）
网　　址：www.pumcp.com
经　　销：新华书店总店北京发行所
印　　刷：北京朝阳印刷厂有限责任公司

开　　本：787×1092　　1/16
印　　张：50.5
字　　数：1160千字
版　　次：2020年1月第2版
印　　次：2020年1月第1次印刷
定　　价：196.00元

ISBN 978-7-5679-1469-8

前　言

近年来，医学科学飞速发展，临床上新理论、新技术和新方法不断出现。同时，高级技术资格考试制度逐渐完善，但考试用书却极其匮乏。为了加强临床医务人员对学科知识的系统了解和掌握，提高医疗质量，同时也为了满足考生需要，我们组织了从事临床工作多年、在本学科领域内具有较高知名度的副主任医师职称以上的专家及教授，共同编写了此书。

病理学是研究疾病的病因、发病机制、病理变化、结局与转归的医学基础学科，一直被视为是基础医学与临床医学之间的"桥梁学科"。本书内容紧扣高级卫生专业技术资格考试要求，根据大纲对专业知识"熟悉""掌握""熟练掌握"的不同层次要求，详略得当，重点突出。全书共分3篇29章，具体内容包括病理学基础知识、各系统常见病的病理诊断、诊断病理学的相关技术。其中，"第一篇病理学基础知识"内容包括病理学的基本理论，细胞、组织的适应和损伤，损伤的修复，局部血液循环障碍，炎症，免疫性疾病，肿瘤，发育和生长异常，手术中快速病理检查与诊断，各系统肿瘤的WHO最新分类。"第二篇各系统常见病的病理诊断"内容包括软组织疾病、淋巴造血组织疾病、皮肤疾病、口腔和颌部疾病、心血管系统疾病、呼吸系统疾病、消化系统疾病、泌尿系统疾病、生殖系统和乳腺疾病、内分泌系统疾病、神经内分泌系统疾病、神经系统疾病、眼耳鼻咽喉疾病、骨和关节疾病。"第三篇诊断病理学的相关技术"内容包括常规病理技术、常用特殊染色和组织化学技术、常用免疫组织化学技术、超微病理诊断技术、细胞和分子遗传学技术。全书内容具有实用性、权威性和先进性，是拟晋升副高级和正高级职称考试人员的复习指导用书，同时也可供高年资医务人员参考，以提高主治医师以上职称医务人员临床诊治、临床会诊、综合分析疑难病例以及开展医疗先进技术的能力。

由于编者经验水平有限，书中难免存在错误与疏漏之处，敬请读者批评指正。

编　者

目　录

第一篇
病理学基础知识

第一章　病理学的基本理论

知识点1：病理学的含义	副高：熟练掌握　正高：熟练掌握

病理学是以机体病变组织形态结构改变为核心研究疾病的病因、发病机制、病理变化、功能和代谢改变、临床病理联系、转归和预后的医学基础学科，是揭示疾病本质的医学学科。

知识点2：学习病理学的目的	副高：熟练掌握　正高：熟练掌握

学习病理学的主要目的是通过对疾病的病因、发病机制、病理变化、转归和预后的了解来认识和掌握疾病本质与发生、发展的规律，为疾病的诊治和预防提供理论基础。在临床医疗实践中，病理学是许多疾病的诊断并为其治疗提供依据的最重要的方法之一，因此病理学也属于临床医学。

知识点3：病理学的分类	副高：熟练掌握　正高：熟练掌握

病理学主要分为人体病理学与实验病理学两部分。

（1）人体病理学：通过尸体解剖、活体组织检查，或称外科病理学和细胞学检查所获得的材料对疾病做出最后诊断。

（2）实验病理学：以疾病的动物模型或在体外培养的细胞为材料进行医学研究。

知识点4：病理学在医学中的地位	副高：熟练掌握　正高：熟练掌握

病理学在医学中的地位见表1-1-1。

表1-1-1　病理学在医学中的地位

领　域	地　位
医学教育	病理学是基础医学与临床医学之间的桥梁。因为其学习必须以解剖学、组织胚胎学、生理学、细胞生物学、生物化学、分子生物学、微生物学、寄生虫学和免疫学等为基础，同时其本身又是学习临床医学各门课程的基础。病理学是一门高度实践性的学科，课程的学习一般有理论课、实习课、临床病理讨论与见习尸体剖验等学习形式。对医学生来说，学习病理学要特别注意形态与功能、局部与整体、病理变化与临床病之间的有机联系
医疗工作	活体组织检查是迄今为止诊断疾病最可靠的方法。细胞学检查在发现早期肿瘤等方面有着重要作用。对不幸去世的患者进行尸体剖验，能够对其诊断和死因做出最权威的终极回答，也是提高临床诊断与医疗水平的最重要方法。虽然医学实验室检测、内镜检查及影像学诊断等技术突飞猛进，在疾病的发现和定位上起着重要的作用，但很多疾病，仍然有赖于病理学检查才能够做出最终诊断
科学研究	病理学是十分重要的研究领域。心脑血管疾病及恶性肿瘤等重大疾病的科学研究，均需要涉及病理学内容。应用蛋白质与核酸等分子生物学技术研究疾病发生、发展过程的分子病理学已是一个新兴的分支学科。临床病理数据与资料，包括大体标本、石蜡包埋组织和切片的积累，不仅是医学科学研究不可或缺的材料，同时也是病理学教学与病理专科医师培养的资料来源

知识点5：人体病理学的诊断与研究方法　　　　　副高：熟练掌握　正高：熟练掌握

人体病理学的诊断与研究方法见表1-1-2。

表1-1-2　人体病理学的诊断与研究方法

研究方法	具体内容
尸体剖检（尸检）	对死者的遗体进行病理解剖和后续的病理学检察，是病理学的基本研究方法之一。尸检的主要作用在于：①确定诊断，查明死因，协助临床总结在诊断与治疗过程中的经验和教训，以提高诊治水平。②发现与确诊某些新的疾病、传染病、地方病、流行病等，为卫生防疫部门采取防治措施提供依据。③积累各种疾病的人体病理材料，作为深入研究与防治这些疾病的基础的同时，也为病理学教学收集各种疾病的病理标本
活体组织检查（活检）	利用局部切取、钳取、粗针穿刺与搔刮等手术方法，从活体内获取病变组织进行病理诊断。其主要意义在于：①由于组织新鲜，固定后能基本保存病变的原貌，利于及时、准确地对疾病做出病理学诊断，可以作为指导治疗和判断预后的依据；②必要时，还可以在手术进行中做冰冻切片快速诊断，协助临床医生选择最佳的手术治疗方案；③在疾病治疗过程中，定期活检可以动态了解病变的发展和判断疗效；④还可以采用如免疫组织化学、电镜观察、基因检测和组织培养等研究方法对疾病进行深入研究；活检是目前诊断疾病广为采用的方法，尤其是对肿瘤良、恶性的鉴别具有十分重要的意义。外科病理学，或称诊断病理学就是在活检的基础上建立起来的病理学分支
细胞学检查	通过采集病变处的细胞，涂片染色后进行诊断。细胞的来源可以是运用各种采集器在口腔、食管、鼻咽部以及女性生殖道等病变部位直接采集脱落的细胞；也可以为自然分泌物（如痰、乳腺溢液、前列腺液）、体液（如胸腹腔积液、心包积液与脑脊液）及排泄物（如尿）中的细胞；还可以是通过内镜或用细针穿刺病变部位（如前列腺、肝、肾、胰、乳腺、淋巴结、甲状腺）等采集的细胞。细胞学检查除用于患者外，还可用于健康的普查。此方法设备简单，操作简便，患者痛苦少而易于接受，但最后确定是否为恶性病变尚需进一步做活检证实。另外，细胞学检查还可以用于对激素水平的测定（如阴道脱落细胞涂片）及为细胞培养和DNA提取等提供标本

知识点6：实验病理学的研究方法　　　　　副高：熟练掌握　正高：熟练掌握

实验病理学的研究方法见表1-1-3。

表1-1-3　实验病理学的研究方法

研究方法	具体内容
动物实验	利用动物实验的方法，可以在适宜动物身上复制出某些人类疾病的动物模型。通过疾病复制过程可以研究疾病的病因学、发病学、病理改变与疾病的转归。其优点主要在于可根据需要，对之进行任何方式的观察研究，或与人体疾病进行对照研究。另外，还可以进行一些不能在人体上做的研究，如致癌剂的致癌作用和癌变过程的研究及某些生物因子的致病作用等。此种方法可以弥补人体病理学研究所受到的制约，但应当注意的是，动物和人体之间毕竟存在一定的物种差异，不能将动物实验结果不加分析地直接套用于人体，仅可以作为研究人体疾病的参考
组织和细胞培养	将某种组织或单细胞用适宜的培养基在体外培养，可以研究在各种因子作用下细胞、组织病变的发生和发展及外来因素的影响。例如，在病毒感染及其他致癌因素的作用下，细胞是如何发生恶性转化的；在恶性转化的基础上，发生了哪些分子生物学和细胞遗传学改变；在不同因素作用下，能否阻断恶性转化的发生或使其逆转；免疫因子、射线与抗癌药物等对癌细胞生长的影响等，均是对肿瘤研究十分重要的课题。近年来，通过体外培养建立了不少人体和动物肿瘤的细胞系，对研究肿瘤细胞的分子生物学特性起到了重要作用。此种研究方法的优点是周期短、见效快、节省开支，体外实验条件容易控制，可以避免体内复杂因素的干扰。其缺点是孤立的体外环境与复杂的体内整体环境之间有很大的不同，因此不能将体外研究结果与体内过程简单地等同看待

知识点7：临床病理联系　　　　　　　　　副高：熟练掌握　正高：熟练掌握

临床病理联系主要是从临床与病理两个方面分析患者的临床症状、体征、功能、代谢和影像学特征等与病理学改变之间的关系，进而帮助人们理解患者的相关临床表现，也可帮助临床推测患者有可能或应该出现的症状或体征等。如肾上腺嗜铬细胞瘤，由于瘤细胞可以分泌肾上腺素样物质，患者会出现顽固的高血压，因此在临床上对于高血压患者应当注意肾上腺的检查。

第二章　细胞、组织的适应和损伤

| 知识点1：细胞和组织的适应的概念 | 副高：熟练掌握　正高：熟练掌握 |

细胞、组织、器官和机体对内、外环境中的持续性刺激和各种有害因子产生的非损伤性应答反应，称为适应。适应包括功能代谢和形态结构两方面。

| 知识点2：细胞和组织的适应的目的 | 副高：熟练掌握　正高：熟练掌握 |

细胞和组织的适应的目的是避免细胞和组织受损，在一定程度上反映了机体的调整应答能力。

| 知识点3：细胞和组织的适应在形态学上的一般表现 | 副高：熟练掌握　正高：熟练掌握 |

细胞和组织的适应在形态学上一般表现为萎缩、肥大、增生和化生，主要涉及细胞数目、细胞体积或细胞分化的改变。

| 知识点4：细胞和组织的适应性反应的发生机制 | 副高：熟练掌握　正高：熟练掌握 |

细胞和组织的适应性反应的机制主要包括细胞特殊的受体功能上调或下调，细胞或者是合成新的蛋白质，或者由合成一种蛋白质向合成另一种蛋白质转换，或者某种原有蛋白质产生过多。细胞和组织的适应性反应可以发生于以下任何一个环节：

（1）基因表达及其调控。

（2）与受体结合的信号转导。

（3）蛋白质的转录、运送和输出。

| 知识点5：细胞和组织的适应的实质 | 副高：熟练掌握　正高：熟练掌握 |

细胞和组织的适应实质上是细胞生长和分化受到调整的结果，可以理解为它们是介于正常与损伤之间的一种状态。细胞通过一系列适应性改变，在内外环境变化中达到代谢、功能和形态结构上新的平衡。通常而言，病因去除之后，大多数适应细胞便可逐步恢复正常。

| 知识点6：细胞和组织的适应性变化、损伤性变化 | 副高：熟练掌握　正高：熟练掌握 |

正常细胞和组织可以对体内外环境变化等刺激，做出不同的代谢、功能和形态的反应性

调整。当生理性负荷过多或过少时，或遇到轻度持续的病理性刺激时，会出现细胞、组织和器官的适应性变化。如果上述刺激超过了细胞、组织和器官的耐受与适应能力，则会出现代谢、功能和形态的损伤性变化。

知识点7：正常细胞、适应细胞、可逆性损伤细胞、不可逆性损伤细胞和细胞死亡之间的关系　　　　　　　　　　　副高：熟练掌握　正高：熟练掌握

细胞的轻度损伤大部分是可逆的，但严重者可以导致细胞不可逆性损伤——细胞死亡。正常细胞、适应细胞、可逆性损伤细胞、不可逆性损伤细胞在形态学上是一个连续变化的过程，在一定条件下是可以相互转化的。正常细胞、适应细胞、可逆性损伤细胞、不可逆性损伤细胞和细胞死亡之间的关系，如图1-2-1所示。

图1-2-1　正常细胞、适应细胞、可逆性损伤细胞、不可逆性损伤细胞和细胞死亡之间的关系

知识点8：萎缩的概念　　　　　　　　　　　副高：熟练掌握　正高：熟练掌握

萎缩是指已发育正常的器官、组织、细胞体积的缩小，主要是其实质细胞体积的变小或数目减少。萎缩时，细胞合成代谢降低，能量需求减少，原有功能下降。

知识点9：生理性萎缩　　　　　　　　　　　副高：熟练掌握　正高：熟练掌握

生理性萎缩是生命过程的正常现象。大部分生理性萎缩时，细胞数量减少是通过细胞凋亡来实现的。包括：

（1）全身性生理性萎缩：老化是一种生理性全身性萎缩。

（2）局部性生理性萎缩：胸腺青春期的萎缩，更年期的生殖系统中卵巢、睾丸与子宫的萎缩等。

| 知识点10：病理性萎缩 | 副高：熟练掌握　正高：熟练掌握 |

病理性萎缩根据其发生原因可分为：

（1）全身性病理性萎缩：某些慢性消耗性疾病或晚期癌症患者，营养缺乏，严重贫血、极度消瘦与呈衰竭状态，即恶病质，是一种全身性病理性萎缩。

（2）局部性病理性萎缩：常见的局部性病理性萎缩见表1-2-1。

表1-2-1　常见的局部性病理性萎缩

类　别	内　容
营养不良性萎缩	如动脉粥样硬化引起的相关组织或器官缺血缺氧性萎缩及脑萎缩等
去神经性萎缩	因运动神经元或轴突受损引起的效应器的萎缩，如脑或脊髓神经损伤可导致肌肉萎缩
失用性萎缩	因器官组织长期工作负荷减少及功能代谢低下所致，如肢体骨折固定长期未活动而引起的萎缩等
压迫性萎缩	如尿路结石或肿瘤时，由于尿液排出不畅、尿液蓄积在肾盂，引起肾积水，肾实质发生压迫性萎缩
内分泌性萎缩	因内分泌器官功能减退引起的相应靶器官萎缩，如垂体前叶功能减退时，甲状腺、肾上腺和性腺等都可萎缩

| 知识点11：萎缩的病理改变 | 副高：熟练掌握　正高：熟练掌握 |

萎缩的细胞、组织与器官体积减小，重量减轻，色泽变深。心肌细胞与肝细胞等萎缩细胞胞质内可出现脂褐素颗粒。脂褐素是细胞内未被彻底消化的富含磷脂的细胞器残体。萎缩细胞蛋白质合成减少、分解增加，且细胞器大量退化。萎缩的细胞、组织与器官功能下降，并且通过减少细胞体积、数量与降低功能代谢，使之与营养、激素与生长因子的刺激及神经递质的调节之间达成了新的平衡。去除病因后，轻度病理性萎缩的细胞有可能恢复常态，但是持续性萎缩的细胞最终可死亡。

| 知识点12：肥大的概念 | 副高：熟练掌握　正高：熟练掌握 |

由于功能增加，合成代谢旺盛，使细胞、组织与器官体积增大，称为肥大。组织与器官体积的增大一般是由于实质细胞体积的增大所致，常伴有细胞数量的增加。细胞的肥大主要是细胞器的增多、蛋白合成和微丝增加。

| 知识点13：生理性肥大 | 副高：熟练掌握　正高：熟练掌握 |

（1）生理性代偿性肥大：如在生理状态下，由于相应器官、组织或细胞功能负荷过重，所致举重运动员的上肢骨骼肌肉的肥大，这类肥大称为生理性代偿性肥大。

（2）生理性内分泌性肥大：在妊娠期，由于雌激素、孕激素及其受体作用，子宫平滑肌细胞肥大，同时伴有细胞数量增多，子宫从正常的壁厚0.4cm、重量100g，可肥大至壁厚5cm、重量1000g。

| 知识点14：病理性肥大 | 副高：熟练掌握　正高：熟练掌握 |

（1）病理性代偿性肥大：高血压时，心脏后负荷增加，或左室部分心肌坏死后健康心肌功能代偿，均可以引起左室心肌肥大。器官肥大也可以是同类器官缺如或功能丧失后的反应，如一侧肾脏切除或一侧肾动脉闭塞失去肾功能，对侧肾脏通过肥大来实现代偿。

（2）病理性内分泌性肥大：当甲状腺功能亢进时，甲状腺素分泌增多，引起甲状腺滤泡上皮细胞肥大；垂体嗜碱性细胞腺瘤患者，其促肾上腺激素分泌增多，从而导致肾上腺皮质细胞肥大。

| 知识点15：肥大的病理改变 | 副高：熟练掌握　正高：熟练掌握 |

肥大细胞体积增大，细胞核肥大深染，肥大组织与器官体积均匀增大。肥大的细胞内许多细胞原癌基因活化，从而导致DNA含量和细胞器（如微丝、线粒体、内质网、高尔基复合体及溶酶体等）数量增多，结构蛋白合成活跃，细胞功能增强。但是细胞肥大产生的功能代偿作用是有限度的。如心肌过度肥大时，心肌细胞的血液供应相对缺乏；心肌细胞中产生的正常收缩蛋白，也会由于胚胎性基因的激活，转变为产生收缩效率较差的幼稚收缩蛋白；部分心肌纤维收缩成分甚至会溶解、消失，形成可逆性损伤；最终导致心肌整体负荷过重，诱发功能不全（失代偿）。

| 知识点16：假性肥大 | 副高：熟练掌握　正高：熟练掌握 |

在某些病理情况下，在实质细胞萎缩的同时，间质脂肪细胞却可以增生，以维持组织和器官的原有体积，甚至造成组织和器官的体积增大，称为假性肥大。

| 知识点17：增生的概念 | 副高：熟练掌握　正高：熟练掌握 |

细胞有丝分裂活跃而导致组织或器官内细胞数量增多的现象，称为增生，常常导致组织或器官的体积增大和功能活跃。

| 知识点18：增生的影响因素和调控 | 副高：熟练掌握　正高：熟练掌握 |

增生大多因细胞受到过多激素刺激，以及生长因子与受体过度表达所致，与细胞凋亡被抑制也有关。增生通常受到增殖基因、凋亡基因、激素和各种肽类生长因子及其受体的精细调控。

知识点19：生理性增生　　　　　　　　　　副高：熟练掌握　　正高：熟练掌握

（1）激素性增生（或称内分泌性增生）：如正常生理状态下女性青春乳腺小叶上皮细胞增生、月经周期中子宫内膜腺体的增生、妊娠期子宫平滑肌的增生等。

（2）代偿性增生（或称功能性增生）：如部分肝组织被切除后残存的肝组织增生，以恢复原来的大小和功能。

知识点20：病理性增生　　　　　　　　　　副高：熟练掌握　　正高：熟练掌握

病理性增生有激素性增生，如过量的雌激素引起子宫内膜增生过长和乳腺小叶增生，雄激素过多而引起前列腺增生，缺碘引起的甲状腺增生等。在组织损伤后的创伤愈合过程中，成纤维细胞与毛细血管内皮细胞因受到损伤处增多的生长因子刺激而发生增生，属于炎症或创伤修复性增生。一般的增生，当原因去除后，增生停止。但是有些长期慢性刺激可使组织或细胞发生异常增生，进而形成肿瘤。

知识点21：增生的病理改变　　　　　　　　副高：熟练掌握　　正高：熟练掌握

增生时，细胞数量增多，细胞与细胞核形态正常或稍增大。细胞增生可为弥漫性或局限性，分别表现为增生的组织、器官均匀弥漫性增大，或在组织器官中形成单发或多发性的增生结节。大部分病理性（如炎症时）的细胞增生，通常会因有关引发因素的去除而停止。如果细胞增生过度失去控制，则可能演变成为肿瘤性增生。

知识点22：增生与肥大的关系　　　　　　　副高：熟练掌握　　正高：熟练掌握

尽管增生与肥大是两种不同的病理过程，但由于引起细胞、组织和器官增生与肥大的原因往往十分类似，因此两者常常同时存在。对于细胞分裂增殖能力活跃的组织、器官，如子宫、乳腺等，其肥大可以是细胞体积增大（肥大）和细胞数量增多（增生）的共同结果，但对于细胞分裂增殖能力较低的心肌、骨骼肌等来说，其组织、器官的肥大仅因细胞肥大所致。

知识点23：化生的概念　　　　　　　　　　副高：熟练掌握　　正高：熟练掌握

一种分化成熟的细胞被另一种分化成熟细胞所替代的过程称为化生，化生一般只出现在分裂增殖能力较活跃的细胞类型中。化生并不是由原来的成熟细胞直接转变所致，而是该处具有分裂增殖和多向分化能力的干细胞或结缔组织中的未分化间充质细胞发生转分化的结果，是组织、细胞成分分化和生长调节改变的形态学表现。

| 知识点24：上皮细胞化生 | 副高：熟练掌握　正高：熟练掌握 |

上皮组织的化生在原因消除后或可恢复。

（1）鳞状上皮细胞化生：由鳞状上皮细胞取代其他上皮细胞的现象或过程称为鳞状上皮细胞化生，简称"鳞化"，最为常见。

（2）肠上皮细胞化生：由肠的上皮细胞取代其他上皮细胞的现象或过程，简称"肠化"。

| 知识点25：间叶细胞化生 | 副高：熟练掌握　正高：熟练掌握 |

间叶组织中幼稚未分化的细胞或干细胞转型性分化的结果，常见于纤维结缔组织化生为骨、软骨或脂肪组织，也常见于间叶肿瘤组织内的化生。

| 知识点26：上皮–间质转化（EMT） | 副高：熟练掌握　正高：熟练掌握 |

EMT指上皮细胞通过特定程序转化为具有间质细胞表型的生物学过程，在胚胎发育、组织重建、慢性炎症、肿瘤生长转移与多种纤维化疾病中发挥重要作用。

| 知识点27：损伤的概念 | 副高：熟练掌握　正高：熟练掌握 |

当机体内外环境改变超过组织和细胞的适应能力后，可以引起受损细胞和细胞间质发生物质代谢、组织化学、超微结构甚至光镜和肉眼可见的异常变化，称为损伤。损伤的方式和结果，不仅取决于引起损伤因素的性质、持续时间和作用强度，同时也取决于受损细胞的种类、所处状态、适应性以及遗传性等。

| 知识点28：细胞和组织损伤的原因 | 副高：熟练掌握　正高：熟练掌握 |

细胞和组织损伤的原因见表1-2-2。

表1-2-2　细胞和组织损伤的原因

原　因	具体内容
缺氧	缺血、缺氧是导致细胞和组织损伤的常见原因之一。由于心肺功能衰竭使动脉血氧合不足，或者贫血和一氧化碳（CO）中毒使血液携氧能力下降，或血管阻塞使血液供应量下降，均可以导致细胞和组织内氧气及营养供给减少，引起细胞和组织结构破坏及功能丧失
物理性因素	当环境中各种物理性因素超过机体生理耐受时，可导致细胞损伤。温度高低、气压改变、激光、微波、超声波、电离辐射、噪声及机械性损伤等，均可引起细胞和组织的损伤
化学物质和药物因素	四氯化碳、砷化物、有机磷农药、氰化物与汞化物等有毒化学物质，乙醇（酒精）及麻醉、抗感染、抗肿瘤等药物本身及其不良反应，除草剂、杀虫剂、矿物质、建筑材料、空气污染，机体内的某些代谢产物等，均可能引起细胞和组织的损伤

续 表

原 因	具体内容
生物性因素	生物性因素是细胞损伤的最常见原因,主要包括各种病原生物,如病毒、细菌、立克次体、支原体、螺旋体、真菌、原虫与蠕虫等。病原生物侵入机体后生长繁殖,会造成机械性损伤,诱发变态反应,释放内、外毒素或分泌某些酶,均可能损害细胞和组织的结构与功能
免疫因素	机体组织细胞对某些抗原刺激反应过度时,可以引起变态反应或超敏反应,如支气管哮喘和过敏性休克;自身抗原可引起组织损伤,如系统性红斑狼疮、类风湿关节炎等;免疫缺陷病如艾滋病,可以引起淋巴细胞破坏和免疫功能受损
遗传因素	遗传缺陷能造成细胞结构、功能与代谢等异常或某种物质缺乏,使机体易感性升高,引起相应疾病
营养失衡	营养物质摄入不足或过多,均可致机体产生相应病变。如维生素D、蛋白质和碘的缺乏,分别导致佝偻病、营养不良和地方性甲状腺肿;铁、锌、硒等微量元素的缺乏,可引起红细胞和脑细胞发育障碍;长期摄入高热量、高脂肪,则是肥胖、肝脂肪变和动脉粥样硬化的重要原因
其他因素	内分泌、衰老和社会、心理、精神、思想、情感等因素均可引起心身疾病,如高血压、消化性溃疡、冠心病、神经功能紊乱或神经症、精神病甚至恶性肿瘤等

知识点29: 细胞、组织损伤的发生机制——细胞膜的损伤

副高:熟练掌握 正高:熟练掌握

损伤细胞膜的原因很多,例如:①补体活化时其所介导的细胞溶解;②病毒感染时穿孔素介导的细胞溶解;③离子通道的特异性阻滞、膜离子泵衰竭、膜脂质改变以及膜蛋白质交联等。ATP维持细胞膜泵的正常功能,任何影响ATP产生、消耗功能的因素(如缺氧影响线粒体氧化磷酸化的过程)均会使细胞肿胀或水变性。

知识点30: 细胞、组织损伤的发生机制——线粒体的损伤

副高:熟练掌握 正高:熟练掌握

线粒体是细胞内氧化磷酸化和ATP产生的主要场所,参与细胞生长、分化、信息传递与细胞凋亡等过程。线粒体损伤后,发生肿胀、空泡化,线粒体嵴变短、稀疏甚至消失,基质内出现含钙无定形致密体。线粒体ATP生成下降、消耗增多,导致细胞膜钠泵与钙泵功能障碍,跨膜转运蛋白与脂质合成下降,磷脂脱酰基及再酰基化停滞。线粒体损伤常常伴有线粒体细胞色素C向胞质中的渗透,其可启动细胞凋亡。当ATP能量供应减少5%~10%时,会对细胞产生明显的损伤效应。线粒体氧化磷酸化中止后,细胞会发生酸中毒,最终导致细胞坏死。线粒体损伤是细胞不可逆性损伤的重要早期标志。

知识点31: 细胞、组织损伤的发生机制——胞质内游离钙的损伤

副高:熟练掌握 正高:熟练掌握

在正常情况下,细胞内游离钙维持在<0.1μmol的低水平,而细胞外游离钙为1.3μmol,

这种差度由细胞膜ATP钙泵与钙离子通道来调节。当缺氧、中毒等损伤因子作用下，ATP产生减少，膜泵功能障碍，细胞内游离钙增多，激活大量的酶。如磷脂酶（破坏细胞膜）、蛋白酶（破坏细胞膜和细胞骨架）、内切核酸酶（染色体破坏）和ATP酶（加重ATP缺乏）等，从而损伤细胞。

知识点32：细胞、组织损伤的发生机制——细胞、组织缺血缺氧的损伤
　　　　　　　　　　　　　　　　　　　　　　副高：熟练掌握　　正高：熟练掌握

　　局部细胞组织的动脉血液供应不足，称为缺血。缺血可以引起营养物质和氧供应障碍，前者称为营养不良，后者则称为缺氧。缺氧是指细胞不能获得足够的氧，或氧利用障碍。细胞缺血、缺氧能够导致线粒体氧化磷酸化受抑制，ATP形成减少，磷酸果糖激酶与磷酸化酶活化。细胞膜钠–钾泵、钙泵功能低下，细胞内钠、钙离子蓄积，并且伴有水分子的增加。此后，胞质内蛋白质合成与脂肪运出障碍，无氧糖酵解增强，细胞发生酸中毒，溶酶体膜破裂，DNA链受损，核染色质凝集。缺血、缺氧还会使活性氧类物质增多，引起脂质崩解，细胞骨架破坏。

知识点33：细胞、组织损伤的发生机制——自由基增多
　　　　　　　　　　　　　　　　　　　　　　副高：熟练掌握　　正高：熟练掌握

　　自由基指的是原子最外层偶数电子失去一个电子后含有不配对电子的化学基团。自由基可以是细胞的正常代谢产物，也可以由外源性因素产生。自由基主要包括羟自由基（·OH—）、超氧阴离子（O_2^-）和不属于自由基的过氧化氢（H_2O_2）等。自由基具有高度的氧化活性，尤其是与生物和核酸等大分子物质反应能够造成脂质、蛋白质与核酸的损伤，损伤细胞膜、线粒体膜，并且可与膜中不饱和脂肪酸反应，造成脂质过氧化增强，脂质过氧化物又可以分解为更多自由基，形成连锁反应；缺血再灌注损伤、辐射损伤、化学性和中毒性损伤、衰老、炎症损伤等，均有自由基的参与。

知识点34：变性的概念　　　　　　　　　　副高：熟练掌握　　正高：熟练掌握

　　细胞可逆性损伤的形态学变化称为变性，主要是指细胞或细胞间质受损伤后，由于代谢障碍，使得细胞内或细胞间质内出现异常物质或正常物质异常蓄积的现象，常常伴有细胞功能低下。

知识点35：细胞水肿的病因　　　　　　　　副高：熟练掌握　　正高：熟练掌握

　　细胞水肿或称水变性，是细胞损伤中最早出现的改变，起因于细胞容积和胞质离子浓度调节机制的功能下降。凡是能够引起细胞液体和离子内稳态变化的损害，都可以导致细胞水肿，常见于缺血、缺氧、感染、中毒时肝、肾、心等器官的实质细胞。

知识点36：细胞水肿的病理改变　　　　　副高：熟练掌握　　正高：熟练掌握

在病变初期，细胞线粒体与内质网等细胞器变得肿胀，形成光镜下细胞质内的红染细颗粒状物。如果水钠进一步积聚，则细胞肿大明显，细胞基质高度疏松呈空泡状，细胞核也可肿胀，胞质膜表面出现囊泡，微绒毛变形消失，称为气球样变，如病毒性肝炎时可发生。有时细胞水肿的改变不易在光镜下识别，而整个器官的改变却可能比较明显。肉眼观察受累器官体积增大，边缘圆钝，包膜紧张，切面外翻，颜色变淡。

知识点37：脂肪变的病因　　　　　　　　副高：熟练掌握　　正高：熟练掌握

三酯甘油蓄积于非脂肪细胞的细胞质中，称为脂肪变。脂肪变大多发生于肝细胞、心肌细胞、肾小管上皮细胞和骨骼肌细胞等，与缺氧、营养不良、酗酒、感染、酗酒、中毒、糖尿病及肥胖等因素有关。

知识点38：脂肪变的病理改变　　　　　　副高：熟练掌握　　正高：熟练掌握

轻度脂肪变，肉眼观受累器官无明显变化。随着病变加重，脂肪变的器官体积增大，呈淡黄色，边缘圆钝，切面呈油腻感。电镜下，可见细胞质内脂肪成分聚成有膜包绕的脂质小体，进而融合成脂滴。光镜下，可见脂肪变的细胞质中出现大小不等的球形脂滴，大者可充满整个细胞并将胞核挤至一侧。在石蜡切片中，脂肪被有机溶剂溶解，因此脂滴呈空泡状。

知识点39：肝细胞脂肪变的机制　　　　　副高：熟练掌握　　正高：熟练掌握

肝细胞脂肪变的机制如下：

（1）肝细胞质内脂肪酸增多：当高脂饮食或营养不良时，体内脂肪组织就会分解，过多的游离脂肪酸经过血液进入肝；或者由于缺氧致肝细胞乳酸大量转化为脂肪酸；或者由于氧化障碍使得脂肪酸利用下降，脂肪酸相对增多。

（2）三酰甘油合成过多：大量饮酒能够改变线粒体和滑面内质网的功能，促进α-磷酸甘油合成新的三酰甘油。

（3）脂蛋白、载脂蛋白减少：缺血、缺氧、中毒或营养不良时，肝细胞中的脂蛋白、载脂蛋白合成减少，致使细胞输出脂肪受阻而堆积于肝细胞内。

知识点40：玻璃样变的病理改变　　　　　副高：熟练掌握　　正高：熟练掌握

细胞内或间质中出现半透明状蛋白质蓄积，称为玻璃样变，或称为透明变，HE染色呈嗜伊红均质状。根据病变部位，玻璃样变可分为三种见表1-2-3。

表1-2-3　玻璃样变的种类

种类	病理改变
细胞内玻璃样变	通常为均质红染的圆形小体，位于细胞质内
纤维结缔组织玻璃样变	可见于生理性和病理性结缔组织增生，为纤维组织老化的表现。其特点是胶原蛋白交联、变性、融合，胶原纤维增粗变宽，其间少有血管和纤维细胞。肉眼呈灰白色，质韧、半透明
细小动脉壁玻璃样变	常见于缓进型高血压和糖尿病的肾、脑、脾等脏器的细小动脉壁，由于血浆蛋白质渗入和基膜代谢物质沉积，从而使细小动脉管壁增厚，管腔狭窄，血压升高，受累脏器局部缺血。玻璃样变的细小动脉壁弹性减弱，脆性增加，易继发扩张、破裂和出血

知识点41：淀粉样变的病理改变　　　　副高：熟练掌握　正高：熟练掌握

淀粉样变物质主要沉积于细胞间质、小血管基膜下或沿网状纤维支架分布。淀粉样变可为局部性或全身性。局部性淀粉样变发生于皮肤、结膜、舌、喉和肺等处，也可见于阿尔茨海默病的脑组织及霍奇金病、多发性骨髓瘤和甲状腺髓样癌等肿瘤的间质内。全身性淀粉样变可分为原发性与继发性两类，前者主要来源于血清α-免疫球蛋白轻链，可累及肝、肾、脾和心等多个器官；后者来源不明，主要成分为肝脏合成的非免疫球蛋白（淀粉样相关蛋白），可见于老年人、结核病等慢性炎症及某些肿瘤的间质中。

知识点42：黏液样变　　　　　　　　　　副高：熟练掌握　正高：熟练掌握

细胞间质内黏多糖（如葡萄糖胺聚糖、透明质酸等）与蛋白质的蓄积，称为黏液样变，可见于间叶组织肿瘤、动脉粥样硬化斑块、风湿病灶和营养不良的骨髓和脂肪组织等。其镜下特点：在疏松的间质内，有多突起的星芒状纤维细胞，并散在于灰蓝色黏液基质中。当甲状腺功能低下时，透明质酸酶活性受抑，含有透明质酸的黏液样物质及水分在皮肤及皮下蓄积，形成特征性的黏液性水肿。

知识点43：病理性色素沉着的概念　　　　副高：熟练掌握　正高：熟练掌握

正常人体内有含有铁血黄素、脂褐素、黑色素及胆红素等多种内源性色素；炭尘、煤尘和文身色素等外源性色素有时也会进入人体内。在病理情况下，上述某些色素会增多并且积聚于细胞内外，称为病理性色素沉着。

知识点44：病理性色素沉着的病理改变　　副高：熟练掌握　正高：熟练掌握

（1）含铁血黄素：巨噬细胞吞噬红细胞与血浆蛋白后，通过溶酶体消化，血红蛋白的铁与蛋白形成HE染色呈金黄色或棕黄色，大小、形状不一的颗粒，具有折光性。骨髓、肝和肺等常见部位，凡有局部淤血、出血的部位均可见到。

（2）黑色素：由黑色素细胞合成的一种内源性的黑褐色的色素。正常时，存在于皮肤、毛发、虹膜、脉络膜及肾上腺髓质等处。人体黑色素合成受垂体、肾上腺和性腺等激素调控。

（3）脂褐素：细胞质的自噬溶酶体内不能消化的残存（细胞器碎片）小体。常见于老年性、营养不良和慢性消耗性疾病患者的肝、心和神经细胞内。

（4）胆红素：胆管中的主要色素，是血液中红细胞衰老破坏后的产物，来源于血红蛋白，但不含铁。在胞质中呈粗糙、金色的颗粒状。

| 知识点45：病理性钙化 | 副高：熟练掌握　正高：熟练掌握 |

在骨和牙以外的组织内有固体钙盐沉积时，称为病理性钙化，其可位于细胞内或细胞外。肉眼可见钙化灶呈灰白颗粒或团块状，质坚硬。苏木素染色切片光镜下显示蓝色颗粒状或团块状物质，硝酸银染色呈黑色。钙化物质主要为磷酸钙，其次为碳酸钙。病理性钙化可分为营养不良性与转移性钙化两种类型，见表1-2-4。

表1-2-4　病理性钙化的类型

类　型	具体内容
营养不良性钙化	钙盐沉积在变性、坏死组织及其他没有生命现象的物质里（如结核坏死、脂肪坏死、动脉粥样硬化斑块内及血肿、血栓与死亡虫卵内等）
转移性钙化	主要指全身钙、磷代谢障碍，血钙、血磷增高所引起的某些正常软组织内钙盐沉着。如甲状旁腺功能亢进症及骨肿瘤骨质严重破坏时，大量钙盐进入血液，导致血钙、血磷增高，钙盐沉积在其他软组织内

| 知识点46：常见可逆性损伤的特征 | 副高：熟练掌握　正高：熟练掌握 |

不同的正常或异常物质在细胞内或者细胞间质中蓄积，会引起不同类型的可逆性损伤，常见的可逆性损伤的特征总结如图1-2-2所示。

图1-2-2　常见可逆性损伤的特征

| 知识点47：细胞的死亡 | 副高：熟练掌握　正高：熟练掌握 |

细胞受到严重损伤时，可以导致细胞代谢、功能和形态学上不可逆的改变，即细胞的死亡。细胞死亡是涉及所有细胞的最重要的生理病理变化，包括坏死与凋亡两种类型。

| 知识点48：坏死的概念 | 副高：熟练掌握　正高：熟练掌握 |

坏死是以酶溶性变化为特点的活体内局部组织中细胞的死亡，可因致病因素较强直接导致，但大多数由可逆性损伤发展而来，其基本表现为细胞肿胀、细胞器崩解和蛋白质变性。

| 知识点49：坏死的基本病变——细胞核的变化 | 副高：熟练掌握　正高：熟练掌握 |

细胞核的变化是细胞坏死的主要形态学标志，主要有3种形式见表1-2-5。

表1-2-5　细胞核变化的形式

类　型	具体内容
核固缩	细胞核染色质DNA浓聚、皱缩，使核体积减小，嗜碱性增强，提示DNA转录合成停止
核碎裂	由于核染色质崩解和核膜破裂，细胞核发生碎裂，使核物质分散于胞质中，也可由核固缩裂解成碎片而来
核溶解	非特异性DNA酶和蛋白酶激活，分解核DNA和核蛋白，核染色质嗜碱性下降，死亡细胞核在1～2天内将会完全消失

| 知识点50：坏死的基本病变——细胞质和间质的变化 | 副高：熟练掌握　正高：熟练掌握 |

细胞质和间质的变化见表1-2-6。

表1-2-6　细胞质和间质的变化

项　目	基本病变
细胞质的变化	除了细胞核的变化外，由于核糖体减少丧失、胞质变性、蛋白质增多以及糖原颗粒减少等原因，使坏死细胞胞质嗜酸性增强。线粒体内质网肿胀形成空泡、线粒体基质无定形钙致密物堆积、溶酶体释放酸性水解酶溶解细胞成分等，是细胞坏死时细胞质的主要超微结构变化
间质的变化	间质细胞对于损伤的耐受性大于实质细胞，故间质细胞出现损伤的时间要迟于实质细胞。间质细胞坏死后细胞外基质也逐渐崩解液化，最后融合成片状模糊的无结构物质

| 知识点51：凝固性坏死 | 副高：熟练掌握　正高：熟练掌握 |

坏死组织凝集呈灰白、干燥、坚实的固体，这种坏死称为凝固性坏死。凝固性坏死最为常见，大多见于心、肝、肾和脾等实质器官，通常因缺血、缺氧、细菌毒素、化学腐蚀剂作

用等引起。这种坏死与健康组织间界限大多比较明显，镜下特点是细胞微细结构消失，而组织结构轮廓仍然可以保存，坏死区周围形成充血、出血和炎症反应带。

知识点52：液化性坏死　　　　　　　　　　副高：熟练掌握　正高：熟练掌握

坏死组织溶解呈液态并可形成坏死腔，这种坏死称为液化性坏死。如脑、脊髓坏死，脓肿、阿米巴坏死与脂肪坏死等。镜下特点是死亡细胞完全被消化，局部组织快速被溶解。

知识点53：干酪样坏死　　　　　　　　　　副高：熟练掌握　正高：熟练掌握

干酪样坏死常见于结核病引起的坏死，坏死组织分解彻底，结构消失，变成一片HE染色呈红染、颗粒状、没有结构的物质。肉眼呈色黄、质松软，似奶酪样，因此称为干酪样坏死。镜下为无结构颗粒状红染物，不见坏死部位原有组织结构的残影，不见核碎屑。

知识点54：脂肪坏死　　　　　　　　　　　副高：熟练掌握　正高：熟练掌握

脂肪坏死主要有酶解性与外伤性两种。前者可见于急性胰腺炎，胰液外溢，并被激活而使胰腺自身消化和胰周脂肪组织分解液化；后者可见于乳腺外伤，脂肪细胞破裂，脂肪外溢的坏死。脂肪坏死可以引起慢性炎症与巨细胞反应（如泡沫细胞），局部形成肿块。

知识点55：纤维素样坏死　　　　　　　　　副高：熟练掌握　正高：熟练掌握

纤维素样坏死指结缔组织和小血管壁的一种局灶性坏死，可见于免疫性反应疾病。病变处组织结构消失，边界不清，并呈颗粒、小条、小块状物质，HE染色强嗜酸性，似纤维素样，因此称纤维素样坏死。

知识点56：坏疽　　　　　　　　　　　　　副高：熟练掌握　正高：熟练掌握

坏疽是一种特殊类型的凝固性坏死，一般为大块组织坏死，继发腐败细菌的感染，并且形成黑色或黑绿色等特殊形态的坏死。坏疽分为3类，见表1-2-7。

表1-2-7　坏疽的类别

类　别	具体内容
干性坏疽	见于动脉阻塞但静脉回流尚通畅的四肢末端，由于水分散失较多，故坏死区干燥皱缩呈黑色（系红细胞血红蛋白中Fe^{2+}和腐败组织中H_2S结合形成硫化铁的色泽），与正常组织界限清楚，腐败变化较轻
湿性坏疽	多发生于与外界相通的内脏，如肺、肠、子宫、阑尾及胆囊等，也可发生于动脉阻塞及静脉回流受阻的肢体。坏死区水分较多，腐败菌易繁殖，故肿胀呈蓝绿色，并且与周围正常组织界限不清
气性坏疽	属湿性坏疽，系深达肌肉的开放性创伤，合并产气荚膜杆菌等厌氧菌感染。除了发生坏死外，还产生大量气体，使坏死区按压有捻发感

知识点57：坏死的结局　　　　　　　　　　　副高：熟练掌握　正高：熟练掌握

坏死的结局见表1-2-8。

表1-2-8　坏死的结局

结　局	具体内容
溶解、吸收、消散	少量的组织或细胞坏死后，由坏死的细胞及坏死灶周围的中性粒细胞崩解释放的各种水解酶作用，使坏死组织溶解液化，由淋巴管、血管吸收或吞噬细胞吞噬消除
分离排出	坏死灶较大不易被完全溶解吸收时，表皮黏膜的坏死物可被分离，形成组织缺损。皮肤、黏膜浅表的组织缺损，称为糜烂，较深的组织缺损，称为溃疡。组织坏死后形成的只开口于皮肤黏膜表面的深在性盲管，称为窦道。连接两个内脏器官或从内脏器官通向体表的通道样缺损，称为瘘管。肺、肾等内脏坏死物液化后，经支气管、输尿管等自然管道排出，所残留的空腔，称为空洞
机化	由肉芽组织取代坏死组织及其他没有生命物质的过程，称为机化。最后可形成瘢痕组织，少量的瘢痕组织也可消散、吸收
包裹	坏死组织范围较大，也难以完全溶解吸收或不能完全机化，肉芽组织在坏死组织的周边机化、成熟变成纤维结缔组织，称为纤维包裹
钙化	坏死细胞和细胞碎片若未被及时清除，则日后易吸引钙盐和其他矿物质沉积，引起营养不良性钙化

知识点58：坏死的后果及其对机体的影响　　　　副高：熟练掌握　正高：熟练掌握

坏死的后果及其对机体的影响见表1-2-9。

表1-2-9　坏死的后果及其对机体的影响

项　目	影　响
重要组织或器官的坏死	如心肌梗死、脑梗死等，严重者可导致死亡或功能障碍
坏死组织或细胞的范围和数量	如果坏死组织或细胞范围大或坏死细胞数量多，可以造成严重的功能障碍或机体死亡；如果坏死组织或细胞范围小或数量少，可以修复、恢复功能或功能不受影响
坏死细胞和组织的再生和代偿功能	如上皮组织局限性坏死，可以修复、恢复；心肌、脑的神经细胞一般坏死后不能再生，影响就大一些；肾、肺有两侧或多叶肺组织，储备代偿能力较强

知识点59：凋亡的概念　　　　　　　　　　　副高：熟练掌握　正高：熟练掌握

凋亡是指活体内局部组织中单个细胞或小团细胞生理性衰老或病理性死亡，不引起局部急性炎症反应，凋亡细胞的核固缩（又称为固缩性细胞死亡）；由于单个或小团细胞的死亡，似树叶的枯萎凋谢，因此称为凋落或凋亡；这种细胞的死亡与基因调控有关，也称为程序性细胞死亡（PCD）。

知识点60：凋亡小体　　　　　　　　　　　副高：熟练掌握　　正高：熟练掌握

凋亡细胞局部浆膜呈泡状隆起（芽突）并脱落形成的小体。小体外被以胞膜，小体内可含细胞器及核碎片等，小体呈圆形或卵圆形，大小不一，嗜酸性，这种小体称为凋亡小体。

知识点61：嗜酸性小体　　　　　　　　　　副高：熟练掌握　　正高：熟练掌握

凋亡细胞进一步发展，胞核浓缩、降解甚至消失，而胞质浓缩成为密集、深红染的圆形小体，称为嗜酸性小体。常见于病毒性肝炎与肿瘤。

知识点62：凋亡的形态学特征　　　　　　　副高：熟练掌握　　正高：熟练掌握

凋亡的形态学特征主要表现为：

（1）细胞皱缩：胞质致密，呈高度嗜酸性，水分减少，单个凋亡细胞与周围的细胞分离。

（2）染色质凝聚：核染色质浓集成致密团块（固缩）状，或者集结排列于核膜内面（边集），胞核裂解成碎片（碎裂）。

（3）凋亡小体形成：细胞膜内陷或胞质生出芽突并且脱落，形成含核碎片和/或细胞器成分的膜包被凋亡小体。

（4）质膜完整：凋亡细胞因其质膜完整，阻止了与其他细胞分子间的识别，因此既不会引起周围炎症反应，也不会诱发周围细胞的增生修复。病毒性肝炎时肝细胞内的嗜酸性小体，即是肝细胞凋亡的体现。

知识点63：凋亡的生物化学特征　　　　　　副高：熟练掌握　　正高：熟练掌握

凋亡过程的生物化学特征主要是含有半胱氨酸的天冬氨酸蛋白酶、Ca^{2+}/Mg^{2+}依赖的核酸内切酶及需钙蛋白酶等的活化。

知识点64：影响凋亡的因素　　　　　　　　副高：熟练掌握　　正高：熟练掌握

影响凋亡的因素主要包括抑制因素和诱导因素。

（1）抑制因素：有生长因子、细胞基质、性甾体激素和某些病毒蛋白等。

（2）诱导因素：有生长因子缺乏、糖皮质激素、自由基及电离辐射等。

参与凋亡过程的相关基因中，Bad、Bax、Bak、p53等基因有促进凋亡作用，Bcl-2、Bcl-XL、Bcl-AL等基因有抑制凋亡作用，C-myc基因可能具有双向调节作用，生长因子充足时能够促进细胞增殖，生长因子缺乏时能够引起细胞凋亡。

凋亡与坏死的比较见表1-2-10。

表1-2-10　凋亡与坏死的比较

序号	项目	凋亡	坏死
1	机制	基因调控的程序化细胞死亡，主动进行（自杀性）	意外事故性细胞死亡，被动进行（他杀性）
2	诱因	生理性或轻微病理性刺激因子诱导发生，如生长因子的缺乏	病理性刺激因子诱导发生，如严重缺氧、感染、中毒等
3	死亡范围	多为散在的单个细胞	常为集聚的多个细胞
4	形态特征	细胞固缩，核染色质边集，细胞膜及细胞器膜完整，膜可发泡成芽，形成凋亡小体	细胞肿胀，核染色质絮状或边集，细胞膜及细胞器膜溶解破裂，溶酶体酶释放使细胞自溶
5	生化特征	耗能的主动过程，依赖ATP，有新蛋白合成，凋亡早期DNA规律降解为180～200hp片段，琼脂凝胶电泳呈特征性梯状带	不耗能的被动过程，不依赖ATP，无新蛋白合成，DNA降解不规律，片段大小不一，琼脂凝胶电泳通常不呈梯状带
6	周围反应	不引起周围组织炎症反应和修复再生，但凋亡小体可被邻近实质细胞和巨噬细胞吞噬	引起周围组织炎症反应和修复再生

细胞老化是细胞随生物体年龄增长而发生的退行性变化，是生物个体老化的基础。

细胞老化的特征见表1-2-11。

表1-2-11　细胞老化的特征

序号	结局	具体内容
1	普遍性	所有的细胞、组织、器官和机体都会在不同程度下出现老化改变
2	进行性或不可逆性	随着时间的推移，老化不断进行性地发展
3	内因性	不是由于外伤、事故等外因的直接作用，而是细胞内在基因决定性的衰退
4	有害性	老化时，细胞代谢、适应及代偿等多种功能低下，且缺乏恢复能力，进而导致老年病的产生，机体其他疾病患病率和死亡率也逐渐增加

老化细胞的结构蛋白、酶蛋白与受体蛋白合成减少，摄取营养及修复染色体损伤的能力

下降。形态学主要表现为细胞体积缩小，水分减少，细胞及细胞核变形，线粒体、高尔基体数量减少，并且扭曲或呈囊泡状，胞质色素（如脂褐素）沉着。由此导致器官重量减轻，间质增生硬化，功能代谢降低，储备功能不足。

知识点69：细胞老化的机制　　　　　　副高：熟练掌握　正高：熟练掌握

细胞老化是个体老化的基础，主要表现在老化的细胞代谢、功能下降，形态学上一般可见线粒体空泡化、内质网减少、细胞器减少或变小，脂褐素沉积，细胞核不规则、异常分叶，细胞增殖活性进行性下降，是体内、外长期受影响导致细胞和分子损伤积累的结果。

第三章　损伤的修复

知识点1：修复的概念　　　　　　　　　　　副高：熟练掌握　正高：熟练掌握

损伤造成机体部分细胞及组织丧失后，机体对所形成的缺损进行修补恢复的过程，称为修复。修复后可完全或部分恢复原组织的结构和功能。

知识点2：参与修复过程的主要成分　　　　　副高：熟练掌握　正高：熟练掌握

参与修复过程的主要成分包括细胞外基质与各种细胞。

知识点3：修复过程的形式　　　　　　　　　副高：熟练掌握　正高：熟练掌握

修复过程分为再生与瘢痕修复两种不同的形式，见表1-3-1。在多数情况下，两种修复过程同时存在。

表1-3-1　修复过程的形式

形　式	内　容
再生	由损伤周围的同种细胞来修复，称为再生
瘢痕修复	由纤维结缔组织来修复，称为纤维性修复，以后形成瘢痕，又称瘢痕修复

知识点4：再生的概念　　　　　　　　　　　副高：熟练掌握　正高：熟练掌握

组织或细胞由于生理性消耗（如凋亡）或病理性损伤后，由周围同种细胞分裂繁殖增生以完成修复的过程，称为再生。

知识点5：再生的种类　　　　　　　　　　　副高：熟练掌握　正高：熟练掌握

再生分为生理性再生与病理性再生，见表1-3-2。

表1-3-2　再生的种类

类　别	内　容
生理性再生	生理性再生是指机体在生理过程中，有的细胞、组织不断的老化或衰老、凋亡，由新生的同种细胞不断补充，以保持原有的组织结构和功能，如上皮组织细胞的不断更新等
病理性再生	病理性再生是由于某些致病因素的损伤，导致机体的细胞、组织或器官受损，由同种细胞或纤维结缔组织进行修补恢复的过程

病理性再生分为完全再生和不完全再生，见表1-3-3。

表1-3-3　病理性再生的种类

类　别	内　　容
完全再生	细胞和组织受损后，由周围同种细胞分裂繁殖，进行修复，再生的组织或细胞能完全恢复原来的组织结构和功能。如甲型病毒性肝炎，肝细胞受损坏死，由周围的肝细胞再生进行修复，使受损的肝组织完全恢复原有的组织结构和肝功能
不完全再生	细胞、组织受损后，不能由同种细胞进行修复，而是由纤维组织修补，故不能恢复原来的组织结构和功能

知识点6：正常细胞增殖周期	副高：熟练掌握　正高：熟练掌握

正常细胞增殖周期是由有丝分裂间期和有丝分裂期（M）构成，见表1-3-4。

表1-3-4　正常细胞增殖周期

项　目	内　　容
有丝分裂间期	分为G_1期（DNA合成前期）、S期（DNA合成期）和G_2期（DNA合成后期）
有丝分裂期（M）	分前、中、后、末期

知识点7：细胞再生能力的分类	副高：熟练掌握　正高：熟练掌握

按细胞再生能力的强弱，可将人体细胞分为3类，即不稳定细胞、稳定细胞与永久性细胞。

知识点8：不稳定细胞	副高：熟练掌握　正高：熟练掌握

不稳定细胞又称为持续分裂细胞，此类细胞再生能力最强。如皮肤、黏膜的被覆上皮细胞、淋巴造血细胞、间皮细胞等。

知识点9：稳定细胞	副高：熟练掌握　正高：熟练掌握

稳定细胞又称为静止细胞。此类细胞在生理状态下增殖现象不明显，在细胞增殖周期中处于静止期（G_0），但是受到病理性损伤后，此类细胞再生能力较强。这类细胞包括各种腺体或腺样器官的实质细胞，如胰、涎腺、内分泌腺、汗腺、皮脂腺和肾小管的上皮细胞等。

知识点10：永久性细胞	副高：熟练掌握　正高：熟练掌握

永久性细胞又称非分裂细胞，一般无再生能力。属于此类细胞的有神经细胞或神经元、

骨骼肌细胞及心肌细胞。此类细胞受损后一般不能再生，但不包括神经纤维。在神经细胞存活的前提下，受损的神经纤维有着活跃的再生能力。

知识点11：干细胞的概念　　　　　　　　副高：熟练掌握　　正高：熟练掌握

干细胞主要是指具有自我更新和多向分化潜能的一类未成熟、未分化的细胞。干细胞分为胚胎干细胞与成体干细胞，见表1-3-5。

表1-3-5　干细胞分类

类别	内容
胚胎干细胞	起源于着床前胚胎内细胞群的全能干细胞，具有向3个胚层分化的能力，可以分化为成体所有类型的成熟细胞
成体干细胞	存在于各组织、器官中具有自我更新和一定分化潜能的不成熟细胞

知识点12：干细胞的特点　　　　　　　　副高：熟练掌握　　正高：熟练掌握

干细胞的特点如下：

（1）干细胞能够无限地增殖分裂。

（2）干细胞具有处于静止状态的能力。

（3）缺少细胞系标志物。

（4）干细胞可以通过非对称分裂，使得一个子细胞不可逆的走向分化的终端成为功能专一的分化细胞；另一个保持亲代的特征，仍然作为干细胞保留下来。

知识点13：肿瘤干细胞　　　　　　　　　副高：熟练掌握　　正高：熟练掌握

肿瘤干细胞是具有干细胞特性，具有自我更新与无限增殖能力，具有不同分化潜能、启动及重建肿瘤组织表型能力的肿瘤细胞。

知识点14：干细胞在组织修复中的作用　　副高：熟练掌握　　正高：熟练掌握

（1）当组织受损伤后，骨髓内的干细胞与组织内的干细胞都可以进入损伤部位，进一步增殖分化、成熟来修复受损的细胞、组织结构与功能。

（2）目前研究发现胚胎干细胞可用于修复甚至替换丧失功能的组织与器官。

知识点15：诱导性多能干细胞（iPSC）的概念　　副高：熟练掌握　　正高：熟练掌握

诱导性多能干细胞是指通过体外基因转染技术将已分化的成体细胞重编程所获得的一类

干细胞。

知识点16：成纤维细胞生长因子（FGF）的作用   副高：熟练掌握   正高：熟练掌握

成纤维细胞生长因子能够刺激间叶细胞、内皮细胞生长，尤其是能促进毛细血管再生。

知识点17：血小板源性生长因子（PDGF）的作用
                副高：熟练掌握   正高：熟练掌握

血小板源性生长因子主要来源于血小板的α颗粒，能够促进成纤维细胞、平滑肌细胞和单核细胞的增生和游走，并且能够促进胶质细胞增生。

知识点18：肿瘤坏死因子（TNF）的作用   副高：熟练掌握   正高：熟练掌握

肿瘤坏死因子能够刺激成纤维细胞的增殖及胶原合成，能刺激血管再生。

知识点19：表皮生长因子（EGF）的作用   副高：熟练掌握   正高：熟练掌握

表皮生长因子对于上皮细胞、成纤维细胞、胶质细胞及平滑肌细胞都具有促进增殖的作用。

知识点20：血管内皮生长因子（VEGF）的作用   副高：熟练掌握   正高：熟练掌握

血管内皮生长因子最初从肿瘤组织中分离提纯，对于肿瘤血管的形成具有促进作用，也可以促进正常胚胎的发育、创伤愈合以及慢性炎症时的血管增生。血管内皮生长因子还可以明显增加血管的通透性，从而促进血浆蛋白在细胞基质中沉积，为成纤维细胞和血管内皮细胞长入提供临时基质。

知识点21：上皮组织的再生——被覆上皮再生   副高：熟练掌握   正高：熟练掌握

鳞状上皮缺损时，由创缘或底部的基底层细胞分裂增生，向缺损中心迁移，先形成单层上皮，以后增生分化为鳞状上皮。黏膜，如胃肠黏膜的上皮缺损后，以同样的方式增生修补，新生的上皮细胞起初为立方形，以后增高变为柱状细胞。

知识点22：上皮组织的再生——腺上皮再生   副高：熟练掌握   正高：熟练掌握

腺上皮虽然具有较强的再生能力，但是再生的情况根据损伤的状态而异；如果有腺上皮的缺损而腺体的基膜未被破坏，可以由残存细胞分裂补充，完全恢复原来的腺体结构；如腺体构造（包括基膜）完全被破坏，则难以再生。

知识点23：纤维组织的再生　　　　副高：熟练掌握　正高：熟练掌握

在损伤的刺激下，受损处的成纤维细胞进行分裂、增生。成纤维细胞可以由静止状态的纤维细胞转变而来，或由未分化的间叶细胞分化而来。幼稚的成纤维细胞胞体大，两端常常有突起，突起也可呈星状，胞质略呈嗜碱性。在电镜下，可见胞质内有丰富的粗面内质网及核蛋白体，说明其合成蛋白的功能很活跃。胞核体积大，染色淡，可见1～2个核仁。当成纤维细胞停止分裂后，开始合成并分泌前胶原蛋白，在细胞周围形成胶原纤维，细胞逐渐成熟，变成长梭形，胞质越来越少，核越来越深染，成为纤维细胞。

知识点24：软骨组织和骨组织的再生　　　　副高：熟练掌握　正高：熟练掌握

软骨再生起始于软骨膜的增生，这些增生的幼稚细胞形似成纤维细胞，以后逐渐变为软骨母细胞，并且形成软骨基质，细胞被埋在软骨陷窝内而变为静止的软骨细胞。软骨再生能力弱，软骨组织缺损较大时，由纤维组织参与修补。

骨组织的再生见骨折愈合基本过程（知识点45～知识点48）。

知识点25：血管的再生　　　　副高：熟练掌握　正高：熟练掌握

（1）毛细血管的再生：毛细血管的再生过程又称为血管形成，是以生芽方式来完成的。新生的毛细血管基膜不完整，内皮细胞间空隙较大，因此通透性较高。

（2）大血管的修复：大血管离断后需要手术吻合，吻合处两侧内皮细胞分裂增生，互相连接，恢复原来的内膜结构。但离断的肌层不易完全再生，而由结缔组织增生连接，形成瘢痕修复。

知识点26：肌组织的再生　　　　副高：熟练掌握　正高：熟练掌握

肌组织的再生能力很弱。横纹肌的再生根据肌膜是否存在以及肌纤维是否完全断裂而不同。横纹肌细胞长可达4cm，核可多达数十个乃至数百个。损伤不太严重而肌膜未被破坏时，肌原纤维仅部分发生坏死，这时中性粒细胞及巨噬细胞进入该部位吞噬清除坏死物质，残存部分肌细胞分裂，产生肌浆，分化出肌原纤维，从而恢复正常的横纹肌结构；如果肌纤维完全断开，断端肌质增多，也可有肌原纤维的新生，使断端膨大如花蕾样。但此时肌纤维断端不能直接连接，而靠纤维瘢痕愈合。愈合后的肌纤维仍然可以收缩，加强锻炼后可以恢复功能；如果整个肌纤维（包括肌膜）均被破坏，则难以再生，这时结缔组织增生连接，形成瘢痕修复。平滑肌也有一定的分裂再生能力，但是断开的肠管或较大血管经手术吻合后，断处的平滑肌主要是通过纤维瘢痕连接。心肌再生能力极弱，破坏后通常都是瘢痕修复。

知识点27：神经组织的再生　　　　　　　　　副高：熟练掌握　正高：熟练掌握

脑及脊髓内的神经细胞破坏后不能再生，而由神经胶质细胞及其纤维修补，形成胶质瘢痕。当外周神经受损时，如果与其相连的神经细胞仍然存活，则可以完全再生。首先，断处远侧端的神经纤维髓鞘及轴突崩解，并且被吸收；近侧端的数个Ranvier节神经纤维也发生同样变化。然后，由两端的神经鞘细胞增生形成带状的合体细胞，将断端连接。近端轴突以每天约1mm的速度向远端生长，穿过神经鞘细胞带，达到末梢鞘细胞，鞘细胞产生髓磷脂将轴索包绕形成髓鞘。此再生过程常需数月以上才能完成。如果断离的两端相隔太远，或两端之间有瘢痕或其他组织阻隔，或由于截肢失去远端，再生轴突均不能到达远端，而与增生的结缔组织混杂在一起，卷曲成团，成为创伤性神经瘤，可发生顽固性疼痛。

知识点28：肉芽组织的概念　　　　　　　　　副高：熟练掌握　正高：熟练掌握

肉芽组织由新生薄壁的毛细血管及增生的成纤维细胞构成，并且伴有炎性细胞浸润，肉眼表现为鲜红色、颗粒状、柔软湿润、形似鲜嫩的肉芽。

知识点29：肉芽组织的形态特点　　　　　　　副高：熟练掌握　正高：熟练掌握

肉芽组织的形态特点见表1-3-6。

表1-3-6　肉芽组织的形态特点

项　目	形态特点
肉眼改变	可见呈鲜红色、颗粒状，柔软湿润、鲜嫩、易出血、无疼痛感觉的幼嫩组织
镜下改变	可见大量新生的毛细血管，这些毛细血管垂直于创面，毛细血管互相平行，有的新生毛细血管腔还未张开，血管内皮细胞肿大，突出血管腔内表面；血管之间可见大量的成纤维细胞；在间质内可见不等量的炎症细胞（如中性粒细胞、浆细胞、单核细胞和淋巴细胞及少量的嗜酸性粒细胞），无神经纤维和神经细胞；肉芽组织表面可伴有渗出物和坏死，而肉芽组织深部（或底部）有时可见成熟的纤维组织细胞或瘢痕组织

知识点30：肉芽组织的作用　　　　　　　　　副高：熟练掌握　正高：熟练掌握

肉芽组织在组织损伤修复过程中的作用有：①抗感染，保护创面；②填补创口及其他组织缺损；③机化或包裹坏死、血栓、炎性渗出物及其他异物。

知识点31：肉芽组织的结局　　　　副高：熟练掌握　正高：熟练掌握

在组织损伤后2～3天内，肉芽组织即可出现，由下向上（如体表创口）或从周围向中心（如组织内坏死）生长推进，填补创口或机化异物。随着时间的推移（如1～2周），肉芽组织按照其生长的先后顺序，逐渐成熟。

知识点32：瘢痕组织的形态　　　　副高：熟练掌握　正高：熟练掌握

瘢痕组织是由肉芽组织成熟形成纤维结缔组织，后者进一步老化、玻璃样变演变成瘢痕组织。瘢痕组织可见于萎缩的子宫和乳腺间质、烧伤瘢痕、动脉粥样硬化纤维斑块、血管壁的脓肿或坏死组织机化等处。

知识点33：瘢痕组织对机体的有利方面　　副高：熟练掌握　正高：熟练掌握

瘢痕组织可填补和连接缺损，保持组织或器官的完整性；瘢痕组织具有抗拉力作用，具有保护组织与器官的作用。

知识点34：瘢痕组织对机体的不利方面　　副高：熟练掌握　正高：熟练掌握

（1）瘢痕收缩：尤其是发生于关节附近和重要器官的瘢痕，常引起关节挛缩或活动受限。

（2）瘢痕性粘连：尤其是在器官之间或器官与体腔壁之间发生的纤维性粘连，常不同程度地影响其功能。器官内广泛损伤导致广泛纤维化玻璃样变，可发生器官硬化。

（3）瘢痕组织增生过度，又称为肥大性瘢痕。若肥大性瘢痕突出于皮肤表面并向周围不规则扩延，称瘢痕疙瘩。

知识点35：瘢痕组织的结局　　　　副高：熟练掌握　正高：熟练掌握

（1）由于胶原酶的作用，可以逐渐分解、吸收，可使瘢痕缩小、软化。

（2）形成瘢痕疙瘩。有发生机制不清，一般认为与体质有关。

（3）极少数人的瘢痕疙瘩可以恶变。

知识点36：肉芽组织和瘢痕组织的形成过程　　副高：熟练掌握　正高：熟练掌握

肉芽组织在组织损伤后2～3天内即可出现，最初是成纤维细胞和血管内皮细胞的增殖，随着时间的推移，逐渐形成纤维性瘢痕，这个过程主要包括3部分：①血管生成；②成纤维细胞增殖和迁移；③细胞外基质成分的积聚和纤维组织的重构。

知识点37：创伤愈合的概念 　　　　　　　　　　副高：熟练掌握　正高：熟练掌握

创伤愈合是机体受到不良因子或外力的作用后引起的组织损伤或缺损，由周围细胞或组织再生进行修复的过程。常见的创伤愈合如皮肤组织的创伤愈合与骨折愈合。

是机体遭受外力作用皮肤等组织出现离断或缺损后的愈复过程，是包括各种组织的再生和肉芽组织增生、瘢痕形成的复杂组合。

知识点38：皮肤创伤愈合基本过程——创口的早期变化
　　　　　　　　　　　　　　　　　　　　　　　　副高：熟练掌握　正高：熟练掌握

创口局部有不同程度的组织坏死与血管断裂出血，数小时内可出现炎症反应，主要表现为充血、浆液渗出及白细胞游出，故局部红肿。早期白细胞浸润以中性粒细胞为主，3天后以巨噬细胞为主。伤口中的血液和渗出液中的纤维蛋白原凝固形成凝块，有的凝块表面干燥形成痂皮，凝块及痂皮起保护创口的作用。

知识点39：皮肤创伤愈合基本过程——创口收缩　　副高：熟练掌握　正高：熟练掌握

皮肤创伤创口2～3日后边缘的整层皮肤及皮下组织向中心移动，创口迅速缩小，直到14天左右停止。但在各种具体情况下，创口缩小的程度因创口部位、创口大小与形状而不同。创口收缩是由创口边缘新生的肌成纤维细胞的牵拉作用引起的，而与胶原无关。

知识点40：皮肤创伤愈合基本过程——肉芽组织增生和瘢痕形成
　　　　　　　　　　　　　　　　　　　　　　　　副高：熟练掌握　正高：熟练掌握

大约从第3天开始，从皮肤创伤的创口底部及边缘长出肉芽组织填平创口。毛细血管以每日延长0.1～0.6mm的速度开始增长。其方向大都垂直于创面，并且呈袢状弯曲。肉芽组织中没有神经，因此无感觉。第5～6天起成纤维细胞产生胶原纤维，其后1周胶原纤维的形成甚为活跃，以后逐渐缓慢下来。随着胶原纤维越来越多，出现瘢痕形成过程，约在伤后1个月瘢痕完全形成。

知识点41：皮肤创伤愈合基本过程——表皮及其他组织再生
　　　　　　　　　　　　　　　　　　　　　　　　副高：熟练掌握　正高：熟练掌握

创伤发生24小时内，创口边缘的基底细胞即开始增生，并且在凝块下面向创口中心迁移，形成单层上皮，覆盖在肉芽组织的表面。当这些细胞彼此相遇时，则停止迁移，并且增生、分化成为鳞状上皮。健康的肉芽组织对表皮再生十分重要，因为它可以提供上皮再生所需的营养及生长因子。如果肉芽组织长时间不能将伤口填平并且形成瘢痕，则上皮再生将延缓；另一种情况下，由于异物及感染等刺激而过度生长的肉芽组织，高出于皮肤表面，也会阻止表皮再生，故临床常需将其切除。如果伤口过大（一般认为直径超过20cm时），则再生表皮很难将伤口完全覆盖，通常需要植皮。

知识点42：皮肤创伤愈合的类型　　　　副高：熟练掌握　　正高：熟练掌握

根据创伤的程度、有无感染和异物及愈合的状况可以分为两大类，见表1-3-7。

表1-3-7　皮肤创伤愈合的类型

类　型	内　容
一期愈合	一般指创口组织缺损较小，创缘整齐对合好，无感染、无异物，愈合时间短，形成的瘢痕小、少。抗拉力强度大。如无感染性手术切口的愈合
二期愈合	一般指创口组织缺损大，创缘不整齐、错位，无法整齐对合，或有异物、感染，愈合时间长，留下的瘢痕大。如皮肤的深度烧伤、感染，愈合后留下的大片瘢痕或瘢痕疙瘩

知识点43：骨折的分类　　　　副高：熟练掌握　　正高：熟练掌握

骨折一般可分为外伤性骨折与病理性骨折两大类。

知识点44：骨折愈合基本过程——血肿形成　　　　副高：熟练掌握　　正高：熟练掌握

骨组织和骨髓都有丰富的血管，在骨折的断端和周围可以有大量出血，形成血肿，继而血肿发生凝固。与此同时，常伴有炎症反应。在骨折早期可见骨髓、骨皮质发生坏死，坏死组织一般可被破骨细胞吸收，如果死骨较大，可形成游离的死骨片。这个时期的血肿有利于机化、愈合，不必清除血肿。

知识点45：骨折愈合基本过程——纤维性骨痂形成

　　　　副高：熟练掌握　　正高：熟练掌握

骨折后2~3天，血肿开始由肉芽组织取代而机化，继而发生纤维化形成纤维性骨痂，又称为暂时性骨痂，肉眼及X线检查可见骨折局部呈梭形肿胀。约1周，增生的肉芽组织及纤维组织可进一步分化，形成透明软骨。透明软骨的形成一般多见于骨外膜的骨痂区，骨髓内骨痂区则少见。

知识点46：骨折愈合基本过程——骨性骨痂形成　　　　副高：熟练掌握　　正高：熟练掌握

纤维性骨痂形成后，软骨母细胞形成透明软骨，多见于骨外膜骨痂区；而骨母细胞逐渐形成类骨组织，继而钙盐沉着，类骨组织转变为编织骨；纤维性骨痂中的软骨组织也可以经软骨化骨过程演变成骨组织，至此形成骨性骨痂。

知识点47：骨折愈合基本过程——骨痂改建或再塑
　　　　　　　　　　　　　　　　　　　　副高：熟练掌握　正高：熟练掌握

　　由于编织骨的结构不够致密，骨小梁排列紊乱，因此仍达不到正常功能需要。为了适应骨活动时所受应力，编织骨进一步改建成为成熟的板层骨，皮质骨和髓腔的正常关系以及骨小梁正常的排列结构也重新恢复。改建是在破骨细胞的骨质吸收以及骨母细胞的新骨质形成的协调作用下完成的。

知识点48：影响创伤愈合的因素——全身因素　　副高：熟练掌握　正高：熟练掌握

　　影响创伤愈合的全身因素见表1-3-8。

表1-3-8　全身因素

因素	内容
年龄	青少年的组织再生能力强、愈合快。老年人则相反，组织再生能力差，愈合慢，这与老年人血管硬化，血液供应减少有很大关系
营养	严重的蛋白质缺乏，特别是含硫氨基酸（如甲硫氨酸、胱氨酸）缺乏时，肉芽组织及胶原形成不良，创口愈合延缓。维生素中以维生素C对愈合最重要。在微量元素中锌对创伤愈合有重要作用，手术后创口愈合迟缓的患者，皮肤中锌的含量大多比愈合良好的患者低，故补锌能促进愈合

知识点49：影响创伤愈合的因素——局部因素　　副高：熟练掌握　正高：熟练掌握

　　影响创伤愈合的局部因素见表1-3-9。

表1-3-9　局部因素

因素	内容
感染与异物	感染的化脓菌产生毒素和酶，引起细胞、组织变性、坏死，基质或胶原纤维溶解，加重局部组织的损伤；创口感染时，局部组织的血管高度充血、渗出、水肿、肿胀，局部创口由于张力增大，可致创口裂开，或导致感染扩散加重损伤；坏死及异物不利于创口愈合并容易感染
局部血液循环	良好的局部血液循环能提供创口愈合所需要的氧、营养、补体、抗体，对坏死物质的吸收及控制局部感染均十分重要，否则该处创口愈合延缓或不能愈合
神经支配	神经支配对损伤的修复有很大影响，如麻风病引起的溃疡不易愈合，是神经受累致使局部神经性营养不良的缘故。自主神经损伤致使局部血液供应发生变化，对再生的影响更加明显
电离辐射	电离辐射过度能够损伤细胞、血管、神经和组织，抑制细胞的再生，因此影响损伤的修复

知识点50：影响骨折愈合的因素　　　　　　副高：熟练掌握　正高：熟练掌握

凡是影响创伤愈合的全身及局部因素对骨折愈合都有影响。

（1）及时、正确的复位：完全性骨折由于肌肉的收缩，常发生错位或有其他组织、异物的嵌塞，可使愈合延迟或不能愈合。及时、正确的复位是为以后骨折完全愈合创造必要的条件。

（2）及时、牢靠的固定：骨折断端即使已经复位，由于肌肉活动仍可错位，因而复位后的及时、牢靠的固定（如打石膏、小夹板或髓腔钢针固定）尤为重要，一般要固定到骨性骨痂形成后。

（3）早期功能锻炼：骨折后常需复位、固定及卧床，虽然有利于局部愈合，但长期卧床，血运不良，也会延迟愈合。局部长期固定不动也会引起骨及肌肉的失用性萎缩、关节强直等不利后果。因此，在不影响局部固定情况下，应尽早离床活动。

（4）骨折愈合障碍者，有时新骨形成过多，会形成赘生骨痂，愈合后有明显的骨变形，影响功能的恢复。有时纤维性骨痂不能变成骨性骨痂并且出现裂隙，骨折两端仍能活动，形成假关节。

第四章 局部血液循环障碍

知识点1：局部血液循环障碍的危害	副高：熟练掌握 正高：熟练掌握

局部血液循环障碍可能是局部因素所致，也可能是全身血液循环障碍的局部表现。局部血液循环障碍能够导致局部组织甚至器官的充血、水肿、出血、血栓形成、栓塞或梗死的发生。局部血液循环障碍以其所引起的病变通常是疾病的基本病理变化。

知识点2：局部血液循环障碍的病理表现	副高：熟练掌握 正高：熟练掌握

局部血液循环障碍表现如下：

（1）血管内成分溢出血管：①水分在组织间隙中增加称为水肿；②水分在体腔内积聚称为积液；③红细胞溢出血管称为出血。

（2）局部组织血管内血液含量异常：①动脉血量增加称为充血；②静脉血量增加称为淤血；③血管内血量减少称为缺血。

（3）血液内出现异常物质：①血液有形成分析出或凝固，称为血栓形成；②血管内出现空气、脂滴、羊水等异常物质阻塞局部血管，称为栓塞；③由于缺血、栓塞引起的组织坏死，称为梗死。

知识点3：动脉性充血的概念	副高：熟练掌握 正高：熟练掌握

器官或组织由于动脉输入血量的增多称为动脉性充血，是主动过程，主要表现为局部组织或器官小动脉和毛细血管扩张，血液输入量增加。

知识点4：充血的类型	副高：熟练掌握 正高：熟练掌握

充血的常见类型见表1-4-1。

表1-4-1 充血的常见类型

原 因	内 容
生理性充血	局部组织或器官因生理需要和代谢增强而发生的充血。如进食后的胃肠黏膜充血，运动时骨骼肌充血和妊娠时的子宫充血等
病理性充血	如炎症性充血。局部器官和组织长期受压（如绷带包扎肢体、腹腔积液压迫腹腔器官）后，组织内的血管张力降低，如果一旦压力突然解除，受压组织内的细动脉发生反射性扩张，局部充血，称为减压后充血

知识点5：充血的病理变化　　　　　　　　　　　　副高：熟练掌握　正高：熟练掌握

由于微循环内血液灌注量增多，动脉性充血的器官及组织体积轻度增大。充血若发生于体表时，由于局部微循环内氧合血红蛋白增多，局部组织颜色鲜红，由于代谢增强使局部温度增高。光镜下，可见局部细动脉及毛细血管扩张充血。

知识点6：淤血的概念　　　　　　　　　　　　　　副高：熟练掌握　正高：熟练掌握

器官或局部组织静脉血液回流受阻，血液淤积于小静脉和毛细血管内，导致血量增加，称为淤血，又称为静脉性充血（简称淤血）。淤血是一个被动过程，可发生于局部或全身。

知识点7：淤血的原因　　　　　　　　　　　　　　副高：熟练掌握　正高：熟练掌握

淤血的原因见表1-4-2。

表1-4-2　淤血的原因

项　目	内　容
静脉受压	受压静脉血液回流受阻可导致相应部位的器官和组织发生静脉性充血。如妊娠子宫压迫髂静脉引起的下肢静脉充血；肿瘤压迫静脉引起相应器官或组织的静脉性充血；肠套叠、肠扭转与肠疝时肠系膜静脉受压引起局部肠段静脉性充血；肝硬化时肝内肝静脉分支受增生肝实质结节压迫引起肝门静脉所属器官的静脉性充血等
静脉管腔阻塞	如静脉血栓形成、瘤栓等，引起相应器官或组织的静脉性充血。由于静脉的分支多，只有当静脉腔阻塞而血流不能充分地通过侧支回流时，才发生静脉性充血
心力衰竭	左侧心力衰竭导致肺淤血，右侧心力衰竭导致大循环淤血

知识点8：淤血的病理变化　　　　　　　　　　　　副高：熟练掌握　正高：熟练掌握

发生淤血的局部组织与器官常常体积增大、肿胀、重量增加。由于淤血时微循环的动脉血灌注量减少，血液内氧合血红蛋白的含量减少，而还原血红蛋白的含量增加，发生于体表的淤血可见局部皮肤呈紫蓝色，称为发绀。由于局部血流停滞，毛细血管扩张，散热增加，体表温度下降。镜下可见局部细静脉及毛细血管扩张，过多的红细胞积聚。毛细血管淤血导致血管内流体静压升高和缺氧，其通透性增加，水、盐及少量蛋白质可漏出，漏出液潴留在组织内引起淤血性水肿。漏出液也可以积聚在浆膜腔，称为积液。毛细血管通透性进一步增高或破裂，引起红细胞漏出，形成小灶性出血，称为淤血性出血。出血灶中的红细胞碎片被吞噬细胞吞噬，血红蛋白被溶酶体酶分解，析出含铁血黄素，并堆积在吞噬细胞胞质内，这种细胞称为含铁血黄素细胞。

知识点9：肺淤血的病变特点　　　　副高：熟练掌握　正高：熟练掌握

肺淤血主要由左心衰竭引起，左心腔内压力升高，阻碍肺静脉回流，进而造成肺淤血。

（1）急性肺淤血时，肺体积增大，呈暗红色，切面流出泡沫状红色血性液体。光镜下可见肺泡壁毛细血管扩张充血，肺泡壁变厚，伴有肺泡间隔水肿，部分肺泡腔内充满水肿液，可见出血。

（2）慢性肺淤血时，肺泡壁毛细血管扩张充血更加明显，可见肺泡间隔变厚和纤维化。肺泡腔内除了伴有水肿液、出血外，还可见大量吞噬含铁血黄素颗粒的巨噬细胞，即心衰细胞。

知识点10：肺淤血的后果　　　　副高：熟练掌握　正高：熟练掌握

肺淤血患者在临床上一般表现为气促、发绀等。急性肺淤血发生严重肺水肿时，患者咳大量粉红色泡沫痰、面色如土、呼吸困难，伴有濒死感，可出现心肺功能衰竭，严重危及生命。

知识点11：肺褐色硬化的概念　　　　副高：熟练掌握　正高：熟练掌握

肺淤血性硬化时质地变硬，呈棕褐色，称为肺褐色硬化。

知识点12：肝淤血的病变特点　　　　副高：熟练掌握　正高：熟练掌握

肝淤血主要由右心衰竭引起，肝静脉回流心脏受阻，血液淤积在肝小叶循环的静脉端，使得肝小叶中央静脉及肝窦扩张淤血。

（1）急性肝淤血时，肝脏体积增大，呈暗红色。光镜下可见小叶中央静脉和肝窦扩张，充满红细胞，严重时可伴有小叶中央肝细胞萎缩、坏死。小叶外围汇管区附近的肝细胞由于靠近肝小动脉，缺氧程度较轻，可出现肝脂肪变性。

（2）慢性肝淤血时，肝小叶中央区因严重淤血，呈暗红色，两个或多个肝小叶中央淤血区可相连，肝小叶周边部肝细胞由于脂肪变性呈黄色，使得在肝的切面上出现红（淤血区）、黄（肝脂肪变性区）相间的状似槟榔切面的条纹，称为槟榔肝。镜下：肝小叶中央肝窦高度扩张淤血、出血，肝细胞萎缩，甚至消失。肝小叶周边部肝细胞脂肪变性。

知识点13：肝淤血的后果　　　　副高：熟练掌握　正高：熟练掌握

长期的严重肝淤血，肝小叶中央肝细胞萎缩、消失，网状纤维塌陷后胶原化，肝窦旁的贮脂细胞增生，合成胶原纤维增多，汇管区纤维结缔组织增生，使得整个肝脏的间质纤维组织增多，形成淤血性肝硬化。患者在临床上表现为一定程度的肝功能损害。

知识点14：出血的概念和分类　　　　　　　副高：熟练掌握　正高：熟练掌握

（1）概念：血液从血管或心腔溢出，称为出血。
（2）分类：①根据发生部位的不同，出血可分为内出血（血液溢入体腔或组织内）和外出血（血液流出体外）；②根据血液溢出的机制，出血可以分为破裂性出血和漏出性出血。

知识点15：破裂性出血　　　　　　　　　　副高：熟练掌握　正高：熟练掌握

由心脏或血管壁破裂所致的出血，称为破裂性出血，一般出血量较多。

知识点16：破裂性出血的常见原因　　　　　副高：熟练掌握　正高：熟练掌握

破裂性出血的常见原因见表1-4-3。

表1-4-3　破裂性出血的常见原因

项目	内容
血管机械性损伤	刺伤、割伤、弹伤等
血管壁或心脏病变	心肌梗死后形成的室壁瘤、主动脉瘤或动脉粥样硬化破裂等
血管壁周围病变侵袭	恶性肿瘤侵犯其周围的血管，结核性病变侵蚀肺空洞壁的血管，消化性溃疡侵蚀溃疡底部的血管等
毛细血管破裂	多发生于局部软组织的损伤
静脉破裂	可见于肝硬化时食管下段静脉曲张，破裂出血

知识点17：漏出性出血　　　　　　　　　　副高：熟练掌握　正高：熟练掌握

由于微循环的毛细血管与毛细血管后静脉通透性增高，血液通过扩大的内皮细胞间隙和受损的基膜漏出血管外，称为漏出性出血。

知识点18：漏出性出血的常见原因　　　　　副高：熟练掌握　正高：熟练掌握

漏出性出血的常见原因见表1-4-4。

表1-4-4 漏出性出血的常见原因

项目	内　容
血管壁的损害	常由于缺氧、感染、中毒等因素的损害引起
血小板计数减少或功能障碍	血小板生成减少；原发性或继发性血小板减少性紫癜、弥散性血管内凝血（DIC）使血小板破坏或消耗过多；某些药物在体内诱发免疫反应，所形成的抗原–抗体免疫复合物吸附于血小板表面，使血小板连同免疫复合物被巨噬细胞吞噬；细菌的内毒素及外毒素也有破坏血小板的作用。在血小板计数少于5×10^9/L时，即有出血倾向
凝血因子缺乏	如凝血因子Ⅷ（血友病A）、Ⅸ（血友病B）、血管性假血友病因子（vWF）以及纤维蛋白原，凝血酶原、Ⅳ、Ⅴ、Ⅶ、Ⅹ、Ⅺ等因子的先天性缺乏；肝实质疾病如肝炎、肝硬化、肝癌时，凝血因子Ⅶ、Ⅸ、Ⅹ合成减少；DIC时凝血因子消耗过多等

知识点19：出血的病理变化　　　　副高：熟练掌握　正高：熟练掌握

出血的病理变化见表1-4-5。

表1-4-5 出血的病理变化

项目	内　容
内出血	可发生于体内任何部位，血液积聚于体腔内者，称为体腔积血，如腹腔积血、心包积血。发生于组织内的局限性大量出血形成血肿，如脑血肿、皮下血肿等；量少时仅镜下能查见，在组织内有多少不等的红细胞或含铁血黄素、橙色血晶的存在
外出血	呼吸道出血经口排出称咯血，消化道出血经口排出称呕血，经肛门排出称便血，泌尿道出血经尿排出称尿血。皮肤、黏膜及浆膜的少量出血在局部形成淤点，较大的出血形成淤斑。局部出血灶的红细胞被降解，由巨噬细胞吞噬，血红蛋白被酶解转变为胆红素，最后变为棕黄色的含铁血黄素，成为出血灶的特征性颜色改变

知识点20：出血的后果　　　　副高：熟练掌握　正高：熟练掌握

出血对机体的影响后果主要取决于出血的类型、出血量、出血速度和出血部位。

（1）少量出血和较大血肿。缓慢且少量的出血，大多可以自行停止；少量局部组织出血或体腔积血，一般可以通过吸收或机化消除；而较大的血肿吸收不完全，则可以机化或纤维包裹。

（2）破裂性出血。如果出血过程比较迅速，当短时间内丧失循环血量20%~25%时，后果是发生出血性休克。

（3）漏出性出血。如果出血广泛，如肝硬化由于门静脉高压而发生广泛性胃肠道黏膜出血，后果是发生出血性休克。发生在重要器官的出血，即使出血量不多，也可以引起严重的后果，如心脏破裂引起心包内积血，由于心脏压塞，容易导致急性心功能不全。

（4）脑出血。特别是脑干出血，由于神经中枢受压，可发生死亡。

（5）局部组织或器官的出血，可导致相应的功能障碍，如脑内囊出血，会引起对侧肢体的偏瘫；视网膜出血，会引起视力减退或失明。

（6）慢性反复性出血，可以引起缺铁性贫血。

知识点21：血栓形成　　　　　副高：熟练掌握　正高：熟练掌握

在活体的心脏和血管内，血液发生凝固或血液中某些有形成分凝集形成固体质块的过程，称为血栓形成。所形成的固体质块称为血栓。

知识点22：血栓形成的条件　　　　副高：熟练掌握　正高：熟练掌握

血栓形成是血液在流动状态由于血小板的活化和凝血因子被激活致使血液发生凝固。血栓形成的条件主要包括：①心血管内皮细胞的损伤；②血流状态的异常；③血液凝固性增加。

知识点23：心血管内皮细胞的损伤　　　副高：熟练掌握　正高：熟练掌握

心血管内膜的内皮细胞具有抗凝和促凝两种特性功能。在生理情况下，心血管内膜的内皮细胞以抗凝作用为主，从而使心血管内血液保持液体状态。内皮细胞可以通过下列机制促进血液凝固：①激活外源性凝血过程：内皮细胞损伤时，能够释放出组织因子，激活外源性的凝血过程；②辅助血小板黏附：内皮损伤时，释放出血管性血友病因子（vWF），介导血小板与内皮下胶原的黏附；③抑制纤维蛋白溶解：内皮细胞分泌纤维蛋白溶酶原活化因子的抑制因子，从而抑制纤维蛋白溶解。心血管内膜的损伤是血栓形成的最重要和最常见的原因。在正常情况下，完整的内皮细胞主要起抑制血小板黏附和抗凝血作用，但在内皮损伤或被激活时，则引起局部凝血。内皮细胞损伤后，暴露出内皮下的胶原，激活血小板因子Ⅶ，启动外源性凝血过程。

知识点24：血流状态的改变　　　　副高：熟练掌握　正高：熟练掌握

血流状态的改变是指血流减慢和血流产生旋涡等改变，有利于血栓的形成。在正常血流中，红细胞及白细胞在血流的中轴（轴流），其外是血小板，最外是一层血浆（边流）。血浆将血液的有形成分与血管壁隔开，阻止血小板与内膜接触和激活。当血流减慢或产生旋涡时，血小板可以进入边流，增加与内膜的接触机会和黏附内膜的可能性。由于血流减慢与产生旋涡时，被激活的凝血因子和凝血酶在局部容易达到凝血所需的浓度。利用光学显微镜观察时，难以察觉在血流缓慢时内膜的变化，但是在电子显微镜下，可发现血流缓慢导致缺氧，内皮细胞胞质出现空泡，最后整个细胞变成无结构的物质，内皮下的胶原被暴露，从而可能触发内源性及外源性的凝血过程。

| 知识点25：血液凝固性增加 | 副高：熟练掌握 正高：熟练掌握 |

血液凝固性增加是指血液中血小板及凝血因子增多，或纤维蛋白溶解系统活性降低，导致血液的高凝血状态。

（1）遗传性高凝血状态：如第V因子基因突变。

（2）获得性高凝血状态：弥散性血管内凝血（DIC）的血液凝固性增加是由于一系列因素所诱发的凝血因子激活，或有组织因子的释出。Traus Seau综合征发生于一些癌肿，特别是胰腺癌、胃癌、乳腺癌和支气管癌，其血液的凝固性增加系由于癌细胞释出促凝血因子，如组织因子、促凝血因子A等，表现为多发性、反复发生的静脉血栓，称游走性血栓性脉管炎。此外，血小板增多或血小板黏性增加也可增加血液的凝固性，如妊娠、手术后、产后、高脂饮食、吸烟、冠状动脉粥样硬化时，血栓形成的可能性增加均与此有关。肝素诱导性血小板减少症（HIT）患者注射未分馏的肝素用于抗凝血治疗后，血液中出现抗肝素抗体，后者与位于血小板和内皮细胞表面的肝素血小板膜蛋白复合体结合，引起血小板激活和内皮损伤，而形成血栓的起点。

| 知识点26：血小板血栓镜下病变特点 | 副高：熟练掌握 正高：熟练掌握 |

血小板血栓在电镜下可见血小板的轮廓，但颗粒消失；光镜下呈无结构的淡红色，其间可见少量纤维蛋白。由于不断生成的凝血酶、ADP和血栓素 A_2 的协同作用，使得血流中的血小板不断激活和黏附于血小板血栓上，致使其不断增大。由于血小板血栓的阻碍，血流在其下游形成漩涡，形成新的血小板小堆。如此反复进行，血小板黏附形成的不规则的梁索状或珊瑚状突起，称为血小板小梁。血小板小梁间由有大量红细胞的纤维蛋白网来填充。

| 知识点27：血栓的类型及形态 | 副高：熟练掌握 正高：熟练掌握 |

血栓的类型及形态见表1-4-6。

表1-4-6　血栓的类型及形态

类别	形态特点
白色血栓	发生于血流较快的部位。肉眼可见呈灰白色小结节或赘生物状，表面粗糙有波纹，质实，与血管壁紧连。镜下可见白色血栓主要由血小板和少量纤维蛋白构成
红色血栓	发生在血流极度缓慢甚至停止之后，其形成过程与血管外凝血过程相同。见于混合血栓阻塞管腔致局部血流停止后，往往构成延续性血栓的尾部。肉眼呈暗红色，新鲜的红色血栓湿润，有一定的弹性，陈旧的红色血栓由于水分被吸收，变得干燥、易碎、失去弹性，并易于脱落造成栓塞。镜下可见在纤维素网眼内充满着正常血液中的血细胞
混合血栓	静脉延续性血栓的体部，呈红色与白色条纹层层相间，镜下主要由血小板小梁和充满小梁间纤维蛋白网的红细胞构成。血小板小梁边缘可有中性粒细胞附着
透明血栓	发生于微循环小血管内，只能在显微镜下见到，故又称微血栓

知识点28：血栓的结局——软化、溶解和吸收　　副高：熟练掌握　正高：熟练掌握

新近形成的血栓，由于血栓内的纤溶酶的激活及白细胞崩解释放的溶蛋白酶，可以使血栓软化并逐渐被溶解。血栓的溶解快慢取决于血栓的大小和新旧程度。小的新鲜的血栓可以被快速完全溶解；大的血栓大多为部分软化，若被血液冲击可形成碎片状或整个脱落，随着血流运行到组织器官中，在与血栓大小相应的血管中停留，造成血栓栓塞。

知识点29：血栓的结局——机化和再通　　副高：熟练掌握　正高：熟练掌握

如果纤溶酶系统活性不足，血栓存在时间较长时则会发生机化。在血栓形成后的1～2天，开始有内皮细胞、成纤维细胞与肌成纤维细胞从血管壁长入血栓并逐渐取代血栓。由肉芽组织逐渐取代血栓的过程，称为血栓机化。较大的血栓约2周便可完全机化，这时血栓与血管壁紧密黏着不再脱落。在血栓机化过程中，由于水分被吸收，血栓干燥收缩或部分溶解而出现裂隙，周围新生的血管内皮细胞长入并被覆于裂隙表面形成新的血管，并且相互吻合相通，使被阻塞的血管部分重建血流，这一过程称为再通。

知识点30：血栓的结局——钙化　　副高：熟练掌握　正高：熟练掌握

如果血栓未能软化又未完全机化，可发生钙盐沉着，称为钙化。血栓钙化后成为静脉石或动脉石。机化的血栓，在纤维组织玻璃样变的基础上也可以发生钙化。

知识点31：血栓对机体的有利影响　　副高：熟练掌握　正高：熟练掌握

血栓形成能够对破裂的血管起堵塞破裂口的作用，阻止出血，这是对机体有利的一面，如胃十二指肠慢性溃疡的底部和肺结核性空洞壁，其血管往往在病变侵蚀前已经形成血栓，避免了大出血的可能性。

知识点32：血栓对机体的不利影响　　副高：熟练掌握　正高：熟练掌握

（1）阻塞血管：动脉血栓未完全阻塞管腔时，可以引起局部器官缺血而萎缩，如完全阻塞而又缺乏有效的侧支循环时，可以引起梗死。静脉血栓形成后，如未能建立有效的侧支循环，则引起局部淤血、水肿及出血，甚至坏死。肢体浅表静脉血栓，由于静脉有丰富的侧支循环，一般不引起临床症状。

（2）栓塞：在血栓未和血管壁牢固黏着之前，血栓的整体或部分可以脱落，形成栓子，随着血流运行，引起栓塞。如栓子内含有细菌，还可以引起栓塞组织的败血性梗死或栓塞性脓肿。

（3）心瓣膜变形：心瓣膜血栓机化，可以引起瓣膜粘连，造成瓣膜口狭窄，如在机化过程中纤维组织增生而后瘢痕收缩，可以造成瓣膜关闭不全，见于风湿性心内膜炎和亚急性细菌性心内膜炎。

（4）广泛性出血：微循环广泛性微血栓形成，并且引起一系列病理变化，如广泛出血、组织坏死等严重后果，即弥散性血管内凝血（DIC）。

知识点33：栓塞　　　　　　　　　　　　副高：熟练掌握　正高：熟练掌握

在循环血液中出现的不溶于血液的异常物质，随着血流运行阻塞血管腔的现象称为栓塞。阻塞血管的异常物质，称为栓子。栓子可以是固体、液体或气体。最常见的栓子是脱落的血栓碎片或其节段。罕见的为脂肪滴、空气、羊水与肿瘤细胞团。

知识点34：栓塞的类型　　　　　　　　　副高：熟练掌握　正高：熟练掌握

（1）血栓栓塞：由血栓或血栓的一部分脱落引起的栓塞称为血栓栓塞，是栓塞最常见的原因。

（2）脂肪栓塞：循环血流中出现较大脂肪滴阻塞小血管，称为脂肪栓塞。

（3）气体栓塞：大量空气迅速进入血液循环或原溶于血液内的气体迅速游离，形成气泡阻塞心血管，称为气体栓塞。

（4）羊水栓塞：羊水栓塞是分娩过程中一种罕见严重并发症（1/50000），其死亡率大于80%。在分娩过程中，由于子宫强烈收缩，宫内压增高，可将羊水压入子宫壁破裂的静脉窦内，经血液循环进入肺动脉分支、小动脉及毛细血管内引起羊水栓塞。

（5）其他栓塞：肿瘤细胞与胎盘滋养叶细胞均可以侵蚀血管，骨折时骨髓细胞可进入血流，这些情况均可以引起细胞栓塞；动脉粥样硬化灶中的胆固醇结晶脱落引起动脉系统的栓塞；寄生在门静脉的血吸虫及其虫卵栓塞肝内门静脉小分支；细菌、真菌团与其他异物如子弹（弹片）偶可进入血液循环引起栓塞。

知识点35：肺动脉栓子的形成　　　　　　副高：熟练掌握　正高：熟练掌握

造成肺动脉栓塞的血栓栓子95%以上来自下肢深部静脉，尤其是腘静脉、股静脉与髂静脉，偶可来自盆腔静脉或右心附壁血栓，很少来自下肢浅表静脉。

知识点36：肺动脉栓塞的后果　　　　　　副高：熟练掌握　正高：熟练掌握

根据栓子的大小与数量，其引起栓塞的后果不同：①中、小栓子多栓塞肺动脉的小分支，常见于肺下叶，除了多发性或短期内多次发生栓塞外，通常不引起严重后果，因为肺有双重血液循环，肺动脉与支气管动脉间有丰富的吻合支，侧支循环可起代偿作用。这些栓子可以被溶解而消失或机化变成纤维状条索。若在栓塞前，肺已有严重的淤血，微循环内压升高，使支气管动脉供血受阻，可以引起肺组织的出血性梗死；②大的血栓栓子栓塞肺动脉主干或大分支：较长的栓子可栓塞肺动脉主干分叉处，称为骑跨性栓塞。患者可以突然出现呼吸困难、发绀、休克等症状。严重者可以由于急性呼吸和循环衰竭死亡（猝死）；③若栓子小但数目多，可以广泛地栓塞肺动脉多数小分支，也可以引起右心衰竭猝死。

<table>
<tr><td>知识点37：大循环动脉栓子的形成</td><td>副高：熟练掌握　正高：熟练掌握</td></tr>
</table>

　　80%体循环动脉栓塞的栓子来自于左心腔，比较常见的有亚急性感染性心内膜炎时心瓣膜上的赘生物、心肌梗死区心内膜上的附壁血栓、二尖瓣狭窄时左心房附壁血栓，其余见于动脉粥样硬化溃疡或动脉瘤的附壁血栓，罕见的有来自腔静脉的栓子，通过房间隔缺损进入左心，发生交叉性栓塞。动脉栓塞的主要部位为下肢、脑、肠、肾及脾。

<table>
<tr><td>知识点38：大循环动脉栓塞的后果</td><td>副高：熟练掌握　正高：熟练掌握</td></tr>
</table>

　　先天性心隔膜缺损时，静脉血栓可从右心通过该缺损进入左心，造成大循环的动脉栓塞。动脉栓塞以下肢、脑、肾及脾最为常见，当栓塞的动脉缺乏有效的侧支循环时，则会引起局部组织的梗死。如脑底Wills环栓塞，其环状的动脉联系可以保证该部任何阻塞皆不导致脑的梗死。但是Wills环远端栓塞时，脑梗死则必然发生。上肢动脉吻合支丰富，肝脏有肝动脉与门静脉双重血液供应，所以肝动脉分支栓塞很少引起梗死。

<table>
<tr><td>知识点39：脂肪栓子的形成</td><td>副高：熟练掌握　正高：熟练掌握</td></tr>
</table>

　　长骨骨折或脂肪组织严重挫伤时，脂肪细胞破裂所释出的脂滴可以进入破裂的血管；脂肪肝时，由于上腹部猛烈挤压、撞击，使肝细胞破裂，其所含脂滴可进入血流。糖尿病时的血脂过高、烧伤、酗酒和慢性胰腺炎等患者也可以在尸检时发现没有症状的脂肪栓塞，可能是悬乳状态的血脂游离而成的。在任何应激状态均有儿茶酚胺大量分泌，过多动员储备脂肪，增高血脂，形成过多的乳糜微粒，互相融合，于是形成脂肪滴。

<table>
<tr><td>知识点40：脂肪栓塞的后果</td><td>副高：熟练掌握　正高：熟练掌握</td></tr>
</table>

　　发生脂肪栓塞的患者，在损伤后1～3天内可出现突发性呼吸困难、呼吸急促、心动过速。脑脂肪栓塞引起的神经系统症状有兴奋、烦躁、谵妄、昏迷等。脂肪栓塞的后果主要取决于栓塞部位及脂滴数量的多少。少量脂滴入血，可被巨噬细胞吞噬吸收，或由血中脂酶分解清除，无不良后果。如果大量脂滴（9～20g）短期内进入肺循环，使75%的肺循环面积受阻时，可以引起窒息和因急性右心衰竭而死亡。

知识点41：空气栓塞的形成 　　　　　　副高：熟练掌握　　正高：熟练掌握

大多由于静脉损伤破裂，外界空气由缺损处进入血流所致。如头颈、胸壁和肺手术或创伤时损伤静脉、使用正压静脉输液以及人工气胸或气腹误伤静脉时，空气可以由于吸气时静脉腔内负压而被吸引，由损伤口进入静脉。分娩或流产时，由于子宫强烈收缩，可以将空气挤入子宫壁破裂的静脉窦内。

知识点42：空气栓塞的后果 　　　　　　副高：熟练掌握　　正高：熟练掌握

空气进入血液循环的后果主要取决于进入的速度与气体量。少量气体入血，可以溶解于血液内，不会发生气体栓塞。如果大量气体（多于100ml）迅速进入静脉，随血流到右心后，由于心脏搏动，将空气与血液搅拌形成大量血气泡，使血液变成泡沫状充满心腔，阻碍了静脉血的回流和向肺动脉的输出，造成了严重的循环障碍。患者会出现呼吸困难、发绀、致猝死。进入右心的部分气泡，可以直接进入肺动脉，阻塞小的肺动脉分支，引起肺小动脉气体栓塞。小气泡也可以经过肺动脉小分支与毛细血管到左心，导致体循环的一些器官栓塞。

知识点43：减压病 　　　　　　副高：熟练掌握　　正高：熟练掌握

减压病，旧称沉箱病、潜水员病，是气体栓塞的一种，主要指的是人体在高气压环境下停留一定时间后，在转向正常气压时，由于减压过速，气压降低幅度过大而引起的一种疾病。此时，人体组织和血液中原来溶解的氮气，游离为气相，形成气泡，从而导致血液循环障碍和组织损伤。在减压后，短时间内或在减压过程中的发病者为急性减压病，主要发生于股骨头、髂骨和胫骨，缓慢演变的缺血性骨或骨关节损害为减压性骨坏死。

知识点44：羊水栓塞的后果 　　　　　　副高：熟练掌握　　正高：熟练掌握

羊水栓塞发病急，后果严重，患者通常在分娩过程中或分娩后出现突发性呼吸困难、发绀、抽搐、休克、昏迷，甚至死亡。

知识点45：梗死的概念 　　　　　　副高：熟练掌握　　正高：熟练掌握

器官或局部组织由于血管阻塞、血流停滞导致缺氧而发生的坏死，称为梗死。梗死一般是由于动脉阻塞而引起的局部组织缺血坏死。

知识点46：梗死形成的原因 　　　　　　副高：熟练掌握　　正高：熟练掌握

梗死形成的原因见表1-4-7。

表1-4-7　梗死形成的原因

原因	内　容
血栓形成	梗死最常见的原因，如冠状动脉与脑动脉的粥样硬化合并血栓形成，可以分别引起心肌梗死和脑组织梗死
动脉栓塞	多为动脉血栓栓塞，常引起脾、肾、肺、脑的梗死
血管受压闭塞	动脉受肿瘤或其他机械性压迫而致管腔闭塞时，可以引起局部组织梗死，肠套叠、肠扭转和嵌顿性嵌顿疝时肠系膜静脉受压，血液回流受阻，同时肠系膜动脉也由于受压而致输入血量不同程度地减少，局部组织血液循环停顿，可以引起肠梗死
动脉痉挛	已有冠状动脉粥样硬化时，如发生动脉痉挛，也可能引起心肌梗死

知识点47：梗死形成的条件（因素）　　副高：熟练掌握　正高：熟练掌握

血管阻塞后是否造成梗死，主要与下列因素有关：

（1）局部组织对缺血的敏感程度：大脑的少突胶质细胞与神经细胞的耐受性最低，3～4分钟的缺血即引起梗死。心肌细胞对缺血也很敏感，缺血20～30分钟就会死亡。骨骼肌、纤维结缔组织对缺血的耐受性最强。严重的贫血或心功能不全，血氧含量降低，可以促进梗死的发生。

（2）器官血供特性：有双重血液循环的器官，其中一条动脉阻塞，由于有另一条动脉可以维持供血，一般不易引起梗死。

知识点48：梗死的形态　　副高：熟练掌握　正高：熟练掌握

（1）梗死灶的形状：梗死的形状主要取决于该器官的血管分布。多数器官的血管呈锥形分支，如脾、肾及肺等，所以其梗死灶也呈锥形，切面呈扇面形，或三角形，其尖端位于血管阻塞处，底部则为该器官的表面。冠状动脉分支不规则，所以心肌梗死形状也不规则呈地图状。

（2）梗死灶的质地：梗死灶的质地主要取决于其坏死的类型。凝固性坏死新鲜时局部肿胀，表面和切面均有微隆起，陈旧性梗死略呈干燥，质地变硬，表面下陷。脑梗死为液化性坏死，新鲜时质软疏松，日久后逐渐液化成囊状。

（3）梗死灶的颜色：主要取决于病灶内的含血量，含血量少时，颜色灰白称贫血性梗死；含血量多时，颜色暗红称出血性梗死。

知识点49：贫血性梗死的病理变化　　副高：熟练掌握　正高：熟练掌握

贫血性梗死一般发生于组织结构比较致密且支循环不充分的实质器官，如脾、肾、心和脑组织。当动脉分支出现阻塞时，局部组织由于缺血、缺氧，使其所属微血管通透性增高，病灶边缘侧支血管内的血液通过通透性增高的血管漏出在病灶周围，肉眼或在显微镜下可见梗死灶周围的出血带。出血量不多，以后由于红细胞崩解，血红蛋白溶于组织液中，并且被吸收，梗死灶呈灰白色。贫血性梗死灶的病理变化见表1-4-8。

表1-4-8 贫血性梗死灶的病理变化

项目	内　容
脾、肾的梗死灶	呈锥形，尖端向血管阻塞的部位，底部靠脏器表面，浆膜面通常有纤维素性渗出物被覆
心肌梗死的梗死灶	呈不规则地图状。在梗死早期，梗死灶与正常组织交界处由于炎症反应通常可见充血出血带，数日后由于红细胞被巨噬细胞吞噬，转变为含铁血黄素而变成黄褐色。晚期，病灶表面下陷，质地变坚实，黄褐色的出血带消失，梗死灶发生机化，开始由肉芽组织取代，最后形成瘢痕组织。镜下，可见贫血性梗死灶呈凝固性坏死，早期细胞尚可见核固缩、核碎裂、核溶解等改变，胞质嗜伊红染色，均匀一致，组织结构轮廓尚保存。随后肉芽组织长入，最终被瘢痕组织代替
脑梗死的梗死灶	梗死灶的脑组织坏死、变软、液化等，随后形成囊状，或被增生的星形胶质细胞和胶质纤维所代替，最后形成胶质瘢痕

知识点50：出血性梗死的发生条件　　　　副高：熟练掌握　正高：熟练掌握

出血性梗死的发生条件见表1-4-9。

表1-4-9 出血性梗死的发生条件

条件	内　容
严重淤血	当器官原有严重淤血时，血管阻塞引起的梗死为出血性梗死。在肺淤血情况下，肺静脉和毛细血管内压增高，影响肺动脉分支阻塞后建立有效的肺动脉和支气管动脉侧支循环，导致肺出血性梗死
组织疏松	肠和肺的组织比较疏松，梗死初期疏松的组织间隙内可以容纳多量漏出的血液，当组织坏死因吸收水分而膨胀时，无法将漏出的血液挤出梗死灶外，因此梗死灶为出血性

知识点51：肺出血性梗死的病理变化　　　　副高：熟练掌握　正高：熟练掌握

肺出血性梗死位于肺下叶，好发于肋膈缘，且为多发，病灶大小不等，一般呈锥形（楔形），尖端朝向肺门，底部紧靠肺膜，肺膜表面可见纤维素性渗出物。梗死灶质实，因弥漫性出血而呈暗红色，随后由于红细胞崩解而颜色变浅，肉芽组织长入逐渐机化，梗死灶变为灰白色。因瘢痕组织收缩，致使病灶表面局部下陷。镜下可见肺泡轮廓，肺泡腔、小支气管腔及肺间质充满红细胞，梗死灶呈凝固性坏死。48小时内红细胞轮廓尚可保存下来，随后崩解。梗死灶边缘与正常肺组织交界处的肺组织充血、水肿及出血。

知识点52：肠出血性梗死的病理变化　　　　副高：熟练掌握　正高：熟练掌握

肠出血性梗死大多见于肠系膜动脉栓塞及静脉血栓形成，或在肠扭转、肠套叠、嵌顿疝、肿瘤压迫等情况下引起的出血性梗死。肠梗死灶呈节段性暗红色，肠壁由于淤血、水肿及出血而呈明显增厚，随后肠壁坏死，质脆易破裂，肠浆膜面可见纤维素性脓性渗出物被覆。

知识点53：败血性梗死的病理变化　　　　副高：熟练掌握　正高：熟练掌握

败血性梗死主要由含有细菌的栓子阻塞血管所致，一般见于急性感染性心内膜炎，含有细菌的栓子从心内膜脱落，沿着血流运行而引起相应组织、器官动脉栓塞所致。梗死灶内可见有细菌团及大量炎症细胞浸润，当有化脓性细菌感染时，则可以形成脓肿。

知识点54：梗死对机体的影响和结局　　　　副高：熟练掌握　正高：熟练掌握

（1）梗死对机体的影响：梗死对机体的影响主要取决于发生梗死的器官与梗死灶的大小和部位，以及有无细菌感染等因素。肾具有较大的代偿功能，肾梗死只引起腰痛和血尿，一般不影响肾功能，必要时需截肢。肺梗死有胸痛、咳嗽和咯血。心肌梗死可影响心功能，严重者可以致使心功能不全。脑梗死不同定位有不同症状，梗死灶大者可以致死。肺、肠、四肢梗死，若继发腐败菌感染，则可引起坏疽。

（2）梗死的结局：梗死与坏死的结局是相同的。当梗死灶形成时，病灶周围的血管扩张充血，并且有白细胞与巨噬细胞渗出，小的梗死灶可以被溶解吸收。梗死24～48小时肉芽组织已开始从梗死周围长入病灶内，小的病灶可以被肉芽组织所取代，成为瘢痕。当大的梗死病灶不能完全被机化时，则由肉芽组织与日后转变成的瘢痕组织加以包裹，病灶内部可钙化。脑梗死则液化成囊腔，周围由增生的胶质瘢痕包裹。

知识点55：水肿的概念　　　　副高：熟练掌握　正高：熟练掌握

组织间隙或体腔内过量的体液潴留称为水肿，然而通常所称的水肿主要是指组织间隙内的体液增多，体腔内体液增多则称积水。水肿一般表现为局部性水肿或全身性水肿，全身性水肿时除浆膜腔积水外，还伴有明显的皮下组织水肿。

知识点56：水肿的病理改变　　　　副高：熟练掌握　正高：熟练掌握

水肿的肉眼改变主要表现为组织肿胀，颜色苍白而质软，切面有时呈胶冻样，镜下可见水肿液积于细胞与纤维结缔组织之间或腔隙内。HE染色为透亮空白区，细胞外基质成分被水肿液分隔。如果水肿液内蛋白质含量多，则水肿液红染；如果蛋白质的含量少，则呈淡染。

（1）肺水肿：肺水肿最常见于左心衰竭，主要表现为肺肿胀，有弹性，质变实，重量增加。肺泡腔内充满水肿液，切开肺时可有泡沫状液体自切面溢出。

（2）脑水肿：脑水肿常见于脑炎等局部受损的脑组织周围。肉眼观察脑回变扁平，脑沟变浅。镜下可见脑灰质与白质疏松，血管周围间隙加宽。严重时脑组织在高倍镜下呈网化状态。严重脑水肿时，可以形成脑疝。

（3）皮下水肿：不同原因引起的皮下水肿，其部位分布各异，可以是弥漫性，也可以是局部性。可见于右侧心力衰竭与肾功能不全。右侧心力衰竭性水肿是典型的体位性水肿，长期站立时下肢水肿而卧床时骶部水肿。肾源性水肿早期影响疏松结缔组织，如眼睑。皮肤水肿时表面紧张、苍白，用手压时留下凹陷，称为凹陷性水肿。

知识点57：水肿对机体的影响　　　　　　　　副高：熟练掌握　正高：熟练掌握

水肿对机体的影响主要取决于水肿的部位、程度、发生速度与持续时间等。

（1）全身性皮下水肿：常提示心力衰竭与肾衰竭，或营养不良，对诊断有帮助。

（2）局部的皮肤水肿：主要影响伤口的愈合与感染的清除。

（3）肺水肿：水肿液不但聚集在肺泡壁毛细血管周，阻碍氧气的交换，而且聚集在肺泡腔内，形成了有利于细菌感染的环境。因而影响通气功能，严重时可以引起死亡。

（4）脑水肿：可以引起颅内压增高，形成脑疝，或压迫脑干血管供应，造成患者的快速死亡。

（5）喉头水肿：严重水肿时，能够引起气管阻塞，患者因窒息而死亡。

第五章　炎　　症

知识点1：炎症反应　　　　　　　　　　副高：熟练掌握　正高：熟练掌握

当各种外源性与内源性损伤因子作用于机体时，造成细胞、组织和器官的损伤，机体局部和全身就会发生一系列复杂反应，以局限或消灭损伤因子，清除及吸收坏死组织、细胞，修复损伤部位，这种复杂的以防御为主的反应，称为炎症反应。

知识点2：炎症的概念　　　　　　　　　副高：熟练掌握　正高：熟练掌握

炎症是指具有血管系统的活体组织对损伤因子所发生的防御反应，血管反应是炎症过程的主要特征与中心环节。

知识点3：炎症的病理过程　　　　　　　副高：熟练掌握　正高：熟练掌握

炎症是损伤、抗损伤和修复的动态过程，步骤如下：

（1）损伤细胞造成细胞、组织和器官损伤。

（2）细胞、组织和器官损伤的周围组织中的前哨细胞，识别损伤因子和组织坏死物，产生炎症介质。

（3）炎症介质激活了宿主的血管反应和白细胞反应，使损伤局部的血液循环中的白细胞与血浆蛋白渗出至损伤因子所在的部位，稀释、中和、杀伤、清除有害物质。

（4）炎症反应的消退与终止。

（5）实质细胞和间质细胞增生，修复受损伤的组织。

知识点4：炎症的原因　　　　　　　　　副高：熟练掌握　正高：熟练掌握

凡是能引起组织和细胞损伤的因子，均称为致炎因子，常见的致炎因子有：①物理性因子，如低温、高温、紫外线和放射线等；②化学性因子，如强碱、强酸、强氧化剂等；③生物性因子，如细菌、病毒、原虫、立克次体、真菌、螺旋体和寄生虫等；④坏死组织；⑤变态反应。其中，生物性因子为炎症最常见的病因。

知识点5：炎症的基本病理变化　　　　　副高：熟练掌握　正高：熟练掌握

炎症的基本病理变化包括局部组织的变质、渗出及增生，见表1-5-1。

表1-5-1 炎症的基本病理变化

病理变化	内　容
变质	炎症局部组织发生的变性和坏死，统称为变质。实质细胞通常出现的变质性变化主要包括细胞水肿、脂肪变性、细胞凝固性坏死与液化性坏死等，间质细胞常出现的变质性变化主要包括黏液样变性与纤维素样坏死等
渗出	炎症局部组织血管内的液体成分、纤维素等蛋白质和各种炎细胞通过血管壁进入组织间隙、体腔、体表和黏膜表面的过程称为渗出
增生	在致炎因子的作用下，炎症局部的实质细胞和间质细胞可发生增生

在炎症过程中，它们以一定的先后顺序发生，病变的早期以变质或渗出为主，病变的后期以增生为主。但是，变质、渗出和增生是相互联系的，一般来说变质是损伤性过程，渗出与增生是抗损伤和修复过程。

知识点6：渗出液与漏出液的比较　　　　　副高：熟练掌握　正高：熟练掌握

在临床工作中，渗出液与漏出液的比较见表1-5-2。

表1-5-2 渗出液与漏出液的比较

项目	渗出液	漏出液	项目	渗出液	漏出液
原因	炎症	非炎症	比重	>1.018（多数>1.020）	<1.018
蛋白量	>30g/L	<30g/L	外观	浑浊	清亮
细胞数	通常>500×10^6/L	通常<100×10^6/L	凝固性	易自凝	不自凝

知识点7：炎症的局部表现　　　　　　　　副高：熟练掌握　正高：熟练掌握

炎症的局部表现主要包括红、肿、热、痛和功能障碍，见表1-5-3。

表1-5-3 炎症的局部表现

病理变化	内　容
局部发红	炎症局部发红是由于局部血管扩张、充血所致
局部肿胀	局部肿胀主要是由于局部血管通透性增高，液体和细胞成分渗出所致
发热	发热是由于动脉性充血、血流加快、代谢旺盛所致
疼痛	疼痛是由于渗出物压迫以及炎症介质作用于感觉神经末梢所致
功能障碍	局部器官功能障碍，如关节炎可引起关节活动不灵活，肺泡性肺炎和间质性肺炎均可影响换气功能

知识点8：炎症的全身反应　　　　　副高：熟练掌握　正高：熟练掌握

炎症的全身反应主要包括发热、外周血白细胞计数增多、实质器官的病变与全身单核巨噬细胞增生（如肝、脾大和淋巴结大）。大多数细菌感染引起中性粒细胞增加；寄生虫感染与过敏反应引起嗜酸性粒细胞增加；一些病毒感染引起淋巴细胞增加。

知识点9：炎症对机体的有利影响　　　　副高：熟练掌握　正高：熟练掌握

炎症对机体的有利影响主要包括：①局限致炎因子，阻止病原微生物蔓延全身；②液体和白细胞的渗出可稀释毒素、消灭致炎因子与清除坏死组织；③炎症局部的实质细胞与间质细胞在相应生长因子的作用下发生增生，修复损伤组织，恢复组织与器官的功能。

知识点10：炎症对机体的不利影响　　　　副高：熟练掌握　正高：熟练掌握

炎症对机体的不利影响主要包括：①当炎症引起重要器官的组织与细胞发生比较严重的变性与坏死时，可以影响受累组织与器官的功能；②当炎症伴发的大量炎性渗出物累及重要器官时，可造成严重后果；③炎症引起的增生性反应，有时也可以造成严重影响；④长期的慢性炎症刺激还可以诱发某些肿瘤。

知识点11：急性炎症的概念　　　　　　副高：熟练掌握　正高：熟练掌握

急性炎症是机体对致炎因子的快速反应，目的是将白细胞和血浆蛋白运送到炎症病灶，杀伤并清除致炎因子。机体在急性炎症过程中，主要发生血管反应与白细胞反应。

知识点12：急性炎症过程中的血管反应　　副高：熟练掌握　正高：熟练掌握

急性炎症过程中，血管发生的改变有：①血流动力学改变，引起血流量增加；②血管通透性增加，血浆蛋白与白细胞会渗出到血管外组织、体腔内。

知识点13：急性炎症过程中的白细胞反应　副高：熟练掌握　正高：熟练掌握

在炎症过程中，白细胞参与的连续过程主要包括：①白细胞渗出血管并聚集到感染和损伤的部位；②清除致炎物质；③识别感染的微生物和坏死组织；④白细胞通过释放蛋白水解酶、炎症介质与氧自由基等，引起组织损伤。

知识点14：细胞释放的炎症介质　　　　副高：熟练掌握　正高：熟练掌握

（1）组胺和5-羟色胺引起扩张血管与血管通透性增加。组胺存在于肥大细胞和嗜碱性粒细胞的颗粒中，通过血管内皮细胞的H_1受体起作用，可以使细动脉扩张和细静脉通透性增加。5-羟色胺的作用与组胺相似。

（2）花生四烯酸代谢产物参与炎症的全身反应、血管反应及白细胞黏附和激活。花生四烯酸代谢产物主要包括前列腺素、白细胞三烯与脂质素。

（3）活性氧和溶酶体酶可以杀伤微生物和引起组织损伤。中性粒细胞与单核细胞可以通过胞质内溶酶体颗粒的释放而引起炎症反应。

（4）细胞因子和化学趋化因子参与炎症的全身反应、白细胞激活与趋化作用，细胞因子不仅参与免疫反应，在炎症过程中也发挥着重要作用。TNF与IL-1可以促进内皮黏附分子的表达及其他细胞因子的分泌，引起发热。化学趋化因子主要功能是刺激白细胞渗出，调控白细胞在淋巴结和其他组织中的分布。

（5）血小板激活因子能够激活血小板及扩张血管和增加血管通透性，血小板活化因子（PAF）在极低浓度下可以使血管扩张与小静脉通透性增加。

（6）一氧化氮（NO）可以调控炎症反应以及杀伤微生物。NO可以引起小血管扩张和血管通透性增加。

（7）神经肽（如P物质）参与炎症的全身反应及血管反应，P物质可以传导疼痛，引起血管扩张与抑制炎症细胞反应。

知识点15：血浆中的炎症介质　　　　副高：熟练掌握　正高：熟练掌握

（1）缓激肽使血管通透性增加，引起疼痛。

（2）补体系统可以促进白细胞化学趋化作用和激活以及增加血管通透性。C3a、C5a与C4a引起血管扩张和血管通透性增加；C5a是中性粒细胞、嗜酸性粒细胞、嗜碱性粒细胞与单核细胞的趋化因子。

（3）凝血酶可以促进内皮细胞的激活与白细胞聚集。凝血酶引起P物质选择素的重新分布、促进趋化因子的产生，刺激黏附分子的产生和促进前列腺素、血小板活化因子（PAF）和NO产生等。纤维蛋白降解产物可以使血管通透性增加。

知识点16：浆液性炎　　　　　　　　副高：熟练掌握　正高：熟练掌握

浆液渗出是浆液性炎的特征，渗出的液体主要来自血浆，也可以由浆膜的间皮细胞分泌，含有3%～5%的蛋白质（主要为白蛋白），同时混有少量中性粒细胞与纤维素。浆液性炎常发生于黏膜、浆膜、滑膜、皮肤与疏松结缔组织等。黏膜的浆液性炎又称为浆液性卡他性炎，卡他是指渗出物沿黏膜表面顺势下流的意思。浆液性炎一般较轻，容易消退。浆液性渗出物过多也有不利影响，甚至导致严重后果。

知识点17：纤维素性炎　　　　　　　副高：熟练掌握　正高：熟练掌握

纤维素性炎在临床上以纤维素渗出为主，好发生于浆膜、黏膜与肺。

（1）假膜性炎：指黏膜的纤维素性炎，渗出的纤维素、坏死组织和中性粒细胞形成假膜，又称为假膜性炎。常见于白喉与细菌性痢疾。咽部白喉其假膜不易脱落，称为固膜性炎；而发生于气管则较易脱落，称为浮膜性炎。

（2）绒毛心：指心包纤维素性炎，渗出的纤维素附着于心脏表面，在心脏的搏动下，形成无数绒毛状物质，因此称为绒毛心。大叶性肺炎的病变性质为肺的纤维素性炎。纤维素如果不能完全溶解吸收，则由肉芽组织取代、机化。绒毛心可以导致心包粘连，大叶性肺炎则形成肺肉质变。

知识点18：化脓性炎　　　　　　　副高：熟练掌握　正高：熟练掌握

化脓性炎以中性粒细胞渗出，并且伴有不同程度的组织坏死与脓液形成为其特点。化脓性炎大多由化脓菌感染所致，也可由组织坏死继发感染产生。脓性渗出物称为脓液，是一种浑浊的凝乳状液体，呈灰黄色或黄绿色。脓液中的中性粒细胞除了极少数仍有吞噬能力外，大多数细胞已经发生变性和坏死，这些变性、坏死的中性粒细胞称为脓细胞。脓液中除了含有脓细胞外，还含有细菌、坏死组织碎片及少量浆液。由葡萄球菌引起的脓液比较浓稠，由链球菌引起的脓液比较稀薄。依据病因和发生部位不同，将化脓性炎分为表面化脓和积脓、蜂窝织炎与脓肿等类型。

知识点19：出血性炎　　　　　　　副高：熟练掌握　正高：熟练掌握

出血性炎是指炎症病灶的血管损伤严重，导致大量红细胞漏出的炎症。常见于流行性出血热（现称肾综合征出血热）、钩端螺旋体病与鼠疫等。

知识点20：急性炎症的结局　　　　　副高：熟练掌握　正高：熟练掌握

急性炎症的结局包括痊愈、转变为慢性炎症与蔓延扩散。大多数能够痊愈，少数迁延为慢性炎症，极少数蔓延，后者包括局部蔓延、淋巴道蔓延与血行蔓延（菌血症、毒血症、败血症与脓毒败血症）。

（1）菌血症：细菌由局部病灶入血，全身无毒症状，从血液中可查到细菌。在菌血症阶段，肝、脾和骨髓的吞噬细胞或清除细菌。

（2）毒血症：临床上出血高热和寒战等中毒症状，并伴有心、肝、肾等实质细胞的变性或坏死，严重时出现中毒性休克。

（3）败血症：主要是指细菌由病灶入血后大量繁殖，产生毒素，引起全身中毒症状和病变。

（4）脓毒败血症：主要指化脓菌所引起的败血症，除了有败血症的表现外，可以在全身一些脏器中出现多发性栓塞性脓肿。

知识点21：慢性炎症　　　　　　　　　　　副高：熟练掌握　正高：熟练掌握

慢性炎症主要是指持续数周甚至数年的炎症，其中连绵不断的炎症反应、组织损伤与修复反应相伴发生。慢性炎症大多由急性炎症迁延而来；也可以隐匿发生而无急性炎症过程；或在急性炎症反复发作的间期存在。根据慢性炎症的形态学特点，将其分为两大类：一般慢性炎症（又称非特异性慢性炎）与肉芽肿性炎（又称特异性慢性炎）。

知识点22：一般慢性炎症的病理变化特点　　　　副高：熟练掌握　正高：熟练掌握

一般慢性炎症的病理变化特点有：①病灶内以淋巴细胞、浆细胞与单核细胞浸润为主；②常常可见明显的纤维结缔组织、血管和上皮细胞、腺体等实质细胞的增生，慢性炎症的纤维组织增生常伴有瘢痕形成，可以造成管道性脏器的狭窄；在黏膜处由于局部黏膜上皮、腺体和肉芽组织增生及浆细胞、淋巴细胞浸润而形成炎性息肉；在肺或者其他部位由于肉芽组织增生、实质细胞的增生及慢性炎症细胞的浸润而形成炎性假瘤。炎性假瘤本质上是炎症，表现为境界清楚的瘤样肿块。

知识点23：慢性肉芽性炎　　　　　　　　　　副高：熟练掌握　正高：熟练掌握

慢性肉芽性炎是以肉芽肿形成为特点的特殊慢性炎症。肉芽肿是由巨噬细胞及其衍生细胞局部增生构成的境界清楚的结节状病灶。不同的病因可以引起形态不同的肉芽肿，可以分为感染性肉芽肿与异物性肉芽肿。病理学家可根据肉芽肿的形态特点做出病因诊断，如典型的结核肉芽肿诊断结核病。

常见的肉芽肿性疾病主要包括结核病、麻风、风湿病、梅毒、硅沉着病、伤寒、真菌感染、血吸虫病等引起的肉芽肿及手术缝线、滑石粉、石棉等异物肉芽肿和结节病。典型结核性肉芽肿又称结核结节，是结核病具有诊断意义的特征性病灶。结节中心常常为干酪样坏死，Langhans巨细胞、周围上皮样细胞，外周大量淋巴细胞浸润。

知识点24：感染性肉芽肿的病因　　　　　　　副高：熟练掌握　正高：熟练掌握

感染性肉芽肿的病因见表1-5-4。

表1-5-4　感染性肉芽肿的病因

病　　因	内　　容
细菌感染	结核杆菌和麻风杆菌分别引起结核病和麻风，一种革兰阴性杆菌可引起猫抓
螺旋体感染	梅毒螺旋体引起梅毒
真菌和寄生虫感染	组织胞浆菌、新型隐球菌和血吸虫感染等

知识点25：异物性肉芽肿的病因 副高：熟练掌握 正高：熟练掌握

手术缝线、石棉、铍、滑石粉（见于静脉吸毒者）、移植的人工血管、隆乳术的填充物等均可以引起异物性肉芽肿。

知识点26：肉芽肿的形成条件 副高：熟练掌握 正高：熟练掌握

感染性肉芽肿是由于某些病原微生物不易被消化，进而引起机体细胞免疫反应，巨噬细胞吞噬病原微生物后，将抗原提呈给 T 淋巴细胞，并使其激活产生细胞因子 IL-2 和 IFN-γ 等。异物性肉芽肿主要是由于异物刺激长期存在而形成的慢性炎症。

第六章 免疫性疾病

<table>
<tr><td>知识点1: 自身免疫性疾病的概念</td><td>副高: 熟练掌握</td><td>正高: 熟练掌握</td></tr>
</table>

自身免疫性疾病主要是指机体对自身组织或组织中的某种成分产生免疫反应，导致组织损伤和/或多器官功能障碍的一类疾病。

<table>
<tr><td>知识点2: 确定自身免疫性疾病存在的依据</td><td>副高: 熟练掌握</td><td>正高: 熟练掌握</td></tr>
</table>

要确定自身免疫性疾病的存在，一般需要根据：①有自身免疫应答的存在；②排除继发性免疫应答的可能；③排除其他病因的存在。

<table>
<tr><td>知识点3: 自身免疫性疾病的类型</td><td>副高: 熟练掌握</td><td>正高: 熟练掌握</td></tr>
</table>

自身免疫性疾病可以分为器官或细胞特异性和系统性两种类型，见表1-6-1。

表1-6-1 自身免疫性疾病的类型

类　型	内　容
单器官/细胞受累	慢性淋巴细胞性甲状腺炎 自身免疫性溶血性贫血 恶性贫血伴自身免疫性萎缩性胃炎 自身免疫性脑脊髓炎 自身免疫性睾丸炎 肺出血肾炎综合征 自身免疫性血小板减少症 胰岛素依赖型糖尿病 重症肌无力 格雷夫斯病（毒性弥漫性甲状腺肿） 原发性胆汁性肝硬化 自身免疫性肝炎 溃疡性结肠炎 膜性肾小球肾炎
多器官/系统性受累	系统性红斑狼疮 类风湿关节炎 口眼干燥综合征 炎性肌病 系统性硬化 结节性多动脉炎 IgG_4相关性疾病

知识点4：自身免疫性疾病——系统性红斑狼疮（SLE）的病因及特征

副高：熟练掌握　正高：熟练掌握

免疫耐受的破坏及大量自身抗体的产生是系统性红斑狼疮（SLE）发生的根本原因。此病是一种全身性自身免疫性疾病，几乎累及全身各脏器，但主要累及皮肤、肾、浆膜、关节及心脏。免疫学检查可以检出抗核抗体（ANA）为主的多种自身抗体。此病好发于女性，临床表现复杂，预后差。

知识点5：自身免疫性疾病——系统性红斑狼疮（SLE）的病理改变

副高：熟练掌握　正高：熟练掌握

SLE的基本病理学改变是在肾、皮肤、血管及纤维结缔组织中有免疫复合物沉积。全身中小动脉急性坏死性血管炎，血管壁纤维素样物质沉积。在慢性患者，血管壁存在纤维性增厚伴有管腔狭窄。

系统性红斑狼疮的病理改变见表1-6-2。

表1-6-2　系统性红斑狼疮的病理改变

项　目		病理改变
肉眼改变		大多数SLE患者（约80%）有皮肤受累，50%的患者鼻、面颊形成蝴蝶斑。类似红斑也可以出现于四肢及躯干，还可能伴有水疱、风疹、斑丘疹、溃疡。阳光照射可以加重，成为光过敏。当累及关节时，可有轻度变形；累及心包时由于发生炎性渗出，可发生心包粘连或心包积液。慢性期心包常增厚，累及心瓣膜者可出现弥漫性心瓣膜增厚伴有功能异常。血管可发生动脉粥样硬化
镜下改变	肾改变	WHO将狼疮性肾炎分为五类：光镜、免疫荧光及电镜下正常，比较少见（Class Ⅰ）；系膜狼疮性肾小球肾炎（Class Ⅱ）；局灶性增生性肾小球肾炎（Class Ⅲ）；弥漫性增生性肾小球肾炎（Class Ⅳ）；膜性肾小球肾炎（Class Ⅴ）
	皮肤改变	受累皮肤表层及基底层液化，表皮与真皮间水肿，真皮内水肿及血管周围单个核细胞浸润，纤维素性坏死性血管炎明显，免疫荧光主要由免疫球蛋白及免疫复合物沿着表皮、真皮间沉积。需要与硬皮病、皮肌炎鉴别
	关节病变	典型病变为滑膜炎。急性期滑膜内有中性粒细胞与纤维素样渗出，血管有单核细胞浸润，需同类风湿关节炎鉴别
	中枢神经系统	SLE患者可伴有神经系统症状，形态学常表现为急性血管炎，但是两者无直接联系
	心包炎	纤维素性或浆液性渗出，慢性期可见心包增厚合并纤维组织增生
	其他器官病变	心肌表现为心肌非特异性单核细胞浸润；脾内可见脾中央动脉增厚及血管周围纤维化

知识点6：自身免疫性疾病——类风湿关节炎的病因及特征

副高：熟练掌握　正高：熟练掌握

类风湿关节炎（RA）是以多发性和对称性增生性滑膜炎为主要表现的慢性全身性自

身免疫性疾病。此病与遗传、免疫及感染因素有关。滑膜中浸润的淋巴细胞，通过分泌多种细胞因子激活其他免疫细胞，从而产生炎症介质与组织降解因子。此病发病高峰年龄在25～55岁，女性发病率比男性高3～5倍，大多数患者血清中有类风湿因子（RF）及其免疫复合物存在。

知识点7：自身免疫性疾病——类风湿关节炎的病理改变

　　　　　　　　　　　　　　　　　　副高：熟练掌握　　正高：熟练掌握

类风湿关节炎的病理改变见表1-6-3。

表1-6-3　类风湿关节炎的病理改变

项　　目	病理改变
肉眼改变	RA病变位于全身关节，主要是手足小关节其次肘、腕、膝、距小腿（踝）以及髋关节等。病变多发并常对称分布。25%的患者在前臂伸侧或其他受力部位出现皮下类风湿小结。该小结也可以出现在肺、脾、心包、大动脉及心瓣膜，并且具有一定特征性
镜下改变	RA引起的关节炎表现为：①滑膜细胞增生肥大；②滑膜下结缔组织中血管周围大量炎细胞浸润，有时可形成淋巴滤泡；③滑膜和关节表面覆盖大量纤维素和中性粒细胞，可出现机化；④大量新生血管；⑤破骨细胞功能活跃，常伴有滑膜组织向骨内生长。可有关节面血管翳形成，类风湿小结镜下可见小结中央为大片纤维素样物质，周围有呈栅栏状或放射状排列的上皮样细胞，外围是肉芽组织

知识点8：自身免疫性疾病——类风湿关节炎的并发症

　　　　　　　　　　　　　　　　　　副高：熟练掌握　　正高：熟练掌握

类风湿关节炎严重的患者，有类风湿小结与很高的RF效价，很可能合并血管炎综合征，一般表现为累及大、小血管的坏死性血管炎；有的合并纤维素性胸膜炎与心包炎；肺可能出现肺间质纤维化；眼可能出现葡萄膜炎、角膜结膜炎等。

知识点9：自身免疫性疾病——口眼干燥综合征的病因及特征

　　　　　　　　　　　　　　　　　　副高：熟练掌握　　正高：熟练掌握

口眼干燥综合征是由自身免疫引起的泪腺与唾液腺的损伤性疾病。由于自身免疫性抗体对组织的攻击，从而导致泪腺及唾液腺淋巴细胞浸润与组织纤维化，导致泪液、唾液的分泌减少。75%的患者可以检出RF阳性，50%～80%的患者可检出ANA，其他一些重要的自身抗体还包括抗RNP抗体、抗SSA抗体及抗SSB抗体。90%的患者这类抗体均增高，是口眼干燥综合征血清特异性标志物。

患者临床主要表现为眼干及口干。本病有原发与继发之分。继发性常与其他自身免疫性疾病有关，以类风湿关节炎最为常见，还可见于硬皮病、多发性肌炎、血管炎、混合型结缔组织病或甲状腺炎等。本病90%为女性，发病年龄为35～45岁。

知识点10：自身免疫性疾病——口眼干燥综合征的病理改变

副高：熟练掌握　正高：熟练掌握

口眼干燥综合征的病理改变见表1-6-4。

表1-6-4　口眼干燥综合征的病理改变

项目	病理改变
肉眼改变	泪腺与涎腺是最主要的受累部位，其他外分泌腺也可见于呼吸道、胃肠道和阴道
镜下改变	腺体导管周围与血管周围有淋巴细胞浸润，继而大唾液腺中大量淋巴细胞浸润，淋巴滤泡形成。导管上皮增生发生阻塞，导致腺泡萎缩、纤维化、玻璃样变及扩张。晚期腺泡严重萎缩一般由脂肪组织替代

知识点11：自身免疫性疾病——口眼干燥综合征的并发症

副高：熟练掌握　正高：熟练掌握

因口眼干燥综合征患者缺乏泪液分泌，可能导致角膜糜烂、角膜炎或溃疡，常常累及口腔与鼻黏膜可导致萎缩伴溃疡形成，严重患者最终可以导致鼻中隔穿孔。口眼干燥综合征者，肾小管功能检查可以出现肾小管酸中毒、尿酸或磷酸增高等。

知识点12：自身免疫性疾病——皮肌炎的病理改变

副高：熟练掌握　正高：熟练掌握

皮肌炎病变主要累及皮肤及肌肉，皮肤出现红疹及对称性缓慢进行性肌无力。皮肌炎病理改变表现为小血管周围及肌周围结缔组织有炎细胞浸润，肌束的周边有少量萎缩的肌纤维纤维坏死和再生。肌束周边肌萎缩为皮肌炎的典型表现，即使炎症轻微或没有炎症细胞浸润，肌束周缩的存在仍然可以诊断本病。肌束周边的肌萎缩可能与血管内皮损伤、纤维化的肌肉内血管减少有关。

知识点13：自身免疫性疾病——多发性肌炎的病理改变

副高：熟练掌握　正高：熟练掌握

多发性肌炎是以肌肉损伤与炎症反应为特征的自身免疫病，其病变与皮肌炎相似，但缺乏皮肤损害，主要表现为肌肉无力，起始于躯干、颈部和四肢的肌肉，呈双侧对称性，其组织学表现为淋巴细胞浸润及肌纤维的变性和再生。多发性肌炎可能是由细胞毒性T淋巴细胞介导，大多数多发性肌炎患者有抗核抗体存在，其中抗t-RNA合成酶的Jo-1抗体具有特异性。

知识点14：自身免疫性疾病——包涵体肌炎的病理改变
副高：熟练掌握 正高：熟练掌握

包涵体肌炎发病隐匿，开始时累及远端肌肉，尤其是膝部伸肌及腕和手指的屈肌，肌肉无力可以不对称。病理改变表现为围绕血管周围的炎细胞浸润，肌细胞内有空泡，周围有嗜碱性颗粒。空泡状的肌纤维含有淀粉样沉积物，刚果红色染色阳性。电镜下可见胞质及核内有丝管状包涵体。

知识点15：自身免疫性疾病——系统性硬化的病因及特征
副高：熟练掌握 正高：熟练掌握

系统性硬化的病因一般认为与多因素导致胶原沉积相关。系统性硬化以全身多个器官间质纤维化和炎症性改变为主要特征，主要累及皮肤，因此旧称为硬皮病，胃肠道、心、肾及肺也常受累。此病可发生于任何年龄，但以30~50岁最为多见，男女比例为1:3。

知识点16：自身免疫性疾病——系统性硬化的病理改变
副高：熟练掌握 正高：熟练掌握

系统性硬化的病理改变见表1-6-5。

表1-6-5 系统性硬化（SS）的病理改变

项　目	病理改变
肉眼改变	主要累及皮肤、消化道、骨骼肌系统及肾，也可累及血管、心、肺与周围神经。皮肤从手指及上肢远端开始，逐渐累及前臂、上臂、肩、颈部与面部。在进展期时，手指变细而呈爪状，关节活动受限，面部变形，皮肤溃疡及终末指节萎缩，有时指端会自行断指脱落
镜下改变	①早期，皮肤受累皮肤水肿，血管周围有CD4$^+$T细胞浸润并且伴有胶原纤维肿胀变性。毛细血管与小动脉基膜增厚、内皮细胞损伤及部分阻塞。进展期，真皮水肿进展为纤维化。表皮及真皮浅层的胶原增多、钉突消失、皮肤附属器萎缩。真皮内动脉及毛细血管壁增厚以及玻璃样变；②消化道肌层进行性萎缩并且纤维化；③早期骨骼出现滑膜炎，晚期纤维化，与类风湿关节炎相比，SS没有关节破坏。10%可以出现肌炎，故需要与多发性肌炎鉴别；④病变累及叶间动脉。黏液和胶原物质沉积于此，导致血管壁增厚、内皮细胞增生，SS缺乏肾小球特异的病理学改变；⑤肺部动脉管壁增厚，间质纤维化；⑥心包有渗出，心肌内沿着小动脉分布出现心肌纤维化

知识点17：自身免疫性疾病——系统性硬化的并发症
副高：熟练掌握 正高：熟练掌握

消化道受累的患者，可以出现胃食管反流。小肠受累的患者，可以出现吸收不良综合征。肺血管内皮损伤患者，可以出现血管痉挛，临床表现为肺动脉高压。大约30%的肾脏受累患者会出现高血压，20%患者出现恶性高血压，50%患者死于肾衰竭。

知识点18：器官和骨髓的移植排斥反应的病因及特征

副高：熟练掌握　　正高：熟练掌握

（1）T细胞介导的排斥反应：移植物中供体淋巴细胞和树突状细胞等携带丰富的HLA-Ⅰ分子与HLA-Ⅱ分子，它们是重要的致敏原。被宿主淋巴细胞识别后，将启动经典的迟发型超敏反应。

（2）抗体介导的超敏反应：①超急性排斥反应；②在原来并未致敏的个体中，随着T细胞介导排斥反应的形成，可以同时存在抗HLA抗体形成，产生移植物损伤。在临床上，大致分为超急性排斥反应、急性排斥反应与慢性排斥反应3类。

知识点19：器官和骨髓的移植排斥反应的病理改变

副高：熟练掌握　　正高：熟练掌握

器官和骨髓的移植排斥反应的病理改变见表1-6-6。

表1-6-6　器官和骨髓的移植排斥反应的病理改变

项　　目		病理改变
肉眼改变	超急性排斥反应	大体表现为移植物迅速由粉红色或健康色泽转变为暗红色，伴出血和梗死，有时可见花斑状外观
	急性和慢性排斥反应	大体上缺乏特异性表现
镜下改变	超急性排斥反应	镜下为广泛急性的小动脉炎伴血栓形成及缺血性坏死
	急性排斥反应	镜下表现为间质内单个核细胞浸润；也可以体液免疫为主，以血管炎为特征，随后出现血栓形成及相应部位的梗死。此型常出现亚急性血管炎，表现为成纤维细胞、平滑肌细胞和泡沫状巨噬细胞增生所引起的内膜增厚，导致管腔狭窄或闭锁
	慢性排斥反应	镜下的突出特征是血管内膜纤维化从而引起管腔严重狭窄，导致组织缺血。间质内除单核细胞外，常可见淋巴细胞及浆细胞浸润

知识点20：免疫缺陷病的类型

副高：熟练掌握　　正高：熟练掌握

免疫缺陷病是一组因免疫系统发育不全或者遭受损害引起免疫功能缺陷而导致的疾病，一般可分为原发性免疫缺陷病和继发性免疫缺陷病。

（1）原发性免疫缺陷病：又称为先天性免疫缺陷病，与遗传因素有关，大多发生于婴幼儿。

（2）继发性免疫缺陷病：又称为获得性免疫缺陷病，可发生于任何年龄段，大多因严重感染（直接侵犯免疫系统的感染）、恶性肿瘤、糖尿病等代谢性疾病、营养不良、放射治疗和化疗、应用免疫抑制剂等因素引起。

知识点21：体液免疫缺陷的临床表现 　　副高：熟练掌握 正高：熟练掌握

体液免疫缺陷患者产生抗体的能力低下，因此临床上通常表现为反复发生的细菌感染。患者淋巴组织内无生发中心，也无浆细胞，血清免疫球蛋白定量测定有助于这类疾病的诊断。

知识点22：体液免疫缺陷的临床表现 　　副高：熟练掌握 正高：熟练掌握

细胞免疫缺陷患者容易发生病毒、真菌、胞内寄生菌（如结核杆菌等）及某些原虫的感染。患者临床上通常表现为淋巴结、脾及扁桃体等淋巴样组织发育不良或萎缩，胸腺依赖区与周围血中淋巴细胞减少，功能下降，迟发型超敏反应微弱或缺如。

知识点23：原发性丙种球蛋白缺乏病的病因及特征 　　副高：熟练掌握 正高：熟练掌握

原发性丙种球蛋白缺乏病主要有Bruton和常染色体隐性遗传两种类型。

（1）Bruton型：婴儿性联丙种球蛋白缺乏病，与X染色体隐性遗传有关，仅发生于男孩，于出生6个月后开始发病，较常见。

（2）常染色体隐性遗传型：男女均可受累，常染色体隐性遗传特点为血中B细胞明显减少甚至缺如，血清免疫球蛋白减少或缺乏，骨髓中前B细胞发育停滞。

知识点24：原发性丙种球蛋白缺乏病的病理改变 　　副高：熟练掌握 正高：熟练掌握

全身淋巴结、扁桃体等淋巴组织生发中心发育不全或呈原始状态；脾与淋巴结的非胸腺依赖区淋巴细胞稀少；全身各处浆细胞缺如。T细胞系统及细胞免疫反应正常。

知识点25：原发性丙种球蛋白缺乏病的并发症 　　副高：熟练掌握 正高：熟练掌握

因免疫缺陷，患儿常出现反复细菌感染，主要有流感嗜血杆菌、脓链球菌、金黄色葡萄球菌、肺炎球菌等感染，容易导致中耳炎、支气管炎、鼻窦炎、脑膜炎、肺炎及败血症而致死。

知识点26：普通易变免疫缺陷病的病因及特征 　　副高：熟练掌握 正高：熟练掌握

普通易变免疫缺陷病是常见而未明确了解的一组综合征，可以分为先天性与获得性。普通易变免疫缺陷累及范围可以随着病期而变化，临床特点主要有：

（1）低丙种球蛋白血症，免疫球蛋白总量和IgG均减少。

（2）2/3患者的血循环中B细胞数量正常，但不能分化为浆细胞。

（3）患者主要表现为呼吸道、消化道的持续慢性炎症，自身免疫病的发病率较高。

知识点27：普通易变免疫缺陷病的病理改变　　副高：熟练掌握　正高：熟练掌握

患者的淋巴结、脾、消化道淋巴组织中B细胞增生明显，但是缺乏浆细胞。部分病例有T辅助细胞减少、T抑制细胞过多；部分病例可有抗T细胞与B细胞的自身抗体，或巨噬细胞功能障碍。

知识点28：重症联合性免疫缺陷病的病因及特征　　副高：熟练掌握　正高：熟练掌握

重症联合性免疫缺陷病是一种体液免疫、细胞免疫同时有严重缺陷的疾病，通常T细胞免疫缺陷更加突出。患者血循环中淋巴细胞数明显减少，成熟的T细胞缺如，可出现少数表达CD2抗原的幼稚的T细胞。免疫功能缺如，无同种异体排斥反应和迟发型过敏反应，也无抗体形成。此病的基本缺陷尚不明确，可能和干细胞分化为T、B细胞发生障碍或胸腺及法氏囊相应结构的发育异常有关。此病例中有25%～50%主要与先天性缺乏腺苷脱氨酶有关。

知识点29：重症联合性免疫缺陷病的病理改变　　副高：熟练掌握　正高：熟练掌握

重症联合性免疫缺陷病的病理改变见表1-6-7。

表1-6-7　重症联合性免疫缺陷病的病理改变

项目	病理改变
肉眼改变	病变主要表现为淋巴结、扁桃体及阑尾中淋巴组织不发育；胸腺停留在6～8周胎儿的状态
镜下改变	胸腺淋巴组织内无淋巴细胞或胸腺小体，血管细小

知识点30：重症联合性免疫缺陷病的并发症　　副高：熟练掌握　正高：熟练掌握

因患儿存在体液与细胞免疫的联合缺陷，在临床上常出现反复肺部感染、慢性腹泻、口腔念珠菌感染及败血症等。

知识点31：获得性免疫缺陷综合征（AIDS）的病因及特征
副高：熟练掌握　正高：熟练掌握

获得性免疫缺陷综合征主要是由于感染人类免疫缺陷病毒后导致免疫缺陷，并引发一系列机会性感染及肿瘤的临床综合征。获得性免疫缺陷综合征临床上通常表现主要有发热、乏力、腹泻、体重下降、全身淋巴结大以及神经系统症状。HIV选择性地侵犯和破坏Th细胞，导致严重免疫缺陷构成AIDS发病的中心环节。除此之外，遗传素质对获得性免疫缺陷综合征的发生也有一定影响，ADIS患者中HLA-DR5抗原阳性率较高。

知识点32：获得性免疫缺陷综合征（AIDS）的病理改变

副高：熟练掌握　　正高：熟练掌握

获得性免疫缺陷综合征的病理改变见表1-6-8。

表1-6-8　获得性免疫缺陷综合征的病理改变

项　目	病理改变
肉眼改变	①早期，淋巴样组织可以出现肿大，包括淋巴结、脾脏等；②机会性感染一般累及各器官，其中以中枢神经系统、肺、消化道的疾病最为常见；③约有30%的患者可发生卡波西肉瘤（Kaposi肉瘤）。该肿瘤为血管内皮起源，广泛累及皮肤、黏膜与内脏，以下肢最为多见。肉眼观肿瘤呈暗蓝色或紫棕色结节。其他常见的伴发肿瘤包括未分化性非霍奇金淋巴瘤、霍奇金淋巴瘤与Burkitt淋巴瘤
镜下改变	①淋巴样组织的变化早期及中期镜下可见淋巴滤泡明显增生，生发中心活跃，髓质出现较多浆细胞。随后滤泡的外套层淋巴细胞减少或消失，小血管增生，并且有纤维蛋白样物质或玻璃样物质沉积，生发中心被零落分割。副皮质区的淋巴细胞（CD4$^+$T细胞）进行性减少，以浆细胞浸润取代。晚期时，淋巴细胞几乎消失殆尽，无淋巴滤泡及副皮质区之分，仅有一些巨噬细胞与浆细胞残留。有时特殊染色可见大量分枝杆菌、真菌等病原微生物，却很少见到肉芽肿形成等细胞免疫反应性病变。扁桃体、小肠、阑尾与结肠内的淋巴样组织均萎缩，淋巴细胞明显减少。胸腺的组织与同龄人相比，呈现过早萎缩，淋巴细胞减少、胸腺小体钙化。②机会性感染患者因严重的免疫缺陷，感染所致镜下炎症反应一般轻而不典型。③Kaposi肉瘤镜下显示成片梭形肿瘤细胞，构成毛细血管样空隙，其中可见红细胞。与典型的Kaposi肉瘤不同之处在于其多灶性生长及进行性临床过程

知识点33：获得性免疫缺陷综合征（AIDS）病程分期

副高：熟练掌握　　正高：熟练掌握

获得性免疫缺陷综合征（AIDS）按照病程可以分为3个阶段：

（1）早期或称急性期：感染HIV 3～6周后，患者临床表现出咽痛、发热、肌酸痛等非特异性症状。病毒在体内复制，但由于患者尚有较好的免疫反应能力，2～3周后这些症状可以自行缓解。

（2）中期或称慢性期：机体的免疫功能与病毒之间处于相互抗衡的阶段，此期可长达数年或不再进入末期。此期的病毒复制持续处于低水平，患者临床可无明显症状或出现明显的全身淋巴结肿大，常常伴有发热、乏力、皮疹等症状。

（3）后期或称危险期：机体免疫功能全面崩溃，患者临床表现为持续发热、乏力、消瘦、腹泻，并出现神经系统症状，机会性感染及恶性肿瘤，血液检测淋巴细胞大量减少，以CD4 T细胞减少为著，细胞免疫反应丧失殆尽。

知识点34：获得性免疫缺陷综合征（AIDS）的并发症

副高：熟练掌握 正高：熟练掌握

中枢神经系统受累患者，其机会性感染常常引起播散性弓形虫或新型隐球菌感染引起的脑炎或脑膜炎；巨细胞病毒与乳头状瘤空泡病毒引起的进行性多灶性白质脑病。

知识点35：获得性免疫缺陷综合征（AIDS）的预后

副高：熟练掌握 正高：熟练掌握

获得性免疫缺陷综合征（AIDS）是预后极差的恶性疾病，由于该病的发生日渐增多、治疗效果差和死亡率很高，已引起全世界的关注。大力开展预防，对防止AIDS流行至关重要。

第七章 肿 瘤

知识点1：肿瘤　　　　　　　　　　　　　　　　　　副高：熟练掌握　正高：熟练掌握

肿瘤是机体在内外各种致瘤因素作用下，局部组织的某一个细胞在基因水平上失去对其生长的正常调控，从而导致克隆性异常增生而形成的新生物，一般表现为局部肿块。这种新生物形成的过程称为肿瘤形成。

知识点2：肿瘤性增生与非肿瘤性增生的区别　　　　副高：熟练掌握　正高：熟练掌握

肿瘤性增生与非肿瘤性增生的区别见表1-7-1。

表1-7-1　肿瘤增生与非肿瘤增生的区别

区 别	肿瘤性增生	非肿瘤性增生
克隆性	单克隆性	多克隆性
分化	不成熟，具有异常的形态、代谢和功能	成熟，具有正常的形态、代谢和功能
生长	无限制地生长，具有相对自主性，与机体不协调	生长有限，与机体协调
对机体的影响	有害无益	机体的正常新陈代谢所需，或属防御性、修复性反应

知识点3：肿瘤的大体形态　　　　　　　　　　　　　副高：熟练掌握　正高：熟练掌握

肿瘤的大体形态见表1-7-2。

表1-7-2　肿瘤的大体形态

项目	形 态
数目	一位肿瘤患者可以只有一个肿瘤（单发肿瘤），也可以同时或先后发生多个原发肿瘤（多发肿瘤）
大小	肿瘤的体积差别很大。极小的肿瘤，如甲状腺的微小癌，肉眼观察很难发现，需在显微镜下才能观察到。很大的肿瘤，重量可达数千克甚至数十千克，如发生在卵巢的囊腺瘤
形状	肿瘤的形状可因其组织类型、发生部位、生长方式和良恶性质的不同而不同。医学上使用一些形象的术语来描述肿瘤的形状，如乳头状、绒毛状、结节状、息肉状、分叶状、浸润性、溃疡状和囊状等
颜色	肿瘤的颜色由组成肿瘤的组织、细胞及其产物的颜色决定
质地	肿瘤质地与其类型有关，例如，脂肪瘤质地较软；还与肿瘤细胞与间质的比例有关。纤维间质较少的肿瘤，如大肠的腺瘤，质地较软；伴有纤维增生反应的浸润性癌，质地较硬

知识点4：肿瘤的组织结构形态　　　　副高：熟练掌握　正高：熟练掌握

（1）实质：它是克隆性增生的肿瘤细胞的总称，其意义为：①决定各种肿瘤的组织来源；②决定肿瘤的分类、命名与组织学诊断；③它是进行肿瘤的良、恶性和恶性程度判断的主要依据；④决定肿瘤的生物学特点以及每种肿瘤的特殊性。

（2）间质：各种肿瘤间质组成基本相同，一般主要由结缔组织、血管及数量不等的淋巴细胞、巨噬细胞等组成。其意义为：①支持及营养肿瘤实质；②在一定程度上反映了机体抗肿瘤的免疫反应；③间质与实质的相互作用决定肿瘤的生长与分化；④决定肿瘤的硬度；⑤限制肿瘤的扩散。

知识点5：肿瘤的分化　　　　副高：熟练掌握　正高：熟练掌握

肿瘤的分化主要是指肿瘤组织在形态和功能上与某种正常组织的相似之处，相似的程度称为肿瘤的分化程度。

知识点6：肿瘤细胞的异型性　　　　副高：熟练掌握　正高：熟练掌握

肿瘤细胞的异型性主要包括：①瘤细胞的多形性；②瘤细胞核异常，细胞核大小、形状不一，核分裂象多，或出现异常核分裂象，尤其是出现不对称性、多极性及顿挫性等病理性核分裂象时，对诊断恶性肿瘤具有重要的意义；③瘤细胞胞质改变，常嗜碱性，瘤细胞产生的异常分泌物或代谢产物（如激素、黏液、糖原、脂质、角蛋白与色素等），对肿瘤的诊断、治疗具有一定意义；④肿瘤细胞超微结构改变，随着肿瘤分化，可以在细胞质中观察到各种提示肿瘤来源或者分化方向的细胞器；⑤恶性肿瘤代谢改变，以无氧酵解代替有氧酵解。

知识点7：肿瘤命名的一般原则　　　　副高：熟练掌握　正高：熟练掌握

（1）良性肿瘤的命名：在组织或细胞类型的名称后面加一个"瘤"字，如腺上皮的良性肿瘤，称为腺瘤。

（2）恶性肿瘤的命名：①上皮组织的恶性肿瘤统称为癌，如鳞状上皮的恶性肿瘤，称为鳞状细胞癌，简称鳞癌。有些癌具有不止一种上皮分化，如肺的"腺鳞癌"同时具有腺癌和鳞状细胞癌成分；②间叶组织的恶性肿瘤，统称为肉瘤，这些肿瘤表现出向某种间叶组织分化的特点。间叶组织主要包括纤维组织、脂肪、肌肉、淋巴管、血管、骨和软骨组织等。命名方式是在间叶组织名称之后加"肉瘤"两个字，如脂肪肉瘤、纤维肉瘤、骨肉瘤等。未分化肉瘤主要是指形态或免疫表型可以确定为肉瘤，但是缺乏特定间叶组织分化特征的肉瘤，同时具有癌和肉瘤两种成分的恶性肿瘤，称为癌肉瘤。

知识点8：肿瘤命名的特殊情况	副高：熟练掌握 正高：熟练掌握

（1）结合肿瘤的形态特点命名：形成乳头状及囊状结构的腺瘤，称为乳头状囊腺瘤；形成乳头状及囊状结构的腺癌，称为乳头状囊腺癌。

（2）其他命名情况：①某些肿瘤的形态类似发育过程中的某种幼稚细胞或组织，称为"母细胞瘤"，如骨母细胞瘤、神经母细胞瘤等；②白血病、精原细胞瘤等，虽然称为"病"或"瘤"，但实际上都是属于恶性肿瘤；③某些恶性肿瘤，直接称为"恶性……瘤"，如恶性黑色素瘤、恶性脑膜瘤等；④某些肿瘤以肿瘤细胞的形态来命名，如透明细胞肉瘤；⑤某些肿瘤以肿瘤多发的状态来命名，如神经纤维瘤病、脂肪瘤病、血管瘤病等；⑥部分肿瘤以起初描述或研究该肿瘤的学者名字来命名，如尤文（Ewing）肉瘤、霍奇金（Hodgkin）淋巴瘤等。

知识点9：肿瘤的生长方式	副高：熟练掌握 正高：熟练掌握

肿瘤的生长方式主要包括3种，见表1-7-3。

表1-7-3 肿瘤的生长方式

方　式	内　容
膨胀性生长	一般为良性肿瘤的生长方式。肿瘤生长像吹气球样，逐渐膨胀，生长缓慢，周界清楚，常常伴有完整包膜。触诊可推动，对局部组织器官的影响主要为挤压及阻塞，手术易切除，术后不易复发
外生性生长	发生在体表、体腔表面或管道器官表面的肿瘤，常向表面生长形成肿物。良性、恶性肿瘤皆可呈外生性生长，但恶性肿瘤的基底部常呈浸润性生长
浸润性生长	肿瘤细胞长入且破坏周围组织（包括组织间隙、淋巴管或血管），这种现象称为浸润。浸润性肿瘤没有被膜（或破坏原来的被膜），与邻近的正常组织无明显界限。当触诊时，肿瘤固定，活动度小；在手术时，需要将较大范围的周围组织一并切除，因为其中也可能有肿瘤浸润，如果切除不彻底，术后容易复发

知识点10：肿瘤的扩散	副高：熟练掌握 正高：熟练掌握

（1）直接蔓延：直接扩散主要是指肿瘤细胞连续地沿着组织间隙、淋巴管、血管或神经束衣侵袭破坏邻近正常的器官或组织并继续生长，称为直接蔓延。

（2）转移：转移主要是指肿瘤细胞从原发部位（原发瘤）侵入淋巴管、血管、体腔，不连续地迁徙到他处继续生长，形成与原发瘤同样类型的肿瘤的过程。

知识点11：肿瘤淋巴道转移的病理改变	副高：熟练掌握 正高：熟练掌握

肿瘤细胞侵入淋巴管后，淋巴流进入局部淋巴结（区域淋巴结）。肿瘤细胞先聚集在边缘窦，随后累及整个淋巴结，使得淋巴结肿大，质地变硬。肿瘤组织侵出被膜后，可使相邻的淋巴结融合成团。当局部淋巴结发生转移后，可以继续转移至淋巴循环下一站的其他淋巴

结，最后经胸导管进入血流，继发血道转移。淋巴道转移是上皮源性恶性肿瘤（癌）最常见的转移方式。原发肿瘤区域淋巴结群中接受淋巴引流的第一个或第一组淋巴结，即前哨淋巴结。若前哨淋巴结没有癌发生转移，则其他淋巴结出现转移癌的概率很低。前哨淋巴结阴性的乳腺癌患者可以避免腋窝淋巴结清扫术，减少肢体淋巴水肿等并发症。

知识点 12：肿瘤血道转移的病理改变　　　　副高：熟练掌握　正高：熟练掌握

肿瘤细胞侵入血管后，随着血流进入远处器官继续生长，进而形成转移瘤。鉴于静脉壁比较薄，同时管内压力比较低，因此瘤细胞大多通过静脉入血，少数肿瘤细胞可以通过淋巴管间接入血。侵入体循环静脉的肿瘤细胞经过右心到肺，在肺中形成转移瘤。侵入门静脉系统的肿瘤细胞，先发生肝转移，原发性肺肿瘤或肺内转移瘤的肿瘤细胞可以直接侵入肺静脉或者通过肺毛细血管进入肺静脉，经过左心随着主动脉血流而到达全身各器官，通常转移到脑、骨、肾、肾上腺等器官。侵入胸、腰、骨盆静脉的肿瘤细胞，也可以通过吻合支进入脊椎静脉丛。恶性肿瘤可以通过血道转移累及很多器官，但最常受累的是肺和肝。在临床上，通过判断有无血道转移来确定患者的临床分期和治疗方案时，应当做肺、肝的影像学检查。在形态学上，转移性肿瘤的特点是边界清楚，常为多个，散在分布，大多接近于器官的表面。位于器官表面的转移性肿瘤，因于瘤结节中央出血、坏死而下陷，形成"癌脐"。

知识点 13：肿瘤种植性转移的病理改变　　　　副高：熟练掌握　正高：熟练掌握

种植性转移是发生于胸腹腔等体腔内器官的恶性肿瘤，当侵及器官表面时，瘤细胞脱落，如同播种一样种植在体腔其他器官的表面，形成多个转移性肿瘤。种植性转移一般见于腹腔器官恶性肿瘤。浆膜腔的种植性转移常常伴有浆膜腔积液，一般为血性浆液性积液，主要是由于浆膜下淋巴管或毛细血管被瘤栓堵塞、毛细血管通透性增加、血液漏出以及肿瘤细胞破坏血管引起的出血。体腔积液中一般含有不等量的肿瘤细胞。诊断恶性肿瘤的重要方法之一是抽取体腔积液做细胞学检查，以发现恶性肿瘤细胞。

知识点 14：肿瘤的分级　　　　副高：熟练掌握　正高：熟练掌握

在病理学上，根据恶性肿瘤的分化程度、异型性及核分裂象的数目等对恶性肿瘤进行分级。三级分级法使用比较多，Ⅰ级为高分化，分化良好，恶性程度低；Ⅱ级为中分化，中度恶性；Ⅲ级为低分化，恶性程度高。对于某些肿瘤采用低级别（分化较好）和高级别（分化较差）的两级分级法。注意区分恶性肿瘤分级中的Ⅰ、Ⅱ、Ⅲ等与肿瘤学的国际疾病分类（ICD-O）中的生物学行为代码（/0、/1、/2、/3）并非对等的概念。

知识点 15：肿瘤的分期　　　　副高：熟练掌握　正高：熟练掌握

肿瘤的分期主要指恶性的生长范围与播散程度。

（1）分期根据原发肿瘤的大小；肿瘤浸润的深度、浸润范围；邻近器官受累情况，局部及远处淋巴结转移情况，远处转移等。

（2）TNM分期系统：①T：表示肿瘤原发灶情况。随着肿瘤体积增加和邻近组织受累范围的增加，依次采用$T_1 \sim T_4$来表示；②N：表示区域淋巴结受累情况。淋巴结未受累时，用N_0表示，随着淋巴结受累程度和范围的增加，依次采用$N_1 \sim N_3$来表示；③M：表示远处转移。没有远处转移者用M_0表示，有远处转移者采用M_1表示。在此基础上用TNM 3个指标组合划出特定的分期。

知识点16：良性肿瘤对机体的影响　　　　副高：熟练掌握　正高：熟练掌握

良性肿瘤对机体的影响见表1-7-4。

表1-7-4　良性肿瘤对机体的影响

项 目	影 响
局部影响	良性肿瘤分化较成熟，生长缓慢，在局部生长，不浸润，不转移，因此一般对机体的影响相对较小，表现为局部压迫和阻塞症状。这些症状的有无或者严重程度，主要与肿瘤发生部位和继发变化有关。良性肿瘤有时可发生继发性改变，也可对机体带来程度不同的影响
全身影响	部分肿瘤会产生，如引起内分泌紊乱，内分泌腺的良性肿瘤，如脑垂体前叶的嗜酸性细胞腺瘤可以引起儿童巨人症或成年人肢端肥大症

知识点17：恶性肿瘤对机体的影响　　　　副高：熟练掌握　正高：熟练掌握

恶性肿瘤对机体的影响见表1-7-5。

表1-7-5　恶性肿瘤对机体的影响

项 目	影 响
局部影响	恶性肿瘤分化不成熟，生长迅速，浸润并且破坏器官的结构和功能，还可以发生转移，对机体的影响严重，治疗效果尚不理想，患者的病死率高，生存率低。恶性肿瘤除了可以引起局部压迫和阻塞症状外，还容易并发溃疡、出血、穿孔等。肿瘤累及局部神经，可以引起顽固性疼痛
全身影响	肿瘤产物或合并感染可以引起发热。内分泌系统的恶性肿瘤，主要包括弥散神经内分泌系统（DNES）的恶性肿瘤如类癌和神经内分泌癌等，可以产生生物胺或多肽激素，引起内分泌紊乱。晚期恶性肿瘤患者，往往发生癌症性恶病质，主要表现为机体严重消瘦、贫血、厌食及全身衰弱。癌症性恶病质的发生可能主要是肿瘤组织本身或机体反应产生的细胞因子等作用的结果。一些非内分泌腺肿瘤，也可以产生内分泌激素或激素类物质

知识点18：良性肿瘤与恶性肿瘤的区别　　　　副高：熟练掌握　正高：熟练掌握

良性肿瘤与恶性肿瘤的区别见表1-7-6。

表1-7-6 良性肿瘤与恶性肿瘤的区别

项目	良性肿瘤	恶性肿瘤
组织分化程度	分化好，异型性小，与原有组织的形态相似	分化不好，异型性大，与原有组织的形态差别大
核分裂象	无或稀少，不见病理性核分裂象	多见，并可见病理性核分裂象
生长速度	缓慢	较快
生长方式	膨胀性或外生性生长，前者常有包膜，与周围组织一般分界清楚，通常可推动	浸润性或外生性生长，前者无包膜，一般与周围组织分界不清楚，通常不能推动；后者常伴有浸润性生长
继发改变	很少发生坏死、出血	常发生出血、坏死、溃疡
转移	不转移	常有转移
复发	手术切除后很少复发	手术切除等治疗后较多复发
对机体影响	较小，主要为局部压迫或阻塞。如发生在重要器官也可引起严重后果	较大，除压迫、阻塞外，也可以破坏原发处和转移灶，引起坏死、出血，合并感染，甚至造成恶病质

知识点19：癌前病变　　　　　副高：熟练掌握　正高：熟练掌握

癌前病变主要是指某些具有潜在癌变可能性的病变或疾病，如长期存在可能转变为癌。早期发现与及时治愈癌前病变，对于肿瘤的预防具有重要的实际意义。

常见的癌前病变主要包括：①黏膜白斑。可转变为鳞状细胞癌；②慢性子宫颈炎伴宫颈糜烂。可进展为子宫颈鳞状细胞癌；③乳腺纤维囊性病。伴导管上皮乳头状增生者较易发生癌变；④结肠、直肠的息肉状腺瘤。可癌变为结直肠腺癌；⑤慢性萎缩性胃炎及胃溃疡。可进展为胃癌；⑥慢性溃疡性结肠炎。可发生结肠腺癌；⑦皮肤慢性溃疡。可发展为皮肤鳞状细胞癌；⑧肝硬化。部分进展为肝细胞性肝癌。

知识点20：非典型性增生　　　　副高：熟练掌握　正高：熟练掌握

非典型性增生主要是指上皮性癌前病变的形态学改变。增生上皮细胞出现一定程度的异型性，但是还不足以诊断为癌。镜下可见细胞排列紊乱，极向消失，细胞具有异型性。

（1）分度（分级）：①轻度（Ⅰ级）：异型性细胞增生，可累及上皮层下部的1/3；②中度（Ⅱ级）：异型性细胞增生，可累及上皮层下部的2/3；③重度（Ⅲ级）：异型性细胞增生，可累及上皮2/3以上但尚未达到全层。

轻度与中度的非典型性增生，在病因消除后可以恢复正常；而重度非典型性增生则很难逆转，一般转变为癌。

（2）上皮内瘤变：轻度至重度的非典型性增生分别称为上皮内瘤变Ⅰ～Ⅲ级。原位癌归入上皮内瘤变Ⅲ级。

知识点21：原位癌　　　　　　副高：熟练掌握　正高：熟练掌握

原位癌主要指异型增生的细胞在形态和生物学特性上与癌细胞相同，一般累及上皮的全层，但是没有突破基膜向下浸润，有时也称为上皮内癌。原位癌常见于鳞状上皮或尿路上皮等被覆的部位。如果能够及时发现和治疗原位癌，可防止其发展为浸润性癌。

知识点22：癌基因 　　　　　　　　　副高：熟练掌握　正高：熟练掌握

癌基因就是肿瘤细胞中能够促进细胞自主生长，由原癌基因衍生而来的并且具有转化细胞能力的基因。

知识点23：原癌基因 　　　　　　　　副高：熟练掌握　正高：熟练掌握

原癌基因就是癌基因在正常细胞中的非突变的对应基因，是细胞增生及分化的生理调节基因，其编码的产物大多数为对正常细胞生长非常重要的生长因子和生长因子受体、信号转导蛋白与核调节蛋白等。

知识点24：肿瘤抑制基因的失活 　　　　副高：熟练掌握　正高：熟练掌握

肿瘤抑制基因的失活大多数通过等位基因的两次突变或缺失方式（"二次打击"学说）。最著名的肿瘤抑制基因是RB基因与p53基因见表1-7-7。

表1-7-7 肿瘤抑制基因的失活

项目	内容
RB基因	正常的RB蛋白在细胞周期调节中，特别是G_1停滞，扮演刹车角色。当RB基因的杂合性缺失后，受累细胞不受G_1停滞，无障碍进入S期，使得细胞进入增殖状态，从而导致肿瘤发生。RB基因的杂合性缺失见于所有的视网膜母细胞瘤患者
p53基因	p53基因被称为"分子警察"。正常的p53基因编码正常的P53蛋白，具有活化暂时性细胞周期停滞、诱导永久性细胞周期停滞与促细胞凋亡三大功能，使得带有DNA损害的细胞老化或凋亡，保证基因组的稳定性。p53基因缺失或突变的细胞在DNA损伤后不能通过p53介导进入G_1停滞并且进行DNA修复，因此，遗传信息受损的细胞可以进入增殖，最终发展为恶性肿瘤。在超过80%的人类恶性肿瘤中有p53基因突变

知识点25：凋亡调节基因功能紊乱 　　　　副高：熟练掌握　正高：熟练掌握

肿瘤的生长主要取决于细胞增殖与细胞死亡的比例。除原癌基因和肿瘤抑制基因的作用外，调节细胞凋亡的基因在某些肿瘤的发生上也起着重要的作用。细胞凋亡主要受复杂的分子机制调控，通过促凋亡分子（死亡受体家族成员、caspase家族蛋白酶、线粒体促凋亡蛋白以及Bcl-2家族中的促凋亡分子Bax等）和抗凋亡分子（如Bcl-2家族中的抗凋亡分子Bcl-xL、凋亡抑制蛋白IAP家族成员survivin以及XIAP等）之间复杂的相互作用实现。肿瘤组织中IAP家族成员的过表达与肿瘤的发生有关。

知识点26：基因组不稳定与恶性肿瘤　　　　副高：熟练掌握　正高：熟练掌握

正常的细胞具有DNA修复机制，对维持机体遗传基因组的稳定非常重要。遗传性DNA修复调节基因突变或缺陷易导致基因组不稳定，诱发恶性肿瘤，如错配修复基因缺陷导致结肠癌发生。

知识点27：间质微环境和肿瘤发生　　　　副高：熟练掌握　正高：熟练掌握

肿瘤中的间质细胞与细胞外基质（ECM）构成的微环境与肿瘤实质的Cross-talking对于肿瘤的形成、生长及演进有重要作用，尤其是肿瘤中的炎症细胞和纤维母细胞所释放的细胞因子，以及间质微环境向肿瘤提供致癌信号可促进肿瘤的形成与转移。

知识点28：恶性肿瘤浸润转移机制　　　　副高：熟练掌握　正高：熟练掌握

（1）局部浸润：一般包括四个步骤。①瘤细胞间黏附力降低，相互分离；②细胞外基质的降解；③癌细胞与基膜的紧密附着；④癌细胞移出。

（2）血行播散：①肿瘤的异质化而选择出的高侵袭性的瘤细胞亚克隆，被血小板凝集成团的癌细胞形成的瘤栓，特别容易形成广泛的血行播散；②血行转移具有器官的特殊亲和性，其可能机制主要在于肿瘤细胞黏附分子能与靶器官血管内皮上的受体特异性结合；靶器官释放化学趋化物质吸引癌细胞；靶器官微环境的选择。

（3）肿瘤转移的分子遗传学：与转移相关的癌基因或者肿瘤抑制基因的表达水平与肿瘤的侵袭和转移能力有关，并且影响肿瘤的预后与治疗。

知识点29：间接致癌物　　　　副高：熟练掌握　正高：熟练掌握

大多数化学致癌物需在体内（主要是在肝脏）代谢活化后才能致癌，称为间接致癌物。

知识点30：直接致癌物　　　　副高：熟练掌握　正高：熟练掌握

少数化学致癌物不需在体内进行代谢转化即可致癌，称为直接致癌物。

知识点31：化学致癌因素　　　　副高：熟练掌握　正高：熟练掌握

（1）间接化学致癌物：①多环芳烃。存在于石油、煤焦油中；②致癌的芳香胺类。如乙萘胺、联苯胺等，与印染厂工人和橡胶工人的膀胱癌发生率较高有关；③亚硝胺类物质。可以在许多实验动物诱发各器官的肿瘤，可能引起人胃肠道癌等；④真菌毒素。黄曲霉菌广泛存在于霉变食品中，如霉变的花生、玉米及谷类含量最多。

（2）直接化学致癌物：直接化学致癌物较少，主要是烷化剂与酰化剂。

知识点32：物理性致癌因素　　　　　　　副高：熟练掌握　正高：熟练掌握

（1）离子辐射：主要包括X射线、γ射线、亚原子微粒（β粒子、质子、中子或α粒子）的辐射以及紫外线照射。

（2）机制：导致染色体断裂、异位和发生点突变，因而激活癌基因或抑癌基因失活。

知识点33：生物性致癌因素　　　　　　　副高：熟练掌握　正高：熟练掌握

生物致癌因素主要是病毒。

（1）DNA致瘤病毒：如HPV16、18型引起宫颈癌，6、11型引起乳头状瘤；EBV病毒引起Burkitt淋巴瘤、霍奇金淋巴瘤与鼻咽癌；HBV病毒感染引起肝癌等。致瘤机制是致瘤病毒整合入宿主细胞DNA，基因产物导致细胞转化。

（2）RNA致瘤病毒：如HTLV-1与日本的成人T细胞白血病/淋巴瘤相关。

（3）幽门螺杆菌（Hp）：Hp引起的慢性胃炎与胃癌、胃淋巴瘤发生有关。

知识点34：肿瘤的遗传因素　　　　　　　副高：熟练掌握　正高：熟练掌握

（1）少数肿瘤与遗传直接有关，以常染色体显性遗传规律出现，如视网膜母细胞瘤肾母细胞瘤、肾上腺或神经节神经母细胞瘤、结肠多发性腺瘤性息肉病，神经纤维瘤病等。

（2）某些肿瘤出现家族性多发可能与肿瘤易感性有关，以常染色体隐性遗传方式出现，如Bloom综合征易患白血病及恶性肿瘤。

（3）遗传因素与环境因素在肿瘤发生中起协同作用，而环境因素更为重要。

（4）遗传因素在多数肿瘤发生中的作用是对致癌因子的易感性或倾向性。

知识点35：肿瘤抗原　　　　　　　　　　副高：熟练掌握　正高：熟练掌握

肿瘤抗原可分为肿瘤特异性抗原与肿瘤相关抗原。

（1）肿瘤特异性抗原是肿瘤细胞独有的抗原，它不存在于正常细胞。同一种致癌物诱发的同样组织类型的肿瘤，在不同个体中具有不同的特异性抗原。

（2）肿瘤相关抗原既存在于肿瘤细胞，也存在于某些正常细胞。

知识点36：机体抗肿瘤免疫细胞　　　　　副高：熟练掌握　正高：熟练掌握

机体的抗肿瘤免疫反应主要是细胞免疫，其效应细胞一般有细胞毒性T细胞（CTL）、自然杀伤细胞及巨噬细胞等。

第八章 发育和生长异常

第一节 先天发育残件

知识点1：牙周上皮剩余病因及特征　　　　副高：熟练掌握　正高：熟练掌握

牙周上皮剩余位于牙周膜中靠近牙骨质，其三维空间结构可呈鱼网状围绕着整个牙根分布，大多集中在牙颈部及根分叉区，其形成于牙根发育过程中，是上皮根鞘的残余。当牙冠形成后，成釉器的内釉上皮与外釉上皮在颈环处融合，进而根向伸长，形成双层细胞构成的套筒样结构，即ERS。ERS由连续的基膜包裹，当牙乳头细胞穿过ERS内层基膜和内层上皮细胞接触后，被诱导分化为成牙本质细胞，开始分泌牙本质基质。如果最外层的牙本质基质开始矿化，相邻的ERS的连续性便会遭破坏，外层细胞首先离开牙根面并且发生断裂，使得外侧牙囊中的间充质细胞穿过裂解后的空隙，与新形成的牙本质外层接触，随即成牙骨质细胞被分化出来，在根部牙本质表面形成牙骨质。随着ERS的裂解，部分来自于ERS残余片段的细胞再次被基膜包绕，进而形成牙周上皮剩余。

知识点2：牙周上皮剩余病理改变　　　　副高：熟练掌握　正高：熟练掌握

牙周上皮剩余病理改变见表1-8-1。

表1-8-1　牙周上皮剩余病理改变

项　目	病理改变
肉眼改变	如果为始基囊肿，则：①多位于下颌第三磨牙区；②单房或者多房；③囊内无牙。如果为含牙囊肿，则常位于牙咬𬌗面上方或一侧
镜下改变	光镜下牙周上皮剩余表现为由单个或多个圆形或卵圆形细胞组成的团块或条索状结构，细胞核浓染，细胞质少，细胞核质比例大。透射电镜下可见牙周上皮剩余外侧由基膜包裹将其与周围组织分开，牙周上皮剩余细胞与细胞间为桥粒连接，细胞核不规则，内有浓缩的异染色质以及1~2个不发达的核仁。细胞质中含有大量的张力丝，富含线粒体，而粗面内质网较少，提示牙周上皮剩余细胞处于静止期。通过张力丝与桥粒连接可以将牙周上皮剩余与牙周膜中的成纤维细胞与成牙骨质细胞区分开来。电镜观察，在有些正常牙周上皮剩余细胞的中心可见圆形或卵圆形的凋亡小体，小体中含有形状各异的微小不透光团块，提示牙周上皮剩余细胞具有典型的凋亡特性

知识点3：牙周上皮剩余并发症　　　　副高：熟练掌握　正高：熟练掌握

牙周上皮剩余的增殖可出现牙源性囊肿及肿瘤的发生。

知识点4：颅咽管剩余病因及特征　　　　　　　副高：熟练掌握　正高：熟练掌握

颅咽囊主要是通过口腔前部中线处的外胚层上皮向上突出形成，逐渐发育成垂体前叶。最初，该囊借囊柄与口腔相通，蝶骨发育后囊柄与前叶离断，在胚胎第9周离断、退化消失。如果未消失继续发育，即为颅咽管剩余，常见的颅咽管剩余主要有咽垂体、颅咽管囊肿。

知识点5：颅咽管剩件病理改变　　　　　　　　副高：熟练掌握　正高：熟练掌握

颅咽管口腔部分的残留上皮可以在鼻咽部形成咽垂体。颅咽囊的残余也可以在垂体内形成小囊，囊壁由柱状上皮衬覆，囊肿体积很大时即为颅咽管囊肿，囊壁为结缔组织，内衬复层鳞状上皮，可以压迫垂体组织细胞。

知识点6：颅咽管剩余并发症　　　　　　　　　副高：熟练掌握　正高：熟练掌握

颅咽管残留上皮可形成颅咽管瘤。

知识点7：胸腺囊肿病因及特征　　　　　　　　副高：熟练掌握　正高：熟练掌握

胚胎期第3对鳃弓的胸腺始基沿胸腺导管下降途中，通过遗留胸腺剩余形成的囊肿。任何年龄均可以发生胸腺囊肿，以儿童多见。在临床上，大多发生于纵隔，颈部较少。颈部胸腺囊肿多位于下颌角后、胸锁乳突肌前缘深部组织中，无明显症状。

知识点8：胸腺囊肿病理改变　　　　　　　　　副高：熟练掌握　正高：熟练掌握

胸腺囊肿病理改变见表1-8-2。

表1-8-2　胸腺囊肿病理改变

项　目	病理改变
肉眼改变	单房或多房性囊肿
镜下改变	组织学上胸腺囊肿有鳞状上皮衬里，囊壁伴有正常的胸腺残留，囊内有浆液性液体，囊内出现胆固醇结晶是囊肿退化的典型表现，囊壁上有胸腺组织为主要诊断形态特征

知识点9：甲状舌管剩余病因及特征　　　　　　副高：熟练掌握　正高：熟练掌握

甲状舌管沿颈部正中线下降，直至未来气管的前方，末端向两侧膨大，形成甲状腺的左、右两个侧叶。一般情况下，到胚胎第6周甲状舌管开始萎缩退化。甲状舌管的上段退化消失后，其起始段的开口仍残留一浅凹，称盲孔。若第10周后甲状舌管未消失或退化不全，残留管状结构部分因上皮分泌物积聚，可在颈前正中舌根至甲状腺的行程内形成囊肿，即甲状舌管囊肿。囊肿可继发感染并形成瘘，则为甲状舌管瘘。瘘管的形态包括完全性瘘管、内盲管和外盲管，外盲管开口于颈部皮肤。此病男性居多，儿童与青少年较多，大多数患者可见颈前肿物，可发生于颈正中线自舌盲孔至胸骨切迹间的任何部位，以舌骨上、下部位较为常见，有时可偏向一侧。

| 知识点10：甲状舌管剩件病理改变 | 副高：熟练掌握　正高：熟练掌握 |

甲状舌管剩件病理改变见表1-8-3。

表1-8-3　甲状舌管剩件病理改变

项　目	病理改变
肉眼改变	甲状舌管囊肿常有完整的包膜，囊壁薄
镜下改变	纤维组织包绕内衬有假复层纤毛柱状上皮、扁平上皮、复层鳞状上皮的管状结构，上皮内有丰富的淋巴组织，合并感染者可伴有炎症细胞。囊壁内可伴有甲状腺组织。囊内容物多为黏液样或胶冻样物质，其内含有蛋白质、胆固醇等

| 知识点11：甲状舌管剩余并发症 | 副高：熟练掌握　正高：熟练掌握 |

囊肿一般经过舌盲孔与口腔相通而继发感染，或由于误诊脓肿行切开引流后，则形成甲状舌管瘘。甲状舌管瘘若长期不治疗，还可以导致癌变。

| 知识点12：梅克尔憩室的病因 | 副高：熟练掌握　正高：熟练掌握 |

梅克尔憩室是在胚胎发育过程中，卵黄管退化不全所形成的回肠远端憩室。在胚胎发育早期，正常胚胎发育的第2周卵黄囊顶部之内的胚层细胞群进入胚体，构成了原始消化管，头端称为前肠，尾端称为后肠，中间段称为中肠。中肠与卵黄囊相通，在其相连中间有一条交通管道，称为卵黄管或脐肠管。在胚胎正常发育情况下，自第6~8周卵黄管开始自行闭塞纤维化，随后逐渐萎缩形成一连接脐与中肠的纤维索带，并且从脐端逐渐吸收、退化，最后完全消失。如果在卵黄管吸收、退化过程中发生障碍，即卵黄管吸收退化不全或者不退化，则会产生各种类型的卵黄管残留异常。脐瘘、脐窦、脐茸、卵黄管囊肿及回肠远端憩室，当卵黄管的脐端已经吸收退化，而肠端卵黄管残留未闭合时，则形成麦克尔憩室。

| 知识点13：梅克尔憩室病理改变 | 副高：熟练掌握　正高：熟练掌握 |

梅克尔憩室病理改变见表1-8-4。

表1-8-4　梅克尔憩室病理改变

项目	病理改变
肉眼改变	①连于腹壁卵黄管远端完全退化，憩室位于回肠上，一般距回盲瓣30~60cm，盲端游离于腹腔内，长2~5cm，甚至10cm，形状为圆锥形或柱形；②卵黄管远端闭合，但保留有纤维索带，憩室由此索带连于脐部；③索带与脐分离，游离端可黏于肠壁或肠系膜上
镜下改变	憩室一般为小肠结构，黏膜为回肠黏膜，30%~50%含迷生组织，如胃、胰腺的黏膜

知识点14：梅克尔憩室并发症　　　副高：熟练掌握　　正高：熟练掌握

梅克尔憩室能分泌胃酸与消化酶，将邻近组织腐蚀，形成出血、溃疡或穿孔；也可以因本身扭转，异物进入或憩室颈部口径狭小导致梗阻，继而引发坏死、急性炎症或穿孔。

知识点15：中肾管剩余（女性）病因及特征　　　副高：熟练掌握　　正高：熟练掌握

此病临床表现罕见。在胚胎性分化过程中，女性胚体的中肾管逐渐退化消失，但中肾管上皮团可在女性生殖器官附近存留下来。这种异生性囊肿有时在新生儿即出现，体积小又很少发生感染。一些因囊肿生长在处女膜、尿道周围，进而导致尿道口移位，影响排尿或伴发处女膜闭锁而就诊。检查时，外阴中肾管囊肿多位于处女膜、前庭、小阴唇及大阴唇周围。

知识点16：中肾管剩件（女性）病理改变　　　副高：熟练掌握　　正高：熟练掌握

中肾管剩件（女性）病理改变见表1-8-5。

表1-8-5　中肾管剩件（女性）病理改变

项目	病理改变
肉眼改变	囊肿体积较小，直径一般不超过2cm。单例报道有达10cm者，并且形成带蒂赘生物
镜下改变	病理检查囊壁薄，由纤维结缔组织及少量平滑肌构成，囊内被覆立方或柱状上皮，内容物为黏液或浆液

第二节　异位发育组织

知识点1：表皮样囊肿　　　副高：熟练掌握　　正高：熟练掌握

胚胎期或出生后，体表各沟、节的闭合缺陷致使一些表皮脱落至深处继续发育生长而形成囊肿，也可以由于后天性外伤使部分表皮移植到皮下所致。大多见于面部也常见于前囟和枕骨粗隆的头皮下，颈、胸中线处。在神经沟闭合过程中，脱落到脑组织内的表皮可以形成中枢神经系统表皮样囊肿，大多位于大脑幕或颅骨板内。

知识点2：副乳　　　　　　　　　　副高：熟练掌握　正高：熟练掌握

人类乳腺来源于外胚层。在胚胎发育至第2个月时，在胚胎的腹面从腋下到腹股沟的"乳线"上，由6～8对乳腺始基形成。在正常情况下，胚胎发育至第9周时，除了胸前区位于第5肋间的一对乳腺始基能保留并继续发育外，其余的均退化或消失。如果其余的乳腺始基中某一对（数对）未消失，就会在出生后发育成多余的乳房或乳头。常见有3种情况：①有乳腺组织无乳头；②有乳头无乳腺组织；③有乳头又有乳腺组织。比正常乳腺小，由乳腺小叶与小导管组成。副乳可以增生及形成肿瘤。

知识点3：异位甲状腺　　　　　　　副高：熟练掌握　正高：熟练掌握

甲状腺始基从舌根部沿着甲状舌管向颈中线移动过程中，部分性（偶尔全部）沿线停留并且发育成为异位甲状腺。其中，以胸骨后甲状腺肿及甲状腺舌管囊肿较为常见，而胸骨后甲状腺肿因胸骨后纵隔间隙甚窄，因此肿物稍增大时即可以引起较明显的压迫症状。甲状腺舌管囊肿，大多数位于颈中线。但是以舌骨上、下部为最常见。

知识点4：异位甲状旁腺和胸腺组织　　副高：熟练掌握　正高：熟练掌握

异位甲状旁腺（副甲状旁腺）一般见于甲状旁腺邻近部位或纵隔内胸腺组织中。胸腺始基与下对甲状旁腺始基毗邻（第3、4对鳃弓）。胸腺始基下降过程中，离位组织停留在颈部时形成异位胸腺组织，一般与异位甲状旁腺并存。

知识点5：异位垂体组织　　　　　　副高：熟练掌握　正高：熟练掌握

垂体前叶是咽部黏膜向背侧凸至蝶鞍发育而成。异位垂体组织一般可见于咽顶部黏膜下和蝶窦内，可以形成垂体肿瘤。

知识点6：异位支气管和肺组织　　　副高：熟练掌握　正高：熟练掌握

在支气管发育过程中，其部分始基组织与主体分离，并且在纵隔形成纵隔支气管囊肿，一般位于支气管分叉处，有时与气管相通，囊肿衬覆柱状纤毛上皮，外有平滑肌、混合腺和软骨，囊内为黏液样物质。

知识点7：异位胃、肠黏膜　　　　　副高：熟练掌握　正高：熟练掌握

（1）异位胃黏膜：一般见于食管、小肠、纵隔或腹腔囊肿。

（2）异位小肠（少数异位结肠）黏膜：一般发生于Meckel憩室；发生于肠系膜、腹后壁或肠壁者，一般形成肠源性囊肿；肠源性囊肿衬覆肠黏膜，外有平滑肌及神经丛，囊内多

为黏液或水样液体。

知识点8：异位胰腺 副高：熟练掌握 正高：熟练掌握

分布很广，一般可见于胃壁、小肠和肠系膜、卵黄管剩件、胆囊、大肠、纵隔及腹腔囊肿、脾包膜下、Meckel憩室等处；具有腺泡和胰岛的异位胰腺多位于幽门部，弥散于肌层或黏膜下层，可以形成肿块，易误诊为胃恶性肿瘤。

知识点9：异位肝 副高：熟练掌握 正高：熟练掌握

大多邻近肝，一般位于肝门区、胆囊表面、胆总管沿途或十二指肠韧带内，偶见于右侧膈肌。

知识点10：副脾 副高：熟练掌握 正高：熟练掌握

一般位于脾门附近，如胃脾韧带、大网膜、胰尾部，偶见于附睾附近（与性腺同行下降）。小者直径仅数毫米，大者2～3cm。

知识点11：副肾上腺和异位肾上腺 副高：熟练掌握 正高：熟练掌握

（1）副肾上腺：一般多邻近肾上腺，体积较小，可形成皮质结节。
（2）异位肾上腺：一般多见于腹后壁邻近大动脉分叉处，肾或肝包膜下，睾丸或卵巢附近；也可见于子宫阔韧带、沿精索或阴囊内。

知识点12：异位泌尿-生殖腺组织 副高：熟练掌握 正高：熟练掌握

（1）异位睾丸组织：罕见，偶见于会阴或股根部。
（2）异位内脏组织：罕见，偶见于盆腔。
（3）异位前列腺组织：一般可见于阴茎根部、膀胱三角区或脐尿管近端。

知识点13：异位神经组织 副高：熟练掌握 正高：熟练掌握

（1）异位神经胶质团：一般见于鼻根部皮下与鼻腔顶部，形成肿块，称为鼻胶质瘤。
（2）异位嗜铬组织：一般见于后纵隔、咽和膀胱壁等处，可发生嗜铬细胞瘤。

第九章　手术中快速病理检查与诊断

| 知识点1：术中快速病理学检查 | 副高：掌握　正高：熟练掌握 |

快速病理是一种高技术、高难度、高风险的病理项目。术中快速病理学检查是指手术医师在实施手术过程中，就与手术方案有关的疾病诊断问题提请病理医师快速进行的紧急会诊。

| 知识点2：术中快速诊断应向临床医师说明的情况 | 副高：掌握　正高：熟练掌握 |

术中应向临床医师说明的情况有：①局限性；②适用范围；③慎用范围；④不宜应用范围。

| 知识点3：术中快速诊断主检病理医师对患者应了解的情况 | 副高：掌握　正高：熟练掌握 |

负责快速诊断的主检病理医师应了解患者的情况有：①临床情况；②手术所见；③既往有关的病理学检查情况。

| 知识点4：术中快速诊断适用范围 | 副高：掌握　正高：熟练掌握 |

术中快速诊断适用范围包括：①需要确定病变性质（如肿瘤或非肿瘤/良性肿瘤或恶性肿瘤等）以即时决定手术方案的标本；②了解恶性肿瘤的扩散情况，包括肿瘤是否浸润相邻组织、有无区域淋巴结转移等；③确认切除的组织，如甲状旁腺、输卵管、输精管及异位组织等；④确定肿瘤部位的手术切缘有无肿瘤组织残留。

| 知识点5：术中快速诊断慎用范围 | 副高：掌握　正高：熟练掌握 |

涉及截肢和其他会严重致残的根治性手术切除的标本慎用，需要此类手术治疗的患者，其病变性质宜于手术前通过常规活检确定。

| 知识点6：术中快速诊断不宜应用范围 | 副高：掌握　正高：熟练掌握 |

术中快速诊断不宜应用范围有：①疑为恶性淋巴瘤；②过小的标本（检材长径≤0.2cm者）；③术前易于进行常规活检者；④需要依据核分裂计数判断良、恶性的软组织肿瘤；

⑤脂肪组织、骨组织和钙化组织；⑥主要根据肿瘤生物学行为特征而不能依据组织形态判断良、恶性的肿瘤；⑦已知具有传染性的标本；⑧需要充分取材或特殊染色才能确诊的疾病，如先天性巨结肠。

| 知识点7：术中快速冷冻切片技术 | 副高：掌握　正高：熟练掌握 |

术中快速冷冻切片技术是现今手术中病理诊断最快的一种方法，是将手术中切除的病理组织在冷冻状态下快速制片，经过常规快速染色后，提供给病理医师进行快速病理诊断，然后将结果报告发给临床医师。病理医师一般在接到标本30分钟内做出标本的快速诊断。如果诊断为恶性肿瘤，则可以直接根据结果选择手术方式及范围，优化手术方案，从而有效地避免了二次手术及损伤。

| 知识点8：冷冻切片机 | 副高：掌握　正高：熟练掌握 |

冷冻切片机是将人体组织进行快速冷冻、切片，在几分钟内给予正确的病理诊断。冷冻切片机是利用物理降温的方法将新鲜的组织标本冷冻使其产生一定的硬度进行切片的技术方法。与石蜡切片相比，冷冻切片不需脱水包埋，因此制片速度快，能够为手术进行中的临床医师提供病理诊断。冷冻切片的不足之处是，组织细胞的形态略逊于石蜡切片。冷冻切片机是由带压缩机制冷的主机及切片机部分组成，在日常使用过程中，应当按照石蜡切片机的使用方法，对冷冻切片机的切片机部分进行维护。设备使用完毕后，应适当地提高设备的制冷温度，以便减少压缩机的工作强度，延长设备使用寿命。

| 知识点9：组织冷冻切片时的注意事项 | 副高：掌握　正高：熟练掌握 |

（1）防卷板、切片刀与持刀架上的板块应当保持干净，并且经常用毛笔或柔软的纸张清除残余组织碎片。必要时，每切完一张切片后就要用纸擦1次。因为切片时组织很容易附贴在防卷板和切片刀之间，若有残余的包埋剂黏附切片刀或防卷板上，切片容易出现皱褶，或组织片断裂，很难获得完整的切片。

（2）如果几个病例同时做冷冻切片，应当将组织分别放置于不同的支承器上，放到冷冻台上冷冻，然后根据不同病例的编号，按照顺序进行切片，并且在切片上标记该组织的编号。

（3）组织冷冻前，要根据组织的形状确定包方向，长条形组织要横向包埋，组织呈"一"字形固定于组织样品夹上。

（4）用于临床快速诊断组织，不需要预先固定而是在切片以后固定。

（5）切片时发现组织冷冻过度，可以将冷冻包埋的组织块连同支承器取出来，在室温停留片刻，或者用拇指按压组织块，以此软化组织。

（6）用于附贴冷冻切片的载玻片，室温下应用，不必放入冷藏或冷冻。因为冷藏或冷冻过的载玻片就不容易贴牢，需要提高温度才能贴牢。切片附贴时容易产生气泡。

知识点10：冷冻切片组织冷冻温度选择　　　　　　　副高：掌握　正高：熟练掌握

冷冻切片组织冷冻温度选择参考表见表1-9-1。

表1-9-1　冷冻切片组织冷冻温度选择参考表

组　织	−7~10℃	−10~13℃	−13~16℃	−16~20℃	−20~25℃	−25~30℃
心肌				★		
肺				★		
脑	★					
皮肤			★			
肌肉			★			
骨髓					★	
肾			★			
脾	★					
肝	★	★				
睾丸		★	★			
小肠				★		
直肠			★			
脂肪					★	★
乳腺					★	
乳腺和脂肪						★
子宫内膜	★					
肾上腺			★			
甲状腺		★				
膀胱		★				
宫颈				★		
胰腺				★		
卵巢				★		
前列腺				★		
子宫			★			

注：★为组织冷冻温度选择参考数

知识点11：冷冻切片后剩余组织的处理　　　　　　　副高：掌握　正高：熟练掌握

（1）冷冻切片后剩余的冷冻组织（简称"冻后"）和冷冻切片取材后剩余、未曾冷冻的组织（简称"冻剩"），均应当保存，用以制备常规石蜡切片，以便与冷冻切片进行对照观察。

（2）"冻后"/"冻剩"组织的蜡块和切片需要与同一病例手术后送检的切除标本编为同一病理号，并作出综合性诊断。

（3）当冷冻切片病理诊断意见与其"冻后"组织的常规石蜡切片的病理诊断不一致时，该例的病理诊断一般应当以石蜡切片诊断为准。

知识点12：术中快速活检会诊意见及其签发　　　　　　　副高：掌握　正高：熟练掌握

（1）有条件的病理科室宜由两位中/高级称职的病理医师共同签署快速活检的病理诊断意见。对于病变疑难、手术切除范围广泛以及会严重致残的手术中快速活检，应当由两位高级称职的病理医师共同签署会诊意见。主检病理医师签名的字迹应能辨认。

（2）快速活检诊断意见一般在收到送检标本后40分钟内发出；同一时间段内相继收到的多例患者标本或是同一例患者的多次标本，其发出报告的时间应依次类推。对于疑难病变，可以酌情延时报告。

（3）对于难以即时快速诊断的病变（如病变不典型、交界性肿瘤病变或送检组织不足以明确诊断等），主检病理医师应向手术医师说明情况，恰当地签发病理学诊断意见或告知需要等待常规石蜡切片进一步明确病理学诊断。

（4）主检病理医师签署的快速活检病理诊断意见，宜以文字形式报告（具体发出方式由各医院自行决定）。快速活检病理诊断意见报告书发出前，应当认真核对无误。

第十章　各系统肿瘤的WHO最新分类

第一节　软组织肿瘤WHO分类（2013）

知识点1：脂肪细胞肿瘤　　　　　　　　　　　　　　副高：掌握　正高：掌握

脂肪细胞肿瘤见表1-10-1。

表1-10-1　脂肪细胞肿瘤

序号	项　目	
1	良性	脂肪瘤
		脂肪瘤病
		神经脂肪瘤病
		脂肪母细胞瘤/脂肪母细胞瘤病
		血管脂肪瘤
		软骨样脂肪瘤
		肾外血管平滑肌脂肪瘤
		肾上腺外髓性脂肪瘤
		梭形细胞/多形性脂肪瘤
		冬眠瘤
2	中间性（局部侵袭性）	非典型脂肪瘤性肿瘤/高分化脂肪肉瘤
3	恶性	去分化脂肪肉瘤
		黏液样脂肪肉瘤
		多形性脂肪肉瘤
		脂肪肉瘤，非特指性

知识点2：成纤维细胞/肌成纤维细胞性肿瘤　　　　　　副高：掌握　正高：掌握

成纤维细胞/肌成纤维细胞肿瘤见表1-10-2。

表1-10-2 成纤维细胞/肌成纤维细胞肿瘤

序号	项 目	
1	良性	结节性筋膜炎
		增生性筋膜炎
		增生性肌炎
		骨化性肌炎
		指（趾）纤维骨性假瘤
		缺血性筋膜炎
		弹力纤维瘤
		婴儿纤维性错构瘤
		颈纤维瘤病
		幼年性透明性纤维瘤病
		包涵体纤维瘤病
		腱鞘纤维瘤
		促结缔组织增生性纤维母细胞瘤
		乳腺型肌纤维母细胞瘤
		钙化性腱膜纤维瘤
		血管肌成纤维细胞瘤
		富于细胞性血管纤维瘤
		项型纤维瘤
		Gardner纤维瘤
		钙化性纤维性肿瘤
2	中间性（局部侵袭性）	掌/跖纤维瘤病（浅表纤维瘤病）
		韧带样型纤维瘤病
		脂肪纤维瘤病
		巨细胞纤维母细胞瘤
3	中间性（偶见转移型）	隆突性皮肤纤维肉瘤
		纤维肉瘤样隆突性皮肤纤维肉瘤
		色素性隆突性皮肤纤维肉瘤
		孤立性纤维性肿瘤
		孤立性纤维性肿瘤，恶性
		炎性肌成纤维细胞性肿瘤
		低度恶性肌成纤维细胞肉瘤
		黏液样炎性成纤维细胞肉瘤/非典型性黏液样炎性成纤维细胞肿瘤
		婴儿纤维肉瘤
4	恶性	成人纤维肉瘤
		黏液纤维肉瘤
		低度恶性纤维黏液样肉瘤
		硬化性上皮样纤维肉瘤

知识点3：纤维组织细胞性肿瘤　　　　　　　　　　　副高：掌握　正高：掌握

纤维组织细胞性肿瘤见表1-10-3。

表1-10-3　纤维组织细胞性肿瘤

序号	项　　目	
1	良性	腱鞘巨细胞肿瘤
		局限型
		弥漫型
		恶性
		深部良性纤维组织细胞瘤
2	中间性（偶见转移型）	丛状纤维组织细胞肿瘤
		软组织巨细胞肿瘤

知识点4：平滑肌肿瘤　　　　　　　　　　　　　　　副高：掌握　正高：掌握

平滑肌肿瘤见表1-10-4。

表1-10-4　平滑肌肿瘤

序号	项　　目	
1	良性	深部平滑肌瘤
2	恶性	平滑肌肉瘤（不包括皮肤）

知识点5：血管周皮细胞（血管周）肿瘤　　　　　　　副高：掌握　正高：掌握

血管周皮细胞（血管周）肿瘤见表1-10-5。

表1-10-5　血管周皮细胞（血管周）肿瘤

序号	项　　目
1	血管球瘤及其亚型，良性
	血管球血管瘤病，中间性
	恶性血管球瘤
2	肌周上皮细胞瘤，良性
	肌纤维瘤，良性
	肌纤维瘤病，中间性
	血管平滑肌瘤，良性

知识点6：骨骼肌肿瘤   副高：掌握   正高：掌握

骨骼肌肿瘤见表1-10-6。

表1-10-6   骨骼肌肿瘤

序号		项　　目
1	良性	横纹肌瘤
		成人型
		胎儿型
		生殖道型
2	恶性	胚胎性横纹肌肉瘤（包括葡萄簇状、间变性）
		腺泡状横纹肌肉瘤（包括实性、间变性）
		多形性横纹肌肉瘤
		梭形细胞/硬化性横纹肌肉瘤

知识点7：脉管肿瘤   副高：掌握   正高：掌握

脉管肿瘤见表1-10-7。

表1-10-7   脉管肿瘤

序号		项　　目
1	良性	血管瘤
		滑膜
		静脉性
		动静脉性/畸形
		肌内
		上皮样血管瘤
		血管瘤病
		淋巴管瘤
2	中间性（局部侵袭性）	卡波西样血管内皮瘤
3	中间性（偶见转移性）	网状血管内皮瘤
		淋巴管内乳头状内皮瘤
		复合性血管内皮瘤
		假肌源性（上皮样肉瘤样）血管内皮瘤
		卡波西肉瘤
4	恶性	上皮样血管内皮瘤
		软组织血管肉瘤

知识点8：软骨−骨肿瘤　　　　　　　　　　　　　　　　副高：掌握　正高：掌握

软骨−骨肿瘤见表1-10-8。

表1-10-8　软骨−骨肿瘤

序号	项　目
1	软组织软骨瘤，良性
2	骨外间叶性软骨肉瘤，恶性
3	骨外骨肉瘤，恶性

知识点9：胃肠道间质肿瘤　　　　　　　　　　　　　　　副高：掌握　正高：掌握

胃肠道间质肿瘤见表1-10-9。

表1-10-9　胃肠道间质肿瘤

序号	项　目
1	良性胃肠道间质瘤，良性
2	胃肠道间质瘤，恶性潜能未定，中间性
3	胃肠间质瘤，恶性

知识点10：神经鞘膜肿瘤　　　　　　　　　　　　　　　副高：掌握　正高：掌握

神经鞘膜肿瘤见表1-10-10。

表1-10-10　神经鞘膜肿瘤

序号		项　目
1	良性	神经鞘瘤（及其亚型）
		色素性神经鞘瘤
		神经纤维瘤（及其亚型）
		丛状神经纤维瘤
		神经束膜瘤
		颗粒细胞瘤
		皮肤神经鞘黏液瘤
		孤立性局限性神经瘤
		异位脑膜瘤
		鼻神经胶质异位
		良性蝾螈瘤
		混杂性神经鞘肿瘤

续 表

序号		项 目
2	恶性	恶性外周神经鞘膜瘤
		上皮样恶性外周神经鞘膜瘤
		恶性蝾螈瘤
		恶性颗粒细胞瘤
		外胚层间叶瘤

知识点11：不能确定分化的肿瘤　　　　　　　　　　　　副高：掌握　正高：掌握

不能确定分化的肿瘤见表1-10-11。

表1-10-11　不能确定分化的肿瘤

序号		项 目
1	良性	肢端纤维黏液瘤
		肌内黏液瘤（包括富于细胞性亚型）
		关节旁黏液瘤
		深部（"侵袭性"）血管黏液瘤
		多形性透明变性血管扩张性肿瘤
		异位错构瘤性胸腺瘤
2	中间性（局部侵袭性）	含铁血黄素沉着性纤维脂肪瘤性肿瘤
3	中间性（偶见转移性）	非典型性纤维黄色瘤
		血管瘤样纤维组织细胞瘤
		骨化性纤维黏液样肿瘤
		骨化性纤维黏液样肿瘤，恶性
		混合瘤，非特殊性
		混合瘤，非特殊性，恶性
		肌上皮瘤
		高磷酸盐尿性间叶组织肿瘤，良性
		高磷酸盐尿性间叶组织肿瘤，恶性

序号	项 目	
4	恶性	滑膜肉瘤，非特殊性
		滑膜肉瘤，梭形细胞型
		滑膜肉瘤，双相分化
		上皮样肉瘤
		腺泡状软组织肉瘤
		软组织透明细胞肉瘤
		骨外黏液样软骨肉瘤
		骨外尤因肉瘤
		促纤维组织增生性小圆细胞肿瘤
		肾外横纹样肿瘤
		恶性间叶瘤
		具有血管周上皮样细胞分化的肿瘤（PEComa）
		具有血管周上皮样细胞分化的肿瘤，非特殊类型，良性
		具有血管周上皮样细胞分化的肿瘤，非特殊类型，恶性
		血管内膜肉瘤

知识点12：未分化/不能分类的肉瘤　　　　　　　　副高：掌握　正高：掌握

未分化/不能分类的肉瘤见表1-10-12。

表1-10-12 未分化/不能分类的肉瘤

序号	项 目
1	未分化梭形细胞肉瘤，恶性
2	未分化多形性肉瘤，恶性
3	未分化圆形细胞肉瘤，恶性
4	未分化上皮样肉瘤，恶性
5	未分化肉瘤，非特殊性，恶性

第二节　造血和淋巴组织肿瘤WHO分类（2016）

知识点1：骨髓增殖性肿瘤　　　　　　　　　　　副高：掌握　正高：掌握

骨髓增殖性肿瘤见表1-10-13。

表1-10-13　骨髓增殖性肿瘤

序号		项　　目
1		慢性粒细胞白血病，BCR-ABL1阳性
2		慢性中性粒细胞白血病
3		真性红细胞增多症
4		原发性骨髓纤维化
5	恶性	原发性骨髓纤维化，纤维化前期或早期
6		原发性骨髓纤维化，纤维化期
7		特发性血小板增多症
8		慢性嗜酸性粒细胞性白血病，非特定类型
9		骨髓增殖性肿瘤，不能分类型

知识点2：伴嗜酸性粒细胞增多和基因重排髓系或淋系肿瘤　　副高：掌握　正高：掌握

伴嗜酸性粒细胞增多和基因重排髓系或淋系肿瘤见表1-10-14。

表1-10-14　伴嗜酸性粒细胞增多和基因重排髓系或淋系肿瘤

序号		项　　目
1		伴PDGFRA重排髓系或淋系肿瘤
2	恶性	伴PDGFRB重排髓系或淋系肿瘤
3		伴FGFR1重排髓系或淋系肿瘤
		伴PCM1-JAK2髓系或淋系肿瘤

知识点3：骨髓增生异常-骨髓增殖性肿瘤　　副高：掌握　正高：掌握

骨髓增生异常-骨髓增殖性肿瘤见表1-10-15。

表1-10-15　骨髓增生异常-骨髓增殖性肿瘤

序号		项　　目
1		慢性粒单核细胞白血病
2		不典型慢性髓系白血病，BCR-ABL1阴性
3	恶性	幼年型粒单细胞白血病
4		MDS-MPN伴环形铁粒幼细胞和血小板增多
5		骨髓增生异常-骨髓增殖性肿瘤，不能分类型

知识点4：伴胚系易感性髓系肿瘤　　　　　　　　　　副高：掌握　正高：掌握

伴胚系易感性髓系肿瘤见表1-10-16。

表1-10-16　伴胚系易感性髓系肿瘤

序号	项　　目
1	无先前疾病或器官功能障碍伴胚系易感性髓系肿瘤瘤
2	伴胚系CEBPA突变急性髓系白血病
3	伴胚系DDX41突变髓系肿瘤
4	先前有血小板疾病伴胚系易感性髓系肿瘤
5	伴胚系RUNX1突变髓系肿瘤
6	伴胚系ANKRD26突变髓系肿瘤
7	伴胚系ETV6突变髓系肿瘤
8	其他器官功能障碍伴胚系易感性髓系肿瘤
9	伴胚系GATA2突变髓系肿瘤
10	遗传性骨髓衰竭综合征和端粒生物学紊乱相关伴胚系易感性髓系肿瘤

知识点5：急性髓细胞白血病及相关前体细胞肿瘤　　　副高：掌握　正高：掌握

急性髓细胞白血病及相关前体细胞肿瘤见表1-10-17。

表1-10-17　急性髓细胞白血病及相关前体细胞肿瘤

序号		项　　目
1		AML伴重现性遗传学异常
2		AML伴t（8；21）（q22；q22.1）；RUNX1-RUNX1T1
3		AML伴inv（16）（p13.1q22）或t（16；16）（p13.1；q22）；CBFB-MYH11
4		APL伴PML-RARA
5		AML伴t（9；11）（p21.3；q23.3）；MLLT3-KMT2A
6	恶性	AML伴t（6；9）（p23；q34.1）；DEK-NUP214
7		AML伴inv（3）（q21.3q26.2）or t（3；3）（q21.3；q26.2）；GATA2，MECOM
8		AML（原始巨核细胞）伴t（1；22）（p13.3；q13.3）；RBM15-MKL1
9		AML伴BCR-ABL1
10		AML伴基因突变
11		AML伴突变的NPM1

续 表

序号		项 目
12		AML伴CEBPA等位基因突变，恶性
13		AML伴RUNX1突变，恶性
14		伴骨髓增生异常相关改变急性髓系白血病，恶性
15		治疗相关髓系肿瘤，恶性
16		AML，非特定类型（NOS），恶性
17		AML微分化型，恶性
18		AML不伴成熟型，恶性
19		AML伴成熟型，恶性
20	恶性	急性粒单细胞白血病，恶性
21		急性原始单核细胞/单核细胞白血病，恶性
22		纯红系细胞白血病，恶性
23		急性原始巨核细胞白血病，恶性
24		急性嗜碱粒细胞白血病，恶性
25		急性全髓增殖伴骨髓纤维化，恶性
26		髓系肉瘤，恶性
27		唐氏综合征相关髓系增殖，中间性
28		唐氏综合征相关暂时性髓系造血异常，中间性
29		唐氏综合征相关髓系白血病，恶性

知识点6：前体淋系肿瘤   副高：掌握 正高：掌握

前体淋系肿瘤见表1-10-18。

表1-10-18 前体淋系肿瘤

序号		项 目
1		B-ALL/LBL，非特定类型（NOS）
2		B-ALL/LBL伴重现性遗传学异常
3		B-ALL/LBL伴t（9；22）（q34；q11.2）；BCR-ABL1
4		B-ALL/LBL伴t（v；11q23.3）；KMT2A重排
5	恶性	B-ALL/LBL伴t（12；21）（p13.2；q22）；ETV6-RUNX1
6		B-ALL/LBL伴超二倍体
7		B-ALL/LBL伴亚二倍体
8		B-ALL/LBL伴t（5；14）（q31.1；q32）；IGH/IL3

序号	项　　目	
9	恶性	B-ALL/LBL 伴 t（1；19）（q23；p13.3）；TCF3-PBX1
10		B-ALL/LBL 伴 BCR-ABL1 样
11		B-ALL/LBL 伴 iAMP21
12		原始 T 淋巴细胞白血病/淋巴瘤
13		早 T 前体原始淋巴细胞白血病
14		原始 NK 淋巴细胞白血病/淋巴瘤

知识点7：成熟B细胞肿瘤　　　　　　　　　　　　　　　副高：掌握　正高：掌握

成熟B细胞肿瘤见表1-10-19。

表1-10-19　成熟B细胞肿瘤

序号	项　　目
1	慢性淋巴细胞性白血病/小淋巴细胞淋巴瘤，恶性
2	单克隆B细胞淋巴细胞增多症，中间性
3	B幼淋巴细胞白血病，恶性
4	脾边缘区淋巴瘤，恶性
5	毛细胞白血病，恶性
6	脾B细胞淋巴瘤/白血病，不能分类型，恶性
7	脾弥漫性红髓小B细胞淋巴瘤，恶性
8	毛细胞白血病变异型，恶性
9	淋巴浆细胞淋巴瘤
10	Waldenstrom巨球蛋白血症，恶性
11	IgM型意义未明单克隆丙种球蛋白病，中间性
12	μ重链病，恶性
13	γ重链病，恶性
14	a重链病，恶性
15	非IgM型意义未明单克隆丙种球蛋白病，中间性
16	浆细胞骨髓瘤，恶性
17	浆细胞骨髓瘤变异型
18	冒烟（无症状）性浆细胞骨髓瘤
19	不分泌型骨髓瘤
20	浆细胞白血病

续　表

序号	项　　目
21	浆细胞瘤
22	骨孤立性浆细胞瘤，恶性
23	骨外浆细胞瘤，恶性
24	单克隆免疫球蛋白沉积病
25	原发性淀粉样变性，中间性
26	轻链和重链沉积病，中间性
27	浆细胞肿瘤伴副肿瘤综合征
28	POEMS综合征
29	TEMPI综合征
30	黏膜相关淋巴组织结外边缘区淋巴瘤（MALT淋巴瘤），恶性
31	结内边缘区淋巴瘤，恶性
32	儿童结内边缘区淋巴瘤，恶性
33	滤泡淋巴瘤，恶性
34	原位滤泡肿瘤，中间性
35	十二指肠型滤泡淋巴瘤，恶性
36	小儿型滤泡淋巴瘤
37	大B细胞淋巴瘤伴IRF4重排，恶性
38	伴IRF4重排弥漫性大B淋巴瘤，恶性
39	原发性皮肤滤泡中心淋巴瘤，恶性
40	套细胞淋巴瘤，恶性
41	白血病性非淋巴结套细胞淋巴瘤
42	原位套细胞肿瘤，中间性
43	弥漫性大B细胞淋巴瘤（DLBCL），NOS，恶性
44	富T细胞/组织细胞大B细胞淋巴瘤，恶性
45	原发性中枢神经系统DLBCL，恶性
46	原发性皮肤DLBCL，腿型，恶性
47	EBV阳性DLBCL，NOS，恶性
48	EBV阳性黏膜皮肤溃疡，中间性
49	慢性炎症相关DLBCL，恶性
50	纤维蛋白相关DLBCL
51	淋巴瘤样肉芽肿病
52	原发性纵隔（胸腺）大B细胞淋巴瘤，恶性
53	血管内大B细胞淋巴瘤，恶性

序号	项 目
54	ALK阳性大B细胞淋巴瘤，恶性
55	浆母细胞淋巴瘤，恶性
56	原发性渗出性淋巴瘤，恶性
57	HHV8相关淋巴增殖性疾病
58	多中心性Castleman病
59	HHV8阳性DLBCL，NOS，恶性
60	HHV8阳性亲生发中心淋巴增殖性疾病，中间性
61	Burkitt淋巴瘤，恶性
62	Burkitt样淋巴瘤伴11q异常，恶性
63	高级别B细胞淋巴瘤（HGBL）
64	HGBL，伴MYC和BCL2和/或BCL6重排，恶性
65	HGBL，NOS，恶性
66	B细胞淋巴瘤，不能分类型，特征介于DLBCL和经典霍奇金淋巴瘤之间，恶性

知识点8：成熟T和NK细胞淋巴瘤　　　　　　　　　　副高：掌握　　正高：掌握

成熟T和NK细胞淋巴瘤见表1-10-20。

表1-10-20　成熟T和NK细胞淋巴瘤

序号	项 目
1	T幼淋巴细胞白血病，恶性
2	T大颗粒淋巴细胞白血病，恶性
3	慢性NK细胞淋巴增殖性疾病，恶性
4	侵袭性NK细胞白血病，恶性
5	儿童EBV阳性T细胞和NK细胞淋巴增殖性疾病
6	儿童系统性EBV阳性T细胞淋巴瘤，恶性
7	T细胞和NK细胞型慢性活动性EBV感染，系统型
8	种痘水疱病样淋巴增殖性疾病，中间性
9	成人T细胞白血病/淋巴瘤，恶性
10	结外NK/T细胞淋巴瘤，鼻型，恶性
11	肠道T细胞淋巴瘤
12	肠病相关T细胞淋巴瘤，恶性
13	单形性亲上皮性肠道T细胞淋巴瘤，恶性

续　表

序号	项　目
14	肠道T细胞淋巴瘤，NOS，恶性
15	胃肠道惰性T细胞淋巴增殖性疾病，中间性
16	肝脾T细胞淋巴瘤，恶性
17	皮下脂膜炎样T细胞淋巴瘤，恶性
18	蕈样肉芽肿，恶性
19	Sezary综合征，恶性
20	原发性皮肤CD30阳性T细胞淋巴增生性疾病
21	淋巴瘤样丘疹病，中间性
22	原发性皮肤间变性大细胞淋巴瘤，恶性
23	原发性皮肤外周T细胞淋巴瘤，罕见亚型，恶性
24	原发性皮肤gamma delta T细胞淋巴瘤，恶性
25	原发性皮肤CD8阳性侵袭性亲表皮细胞毒性T细胞淋巴瘤，恶性
26	原发性皮肤肢端CD8阳性T细胞淋巴瘤，恶性
27	原发性皮肤CD4小/中等大小T细胞淋巴增殖性疾病，恶性
28	外周T细胞淋巴瘤，NOS，恶性
29	血管免疫母细胞T细胞淋巴瘤和其他T滤泡辅助（TFH）细胞来源的淋巴结淋巴瘤
30	血管免疫母细胞T细胞淋巴瘤，恶性
31	滤泡T细胞淋巴瘤，恶性
32	结内外周T细胞淋巴瘤伴TFH型，恶性
33	间变性大细胞淋巴瘤，ALK阳性，恶性
34	间变性大细胞淋巴瘤，ALK阴性，恶性
35	乳房植入物相关间变性大细胞淋巴瘤，恶性

知识点9：霍奇金淋巴瘤　　　　　　　　　　　　副高：掌握　正高：掌握

霍奇金淋巴瘤见表1-10-21。

表1-10-21　霍奇金淋巴瘤

序号	项　目	
1		结节性淋巴细胞为主型霍奇金淋巴瘤
2		经典型霍奇金淋巴瘤
3	恶性	结节硬化型经典霍奇金淋巴瘤
4		混合细胞型经典霍奇金淋巴瘤
5		富淋巴细胞型经典霍奇金淋巴瘤
6		淋巴细胞消减型经典霍奇金淋巴瘤

知识点10：免疫缺陷相关淋巴增殖性疾病　　　　　　　　副高：掌握　正高：掌握

免疫缺陷相关淋巴增殖性疾病见表1-10-22。

表1-10-22　免疫缺陷相关淋巴增殖性疾病

序号	项　目
1	原发性免疫疾病相关淋巴增殖性疾病
2	HIV感染相关淋巴瘤
3	移植后淋巴增殖性疾病（PTLD）
4	非破坏性PTLD
5	多形性PTLD，中间性
6	单形性PTLD（B和T/NK细胞类型）
7	单形性B细胞PTLD
8	单形性T/NK细胞PTLD
9	经典霍奇金淋巴瘤PTLD，恶性
10	其他医源性免疫缺陷相关淋巴增殖性疾病，恶性

知识点11：组织细胞和树突状细胞肿瘤　　　　　　　　　副高：掌握　正高：掌握

组织细胞和树突状细胞肿瘤见表1-10-23。

表1-10-23　组织细胞和树突状细胞肿瘤

序号	项　目
1	组织细胞肉瘤
2	朗格汉斯细胞来源的肿瘤
3	朗格汉斯细胞组织细胞增生症
4	朗格汉斯细胞肉瘤
5	不确定的树突细胞肿瘤
6	指状树突细胞肉瘤，恶性
7	滤泡树突细胞肉瘤，恶性
8	炎性假瘤样滤泡/成纤维细胞树突细胞肉瘤
9	成纤维细胞网状细胞瘤
10	播散性幼年黄色肉芽肿
11	Erdheim-Chester病，恶性

第三节 皮肤肿瘤组织学WHO分类（2018）

上皮细胞/表皮肿瘤见表1-10-24。

表1-10-24　上皮细胞/表皮肿瘤

序号	项　目	
1	癌	基底细胞癌，非特指型　8090/3 　结节型基底细胞癌　8097/3 　表浅型基底细胞癌　8091/3 　微结节型基底细胞癌　8097/3 　浸润型基底细胞癌　8092/3 　硬化型/多形性基底细胞癌　8092/3 　鳞状细胞基底细胞癌　8094/3 　色素性基底细胞癌　8090/3 　基底细胞癌伴肉瘤样分化　8092/3 　基底细胞癌伴肾上腺分化　8090/3 　纤维上皮型基底细胞癌　8093/3 鳞状细胞癌，非特指型　8070/3 　角化棘皮瘤　8071/3* 　棘层松解型鳞状细胞癌　8075/3 　梭形细胞型鳞状细胞癌　8074/3 　疣状鳞状细胞癌　8051/3 　腺鳞癌　8560/3 　透明细胞型鳞状细胞癌　8084/3 　其他（非常见）亚型 　鳞状细胞癌伴肉瘤样分化　8074/3 　淋巴上皮瘤样鳞状细胞癌　8082/3 　假血管型鳞状细胞癌　8074/3 　破骨细胞样大细胞鳞状细胞癌　8035/3 原位鳞状细胞癌（鲍温病）　8070/2 Merkle细胞癌　8247/3
2	癌前病变 和良性病 变	癌前角化病 　日光性角化病　8070/0* 　砷性角化病　8070/0* 　PUVA角化病　8070/0*
3	疣	寻常疣 跖疣 扁平疣
4	良性棘皮 瘤/角化病	脂溢性角化病　8052/0 日光性雀斑　8052/0 扁平苔藓样角化病　8052/0 透明细胞棘皮瘤　8084/0* 大细胞棘皮瘤　8072/0* 疣状角化不良瘤　8054/0* 其他良性角化病　8052/0

注：生物行为学编码：良性肿瘤为/0，非特异性的、交界性的或未确定生物学行为的为/1，原位癌及上皮内瘤变Ⅲ为/2，恶性为/3，转移性的为/6。*标记的是得到了国际癌症研究所/WHO委员会认证的ICO-O新编码。以下均同此含义。

知识点2：黑色素细胞肿瘤　　　　　　　　　　　　　副高：掌握　正高：掌握

黑色素细胞肿瘤见表1-10-25。

表1-10-25　黑色素细胞肿瘤

项　目
间歇性日光损伤型黑色素细胞肿瘤
低级别慢性日光损伤型黑色素瘤（浅表扩散性黑色素瘤）　8743/3
蓝斑痣样黑色素细胞痣　8742/0*
交界痣　8740/0
复合痣　8760/0
皮肤痣　8750/0
发育不良痣　8727/0
斑痣　8720/0
特殊部位痣（乳腺、腋窝、头皮和耳）
晕痣　8723/0
梅尔森痣　8720/0
复发性痣
深部穿通性痣　8720/0
色素性上皮样黑色素细胞肿瘤　8780/1*
联合痣，包括联合BAP-1非激活性痣/黑色素细胞肿瘤　8720/0
慢性日光损伤型黑色素细胞肿瘤
恶性雀斑样痣黑色素瘤　8742/3
结缔组织增生性黑色素瘤　8745/3
Spitz肿瘤
恶性Spitz肿瘤（Spitz黑色素瘤）　8770/3
Spitz痣　8770/0
色素性梭形细胞痣（Reed痣）　8770/0
肢端皮肤黑色素细胞肿瘤
肢端皮肤黑色素瘤　8744/3
肢端皮肤痣　8744/0*
生殖器和黏膜黑色素细胞肿瘤
黏膜黑色素瘤（生殖器、口腔、鼻腔、鼻窦）　8720/3
黏膜色斑黑色素瘤　8746/3
黏膜结节型黑色素瘤　8721/3
生殖器痣黑色素瘤　8720/0
发生于蓝痣的黑色素瘤　8780/3
蓝痣，非特指型　8780/0
细胞性蓝痣　8790/0
蒙古斑
伊藤痣
太田痣

续 表

项　目
发生于交界痣的黑色素细胞肿瘤
发生于巨大交界痣的黑色素瘤　8761/3
交界性黑色素细胞痣　8761/0*
发生于交界性黑色素细胞痣的增生性结节　8762/1
眼部黑色素细胞肿瘤
葡萄膜黑色素瘤
上皮样细胞黑色素瘤　8771/3
梭形细胞黑色素瘤，A型　8773/3
梭形细胞黑色素瘤，B型　8774/3
交界性黑色素瘤
黑色素瘤，非特指型　8720/3
非典型交界性原发获得性黑色素瘤/原位黑色素瘤　8720/2
交界性痣　8720/0
结节型，痣样和转移性黑色素瘤
结节型黑色素瘤　8721/3
痣样黑色素瘤　8720/3
转移性黑色素瘤　8720/6

知识点3：附属器肿瘤　　　　　　　　　　副高：掌握　正高：掌握

附属器肿瘤见表1-10-26。

表1-10-26　附属器肿瘤

序号		项　目
1	伴大汗腺和小汗腺分化的恶性肿瘤	附属器腺癌，非特指型　8390/3 微囊性附属器癌　8407/3 汗孔癌　8409/3* 原位汗孔癌　8409/2 来源于螺旋腺瘤、圆柱瘤、螺旋腺圆柱瘤的恶性肿瘤　8403/3 恶性混合瘤　8940/3 汗腺癌　8402/3 黏液癌　8480/3 产生神经内分泌黏蛋白的汗腺腺癌　8509/3 指/趾乳头状癌　8408/3 腺样囊性癌　8200/3 大汗腺癌　8401/3 鳞状上皮小汗腺导管癌　8560/3 乳头状汗管囊腺癌　8406/3* 分泌性癌　8502/3 筛状癌　8201/3 印戒细胞/组织细胞样癌　8490/3

序号		项　　目
2	伴大汗腺和小汗腺分化的良性肿瘤	汗囊瘤　8404/0 汗管瘤　8407/0 汗孔瘤　8409/0 汗管纤维瘤　8392/0 汗腺瘤　8402/0 螺旋腺瘤　8403/0 圆柱瘤　8200/0 管状腺瘤　8211/0 管状乳头状腺瘤　8406/0 混合瘤　8940/0 肌上皮瘤　8932/0
3	伴毛囊分化的恶性肿瘤	毛母质癌　8110/3 增生性外毛根鞘肿瘤　8103/1* 毛母细胞癌/癌肉瘤　8100/3* 外毛根鞘癌　8102/3
4	伴毛囊分化的良性肿瘤	毛母细胞瘤　8100/0 毛母质瘤　8110/0 外毛根鞘瘤　8102/0 毛囊瘤　8101/0 毛鞘棘皮瘤　8104/0* 毛囊漏斗部肿瘤　8104/0* 黑素细胞基质瘤　8110/0 梭形细胞为主的毛盘瘤　8391/0
5	伴皮脂腺分化的肿瘤	皮脂腺癌　8410/3 皮脂腺腺瘤　8410/0 皮脂瘤　8410/0
6	特定部位肿瘤	乳腺Paget病　8540/3 乳腺外Paget病　8542/3 肛门生殖器部乳腺样的腺癌　8500/3 乳头状汗腺瘤　8405/0 肛门生殖器部乳腺样腺的纤维腺瘤　9010/0 肛门生殖器部乳腺样腺的叶状肿瘤　9020/0

知识点4：皮肤淋巴造血组织肿瘤　　　　　　　　　　副高：掌握　　正高：掌握

皮肤淋巴造血组织肿瘤见表1-10-27。

表1-10-27　WHO IEORTC皮肤淋巴造血组织肿瘤分类

项　目

蕈样霉菌病　9700/3

亲毛囊型蕈样霉菌病　9700/3

芽肿性皮肤松弛症　9700/3

Paget网状细胞增生症　9700/3

Sezary综合征　9701/3

CD30阳性T细胞淋巴增生性疾病

　淋巴瘤样丘疹病　9718/1

　皮肤原发大细胞间变淋巴瘤　9718/3

　成人T细胞淋巴瘤/白血病　9827/3

　皮下脂膜炎样T细胞淋巴瘤　9708/3

慢性活动性EBV感染皮肤表现

　种痘样水疱病样淋巴细胞增生性疾病　9725/1

　结外NK/T细胞淋巴瘤，鼻型　9719/3

皮肤原发外周T细胞淋巴瘤，少见亚型

　皮肤原发γ/δ阳性T细胞淋巴瘤　9726/3

　皮肤原发侵袭性亲表皮CD8阳性细胞毒性T细胞淋巴瘤　9709/3

　皮肤原发肢端CD8阳性T细胞淋巴瘤　9709/3

　皮肤原发CD4阳性T细胞淋巴细胞增生性疾病　9709/1

（继发性）皮肤相关性T细胞淋巴瘤/白血病

　系统性间变性大细胞淋巴瘤，ALK阳性　9714/3

　系统性间变性大细胞淋巴瘤，ALK阴性　9715/3

　血管免疫母细胞性T细胞淋巴瘤　9705/3

　T幼淋巴细胞白血病　9834/3

　皮肤原发边缘区（MALT）淋巴瘤　9699/3

　皮肤原发滤泡中心淋巴瘤　9597/3

　皮肤原发弥漫大B细胞淋巴瘤，腿型　9680/3

　血管内大B细胞淋巴瘤　9712/3

　EBV阳性皮肤黏膜溃疡　9680/1

淋巴瘤样肉芽肿病

　1~2级　9766/1

　3级　9766/3

皮肤相关性原发结外皮肤B细胞淋巴瘤/白血病

　套细胞淋巴瘤　9673/3

　Burkitt淋巴瘤　9687/3

　慢性淋巴细胞性白血病/小淋巴细胞淋巴瘤　9823/3

T/B淋巴母细胞白血病/淋巴瘤

　T淋巴母细胞白血病/淋巴瘤　9837/3

　B淋巴母细胞白血病/淋巴瘤　9811/3

急性浆细胞样树突状细胞肿瘤　9727/3

皮肤相关性髓系白血病　9930/3

皮肤肥大细胞增多症　9740/1

　肥大细胞肉瘤　9740/3

　静止性系统性肥大细胞增多症　9741/1

　侵袭性系统性肥大细胞增生症　9741/3

　血液肿瘤系统性肥大细胞增生症　9742/3

项　目
组织细胞和树突状细胞肿瘤
Langerhans 细胞组织细胞增生症　9751/1
Indeterminate 细胞组织细胞增生症/Indeterminate 树突状细胞肿瘤　9757/3
Rosai-Dorfman病
幼年黄色肉芽肿
Erdhelm-Chester病　9749/3
网织红细胞增生症　8831/0

> **知识点5：软组织和神经肿瘤**　　　　　　　　　*副高：掌握　正高：掌握*

软组织和神经肿瘤见表1-10-28。

表1-10-28　软组织和神经肿瘤

项　目
脂肪细胞肿瘤
非典型性脂肪性肿瘤　8850/1
去分化脂肪肉瘤　8858/3
多形性脂肪肉瘤　8854/3
脂肪瘤　8850/0
梭形细胞/多形性脂肪瘤　8857/0
血管脂肪瘤　8861/0
浅表脂肪瘤样痣
成纤维细胞，肌成纤维细胞和纤维组织细胞肿瘤
黏液样炎性肌成纤维细胞肉瘤　8811/1
隆凸性皮肤纤维肉瘤　8832/1
巨细胞成纤维细胞瘤　8834/1
Bednar瘤　8833/1
隆突性纤维肉瘤性皮肤纤维肉瘤　8832/3
丛状纤维组织肿瘤　8835/1
浅表纤维瘤病　8813/1
皮肤纤维瘤（纤维组织细胞瘤）　8832/0
上皮样纤维组织细胞瘤　8830/0

续 表

项 目

纤维瘤

  腱鞘纤维瘤 8813/0

  钙化性腱膜纤维瘤 8816/0

  硬化性纤维瘤 8823/0*

  项型纤维瘤 8810/0

  Gardner 纤维瘤 8810/0

  多形性纤维瘤 8832/0

  弹力纤维瘤 8820/0

  胶原性纤维瘤 8810/0

  浅表肢端纤维黏液瘤 8811/0

  皮肤黏液瘤 8840/0

  皮肤肌纤维瘤 8824/0

  肌纤维瘤 8424/0

  肌纤维瘤病 8424/1

  斑块状 CD34 阳性皮肤纤维瘤 8810/0

  结节性筋膜炎 8828/0

平滑肌肿瘤

  皮肤平滑肌瘤 8890/0

  皮肤平滑肌肉瘤（非典型平滑肌肿瘤） 8897/1

周细胞肿瘤

  血管球瘤 8711/0

  球形细胞静脉畸形（血管球肌瘤） 8713/0

  恶性潜能未知的血管球瘤 8711/1*

  恶性血管球瘤 8711/3

  肌周细胞瘤 8824/0

  血管平滑肌瘤 8894/0

脉管肿瘤

  皮肤血管肉瘤 9120/3

血管内皮瘤

  组合性血管内皮瘤 9136/1

  Kaposi（卡波西）样血管内皮瘤 9130/1

  假肌源性血管内皮瘤 9138/1

  网状血管内皮瘤 9136/1

  上皮样血管内皮瘤 9133/3

Kaposi 肉瘤（卡波西肉瘤） 9140/3

非典型血管病变 9126/0*

皮肤上皮样血管瘤结节 9125/0

项　目

血管瘤
 櫻桃状血管瘤　9120/0
 窦状血管瘤　9120/0
 微静脉血管瘤　9120/0
 鞋钉样血管瘤　9120/0
 肾小球样血管瘤　9120/0
 梭形细胞血管瘤　9120/0
 上皮样血管瘤　9125/0
 丛状血管瘤　9161/0
 血管角化瘤　9141/0
 婴儿血管瘤　9131/0
 快速消退型先天性血管瘤　9131/0
 不消退型先天性血管瘤　9131/0
 毛细血管瘤　9131/0
 疣状静脉畸形　9142/0
 动脉畸形　9123/0
淋巴管瘤（浅表淋巴管畸形）　9170/0

神经肿瘤
 神经纤维瘤　9540/0
 孤立性局限性神经瘤　9570/0
 皮肤神经鞘黏液瘤　9562/0
 神经束膜瘤　9571/0
 恶性神经束膜瘤　9571/3
 颗粒细胞肿瘤　9580/0
 恶性颗粒细胞肿瘤　9580/3
 神经鞘瘤　9560/0
 恶性周边神经腱鞘瘤　9540/3
 上皮样恶性周边神经腱鞘瘤　9542/3
 恶性蝾螈瘤　9561/3

不能确定分化的肿瘤
 非典型纤维黄色瘤　8830/1
 多形性皮肤肉瘤　8802/3
 黏液纤维肉瘤　8811/3
 上皮样肉瘤　8804/3
 皮肤透明细胞肉瘤　9044/3
 尤文肉瘤　9364/3
 原始非神经源性颗粒细胞瘤　8990/1
 富于细胞神经鞘黏液瘤　9562/0

第四节 头颈部肿瘤WHO分类（2017）

知识点1：鼻腔、鼻窦及颅底肿瘤 副高：掌握 正高：掌握

鼻腔、鼻窦及颅底肿瘤见表1-10-29。

表1-10-29 鼻腔、鼻窦及颅底肿瘤

序号		项 目
1	癌	鳞状细胞癌 　角化型鳞状细胞癌 　非角化型鳞状细胞癌 　梭形鳞状细胞癌 　淋巴上皮样癌 　鼻腔鼻窦未分化癌
		NUT癌
		神经内分泌癌 　小细胞神经内分泌癌 　大细胞神经内分泌癌
		腺癌 　肠型腺癌 　非肠型腺癌
		畸胎癌内瘤
		鼻窦乳头状瘤 　鼻窦乳头状瘤，内翻型 　鼻窦乳头状瘤，嗜酸细胞型 　鼻窦乳头状瘤，外生型
		呼吸性上皮病变 　呼吸性上皮腺瘤样错构瘤 　浆黏液性错构瘤
		唾液腺型肿瘤 　多形性腺瘤
2	恶性软组织肿瘤	纤维肉瘤
		未分化多形性肉瘤
		平滑肌肉瘤
		横纹肌肉瘤，NOS 　胚胎性横纹肌肉瘤 　腺泡状横纹肌肉瘤 　多形性横纹肌肉瘤，成人型 　梭形细胞横纹肌肉瘤

续　表

序号	项　目	
2	恶性软组织肿瘤	血管肉瘤
		恶性外周神经鞘膜瘤（MPNST）
		双表型鼻窦癌
		滑膜肉瘤
3	交界性/低度恶性软组织肿瘤	韧带样型纤维瘤病 鼻腔鼻窦血管球周细胞瘤 孤立性纤维性肿瘤 上皮样血管内皮细胞瘤
4	良性软组织肿瘤	平滑肌瘤
		血管瘤
		神经鞘瘤
		神经纤维瘤
5	其他肿瘤	脑膜瘤
		鼻腔成釉细胞瘤
		软骨间叶性错构瘤
6	淋巴造血系统肿瘤	结外NK/T细胞淋巴瘤
		骨外浆细胞瘤
7	神经外胚叶/黑色素细胞性肿瘤	尤因肉瘤/外周原始神经外胚层瘤（Ewing肉瘤/PNET）
		嗅神经母细胞瘤
		黏膜黑色素瘤

知识点2：鼻咽肿瘤　　　　　　　　　　　　　　　　　副高：掌握　正高：掌握

鼻咽肿瘤见表1-10-30。

表1-10-30　鼻咽肿瘤

序号	项　目	
1	癌	鼻咽癌 　非角化性鳞状细胞癌 　角化性鳞状细胞癌 　基底细胞样鳞状细胞癌 　鼻咽部乳头状腺癌
2	唾液腺型肿瘤	腺样囊性癌
		唾液腺原基瘤

续 表

序号	项 目	
3	良性和交界性病变	毛状息肉
		异位垂体腺瘤
		颅咽管瘤
4	软组织肿瘤	鼻咽血管纤维瘤
5	淋巴造血系统肿瘤	弥漫性大B细胞淋巴瘤
		骨外浆细胞瘤
		骨髓外髓系肉瘤
6	脊索样肿瘤	脊索瘤

知识点3：下咽部、喉、气管及咽旁间隙肿瘤　　　　　　　　　副高：掌握　正高：掌握

下咽部、喉、气管及咽旁间隙肿瘤见表1-10-31。

表1-10-31　下咽部、喉、气管及咽旁间隙肿瘤

序号	项 目	
1	恶性表面上皮性肿瘤	普通型鳞状细胞癌
		疣状癌
		基底样鳞状细胞癌
		乳头状鳞状细胞癌
		梭形细胞鳞状细胞癌
		腺鳞癌
		淋巴上皮样癌
2	前驱病变	异型增生 　异型增生，低级别 　异型增生，高级别
		鳞状细胞乳头状瘤
		鳞状细胞乳头状瘤病
3	神经内分泌肿瘤	高分化神经内分泌癌
		中分化神经内分泌癌
		低分化神经内分泌癌 　小细胞神经内分泌癌 　大细胞神经内分泌癌

续　表

序号	项　目	
4	唾液腺型肿瘤	腺样囊性癌
		多形性腺癌
		嗜酸细胞乳头状囊腺瘤
5	软组织肿瘤	颗粒细胞瘤
		脂肪肉瘤
		炎性肌成纤维细胞肿瘤
6	软骨源性肿瘤	软骨瘤
		软骨肉瘤 　软骨肉瘤，1级 　软骨肉瘤，2~3级
7	淋巴造血系统肿瘤	

知识点4：口腔与可移动舌部肿瘤　　　　　　副高：掌握　正高：掌握

口腔与可移动舌部肿瘤见表1-10-32。

表1-10-32　口腔与可移动舌部肿瘤

序号	项　目	
1	上皮性肿瘤和病变	鳞状细胞癌
		口腔上皮异型增生 　低级别 　高级别
		增生性疣状白斑
2	乳头状瘤	鳞状细胞乳头状瘤
		尖锐湿疣
		寻常疣
		多灶性上皮异型增生
3	组织发生未定肿瘤	先天性颗粒细胞牙龈瘤
		间叶性软骨黏液样肿瘤
4	软组织和神经源性肿瘤	颗粒细胞瘤
		横纹肌瘤
		淋巴管瘤
		血管瘤
		神经鞘瘤

续　表

序号		项　目
4	软组织和神经源性肿瘤	神经纤维瘤
		Kaposi 肉瘤（卡波西肉瘤）
		肌纤维母细胞肉瘤
		口腔黏膜黑色素瘤
5	唾液腺型肿瘤	黏液表皮样癌
		多形性腺瘤
6	淋巴造血系统肿瘤	CD30$^+$T 淋巴细胞增生性疾病
		浆母细胞性淋巴瘤
		朗格汉斯细胞组织细胞增生症
		骨髓外髓系肉瘤

知识点5：口咽（舌基底部、扁桃体及腺样体）肿瘤　　　　副高：掌握　正高：掌握

口咽（舌基底部、扁桃体及腺样体）肿瘤见表1-10-33。

表1-10-33　口咽（舌基底部、扁桃体及腺样体）肿瘤

序号		项　目
1	鳞状细胞癌	鳞状细胞癌，HPV 阳性
		鳞状细胞癌，HPV 阴性
2	唾液腺型肿瘤	多形性腺瘤
		腺样囊性癌
		多形性腺癌
3	淋巴造血系统肿瘤	霍奇金淋巴瘤，结节性淋巴细胞为主型
		经典型霍奇金淋巴瘤
		结节硬化性经典霍奇金淋巴瘤
		混合细胞性经典霍奇金淋巴瘤
		富于淋巴细胞性经典型霍奇金淋巴瘤
		淋巴细胞削减性经典型霍奇金淋巴瘤
		Burkitt 淋巴瘤（伯基特淋巴瘤）
		滤泡性淋巴瘤
		套细胞淋巴瘤
		T 淋巴母细胞白血病/淋巴瘤
		滤泡树突状细胞肉瘤

知识点6：颈部及淋巴结肿瘤与瘤样病变　　　　　　　　副高：掌握　　正高：掌握

颈部及淋巴结肿瘤与瘤样病变见表1-10-34。

表1-10-34 颈部及淋巴结肿瘤与瘤样病变

序号	项 目	
1	起源未知肿瘤	原发灶未知的癌　Merkel细胞癌（麦克尔细胞癌）
		异位相关性癌
2	淋巴造血系统肿瘤	
3	囊肿及囊肿样病变	鳃裂囊肿
		甲状舌管囊肿
		舌下囊肿
		皮样或畸胎瘤样囊肿

知识点7：唾液腺肿瘤　　　　　　　　　　　　　　　　副高：掌握　　正高：掌握

唾液腺肿瘤见表1-10-35。

表1-10-35 唾液腺肿瘤

序号	项 目	
1	恶性肿瘤	黏液表皮样癌
		腺样囊性癌
		腺泡细胞癌
		多形性腺癌
		透明细胞癌
		基底细胞腺癌
		导管内癌
		腺癌，NOS
		涎腺导管癌
		肌上皮癌
		上皮-肌上皮癌
		癌在多形性腺瘤中
		分泌性癌
		皮脂腺癌
		癌肉瘤

续 表

序号	项 目	
1	恶性肿瘤	低分化癌 　未分化癌 　　大细胞神经内分泌癌 　　小细胞神经内分泌癌
		淋巴上皮样癌
		鳞状细胞癌
		嗜酸细胞癌
2	恶性潜能未定	涎腺母细胞瘤（成涎细胞瘤）
3	良性肿瘤	多形性腺瘤
		肌上皮瘤
		基底细胞腺瘤
		Warthin瘤（沃辛瘤）
		嗜酸细胞瘤
		淋巴腺瘤
		囊腺瘤
		乳头状涎腺瘤
		导管乳头状瘤
		皮脂腺瘤
		管状腺瘤及其他导管腺瘤
4	非肿瘤性上皮病变	硬化性多囊性腺病
		结节性嗜酸细胞增生
		淋巴上皮样涎腺炎
		闰管增生
5	软组织良性病变	血管瘤
		脂肪瘤/涎腺脂肪瘤
		结节性筋膜炎
6	淋巴造血系统肿瘤	结外边缘区淋巴组织黏膜相关淋巴瘤（MALT淋巴瘤）

知识点8：牙源性与颌面部骨肿瘤　　　　　　　　　　副高：掌握　　正高：掌握

牙源性与颌面部骨肿瘤见表1-10-36。

表1-10-36　牙源性与颌面部骨肿瘤

序号		项　目
1	牙源性癌	成釉细胞癌
		骨内原发性癌，NOS
		牙源性硬化性癌
		牙源性透明细胞癌
		牙源性影细胞癌
		牙源性癌肉瘤
		牙源性肉瘤
2	良性牙源性上皮肿瘤	成釉细胞瘤 　成釉细胞瘤，单囊型 　成釉细胞瘤，骨外型/外周型 　转移性成釉细胞瘤
		牙源性鳞状上皮肿瘤 　牙源性钙化上皮瘤 　牙源性腺样瘤
		良性牙源性混合性上皮－间叶肿瘤 　成釉纤维瘤 　牙源性始基瘤 　牙瘤 　　牙瘤，复合型 　　牙瘤，混合型 　牙本质生成性影细胞瘤
		良性牙源性混合性上皮－间叶肿瘤 　成牙纤维瘤 　牙源性黏液瘤/牙源性黏液纤维瘤 　成牙骨质细胞瘤 　牙骨质骨化性纤维瘤
3	炎症起源牙源性囊肿	根尖囊肿
		炎症性根侧囊肿
4	牙源性与非牙源性发育囊肿	含牙囊肿
		牙源性角化囊肿
		侧牙周囊肿和葡萄状牙源性囊肿
		牙龈囊肿
		牙源性腺性囊肿
		钙化性牙源性囊肿
		正角化牙源性囊肿
		鼻腭管囊肿

续　表

序号	项　目	
5	颌面部骨和软骨恶性肿瘤	软骨肉瘤 　软骨肉瘤，1级 　软骨肉瘤，2/3级
		间叶性软骨肉瘤
		骨肉瘤 　骨肉瘤，NOS 　低级别中央型骨肉瘤 　软骨母细胞性骨肉瘤
		骨旁骨肉瘤
		骨膜骨肉瘤
6	颌面部骨和软骨良性肿瘤	软骨瘤
		骨瘤
		婴幼儿黑色素性神经外胚瘤
		软骨母细胞瘤
		软骨黏液样纤维瘤
		骨样骨瘤
		骨母细胞瘤
		促结缔组织增生性纤维瘤
7	纤维–骨性及骨软骨瘤样病变	骨化性纤维瘤
		家族性巨大牙骨质瘤
		纤维结构不良
		牙骨质发育不良
		骨软骨瘤
8	巨细胞病变及单纯性骨囊肿	中央型巨细胞肉芽肿
		外周型巨细胞肉芽肿
		家族性巨颌症
		动脉瘤样骨囊肿
		单纯性骨囊肿
9	淋巴造血系统肿瘤	骨的孤立性浆细胞瘤

知识点9：耳部肿瘤　　　　　　　　　　　　　　　副高：掌握　正高：掌握

耳部肿瘤见表1-10-37。

表1-10-37　耳部肿瘤

序号		项　目
1	外耳道肿瘤	鳞状细胞癌
		腺癌
		耵聍腺腺癌
		腺样囊性癌
		黏液表皮样癌
		耵聍腺腺瘤
2	中耳和内耳肿瘤	鳞状细胞癌
		侵袭性乳头状肿瘤
		内淋巴囊肿瘤
		耳硬化症
		胆脂瘤
		前庭神经鞘瘤
		脑膜瘤
		中耳腺瘤

知识点10：副神经节肿瘤　　　　副高：掌握　正高：掌握

副神经节肿瘤见表1-10-38。

表1-10-38　副神经节肿瘤

序号	项　目
1	颈动脉体副神经节瘤
2	喉副神经节瘤
3	中耳副神经节瘤
4	迷走神经副神经节瘤

第五节　消化系统肿瘤WHO分类（2010）

知识点1：WHO食管肿瘤分类（2010）　　　　副高：掌握　正高：掌握

WHO食管肿瘤分类（2010）见表1-10-39。

表1-10-39 WHO食管肿瘤分类（2010）

序号	项 目	
1	上皮性肿瘤	癌前病变
		鳞状上皮 上皮内瘤变（异型增生），低级别 上皮内瘤变（异型增生），高级别
		腺上皮 异型增生（上皮内瘤变），高级别 异型增生（上皮内瘤变），低级别
		癌
		鳞状细胞癌
		腺癌
		腺样囊性癌
		腺鳞癌
		基底细胞样鳞状细胞癌
		黏液表皮样癌
		梭形细胞（鳞）癌
		疣状（鳞）癌
		未分化癌
		神经内分泌肿瘤
		神经内分泌瘤（NET） NET G1（类癌） NET G2
		神经内分泌癌（NEC） 大细胞NEC 小细胞NEC
		混合性腺神经内分泌癌
2	间叶性肿瘤	颗粒细胞瘤
		血管瘤
		平滑肌瘤
		脂肪瘤
		胃肠间质肿瘤
		Kaposi肉瘤
		平滑肌肉瘤
		恶性黑色素瘤
		横纹肌肉瘤
		滑膜肉瘤
3	淋巴瘤	
4	继发性肿瘤	

知识点2：WHO胃肿瘤组织学分类（2010）　　　　　　　　　副高：掌握　　正高：掌握

WHO胃肿瘤组织学分类（2010）见表1-10-40。

表1-10-40　WHO胃肿瘤组织学分类（2010）

序号	项　目		
1	上皮性肿瘤	腺瘤	癌前病变 　上皮内瘤变（异型增生），低级别 　上皮内瘤变（异型增生），高级别
		癌	腺癌 　乳头状腺癌 　管状腺癌 　黏液腺癌 　低黏附性癌（包括印戒细胞癌和其他变异型） 混合腺癌 腺鳞癌 伴有淋巴细胞间质的癌（髓样癌） 肝样腺癌 鳞状细胞癌 未分化癌
		神经内分泌肿瘤	神经内分泌瘤（NET） 　NET G_1（类癌） 　NET G_2 神经内分泌癌（NEC） 　大细胞NEC 　小细胞NEC 混合性腺神经内分泌癌 EC细胞，5-羟色胺生成性NET 胃泌素生成性NET（胃泌素瘤）
2	间叶性肿瘤	血管球瘤 颗粒细胞瘤 平滑肌瘤 丛状纤维黏液瘤 神经鞘瘤 炎性肌纤维母细胞瘤 胃肠间质瘤 Kaposi（卡波西）肉瘤 平滑肌肉瘤 滑膜肉瘤	
3	淋巴瘤		
4	转移性肿瘤		

知识点3：壶腹部肿瘤WHO分类（2010） 副高：掌握 正高：掌握

壶腹部肿瘤WHO分类（2010）见表1-10-41。

表1-10-41 壶腹部肿瘤WHO分类（2010）

序号	项目	
1	上皮性肿瘤	癌前病变 肠型腺瘤 管状腺瘤 管状绒毛状腺瘤 绒毛状腺瘤 伴有轻度异型增生的非浸润性胰胆管乳头状肿瘤（低级别上皮内瘤变） 伴有重度异型增生的非浸润性胰胆管乳头状肿瘤（高级别上皮内瘤变） 扁平上皮内瘤变（异型增生），高级别
2	癌	腺癌 浸润性肠型 胰胆管型 腺鳞癌 透明细胞癌 肝样腺癌 浸润性乳头状腺癌 黏液腺癌 印戒细胞癌 鳞状细胞癌 未分化癌 伴有破骨细胞样巨细胞的未分化癌
3	神经内分泌肿瘤	神经内分泌瘤（NET） NET G1（类癌） NET G2 神经内分泌癌（NEC） 大细胞NEC 小细胞NEC 混合性腺神经内分泌癌 EC细胞，5-羟色胺生成性NET 神经节细胞副神经节瘤 生长抑素生成性NET
4	间叶性肿瘤	
5	继发性肿瘤	

知识点4：小肠肿瘤WHO分类（2010）　　　　　　　　　　　　副高：掌握　正高：掌握

小肠肿瘤WHO分类（2010）见表1-10-42。

表1-10-42　小肠肿瘤WHO分类（2010）

序号	项　　目		
1	上皮性肿瘤	腺瘤	癌前病变 　管状 　绒毛状 　管状绒毛状 异型增生（上皮内瘤变），低级别 异型增生（上皮内瘤变），高级别 高级别的扁平上皮内瘤变
		错构瘤	幼年性息肉 Peutz-Jeghers息肉
		癌	腺癌 　黏液腺癌 　印戒细胞癌 髓样癌 鳞状细胞癌 未分化癌
		神经内分泌肿瘤（NET）	NET G_1（类癌） NET G_2 神经内分泌癌（NEC） 　大细胞NEC 　小细胞NEC 混合性腺神经内分泌癌 EC细胞，5-羟色胺生成性NET 神经节细胞性副神经节瘤 胃泌素瘤 L细胞，胰高糖素样肽和PP/PYY生成性NET 生长抑素生成性NET
2	间叶性肿瘤	平滑肌瘤 脂肪瘤 血管肉瘤 胃肠道间质肿瘤 Kaposi（卡波西）肉瘤 平滑肌肉瘤	
3	淋巴瘤		
4	转移性肿瘤		

知识点5：阑尾肿瘤WHO分类（2010）　　　　　　　　　副高：掌握　正高：掌握

阑尾肿瘤WHO分类（2010）见表1-10-43。

表1-10-43　阑尾肿瘤WHO分类（2010）

序号	项　　目		
1	上皮性肿瘤	腺瘤	癌前病变 　管状 　绒毛状 　管状绒毛状 异型增生（上皮内瘤变），低级别 异型增生（上皮内瘤变），高级别
		锯齿状病变	增生性息肉 无蒂锯齿状腺瘤/息肉 传统锯齿状腺瘤
		癌	黏液腺癌 低度恶性阑尾黏液性肿瘤 印戒细胞癌 腺鳞癌 未分化癌
		神经内分泌肿瘤	神经内分泌瘤（NET） 　NET G_1（类癌） 　NET G_2 神经内分泌癌（NEC） 　大细胞型 　小细胞型 混合性腺神经内分泌癌（MANEC） EC细胞，5-羟色胺生成性NET 杯状细胞类癌 L细胞，胰高糖素样肽和PP/PYY生成性NET
2	间叶性肿瘤	平滑肌瘤 脂肪瘤 血管肉瘤 胃肠道间质肿瘤 Kaposi（卡波西）肉瘤 平滑肌肉瘤	
3	淋巴瘤		
4	转移性肿瘤		

知识点6：结直肠肿瘤WHO分类（2010）　　　　　　　　　　副高：掌握　正高：掌握

结直肠肿瘤WHO分类（2010）见表1-10-44。

表1-10-44　结直肠肿瘤WHO分类（2010）

序号			项　目
1	上皮性肿瘤	腺瘤	癌前病变 　管状 　绒毛状 　管状绒毛状
			异型增生（上皮内瘤变），低级别 异型增生（上皮内瘤变），高级别 锯齿状病变 　增生性息肉 　广基锯齿状腺瘤/息肉 　传统锯齿状腺瘤
		错构瘤	Cowden相关息肉 幼年性息肉 P-J息肉
		癌	腺癌 　筛状粉刺型腺癌 　髓样癌 　微乳头癌 　黏液腺癌 　锯齿状腺癌 　印戒细胞癌 腺鳞癌 梭形细胞癌 鳞状细胞癌 未分化癌
		神经内分泌肿瘤	神经内分泌瘤（NET） 　NET G_1（类癌） 　NET G_2 神经内分泌癌（NEC） 　大细胞NEC 　小细胞NEC 混合性腺神经内分泌癌 EC细胞，5-羟色胺生成性NET L细胞，胰高糖素样肽和PP/PYY生成性NET 管状类癌

续 表

序号	项 目	
2	间叶性肿瘤	平滑肌瘤 脂肪瘤 血管肉瘤 胃肠间质瘤 神经瘤 Kaposi（卡波西）肉瘤 平滑肌肉瘤
3	淋巴瘤	
4	转移性肿瘤	

知识点 7：WHO肛管肿瘤分类（2010） 副高：掌握 正高：掌握

WHO肛管肿瘤分类（2010）见表1-10-45。

表1-10-45 WHO肛管肿瘤分类（2010）

序号	项 目	
1	上皮性肿瘤	癌前病变 肛管上皮内瘤变（异型增生），低级别 肛管上皮内瘤变（异型增生），高级别 Bowen病 肛周鳞状上皮内肿瘤 Paget病 癌 鳞状细胞癌 疣状癌 未分化癌 腺癌 黏液腺癌 神经内分泌肿瘤 神经内分泌瘤（NET） 　NET G1（类癌） 　NET G2 神经内分泌癌（NEC） 　大细胞NEC 　小细胞NEC 混合性腺神经内分泌癌
2	间叶性肿瘤	
3	继发性肿瘤	

知识点8：肝脏及肝内胆管肿瘤的WHO分类（2010）　　　　副高：掌握　　正高：掌握

肝脏及肝内胆管肿瘤的WHO分类（2010）见表1-10-46。

表1-10-46　肝脏及肝内胆管肿瘤的WHO分类（2010）

序号	项目		
1	上皮性肿瘤：肝细胞性	良性	肝细胞腺瘤 局灶结节性增生
		恶性相关性及癌前期病变	大细胞改变（曾称：非典型增生） 小细胞改变（曾称：非典型增生） 异型增生结节 低级别 高级别
		恶性	肝细胞癌 肝细胞癌，纤维板层型 肝母细胞瘤，上皮型 未分化癌
2	上皮性肿瘤：胆管性	良性	胆管腺瘤（胆囊周围腺错构瘤） 微囊性腺瘤 胆管腺纤维瘤
		癌前病变	胆管上皮内瘤变3级 胆管内乳头状肿瘤伴低/中等级别上皮内瘤变 胆管内乳头状肿瘤伴高级别上皮内瘤变 伴有低/中等级别上皮内瘤变的黏液囊性肿瘤 伴有高级别上皮内瘤变的黏液囊性肿瘤
		恶性	肝内胆管细胞癌 胆管内乳头状肿瘤伴相关的浸润性癌 黏液性囊性肿瘤伴相关的浸润型癌
3	恶性混合性或来源不明的肿瘤	钙化性巢状上皮间叶性肿瘤 癌肉瘤 混合性肝细胞-胆管细胞癌 肝母细胞瘤，上皮-间充质细胞混合性 恶性骨骼肌样瘤	
4	间叶性肿瘤	良性	血管平滑肌脂肪瘤 海绵状血管瘤 婴儿型血管内皮细胞瘤 炎性假瘤 淋巴管瘤 淋巴管瘤病 间叶性错构瘤 孤立性纤维性肿瘤
		恶性	血管肉瘤 胚胎性肉瘤（未分化肉瘤） 上皮样血管内皮瘤 Kaposi肉瘤 平滑肌肉瘤 骨骼肌肉瘤 滑膜肉瘤

续　表

序号	项　目	
5	生殖细胞肿瘤	畸胎瘤 卵黄囊瘤（内胚窦瘤）
6	淋巴瘤	
7	继发性肿瘤	

知识点9：WHO胆囊及肝外胆管肿瘤分类（2010）　　　　副高：掌握　正高：掌握

WHO胆囊及肝外胆管肿瘤分类（2010）见表1-10-47。

表1-10-47　WHO胆囊及肝外胆管肿瘤分类（2010）

序号		项　目	
1	上皮性肿瘤	腺瘤	癌前病变 　管状 　乳头状 　管状乳头状 胆道上皮内肿瘤3级 囊内（胆囊）或管内（胆管）乳头状瘤伴低–中级别上皮内肿瘤 囊内（胆囊）或管内（胆管）乳头状肿瘤伴高级别上皮内肿瘤 黏液性囊性肿瘤伴低–中级别上皮内肿瘤 黏液性囊性肿瘤伴高级别上皮内肿瘤
		癌	腺癌 　腺癌，胆源型 　腺癌，胃小凹型 　腺癌，肠型 　透明细胞腺癌 　黏液腺癌 　印戒细胞癌 腺鳞癌 囊内（胆囊）或管内（胆管）乳头状肿瘤伴浸润癌 黏液性囊性肿瘤伴浸润癌 鳞状细胞癌 未分化癌
		神经内分泌肿瘤	神经内分泌肿瘤（NET） 　神经内分泌肿瘤1级 　神经内分泌肿瘤2级 神经内分泌癌（NEC） 　大细胞神经内分泌癌 　小细胞神经内分泌癌 混合性腺神经内分泌癌 杯状细胞类癌 管状类癌

续　表

序号	项　目	
2	间叶性肿瘤	颗粒细胞瘤 平滑肌瘤 Kaposi（卡波西）肉瘤 平滑肌肉瘤 横纹肌肉瘤
3	淋巴瘤	
4	继发性肿瘤	

知识点10：胰腺肿瘤WHO分类（2010）　　　　　　　*副高：掌握　正高：掌握*

胰腺肿瘤WHO分类（2010）见表1-10-48。

表1-10-48　胰腺肿瘤WHO分类（2010）

序号	项　目
上皮性肿瘤	良性 腺泡细胞囊腺瘤 浆液性囊腺瘤 癌前病变 胰腺上皮内瘤变3级（PanIN-3） IPMN伴轻度或中度异型增生 IPMN伴高度异型增生 导管内管状乳头状肿瘤 黏液性囊性肿瘤伴低-中度异型增生 黏液性囊性肿瘤伴高度异型增生 恶性 导管腺癌 　腺鳞癌 　胶样癌（黏液性非囊性癌） 　肝样癌 　髓样癌 　印戒细胞癌 　未分化癌 　伴破骨细胞样巨细胞的未分化癌 腺泡细胞癌 腺泡细胞囊腺癌 IPMN相关浸润性癌 混合性腺泡-导管癌 混合性腺泡-神经内分泌癌 混合性腺泡-神经内分泌-导管癌 混合性导管-神经内分泌癌 黏液性囊性肿瘤相关浸润性癌 胰母细胞瘤 浆液性囊腺癌 实性-假乳头肿瘤

续 表

序号	项 目
上皮性肿瘤	神经内分泌肿瘤 胰腺神经内分泌微腺瘤 神经内分泌瘤（NET） 　无功能性NET，G1，G2 　NET G1 　NET G2 神经内分泌癌（NEC） 　大细胞 NEC 　小细胞 NEC EC细胞，产5-羟色胺的NET（类癌） 胃泌素瘤 胰高血糖素瘤 胰岛素瘤 生长抑素瘤 血管活性肠肽瘤 成熟性畸胎瘤 间叶性肿瘤 淋巴瘤 继发性肿瘤

知识点11：食管胃交界肿瘤WHO分类（2010）　　　副高：掌握　正高：掌握

食管胃交界腺癌。

第六节　泌尿系统和男性生殖器官肿瘤WHO分类（2016）

知识点1：肾脏肿瘤　　　　　　　　　　　　　　　副高：掌握　正高：掌握

肾脏肿瘤见表1-10-49。

表1-10-49　肾脏肿瘤

序号		项 目
1	肾细胞肿瘤	透明细胞肾细胞癌
		低度恶性潜能的多房性囊性肾肿瘤
		乳头状肾细胞癌
		遗传性平滑肌瘤病和肾细胞癌（HLRCC）相关性肾细胞癌
		嫌色性肾细胞癌
		集合管癌
		肾髓质癌
		小眼转录因子（MiT）家族易位性癌
		琥珀酸脱氢酶（SDH）缺陷型肾细胞癌

序号	项　目	
1	肾细胞肿瘤	黏液小管和梭形细胞癌
		管状囊性肾细胞癌
		获得性囊性病相关性肾细胞癌
		透明细胞乳头状肾细胞癌
		肾细胞癌，未分类
		乳头状腺瘤
		嗜酸细胞瘤
	后肾性肿瘤	后肾性肿瘤
		后肾性腺纤维瘤
		后肾源性间质肿瘤
2	肾母细胞性肿瘤	肾源性残余
		肾母细胞瘤
		囊性部分分化性肾母细胞瘤
		儿童囊性肾瘤
3	间叶性肿瘤	主要发生于儿童的间叶性肿瘤
		透明细胞肉瘤
		横纹肌样瘤
		先天性中胚层肾瘤
		婴幼儿骨化性肾肿瘤
		主要发生于成人的间叶性肿瘤
		平滑肌肉瘤
		血管肉瘤
		横纹肌肉瘤
		骨肉瘤
		滑膜肉瘤
		尤因肉瘤（EWS）/外周神经外胚叶肿瘤（PNET）
		血管平滑肌脂肪瘤
		上皮样血管平滑肌脂肪瘤
		平滑肌瘤
		血管瘤
		淋巴管瘤
		血管母细胞瘤
		球旁细胞瘤
		肾髓质间质细胞肿瘤
		神经鞘瘤
		孤立性纤维性肿瘤
4	混合性上皮和间叶肿瘤	囊性肾瘤
		混合性上皮和间质肿瘤

续 表

序号		项 目
5	神经内分泌肿瘤	高分化神经内分泌肿瘤
		大细胞神经内分泌癌
		小细胞神经内分泌癌
		副节瘤
		嗜铬细胞瘤
6	杂类肿瘤	肾脏造血系统肿瘤
		生殖细胞肿瘤
7	转移性肿瘤	

知识点2：尿路系统肿瘤　　　　　　　　　　　　副高：掌握　正高：掌握

尿路系统肿瘤见表1-10-50。

表1-10-50　尿路系统肿瘤

序号		项 目
1	尿路上皮肿瘤	浸润性尿路上皮癌伴不同分化
		巢状，包括大巢状，微囊型，微乳头状
		淋巴上皮瘤样
		弥漫性/浆细胞样/印戒细胞
		肉瘤样
		巨细胞型
		未分化型
		富于脂质型
		透明细胞型
		非浸润性尿路上皮癌
		尿路上皮原位癌
		乳头状尿路上皮癌，低级别
		乳头状尿路上皮癌，高级别
		低度恶性潜能的乳头状尿路上皮肿瘤
		尿路上皮乳头状瘤
		内翻性尿路上皮乳头状瘤
		尿路上皮增生
		尿路上皮异型增生/非典型性
2	鳞状细胞癌	鳞状细胞癌
		疣状癌
		鳞状细胞乳头状瘤

序号	项　目	
3	腺性肿瘤	腺癌，非特殊型
		肠型
		黏液性
		混合型
		绒毛状腺瘤
4	脐尿管癌	
5	苗勒（Mullerian）型肿瘤	透明细胞癌
		子宫内膜样癌
6	神经内分泌肿瘤	小细胞神经内分泌癌
		大细胞神经内分泌癌
		高分化神经内分泌瘤
		副节瘤
7	黑色素细胞肿瘤	恶性黑色素瘤
		痣
		黑变病
8	间叶性肿瘤	横纹肌肉瘤
		平滑肌肉瘤
		血管肉瘤
		炎性成肌纤维细胞肿瘤
		血管周上皮样细胞肿瘤（PEComa）
		良性
		恶性
		孤立性纤维性肿瘤
		平滑肌瘤
		血管瘤
		颗粒细胞瘤
		神经纤维瘤
9	泌尿道淋巴造血系统肿瘤	
10	杂类肿瘤 　Skene、Cowper和Littre腺的癌	
11	来自其他器官的转移性肿瘤和扩散性肿瘤	上泌尿道肿瘤
		起源于膀胱憩室的肿瘤
		尿道尿路上皮肿瘤

知识点3：前列腺肿瘤 　　　　　　　　　　　　　　　　　副高：掌握　正高：掌握

前列腺肿瘤见表1-10-51。

表1-10-51　前列腺肿瘤

序号		项　目
1	上皮性肿瘤	腺性肿瘤 　腺泡性腺癌 萎缩型 　微囊型 　泡沫样腺型 　黏液（胶样）型 　印戒型 　多形性巨细胞腺癌 　肉瘤样癌
		前列腺上皮内瘤变（PIN），高级别
		导管内癌，非特殊性
		导管腺癌 　筛状型 　乳头状型 　实性型
		尿路上皮癌
		鳞状细胞肿瘤 　腺鳞癌 　鳞状细胞癌
		前列腺基底细胞癌
2	神经内分泌肿瘤	腺癌伴神经内分泌分化
		高分化神经内分泌瘤
		小细胞神经内分泌癌
		大细胞神经内分泌癌
3	间叶性肿瘤	恶性潜能未定的间质肿瘤
		间质肉瘤
		平滑肌肉瘤
		横纹肌肉瘤
		平滑肌瘤
		血管肉瘤
		滑膜肉瘤
		炎性成肌纤维细胞肿瘤
		骨肉瘤
		未分化多形性肉瘤
		孤立性纤维性肿瘤
		恶性孤立性纤维性肿瘤
		血管瘤
		颗粒细胞瘤

序号	项 目	
4	淋巴造血系统肿瘤	弥漫性大B细胞淋巴瘤
		慢性淋巴细胞性白血病/小淋巴细胞性淋巴瘤
		滤泡性淋巴瘤
		套细胞淋巴瘤
		急性髓性白血病
		B淋巴细胞性白血病/淋巴瘤
5	杂类肿瘤	囊腺瘤
		肾母细胞瘤
		横纹肌样瘤
		生殖细胞肿瘤
		透明细胞腺癌
		黑色素瘤
		副节瘤
		神经母细胞瘤
6	继发性/转移性肿瘤	

知识点4：精囊腺肿瘤 　　　　　　　　　　　　　副高：掌握　正高：掌握

精囊腺肿瘤见表1-10-52。

表1-10-52　精囊腺肿瘤

序号	项 目	
1	上皮性肿瘤	腺癌
		鳞状细胞癌
2	混合性上皮和间质肿瘤	囊腺瘤
3	间叶性肿瘤	平滑肌瘤
		神经鞘瘤
		乳腺型肌纤维母细胞瘤
		胃肠间质瘤，非特殊型
		平滑肌肉瘤
		血管肉瘤
		脂肪肉瘤
		孤立性纤维性肿瘤

续 表

序号		项 目	
4	杂类肿瘤	绒毛膜癌	
		精原细胞瘤	
		高分化神经内分泌瘤/类癌	
		淋巴瘤	
		尤因肉瘤	
5	转移性肿瘤		

知识点5：睾丸和睾丸旁组织肿瘤 　　　　　　　　副高：掌握　正高：掌握

睾丸和睾丸旁组织肿瘤见表1-10-53。

表1-10-53　睾丸和睾丸旁组织肿瘤

序号		项 目
1	衍生于原位生殖细胞肿瘤（GCNIS）的生殖细胞肿瘤	非浸润性生殖细胞肿瘤
		原位生殖细胞肿瘤（GCNIS） 小管内生殖细胞肿瘤的特殊类型 　一种组织学类型的肿瘤（单纯性肿瘤）
		精原细胞瘤 　伴合体滋养细胞的精原细胞瘤 　非精原细胞瘤性生殖细胞肿瘤
		胚胎性癌
		卵黄囊瘤，青春期后型
		滋养细胞肿瘤 绒毛膜癌
		非绒毛膜癌性滋养细胞肿瘤 　胎盘部位滋养细胞肿瘤 　上皮样滋养细胞肿瘤
		囊性滋养细胞肿瘤 畸胎瘤青春期后型
		畸胎瘤伴体细胞型恶性肿瘤
		一种组织学类型以上的非精原细胞瘤性生殖细胞肿瘤 　混合性生殖细胞肿瘤 　不明类型的生殖细胞肿瘤 　退化型生殖细胞肿瘤

续 表

序号	项 目	
2	与原位生殖细胞肿瘤（GCNIS）无关的生殖细胞肿瘤	精母细胞瘤
		畸胎瘤，青春期型
		皮样囊肿
		表皮样囊肿
		高分化神经内分泌肿瘤（单胚层畸胎瘤）
		混合性畸胎瘤和卵黄囊瘤，青春期型
3	性索-间质肿瘤	卵黄囊瘤，青春期型
		单纯性肿瘤
		Leydig细胞瘤
		恶性Leydig细胞瘤
		Sertoli细胞瘤
		恶性Sertoli细胞瘤
		大细胞钙化型Sertoli细胞瘤
		小管内大细胞玻璃样变Sertoli细胞瘤
		粒层细胞瘤
		成人型粒层细胞瘤
		幼年型粒层细胞瘤
		纤维瘤-卵泡膜细胞瘤组肿瘤
		混合性及未分类性索-间质肿瘤
		混合性性索-间质肿瘤
		未分类性索-间质肿瘤
		含有生殖细胞及性索-间质成分的肿瘤
		性腺母细胞瘤
4	睾丸杂类肿瘤	
5	卵巢上皮型肿瘤	浆液性囊腺瘤
		交界恶性浆液性肿瘤
		浆液性囊腺癌
		黏液性囊腺瘤
		黏液性交界性肿瘤
		黏液性囊腺癌
		子宫内膜样腺癌
		透明细胞腺癌
		Brenner瘤
		幼年性黄色肉芽肿
		血管瘤

续 表

序号	项 目	
6	造血淋巴组织肿瘤	弥漫性大 B 细胞淋巴瘤
		滤泡性淋巴瘤，非特殊型
		结外 NK/T 细胞淋巴瘤，鼻型
		浆细胞瘤
		髓系肉瘤
		Rosai-Dorfman 病
7	集合管和睾丸网肿瘤	腺瘤
		腺癌
		腺瘤样瘤
		间皮瘤
		高分化乳头状间皮瘤
		附睾肿瘤
		附睾囊腺瘤
		乳头状囊腺瘤
		附睾腺癌
		鳞状细胞癌
		黑色素性神经外胚叶肿瘤
		肾母细胞瘤
		副节瘤
8	精索与睾丸附件间叶性肿瘤	脂肪细胞肿瘤 脂肪瘤 高分化脂肪肉瘤 去分化脂肪肉瘤 黏液样脂肪肉瘤 多形性脂肪肉瘤
		平滑肌肿瘤 平滑肌瘤 平滑肌肉瘤
		骨骼肌肿瘤 横纹肌瘤 横纹肌肉瘤 胚胎型 腺泡型 多形性 梭形细胞/硬化型

序号	项 目	
8	精索与睾丸附件间叶性肿瘤	成纤维细胞/肌成纤维细胞肿瘤 　细胞性血管纤维瘤 　乳腺型肌纤维母细胞瘤 　深部（侵袭性）血管黏液瘤
		神经鞘膜瘤
9	精索与睾丸附件的其他间叶性肿瘤	血管瘤
		促结缔组织增生性小圆细胞肿瘤
10	睾丸继发性肿瘤	

知识点6：阴茎肿瘤　　　　　　　　　　　　　　　副高：掌握　正高：掌握

阴茎肿瘤见表1-10-54。

表1-10-54　阴茎肿瘤

序号	项 目	
1	恶性上皮性肿瘤	鳞状细胞癌，非特殊型 　疣状癌 　腺鳞癌 　肉瘤样鳞癌 　混合性鳞状细胞癌 　基底样鳞癌 　湿疣样（尖锐湿疣样）癌 　乳头状癌（非特殊型） 　淋巴上皮瘤样癌
		前驱病变 阴茎上皮内瘤变（PeIN） 　低级别 　高级别 　疣状PeIN/基底样PeIN/疣状–基底样PeIN 　分化型PeIN 　Paget病
		黑色素细胞病变
2	阴茎间叶性肿瘤	
3	良性肿瘤	良性纤维组织细胞瘤
		血管球瘤
		颗粒细胞瘤
		血管瘤
		幼年性黄色肉芽肿
		平滑肌瘤
		淋巴管瘤

续　表

序号	项　目	
3	良性肿瘤	肌内膜瘤
		神经纤维瘤
		神经鞘瘤
		恶性（包括恶性潜能未定） 　血管肉瘤 　透明细胞肉瘤 　皮肤隆突性纤维肉瘤 　上皮样血管内皮瘤 　上皮样肉瘤 　尤因肉瘤（Ewing 肉瘤） 　巨细胞肌成纤维细胞瘤 　卡波西肉瘤（Kaposi 肉瘤） 　平滑肌肉瘤 　恶性外周神经鞘膜瘤 　黏液性纤维肉瘤 　未分化多形性肉瘤 　骨外骨肉瘤 　横纹肌肉瘤 　滑膜肉瘤
4	阴茎淋巴瘤	
5	阴茎继发性肿瘤	

第七节　女性生殖系统WHO分类（2014）和乳腺肿瘤WHO分类（2012）

知识点1：外阴肿瘤WHO分类（2014）　　　　　　　　副高：掌握　　正高：掌握

外阴肿瘤WHO分类（2014）见表1-10-55。

表1-10-55　外阴肿瘤WHO分类（2014）

序号	项　目		
1	上皮性肿瘤	鳞状细胞肿瘤和癌前病变	鳞状上皮内病变 　低级别鳞状上皮内病变 　高级别鳞状上皮内病变 　分化型外阴上皮内肿瘤
			鳞状细胞癌 　角化型 　非角化型 　基底细胞样 　湿疣状 　疣状

序号	项　　目		
1	上皮性肿瘤	鳞状细胞肿瘤和癌前病变	基底细胞癌
			良性鳞状上皮病变
			尖锐湿疣
			前庭乳头状瘤
			脂溢性角化病
			角化棘皮瘤
		腺上皮肿瘤	Paget病
			源于前庭大腺及其他特殊肛周腺体的肿瘤
			前庭大腺癌
			腺癌
			鳞状细胞癌
			腺鳞癌
			腺样囊性癌
			移行细胞癌
			乳腺型腺癌
			Skene腺腺癌
			恶性叶状肿瘤
			其他类型腺癌
			汗腺型腺癌
			肠型腺癌
			良性肿瘤和囊肿
			乳头状汗腺瘤
			混合瘤
			纤维腺瘤
			腺瘤
			腺肌瘤
			前庭大腺囊肿
			结节性前庭大腺增生
			其他前庭腺囊肿
			其他囊肿
		神经内分泌肿瘤	高级别神经内分泌癌
			小细胞神经内分泌癌
			大细胞神经内分泌癌
			Merkel细胞肿瘤
2	神经外胚层肿瘤		Ewing肉瘤

续　表

序号	项　目		
3	软组织肿瘤	良性	脂肪瘤 纤维上皮间质息肉 表浅血管黏液瘤 表浅肌成纤维细胞瘤 富于细胞血管纤维瘤 血管成肌纤维细胞瘤 侵袭性血管黏液瘤 平滑肌瘤 颗粒细胞瘤 其他良性肿瘤
		恶性	横纹肌肉瘤 　胚胎性 　腺泡状 平滑肌肉瘤 上皮样肉瘤 腺泡状软组织肉瘤
		其他	脂肪肉瘤 恶性外周神经鞘肿瘤 Kaposi 肉瘤 纤维肉瘤 隆突性皮肤纤维肉瘤
4	黑色素细胞肿瘤	黑色素细胞痣 　先天性黑色素细胞痣 　获得性黑色素细胞痣 　蓝痣 　生殖道型非典型性黑色素细胞痣 　异型性黑色素细胞痣 恶性黑色素瘤	
5	生殖细胞肿瘤	卵黄囊瘤	
6	淋巴系和髓系肿瘤	淋巴瘤	
		髓系肿瘤	
7	继发性肿瘤		

知识点2：输卵管肿瘤的WHO分类（2014）　　　　　　　　　　　副高：掌握　　正高：掌握

输卵管肿瘤的WHO分类（2014）见表1-10-56。

表1-10-56 输卵管肿瘤的WHO分类（2014）

序号	项 目	
1	上皮肿瘤和囊肿	水泡囊肿
		良性上皮肿瘤 　乳头状瘤 　浆液性腺纤维瘤
		上皮癌前病变 　浆液性输卵管上皮内癌
		上皮性交界性肿瘤 　浆液性交界性肿瘤/不典型增生性浆液性肿瘤 恶性上皮性肿瘤 　低级别浆液性癌 　高级别浆液性癌 　内膜样癌 　未分化癌 其他 　黏液性癌 　移行细胞癌 　透明细胞癌
2	瘤样病变	输卵管黏膜增生 输卵管-卵巢脓肿 输卵管峡部结节性炎 化生性乳头状肿瘤 胎盘部位结节 黏液性化生 子宫内膜异位症 输卵管内膜异位症
3	混合性上皮-间叶肿瘤	腺肉瘤 癌内瘤
4	间叶性肿瘤	平滑肌瘤 　平滑肌肉瘤 　其他
5	间皮肿瘤	腺瘤样瘤
6	生殖细胞肿瘤	畸胎瘤 　成熟性 　非成熟性
7	淋巴造血系统肿瘤	淋巴瘤 髓系肿瘤

知识点3：卵巢肿瘤的WHO分类（2014）　　　　　副高：掌握　正高：掌握

卵巢肿瘤的WHO分类（2014）见表1-10-57。

表1-10-57 卵巢肿瘤的WHO分类（2014）

序号	项 目		
1	上皮性肿瘤	浆液性肿瘤	良性 　浆液性囊腺瘤 　浆液性腺纤维瘤 　浆液性表面乳头状瘤
			交界性 　浆液性交界性肿瘤/非典型增生性浆液性肿瘤 　浆液性交界性肿瘤–微乳头亚型/非侵袭性低级别浆液性癌
			恶性 　低级别浆液性癌 　高级别浆液性癌
		黏液性肿瘤	良性 　黏液性囊腺瘤 　黏液性腺纤维瘤
			交界性 　黏液性交界性肿瘤/非典型增生性黏液性肿瘤
			恶性 　黏液性癌
		子宫内膜样肿瘤	良性 　子宫内膜异位囊肿 　子宫内膜样囊腺瘤 　子宫内膜样腺纤维瘤
			交界性 　子宫内膜样交界性肿瘤/非典型增生性子宫内膜样肿瘤
			恶性 　子宫内膜样癌
		透明细胞肿瘤	良性 　透明细胞囊腺瘤 　透明细胞腺纤维瘤
			交界性 　透明细胞交界性肿瘤/非典型增生性透明细胞肿瘤
			恶性 　透明细胞癌
		Brenner肿瘤	良性 　Brenner瘤
			交界性 　交界性Brenner瘤/非典型增生性Brenner瘤
			恶性 　恶性Brenner瘤

序号	项　目		
1	上皮性肿瘤	浆液-黏液性肿瘤	良性 　浆液-黏液性囊腺瘤 　浆液-黏液性腺纤维瘤
			交界性 　浆液-黏液性交界性肿瘤/非典型增生性浆液-黏液性肿瘤
			恶性 　浆液-黏液性癌
			未分化癌
	间叶性肿瘤		低级别子宫内膜间质肉瘤 高级别子宫内膜间质肉瘤
	混合性上皮-间叶性肿瘤		腺肉瘤 癌肉瘤
2	性索-间质肿瘤	单纯性间质肿瘤	纤维瘤 富于细胞性纤维瘤 卵泡膜细胞瘤 伴硬化性腹膜炎的黄素化卵泡膜瘤 纤维肉瘤 硬化性间质瘤 印戒细胞间质肿瘤 微囊性间质肿瘤 Leydig 细胞肿瘤 类固醇细胞肿瘤 恶性类固醇细胞瘤
		单纯性性索肿瘤	成人型颗粒细胞瘤 幼年型颗粒细胞瘤 Sertoli 细胞瘤 环状小管性索瘤
		混合性性索-间质肿瘤	Sertoli Leydig 细胞瘤 高分化型 中分化型 　伴异源成分 低分化型 　伴异源成分 网状型 　伴异源成分 非特指型性索间质肿瘤
3	生殖细胞肿瘤	单胚层畸胎瘤和伴皮样囊肿的体细胞型肿瘤	无性细胞瘤 卵黄囊瘤 胚胎性癌 非妊娠绒毛膜癌 成熟型畸胎瘤 未成熟型畸胎瘤 混合性生殖细胞肿瘤

续　表

序号	项　目		
3	生殖细胞肿瘤	单胚层畸胎瘤和伴皮样囊肿的体细胞型肿瘤	良性卵巢甲状腺肿
			恶性卵巢甲状腺肿
			类癌
			卵巢甲状腺肿类癌
			黏液性类癌
			神经外胚层肿瘤
			皮脂腺瘤
			皮脂腺肿瘤
			皮脂腺癌
4	生殖细胞-性索-间质肿瘤	其他罕见单胚层畸胎瘤癌	鳞状细胞癌
		性母细胞瘤（包括伴恶性生殖细胞肿瘤的性母细胞瘤）	
		未分类的混合性生殖细胞-性索-间质肿瘤	
5	杂类肿瘤	卵巢网肿瘤	
		卵巢网腺瘤	
		卵巢网腺癌	
		Wolffian肿瘤	
		高钙血症型小细胞癌	
		肺型小细胞癌	
		Wilma瘤	
		副神经节瘤	
		实性假乳头状肿瘤	
6	间皮肿瘤	腺瘤样瘤	
		间皮瘤	
7	软组织肿瘤	黏液瘤	
		其他	
8	瘤样病变	卵泡囊肿	
		黄体囊肿	
		巨大孤立性黄素化卵泡囊肿	
		高反应性黄素化	
		妊娠黄体瘤	
		间质增生	
		间质泡膜增殖症	
		纤维瘤病	
		重度水肿	
		Leydig细胞增生	
		其他	

序号	项　目	
9	淋巴和髓系肿瘤	淋巴瘤 浆细胞瘤 髓系肿瘤
10	继发性肿瘤	

知识点4：子宫体上皮性肿瘤和癌前病变WHO分类（2014）

副高：掌握　正高：掌握

子宫体上皮性肿瘤和癌前病变WHO分类（2014）见表1-10-58。

表1-10-58　子宫体上皮性肿瘤和癌前病变WHO分类（2014）

序号	项　目	
1	上皮肿瘤及前驱病变	癌前病变 不伴非典型性的增生 非典型增生/子宫内膜上皮内瘤 子宫内膜癌 　子宫内膜样癌 　鳞状上皮分化 　绒毛腺管状 　分泌型 　黏液性癌 　浆液性子宫内膜上皮内癌 　浆液性癌 　透明细胞癌 　神经内分泌肿瘤 　低级别神经内分泌肿瘤 　　类癌 　高级别神经内分泌癌 　　小细胞神经内分泌癌 　　大细胞神经内分泌癌 　混合细胞腺癌 　未分化癌 　去分化癌 瘤样病变 息肉 化生 Arias-stella反应 淋巴瘤样病变

续 表

序号	项 目	
2	间叶性肿瘤	平滑肌瘤 　富于细胞平滑肌瘤 　伴奇异细胞核的平滑肌瘤 　核分裂活跃的平滑肌瘤 　水肿型平滑肌瘤 　肌瘤卒中 　平滑肌脂肪瘤（脂肪平滑肌瘤） 　上皮样平滑肌瘤 　黏液样平滑肌瘤 　切割性（分叶状）平滑肌瘤 　弥漫性平滑肌瘤病 　静脉内平滑肌瘤病 　转移性平滑肌瘤 不能确定恶性潜能的平滑肌肿瘤 平滑肌肉瘤 　上皮性平滑肌肉瘤 　黏液性平滑肌肉瘤 子宫内膜间质结节 　低级别子宫内膜间质肉瘤 　高级别子宫内膜间质肉瘤 　未分化子宫肉瘤 　类似于卵巢性索肿瘤的子宫肿瘤 杂类间叶性肿瘤 　横纹肌肉瘤 血管周上皮样细胞肿瘤 　良性 　恶性 其他
3	混合性上皮－间叶肿瘤	腺肌瘤 非典型性息肉样腺肌瘤 腺纤维瘤 癌内瘤
4	杂类肿瘤	腺瘤样瘤 神经外胚层肿瘤 生殖细胞肿瘤
5	淋巴和髓系肿瘤	淋巴瘤 髓系肿瘤
6	继发性肿瘤	

乳腺肿瘤的WHO分类（2012）见表1-10-59。

表1-10-59 乳腺肿瘤的WHO分类（2012）

序号	项 目		
1	上皮性肿瘤	微小浸润性癌	
		浸润性乳腺癌	非特殊型浸润性癌
			多形性癌
			伴破骨细胞样间质巨细胞的癌
			伴绒毛膜癌特征的癌
			伴黑色素特征的癌
			浸润性小叶癌
			经典型小叶癌
			实性型小叶癌
			腺泡型小叶癌
			多形性小叶癌
			小管小叶癌
			混合型小叶癌
			小管癌
			筛状癌
			黏液癌
			伴髓样特征的癌
			髓样癌
			不典型髓样癌
			伴髓样特征的非特殊型浸润性癌
			伴大汗腺分化的癌
			伴印戒细胞分化的癌
			浸润性微乳头状癌
			非特殊型化生性癌
			低级别腺鳞癌
			纤维瘤病样化生性癌
			鳞状细胞癌
			梭形细胞癌
			伴间叶分化的化生性癌

续 表

序号	项 目		
1	上皮性肿瘤	浸润性乳腺癌	混合性化生性癌
			肌上皮癌
			少见类型
			伴神经内分泌特征的癌
			分泌型癌
			浸润性乳头状癌
			腺泡细胞癌
			黏液表皮样癌
			多形态癌
			嗜酸细胞癌
			富于脂质癌
			富于糖原透明细胞癌
			皮脂腺癌
			涎腺/皮肤附属器型肿瘤
		上皮-肌上皮肿瘤	多形性腺瘤
			腺肌上皮瘤
			伴癌的腺肌上皮瘤
			腺样囊性癌
		前驱病变	导管原位癌
			小叶癌变
			小叶原位癌
			经典型小叶原位癌
			多形性小叶原位癌
			非典型小叶增生
		导管内增生性病变	普通型导管增生
			柱状细胞病变（包括平坦型上皮非典型性）
			非典型导管增生
		乳头状病变	导管内乳头状瘤
			伴非典型增生导管内乳头状瘤
			伴导管原位癌导管内乳头状瘤
			伴小叶原位癌导管内乳头状瘤
			导管内乳头状癌
			包膜性乳头状癌

续　表

序号	项　目		
1	上皮性肿瘤	乳头状病变	实性乳头状癌
			原位
			浸润性
		良性上皮增生	硬化性腺病
			大汗腺腺病
			微腺性腺病
			放射性瘢痕/复合硬化性病变
			腺瘤
			管状腺瘤
			泌乳腺瘤
			大汗腺腺瘤
			导管腺瘤
2	间叶肿瘤	结节性筋膜炎 肌成纤维细胞瘤 韧带样型纤维瘤病 炎性肌成纤维细胞性肿瘤 良性血管病变 　血管瘤 　血管瘤病 　非典型血管病变 假血管瘤样间质增生 颗粒细胞瘤 良性外周神经鞘肿瘤 　神经纤维瘤 　神经鞘瘤 脂肪瘤 　血管脂肪瘤 脂肪肉瘤 血管肉瘤 横纹肌肉瘤 骨肉瘤 平滑肌瘤 平滑肌肉瘤		

续 表

序号	项 目	
3	纤维上皮性肿瘤	纤维腺瘤 叶状肿瘤 良性 交界性 恶性 低级别导管周围间质肿瘤 错构瘤
4	乳头肿瘤	乳头腺瘤 汗管瘤样肿瘤 乳头 Paget 病
5	恶性淋巴瘤	弥漫性大 B 细胞淋巴瘤 Burkitt 淋巴瘤 T 细胞淋巴瘤 ALK 阴性的间变性大细胞淋巴瘤 MALT 型结外边缘区 B 细胞淋巴瘤 滤泡性淋巴瘤
6	转移性肿瘤	
7	男性乳腺肿瘤	男性乳腺发育症 癌 浸润性癌 原位癌
8	临床模式	炎症型乳腺癌 双侧乳腺癌

第八节 中枢神经系统肿瘤 WHO 分类（2016）

知识点 1：弥漫性星形细胞和少突胶质细胞肿瘤　　　　　　副高：掌握　正高：掌握

弥漫性星形细胞和少突胶质细胞肿瘤见表 1-10-60。

表 1-10-60 弥漫性星形细胞和少突胶质细胞肿瘤

序号	项 目	
1	弥漫性星形细胞瘤，IDH 突变型 肥胖型星形细胞瘤，IDH 突变型	
2	弥漫性星形细胞瘤，IDH 野生型	
3	弥漫性星形细胞瘤，NOS	
4	间变性星形细胞瘤，IDH 突变型	

序号	项 目
5	间变性星形细胞瘤，IDH野生型
6	间变性星形细胞瘤，NOS
7	胶质母细胞瘤，IDH野生型 　巨细胞型胶质母细胞瘤 　胶质肉瘤 　上皮样胶质母细胞瘤
8	胶质母细胞瘤，IDH突变型
9	胶质母细胞瘤，NOS
10	弥漫性中线胶质瘤，H3 K27M突变型
11	少突胶质细胞瘤，IDH突变型和1p/19q联合缺失
12	少突胶质细胞瘤，NOS
13	间变性少突胶质细胞瘤，IDH突变型和1p/19q联合缺失
14	间变性少突胶质细胞，NOS
15	少突星形细胞瘤，NOS
16	间变性少突星形细胞瘤，NOS

知识点2：其他星形细胞肿瘤　　　　　　　　　　　副高：掌握　正高：掌握

其他星形细胞肿瘤见表1-10-61。

表1-10-61　其他星形细胞肿瘤

序号	项 目
1	毛细胞型星形细胞瘤，非特异性 　毛黏液样星形细胞瘤，恶性
2	室管膜下巨细胞星形细胞瘤，非特异性
3	多形性黄色星形细胞瘤，恶性
4	间变性多形性黄色星形细胞瘤，恶性

知识点3：室管膜肿瘤　　　　　　　　　　　　　副高：掌握　正高：掌握

室管膜肿瘤见表1-10-62。

表1-10-62 室管膜肿瘤

序号		项 目
1	非特异性	室管膜下瘤
2		黏液乳头型室管膜瘤
3	恶性	室管膜瘤 　乳头型室管膜瘤 　透明细胞型室管膜瘤 　脑室膜细胞（伸长细胞）型室管膜瘤
4		室管膜瘤，RELA融合——阳性
5		间变性室管膜瘤

知识点4：脉络丛肿瘤　　　　　　　　　　　　　副高：掌握　正高：掌握

脉络丛肿瘤见表1-10-63。

表1-10-63 脉络丛肿瘤

序号	项 目
1	脉络丛乳头状瘤，良性
2	不典型性脉络丛乳头状瘤，非特异性
3	脉络丛乳头状癌，非特异性

知识点5：神经元和混合性神经元-胶质肿瘤　　　　副高：掌握　正高：掌握

神经元和混合性神经元-胶质肿瘤见表1-10-64。

表1-10-64 神经元和混合性神经元-胶质肿瘤

序号		项 目
1	良性	胚胎发育不良性神经上皮肿瘤
2		神经节细胞瘤
3	非特异性	节细胞胶质瘤
4	恶性	间变性神经节细胞胶质瘤
5	良性	发育不良性小脑神经节细胞瘤
6	非特异性	婴儿多纤维性星形细胞瘤和节细胞胶质瘤
7		乳头状胶质神经元肿瘤
8		玫瑰花结样胶质神经元肿瘤

续　表

序号		项　目
9		弥漫性软脑膜胶质神经元肿瘤
10		中枢神经细胞瘤
11	非特异性	脑室外神经细胞瘤
12		小脑脂肪神经细胞瘤
13		副神经节瘤

知识点6：松果体区肿瘤　　　　　　　　副高：掌握　正高：掌握

松果体区肿瘤见表1-10-65。

表1-10-65　松果体区肿瘤

序号		项　目
1	非特异性	松果体细胞瘤
2		中分化的松果体实质瘤
3	恶性	松果体母细胞瘤
4		松果体区乳头状瘤

知识点7：胚胎性肿瘤　　　　　　　　　　副高：掌握　正高：掌握

胚胎性肿瘤（恶性）见表1-10-66。

表1-10-66　胚胎性肿瘤（恶性）

序号	项　目
1	髓母细胞瘤，遗传学分类 　髓母细胞瘤，WNT激活 　髓母细胞瘤，SHH激活伴TP53突变型 　髓母细胞瘤，SHH激活伴TP53野生型 　髓母细胞瘤，非WNT/非SHH 　　髓母细胞瘤，group3 　　髓母细胞瘤，group4
2	髓母细胞瘤，组织学分类 　髓母细胞瘤，经典型 　髓母细胞瘤，多纤维性/结节增生 　髓母细胞瘤伴广泛小结节型 　髓母细胞瘤，大细胞型/间变型

续 表

序号	项　　目
3	髓母细胞瘤，NOS
4	胚胎性肿瘤伴多层菊形团，C19MC变异
5	胚胎性肿瘤伴多层菊形团，NOS
6	髓上皮瘤
7	中枢神经系统神经母细胞瘤
8	中枢神经系统节细胞神经母细胞瘤
9	中枢神经系统胚胎性肿，NOS
10	非典型畸胎样/横纹肌样肿瘤（AT/RT）
11	中枢神经系统胚胎性肿瘤伴横纹肌样特征

知识点8：颅内和椎旁神经肿瘤　　　　　　　　　　　副高：掌握　正高：掌握

颅内和椎旁神经肿瘤见表1-10-67。

表1-10-67　颅内和椎旁神经肿瘤

序号		项　　目
1	良性	施旺细胞瘤 　细胞型施旺细胞瘤 　丛状型施旺细胞瘤
2	非特异性	黑色素型施旺细胞瘤
3	良性	神经纤维瘤 　不典型型神经纤维瘤 　丛状型神经纤维瘤
4		神经束膜瘤
5		混合型神经鞘肿瘤
6	恶性	恶性周围神经鞘瘤（MPNST） 　上皮样MPNST 　MPNST伴神经束膜分化

知识点9：脑膜瘤　　　　　　　　　　　　　　　　　副高：掌握　正高：掌握

脑膜瘤见表1-10-68。

表1-10-68　脑膜瘤

序号		项　目
1		脑膜瘤
2		脑膜上皮型脑膜瘤
3		纤维型脑膜瘤
4		过渡型脑膜瘤
5	良性	砂粒型脑膜瘤
6		血管瘤型脑膜瘤
7		微囊型脑膜瘤
8		分泌型脑膜瘤
9		淋巴细胞丰富型脑膜瘤
10		化生型脑膜瘤
11		脊索样型脑膜瘤
12	非特异性	透明细胞型脑膜瘤
13		非典型性脑膜瘤
14		乳头型脑膜瘤
15	恶性	横纹肌样型脑膜瘤
16		间变性/恶性脑膜瘤

知识点10：间质，非脑膜上皮性肿瘤　　　　　　　　副高：掌握　正高：掌握

间质，非脑膜上皮性肿瘤见表1-10-69。

表1-10-69　间质，非脑膜上皮性肿瘤

序号	项　目
1	孤立性纤维性肿瘤/血管外皮细胞瘤 　　1级，良性 　　2级，非特异性 　　3级，恶性
2	血管母细胞瘤，非特异性
3	血管瘤，良性
4	上皮样血管内皮细胞瘤，恶性
5	血管肉瘤，恶性
6	卡波西肉瘤，恶性
7	尤文肉瘤/原始神经外胚层肿瘤，恶性

续　表

序号	项　目
8	脂肪瘤，良性
9	血管脂肪瘤，良性
10	蛰伏脂瘤（冬眠瘤），良性
11	脂肪肉瘤，恶性
12	硬纤维型（韧带样型）瘤病，非特异性
13	肌纤维母细胞瘤，良性
14	炎症性肌纤维母细胞瘤，非特异性
15	良性纤维组织细胞瘤
16	纤维肉瘤，恶性
17	未分化多形性肉瘤/恶性纤维组织细胞瘤，恶性
18	平滑肌瘤，良性
19	平滑肌肉瘤，恶性
20	横纹肌瘤，良性
21	横纹肌肉瘤，恶性
22	软骨瘤，良性
23	软骨肉瘤，恶性
24	骨瘤，良性
25	骨软骨瘤，良性
26	骨肉瘤，恶性

知识点11：黑色素细胞肿瘤　　　　　　　　　　　　副高：掌握　正高：掌握

黑色素细胞肿瘤见表1-10-70。

表1-10-70　黑色素细胞肿瘤

序号	项　目
1	脑膜黑色素细胞增生症，良性
2	脑膜黑素细胞瘤，非特异性
3	脑膜黑色素瘤，恶性
4	脑膜黑素瘤病，恶性

第九节　骨肿瘤WHO分类（2013）

知识点1：软骨源性肿瘤　　　　　　　　　　　　　　　副高：掌握　正高：掌握

软骨源性肿瘤见表1-10-71。

表1-10-71　软骨源性肿瘤

序号		项　　目
1	良性	骨软骨瘤
		软骨瘤
		内生软骨瘤
		骨膜软骨瘤
		骨软骨黏液瘤
		甲下外生性骨疣
		奇异性骨旁骨软骨瘤样增生
		滑膜软骨瘤病
2	中间型（局部侵袭性）	软骨黏液样纤维瘤
		非典型软骨样肿瘤/软骨肉瘤（Ⅰ级）
3	中间型（偶见转移型）	软骨母细胞瘤
4	恶性	软骨肉瘤（Ⅱ级，Ⅲ级）
		去分化软骨肉瘤
		间叶性软骨肉瘤
		透明细胞软骨肉瘤

知识点2：骨源性肿瘤　　　　　　　　　　　　　　　　副高：掌握　正高：掌握

骨源性肿瘤见表1-10-72。

表1-10-72　骨源性肿瘤

序号		项　　目
1	良性	骨瘤
		骨样骨瘤
2	中间型（局部侵袭性）	骨母细胞瘤

续 表

序号		项 目
3	恶性	低级别中心型骨肉瘤
		普通型骨肉瘤
		成软骨型骨肉瘤
		成纤维型骨肉瘤
		成骨型骨肉瘤
		继发性骨肉瘤
		毛细血管扩张型骨肉瘤
		小细胞骨肉瘤
		骨旁骨肉瘤
		骨膜骨肉瘤
		高级别表面骨肉瘤

知识点3：纤维源性肿瘤　　　　　　　　　　　　副高：掌握　正高：掌握

纤维源性肿瘤见表1-10-73。

表1-10-73　纤维源性肿瘤

序号		项 目
1	中间型（局部侵袭性）	骨的促结缔组织增生性纤维瘤
2	恶性	骨的纤维肉瘤

知识点4：纤维组织细胞源性肿瘤　　　　　　　副高：掌握　正高：掌握

纤维组织细胞源性肿瘤见表1-10-74。

表1-10-74　纤维组织细胞源性肿瘤

序号		项 目
1	良性	良性纤维组织细胞瘤/非骨化性纤维瘤

知识点5：造血系统肿瘤　　　　　　　　　　　　副高：掌握　正高：掌握

造血系统肿瘤见表1-10-75。

表1-10-75　造血系统肿瘤

序号		项　目
1	恶性	浆细胞骨髓瘤 骨的孤立性浆细胞瘤 骨的原发性非霍奇金淋巴瘤

知识点6：富于巨细胞的破骨细胞肿瘤　　　　　　　　　副高：掌握　正高：掌握

富于巨细胞的破骨细胞肿瘤见表1-10-76。

表1-10-76　富于巨细胞的破骨细胞肿瘤

序号		项　目
1	良性	小骨的巨细胞病变
2	中间型（局部侵袭性，偶见转移型）	骨的巨细胞肿瘤
3	恶性	骨巨细胞瘤内的恶性

知识点7：脊索样肿瘤　　　　　　　　　　　　　　　副高：掌握　正高：掌握

脊索样肿瘤见表1-10-77。

表1-10-77　脊索样肿瘤

序号		项　目
1	良性	良性脊索样细胞瘤 脊索瘤，非特殊型（NOS）
2	恶性	软骨样脊索瘤 去分化脊索瘤

知识点8：血管性肿瘤　　　　　　　　　　　　　　　副高：掌握　正高：掌握

血管性肿瘤见表1-10-78。

表1-10-78　血管性肿瘤

序号		项　目
1	良性	血管瘤
2	中间型（局部侵袭性，偶见转移型）	上皮样血管瘤
3	恶性	上皮样血管内皮瘤 血管肉瘤

知识点9：肌源性肿瘤　　　　　　　　　　　　　　　　　　　　　　　副高：掌握　正高：掌握

肌源性肿瘤见表1-10-79。

表1-10-79　肌源性肿瘤

序号		项　目
1	良性	骨的平滑肌瘤
2	恶性	骨的平滑肌肉瘤

知识点10：脂肪源性肿瘤　　　　　　　　　　　　　　　　　　　　　副高：掌握　正高：掌握

脂肪源性肿瘤见表1-10-80。

表1-10-80　脂肪源性肿瘤

序号		项　目
1	良性	骨的脂肪瘤
2	恶性	骨的脂肪肉瘤

知识点11：未明确肿瘤性质的肿瘤　　　　　　　　　　　　　　　　　副高：掌握　正高：掌握

未明确肿瘤性质的肿瘤见表1-10-81。

表1-10-81　未明确肿瘤性质的肿瘤

序号		项　目
1	良性	单纯性骨囊肿 纤维结构不良（纤维异常增殖症） 骨性纤维结构不良（骨纤维异常增殖症） 软骨间叶错构瘤 Rosai-Dorfman病
2	中间型（局部侵袭性）	动脉瘤样骨囊肿 朗格汉斯细胞组织细胞增多症 　单骨性 　多骨性 Erdheim-Chester病

杂类肿瘤见表1-10-82。

表1-10-82　杂类肿瘤

序号	项　　目
1	尤文肉瘤
2	釉质瘤
3	骨的未分化高级别多形性肉瘤

第十节　肺、胸膜、胸腺、心脏肿瘤WHO分类（2015）

肺肿瘤见表1-10-83。

表1-10-83　肺肿瘤

序号		项　　目
1	恶性上皮性肿瘤	鳞状细胞癌
		乳头状
		透明细胞
		小细胞
		基底样
		小细胞癌
		复合性小细胞癌
		腺癌
		腺癌，混合性亚型
		腺泡性腺癌
		乳头状腺癌
		支气管肺泡癌
		非黏液性
		黏液性
		混合性非黏液性及黏液性或未定性
		伴黏液产生的实性腺癌
		胎儿型腺癌
		黏液性（胶样）腺癌
		黏液性囊腺癌
		印戒细胞腺癌

续 表

序号		项　目
		透明细胞腺癌
		大细胞癌
		大细胞神经内分泌癌
		复合性大细胞神经内分泌癌
		基底样癌
		淋巴上皮样癌
		透明细胞癌
		大细胞癌伴横纹肌样表型
		腺鳞癌
		肉瘤样癌
		多形性癌
		梭形细胞癌
		巨细胞癌
		癌肉瘤
		肺母细胞瘤
		类癌
		典型类癌
		不典型类癌
		唾液腺肿瘤
1	恶性上皮性肿瘤	黏液表皮样癌
		腺样囊性癌
		上皮肌上皮癌
		癌前病变
		原位鳞状细胞癌
		不典型腺瘤性增生
		弥漫性特发性肺神经内分泌细胞增生
		间叶性肿瘤
		上皮样血管内皮细胞瘤
		血管肉瘤
		胸膜肺母细胞瘤
		软骨瘤
		先天性支气管周围肌纤维母细胞瘤
		弥漫性肺淋巴管瘤病
		炎性肌纤维母细胞瘤
		淋巴管平滑肌瘤病
		滑膜肉瘤
		单向型
		双向型
		肺动脉肉瘤
		肺静脉肉瘤

序号		项　目
2	良性上皮性肿瘤	乳头状瘤 　鳞状上皮乳头状瘤 　　外生性 　　内翻性

知识点2：胸膜肿瘤　　　　　　　　　　　　　　　　　*副高：掌握　正高：掌握*

胸膜肿瘤见表1-10-84。

表1-10-84　胸膜肿瘤

序号		项　目
1	间皮瘤	弥漫性恶性间皮瘤 　上皮样间皮瘤 　肉瘤样间皮瘤 　　促结缔组织增生性间皮瘤 　双相型间皮瘤 局限性恶性间皮瘤 　上皮样间皮瘤 　肉瘤样间皮瘤 　双相型间皮瘤 高分化乳头状间皮瘤 　腺瘤样瘤
2	淋巴增生性病变	原发性渗出性淋巴瘤 伴慢性炎症性弥漫性大B细胞淋巴瘤
3	间叶性肿瘤	上皮样血管内皮瘤 血管肉瘤 滑膜肉瘤 孤立性纤维性肿瘤 　恶性孤立性纤维性肿瘤 韧带样纤维瘤病 钙化性纤维性肿瘤 促结缔组织增生性圆形细胞肿瘤

知识点3：胸腺肿瘤　　　　　　　　　　　　　　　　　*副高：掌握　正高：掌握*

胸腺肿瘤见表1-10-85。

表1-10-85 胸腺肿瘤

序号		项　目
1	上皮性肿瘤	胸腺瘤 　A型胸腺瘤，包括非典型变体 　AB型胸腺瘤 　B1型胸腺瘤 　B2型胸腺瘤 　B3型胸腺瘤 　伴淋巴间质的微小结节胸腺瘤 　化生型胸腺瘤 　其他罕见胸腺瘤 　　显微镜下胸腺瘤 　　硬化型胸腺瘤 　　脂肪纤维腺瘤 胸腺癌 　鳞状细胞癌 　基底细胞样癌 　黏液表皮样癌 　淋巴上皮瘤样癌 　透明细胞癌 　肉瘤样癌 　腺癌 　　乳头状腺癌 　　伴腺样囊性癌样特征性胸腺癌 　　黏液腺癌 　　腺癌，非特指型 　NUT癌 　未分化癌 　其他罕见胸腺癌 　　腺鳞癌 　　肝样腺癌 　　胸腺癌，非特指型 胸腺神经内分泌肿瘤 　类癌 　　典型类癌 　　非典型类癌 　大细胞神经内分泌癌 　　复合性大细胞神经内分泌癌 　小细胞癌 　　复合性小细胞神经内分泌癌 　混合性胸腺癌

序号		项　目
2	纵隔生殖细胞肿瘤	精原细胞瘤 胚胎性癌 卵黄囊瘤 绒毛膜癌 畸胎瘤 　畸胎瘤，成熟型 　畸胎瘤，未成熟型 混合性生殖细胞肿瘤 伴有体细胞型恶性肿瘤的生殖细胞肿瘤 伴有造血恶性肿瘤的生殖细胞肿瘤
3	纵隔淋巴瘤	原发性纵隔大 B 细胞淋巴瘤 胸腺结外边缘区黏膜相关淋巴组织（MALT）B 细胞淋巴瘤 其他成熟 B 细胞淋巴瘤 T 淋巴性白血病/淋巴瘤 间变大细胞淋巴瘤和其他罕见成熟 T 和 NK 细胞淋巴瘤 　ALK 阳性间变大细胞淋巴瘤 　ALK 阴性间变大细胞淋巴瘤 　霍奇金淋巴瘤 　B 细胞淋巴瘤，未分类，特征介于弥漫性大 B 细胞和传统霍奇金淋巴瘤之间
4	纵隔组织细胞和树突状细胞肿瘤	朗格汉斯细胞病变 　胸腺朗格汉斯细胞组织细胞增生症 　朗格汉斯细胞肉瘤 组织细胞肉瘤 滤泡树突细胞肉瘤 指突树突状细胞肉瘤 成纤维细胞网状细胞肿瘤 不确定性树突状细胞肿瘤
5	粒细胞肉瘤和髓外急性白血病	
6	纵隔软组织肿瘤	胸腺脂肪瘤 脂肪瘤 脂肪肉瘤 　高分化 　去分化 　黏液型 　多形性 孤立性纤维性肿瘤 　恶性孤立性纤维性肿瘤 滑膜肉瘤 　滑膜肉瘤，非特指型

续 表

序号		项 目
6	纵隔软组织肿瘤	滑膜肉瘤，梭形细胞型 滑膜肉瘤，上皮细胞型 滑膜肉瘤，双相型 脉管肿瘤 淋巴管瘤 血管瘤 上皮样血管内皮细胞瘤 血管肉瘤
7	神经源性肿瘤	外周神经性肿瘤 节细胞神经瘤 节细胞神经母细胞瘤 神经母细胞瘤
8	胸腺异位性肿瘤	甲状腺异位性肿瘤 甲状旁腺异位性肿瘤 其他罕见异位肿瘤

知识点4：心脏肿瘤　　　　　　　　　　　　　　　　　　　副高：掌握　正高：掌握

心脏肿瘤见表1-10-85。

表1-10-85　心脏肿瘤

序号		项 目
1	良性肿瘤和瘤样病变	横纹肌瘤 组织细胞样心肌病 成熟心肌细胞错构瘤 成人型富于细胞性横纹肌瘤 心脏黏液瘤 乳头状弹性纤维瘤 血管瘤 心脏纤维瘤 炎性肌纤维母细胞瘤 脂肪瘤 房室结囊性肿瘤
2	恶性肿瘤	血管肉瘤 上皮样血管内皮瘤 恶性多形性纤维组织细胞瘤 （MFH）/未分化多形性肉瘤 纤维肉瘤和黏液纤维肉瘤 横纹肌肉瘤

序号		项　目
2	恶性肿瘤	平滑肌肉瘤 滑膜肉瘤 脂肪肉瘤 心脏淋巴瘤 转移瘤
3	心包肿瘤	孤立性纤维性肿瘤 恶性间皮瘤 生殖细胞肿瘤 转移性心包肿瘤

第二篇
各系统常见病的病理诊断

第一章 软组织疾病

第一节 纤维组织肿瘤和瘤样病变

知识点1：结节性筋膜炎的临床特点	副高：熟练掌握 正高：熟练掌握

结节性筋膜炎多发于20~40岁的年轻人，10岁以下婴幼儿和60岁以上老年人都比较少见。无性别差异。好发于上肢，特别是前臂屈侧，其次可见于躯干及头颈部（尤其是儿童患者）。表现为皮下生长迅速的单个结节或肿块，病程多在1~2周，多不超过3个月。近50%的病例常伴有酸胀、触痛或轻微疼痛感。

知识点2：结节性筋膜炎的病理改变	副高：熟练掌握 正高：熟练掌握

结节性筋膜炎的病理改变见表2-1-1。

表2-1-1 结节性筋膜炎的病理改变

项 目	病理改变
肉眼改变	单个圆形或卵圆形结节，无包膜，直径多＜2cm。切面黏液样或纤维性，呈灰白、灰红或灰褐色。血管内筋膜炎病变为结节状或丛状，在血管内生长，并沿血管延伸，病变基底部与血管相连，形成瘤栓样改变
镜下改变	①在疏松的黏液基质中包括丰富的、不成熟的纤维母细胞或肌纤维母细胞，以及新生的毛细血管和炎性细胞；②不同程度增生的胶原纤维呈带状或束状，具有一定极向或车辐状结构；③偶可见破骨细胞样巨细胞；④增生活跃的纤维母细胞或肌纤维母细胞，大小一致，呈梭形，较为肥胖，可见明显的小核仁，核分裂象易见，但无病理性核分裂象，无细胞多形性及异型性

知识点3：结节性筋膜炎的鉴别诊断 副高：熟练掌握 正高：熟练掌握

结节性筋膜炎的鉴别诊断：①黏液纤维肉瘤；②恶性纤维组织细胞瘤；③平滑肌肉瘤；④纤维肉瘤；⑤纤维组织细胞瘤；⑥成肌纤维细胞瘤/肌成纤维细胞肉瘤；⑦纤维瘤病；⑧血管内筋膜炎需与机化的血栓进行区别。

知识点4：增生性筋膜炎的临床特点 副高：熟练掌握 正高：熟练掌握

增生性筋膜炎多发于中老年人，50~60岁为高峰年龄段，少数病例可发生于儿童。无性别差异。好发于四肢的皮下，以上臂最为多见，其次为股部，躯干也可发生，而头颈部较为少见。表现为皮下实性结节，生长迅速，病程多在2个月内，一般无症状，部分病例可伴有疼痛或触痛感。

知识点5：增生性筋膜炎的病理改变 副高：熟练掌握 正高：熟练掌握

增生性筋膜炎的病理改变见表2-1-2。

表2-1-2 增生性筋膜炎的病理改变

项 目	病理改变
肉眼改变	主要累及皮下脂肪组织及浅筋膜，边界多不清，无包膜，呈扁圆形或伸展状，灰白色，质地较硬，直径多<5cm，平均为2.5cm
镜下改变	病变多沿脂肪小叶间的纤维性间隔或浅筋膜分布。以大量增生的梭形或胖梭形成纤维细胞和肌成纤维细胞、多边形或不规则形的节细胞样细胞及形态上介于两者之间的过渡形细胞所组成，间质内含有不等的黏液样物质和胶原纤维

知识点6：增生性肌炎的临床特点 副高：熟练掌握 正高：熟练掌握

增生性肌炎患者多为中老年人，中间年龄为50岁。少数病例可发于儿童。无性别差异。多发于躯干和肩胛带的扁平肌，特别是胸大肌、背阔肌和前锯肌，部分病例可发于上臂，少数病例发于股部，发于头颈部者罕见。

知识点7：增生性肌炎的病理改变 副高：熟练掌握 正高：熟练掌握

增生性肌炎的病理改变见表2-1-3。

表2-1-3 增生性肌炎的病理改变

项　目	病理改变
肉眼改变	病变位于肌肉内，累及肌肉或肌筋膜，边界不清，呈现灰白色或瘢痕样。当累及大肌肉时，可呈楔状，其尖端插入肌肉间，底部位于筋膜上，直径为1～6cm
镜下改变	与增生性筋膜炎相同，也是以梭形或胖梭形成纤维细胞和肌成纤维细胞、多边形或不规则形的节细胞样细胞及形态上介于两者之间的过渡形细胞组成，只是病变穿插于骨骼肌纤维之间，通常在横切面上形成"棋盘"样结构，对骨骼肌纤维本身并不累及，但可以扩大肌间隙。少数病例可见化生性骨

知识点8：增生性筋膜炎和增生性肌炎的鉴别诊断　　副高：熟练掌握　　正高：熟练掌握

增生性筋膜炎和增生性肌炎的鉴别诊断：①胚胎性横纹肌肉瘤；②节细胞神经瘤和节细胞神经母细胞瘤。

知识点9：缺血性筋膜炎的临床特点　　　　　副高：熟练掌握　　正高：熟练掌握

缺血性筋膜炎患者多为行动不便、长期卧床或长期坐轮椅的老年人，70～90岁为发病高峰年龄，偶可发于青年人。女性较为多见。主要发于躯体骨骼突起明显的部位，如侧胸壁、肩背部、臀部和股骨大转子旁。表现为近期内皮下迅速增大的无痛性肿块。

知识点10：缺血性筋膜炎的病理改变　　　　　副高：熟练掌握　　正高：熟练掌握

缺血性筋膜炎的病理改变见表2-1-4。

表2-1-4 缺血性筋膜炎的病理改变

项目	病理改变
肉眼改变	病变境界不清，位于皮下，直径一般＜10cm
镜下改变	病变呈现多结节性，中心是液化性纤维素样坏死，坏死灶周围是花边状或栅栏状排列的、增生的毛细胞血管和成纤维细胞。部分成纤维细胞增大，奇异型，胞质丰富，核大、深染、核仁明显，类似增生性筋膜炎中的成纤维细胞。间质内可出现明显纤维素沉积

知识点11：缺血性筋膜炎的鉴别诊断　　　　　副高：熟练掌握　　正高：熟练掌握

缺血性筋膜炎的鉴别诊断：①黏液性恶性纤维组织细胞瘤；②黏液性脂肪肉瘤；③上皮样肉瘤；④增生性筋膜炎。

知识点12：骨化性肌炎和指（趾）纤维骨性假瘤的临床特点
                                                                    副高：熟练掌握　正高：熟练掌握

①以年轻人较为常见，平均年龄为32岁；②骨化性肌炎可发于身体各部位，包括四肢、躯干和头颈部，以易受到创伤的肘部、股部、臀部和肩部等最为常见。指（趾）纤维骨性假瘤通常累及手指近端皮下组织，脚趾不常见；③骨化性肌炎早期受累部位肿胀疼痛，同样指（趾）纤维骨性假瘤受累手指局部纺锤形肿胀。随着病程的发展，最终形成无痛性界限清楚的质硬肿块。

知识点13：骨化性肌炎和指（趾）纤维骨性假瘤的病理改变
                                                                    副高：熟练掌握　正高：熟练掌握

骨化性肌炎和指（趾）纤维骨性假瘤的病理改变见表2-1-5。

表2-1-5　骨化性肌炎和指（趾）纤维骨性假瘤的病理改变

项　目	病理改变
肉眼改变	大小2～12cm，平均5cm左右。椭圆形，呈现褐色，中心质软有光泽，外周质硬灰白色砂砾感
镜下改变	骨化性肌炎以成纤维细胞和形成骨的骨母细胞区带状增生为特点。早期细胞丰富，类似结节性筋膜炎，间质富于血管，水肿或黏液样，间质中还有纤维素、渗出至血管外的簇状红细胞、散在的慢性炎症细胞及骨母细胞样巨细胞。病变外周成纤维细胞过渡为不规则骨小梁及片状无钙盐沉积的编织骨，后期可改建为板层骨。与骨化性肌炎有区别的是，指（趾）纤维骨性假瘤内骨组织随机分布

知识点14：骨化性肌炎和指（趾）纤维骨性假瘤的鉴别诊断
                                                                    副高：熟练掌握　正高：熟练掌握

骨化性肌炎和指（趾）纤维骨性假瘤的鉴别诊断：①骨外骨肉瘤；②皮质旁奇异性骨软骨增生；③结节性筋膜炎；④增生性肌炎等。

知识点15：乳腺型肌纤维母细胞瘤的临床特点　　　副高：熟练掌握　正高：熟练掌握

乳腺型肌纤维母细胞瘤一般好发于35～70岁的成年人，中位年龄为54岁，男性较多见。好发于腹股沟，其他部位如腹壁、臀部和背部也可能发生。临床表现为局部缓慢性生长的无痛性肿块，可为偶然发现。肿块多发于皮下，偶可发生于深部肌肉内。

知识点16：乳腺型肌纤维母细胞瘤的病理改变　　副高：熟练掌握　正高：熟练掌握

乳腺型肌纤维母细胞瘤的病理改变见表2-1-6。

表2-1-6 乳腺型肌纤维母细胞瘤的病理改变

项 目	病理改变
肉眼改变	肿瘤大小为2~13cm，平均为5.8cm。界限清楚，质硬。切面漩涡状或结节状，呈白色、粉色或棕褐色
镜下改变	肿瘤以梭形细胞和脂肪细胞混合构成，形态与乳腺的肌纤维母细胞瘤相一致。间质为胶原性，内有宽束状常呈锯齿形的粗大玻璃样变胶原

知识点17：乳腺型肌纤维母细胞瘤的鉴别诊断　　　副高：熟练掌握　　正高：熟练掌握

乳腺型肌纤维母细胞瘤的鉴别诊断：①血管肌纤维母细胞瘤；②富于细胞性血管纤维瘤；③孤立性纤维性肿瘤。

知识点18：血管肌纤维母细胞瘤的临床特点　　　副高：熟练掌握　　正高：熟练掌握

血管肌纤维母细胞瘤一般多发于中青年妇女的外阴，特别是大阴唇，部分病例发于阴道和会阴，少数病例也可发生于男性会阴、腹股沟、精索和阴囊等处。患者常自觉有质地柔软的肿块或囊肿。临床上常被误诊为前庭大腺囊肿。

知识点19：血管肌纤维母细胞瘤的病理改变　　　副高：熟练掌握　　正高：熟练掌握

血管肌纤维母细胞瘤的病理改变见表2-1-7。

表2-1-7 血管肌纤维母细胞瘤的病理改变

项 目	病理改变
肉眼改变	肿瘤大小在5cm之内。界限清楚，无包膜。质软，切面呈褐色或粉色
镜下改变	肿瘤内分布有明显血管，大部分为薄壁扩张的小血管，周围有丰富的疏松水肿性间质。肿瘤细胞圆形至梭形，胞质嗜酸性，集中位于血管周围

知识点20：血管肌纤维母细胞瘤的鉴别诊断　　　副高：熟练掌握　　正高：熟练掌握

血管肌纤维母细胞瘤与侵袭性血管黏液瘤相鉴别。

知识点21：项型纤维瘤的临床特点　　　副高：熟练掌握　　正高：熟练掌握

项型纤维瘤一般多发于20~50岁的成年人，以男性较为多见。在临床上，主要表现为项部浅表皮下肿块，项外部包括面部、背部、肩部、肩胛间、腰骶部、臀部及四肢等，有时也可以发生。

知识点22：项型纤维瘤的病理改变　　　　　　　副高：熟练掌握　　正高：熟练掌握

项型纤维瘤的病理改变见表2-1-8。

表2-1-8　项型纤维瘤的病理改变

项　目	病理改变
肉眼改变	周界不清，没有包膜，直径为1～8cm，平均3.2cm。切面呈现白色、灰白色或夹杂黄色，质韧至坚硬
镜下改变	病变位于皮下，以粗大致密的胶原条束和夹杂其间的少量成纤维细胞组成。在病变的中央，胶原条束多相互交织，并形成不太清晰的小叶样结构。在病变边缘或深部，胶原条束通常以短突起伸入邻近的脂肪组织内，病变内常含有内陷或被包裹的小神经束

知识点23：项型纤维瘤的鉴别诊断　　　　　　　副高：熟练掌握　　正高：熟练掌握

项型纤维瘤的鉴别诊断：①弹力纤维瘤；②纤维脂肪瘤；③腹壁外纤维瘤病。

知识点24：钙化性纤维性肿瘤的临床特点　　　　副高：熟练掌握　　正高：熟练掌握

钙化纤维性肿瘤患者多为青少年，成年人也可能发生，以女性较为多见。多发于四肢、躯干、腹股沟和头颈部，位于皮下或深部软组织内，临床表现为局部缓慢性生长的无痛性肿块。胸膜、纵隔、盆腔、腹腔、胆囊、胃和肾上腺等处也可发生，部分病例为腹腔手术中偶然发现。

知识点25：钙化性纤维性肿瘤的病理改变　　　　副高：熟练掌握　　正高：熟练掌握

钙化性纤维性肿瘤的病理改变见表2-1-9。

表2-1-9　钙化性纤维性肿瘤的病理改变

项　目	病理改变
肉眼改变	卵圆形或分叶状，直径在2.5～15cm之间，平均7cm。切面呈现灰白色，质地坚韧，切时可有砂砾感
镜下改变	以大量胶原化的纤维结缔组织和散在的营养不良性钙化灶或砂粒小体组成，间质内可见不等的淋巴细胞和浆细胞浸润灶，可聚集成簇

知识点26：钙化性纤维性肿瘤的鉴别诊断　　　　副高：熟练掌握　　正高：熟练掌握

钙化性纤维性肿瘤的鉴别诊断：①钙化性腱膜纤维瘤；②钙化性肉芽肿；③纤维瘤病。

知识点27：腱鞘纤维瘤的临床特点　　　　副高：熟练掌握　　正高：熟练掌握

腱鞘纤维瘤可发生于任何年龄，但常见于30~40岁的成年人，最常见的发病部位是拇指、示指及中指，其次是手掌和腕部。临床表现为小的质硬、无痛性、缓慢增大的肿物，可有神经压迫症状等。容易复发，但从不转移。

知识点28：腱鞘纤维瘤的病理改变　　　　副高：熟练掌握　　正高：熟练掌握

腱鞘纤维瘤的病理改变见表2-1-10。

表2-1-10　腱鞘纤维瘤的病理改变

项　目	病理改变
肉眼改变	肿块呈现分叶状或多结节状，切面均质性，色灰白。直径＜3cm
镜下改变	以红染的纤维组织构成，其中散在梭形及星芒状间叶细胞

知识点29：腱鞘纤维瘤的鉴别诊断　　　　副高：熟练掌握　　正高：熟练掌握

腱鞘纤维瘤的鉴别诊断：①结节性筋膜炎；②掌跖纤维瘤病；③腱鞘巨细胞瘤；④胶原性纤维瘤。

知识点30：钙化性腱膜纤维瘤的临床特点　　　　副高：熟练掌握　　正高：熟练掌握

钙化性腱膜纤维瘤一般多发生于儿童或青少年，8~14岁为发病高峰，部分病例发生于成年人，男性较为多见。好发于手指、手掌和腕部，少数可能发生于踝部和足跖。多发于深部筋膜或骨旁，靠近腱鞘或腱膜，少数发生于皮下。临床多表现为持续性或缓慢性生长的无痛性肿块。

知识点31：钙化性腱膜纤维瘤的病理改变　　　　副高：熟练掌握　　正高：熟练掌握

钙化性腱膜纤维瘤的病理改变见表2-1-11。

表2-1-11　钙化性腱膜纤维瘤的病理改变

项　目	病理改变
肉眼改变	呈浸润性生长，苍白色，质硬，切面砂粒感，通常小于3cm
镜下改变	典型病变包含两种成分：①结节状钙化，每一钙化灶周围都有短的、平行排列的圆形细胞和软骨细胞样栅栏围绕；结节内间质常伴玻璃样变，但也可呈软骨样；②融合的钙化结节之间为细胞成分稀少的梭形成纤维细胞性细胞，并浸润周围软组织；有时结节周围可见破骨样巨细胞

知识点32：钙化性腱膜纤维瘤的鉴别诊断　　　　副高：熟练掌握　正高：熟练掌握

钙化性腱膜纤维瘤的鉴别诊断：①婴儿纤维性错构瘤；②婴幼儿型纤维瘤病；③单相纤维型滑膜肉瘤；④软组织软骨瘤；⑤低度恶性的纤维肉瘤。

知识点33：巨细胞血管纤维瘤的临床特点　　　　副高：熟练掌握　正高：熟练掌握

巨细胞血管纤维瘤一般好发于中年人，平均年龄45岁。最为常见的受累部位是眶区和眼睑。

知识点34：巨细胞血管纤维瘤的病理改变　　　　副高：熟练掌握　正高：熟练掌握

巨细胞血管纤维瘤的病理改变见表2-1-12。

表2-1-12　巨细胞血管纤维瘤的病理改变

项　目	病理改变
肉眼改变	肿瘤平均直径为3cm，可有部分包膜。切面可伴有出血或囊性变
镜下改变	肿瘤由不同比例的成分混合构成：圆形、梭形细胞富于细胞性区域，伴有局灶硬化的胶原性或黏液样间质，中等或小的厚壁血管，通常分布在血管扩张性间隙周围的多核巨细胞性间质细胞

知识点35：巨细胞血管纤维瘤的鉴别诊断　　　　副高：熟练掌握　正高：熟练掌握

巨细胞血管纤维瘤的鉴别诊断：①胸膜外孤立性纤维瘤；②巨细胞纤维母细胞瘤。

知识点36：弹力纤维瘤的临床特点　　　　副高：熟练掌握　正高：熟练掌握

弹力纤维瘤患者多发于中老年人，年龄为50～70岁，多为常年重体力劳动者，以女性多见。在临床上多表现为背部肩胛骨下角之间深部软组织内缓慢性生长的无痛性肿块。肩胛以外部位如胸壁、股骨大转子、坐骨结节、尺骨鹰嘴、三角肌、手和足等处也可发生，少部分病例还可发生于大网膜及胃和直肠等脏器。大部分病例为孤立性病变，部分病例可为双侧性，偶可为多发性。

知识点37：弹力纤维瘤的病理改变　　　　副高：熟练掌握　正高：熟练掌握

弹力纤维瘤的病理改变见表2-1-13。

表2-1-13 弹力纤维瘤的病理改变

项 目	病理改变
肉眼改变	呈扁圆形,周界不清,质地坚韧,直径为2~15cm,切面呈灰白色纤维样,或夹杂黄色脂肪组织而呈纤维脂肪样
镜下改变	由退化程度不等的弹力纤维组成,在HE染色下呈淡红色,可呈粗纤维状、锯齿状、串珠状、小花瓣状、颗粒状或圈绒状等多种形状,特殊染色下更为清晰。病变内含有胶原纤维和少量的成纤维细胞,以及不等的成熟脂肪组织

知识点38:弹力纤维瘤的鉴别诊断 副高:熟练掌握 正高:熟练掌握

弹力纤维瘤的鉴别诊断:①纤维脂肪瘤;②弹力纤维脂肪瘤。

知识点39:婴儿纤维性错构瘤的临床特点 副高:熟练掌握 正高:熟练掌握

婴儿纤维性错构瘤多见于2岁以内婴幼儿,男孩多见。大部分病变部位发生于腋窝前皱襞或后皱襞,其次为上臂、肩部、股部、腹股沟、背部及前臂。表现为真皮深层或皮下生长迅速的孤立性结节。本瘤为良性,少数复发病例再次切除能够治愈。

知识点40:婴儿纤维性错构瘤的病理改变 副高:熟练掌握 正高:熟练掌握

婴儿纤维性错构瘤的病理改变见表2-1-14。

表2-1-14 婴儿纤维性错构瘤的病理改变

项 目	病理改变
肉眼改变	边界不清,以质地坚实的纤维样灰白色组织和黄色脂肪组织混杂组成,脂肪组织可占据肿瘤的大部分,也可不明显。直径为3~5cm,有甚者达15cm及以上
镜下改变	由致密的纤维组织、原始间叶组织和成熟脂肪组织混合组成,常呈器官样排列

知识点41:婴儿纤维性错构瘤的鉴别诊断 副高:熟练掌握 正高:熟练掌握

婴儿纤维性错构瘤的鉴别诊断:①婴幼儿型纤维瘤病;②钙化性腱膜纤维瘤;③脂肪纤维瘤病。

知识点42:包涵体性纤维瘤病的临床特点 副高:熟练掌握 正高:熟练掌握

包涵体性纤维瘤病多发于1岁以内婴儿,近1/3的病例在出生时即有,偶可见于儿童或成年人。好发于手指末节和中节指节的侧面或背面及足趾的伸侧面,以手指多见,并多发于中指、环指及小指，而拇指多不受累及。多为单个结节，有时也可为多个结节，与表皮相连，呈半球形或圆顶状突起，生长缓慢。

知识点43：包涵体性纤维瘤病的病理改变　　　副高：熟练掌握　　正高：熟练掌握

包涵体性纤维瘤病的病理改变见表2-1-15。

表2-1-15　包涵体性纤维瘤病的病理改变

项　目	病理改变
肉眼改变	无包膜结节，直径<2cm，呈一致性白色或褐色外观，无出血坏死区
镜下改变	真皮内有片状和束状一致性梭形细胞及数量不等的细胞外胶原。增生的梭形细胞胞质内出现球形嗜酸性包涵体是其特征性病变

知识点44：包涵体性纤维瘤病的鉴别诊断　　　副高：熟练掌握　　正高：熟练掌握

包涵体性纤维瘤病的鉴别诊断：①乳腺叶状囊肉瘤；②纤维上皮性息肉。

知识点45：肌纤维瘤和肌纤维瘤病的临床特点　　　副高：熟练掌握　　正高：熟练掌握

肌纤维瘤和肌纤维瘤病一般多发生于2岁以下的婴幼儿，其中50%以上的病例发生于出生时或出生后不久，少数病例发生于年龄较大的儿童和青少年，偶可发生于成年人。临床上主要有孤立性、多中心性和成年型三种类型。

知识点46：肌纤维瘤和肌纤维瘤病的病理改变　　　副高：熟练掌握　　正高：熟练掌握

肌纤维瘤和肌纤维瘤病的病理改变见表2-1-16。

表2-1-16　肌纤维瘤和肌纤维瘤病的病理改变

项　目	病理改变
肉眼改变	位于真皮及皮下者其边界比位于肌肉内、骨骼及内脏者相对清晰，无包膜，直径为0.5~7cm，多数为0.5~1.5cm。质地坚实，瘢痕样，切面呈现灰白色。多中心性病变中的结节数目多少不等
镜下改变	呈结节状或多结节状生长，并具备明显的区带现象：由淡染的周边区和深染的中央区组成，两区在肿瘤内的比例可不等，两区之间可见移行。周边区由结节状或短束状排列的胖梭形肌成纤维细胞组成；中央区由圆形或小多边形的原始间叶细胞组成，呈实性片状分布，或围绕分支状血管而呈血管外皮瘤样排列

知识点47：肌纤维瘤和肌纤维瘤病的鉴别诊断　　副高：熟练掌握　正高：熟练掌握

肌纤维瘤和肌纤维瘤病的鉴别诊断：①婴幼儿型纤维肉瘤；②婴幼型血管外皮瘤；③具有血管外皮瘤样结构的肿瘤；④肌纤维母细胞瘤。

知识点48：幼年性玻璃样变纤维瘤病的临床特点

副高：熟练掌握　正高：熟练掌握

幼年性玻璃样变纤维瘤病是一种罕见的遗传性疾病，主要发生于婴幼儿。瘤样肿物可位于皮肤、牙龈、关节周围软组织、骨骼等。临床表现为面部和颈部皮肤丘疹，尤其是耳周，肛周丘疹可类似生殖器疣。关节周围玻璃样变物质沉积可能引起关节挛缩。

知识点49：幼年性玻璃样变纤维瘤病的病理改变

副高：熟练掌握　正高：熟练掌握

幼年性玻璃样变纤维瘤病的病理改变见表2-1-17。

表2-1-17　幼年性玻璃样变纤维瘤病的病理改变

项　目	病理改变
肉眼改变	肿块发生于真皮、皮下、牙龈及大关节旁，边界不清，直径为1mm～5cm，灰白色
镜下改变	肿块发生于真皮内，由成束或成簇的胖梭形成纤维细胞和大量、均质嗜伊红色的玻璃样基质组成

知识点50：幼年性玻璃样变纤维瘤病的鉴别诊断　副高：熟练掌握　正高：熟练掌握

幼年性玻璃样变纤维瘤病的鉴别诊断：①牙龈纤维瘤病；②神经纤维瘤病；③婴幼儿肌纤维瘤病。

知识点51：浅表性肢端纤维黏液瘤的临床特点　　副高：熟练掌握　正高：熟练掌握

浅表性肢端纤维黏液瘤患者多为成年人，年龄范围为14～72岁，中位年龄为43岁。以男性较为多见。肿瘤发生于肢端浅表，特别是趾和指，部分发生于手掌。临床上多表现为缓慢性生长的无痛性肿块，少数有疼痛感。部分病例有外伤史。

知识点52：浅表性肢端纤维黏液瘤的病理改变　　副高：熟练掌握　正高：熟练掌握

浅表性肢端纤维黏液瘤的病理改变见表2-1-18。

表2-1-18　浅表性肢端纤维黏液瘤的病理改变

项　目	病理改变
肉眼改变	类圆形、息肉状、结节状或分叶状，质软至质硬，黏冻状或呈现实性灰白色，直径为0.6～5.0cm，平均为1.5cm
镜下改变	①病变主要以星形或梭形成纤维细胞样的细胞组成，间质呈黏液样、纤维黏液样或胶原纤维样，并含有较丰富的纤细血管；②瘤细胞多呈现杂乱状分布，局部可见有条索状或疏松席纹状排列结构

知识点53：浅表性肢端纤维黏液瘤的鉴别诊断　　　副高：熟练掌握　正高：熟练掌握

浅表性肢端纤维黏液瘤的鉴别诊断：①浅表血管黏液瘤；②黏液纤维肉瘤；③肢端黏液炎性成纤维细胞性肉瘤。

知识点54：浅表性纤维瘤病的临床特点　　　副高：熟练掌握　正高：熟练掌握

浅表性纤维瘤病主要累及30岁以上成人，男性较为多见。手掌纤维瘤病发生于手掌面，以右手较为多见。半数病例为双侧病变。足底纤维瘤病位于足底腱膜内。典型的手掌病变最初表现为孤立的质硬手掌结节，后为多发性结节，并与邻近手指形成索状硬结或条带。足底病变表现为质硬的皮下结节或增厚，并与皮肤相连。

知识点55：浅表性纤维瘤病的病理改变　　　副高：熟练掌握　正高：熟练掌握

浅表性纤维瘤病的病理改变见表2-1-19。

表2-1-19　表浅性纤维瘤病的病理改变

项　目	病理改变
肉眼改变	多为单个结节，直径多＜1cm，有时也可呈周界不清的融合性结节，通常附带增厚的腱膜和皮下脂肪组织。切面呈灰白至灰黄色，质地坚硬，瘢痕样
镜下改变	掌和跖纤维瘤病均由条束状增生的成纤维细胞、肌成纤维细胞和胶原纤维组成，两者的比例可因病程不同、病例不同或同一病例不同的区域而存在差异。少数病例内可见数量不等的破骨样多核巨细胞

知识点56：表浅性纤维瘤病的鉴别诊断　　　副高：熟练掌握　正高：熟练掌握

表浅性纤维瘤病的鉴别诊断：①单相纤维型滑膜肉瘤；②纤维肉瘤。

知识点57：韧带样型纤维瘤病的临床特点　　　副高：熟练掌握　正高：熟练掌握

儿童患者大多数发生于腹部以外的部位。青春期至40岁的患者女性较多，病变易发于腹壁。40岁之后，发生于腹内和腹外的概率相等。腹外可发生的部位主要包括：肩部、背部和胸壁、股部和头颈部。腹部病变来自腹壁的肌肉腱膜结构。

知识点58：韧带样型纤维瘤病的病理改变　　　副高：熟练掌握　　正高：熟练掌握

韧带样型纤维瘤病的病理改变见表2-1-20。

表2-1-20　韧带样型纤维瘤病的病理改变

项　目	病理改变
肉眼改变	肿物直径为5~10cm，界限欠清。切面白色，有光泽，有粗大的梁状结构类似瘢痕组织，质硬，有砂粒感
镜下改变	所有病变都以一致性长形纤细的梭形细胞增生为特征，周围存在胶原性间质和数量不等的明显血管，血管周围有时存在水肿。肿瘤细胞常排列成连绵的束状结构，细胞核无异型性、核小、浅染、有1~3个小核仁

知识点59：韧带样型纤维瘤病的鉴别诊断　　　副高：熟练掌握　　正高：熟练掌握

韧带样型纤维瘤病的鉴别诊断：①神经纤维瘤；②结节性筋膜炎；③胃肠道间质瘤；④特发性腹膜后纤维化。

知识点60：婴儿型/先天性纤维肉瘤的临床特点　　　副高：熟练掌握　　正高：熟练掌握

绝大多数的病例发生于生后的第1年内，其中约1/3为先天性，近1/2发生于3个月以内，发生于2岁以上者极为少见，男性较为多见。肿瘤主要发生于下肢远端，如足、踝和小腿，其次发生于上肢远端，如手、腕和前臂，躯干和头颈部有时也可能发生，表现为生长迅速的无痛性肿块，肿块巨大时可取代一侧肢体。

知识点61：婴儿型/先天性纤维肉瘤的病理改变　　　副高：熟练掌握　　正高：熟练掌握

婴儿型/先天性纤维肉瘤的病理改变见表2-1-21。

表2-1-21　婴儿型/先天性纤维肉瘤的病理改变

项　目	病理改变
肉眼改变	多数肿块界线不清，分叶状，通常浸润至邻近的软组织，直径为2~30cm，切面呈灰白色或淡红色，体积较大的肿块中央可伴有出血或坏死
镜下改变	由交织条束状或鱼骨样排列的梭形细胞组成，核深染，细胞之间可见不等胶原纤维，形态上类似成年型纤维肉瘤；少数病例由较为原始的小圆形或卵圆形细胞组成，仅限局部区域显示成纤维细胞性分化

知识点62：婴儿型/先天性纤维肉瘤的鉴别诊断　　副高：熟练掌握　正高：熟练掌握

婴儿型/先天性纤维肉瘤与单相型纤维滑膜肉瘤鉴别诊断。

知识点63：孤立性纤维性肿瘤和血管外皮瘤的临床特点

副高：熟练掌握　正高：熟练掌握

患者的年龄范围在19～85岁，发病高峰为40～60岁，女性较为多见。好发于胸膜，部分病例可发生于胸膜外，后者以头颈部、上呼吸道、纵隔、盆腔、腹膜后和周围软组织相对较为常见，其他部位如中枢神经系统、脑膜、眼眶、脊髓、腮腺、甲状腺、肝、肾上腺、胃肠道、膀胱、前列腺、精索和睾丸等处也可发生。

知识点64：孤立性纤维性肿瘤和血管外皮瘤的病理改变

副高：熟练掌握　正高：熟练掌握

孤立性纤维性肿瘤和血管外皮瘤的病理改变见表2-1-22。

表2-1-22　孤立性纤维性肿瘤和血管外皮瘤的病理改变

项　目	病理改变
肉眼改变	肿块呈类圆形或卵圆形，边界清晰，发生于胸膜者可带蒂，部分病例被覆纤维性假包膜，直径为1～27cm，平均6～8cm。切面呈现灰白色，质韧而富有弹性，可伴有黏液样变性。恶性者切面可呈现鱼肉状，可伴有出血、囊性变和坏死
镜下改变	肿瘤的边界清晰，以交替性分布的细胞丰富区和细胞稀疏区组成。梭形瘤细胞多呈无结构性或无模式样生长，其他较为常见的排列方式包括席纹状、鱼骨样、条束状、血管外皮瘤样、栅栏状或波浪状，部分病例中还可以见到密集成簇的上皮样小圆细胞。发生于肺、前列腺、精囊等实质脏器者还可以形成分叶状肿瘤样结构。另一形态学特征表现为瘤细胞间含有粗细不等、形状不一的胶原纤维，明显时可呈现瘢痕疙瘩样，有时可以见到边缘呈放射状的石棉样胶原纤维。瘤内血管丰富，血管壁胶原变性较为常见

知识点65：孤立性纤维性肿瘤和血管外皮瘤的鉴别诊断

副高：熟练掌握　正高：熟练掌握

孤立性纤维性肿瘤和血管外皮瘤的鉴别诊断：需鉴别的肿瘤较多，主要有梭形细胞脂肪瘤、隆突性皮肤纤维肉瘤、真皮纤维瘤、巨细胞纤维母细胞瘤、低度恶性纤维肉瘤、低度恶性纤维母细胞瘤、恶性纤维组织细胞瘤、神经纤维瘤、上皮样平滑肌瘤、低度恶性周围神经鞘膜瘤、单相型纤维型滑膜肉瘤等。

知识点66：炎症性肌成纤维细胞性肿瘤的临床特点　　副高：熟练掌握　正高：熟练掌握

炎症性肌成纤维细胞肿瘤主要发生于20岁以内的儿童和年轻人，女性较为多见。最常发生于肺、肠系膜和网膜，但也可发生于全身各处。临床上起病隐匿，症状大多与肿瘤所处部位有关。

知识点67：炎症性肌成纤维细胞性肿瘤的病理改变　　副高：熟练掌握　正高：熟练掌握

炎症性肌成纤维细胞性肿瘤的病理改变见表2-1-23。

表2-1-23　炎症性肌成纤维细胞性肿瘤的病理改变

项　目	病理改变
肉眼改变	呈结节状或分叶状，其中位于肠系膜或后腹膜者常呈多结节状，直径范围为1~20cm，多数病例在5~10cm。切面呈灰白色或灰黄色，质地坚韧，漩涡状，可伴有黏液样变性、灶性出血和坏死等，少数可伴有钙化
镜下改变	由增生的胖梭形成纤维细胞和肌成纤维细胞组成，间质内伴有大量的炎症细胞浸润，多为成熟的浆细胞和淋巴细胞，可有生发中心形成。除了梭形细胞外，部分病例尚可见类圆形的组织细胞样细胞，或可见一些类似节细胞或R-S细胞的不规则形细胞。少数发生于肠系膜的病例由核仁明显的上皮样细胞组成，核分裂象易见，间质内常伴有大量中性粒细胞浸润，又称为上皮样炎性肌成纤维细胞性肉瘤

知识点68：炎症性肌成纤维细胞性肿瘤的鉴别诊断

副高：熟练掌握　正高：熟练掌握

炎症性肌成纤维细胞性肿瘤的鉴别诊断：①炎症性恶性纤维组织细胞瘤；②胃肠道炎性纤维息肉；③胃肠道外间质瘤；④结外滤泡树突状细胞肉瘤；⑤平滑肌肉瘤；⑥硬化性肠系膜炎；⑦霍奇金淋巴瘤。

知识点69：低度恶性肌成纤维细胞肉瘤的临床特点

副高：熟练掌握　正高：熟练掌握

低度恶性肌成纤维细胞肉瘤通常发生于成年人，男性较为多见，部分病例可发生于儿童。可发生于多个部位，但更多见于四肢和头颈部，尤其舌和口腔。大部分病例表面为无痛性肿胀或逐渐增大的肿物。

知识点70：低度恶性肌成纤维细胞肉瘤的病理改变　　副高：熟练掌握　正高：熟练掌握

低度恶性肌成纤维细胞肉瘤的病理改变见表2-1-24。

表2-1-24 低度恶性肌成纤维细胞肉瘤的病理改变

项 目	病理改变
肉眼改变	呈质地坚实的肿块，边界不清，直径为1.4~17cm，中位直径4cm，切面呈现灰白色，纤维样
镜下改变	以成束的梭形细胞组成，通常弥漫浸润至周围的软组织特别是横纹肌和脂肪。瘤细胞显示轻至中度的异型性。核分裂象在各病例之间不等，平均为2个/10HPF。瘤细胞间可见不等的胶原纤维

知识点71：低度恶性肌成纤维细胞肉瘤的鉴别诊断　　副高：熟练掌握　正高：熟练掌握

低度恶性肌成纤维细胞肉瘤的鉴别诊断：①平滑肌肉瘤；②纤维肉瘤；③纤维瘤病；④低度恶性的恶性周围神经鞘膜瘤。

知识点72：成年型纤维肉瘤的临床特点　　副高：熟练掌握　正高：熟练掌握

成年型纤维肉瘤一般好发于30~60岁的成年人，平均年龄为40岁，以男性多见。肿瘤好发于四肢，特别是股部，其次为躯干和头颈部。多数肿瘤位于深部软组织内，可能发生于肌内和肌间的纤维组织、筋膜、肌腱和腱鞘，少数肿瘤位于浅表皮下，多由隆突性皮纤维肉瘤发展而来，另一部分病例为放疗后纤维肉瘤或烧伤瘢痕性纤维肉瘤。

知识点73：成年型纤维肉瘤的病理改变　　副高：熟练掌握　正高：熟练掌握

成年型纤维肉瘤的病理改变见表2-1-25。

表2-1-25 成年型纤维肉瘤的病理改变

项 目	病理改变
肉眼改变	呈圆形、卵圆形或结节状，直径多为3~8cm，可达20cm及以上，体积较小者可外被纤维性假包膜。切面呈灰白色，质地坚实，或呈现灰红色鱼肉状，体积较大者可见出血和坏死灶
镜下改变	肿瘤的组织学变化较大，可划分为：①分化良好的纤维肉瘤，瘤细胞似成纤维细胞，异型性小，常呈特征性"人"字形排列或羽毛状排列；②中等分化纤维肉瘤，核分裂象易见，可见少数瘤巨细胞；③分化差的纤维肉瘤，瘤细胞丰富，异型性明显；每个高倍视野平均存在1个以上核分裂，出现病理性核分裂象。出血、坏死易见。间质含数量不等的胶原成分，可形成纤细的细胞间网络结构，也可以形成细胞稀少的弥漫性或"瘢痕样"硬化或玻璃样变区域。可发生黏液变和骨化生

知识点74：成年型纤维肉瘤的鉴别诊断　　副高：熟练掌握　正高：熟练掌握

成年型纤维肉瘤的鉴别诊断：①恶性周围神经鞘膜瘤；②恶性纤维组织细胞瘤；③恶性孤立性纤维性肿瘤；④纤维肉瘤型隆突性皮肤纤维肉瘤；⑤纤维瘤病；⑥单相纤维型滑膜肉瘤；⑦梭形细胞/肉瘤样癌。

知识点75：黏液纤维肉瘤的临床特点　　　　　副高：熟练掌握　　正高：熟练掌握

黏液纤维肉瘤一般多发于50~70岁的老年人，20岁以下者极为罕见，男性较为多见。好发于肢体，特别是下肢，位于躯干、头颈部和腹壁者较为少见，而位于盆腔及腹膜后者大多为去分化性脂肪肉瘤。近2/3的病例发生于真皮深层或皮下，1/3病例发生于筋膜下和肌肉内。临床表现为缓慢生长的无痛性肿物。其局部复发率达50%~60%，并与组织学分级无关。

知识点76：黏液纤维肉瘤的病理改变　　　　　副高：熟练掌握　　正高：熟练掌握

黏液纤维肉瘤的病理改变见表2-1-26。

表2-1-26　黏液纤维肉瘤的病理改变

项　目	病理改变
肉眼改变	肿瘤多位于皮下组织内，多结节状，并常与表皮平行，切面呈胶冻状。少数发生于深部肌肉组织内，体积较大，且结节状外形不明显，通常向周围组织浸润性生长。中至高度恶性的肿瘤中可见坏死
镜下改变	包括3种类型：①低度恶性黏液纤维肉瘤，呈现多结节性生长，大部分为黏液样基质，肥胖梭形或星形的胞质嗜酸性的肿瘤细胞稀疏而分散，但仍有异型性。间质有特征性的壁薄、纤细分支的长形或曲线形血管；②中度恶性黏液纤维肉瘤，细胞较丰富，异型性不显著，可见多核巨细胞；③高度恶性黏液纤维肉瘤，细胞密度明显增加，瘤细胞多形性明显，可见大量的核分裂象及出血、坏死。可见奇异型多核巨细胞

知识点77：黏液纤维肉瘤的鉴别诊断　　　　　副高：熟练掌握　　正高：熟练掌握

黏液纤维肉瘤的鉴别诊断：①黏液性脂肪肉瘤；②低度恶性纤维黏液样肉瘤。

知识点78：硬化性上皮样纤维肉瘤的临床特点　　　　　副高：熟练掌握　　正高：熟练掌握

硬化性上皮样纤维肉瘤一般多发于成年人，发病高峰为30~60岁，一般年龄为40~45岁，男性较为多见。肿瘤多发于下肢的深部软组织内，其次可发生于躯干，部分病例位于上肢和头颈部。表现为局部缓慢性增大的肿块。近1/3病例肿块于近期内明显增大，并伴疼痛感。

知识点79：硬化性上皮样纤维肉瘤的病理改变　　　　　副高：熟练掌握　　正高：熟练掌握

硬化性上皮样纤维肉瘤的病理改变见表2-1-27。

表2-1-27 硬化性上皮样纤维肉瘤的病理改变

项 目	病理改变
肉眼改变	肿块直径2～22cm，界限较清，呈现分叶状或多结节状，切面呈灰白，质硬，可有囊性变或钙化
镜下改变	在肿瘤的大部分区域内，瘤细胞数量稀少，而间质内存在大量深嗜伊红色、玻璃样变的胶原纤维。瘤细胞由小至中等大的圆形、卵圆形或多边形上皮样细胞组成，多呈现狭窄的条索状排列，分布于大量深嗜伊红色的胶原纤维间。部分区域还可能与其他类型的硬化性纤维肉瘤（低度恶性纤维黏液样肉瘤/伴有巨菊形团的玻璃样变性梭形细胞肉瘤）相重叠

> **知识点80：硬化性上皮样纤维肉瘤的鉴别诊断**　　副高：熟练掌握　正高：熟练掌握

硬化性上皮样纤维肉瘤的鉴别诊断：①孤立性纤维性肿瘤；②浸润性或转移性癌；③玻璃样变纤维瘤病；④透明细胞肉瘤；⑤单相纤维型滑膜肉瘤；⑥上皮样平滑肌肉瘤；⑦硬化性横纹肌肉瘤；⑧硬化型淋巴瘤。

> **知识点81：低度恶性纤维黏液样肉瘤的临床要点**　　副高：熟练掌握　正高：熟练掌握

低度恶性纤维黏液样肉瘤比较罕见，典型者累及年轻人。好发于四肢近端或躯干，绝大多数肿瘤发生于筋膜下，部分病例也可位于浅表部位。其典型病例表现为无痛性深部、软组织肿物。

> **知识点82：低度恶性纤维黏液样肉瘤的病理改变**　　副高：熟练掌握　正高：熟练掌握

低度恶性纤维黏液样肉瘤的病理改变见表2-1-28。

表2-1-28 低度恶性纤维黏液样肉瘤的病理改变

项 目	病理改变
肉眼改变	肿瘤的边界相对清晰，直径为1～23cm，平均9.5cm。切面呈现灰白色或灰黄色，纤维样至黏液样
镜下改变	由交替性分布的胶原样和黏液样区域混合组成，以胶原样区域为主，两种区域之间有移行现象，也可能有相对清晰的界线。瘤细胞的异型性不明显，核分裂象也不易见到。40%的肿瘤内可见散在的类圆形或不规则的巨菊形团

> **知识点83：低度恶性纤维黏液样肉瘤的鉴别诊断**　　副高：熟练掌握　正高：熟练掌握

低度恶性纤维黏液样肉瘤的鉴别诊断：①韧带样型纤维瘤病；②低度恶性的黏液纤维肉瘤；③胶原性纤维瘤；④硬化性上皮样纤维肉瘤。

知识点84：良性纤维组织细胞瘤的临床特点　　　副高：熟练掌握　　正高：熟练掌握

良性纤维组织细胞瘤一般好发于中青年人，可发生于身体任何部位，但最常见于四肢，其次是躯干。临床上表现为缓慢性生长的孤立性小结节。表皮多呈现红色或棕红色，有时可因过多的含铁血黄素沉着而呈蓝色或黑色，此时容易被误诊为色素痣或恶性黑色素瘤。

知识点85：良性纤维组织细胞瘤的病理改变　　　副高：熟练掌握　　正高：熟练掌握

良性纤维组织细胞瘤的病理改变见表2-1-29。

表2-1-29　良性纤维组织细胞瘤的病理改变

项　目	病理改变
肉眼改变	圆形或类圆形结节，无包膜，直径从数毫米至数厘米，多在3cm以下。切面呈现灰白色、灰黄色、黄褐色至暗红色不等，取决于肿瘤内所含的胶原纤维、含铁血黄素、脂质和血管的数量
镜下改变	经典的良性纤维组织细胞瘤有3种亚型：①真皮纤维瘤，瘤结节位于真皮内，与表皮间多存在一薄层结缔组织间隔，被覆表皮常伴棘细胞增生和钉突延长等改变。瘤内组织细胞样细胞和血管成分相对较少，而以增生的梭形成纤维细胞样细胞为主，多呈现交织的短束状排列，并可有席纹状结构；②纤维黄色瘤，主要由圆形组织细胞样细胞、黄色瘤细胞、杜顿巨细胞及数量不等的梭形成纤维细胞样细胞组成，瘤内血管成分相对较少；③硬化性血管瘤，瘤内存在丰富的呈裂隙状或血窦样的毛细血管，血管周围为增生的成纤维细胞样细胞，围绕血管排列或没有一定的排列方向，血管外常见大量的含铁血黄素沉积及散在的慢性炎症细胞浸润与杜顿巨细胞反应

知识点86：良性纤维组织细胞瘤的鉴别诊断　　　副高：练掌握　　正高：熟练掌握

良性纤维组织细胞瘤的鉴别诊断：①结节性筋膜炎；②隆突性皮肤纤维肉瘤；③真皮肌纤维瘤；④肌纤维母细胞瘤；⑤皮肤平滑肌肉瘤。

知识点87：幼年性黄色肉芽肿的临床特点　　　副高：熟练掌握　　正高：熟练掌握

幼年性黄色肉芽肿主要发生于婴儿期，少数病例可发生于20岁以上的成年人，男童较为多见。主要好发于头颈部的皮肤，其次为躯干和四肢，但可发生于躯体皮肤的任何部位，皮肤外的孤立性病变少见。临床上表现为皮肤的单个结节。

知识点88：幼年性黄色肉芽肿的病理改变　　　副高：熟练掌握　　正高：熟练掌握

幼年性黄色肉芽肿的病理改变见表2-1-30。

表2-1-30　幼年性黄色肉芽肿的病理改变

项　目	病理改变
肉眼改变	呈丘疹样或结节样，直径为0.2～10cm，多为数毫米，无包膜，切面多呈现黄色
镜下改变	病变位于真皮内，由成片、致密的单核组织细胞组成，可延伸到表皮，但不侵犯表皮层。根据病程可以分为：①早期，由片状增生的单核组织细胞组成，胞质少至中等量，脂质空泡不明显。核小，圆形或卵圆形，部分可见核沟。多核巨细胞缺如或偶见；②经典期，单核细胞胞质丰富，可见脂质空泡。核呈不规则或肾形，可见核沟。可见不等的多核巨细胞；③移行期，主要由呈席纹状排列的梭形细胞组成，伴有泡沫样组织细胞和多核巨细胞，间质可有纤维化；④混合型，上述两种或3种不同形态亚型同时出现于同一病变当中

知识点89：幼年性黄色肉芽肿的鉴别诊断　　副高：熟练掌握　正高：熟练掌握

幼年性黄色肉芽肿的鉴别诊断：①纤维组织细胞瘤；②皮肤朗格汉斯细胞组织细胞增生症；③黄色瘤。

知识点90：网状组织细胞瘤的临床特点　　副高：熟练掌握　正高：熟练掌握

网状组织细胞瘤包括局限皮肤型和多中心性型。局限皮肤型好发于青年男性，一般表现为孤立的皮肤小结节，通常发生于躯体上部，特别是头颈部，病变生长缓慢。多中心性型好发于老年女性的四肢，尤其是手指、手掌和手背，以及关节旁和面部。

知识点91：网状组织细胞瘤的病理改变　　副高：熟练掌握　正高：熟练掌握

网状组织细胞瘤的病理改变见表2-1-31。

表2-1-31　网状组织细胞瘤的病理改变

项　目	病理改变
肉眼改变	两型都表现为质地坚实的半球形结节，直径为0.3～2cm，呈肉色、红色、棕色或黄色
镜下改变	病变位于真皮内，也可以延伸至表皮或皮下。由聚集的组织细胞样细胞组成，细胞体积较大，呈圆形，胞质呈毛玻璃样，嗜酸性，可以含有多个核，细胞大小和细胞核的多少可有很大的变化，并可有一定的异型性，偶见核分裂象

知识点92：网状组织细胞瘤的鉴别诊断　　副高：熟练掌握　正高：熟练掌握

网状组织细胞瘤的鉴别诊断：①恶性黑色素瘤；②浅表性恶性纤维组织细胞瘤。

知识点93：非典型性纤维黄色瘤的临床特点　　副高：熟练掌握　正高：熟练掌握

非典型性纤维黄色瘤好发于老年人头颈部皮肤，平均年龄为69岁。男女都可能发生。主要分布于鼻、颊、耳和头皮，主要表现为半圆形的小结节，肉色或红色，可伴有溃疡或出血，周围的皮肤常由于日光照射而变薄、变红。有时结节也可因色素沉着而呈现灰黑色。结节生长迅速，但极少超过2cm。

知识点94：非典型性纤维黄色瘤的病理改变　　副高：熟练掌握　正高：熟练掌握

非典型性纤维黄色瘤的病理改变见表2-1-32。

表2-1-32　非典型性纤维黄色瘤的病理改变

项　目	病理改变
肉眼改变	呈单个结节状肿块或溃疡性病变，体积较小，直径通常2cm。切面呈灰白色，界限不清，质地坚实
镜下改变	位于真皮内，由数量不等、具有明显多形性的胖梭形成纤维细胞、圆形或多边形组织细胞样细胞、畸形细胞以及单核或多核瘤巨细胞组成，可见核分裂象，其中包括病理性核分裂象，形态上类似未分化多形性肉瘤/多形性恶性纤维组织细胞瘤

知识点95：非典型性纤维黄色瘤的鉴别诊断　　副高：熟练掌握　正高：熟练掌握

非典型性纤维黄色瘤的鉴别诊断：①非典型纤维组织细胞瘤；②恶性纤维组织细胞瘤；③其他梭形细胞病变，其中包括鳞状细胞癌、恶性黑色素瘤和平滑肌肉瘤等。

知识点96：非典型性纤维黄色瘤的预后　　副高：熟练掌握　正高：熟练掌握

非典型性纤维黄色瘤中间性肿瘤，一些病例可出现局部复发，偶尔可发生局部皮肤转移和远处转移。

知识点97：隆突性皮肤纤维肉瘤的临床特点　　副高：熟练掌握　正高：熟练掌握

隆突性皮肤纤维肉瘤大多发生于中青年，发病高峰为25～45岁，男性较为多见。肿块发生于躯干、四肢近端和头颈部的真皮或皮下组织。初始表现为皮肤斑块状结节，缓慢生长，数年后生长加速，形成隆起的不规则结节。

知识点98：隆突性皮肤纤维肉瘤的病理改变　　副高：熟练掌握　正高：熟练掌握

隆突性皮肤纤维肉瘤的病理改变见表2-1-33。

表2-1-33 隆突性皮肤纤维肉瘤的病理改变

项 目	病理改变
肉眼改变	位于真皮或皮下，原发性肿瘤多为单结节状肿块，复发性病变可为多结节状。质地坚实，灰白色，直径为0.5~17cm，平均5cm，部分病例因发生黏液样变性而呈胶冻样或透明状，色素性隆突性皮纤维肉瘤切面呈现黑色
镜下改变	由弥漫性浸润性生长的短梭形细胞组成，通常呈特征性的席纹状或车辐状排列，瘤细胞核的异型性并不明显，核分裂象在各病例之间不等（0~10个/10HPF）肿瘤常浸润到皮下脂肪组织

知识点99：隆突性皮肤纤维肉瘤的鉴别诊断　　　副高：熟练掌握　正高：熟练掌握

隆突性皮肤纤维肉瘤的鉴别诊断：①真皮纤维瘤；②弥漫性神经纤维瘤；③深部纤维组织细胞瘤；④恶性纤维组织细胞瘤；⑤黏液性脂肪肉瘤；⑥浅表性纤维肉瘤；⑦色素性神经纤维瘤。

知识点100：隆突性皮肤纤维肉瘤的预后　　　副高：熟练掌握　正高：熟练掌握

隆突性皮肤纤维肉瘤属中间性肿瘤，有较高的局部复发率，可多次复发，偶尔可发生远处转移。

知识点101：丛状纤维组织细胞瘤的临床特点　　　副高：熟练掌握　正高：熟练掌握

丛状纤维组织细胞瘤主要发生于儿童和青少年，平均年龄为14岁，中位年龄为20岁，50%以上病例年龄在20岁以下，30岁以后较少发生。男女均可能发生。好发于上肢，尤其是手、腕部和前臂，其次为下肢，躯干和头颈部等处也可能发生。表现为皮肤和皮下缓慢性生长的无痛性肿块。

知识点102：丛状纤维组织细胞瘤的病理改变　　　副高：熟练掌握　正高：熟练掌握

丛状纤维组织细胞瘤的病理改变见表2-1-34。

表2-1-34 丛状纤维组织细胞瘤的病理改变

项 目	病理改变
肉眼改变	位于皮下脂肪组织内，常延伸至真皮，分叶状或多结节状，直径0.3~8cm，多数<3cm，切面呈灰白色
镜下改变	由丛状分布的多个小结节或梭形细胞束组成，有时小结节可呈融合状，在真皮和皮下组织之间呈浸润性生长。结节由单核样组织细胞、梭形成纤维细胞样细胞和破骨样多核巨细胞构成，根据3种细胞成分可分为：①组织细胞性亚型，主要由单核组织细胞样和破骨样多核巨细胞组成；②成纤维细胞性亚型，主要由短束状成纤维细胞样细胞组成的；③混合型，由上述两种成分混合组成

知识点103：丛状纤维组织细胞瘤的鉴别诊断　　　　副高：熟练掌握　　正高：熟练掌握

丛状纤维组织细胞瘤的鉴别诊断：①纤维瘤病；②纤维组织细胞瘤。

知识点104：未分化多形性肉瘤/多形性恶性纤维组织细胞瘤的临床特点

　　　　　　　　　　　　　　　　　　　　　　　　　副高：熟练掌握　　正高：熟练掌握

未分化多形性肉瘤/多形性恶性纤维组织细胞瘤一般好发于50~70岁的中老年人，发生于儿童和婴幼儿者较为少见，男性多见，约占2/3。大多数病例发生于下肢，特别是股部，其中约2/3的病例发生于肌肉内，位于浅表皮下者多为深部肿瘤蔓延所致。除股部外，部分病例还可发生于上肢和腹膜后。

知识点105：未分化多形性肉瘤/多形性恶性纤维组织细胞瘤的病理改变

　　　　　　　　　　　　　　　　　　　　　　　　　副高：熟练掌握　　正高：熟练掌握

未分化多形性肉瘤/多形性恶性纤维组织细胞瘤的病理改变见表2-1-35。

表2-1-35　未分化多形性肉瘤/多形性恶性纤维组织细胞瘤的病理改变

项　目	病理改变
肉眼改变	肿块呈结节状或分叶状，直径5~10cm，位于腹膜后者体积通常较大，可达到20cm以上。切面呈灰白色、灰黄色或灰红色、鱼肉状，常见出血、坏死、黏液变性或囊性变
镜下改变	未分化肉瘤是一种排除性诊断。未分化高级别多形性（MFH样）肉瘤是一类有多种结构和细胞形态的异质性肿瘤，其共同特点为：细胞及细胞核有明显多形性，常伴奇异型肿瘤巨细胞，并混有数量不等的梭形细胞及圆形组织细胞样细胞。常有编席状结构和间质慢性炎细胞浸润。梭形细胞最常表现为成纤维细胞、成肌纤维细胞或平滑肌样细胞

知识点106：未分化多形性肉瘤/多形性恶性纤维组织细胞瘤的鉴别诊断

　　　　　　　　　　　　　　　　　　　　　　　　　副高：熟练掌握　　正高：熟练掌握

未分化多形性肉瘤/多形性恶性纤维组织细胞瘤的鉴别诊断：①多形性横纹肌肉瘤；②多形性平滑肌肉瘤；③多形性脂肪肉瘤；④肉瘤样癌；⑤骨外骨肉瘤；⑥恶性黑色素瘤。

知识点107：未分化多形性肉瘤/多形性恶性纤维组织细胞瘤的预后

　　　　　　　　　　　　　　　　　　　　　　　　　副高：熟练掌握　　正高：熟练掌握

未分化多形性肉瘤/多形性恶性纤维组织细胞瘤的复发率大约为19%~31%，转移率为31%~35%，5年生存率约为65%~70%，最常见的转移部位为肺，其次是骨、肝。位于皮下的 UPS/MFH，其转移率、致死率明显低于位于深部的 UPS/MFH。

第二节 脂肪组织肿瘤和瘤样病变

知识点1：脂肪瘤的临床特点　　　　　　　　副高：熟练掌握　正高：熟练掌握

脂肪瘤是间叶性软组织中最为常见的良性肿瘤之一，可发生于任何年龄，以40～60岁多见，男性较多。可发生于皮下组织、深部软组织及骨表面，最多发生于前臂、股部、躯干等皮下组织，生长缓慢，少有恶变。

知识点2：脂肪瘤的病理改变　　　　　　　　副高：熟练掌握　正高：熟练掌握

脂肪瘤的病理改变见表2-1-36。

表2-1-36 脂肪瘤的病理改变

项 目	病理改变
肉眼改变	位于浅表或皮下者多有菲薄的纤维性包膜，呈现球形、类圆形、结节形或分叶状，大小不一，但直径多在5cm以下，平均3cm，超过10cm者罕见。切面呈淡黄色或黄色，质地柔软。位于深部者，外形通常不规则，可呈沙钟形或哑铃状，体积相对较大，常超过5cm
镜下改变	由成熟的脂肪细胞组成，与周围的正常脂肪组织相似。瘤细胞排列紧密，并由纤维性间隔分成大小不等的小叶，小叶内的脂肪细胞在大小和形态上基本一致。脂肪细胞之间含有较多胶原纤维时，又称为纤维脂肪瘤；伴有软骨化生时，又称为软骨脂肪瘤；伴有骨化生时，又称为骨脂肪瘤；伴有炎症感染或外伤破裂后，可以引起脂肪坏死和液化，在脂肪细胞之间及其周围可见成巢的泡沫样组织细胞，有时尚伴有多核巨细胞反应及慢性炎症细胞浸润。肌间或肌内脂肪瘤在镜下显示为成熟脂肪组织在骨骼肌组织内或肌束之间呈弥漫浸润性生长

知识点3：脂肪瘤的鉴别诊断　　　　　　　　副高：熟练掌握　正高：熟练掌握

脂肪瘤的鉴别诊断：①脂肪瘤样脂肪肉瘤；②错构瘤；③脂肪垫。

知识点4：脂肪母细胞瘤和脂肪母细胞瘤病的临床特点

副高：熟练掌握　正高：熟练掌握

脂肪母细胞瘤和脂肪母细胞瘤病主要发生于3岁以下的婴幼儿，偶尔出生时即有，男性多见。肿瘤多分布于肢体，少数病例可发生于头颈部、躯干、纵隔、肠系膜和腹膜后，实质脏器如肺、心、肾和涎腺有时也可能发生。表现为生长缓慢的无痛性肿块。脂肪母细胞瘤局限于皮下生长，脂肪母细胞瘤病则呈弥漫性生长，不仅累及皮下，且通常累及深部的肌肉组织。与脂肪母细胞瘤病相比，脂肪母细胞瘤更多见。

知识点5：脂肪母细胞瘤和脂肪母细胞瘤病的病理改变
　　　　　　　　　　　　　　　　　　　　　副高：熟练掌握　　正高：熟练掌握

脂肪母细胞瘤和脂肪母细胞瘤病的病理改变见表2-1-37。

表2-1-37　脂肪母细胞瘤和脂肪母细胞瘤病的病理改变

项　目	病理改变
肉眼改变	肿块呈球形、结节状或分叶状，直径为3~5cm，位于腹膜后者可达20cm，淡黄色或乳白色，切面呈黏液样或胶冻样
镜下改变	①脂肪细胞被粗细不等的结缔组织分隔成不规则的小叶结构；②瘤细胞除了成熟脂肪细胞外，还可以见各发育阶段的不成熟脂肪细胞，根据患者年龄的不同，脂肪母细胞可很少见；③间质内可有黏液基质、丰富的丛状毛细血管网；④可以穿透包膜，浸润肌肉；⑤偶见软骨化生及小灶性造血细胞

知识点6：脂肪母细胞瘤和脂肪母细胞瘤病的鉴别诊断
　　　　　　　　　　　　　　　　　　　　　副高：熟练掌握　　正高：熟练掌握

脂肪母细胞瘤和脂肪母细胞瘤病的鉴别诊断：黏液性脂肪肉瘤。

知识点7：脂肪母细胞瘤和脂肪母细胞瘤病的预后　副高：熟练掌握　　正高：熟练掌握

脂肪母细胞瘤为良性肿瘤，手术切除后复发率很小，但脂肪母细胞瘤病可能由于切除不净而复发，复发率为9%~46%。

知识点8：血管脂肪瘤的临床特点　　　　　副高：熟练掌握　　正高：熟练掌握

血管脂肪瘤较为常见，患者通常为20岁左右的年轻人。儿童和50岁以上患者罕见。男性相对较多，并有家族倾向。前臂是最为常见的受累部位，其次为躯干及上臂。最为常见的表现是多发性皮下小结节，常有触痛。

知识点9：血管脂肪瘤的病理改变　　　　　副高：熟练掌握　　正高：熟练掌握

血管脂肪瘤的病理改变见表2-1-38。

表2-1-38　血管脂肪瘤的病理改变

项　目	病理改变
肉眼改变	发生于皮下组织内，有包膜，直径多为2cm以下。切面呈黄色，并带有不等的红色
镜下改变	由成熟脂肪细胞和分支状的毛细血管网组成，血管一般在包膜下的区域较为显著。特征性形态表现在小血管内含有纤维素性微血栓，不见于通常的脂肪瘤。极少数病例含有丰富的毛细血管和梭形细胞，而脂肪成分相对稀疏，称为富于细胞性血管脂肪瘤

知识点10：血管脂肪瘤的鉴别诊断　　　　　副高：熟练掌握　正高：熟练掌握

富于细胞的血管脂肪瘤需要与卡波西肉瘤和血管肉瘤相鉴别。

知识点11：血管平滑肌脂肪瘤的临床特点　　　副高：熟练掌握　正高：熟练掌握

血管平滑肌脂肪瘤一般发生于肾内、肾旁或肾外（如肝脏）。多见于成年女性，约有1/3的患者伴有结节性硬化。主要表现有腰痛、血尿、寒战及发热，少数无症状。可累及淋巴结，但未发现远部位转移。

知识点12：血管平滑肌脂肪瘤的病理改变　　　副高：熟练掌握　正高：熟练掌握

血管平滑肌脂肪瘤的病理改变见表2-1-39。

表2-1-39　血管平滑肌脂肪瘤的病理改变

项　目	病理改变
肉眼改变	单个结节，大小不一，无包膜，切面为黄色或灰黄色，常有灶性出血
镜下改变	①肿瘤由成熟脂肪组织（可轻度多形性）、厚壁血管（缺乏弹力层）及平滑肌束（可轻度多形性）以不同的比例混合而成；②血管壁厚薄不匀，往往扭曲、扩张、怪异，为肿瘤性血管，而非营养性血管；③平滑肌束围绕血管并向周围脂肪组织延伸；④因中等或较大的肌性动脉壁内缺乏弹力层，所以易破裂出血

知识点13：血管平滑肌脂肪瘤的鉴别诊断　　　副高：熟练掌握　正高：熟练掌握

少数病例可以被误诊为肉瘤或癌，以脂肪成分为主的肿瘤要与脂肪肉瘤相鉴别；脂肪成分不明显的肿瘤可能被误诊为平滑肌肉瘤；某些上皮样血管平滑肌脂肪瘤与肾细胞癌易混淆。

知识点14：梭形细胞脂肪瘤/多形性脂肪瘤的临床特点
　　　　　　　　　　　　　　　　　　　　　　副高：熟练掌握　正高：熟练掌握

梭形细胞脂肪瘤和多形性脂肪瘤是同一组织学类型的极端表现。典型病变发生于老年人，平均年龄超过55岁，只有10%的患者是女性。主要位于颈部和肩背部、头皮、前额、面部、口周颊部和上臂较少见，下肢非常罕见。良性病变，生长缓慢，局部复发罕见。

知识点15：梭形细胞脂肪瘤/多形性脂肪瘤的病理改变
　　　　　　　　　　　　　　　　　　　　　　副高：熟练掌握　正高：熟练掌握

梭形细胞脂肪瘤/多形性脂肪瘤的病理改变见表2-1-40。

表2-1-40 梭形细胞脂肪瘤/多形性脂肪瘤的病理改变

项 目	病理改变
肉眼改变	肿块多为椭圆形或饼状结节，包膜完整或有部分包膜。依脂肪组织和梭形细胞相对含量不同呈现黄色至灰白色，比普通型脂肪瘤质地韧，但有些病例呈胶冻状
镜下改变	①梭形细胞脂肪瘤，脂肪细胞间有平行排列分化良好的梭形细胞，伴有粗大的绳索样胶原束。梭形细胞间通常有大量肥大细胞，也可有淋巴细胞和浆细胞。某些梭形细胞脂肪瘤间质有黏液样变或血管样裂隙；②多形性脂肪瘤由成熟脂肪细胞、梭形细胞、单核或多核瘤巨细胞和少量慢性炎症细胞组成；少数细胞核大、深染，染色质粗或致密，可见假包涵体，但核分裂象难见；有时可见瘤巨细胞，胞质内含脂滴似脂肪母细胞；核位于细胞周边呈现"花环状"的多核瘤细胞是该瘤的主要特征之一；肿瘤间质通常可见大量纵横交错的胶原纤维束及疏松黏液样变性；③介于经典型细胞脂肪瘤和多形性脂肪瘤间的中间型病例非常多见

知识点16：梭形细胞脂肪瘤/多形性脂肪瘤的鉴别诊断　　　　　　副高：熟练掌握　正高：熟练掌握

多形性脂肪瘤的鉴别诊断：①硬化性脂肪肉瘤；②黏液性脂肪肉瘤；③梭形细胞性脂肪肉瘤。

知识点17：冬眠瘤的临床特点　　　　　　副高：熟练掌握　正高：熟练掌握

冬眠瘤是由棕色脂肪组织发生的良性肿瘤，较罕见。可发于任何年龄，年龄范围为2~75岁，但主要见于青年人，平均年龄在38岁左右，男性较为多见。好发于股部，其次是肩部、背部和颈部，也可见于胸壁、腋窝、腹壁、腹股沟和上肢等处。

知识点18：冬眠瘤的病理改变　　　　　　副高：熟练掌握　正高：熟练掌握

冬眠瘤的病理改变见表2-1-41。

表2-1-41 冬眠瘤的病理改变

项 目	病理改变
肉眼改变	单个结节，分叶状，有包膜，直径范围在1~24cm，平均为9.5cm。质地较实，肿瘤外观视瘤内所含脂褐素、脂肪及血管量的多少而分别呈现棕色、黄褐色或浅黄色
镜下改变	肿瘤周界清晰，以小叶状或片状排列的多边形或类圆形瘤细胞组成。瘤细胞的胞质丰富，嗜伊红色，颗粒状，或呈现细小的多空泡状，核小而圆、深染、居中，瘤细胞间可见成熟的脂肪细胞

知识点19：冬眠瘤的鉴别诊断　　　　　　副高：熟练掌握　正高：熟练掌握

冬眠瘤的鉴别诊断：①颗粒细胞瘤；②成年型横纹肌瘤。

知识点20：非典型性脂肪瘤样肿瘤/分化良好的脂肪肉瘤的临床特点
副高：熟练掌握 正高：熟练掌握

非典型性脂肪瘤样肿瘤/分化良好的脂肪肉瘤多发生于60岁以上的老年人，偶可发生于青少年，男女均可发生，无明显的差异，但某些解剖部位如腹膜后以女性较为多见，而腹股沟则以男性多见，男性亦有发生于睾丸旁者。好发生于股部，其次为腹膜后和睾丸旁，少数病例发生于头颈部、胸腔纵隔、腹股沟和精索等处。

知识点21：非典型性脂肪瘤样肿瘤/分化良好的脂肪肉瘤的病理改变
副高：熟练掌握 正高：熟练掌握

非典型性脂肪瘤样肿瘤/分化良好的脂肪肉瘤的病理改变见表2-1-42。

表2-1-42 非典型性脂肪瘤样肿瘤/分化良好的脂肪肉瘤的病理改变

项 目	病理改变
肉眼改变	肿瘤体积多较大，多结节状或分叶状，有菲薄的纤维性包膜，位于腹膜后者有时除大肿块外，尚附带多个大小不一的卫星结节。切面呈黄色，似脂肪瘤，可伴出血和梗死等继发性改变。硬化性脂肪肉瘤切面呈现灰白色，质地坚韧，纤维样
镜下改变	①脂肪瘤样脂肪肉瘤：a. 瘤细胞分化好，绝大部分近乎成熟的脂肪细胞，似脂肪瘤；b. 可见含小脂滴的脂肪母细胞及核大深染的细胞；c. 腹膜后巨大脂肪瘤通常为脂肪瘤样脂肪肉瘤。②硬化性脂肪肉瘤：a. 在脂肪瘤样脂肪肉瘤的基础上，瘤内发生明显的纤维组织增生、玻璃样变；b. 可有异型的脂肪母细胞及异型的梭形瘤细胞。③炎症性脂肪肉瘤：似硬化型，但瘤组织内有大量炎症细胞成分，主要为淋巴细胞及浆细胞浸润，而脂肪母细胞和异型细胞少。④梭形细胞脂肪肉瘤：以条束状排列的成纤维细胞样梭形细胞和脂肪瘤样脂肪肉瘤组成

知识点22：非典型性脂肪瘤样肿瘤/分化良好的脂肪肉瘤的鉴别诊断
副高：熟练掌握 正高：熟练掌握

非典型性脂肪瘤样肿瘤/分化良好的脂肪肉瘤的鉴别诊断：①多形性脂肪瘤；②梭形细胞脂肪瘤；③脂肪坏死；④软骨样脂肪瘤；⑤脂肪肉芽肿。

知识点23：去分化脂肪肉瘤的临床特点 副高：熟练掌握 正高：熟练掌握

去分化脂肪肉瘤大多发生于中老年患者，男性多于女性。大多数病例发生于盆腔腹膜后、腹股沟和精索旁，少数病例发生于肢体及躯干。多位于深部软组织，少数病例发生于皮下。约90%的病例见于原发性肿瘤内，10%左右见于复发性肿瘤，且常为多次复发之后。

知识点24：去分化脂肪肉瘤的病理改变　　　副高：熟练掌握　　正高：熟练掌握

去分化脂肪肉瘤的病理改变见表2-1-43。

表2-1-43　去分化脂肪肉瘤的病理改变

项　目	病理改变
肉眼改变	①大的多结节性黄色肿物，含有散在、实性、常为灰褐色的非脂肪区域（去分化区域）；②去分化区域常有坏死
镜下改变	由两种不同分化和形态结构的成分所组成，脂肪肉瘤成分多为分化良好的脂肪瘤样脂肪肉瘤，去分化成分可分成高度恶性和低度恶性两种，前者呈多形性未分化肉瘤/多形性恶性纤维组织细胞瘤样或纤维肉瘤样，后者呈黏液纤维肉瘤样或纤维瘤病样。去分化成分中也可含有异源性成分，如横纹肌肉瘤、平滑肌肉瘤、软骨肉瘤或骨肉瘤等。部分病例中可见类似神经或脑膜上皮样的漩涡样结构，此型多伴有骨形成。脂肪瘤与去分化成分之间多有清楚的界限，或呈镶嵌状，少数情况下可见到逐渐移行的现象

知识点25：去分化脂肪肉瘤的鉴别诊断　　　副高：熟练掌握　　正高：熟练掌握

临床病理工作中应注意去分化脂肪肉瘤与多形性肉瘤浸润脂肪组织的区别。在去分化成分稍远处通常有明确的高分化脂肪肉瘤的成分。

知识点26：黏液样脂肪肉瘤的临床特点　　　副高：熟练掌握　　正高：熟练掌握

黏液样脂肪肉瘤包括过去的圆形细胞脂肪肉瘤，是第2位最常见的脂肪肉瘤，占全部脂肪肉瘤的1/3以上，好发于四肢深部的软组织，2/3以上位于大腿肌肉内，很少原发于腹膜后或皮下组织之内。典型的黏液样脂肪肉瘤表现为四肢深部软组织内大的无痛性肿物。发病高峰年龄为30～50岁。易于局部复发，1/3病例发生远处转移。

知识点27：黏液样脂肪肉瘤的病理改变　　　副高：熟练掌握　　正高：熟练掌握

黏液样脂肪肉瘤的病理改变见表2-1-44。

表2-1-44　黏液样脂肪肉瘤的病理改变

项　目	病理改变
肉眼改变	肿瘤的体积多较大，位于股部深部肌肉内者可以达到15cm或更大，位于上肢者有时可能小于5cm。边界清楚，呈多结节状，切面呈胶冻状、黄色或灰黄色，可伴出血而呈褐色
镜下改变	常呈结节状或分叶状生长，结节的周边细胞相对丰富。肿瘤由圆形、卵圆形至短梭形的原始间叶细胞、大小不等的印戒样脂肪母细胞、分支状毛细血管网和黏液样基质组成。部分病例中，黏液样基质非常丰富，可以形成淋巴管瘤样或肺水肿样结构。圆细胞脂肪肉瘤由形态较一致的增生性小圆细胞组成，排列成片状或团块状，有时呈索状、梁状或腺样排列。部分病例中可见不等的印戒样脂肪母细胞，或黏液样脂肪肉瘤区域，圆细胞成分与黏液样脂肪肉瘤区域之间可能有移行

知识点28：黏液样脂肪肉瘤的鉴别诊断　　　　副高：熟练掌握　正高：熟练掌握

黏液样脂肪肉瘤的鉴别诊断：①黏液纤维肉瘤/黏液恶性纤维组织细胞瘤；②肌内黏液瘤；③脉管瘤；④其他类型的小圆细胞肉瘤。

知识点29：黏液样脂肪肉瘤的预后　　　　　　副高：熟练掌握　正高：熟练掌握

黏液样脂肪肉瘤的预后主要取决于组织学分级（即圆细胞成分在肿瘤内所占的比例）。圆细胞成分为0~5%，转移率为23%；圆细胞成分为5%~10%，转移率为35%；圆细胞成分>25%，转移率为58%；总的转移率为35%，大部分转移到软组织，其次为肺、骨，其致死率为31%。

黏液样脂肪肉瘤通常转移至一些不常见的部位，主要是对称肢体、腹膜后、腋窝或骨（特别是脊柱），可出现在肺转移之前。

知识点30：脂肪坏死　　　　　　　　　　　　副高：熟练掌握　正高：熟练掌握

脂肪坏死可见于急性胰腺炎、女性乳房及皮下脂肪组织损伤。病变通常为边界不清的肿块，伴囊腔形成，早期坏死灶周围有中性粒细胞、淋巴细胞及浆细胞浸润，组织细胞增生并且吞噬脂肪呈泡沫状细胞。后期形成异物肉芽肿，伴有纤维组织增生、钙化。由于病灶内可见多边形脂肪细胞及偶见畸形多核脂肪细胞，有时被误认为肿瘤。

知识点31：脂肪肉芽肿　　　　　　　　　　　　副高：熟练掌握　正高：熟练掌握

脂肪肉芽肿又称为结节性脂膜炎或硬化性脂膜炎。多发生于腹部或腹膜后，病变是不规则的结节，脂肪组织灶状坏死，伴淋巴细胞、浆细胞及组织细胞浸润，形成肉芽肿，伴有纤维组织增生、透明变性。

知识点32：脂肪垫　　　　　　　　　　　　　　副高：熟练掌握　正高：熟练掌握

脂肪垫主要发生于肩部，和长期挑担有关，又称为肩担瘤，是在长期受重压和摩擦部位的皮下脂肪结缔组织增生形成的瘤样病变。脂肪垫无包膜，皮下脂肪组织增多和小叶间纤维组织增厚，两者呈交替的层状分布。增生的纤维结缔组织比较致密，量多时肿块质硬。

知识点33：先天性瘤样脂肪组织增生　　　　　　副高：熟练掌握　正高：熟练掌握

本病又称为先天性脂肪瘤。常发于婴儿的侧肢体或指、趾，病变呈局限性或弥漫性脂肪纤维组织增生，逐渐形成增大的肿块。局部切除后复发率较高。肿块无包膜，边界不清，质地较软，呈淡黄色。切面呈分叶状。病变由成熟的脂肪组织及胶原纤维组成，其内常见一些静脉血管成分，或伴有骨及肌肉组织发育异常。

第三节 肌肉组织肿瘤

知识点1：深部软组织平滑肌瘤的临床特点	副高：熟练掌握 正高：熟练掌握

深部软组织平滑肌瘤较为罕见，多见于青年人或中年人，其中腹膜后或腹腔的平滑肌瘤只见于女性。最多见的发病部位是四肢皮下深部及骨骼肌内，也可发生于腹盆腔和腹腔，包括系膜和网膜，但与子宫平滑肌瘤无关，原发于软组织。

知识点2：深部软组织平滑肌瘤病理改变	副高：熟练掌握 正高：熟练掌握

深部软组织平滑肌瘤病理改变见表2-1-45。

表2-1-45 深部软组织平滑肌瘤病理改变

项　目	病理改变
肉眼改变	周界清晰，直径在2.5～15cm，平均为7.7cm，多数为5cm左右，切面呈灰白色，编织状，质地坚韧。盆腔腹膜后/腹腔平滑肌瘤：周界也比较清晰，但肿瘤体积相对较大，平均直径为14～16cm，其范围为2.5～37cm，切面呈灰白色或灰红色，部分病例可呈黏液样
镜下改变	由条束状或交织状排列的平滑肌束组成，核无异型性，核分裂象罕见，肿瘤内没有凝固性坏死，但部分病例伴有钙化。盆腔腹膜后腹腔平滑肌瘤的镜下形态与子宫平滑肌瘤相似，除了条束状或交织状排列的平滑肌束外，瘤细胞也可以呈索样或梁状排列，在一些体积较大的肿瘤当中，间质可伴玻璃样变性、钙化或黏液样变性等退行性改变。约20%的盆腔、腹膜后/腹腔平滑肌瘤中可见核分裂象，但不超过5个/50HP，且没有病理性核分裂，瘤细胞无异型性，肿瘤内也不见凝固性坏死

知识点3：平滑肌肉瘤的临床特点	副高：熟练掌握 正高：熟练掌握

平滑肌肉瘤一般好发于中老年人，也可见于年轻人，甚至儿童。绝大多数腹膜后和下腔静脉的平滑肌肉瘤发生于女性。发生部位不同的软组织平滑肌肉瘤具有不同的临床生物学特征及不同的预后，因此按其发生部位不同划分为3组，即深部软组织平滑肌肉瘤、皮肤和皮下组织平滑肌肉瘤、血管源性平滑肌肉瘤。

知识点4：平滑肌肉瘤的病理改变	副高：熟练掌握 正高：熟练掌握

平滑肌肉瘤的病理改变见表2-1-46。

表2-1-46 平滑肌肉瘤的病理改变

项 目	病理改变
肉眼改变	①典型者为肉质感肿物，颜色为灰色、白色或褐色，切面可呈一定的漩涡状结构；②较大病变常出现出血、坏死或囊性变；③常边界清楚，也可出现明显侵袭性
镜下改变	①典型组织学结构为界限清楚的梭形细胞束交织排列。肿瘤细胞通常丰富，紧密排列，也可有纤维化和黏液样变；②瘤细胞核长形、两端钝、可有切迹或呈现分叶状。核常显著深染并有多形性。通常易见核分裂象，常见非典型性核分裂；③较大平滑肌肉瘤内常见细胞稀疏区、玻璃样变和凝固性肿瘤坏死区

知识点5：血管平滑肌瘤的临床特点   副高：熟练掌握   正高：熟练掌握

血管平滑肌瘤好发生四肢，尤其是下肢，女性较为多见。肿瘤多为单发，生长缓慢，常伴有疼痛或压痛。

知识点6：血管平滑肌瘤的病理改变   副高：熟练掌握   正高：熟练掌握

血管平滑肌瘤的病理改变见表2-1-47。

表2-1-47 血管平滑肌瘤的病理改变

项 目	病理改变
肉眼改变	肿瘤位于皮下或真皮深层，呈球形，直径在2cm之内，境界清楚。切面呈灰白色或褐色
镜下改变	肿瘤由迂曲血管及分化好的平滑肌细胞束构成，瘤细胞围绕在血管壁周围，呈多层环状排列，有时可能发生黏液样变性或玻璃样变性、灶性软骨化生

知识点7：成年型横纹肌瘤的临床特点   副高：熟练掌握   正高：熟练掌握

成年型横纹肌瘤一般好发于成年人的头颈部，多发生于33～80岁人群。其表现为上呼吸道和上消化道黏膜息肉状病变或颈部浅表软组织内的孤立性肿块，其中黏膜的好发部位依次是喉、口腔（舌、口底、软腭或颊黏膜）及咽。

知识点8：成年型横纹肌瘤的病理改变   副高：熟练掌握   正高：熟练掌握

成年型横纹肌瘤的病理改变见表2-1-48。

表2-1-48 成年型横纹肌瘤的病理改变

项 目	病理改变
肉眼改变	肿瘤为局限性，大小1.5~7.5cm，通常呈分叶状，边界清楚，但无包膜。质软，切面呈均质状，淡棕色或灰棕色
镜下改变	显示成熟性骨骼肌分化，由边界清晰的小叶组成，小叶内由排列紧密、嗜伊红色或透亮的大圆形或多边形细胞组成，瘤细胞的边界清晰，胞质丰富，嗜伊红色，颗粒状或因富含糖原而呈透亮状或空泡状，多数病例于胞质内可见横纹，还可见棒状或杂草样的结晶样物质

知识点9：成年型横纹肌瘤的鉴别诊断　　　　副高：熟练掌握　正高：熟练掌握

成年型横纹肌瘤的鉴别诊断：①棕色脂肪瘤；②颗粒细胞瘤；③副神经节瘤；④网状组织细胞瘤；⑤嗜酸细胞癌；⑥高分化横纹肌肉瘤。

知识点10：胎儿型横纹肌瘤的临床特点　　　　副高：熟练掌握　正高：熟练掌握

胎儿型横纹肌瘤好发于3岁以下婴幼儿的头颈部，可分成经典型及中间型两种主要的类型，前者多发生于1岁以内的婴幼儿，后者发生于成年人者较儿童多见，主要发生于头颈部。肿瘤呈良性经过，术后不复发。

知识点11：胎儿型横纹肌瘤的病理改变　　　　副高：熟练掌握　正高：熟练掌握

胎儿型横纹肌瘤的病理改变见表2-1-49。

表2-1-49 胎儿型横纹肌瘤的病理改变

项 目	病理改变
肉眼改变	肿瘤边界清晰或有包膜，直径1~12.5cm，分叶状，色灰白至粉褐色，切面均匀一致，有光泽。发生于黏膜的肿物呈息肉状
镜下改变	显示不成熟性骨骼肌分化，分为经典型及中间型：①经典型，主要由原始间质细胞、梭形细胞和不成熟横纹肌纤维组成，后者类似于7~10周胎龄的胎儿肌管，细胞间为大量黏液样的基质。胞质内的横纹在HE染色下不容易找到，但在Masson染色或PTAH染色下较清晰；②中间型，介于成年型横纹肌瘤和经典型横纹肌瘤之间，主要由大量分化性的横纹肌纤维组成，可见带状或节细胞样的横纹肌母细胞，梭形间质细胞稀少或无，间质黏液样变不明显。瘤细胞无异型性，核分裂象无或罕见，也不见肿瘤性坏死

知识点12：胎儿型横纹肌瘤的鉴别诊断　　　　副高：熟练掌握　正高：熟练掌握

胎儿型横纹肌瘤的鉴别诊断：①分化好的胚胎性横纹肌肉瘤；②胎儿型纤维瘤病；③梭形细胞横纹肌肉瘤。

知识点13：生殖道型横纹肌瘤的临床特点　　　副高：熟练掌握　　正高：熟练掌握

生殖道型横纹肌瘤好发于中青年妇女的生殖道，表现为阴道、宫颈及外阴部缓慢生长的息肉状肿块或囊肿，少数病例也可能发生在男性的睾丸鞘膜、附睾和前列腺等处。

知识点14：生殖道型横纹肌瘤的病理改变　　　副高：熟练掌握　　正高：熟练掌握

生殖道型横纹肌瘤的病理改变见表2-1-50。

表2-1-50　生殖道型横纹肌瘤的病理改变

项　目	病理改变
肉眼改变	为有光滑黏膜被覆的息肉样阴道肿物，无包膜，直径很少大于3cm，切面呈灰白、粉红
镜下改变	肿瘤位于黏膜下，由散在成熟程度不等的横纹肌纤维所组成，类似胎儿型骨骼肌瘤，横纹肌母细胞多呈梭形或带状，胞质内可见横纹。细胞无异型性，也不见核分裂象。间质内含有不等的胶原或呈黏液样

知识点15：生殖道型横纹肌瘤的鉴别诊断　　　副高：熟练掌握　　正高：熟练掌握

生殖道型横纹肌瘤的鉴别诊断：①葡萄状横纹肌肉瘤；②非典型性息肉。

知识点16：腺泡状横纹肌肉瘤的临床特点　　　副高：熟练掌握　　正高：熟练掌握

腺泡状横纹肌肉瘤好发于10~25岁的青少年，男女都可发生。肿瘤多位于四肢深部软组织，其次为头颈部、躯干（包括脊柱旁）、会阴、盆腔及腹膜后，位于一些特殊部位者可能产生相应的症状，如位于鼻旁窦者可产生突眼或脑神经受损症状，位于脊柱旁者可能产生感觉异常、感觉减退或麻痹症状，位于直肠旁会阴者可能产生便秘症状等。肿瘤易发生淋巴道转移，故可有局部或全身淋巴结转移。

知识点17：腺泡状横纹肌肉瘤的病理改变　　　副高：熟练掌握　　正高：熟练掌握

腺泡状横纹肌肉瘤的病理改变见表2-1-51。

表2-1-51　腺泡状横纹肌肉瘤的病理改变

项　目	病理改变
肉眼改变	边界不清，往往浸润至周围的软组织，平均直径为7cm，切面呈灰白或灰红色，质地坚韧或硬，肿瘤较大者可见出血、坏死灶
镜下改变	主要包括3种组织学亚型，即经典型、实性型以及胚胎性-腺泡状混合型。①经典型腺泡状横纹肌肉瘤含纤维血管间隔，瘤细胞被分隔成清楚的巢状结构；②实性型缺乏纤维血管间质，圆形细胞呈现片状结构，并有数量不等的横纹肌母细胞性分化；③混合型除腺泡状结构外还有黏液样间质及梭形细胞性肌母细胞

知识点18：腺泡状横纹肌肉瘤的鉴别诊断　　　副高：熟练掌握　　正高：熟练掌握

腺泡状横纹肌肉瘤的鉴别诊断：①骨外尤因肉瘤/原始神经外胚层肿瘤（PNET）；②非霍奇金淋巴瘤；③透明细胞肉瘤；④透明细胞癌；⑤腺泡状软组织肉瘤；⑥嗅神经母细胞瘤。

知识点19：多形性横纹肌肉瘤的临床要点　　　副高：熟练掌握　　正高：熟练掌握

多形性横纹肌肉瘤最多发生于40~70岁的成人，儿童少见，男性较多。好发于下肢深部软组织。大多数患者表现为疼痛性肿胀，发展迅速。

知识点20：多形性横纹肌肉瘤的病理改变　　　副高：熟练掌握　　正高：熟练掌握

多形性横纹肌肉瘤的病理改变见表2-1-52。

表2-1-52　多形性横纹肌肉瘤的病理改变

项　目	病理改变
肉眼改变	肿块多位于肌内，体积较大，直径多为10cm以上，可伴坏死
镜下改变	以异型性明显的大圆形、多边性及梭形细胞组成，并可见体积偏大、外形不规则、胞质嗜伊红色的横纹肌母细胞，肿瘤内常见坏死灶

知识点21：多形性横纹肌肉瘤的鉴别诊断　　　副高：熟练掌握　　正高：熟练掌握

多形性横纹肌肉瘤的鉴别诊断：①多形性平滑肌肉瘤；②未分化多形性肉瘤或所谓的多形性恶性纤维组织细胞瘤；③其他伴有横纹肌母细胞分化的恶性肿瘤。

第四节　脉管组织肿瘤和瘤样病变

知识点1：肉芽肿型血管瘤的临床特点　　　副高：熟练掌握　　正高：熟练掌握

肉芽肿型血管瘤以20岁以上成年人较为多发，尤其是妊娠期妇女；好发部位依次包括牙龈、手指、唇、面部和舌。大多数病史短于2个月，发展较快。

知识点2：肉芽肿型血管瘤的病理改变　　　副高：熟练掌握　　正高：熟练掌握

肉芽肿型血管瘤的病理改变见表2-1-53。

表2-1-53　肉芽肿型血管瘤的病理改变

项　目	病理改变
肉眼改变	呈息肉状，紫红色，质软，直径为2～30cm
镜下改变	①增生的毛细血管以较大的血管为中心排列成簇状或分叶状结构；②内皮细胞增生较活跃，甚至在腔内形成乳头状突起，也可见核分裂象，但无病理性核分裂，细胞也无异型性；③毛细血管间存在较多的慢性炎性细胞浸润，间质常有明显黏液变性；④肿物周围绕以正常的组织，其被覆的表皮萎缩或溃疡，附近的表皮伴有角化过度或棘细胞增生

知识点3：肉芽肿型血管瘤的鉴别诊断　　　　副高：熟练掌握　正高：熟练掌握

　　肉芽肿型血管瘤的鉴别诊断：此肿瘤需注意与高分化血管肉瘤及血管瘤样卡波西肉瘤相鉴别。

知识点4：上皮样血管瘤的临床特点　　　　副高：熟练掌握　正高：熟练掌握

　　上皮样血管瘤可发生于任何年龄，高峰年龄为20～50岁。女性较多见。最常累及的部位是头部，特别是前额、耳前、头皮，四肢末端也较常累及，特别是指/趾。临床大多表现为皮下单一性结节，有时可见多结节病变，位于真皮者少见。少数病变起源于大血管。上皮样血管瘤为良性肿瘤，但局部复发率达到1/3。

知识点5：上皮样血管瘤的病理改变　　　　副高：熟练掌握　正高：熟练掌握

　　上皮样血管瘤的病理改变见表2-1-54。

表2-1-54　上皮样血管瘤的病理改变

项　目	病理改变
肉眼改变	病变大小通常为0.5～2cm，少数＞5cm
镜下改变	①皮下上皮样血管瘤的特点是小的毛细血管型血管明显增生，血管腔衬覆有肥胖的上皮样内皮细胞；②内皮细胞的胞质嗜双染或嗜酸性，有时含有空泡，核相对较大、单个、染色质疏松，常有中位核仁；③典型病变血管有不成熟表现，可缺乏良好的血管腔，但有单层内皮细胞层和完整的肌外周细胞/平滑肌层；④病变通常与周围软组织界限清楚，病变内常有一较大血管，绝大多数病变有以嗜酸性粒细胞和淋巴细胞为主的炎症性背景，病变外周有明显的淋巴组织反应并有淋巴滤泡形成。真皮上皮样血管瘤同样有上皮样内皮细胞衬覆的小血管增生，及富于淋巴细胞和嗜酸性粒细胞的炎症性背景，但是血管通常更成熟，管腔通畅，内皮细胞不是很肥胖。且位于真皮的病变界限不清，常不形成淋巴滤泡

知识点6：上皮样血管瘤的鉴别诊断　　　　副高：熟练掌握　正高：熟练掌握

　　上皮样血管瘤应当与Kimura病相鉴别。

知识点7：血管瘤病的临床特点   副高：熟练掌握   正高：熟练掌握

大部分血管瘤病患者在20岁以内发病，几乎所有血管瘤病患者40岁前病变明显，女性较为多见。多累及下肢，其次为胸壁、腹部及上肢。临床上主要表现为受累区弥漫性持续肿胀，偶尔大小有消长。

知识点8：血管瘤病的病理改变   副高：熟练掌握   正高：熟练掌握

血管瘤病的病理改变见表2-1-55。

表2-1-55 血管瘤病的病理改变

项 目	病理改变
肉眼改变	肿瘤边界不清，大小为10～20cm。切面呈脂肪样
镜下改变	有两种结构：①软组织内有静脉性、海绵样及毛细血管型血管混合性随意分布。静脉型血管的管壁不规则变薄，自血管壁发出花束状排列的簇状小血管；②类似浸润性毛细血管型血管瘤；③以上两种结构均常伴有大量成熟脂肪组织

知识点9：血管瘤病的鉴别诊断   副高：熟练掌握   正高：熟练掌握

血管瘤病与肌内血管瘤相鉴别。

知识点10：梭形细胞血管瘤的临床特点   副高：熟练掌握   正高：熟练掌握

梭形细胞血管瘤可发生于任何年龄，男性多见。大多数梭形细胞血管瘤患者发生于四肢远端的真皮及皮下组织内。现将其归为良性内皮细胞肿瘤。

知识点11：梭形细胞血管瘤的病理改变   副高：熟练掌握   正高：熟练掌握

梭形细胞血管瘤的病理改变见表2-1-56。

表2-1-56 梭形细胞血管瘤的病理改变

项 目	病理改变
肉眼改变	肿物较小，直径不超过3cm，边界清楚，切面呈暗红色囊性或实性，有时可见静脉石
镜下改变	肿瘤由壁薄的海绵状血管瘤及卡波西（Kaposi）肉瘤样组织结构组成。海绵状血管瘤管腔内有时可见血栓或静脉石，部分管壁塌陷。内衬扁平内皮细胞，也可以呈上皮样，异型性不明显

知识点12：梭形细胞血管瘤的鉴别诊断　　　副高：熟练掌握　正高：熟练掌握

梭形细胞血管瘤的鉴别诊断：①血管瘤病；②血管内乳头状内皮增生；③海绵状血管瘤；④Kaposi肉瘤。

知识点13：淋巴管瘤的临床特点　　　副高：熟练掌握　正高：熟练掌握

淋巴管瘤是由扩张的淋巴管构成的海绵状/囊性良性淋巴管病变，是较常见的儿科疾病，常发生于出生时和1岁以内。囊性淋巴管瘤大多位于颈部、腋窝和腹股沟，海绵状型还可见于口腔、躯干上部、肢体及腹部，包括肠系膜和腹膜后。临床表现为局限无痛性肿胀，质软，触诊有波动感。

知识点14：淋巴管瘤的病理改变　　　副高：熟练掌握　正高：熟练掌握

淋巴管瘤的病理改变见表2-1-57。

表2-1-57　淋巴管瘤的病理改变

项　目	病理改变
肉眼改变	①肿瘤无包膜，边界不清，通常浸润至周围脂肪或肌肉组织；②瘤体切面呈多囊性或海绵状，囊内含有水性或乳性液体
镜下改变	①为明显扩张的淋巴管，管壁薄，内衬扁平内皮细胞，周围常伴有淋巴细胞聚集；②管腔空或含有蛋白性液体及淋巴细胞，有时有红细胞；③较大脉管周围可有较多平滑肌细胞，长期病变有间质纤维化及间质炎症

知识点15：淋巴管瘤的鉴别诊断　　　副高：熟练掌握　正高：熟练掌握

淋巴管瘤的鉴别诊断：①海绵状血管瘤；②分化良好的血管肉瘤；③囊性间皮瘤；④Kaposi肉瘤。

知识点16：Kaposi型血管内皮细胞瘤的临床特点　　　副高：熟练掌握　正高：熟练掌握

Kaposi型血管内皮细胞瘤是一种罕见的具有侵袭性的血管肿瘤，主要发生在婴幼儿和10岁以内儿童。最常发生于腹膜后和皮肤，但同样可见于头颈部、纵隔以及躯干和四肢深部软组织。

知识点17：Kaposi型血管内皮细胞瘤的病理改变　　　副高：熟练掌握　正高：熟练掌握

Kaposi型血管内皮细胞瘤的病理改变见表2-1-58。

表2-1-58 Kaposi型血管内皮细胞瘤的病理改变

项 目	病理改变
肉眼改变	皮肤病变表现为界限不清的紫色斑块。软组织病变为灰色至红色肿物，多结节状，可相连或包围周围组织
镜下改变	①肿瘤浸润性生长，由纤维间隔分隔成隐约的小叶结构；②小叶内含有呈交叉排列的梭形细胞束，其中相间有毛细血管；③其间散在的毛细血管被覆有扁平或肥胖的内皮细胞，并且可以形成肿瘤小叶，类似细胞性血管瘤或毛细胞血管瘤

知识点18：Kaposi型血管内皮细胞瘤的鉴别诊断　　副高：熟练掌握　　正高：熟练掌握

Kaposi型血管内皮细胞瘤的鉴别诊断：①梭形细胞血管瘤；②婴幼儿细胞性毛细血管瘤；③Kaposi肉瘤。

知识点19：网状型血管内皮细胞瘤的临床特点　　副高：熟练掌握　　正高：熟练掌握

网状型血管内皮细胞瘤不常见，通常见于年轻人。主要累及皮肤和皮下组织，好发于肢体末端，尤其是下肢。临床表现为红色或蓝色缓慢生长的斑块或结节。

知识点20：网状型血管内皮细胞瘤的病理改变　　副高：熟练掌握　　正高：熟练掌握

网状型血管内皮细胞瘤的病理改变见表2-1-59。

表2-1-59 网状型血管内皮细胞瘤的病理改变

项 目	病理改变
肉眼改变	皮肤弥漫性硬化，且常累及下方皮下组织。最大直径通常小于3cm
镜下改变	①肿瘤有特征性的类似正常睾丸网结构的长形、窄的分支状血管网；②血管壁衬覆有一致性核深染的内皮细胞，细胞核明显突起呈特征性墓碑样或鞋钉样。细胞无多形性，罕见核分裂象；③间质及血管内可有明显淋巴细胞浸润。肿瘤周围间质通常有明显纤维化

知识点21：网状型血管内皮细胞瘤的鉴别诊断　　副高：熟练掌握　　正高：熟练掌握

网状型血管内皮细胞瘤的鉴别诊断：①血管肉瘤；②Dabska瘤。

知识点22：卡波西肉瘤（Kaposi肉瘤）的临床特点　　副高：熟练掌握　　正高：熟练掌握

卡波西肉瘤根据临床特点可分为4种类型：①经典惰性型：主要发生于老年男性，多见于欧美、非洲等地，病变开始于四肢远端，表现为皮肤多发性紫蓝色斑块或结节，逐渐累及肢体近端，很少累及内脏。此型与HIV（人类免疫缺陷病毒）感染无关，但患者常感染CMV（毛细胞病毒）或HPV（人乳头状瘤病毒）。预后良好；②非洲地方性：主要发生于非洲中年人及儿童，表现为局部或全身性深部或浅部淋巴结肿大，皮肤很少发生病灶。病程急骤，常累及内脏。与HIV无关；③医源性：见于实体器官移植后接受大量免疫抑制剂的患者。病变见于四肢、手术部位，也可能累及肺和胃肠道。本型在免疫抑制剂撤除后可能完全消退；④AIDS相关型：见于HIV感染者，多为同性恋或双性恋男性，是最具侵袭性的类型。皮肤病损最常见于面部、生殖器及下肢。

| 知识点23：卡波西肉瘤（Kaposi肉瘤）病理改变 | 副高：熟练掌握　正高：熟练掌握 |

卡波西肉瘤（Kaposi肉瘤）病理改变见表2-1-60。

表2-1-60　卡波西肉瘤（Kaposi肉瘤）病理改变

项　目	病理改变
肉眼改变	皮肤病损（斑块、斑点、结节）的直径数毫米至数厘米。黏膜、软组织、淋巴结及内脏病变表现为大小不等的出血性结节，可互相融合
镜下改变	4种类型的病理形态无差异。早期皮肤病损无特征性，表现为轻微血管增生。①斑点期：可见真皮浅层及附属器周围血管增生，形状不规则，可以将真皮上部网状层的胶原纤维分隔开，间质可以见淋巴细胞和浆细胞浸润；②斑块期：血管增生更加弥漫，血管腔隙的轮廓呈现锯齿状。炎细胞浸润更加明显，有大量血管外红细胞和含铁血黄素。常可以发现玻璃样小球；③结节期：梭形细胞增生明显，互相积聚成片状，形成界限清楚的结节。增生的血管呈现裂隙状，腔内含红细胞。梭形细胞内外可见玻璃样小球；④淋巴结内病变可为单灶性或多灶性，淋巴结可以完全被肿瘤取代。内脏病变因受累器官的结构而异

| 知识点24：卡波西肉瘤（Kaposi肉瘤）的鉴别诊断 | 副高：熟练掌握　正高：熟练掌握 |

卡波西肉瘤（Kaposi肉瘤）的鉴别诊断：①Kaposi型血管内皮瘤；②梭形细胞血管瘤；③分化好的纤维肉瘤；④分化好的血管肉瘤。

| 知识点25：上皮样血管内皮细胞瘤的临床特点 | 副高：熟练掌握　正高：熟练掌握 |

上皮样血管内皮细胞瘤可发生于除小儿外的任何年龄组。好发于四肢的皮肤及软组织，1/3～1/2的病例起源于血管，常为静脉，偶见于大静脉或动脉，此时肿物完全位于血管腔内。部分病例发生于实质器官如肺、肝、骨等。临床表现为位于表浅或深部软组织的无痛性结节。

| 知识点26：上皮样血管内皮细胞瘤的病理改变 | 副高：熟练掌握　正高：熟练掌握 |

上皮样血管内皮细胞瘤的病理改变见表2-1-61。

表2-1-61 上皮样血管内皮细胞瘤的病理改变

项　目	病理改变
肉眼改变	灰红至暗红色肿块，经典型表现为梭形血管内肿物，类似机化的血栓，但肿块暗淡无光泽并浸润周围结构
镜下改变	①肿瘤细胞呈圆形，偶为多角形或梭形；②胞质丰富，嗜酸性，常见胞质内管腔或空泡，管腔内可见红细胞；③核呈现空泡状，可见小核仁；④瘤细胞排列成巢状、索状或散在，间质为胶原纤维或黏液样基质；⑤约1/3的病例有异型性，表现为明显的细胞核异型，分裂活性>1个/10HP，细胞呈梭形、有坏死。此种病变更具有侵袭性

知识点27：上皮样血管内皮细胞瘤的鉴别诊断　　　　副高：熟练掌握　　正高：熟练掌握

上皮样血管内皮细胞瘤的鉴别诊断：需要与转移癌和血管肉瘤相鉴别。

第五节　其他软组织肿瘤和瘤样病变

知识点1：肿瘤性钙盐沉着症的临床特点　　　　副高：熟练掌握　　正高：熟练掌握

　　肿瘤性钙盐沉着症好发于10岁和20岁年龄组，50岁以上罕见。50%的病例累及同胞兄弟姐妹。肿瘤性钙盐沉着症主要表现为大关节附近的皮下组织出现体积大、质地硬的钙化性肿块，肿块缓慢生长多年。常累及髋关节及臀部组织、肩关节侧面和肘关节后方。其次为手、足及膝关节周围。肿块与骨和关节无直接关系，而紧密附着并浸润于肌肉、筋膜、腱膜。2/3的患者表现为多发性，其中部分为双侧性、对称性。肿块常常无症状，偶有不适、触痛和疼痛。病变多数较小、位置较深，常被忽略，但有时病变可以达到20cm以上。有时合并钙化性皮肤病变，牙异常和血管样视网膜条纹。

知识点2：肿瘤性钙盐沉着症的病理改变　　　　副高：熟练掌握　　正高：熟练掌握

　　肿瘤性钙盐沉着症的病理改变见表2-1-62。

表2-1-62 肿瘤性钙盐沉着症的病理改变

项　目	病理改变
肉眼改变	肿块直径大多在5～15cm，质地硬，橡皮样。病变组织没有包膜，可向邻近肌肉和腱鞘扩展。肿块切面由致密的纤维组织构成网状，其间充满灰黄、糊状的石灰状物质，或粉笔样、牛奶状的液体。后者很容易冲洗掉，留下不规则的囊腔
镜下改变	病变为多结节状，活动期和静止期表现不同。在活动期时，结节中央为无定型和颗粒状物质，周围有较多活跃增生的单核或多核巨噬细胞、破骨细胞样巨细胞、成纤维细胞和慢性炎症细胞。在非活动期时，钙化物质周围有致密的纤维物质环绕并伸展进入周围肌肉和腱鞘。有时钙化物形成砂粒体样的结节且伴有同心圆钙层，形成钙球，后者似寄生虫虫卵

知识点3：肿瘤性钙盐沉着症的治疗措施　　　副高：熟练掌握　　正高：熟练掌握

尽量在病灶较小时早期手术切除。如果无法完全切除，可能导致复发，继发感染，脓肿形成等。放疗或激素治疗均无效果。降低钙、磷结合抗酸治疗效果很好。低磷饮食和口服氢氧化铝胶也有效果。应用闪烁图检查有利于评估疾病的范围和疗效。

知识点4：肿瘤性钙盐沉着症的鉴别诊断　　　副高：熟练掌握　　正高：熟练掌握

肿瘤性钙盐沉着症应与全身性或局灶性钙盐沉着症、退行性钙化、高维生素D血症、原发性甲状旁腺功能亢进及骨疾患等引起的软组织钙化相鉴别。

知识点5：黏液瘤的临床特点　　　副高：熟练掌握　　正高：熟练掌握

软组织黏液瘤特别少见，多见于肩部、股部、臀部及上臂。成年人较多，临床主要表现为无痛性肿块，生长缓慢且不发生转移，局部可表现轻度浸润性生长，术后通常不复发。根据其病变部位可分为：肌肉内黏液瘤、皮肤黏液瘤、关节旁黏液瘤和颌骨黏液瘤。

知识点6：黏液瘤的病理改变　　　副高：熟练掌握　　正高：熟练掌握

黏液瘤的病理改变表2-1-63。

表2-1-63　黏液瘤的病理改变

项　目	病理改变
肉眼改变	肿物呈圆形或卵圆形，直径为5～10cm，界限尚清楚，无明显包膜，可侵及邻近组织。切面黏液样或胶冻状，有光泽，色灰白或白色，偶可见充满黏液或液体的小囊腔
镜下改变	由少而稀疏分散的瘤细胞、丰富的黏液基质与嗜银纤维网架构成。成熟的胶原纤维和血管成分很少（皮肤黏液瘤间质血管成分较多）。肿瘤细胞小，呈梭形、圆形或星状，胞质少，界限不清，偶可见沿网状纤维伸展，伴有多数丝状的小突起。核固缩深染，圆形或梭形，核仁不明显。细胞无异型性，不见多核巨细胞与核分裂象。一些可见黄色瘤细胞

知识点7：黏液瘤的鉴别诊断　　　副高：熟练掌握　　正高：熟练掌握

鉴别于多种软组织肿瘤：①黏液性软骨肉瘤；②黏液性脂肪肉瘤；③黏液性恶性纤维组织细胞瘤。

鉴别于非肿瘤性病变：①腱鞘囊肿；②黏液囊肿；③局部性黏液水肿；④结节性筋膜炎等。

知识点8：关节旁黏液瘤的临床特点　　　　　　副高：熟练掌握　　正高：熟练掌握

关节旁黏液瘤目前的临床病例年龄范围16～83岁，中位年龄43岁。男性多于女性。80%以上的病变发生于膝关节旁，其次为肩关节、肘关节、髋关节、距小腿关节（踝关节）等大关节旁。

知识点9：关节旁黏液瘤的病理改变　　　　　　副高：熟练掌握　　正高：熟练掌握

关节旁黏液瘤的病理改变见表2-1-64。

表2-1-64　关节旁黏液瘤的病理改变

项　目	病理改变
肉眼改变	肿瘤大小为0.6～12cm，平均直径为3.8cm。瘤体黏液样，胶冻样，可囊性变。质地软，色灰白到黄白
镜下改变	关节旁黏液瘤与肌肉内黏液瘤有某些相似。瘤组织富于黏液基质，其中富含黏多糖（氨基葡聚糖），黏液卡红、胶样铁、阿尔新蓝染色均为阳性。瘤组织当中含有少数血管。细胞成分为梭形及肥胖的成纤维细胞样细胞。这些瘤细胞散在、悬浮于黏液基质当中。灶性区可富于细胞，但通常无核分裂象。肿瘤境界不清，瘤组织中可有脂肪裹入。常有囊性变，囊壁由纤细的纤维或厚层的胶原所构成。病灶内有时有出血及含铁血黄素沉着，可见散在的炎症细胞浸润

知识点10：关节旁黏液瘤的治疗措施　　　　　　副高：熟练掌握　　正高：熟练掌握

关节旁黏液瘤是完全良性的病变。但因其有时体积较大，呈浸润性生长，经随访有1/3的病例复发，有的多次复发。其治疗仍以局部手术切除作为主要手段，不主张根治或放疗。但如果肿瘤累及半月板，可以将受累的半月板切除。

知识点11：深部"侵袭性"血管黏液瘤的临床特点　　副高：熟练掌握　　正高：熟练掌握

深部"侵袭性"血管黏液瘤多发于女性。本病发病年龄为18～70岁，平均年龄为36岁，80%的病例在20～49岁年龄组。发生部位主要在盆腔及会阴。除盆腔外，女性主要见于外阴及阴道，男性则见于精索、阴囊、腹股沟、肛周和会阴。

知识点12：深部"侵袭性"血管黏液瘤的病理改变　　副高：熟练掌握　　正高：熟练掌握

深部"侵袭性"血管黏液瘤的病理改变见表2-1-65。

表2-1-65　深部"侵袭性"血管黏液瘤的病理改变

项　目	病理改变
肉眼改变	瘤体一般比较大，直径为3～60cm，平均12cm。浸润性生长，但大体上境界尚清。切面鱼肉状、胶冻状、有光泽
镜下改变	肿瘤富于血管，血管通常不分支连成网，多为薄壁、扩张的小静脉和毛细血管。也可能有厚层的小血管，管壁的平滑肌增厚，或管周嗜伊红的原纤维性物质围绕。血管之间散在小圆形、梭形、星形的间叶性细胞，胞质两极常有突起伸向间质。细胞数通常比较少，广泛散在分布。灶性区可富于细胞，尤其是复发的病例更为明显。胞核较小，无异型性，核分裂象罕见，核仁不明显。血管和细胞的背景上有多量的黏液，后者阿尔新蓝染色阳性。黏液间质显常见肥大细胞和外渗的红细胞。肿瘤的边界不规则，瘤组织向周围脂肪和肌肉呈现浸润性生长

知识点13：深部"侵袭性"血管黏液瘤的治疗措施　　副高：熟练掌握　正高：熟练掌握

深部"侵袭性"血管黏液瘤可局部适度手术扩大切除。本瘤的复发率达50%，但迄今为止没有转移的报道。

知识点14：深部"侵袭性"血管黏液瘤的鉴别诊断　　副高：熟练掌握　正高：熟练掌握

深部"侵袭性"血管黏液瘤的鉴别诊断：①肌内黏液瘤；②盆腔纤维瘤病；③浅表性血管黏液血管瘤；④盆腔纤维瘤病。

知识点15：浅表性血管黏液瘤的临床特点　　副高：熟练掌握　正高：熟练掌握

浅表性血管黏液瘤各年龄段均可发生，中位年龄39岁，肿瘤均为浅表性定位，发生于躯干、四肢和头颈各部。肿瘤多为单发，少数为多发性病灶，大小为0.5～9cm，多数在1～5cm，缓慢生长，无痛性。临床上多诊断为表皮囊肿、腱鞘囊肿、基底细胞癌及毛囊肿瘤等。

知识点16：浅表性血管黏液瘤的病理改变　　副高：熟练掌握　正高：熟练掌握

浅表性血管黏液瘤的病理改变见表2-1-66。

表2-1-66　浅表性血管黏液瘤的病理改变

项　目	病理改变
肉眼改变	肿瘤境界尚清楚呈现分叶结节状，质地软，波动感。切面湿润具有光泽、黏滑、半透明、胶冻样
镜下改变	肿瘤与周围组织有一不连续的包膜，由薄层胶原纤维及小血管组成。它们由薄层向瘤组织内延伸，将瘤组织不完全分隔成为结节。瘤组织含多量黏液间质。后者略嗜碱性，PAS染色阴性，而用pH 1～4的阿尔新蓝染色为阴性，对透明质酸酶敏感。有处形成黏液湖，微囊。肿瘤细胞成分稀少，部分区域中等量，星形或梭形。胞质界限不清楚，细胞两极形成突起，胞质突起逐渐与周围的纤维融为一体。多数瘤细胞只有1个淡染的核和1个嗜酸性的核仁，少数可见2～3个核，核无异型性、多型性。核分裂象少见，少于1个/10HP。黏液背景及胶原间隔中散布着血管，后者小到中等大小壁薄。有的呈扩张状态，示血管瘤样。血管周围轻度玻璃样变性，其间可见中性粒细胞，嗜酸性粒细胞、淋巴细胞，肥大细胞浸润。有时肿瘤组织内可见汗腺导管、立毛肌、毛囊和真皮的弹力纤维等陷入。表层被覆的上皮可形成表皮样囊肿样变化，后者是因为毛囊陷入并过度角化所致

知识点17：浅表性血管黏液瘤的鉴别诊断　　　　副高：熟练掌握　　正高：熟练掌握

浅表性血管黏液瘤应与Carney综合征中的黏液瘤、局灶性皮肤黏液化、黏液性附件瘤、神经鞘瘤黏液瘤、浅表性肢端纤维黏液瘤和侵袭性血管黏液瘤等相鉴别。

知识点18：浅表性血管黏液瘤的治疗措施　　　　副高：熟练掌握　　正高：熟练掌握

浅表性血管黏液瘤的治疗措施为手术切除肿瘤。本病的复发率较高，达到50%～60%，但无转移发生。

知识点19：软组织骨化性纤维黏液样肿瘤的临床特点

副高：熟练掌握　　正高：熟练掌握

在临床上，此肿瘤生长十分缓慢，一些患者病史长达20～40年。但也有少数肿瘤生长较快，发现肿瘤不到1年就出现了相应的症状而求医。目前已报道的病例发病年龄为14～79岁。但主要累及40岁以上的中老年人，平均年龄为47岁。2/3的病变发生在上肢和下肢，其次为躯干、头颈部。个别病例有多个病灶。病变的组织平面主要在皮下组织，也可扩展至真皮、腱鞘和骨骼肌。

知识点20：软组织骨化性纤维黏液样肿瘤的病理改变

副高：熟练掌握　　正高：熟练掌握

软组织骨化性纤维黏液样肿瘤的病理改变见表2-1-67。

表2-1-67　软组织骨化性纤维黏液样肿瘤的病理改变

项　目	病理改变
肉眼改变	肿瘤境界清楚，有假包膜形成。直径为1.5～17cm不等。质地实性、较硬，有时肿瘤表面形成钙化或骨化的外壳。整个切面多结节状或分叶状、灰白色，灶性区黏液样或胶冻样。有时示囊性变和灶性区出血
镜下改变	肿瘤细胞的大小较一致，椭圆形、圆形或星形。胞质常嗜伊红染，胞界不清。核椭圆或圆形、淡染、呈泡状核、核仁清楚。细胞之间存在黏液样、纤维黏液样或纤维性间质。瘤细胞由纤维分隔形成小叶、小叶内细胞或弥漫排列或形成线形、条索状。有时瘤细胞也可成梭形或透明变。有时瘤细胞境界清楚，堆积在一起形成血管球瘤样特征。瘤细胞核分裂象少见。本病一个特征的病变是瘤周形成厚包膜，且绝大部分病例的厚的胶原纤维包膜中有小梁状骨组织形成。骨组织环绕肿瘤形成一个不完整的环状结构，也可沿着小叶间隔向肿瘤中央生长。X线片上可能会显示骨化阴影。瘤组织富于血管，血管壁常发生玻璃样变性。黏液样基质示阿尔新蓝、胶样铁和黏液卡红染色阳性，若特染前以透明质酸酶处理组织则上述染色不显色。PAS糖原染色阴性

知识点21：软组织骨化性纤维黏液样肿瘤的鉴别诊断

副高：熟练掌握 正高：熟练掌握

软组织骨化性纤维黏液样肿瘤的鉴别诊断：①神经鞘黏液瘤；②软组织骨肉瘤；③神经鞘瘤；④骨外黏液性软骨肉瘤。

知识点22：软组织骨化性纤维黏液样肿瘤的治疗措施 副高：熟练掌握 正高：熟练掌握

本病的生物学行为尚未完全明了，属于一种低度恶性或中间型的肿瘤。约18%局部复发，转移率16%~27%，病死率为8%。因其主要表现为局部侵袭性生长，所以主要采用局部扩大切除手术治疗。

知识点23：副脊索瘤的临床特点 副高：熟练掌握 正高：熟练掌握

临床上副脊索瘤大多见于青少年，主要累及四肢。肿瘤位置较深，常累及肌腱、滑膜，或贴近骨组织。

知识点24：副脊索瘤的病理改变 副高：熟练掌握 正高：熟练掌握

副脊索瘤的病理改变见表2-1-68。

表2-1-68 副脊索瘤的病理改变

项 目	病理改变
肉眼改变	目前所报道的病例中，肿瘤平均直径为3.5cm，形成分叶状或多结节肿块
镜下改变	肿瘤细胞排列成小巢状，间质为黏液样或淡伊红染的透明样物质。瘤细胞淡染，胞质含有空泡。核呈现泡状，部分核深染。形态与脊索的液滴状细胞相似。部分病例可见到未分化的梭形细胞。特染证实胞质空泡为糖原。间质的黏液样物质为黏多糖（氨基葡聚糖），透明质酸能够将其降解。这与脊索瘤的黏液性软骨基质特性不同

知识点25：副脊索瘤的鉴别诊断 副高：熟练掌握 正高：熟练掌握

副脊索瘤的鉴别诊断：①骨外黏液性软骨肉瘤；②脊索瘤。

知识点26：副脊索瘤的治疗措施 副高：熟练掌握 正高：熟练掌握

副脊索瘤为良性过程，手术切除即可。部分病例有复发，再次切除预后仍良好。

知识点27：异位错构瘤性胸腺瘤的临床特点　　　副高：熟练掌握　　正高：熟练掌握

异位错构瘤性胸腺瘤的患者多为成年人，年龄为20～79岁，平均年龄为47岁，中位年龄为40岁，男性较多。肿瘤好发于下颈部。临床表现为长期肿物。

知识点28：异位错构瘤性胸腺瘤的病理改变　　　副高：熟练掌握　　正高：熟练掌握

异位错构瘤性胸腺瘤的病理改变见表2-1-69。

表2-1-69　异位错构瘤性胸腺瘤的病理改变

项 目	病理改变
肉眼改变	边界清晰，直径为3.5～19cm。切面呈灰白色、粉红色或黄色，可有小囊腔形成
镜下改变	由梭形细胞、上皮细胞和成熟脂肪组织3种成分混合组成，三者比例有很大差异。梭形细胞多呈现条束状排列，也可呈编织状或席纹状排列。核呈胖梭形或细长梭形，核无异型性。部分细胞的胞质可呈现较鲜艳的嗜伊红色，似肌样细胞。上皮细胞可表现为鳞状细胞岛、吻合的网格、汗腺腺瘤样小管、简单的腺体结构和囊肿。上皮细胞和梭形细胞在形态上可见移行。脂肪组织呈不规则性分布

知识点29：异位错构瘤性胸腺瘤的鉴别诊断　　　副高：熟练掌握　　正高：熟练掌握

异位错构瘤性胸腺瘤的鉴别诊断：①双相型滑膜肉瘤；②伴有胸腺样成分的梭形上皮肿瘤；③上皮样恶性周围神经鞘瘤等。

知识点30：异位错构瘤性胸腺瘤的治疗措施　　　副高：熟练掌握　　正高：熟练掌握

异位错构瘤性胸腺瘤为良性病变，完整切除后通常不复发或转移，少数病例发生的局部复发，多为未彻底切除肿瘤所致。

知识点31：腺泡状软组织肉瘤的临床特点　　　副高：熟练掌握　　正高：熟练掌握

腺泡状软组织肉瘤多发生于青少年，主要见于15～35岁，女性较多。在成年人，本病主要发生于四肢，特别是股部深部软组织，其他较少见的部位有宫颈与子宫。在婴儿和儿童，主要发生于头颈部，特别是眼眶和舌。临床上肿瘤生长缓慢，无痛，通常也不引起功能障碍。由于症状不明显，本瘤常被忽视，许多病例发生肺、脑转移后才就医。

知识点32：腺泡状软组织肉瘤的病理改变　　　副高：熟练掌握　　正高：熟练掌握

腺泡状软组织肉瘤的病理改变见表2-1-70。

表2-1-70 腺泡状软组织肉瘤的病理改变

项 目	病理改变
肉眼改变	肿瘤境界不清，质软，切面呈黄白色到灰红色，通常伴有大片出血和坏死。肿瘤周围通常有许多较大血管环绕
镜下改变	肿瘤细胞聚集成巢，似器官样结构，其周围由薄壁样、窦隙样血管环绕。窦隙样管腔仅以一层扁平的内皮细胞衬覆。器官样结构的肿瘤细胞巢中央常发生变性、坏死，瘤细胞之间失去黏性而导致假腺样结构。瘤组织内仍有粗细不等的纤维间隔将肿瘤分隔成大小不等的结节。肿瘤周边通常有许多扩张的静脉，瘤组织易侵犯血管而发生较早期的转移。少数病例的巢状结构不明显甚至完全缺如，肿瘤细胞形成均匀一致的片块

知识点33：腺泡状软组织肉瘤的鉴别诊断　　　副高：熟练掌握　正高：熟练掌握

腺泡状软组织肉瘤的鉴别诊断：①副节瘤；②血窦丰富的癌，如肾透明细胞癌。腺泡状横纹肌肉瘤有时易与腺泡状软组织肉瘤相混淆，但其名称上的相似性明显高于镜下表现。

知识点34：腺泡状软组织肉瘤的治疗措施　　　副高：熟练掌握　正高：熟练掌握

腺泡状软组织肉瘤是一种高度恶性的肿瘤，DNA分析显示为两倍体分布，分化差的病例则为四倍体。本瘤应当手术根治，术后辅以放疗和/或化疗。术后5年成活率为60%。转移部位主要为肺、脑、骨骼。

知识点35：上皮样肉瘤的临床特点　　　副高：熟练掌握　正高：熟练掌握

上皮样肉瘤主要发生于少年和青年，发病高峰年龄为10～35岁，平均年龄为26岁。男女比例为2∶1。好发于手部、前臂。其次为膝关节、下肢、臀部、股部、肩部、踝部、足部。而头颈部则极少见。肿瘤位于皮下组织和深部软组织。单结节或多结节、质硬、实性。位于真皮和皮下时可抬高所在部位，通常形成皮肤溃疡，易误诊为感染性病变，或形成一个较韧性的硬结，无痛性、缓慢生长。位于深部者则形成肿块附着于腱鞘、筋膜、肌腱。

知识点36：上皮样肉瘤的病理改变　　　副高：熟练掌握　正高：熟练掌握

上皮样肉瘤的病理改变见表2-1-71。

表2-1-71 上皮样肉瘤的病理改变

项 目	病理改变
肉眼改变	肿块为一至数个结节,大小从数毫米至十余厘米,但大多在3~6cm,边缘不规则,切面呈灰白色、灰褐色,可伴有出血及坏死
镜下改变	肿瘤细胞形成类似上皮样肉芽肿的结节,结节的周边有时境界清楚,有时则很不规则。结节的中央则常发生坏死,且通常合并出血和囊性变。数个中央坏死的结节融合起来,形成地图样坏死。有时肿瘤沿着筋膜和腱膜生长,形成花边状。有时沿着神经血管束生长,包围较大的血管或神经,此时瘤细胞有可能会浸润血管内。肿瘤位置表浅时可能导致皮肤溃疡形成,与溃疡型鳞状细胞癌相似。肿瘤细胞体积相对较大,圆形、多边形,胞质明显,嗜酸性,似横纹肌肉瘤或恶性横纹肌样瘤。有时瘤细胞也可呈梭形、肥胖,似纤维肉瘤或恶性纤维组织细胞瘤,有人称之为纤维瘤样上皮样肉瘤。上皮样细胞和梭形细胞混合在一起,不会像滑膜肉瘤那样形成双相分化和腺样结构。但有时瘤细胞之间黏着力下降加上瘤组织内出血,可形成血管肉瘤样改变。有时瘤细胞内脂滴形成似细胞内管腔,似上皮样血管内皮瘤。10%~20%的病例可发生钙化及骨化,瘤结节周围常有大量慢性炎症细胞浸润

知识点37:上皮样肉瘤的鉴别诊断　　　　　　副高:熟练掌握　　正高:熟练掌握

上皮样肉瘤的鉴别诊断:①上皮样血管肉瘤;②滑膜肉瘤;③炎性肉芽肿;④恶性黑色素瘤;⑤鳞状细胞癌;⑥恶性横纹肌样瘤。

知识点38:上皮样肉瘤的治疗措施　　　　　　副高:熟练掌握　　正高:熟练掌握

治疗以局部扩大切除为主,但如病变累及整个手指或足趾,则应当将病变指(趾)完全切除,对复发的病例也应尽量扩大切除或离断病变肢体。手术时还应当尽量清扫病变附近的淋巴结,由于上皮样肉瘤易发生淋巴结转移,术后应当辅以化疗和放疗。上皮样肉瘤易复发和转移,且复发通常可为多病灶性复发。原发灶中如有血管和淋巴管浸润,则转移的概率更高。上皮样肉瘤的预后还与患者的性别相关,女性患者的5年存活率达80%,而男性只有10%。发生部位也有关系,病变位于四肢末端预后较好,而位于躯干和肢体近躯干侧预后差。

知识点39:滑膜肉瘤的临床特点　　　　　　　副高:熟练掌握　　正高:熟练掌握

滑膜肉瘤好发于15~40岁间的青少年及年轻的成年人,大多数发生于肢体,80%以上起源于四肢深部软组织,特别常见于膝部周围,常为关节及腱鞘附近。但任何部位均可受累。

知识点40:滑膜肉瘤的病理改变　　　　　　　副高:熟练掌握　　正高:熟练掌握

滑膜肉瘤的病理改变见表2-1-72。

表2-1-72　滑膜肉瘤的病理改变

项　目	病理改变
肉眼改变	临床上呈缓慢性生长的病例，其肿瘤周界多较为清晰，形成纤维性假包膜。另一些病例则呈浸润性生长。术中见肿瘤多紧密附着于邻近的腱、腱鞘或关节囊的外壁，呈实性结节状少数病例可呈囊状。肿瘤直径通常为3~10cm，大者达到15cm以上。切面呈灰白色或灰红色，鱼肉状，分化较差者可见坏死
镜下改变	分为双相型、单相纤维型、单相上皮型和低分化型四种亚型

知识点41：滑膜肉瘤的鉴别诊断　　　副高：熟练掌握　正高：熟练掌握

滑膜肉瘤的鉴别诊断：①上皮样肉瘤；②恶性横纹肌样瘤；③纤维肉瘤；④恶性周围神经鞘膜瘤；⑤其他小圆细胞性恶性肿瘤；⑥骨外Ewing瘤/PNET。

知识点42：滑膜肉瘤的治疗措施　　　副高：熟练掌握　正高：熟练掌握

采取局部根治性切除，根据肿瘤的大小和所在的解剖位置，尽量采用保肢性手术。如仅做局部切除，且术后加做放射治疗，局部复发率高达70%以上。如果切除彻底并辅以放射治疗，复发率多在40%以下。转移率为40%~50%，最为常见的转移部位为肺，其次为淋巴结和骨髓。

第六节　骨骼肌非瘤性病变

知识点1：原发性肌营养不良（进行性肌营养不良）的临床特点
　　　　　　　　　　　　　　　　　　副高：熟练掌握　正高：熟练掌握

原发性肌营养不良（进行性肌营养不良）的发生与遗传因素相关。通常在儿童期或青春期起病，常累及近端肌肉，对称性分布，病程几年至几十年不等。根据其遗传方式、发病年龄、受累部位的不同，可分为六种亚型：Ducheme型、先天型（重型）、远端型、强直型、肢带型和面肩肱型。

知识点2：原发性肌营养不良（进行性肌营养不良）的病理改变
　　　　　　　　　　　　　　　　　　副高：熟练掌握　正高：熟练掌握

原发性肌营养不良（进行性肌营养不良）的病理改变见表2-1-73。

表2-1-73　原发性肌营养不良（进行性肌营养不良）的病理改变

项　目	病理改变
肉眼改变	决定于其类型和疾病的阶段，早期改变尚不明显，或普遍轻度苍白。当病变进展，出现肌肉萎缩或假性肥大，由于脂肪或纤维增多，肌肉变成黄色或白色
镜下改变	①肌纤维大小不等；②不同程度的肌纤维变性；③肌核增多、增大或内移；④脂肪组织浸润；⑤结缔组织增生

知识点3：原发性肌营养不良（进行性肌营养不良）的鉴别诊断

副高：熟练掌握　正高：熟练掌握

原发性肌营养不良（进行性肌营养不良）的鉴别诊断：①多发性肌炎；②神经性肌病。

知识点4：多发性肌炎与皮肌炎的临床特点　　　副高：熟练掌握　正高：熟练掌握

多发性肌炎属于免疫介导性肌炎，往往累及全身肌肉。通常与某些自身免疫性疾病如皮肌炎、系统性红斑狼疮、类风湿关节炎、风湿病、硬皮病、结节性多动脉炎等相联系。当其出现特征性皮疹时，称为皮肌炎。可发生于任何年龄，女性较为多见，以累及近端肌肉较多，尤以肩胛带、盆骨带及肢体近端多见。通常伴有发热、白细胞增多、关节痛和内脏损害。血清肌酸激酶水平增高，肌电图检查为肌源性异常表现。

知识点5：多发性肌炎与皮肌炎的病理改变　　　副高：熟练掌握　正高：熟练掌握

多发性肌炎与皮肌炎的病理改变见表2-1-74。

表2-1-74　多发性肌炎与皮肌炎的病理改变

项　目	病理改变
肉眼改变	急性轻型者常无明显改变。重度者呈灰红或灰黄色，肿胀，质地较软，脆或韧实
镜下改变	①肌纤维变性、坏死与再生；②间质内炎性细胞浸润；③间质结缔组织增生

知识点6：多发性肌炎与皮肌炎的鉴别诊断　　　副高：熟练掌握　正高：熟练掌握

多发性肌炎与皮肌炎的鉴别诊断：①重症肌无力；②肌营养不良。

第二章 淋巴造血组织疾病

第一节 淋巴结反应性疾病/病变

知识点1：急性非特异性淋巴结炎的临床特点　　副高：熟练掌握　正高：熟练掌握

常见于局部感染的引流淋巴结，病原体可以由发生感染的部位引流进入引流区淋巴结。由于炎细胞浸润和水肿，导致病变的淋巴结肿大。淋巴结被膜受到牵拉，产生局部疼痛与触痛。当有脓肿形成时，则有波动感，其被覆的皮肤发红，有时可穿破皮肤而形成窦道，尤其是淋巴结有脓性坏死时。

知识点2：急性非特异性淋巴结炎的病理改变　　副高：熟练掌握　正高：熟练掌握

大体上，可见发炎的淋巴结肿胀，呈灰红色。镜下可见淋巴滤泡增生，生发中心扩大，并有大量核分裂象。若是化脓菌感染，滤泡生发中心可能会发生坏死，形成脓肿；而当感染不太严重时，可见一些中性粒细胞在滤泡周围或淋巴窦内浸润，窦内内皮细胞增生。

知识点3：慢性非特异性淋巴结炎的临床特点　　副高：熟练掌握　正高：熟练掌握

慢性非特异性淋巴结炎通常引起淋巴结反应性增生。淋巴结的慢性炎症反应患者没有明显感觉，临床做淋巴结活检的目的是排除淋巴结的肿瘤疾病或特殊感染。

知识点4：慢性非特异性淋巴结炎的病理改变　　副高：熟练掌握　正高：熟练掌握

淋巴结可呈多种形式的增生性改变，一般表现为淋巴滤泡增生、弥漫性细胞增生（其中包括免疫母细胞、浆细胞及组织细胞数量增多）、毛细血管后小静脉增生、淋巴窦扩张、窦组织细胞增生及纤维组织增生等。泡沫状巨噬细胞或嗜酸性粒细胞增多时，可分别称黄色肉芽肿或嗜酸性肉芽肿性淋巴结炎。

知识点5：组织细胞性坏死性淋巴结炎的临床特点　副高：熟练掌握　正高：熟练掌握

组织细胞性坏死性淋巴结炎大多见于中青年女性。临床上主要表现为发热、皮疹、白细胞数量减少、红细胞沉降率增快，多见颈部淋巴结肿大及肝脾大伴压痛。预后好，可自愈。病因未明，可能与6型单纯疱疹病毒感染有关。

知识点6：组织细胞性坏死性淋巴结炎的病理改变
副高：熟练掌握　正高：熟练掌握

病理改变表现为：①病变位于皮质区与副皮质区；②淋巴结肿大，质软，切面可见不规则坏死灶，副皮质区散在分布浅染坏死区，可见片状凝固性坏死及较多的细胞碎屑；③坏死灶内及周边可见大量组织细胞（巨噬细胞）活跃增生，胞质常吞噬核碎片、淋巴细胞及红细胞等，无吞噬的巨噬细胞，其核可有异型性；④巨噬细胞间散在分布或灶状分布的异形T免疫母细胞、浆细胞样单核细胞及转化的淋巴细胞等，但无中性粒细胞与嗜酸性粒细胞；⑤有的病例可出现印戒样组织细胞。

知识点7：淋巴结结核的临床特点
副高：熟练掌握　正高：熟练掌握

淋巴结结核是常见的特殊感染性疾病，一般见于肺门、颈部及肠系膜等部位淋巴结，活检以颈、颌下部多见，可向皮肤穿破形成窦道。

知识点8：淋巴结结核的镜下病理改变
副高：熟练掌握　正高：熟练掌握

淋巴结结核以结节性病灶形成为主，其大小不一，且形态多样，病理改变表现为：①典型的结核结节，中央为干酪样坏死，围绕着数量不等的上皮样细胞，其间散在分布朗格汉斯巨细胞。外层为淋巴细胞与成纤维细胞，坏死灶大时，周围仅有少量上皮样细胞与个别朗格汉斯巨细胞；②结节仅由上皮样细胞与少数朗格汉斯巨细胞构成，无或仅少量干酪样坏死；③有时可呈结核性肉芽组织，其内夹杂少量不典型结核结节。

知识点9：淋巴结结核的鉴别诊断
副高：熟练掌握　正高：熟练掌握

典型的结核结节，以及查见抗酸阳性的杆菌，即可以确诊结核。淋巴结结核需要和其他原因所引起的肉芽肿性炎相鉴别。

（1）结节病。后者通常表现为非干酪样坏死性肉芽肿，抗酸染色多为阴性；患者常有肺与肾病变等，抗结核治疗无效，结节病的诊断为排除性诊断。

（2）其他分枝杆菌的感染。抗酸阳性的杆菌不一定是结核杆菌，如果在免疫缺陷患者可发生不典型分枝杆菌感染，麻风患者病变引流区淋巴结的病变等，行抗酸染色可查见不等量的抗酸阳性杆菌。在鉴别诊断中，需要结合临床及实验室检查结果来进行综合分析与判断。

（3）其他细菌或真菌感染所致的肉芽肿性炎等。

知识点10：猫抓病性淋巴结炎的临床特点　　副高：熟练掌握　正高：熟练掌握

猫抓病性淋巴结炎的病原体为一种多形性革兰阴性杆菌，大多由宠物（猫，也可为犬、猴）抓、咬伤皮肤引起发病，多见于儿童。临床表现为局部皮肤出现红丘疹或脓疱，继而结痂，1~3个月后引流区淋巴结肿大。多数患者伴有发热，肿大淋巴结常见于腋下、颈部等引流区，少数病变淋巴结会出现化脓。

知识点11：猫抓病性淋巴结炎的镜下病理改变　　副高：熟练掌握　正高：熟练掌握

猫抓病性淋巴结炎电镜下可见：①早期组织细胞增生，滤泡增生，且生发中心扩大，可有淋巴窦扩张，并且充满单核细胞样B淋巴细胞；②组织细胞演变的上皮样细胞聚集形成肉芽肿。肉芽肿中央形成星形脓肿，上皮样细胞于其周边呈栅栏状排列，可见多核巨细胞，结节外周有淋巴细胞及成纤维细胞等；③晚期发生纤维化。

知识点12：猫抓病性淋巴结炎的鉴别诊断　　副高：熟练掌握　正高：熟练掌握

猫抓病性淋巴结炎的鉴别诊断：①真菌性淋巴结炎；②淋巴结结核；③多种细菌感染所致的淋巴结化脓性炎；④性病性淋巴肉芽肿，该疾病常累及腹股沟淋巴结；⑤组织细胞坏死性淋巴结炎等。

第二节　霍奇金淋巴瘤

知识点1：霍奇金淋巴瘤（HL）的病变特点　　副高：熟练掌握　正高：熟练掌握

霍奇金淋巴瘤是一种以R-S细胞形成为特征的淋巴组织原发的恶性肿瘤。临床主要表现为无痛性淋巴结肿大，以颈部淋巴结多见，其次为腋下、纵隔、腹膜后主动脉旁淋巴结等。

（1）此肿瘤原发于淋巴结，病变最初起源于1个或1组淋巴结，逐渐由近及远地向其周围的淋巴结扩散，所以HL的分期对于指导治疗很重要。

（2）HL的肿瘤细胞是一种独特的瘤巨细胞，分别由Sternberg（1898）与Reed（1902）首先描述，即Reed-Sternberg细胞（R-S细胞），瘤细胞在病变组织仅占其细胞成分的1%~5%，且R-S细胞在不同病例的肿瘤组织或同一病例不同病变时期的组织中所占的数量和比例各不相同。

知识点2：霍奇金淋巴瘤的病理改变　　副高：熟练掌握　正高：熟练掌握

霍奇金淋巴瘤的病理改变见表2-2-1。

表2-2-1 霍奇金淋巴瘤的病理改变

项 目	病理改变
肉眼改变	受累淋巴结肿大，随着病程的进展，相邻的肿大淋巴结彼此粘连、融合，直径可以达到10cm以上，不活动。如果发生在颈淋巴结时，可形成包绕颈部的巨大肿块。随着纤维化程度的增加，肿块质地由软变硬。肿块常呈结节状，切面呈灰白色、鱼肉样
镜下改变	HL的组织学特征是细胞类型的多样化，以多种炎细胞混合浸润为背景，其中包括淋巴细胞、浆细胞、中性粒细胞、嗜酸性粒细胞和组织细胞等反应性细胞成分；可见数量不等、形态不一的肿瘤细胞散布其间。肿瘤细胞包括R-S细胞及其变异型细胞。典型的R-S细胞是一种直径为15~45μm的双核或分叶核瘤巨细胞，瘤细胞胞质丰富，略嗜酸或嗜碱性，核圆形或椭圆形，双核或多核；染色质沿核膜聚集呈块状，核膜厚，核内具有一大而醒目、直径与红细胞相当、包涵体样的嗜酸性核仁，核仁周围有空晕。双核R-S细胞的两个核呈面对面排列，彼此相对称，形似镜中之影，称为"镜影细胞"。除了典型的R-S细胞外，具有上述形态特征的单核瘤巨细胞称为霍奇金细胞，这类细胞的频繁出现提示HL的可能。此外，还有一些其他变异的R-S细胞可见于HL的某些亚型中

知识点3：霍奇金淋巴瘤的临床特点 　　　　　副高：熟练掌握　　正高：熟练掌握

局部淋巴结无痛性增大是HL的主要临床表现，亦是导致患者就诊的主要原因。多数患者就诊时为临床Ⅰ期或Ⅱ期，往往无系统性症状；而临床Ⅲ、Ⅳ期者或CHL-MC和LD亚型者常有B症状（发热，盗汗与体重减轻等）。部分患者在饮酒后发生病变淋巴结疼痛。

知识点4：结节性淋巴细胞为主型霍奇金淋巴瘤（NLPHL）
　　　　　　　　　　　　　　　　　　　　　副高：熟练掌握　　正高：熟练掌握

NLPHL不常见，大约占所有HL的5%。在临床上，以中青年男性患者较为多见，颈和腋下淋巴结增大者多见，而纵隔和骨髓受累者较为罕见。此肿瘤较经典型霍奇金淋巴瘤CHL更容易复发，但预后较好。病变淋巴结呈现深染的模糊不清的结节状构象，由大量小B淋巴细胞和一些组织细胞构成。在结节内，典型R-S细胞难觅，常见的是多分叶核的"爆米花"细胞，即L&H变异型R-S细胞。其他细胞成分，如嗜酸性粒细胞。中性粒细胞和浆细胞也较少见，几乎无坏死及纤维化改变。

知识点5：结节硬化型经典型霍奇金淋巴瘤（NSCHL）
　　　　　　　　　　　　　　　　　　　　　副高：熟练掌握　　正高：熟练掌握

结节硬化型约占CHL的40%~70%，多见于青年妇女，发病高峰年龄在15~34岁。好发于颈部、锁骨上和纵隔淋巴结。组织学特征为：肿瘤细胞为陷窝细胞，散在分布；粗大的胶原纤维束分隔病变的淋巴结为大小不等的结节，嗜酸性粒细胞与中性粒细胞常较多。EBV感染率较低，为10%~40%。纵隔形成巨大肿块是本病发展成晚期的危险因素。

知识点6：混合细胞型经典型霍奇金淋巴瘤（MCCHL）

副高：熟练掌握　正高：熟练掌握

MCCHL约占CHL的20%~25%，较为常见。淋巴结的结构破坏，肿瘤细胞与各种炎症细胞混合存在，诊断性R-S细胞及单核型R-S细胞均多见。背景中的小淋巴细胞主要是T细胞。MCCHL以男性、年长者较为多见，通常伴有系统性症状，并且可累及脾脏和腹腔淋巴结。约75%的病例存在EB病毒感染。后期MC可转变为淋巴细胞减少型HL。

知识点7：淋巴细胞丰富型经典型霍奇金淋巴瘤（LRCHL）

副高：熟练掌握　正高：熟练掌握

LRCHL较为少见，约占CHL的5%。有结节性与弥漫性两种生长方式，病变组织中有大量反应性淋巴细胞的存在。诊断性R-S细胞散在分布于小淋巴细胞为主的背景中，可以混杂有较多的组织细胞，但是嗜酸性粒细胞、中性粒细胞及浆细胞都很少或缺乏。多数病例的淋巴结弥漫性受累，有时可见残存退化的淋巴滤泡。约40%的病例伴EB病毒感染。此亚型容易与结节性淋巴细胞为主型霍奇金淋巴瘤（NLPHL）混淆，瘤细胞的免疫表型是鉴别所必需的。

知识点8：淋巴细胞消减型经典型霍奇金淋巴瘤（LDCHL）

副高：熟练掌握　正高：熟练掌握

LDCHL为最少见的CHL亚型，好发于老年人，临床分期较高，常有系统症状，预后不良。病变组织中有极少量的淋巴细胞与大量R-S细胞或其多形性变异型。

知识点9：霍奇金淋巴瘤的病理诊断

副高：熟练掌握　正高：熟练掌握

典型的R-S细胞对HL具有诊断价值；陷窝细胞的存在对NS也具有诊断意义。当病变组织中缺乏诊断性R-S细胞或主要是各种变异型肿瘤细胞时，需要借助于免疫组织化学染色来协助诊断。CD20（L26）是针对B淋巴细胞分化抗原的单克隆抗体，结节性淋巴细胞为主型霍奇金淋巴瘤的瘤细胞表达此抗原。CD30是一种活化淋巴细胞抗原，几乎所有的CHL病例中的R-S细胞都呈现CD30阳性；有75%~85%的CHL病例的瘤细胞表达CD15，约95%的CHL病例瘤细胞核弱表达B细胞特异性活化因子蛋白PAX5/BSAP。所以，CD30、CD15和PAX5是最为常用于CHL的诊断和鉴别诊断的抗原标志。

知识点10：霍奇金淋巴瘤的临床分期

副高：熟练掌握　正高：熟练掌握

霍奇金淋巴瘤的临床分期见表2-2-2。

表2-2-2　霍奇金淋巴瘤的临床分期

分　期	肿瘤累及范围
Ⅰ期	病变局限于一组淋巴结或一个结外器官或部位
Ⅱ期	病变局限于膈肌同侧的两组或两组以上的淋巴结，或直接蔓延到相邻的结外器官或部位
Ⅲ期	累及膈肌两侧的淋巴结，或再累及一个结外器官或部位
Ⅳ期	弥漫或播散性，累及一个或是多个结外器官，如肝和骨髓等

第三节　非霍奇金淋巴瘤

知识点1：非霍奇金淋巴瘤（NHL）的病变特点　　副高：熟练掌握　　正高：熟练掌握

非霍奇金淋巴瘤（NHL）占所有淋巴瘤的80%～90%，其中2/3原发于淋巴结，1/3原发于淋巴结外器官或组织，如中枢神经系统、胃肠道、鼻及口腔、肺、涎腺、甲状腺和皮肤等。与HL不同之处主要在于NHL的发病部位具有随机性或不定性，肿瘤扩散的不连续性，组织学分类的复杂性和临床表现的多样性。在某些NHL，淋巴瘤和淋巴细胞白血病有重叠，两者为同一疾病的不同发展阶段，形成一个连续的谱系。

知识点2：前体淋巴细胞肿瘤的特点　　　　　　副高：熟练掌握　　正高：熟练掌握

前体淋巴细胞肿瘤，即急性淋巴母细胞白血病/淋巴瘤（ALL），是不成熟的前体淋巴细胞（又称淋巴母细胞）来源的一类高度侵袭性肿瘤，其中包括B淋巴母细胞白血病和淋巴瘤（B-ALL）和T淋巴母细胞白血病和淋巴瘤（T-ALL）两种类型。

知识点3：前体B细胞和T细胞肿瘤的临床特点　　副高：熟练掌握　　正高：熟练掌握

前体B细胞和T细胞肿瘤患者的年龄多数在15岁以下，B-ALL的发病高峰在4岁，T-ALL患者是青少年，往往在数日或数周内发病，病情进展迅速。因骨髓内肿瘤细胞的增生抑制了正常骨髓造血功能，患者可能有贫血、粒细胞和血小板计数减少、出血和继发感染等，常有淋巴结肿大和脾大。B-ALL患者以累及淋巴结为主要表现。在T-ALL，50%～70%的患者有纵隔（胸腺）肿块，所以有时可致纵隔内的大血管和气道受压，但也常有白血病征象。ALL对治疗反应很敏感，用强力化疗，95%的患者可获完全缓解。遗传学异常可能影响ALL患者的预后，如存在t（9；22）（q34；q11.2）（BCR-ABL1）染色体易位的B-ALL患者预后最差。

知识点4：前体B细胞和T细胞肿瘤的病理改变　　副高：熟练掌握　　正高：熟练掌握

淋巴结的正常结构不同程度被破坏，被肿瘤性淋巴母细胞所取代，肿瘤细胞的浸润被膜和结外软组织。瘤细胞的体积比小淋巴细胞稍大，胞质稀少，核染色质细腻或呈现点彩状，不见核仁或核仁不清楚，核分裂象多见。瘤细胞的背景中可见吞噬有细胞碎片的巨噬细胞，出现"星空现象"。B和T淋巴母细胞在形态学上不易区分，需借助于免疫表型检测。

知识点5：前体B细胞和T细胞肿瘤的鉴别诊断 副高：熟练掌握 正高：熟练掌握

前体B细胞和T细胞肿瘤的鉴别诊断：①母细胞性浆细胞样树突状细胞肿瘤；②套细胞淋巴瘤（母细胞性）；③Burkitt淋巴瘤（BL）；④髓系肿瘤/髓肉瘤；⑤非淋巴造血组织来源的小细胞恶性肿瘤。

知识点6：慢性淋巴细胞性白血病/小淋巴细胞淋巴瘤（CLL/SLL）

副高：熟练掌握 正高：熟练掌握

慢性淋巴细胞性白血病/小淋巴细胞淋巴瘤（CLL/SLL）是成熟B细胞来源的惰性肿瘤。由于肿瘤发展的时期不同，在临床及病理上可表现为小淋巴细胞淋巴瘤（SLL）、慢性淋巴细胞性白血病（CLL）或淋巴瘤与白血病共存的状态。CLL和SLL在形态学、免疫表型和基因型等方面都相似，不同之处在于外周血淋巴细胞数量的多少。

知识点7：成熟B细胞肿瘤的临床特点 副高：熟练掌握 正高：熟练掌握

成熟B细胞肿瘤一般可见于50岁以上老年人，男性明显多于女性，病情进展较为缓慢。通常无自觉症状或其表现缺乏特异性，半数患者有全身淋巴结肿大及肝脾大，还可能出现低丙种球蛋白血症与自身免疫异常等。CLL/SLL的病程及预后差异很大，主要与临床分期有关，平均生存期为4~6年。有11q与17q缺失者，提示预后不良。随着病程的发展，极少数的CLL患者（约5%）可转化为幼淋巴细胞白血病（B-PLL），约3%的患者可转化为弥漫性大B细胞淋巴瘤。

知识点8：成熟B细胞肿瘤的病理改变 副高：熟练掌握 正高：熟练掌握

淋巴结的结构破坏，肿瘤细胞形态单一，直径为6~12μm的小淋巴细胞呈现弥漫性增生浸润。瘤细胞核为圆形或略不规则，染色质浓密，胞质少。其中可见少数中等或较大的细胞，即幼淋巴细胞散在分布。有时可见幼稚淋巴细胞灶性聚集成团，形成增殖中心，在低倍镜下呈现淡染区域，又称为"假滤泡"，它对CLL/SLL具有一定的诊断意义。所有的CLL和大多数SLL均有骨髓累及。肿瘤细胞可浸润脾脏的白髓及红髓，以及肝脏的汇管区等处。CLL患者外周血白细胞计数常明显增多，可以达到（30~100）×10^9/L，绝大多数为成熟的小淋巴细胞，外周血涂片可见典型的煤球样细胞或篮球样（basket）细胞；骨髓有核细胞增生明显活跃，淋巴细胞≥40%，以成熟小淋巴细胞为主，红系、粒系及巨核细胞系都减少。SLL患者外周血白细胞可正常。

知识点9：成熟B细胞肿瘤的鉴别诊断　　　　副高：熟练掌握　正高：熟练掌握

成熟B细胞肿瘤的鉴别诊断：①非肿瘤性淋巴细胞增多症；②一组不同组织学类型的小B细胞肿瘤，包括B-前淋巴细胞白血病、滤泡性淋巴瘤、套细胞淋巴瘤、淋巴浆细胞淋巴瘤、脾边缘区淋巴瘤及毛细胞白血病等。

知识点10：套细胞淋巴瘤（MCL）的临床特点　　副高：熟练掌握　正高：熟练掌握

MCL多发于中、老年人，男性多见。患者通常表现为局部或全身淋巴结肿大，多伴有肝脾大，常累及骨髓和外周血。血清蛋白电泳有单克隆或多克隆免疫球蛋白增高。结外最为常见的累及部位是胃肠道与Waldeyer咽淋巴环，少数患者可以表现为小肠或大肠的多发性淋巴瘤样息肉病。中位生存期为3~5年，绝大多数患者是无法治愈的。

知识点11：套细胞淋巴瘤（MCL）的病理改变　　副高：熟练掌握　正高：熟练掌握

（1）低位镜下：可见淋巴结正常结构大部分被破坏，其内形成多个大小不一的结节，分布在皮质区。结节中可见正常或萎缩或增生的生发中心，或出现多个残存的生发中心；有的结节见不到生发中心，相当于正常次级滤泡外套层的区域明显增宽，超过了滤泡生发中心的厚度或宽度。

（2）高倍镜下：可见瘤细胞由肿瘤性小淋巴细胞构成，其大小比正常小淋巴细胞稍大，核的直径为6~8μm，核形不规则，边缘呈细锯齿状，染色质比较粗，靠近核膜，胞质少。

（3）结节间区可见正常小淋巴细胞，部分淋巴窦存在。随着外套层细胞向结节间浸润，结节相互融合，进而形成弥漫性病变。

知识点12：套细胞淋巴瘤（MCL）的鉴别诊断　　副高：熟练掌握　正高：熟练掌握

套细胞淋巴瘤（MCL）的鉴别诊断：①滤泡淋巴瘤；②CLL/SLL。

知识点13：滤泡性淋巴瘤（FL）的临床特点　　副高：熟练掌握　正高：熟练掌握

FL常见于中老年人，20岁以下患者罕见，无明显性别差异。主要表现为局部或全身淋巴结无痛性增大，常常累及浅部淋巴结（以腹股沟淋巴结受累较为多见），以及纵隔与腹膜后淋巴结群，而结外累及则相对较为少见，可累及脾、Weldeyer环、皮肤和胃肠道等。部分患者有发热和乏力等，在就诊时约2/3的患者处于临床Ⅲ期或Ⅳ期。40%~70%的病例有骨髓受累。部分病例外周血中可见瘤细胞，约有10%的病例表现为白血病征象。

知识点14：滤泡性淋巴瘤（FL）的病理改变　　副高：熟练掌握　正高：熟练掌握

　　FL以形成肿瘤性"滤泡样"结节为主要特征，淋巴结正常结构完全消失，淋巴窦不能分辨。肿瘤性滤泡主要由中心细胞（CC）与中心母细胞（CB）以不同比例组成。中心细胞的体积由小至中等大，核形态不规则、有裂沟，核仁不明显，胞质稀少；中心母细胞的体积相对较大，比正常淋巴细胞大2～3倍，核圆形或卵圆形，染色质呈斑块状近核膜分布，有1～3个近核膜的核仁。根据中心母细胞的数目将FL分为1～3级。多数FL的肿瘤细胞是中心细胞，随着病程的发展，中心母细胞数量逐渐增多；生长方式从滤泡型发展成为弥漫型，并可以转化为弥漫性大B细胞淋巴瘤，提示肿瘤侵袭性增高。

知识点15：滤泡性淋巴瘤（FL）的鉴别诊断　　副高：熟练掌握　正高：熟练掌握

　　滤泡性淋巴瘤（FL）的鉴别诊断：①套细胞淋巴瘤；②具有"假滤泡"的小细胞性淋巴细胞瘤；③结节性淋巴细胞为主型霍奇金淋巴瘤；④滤泡反应性增生；⑤结内边缘区淋巴瘤。

知识点16：滤泡性淋巴瘤（FL）的预后　　副高：熟练掌握　正高：熟练掌握

　　尽管FL难以治愈，强化治疗也不能改善病情，但在临床上表现为惰性过程，病情进展缓慢，但预后较好，10年生存率超过50%。大约30%的FL患者会转化或进展为弥漫性大B细胞淋巴瘤，预示治疗将很困难。

知识点17：弥漫性大B细胞淋巴瘤（DLBCL）的临床特点及预后
　　　　　　　　　　　　　　　　　　　　副高：熟练掌握　正高：熟练掌握

　　DLBCL是B细胞淋巴瘤中的主要亚型，肿瘤细胞以大细胞为主，呈弥漫增生，核大于正常巨噬细胞核。老年男性患者较多，平均年龄为60岁，也可见于儿童及青年。通常在短期内出现单个或多个淋巴结迅速长大，或结外部位出现迅速增大的肿块，多呈侵袭性生长，恶性程度较高，可累及肝脾，但骨髓受累者少见。DLBCL预后较差，如果未及时诊断和治疗，患者会在短期内死亡。5年生存率不超过50%。

知识点18：弥漫性大B细胞淋巴瘤（DLBCL）的病理改变
　　　　　　　　　　　　　　　　　　　　副高：熟练掌握　正高：熟练掌握

　　正常的淋巴结结构或结外组织被弥漫性的肿瘤组织侵占取代。尽管DLBCL的组织学形态变异大，但基本组织学表现仍为形态相对单一、体积较大的异型淋巴细胞弥漫浸润，瘤细胞的直径为小淋巴细胞的4～5倍。细胞形态多样，类似中心母细胞、免疫母细胞、间变大细胞或浆母细胞，核圆形或卵圆形，染色质边集，有单个或多个核仁。常伴有间质硬化，可见反应性淋巴细胞。

知识点19：弥漫性大B细胞淋巴瘤（DLBCL）的鉴别诊断

副高：熟练掌握　正高：熟练掌握

弥漫性大B细胞淋巴瘤（DLBCL）的鉴别诊断：①以中等大小的瘤细胞为主的DLBCL应与髓外白血病浸润、Burkitt淋巴瘤变型及母细胞性套细胞淋巴瘤相鉴别；②免疫母细胞变型伴浆细胞分化的病例应与浆母细胞淋巴瘤，以及不成熟的浆细胞骨髓瘤的髓外浸润相鉴别，临床表现与免疫表型有助于其鉴别；③CD5$^+$的DLBCL应与母细胞性套细胞淋巴瘤相鉴别。

知识点20：Burkitt淋巴瘤（BL）的临床特点

副高：熟练掌握　正高：熟练掌握

BL多见于儿童及青年人，与EB病毒感染有密切关系，瘤组织高度恶性，预后不良，如不积极治疗，常于1年内死亡，常累及颌骨，表现为颌面部巨大包块。散发性BL一般发生于回盲部，表现为腹腔内巨大肿物。免疫缺陷相关性BL，淋巴结和骨髓是常见的受累部位，少数病例可表现为急性白血病。BL属于高度侵袭性淋巴瘤，肿瘤细胞倍增时间短，因此患者病情通常较重；但对短期、大剂量化疗反应较好，多数儿童及年轻患者可以治愈，而年长成人患者预后较差。

知识点21：Burkitt淋巴瘤（BL）的病理改变

副高：熟练掌握　正高：熟练掌握

BL病变主要累及下颌骨，组织学特点是中等大小、形态比较一致的淋巴细胞弥漫性增生及浸润，瘤细胞呈现黏附性排列，由于细胞胞质收缩而呈地砖样。瘤细胞核为圆形，核染色质呈现丛状或散在分布，可见2~5个小的嗜碱性核仁。细胞胞质为强嗜碱性，可见胞质内脂性空泡。高分裂指数及高凋亡是此肿瘤的特征性表现。瘤细胞间散在分布着吞噬有核碎片的巨噬细胞，而形成所谓的"星空图像"。核分裂象多见，每高倍视野可多达6~8个。少数病例还可见上皮样细胞肉芽肿病变。

知识点22：Burkitt淋巴瘤（BL）的鉴别诊断

副高：熟练掌握　正高：熟练掌握

（1）BL需要与可以出现"星空"现象的一些淋巴造血组织肿瘤相区别，其中包括DLBCL，急性淋巴母细胞白血病/淋巴母细胞淋巴瘤及髓系肿瘤浸润等。

（2）BL还需与其他的非造血组织来源的小细胞恶性肿瘤相区别，包括Ewing肉瘤/原始神经外胚叶肿瘤、神经母细胞瘤、胚胎性横纹肌肉瘤及小细胞癌等，免疫组化染色有助于彼此的区别。

知识点23：结外边缘区黏膜相关淋巴组织淋巴瘤（MALT淋巴瘤）的临床特点

在慢性炎症的基础上发生的MALT淋巴瘤经历了一个从反应性淋巴增生向B细胞淋巴瘤发展的恶性转化的过程，演变形成B细胞肿瘤。MALT淋巴瘤具备惰性的临床过程，缓慢扩散，多数MALT淋巴瘤病例的预后良好。但晚期可能发生远距离转移，甚至累及骨髓，部分病例可能向DLBCL转化。

知识点24：结外边缘区黏膜相关淋巴组织淋巴瘤（MALT淋巴瘤）的病理改变

MALT淋巴瘤的病变特点包括：①肿瘤细胞常见于淋巴滤泡套区的外侧，围绕淋巴滤泡浸润于边缘区域；②瘤细胞主要是小到中等大小的B细胞，多为中心细胞样细胞（centrocyte-likeells）或单核细胞样B细胞（monocytoid B-cells）；③淋巴瘤细胞可侵入腺体上皮组织中，形成淋巴上皮的病变；④常见浆细胞分化；⑤有时瘤细胞侵入生发中心，形成滤泡内植入的现象。

知识点25：结外边缘区黏膜相关淋巴组织淋巴瘤（MALT淋巴瘤）的鉴别诊断

结外边缘区黏膜相关淋巴组织淋巴瘤（MALT淋巴瘤）的鉴别诊断：①非特异性慢性炎症（注：过去胃肠、眼眶、肺等部位的"假性淋巴瘤"现已证实部分为低度恶性MALT淋巴瘤）；②LPL；③套细胞淋巴瘤；④滤泡性淋巴瘤。

知识点26：浆细胞肿瘤及其相关疾病的临床特点　

浆细胞骨髓瘤的发病年龄在50～70岁，肿瘤引起广泛骨骼破坏和溶骨病损，可能造成骨痛、病理性骨折，破坏骨髓内造血组织可致贫血、白细胞及血小板减少。实验室检查，99%的患者均有外周血免疫球蛋白（Ig）水平升高，血液内的这种单克隆Ig称为M蛋白，患者尿中可有Bence Jones蛋白。浆细胞骨髓瘤的诊断是建立在放射影像、临床和病理3项检查的基础上，当有特殊的影像学改变时，强烈提示此肿瘤的可能，但需要骨髓检查确诊。患者的预后差别相对较大，有多发骨损害者，如果不治疗，生存期为6～12个月。继发感染和肾衰竭是致死的主要原因。采用烷化剂治疗，有50%～70%的患者可以获得缓解，但中位生存期仅为3年。

知识点27：浆细胞肿瘤及其相关疾病的病理改变　

浆细胞骨髓瘤的主要特征性病理改变是全身骨骼系统的多发性溶骨性病变，其内充满质软、胶冻状、鱼肉样的肿瘤组织。肿瘤通常累及骨髓中造血最活跃的部位，如脊椎、颅骨、肋骨、股骨、盆骨、锁骨和肩胛骨等。病变从髓腔开始，可以破坏骨皮质，通常致病理性骨折。影像学检查表现为敲凿性骨缺损病灶。组织学表现多为分化良好的浆细胞大量增生形成片状浸润病灶，肿瘤性浆细胞取代正常骨髓组织，瘤细胞胞质呈嗜碱性，常见核周空晕，核偏于一侧，染色质凝集成车辐状或钟面样。在一些病例的骨髓中，也可能出现不成熟的浆母细胞或多形性瘤细胞。随着疾病的进展，在肝、脾、肾、肺、淋巴结及其他部位的软组织中可见到异常浆细胞浸润。

知识点28：浆细胞肿瘤及其相关疾病的鉴别诊断　　副高：熟练掌握　正高：熟练掌握

浆细胞肿瘤及其相关疾病的鉴别诊断：①浆母细胞淋巴瘤；②伴有大量浆细胞分化的淋巴瘤；③反应性浆细胞增生；④巨大淋巴结增生症（Castleman病）的浆细胞型。

知识点29：外周T细胞淋巴瘤，非特殊类型（PTCL-NOS）的临床特点
副高：熟练掌握　正高：熟练掌握

PTCL-NOS老年男性患者相对较为多见，发病高峰年龄在60～70岁。部分患者有自身免疫性疾病病史。临床表现复杂多样，大多数患者有全身淋巴结肿大，同时或仅有结外病变，如皮肤、肺、胃肠道、肝脾和骨髓受累等。

知识点30：外周T细胞淋巴瘤，非特殊类型（PTCL-NOS）的病理改变
副高：熟练掌握　正高：熟练掌握

PTCL-NOS的组织病理表现多样。淋巴结的结构存在不同程度的破坏，肿瘤细胞在副皮质区浸润或呈弥漫浸润，有较多的高内皮血管及瘤细胞侵袭血管现象。背景中可见不等量的反应性细胞成分，如嗜酸性粒细胞、浆细胞、巨噬细胞及上皮样组织细胞等，胶原纤维穿插分隔病变组织。瘤细胞的大小及形态各异，细胞核形态极不规则，具有明显的多形性，可见核扭曲或多分叶状，核染色质呈粗颗粒状，部分瘤细胞有明显核仁，核分裂象多见；细胞质呈透明、淡染、嗜酸性或嗜碱性。

知识点31：外周T细胞淋巴瘤，非特殊类型（PTCL-NOS）的鉴别诊断
副高：熟练掌握　正高：熟练掌握

外周T细胞淋巴瘤，非特殊类型（PTCL-NOS）的鉴别诊断：与其他特殊类型的T细胞淋巴瘤及T细胞反应性增生相区别（免疫表型、基因重排）。

知识点32：血管免疫母细胞性T细胞淋巴瘤（AITL）的临床特点
副高：熟练掌握　正高：熟练掌握

AITL好发于中老年人，患者表现为全身淋巴结肿大，并常累及肝、脾、皮肤和骨髓。

其临床过程为侵袭性，中位生存期少于3年，患者一般有感染性并发症而难以采用较强的化疗方案进行治疗。

知识点33：血管免疫母细胞性T细胞淋巴瘤（AITL）的病理改变
副高：熟练掌握　正高：熟练掌握

淋巴结的结构部分破坏，可见分支状的高内皮小静脉显著增生。早期常可见残存的滤泡。副皮质区明显增大，可见多形性肿瘤细胞浸润灶，细胞小至中等大小，胞质淡染或透明，胞膜清楚，细胞异型性轻微。瘤细胞通常在滤泡旁或小静脉旁呈灶性分布，混杂有数量不等的反应性小淋巴细胞、嗜酸性粒细胞、浆细胞及组织细胞。

知识点34：血管免疫母细胞性T细胞淋巴瘤（AITL）的鉴别诊断
副高：熟练掌握　正高：熟练掌握

此肿瘤的临床和病理形态学表现都有一定的特点，加之其瘤细胞的免疫表型特征，如表达滤泡辅助T细胞抗原（CXCL13，PD-1和CD10），存在特征性的滤泡外树突状网状细胞网（CD21$^+$）等，对绝大多数该肿瘤可以确诊。需要与该肿瘤相鉴别的疾病包括：①富于T细胞和/或组织细胞的大B细胞淋巴瘤；②经典型霍奇金淋巴瘤；③非特指外周T细胞淋巴瘤。

知识点35：T/NK细胞淋巴瘤的临床特点
副高：熟练掌握　正高：熟练掌握

T/NK细胞淋巴瘤属于非霍奇金淋巴瘤，其发病的高峰年龄在40岁左右，男女比例为4∶1。T/NK细胞淋巴瘤几乎总是累及结外部位，上呼吸消化道最为常见，其中鼻腔是典型发病部位，其次是口腔腭部及鼻咽、鼻窦，也可累及外鼻。主要症状包括顽固性鼻塞、鼻出血、分泌物增加和鼻面部肿胀等。病变局部黏膜形成溃疡、肉芽样新生物及骨质破坏，如鼻中隔或硬腭穿孔等。晚期可发生播散，累及多处结外器官或组织。放射治疗是临床Ⅰ期、Ⅱ期患者首选的治疗方式，近期疗效较好，但容易复发。配合化学药物治疗，可以减少或延缓复发。预后与临床分期有关，临床Ⅰ期、Ⅱ期患者的5年生存率为50%~70%，Ⅲ期及Ⅳ期患者的5年生存率为17%。

知识点36：T/NK细胞淋巴瘤的病理改变
副高：熟练掌握　正高：熟练掌握

T/NK细胞淋巴瘤显著的组织坏死和混合炎细胞浸润，即在凝固性坏死和混合炎细胞浸润的背景上，肿瘤性淋巴细胞散布或呈现弥漫性分布。瘤细胞大小不等、形态多样，胞核形态不规则，核深染，核仁不明显或有1~2个小核仁。瘤细胞可浸润血管壁内而致血管腔狭窄、栓塞或坏死。可见大量的反应性炎细胞，如浆细胞、淋巴细胞、组织细胞及嗜酸性粒细胞。

知识点37：T/NK细胞淋巴瘤的鉴别诊断　　　副高：熟练掌握　　正高：熟练掌握

T/NK细胞淋巴瘤的鉴别诊断：①反应性淋巴增生：尤其是在活检组织小，病变并不典型，或浸润的肿瘤细胞体积小时，不易与反应性淋巴增生相鉴别；②某些病原微生物的感染：主要有结核和真菌等，借助于特殊染色与相关病原学的检测可以进行鉴别；③其他淋巴造血组织肿瘤：包括急性髓系白血病浸润，非特指外周T细胞淋巴瘤或淋巴母细胞性白血病浸润等；④其他：包括低分化癌、恶性黑色素瘤及胚胎性骨骼肌肉瘤等。根据典型的形态学表现，借助于免疫表型（CD3ε、CD56、TIA-1/粒酶B）与EBER原位杂交检测，该肿瘤大部分可以确诊。

知识点38：蕈样霉菌病/Sezary综合征的临床特点　　副高：熟练掌握　　正高：熟练掌握

蕈样霉菌病/Sezary综合征一般多发于40~60岁。男女比例约为2：1。皮肤病变早期表现为湿疹样病损，皮肤瘙痒，表面存在不规则的红色或棕色斑疹；病程经过多年，逐渐缓慢发展使皮肤增厚变硬呈斑块状，后形成棕色瘤样结节，有时可以破溃。

知识点39：蕈样霉菌病/Sezary综合征的病理改变　　副高：熟练掌握　　正高：熟练掌握

光镜下，可见真皮浅层及血管周围存在多数瘤细胞和嗜酸性粒细胞、淋巴细胞、浆细胞、组织细胞等多种类型炎细胞浸润。瘤细胞体积由小到中等大，核高度扭曲，有深切迹，呈折叠状或脑回状，可见小核仁，胞质透明。真皮内瘤细胞常侵入表皮内，在表皮内聚集成堆似小脓肿，称为Pautrier微脓肿。在患者周围血液中出现脑回状细胞核的瘤细胞，称为Sezary细胞。

知识点40：蕈样霉菌病/Sezary综合征的鉴别诊断　　副高：熟练掌握　　正高：熟练掌握

蕈样霉菌病/Sezary综合征的鉴别诊断：①皮肤原发间变性大细胞淋巴瘤、外周T细胞淋巴瘤；②斑块状副银屑病、淋巴瘤样丘疹病；③皮肤假性T细胞淋巴瘤。

第四节　组织细胞和树突状细胞疾病

知识点1：Langerhans细胞　　　　　　　副高：熟练掌握　　正高：熟练掌握

Langerhans细胞是一种不成熟的树突状细胞，在正常情况下，散在分布于皮肤、口腔、阴道及食管黏膜，也存在于淋巴结、骨髓、胸腺及脾脏等处。Langerhans细胞直径约12μm，细胞表面有小的突起，胞质丰富，核形状不规则，往往有核沟或呈分叶状。免疫表型检测，Langerhans细胞表达Langerin、S-100、HLA-DR和CD1a蛋白，其中Langerin是Langerhans细胞及其肿瘤的特异性抗原标志。电镜下观察，在其细胞质内可见特征性的Birbeck颗粒。

Birbeck颗粒是一种呈杆状的管状小体，长为200～400nm，宽度一般为33nm，有时一端呈泡状膨大似网球拍状。

| 知识点2：Letterer-Siwe病的临床特点 | 副高：熟练掌握 正高：熟练掌握 |

Letterer-Siwe病是多系统、多病灶的Langerhans细胞组织细胞增生症，大多见于2岁以下的婴幼儿，3岁以上的儿童中很少见，极少发生于成人。该病发病急且进展快，病程短，临床上常常表现为皮肤损害，皮损为脂溢性皮疹，主要分布在躯干前后和头皮等处。大多数患儿伴有内脏累及，如肝、脾和淋巴结肿大，肺部病变以及溶骨性骨质破坏。该病未经治疗者的病程是快速致死性的，但采用强力化疗，5年生存率可达50%。

| 知识点3：Letterer-Siwe病的病理改变 | 副高：熟练掌握 正高：熟练掌握 |

病变中Langerhans细胞呈卵圆形，10～15m大小，胞质中等丰富，核呈折叠状、凹陷或呈分叶状，常有核沟。在光镜下观察，可见增生的Langerhans细胞，其外观更像巨噬细胞（组织细胞），因而称为Langerhans细胞组织细胞增生症。骨髓的广泛浸润可导致贫血、血小板计数减少，患儿反复感染。

| 知识点4：Hand-Schuller-Christian病的临床特点 | 副高：熟练掌握 正高：熟练掌握 |

Hand-Schuller-Christian病是单系统、多病灶的Langerhans细胞组织细胞增生症，是一种慢性进行性疾病，病程较长。常常发生于年龄较小的儿童，一般在2～6岁发病，也可发生于青年人。该病的病变表现为多个或连续发生的溶骨性、破坏性骨病变。颅骨缺损、尿崩症和眼球突出是Hand-Schuller-Christian病的三大特征。

| 知识点5：Hand-Schuller-Christian病的病理改变 | 副高：熟练掌握 正高：熟练掌握 |

骨组织被大量增生的Langerhans细胞和肉芽组织破坏，可以侵及周围软组织形成包块。该病病变侵犯颅骨、硬脑膜及邻近骨组织，累及颅底、蝶鞍与眼眶。增生的组织侵犯压迫垂体后叶和下丘脑，可以引起尿崩症。该病预后较好，大约半数患者可以自动消退，其余患者对化疗反应也较好。

| 知识点6：骨嗜酸性肉芽肿的临床特点 | 副高：熟练掌握 正高：熟练掌握 |

骨嗜酸性肉芽肿是单一病灶的Langerhans细胞组织细胞增生症，多见于年龄较大的儿童、青少年和成人。病变通常局限于骨骼，为孤立性病灶，以膨胀性、侵蚀性骨病变为特征，病灶直径为16cm。

知识点7：骨嗜酸性肉芽肿的病理改变　　　　副高：熟练掌握　正高：熟练掌握

骨嗜酸性肉芽肿的主要病变为大量增生的Langerhans细胞与淋巴细胞、浆细胞、嗜酸性粒细胞和中性粒细胞等混合存在。常常可见明显的嗜酸性粒细胞的浸润，因此称为嗜酸性肉芽肿。所有骨骼均可受累，病灶最常见发生的部位是颅骨、肋骨和股骨。该疾病表现为惰性，预后良好，病变可以自愈，也可以局部切除或放疗而治愈。

知识点8：Langerhans细胞组织细胞增生症（LCH）的鉴别诊断
　　　　　　　　　　　　　　　　　　　副高：熟练掌握　正高：熟练掌握

（1）Langerhans细胞肉瘤细胞异型性大，细胞间变，但仍可以见部分肿瘤细胞或多或少地显示Langerhans细胞的形态学特征，核分裂象多见。免疫组化染色，其瘤细胞不同程度的表达Langerhans细胞相关抗原。

（2）滤泡树突状细胞肉瘤及指状突细胞肉瘤形态学特征及免疫表型有利于两类肿瘤的区别。

（3）LCH局灶性窦性浸润时需与恶性黑色素瘤，以及其他色素沉着等情况相区别，免疫组化染色有利于二者的区别。

知识点9：Langerhans组织细胞增生症（LCH）的治疗与预后
　　　　　　　　　　　　　　　　　　　副高：熟练掌握　正高：熟练掌握

在临床上，根据病变部位与累及范围，可以将该LCH分为3种类型：①多系统、多病灶；②单系统、单一病灶；③单系统、多病灶。对于单发或孤立性病灶，多行手术治疗；皮肤病变以局部氮芥治疗效果较好；小剂量的类固醇激素治疗，以及病灶局部的放射治疗也是可以选择的治疗手段。对于慢性复发性、急性顽固性、进展性病例，以及伴有中枢神经系统、肝和肺受累的慢性病例，化学药物治疗为相对常用的手段。单一病灶者的总生存率>95%，多器官受累者生存率明显下降。当多器官累及时，有骨受累者生存率高于无骨受累者；有肺、肝、脾及骨髓受累者预后较差。多病灶、多器官累及患者，对初次化疗反应良好者预后较好。

知识点10：Langerhans细胞肉瘤的临床特点　　　副高：熟练掌握　正高：熟练掌握

患者大多为中青年人，中位年龄为40岁，男女比例约为2：1。病变常累及皮肤及其下方的软组织，可有多器官的扩散，其中主要包括淋巴结、肝、脾、肺和骨等。一般40%以上的患者在就诊时处于临床Ⅲ期或Ⅳ期，有20%左右是原发于淋巴结，部分患者有肝脾大及全血细胞减少等表现。

知识点11：Langerhans细胞肉瘤（LCS）的病理改变
　　　　　　　　　　　　　　　　　　　副高：熟练掌握　正高：熟练掌握

Langerhans细胞肉瘤不同于LCH的最重要之处就是瘤细胞的明显异型性及多形性，核染色质呈现斑块状，核仁明显，部分瘤细胞可见复杂的核沟，提示Langerhans细胞的可能。多见核分裂象，通常＞50个/10HP。背景中的嗜酸性瘤细胞非常罕见。电镜下肿瘤细胞质内可以查见Birbeck小体，但缺乏桥粒及细胞连接。

> **知识点12：Langerhans细胞肉瘤（LCS）的病理诊断与鉴别诊断**
>
> 　　　　　　　　　　　　　　　　副高：熟练掌握　　正高：熟练掌握

　　LCS因其瘤细胞的多形性及明显异型性，几乎难觅Langerhans细胞的形态学特点，故LCS的病理诊断较为困难，必须借助于免疫表型检测和/或电镜观察。需鉴别的疾病包括LCH和其他高级别的或无法分类的肉瘤，同样需要免疫表型检测和/或电镜观察助诊。

> **知识点13：滤泡树突状细胞肉瘤（FDCS）的临床特点**
>
> 　　　　　　　　　　　　　　　　副高：熟练掌握　　正高：熟练掌握

　　滤泡树突状细胞肉瘤较为少见，年龄多为41～55岁，以局部淋巴结的无痛性进行性增大为首发及主要表现，颈淋巴结发病者多，也见于锁骨上、腋下、肠系膜及腹膜后淋巴结等，还可发于扁桃体、纵隔及皮肤等处，少有系统病变。肿瘤的大小不等，瘤体的直径可为1～20cm，平均直径为5cm。10%～20%的患者同时有巨淋巴结增殖症，后者以透明血管型者多见。有人认为巨淋巴结增殖症是此肿瘤的前驱病变。有少数报道此肿瘤晚期可能发生远处器官的转移，有肺、肝、胰腺及淋巴结等，而骨髓转移者罕见。

> **知识点14：滤泡树突状细胞肉瘤（FDCS）的病理改变**
>
> 　　　　　　　　　　　　　　　　副高：熟练掌握　　正高：熟练掌握

　　肿瘤包膜清楚，切面实性、呈灰褐色，较大的肿瘤可见坏死和出血。淋巴结病变主要表现为淋巴结结构不同程度地破坏，瘤细胞呈束状、轮辐状或螺旋形排列，瘤细胞多为梭形及卵圆形，有中等量的嗜酸性细胞质，细胞界限不清；细胞核体积相对较大，核染色质细腻均匀分布，核仁清晰；有时可见核内假包涵体；偶见多核瘤巨细胞。核分裂象少，通常在1～10个/10HP。

> **知识点15：滤泡树突状细胞肉瘤（FDCS）的鉴别诊断**
>
> 　　　　　　　　　　　　　　　　副高：熟练掌握　　正高：熟练掌握

　　（1）淋巴结的炎性假瘤病变：梭形细胞增生，缺乏异型性；混合性炎细胞浸润，常见一些浆细胞；加之免疫表型检测等可进行区别。

　　（2）异位脑膜瘤：瘤细胞可灶性表达Vim和EMA，但不表达滤泡树突状细胞（FDC）相关抗原。

　　（3）指状突细胞肉瘤：此肿瘤罕见，形态学表现与滤泡树突状细胞肉瘤（FDCS）无法区别，免疫组化染色：此肿瘤细胞强阳性表达S-100蛋白，约1/2病例表达CD45，而不表达CD21和CD35，也不表达CDla和Langerin，可进行区别。

（4）大细胞性淋巴瘤：尤其是肿瘤细胞卵圆形细胞为主时，免疫表型检测有利于彼此的区别。

（5）CHL，淋巴细胞减少型：R-S细胞的存在，以及免疫表型检测可区别。

（6）淋巴结转移性肿瘤：转移性梭形细胞鳞状细胞癌及恶性黑色素瘤；转移性肉瘤，如恶性纤维组织细胞瘤、纤维肉瘤及恶性外周神经鞘膜瘤等，免疫表型检测和临床表现相结合进行判断。

（7）其他梭形细胞肉瘤：如纤维肉瘤，恶性外周神经鞘膜瘤（MPNST）和血管肉瘤等，形态学结合免疫组化染色有利于彼此的鉴别。

知识点16：指状突细胞肉瘤的临床特点	副高：熟练掌握　正高：熟练掌握

指状突细胞肉瘤的大多数患者表现为局部缓慢生长的肿物，多数患者没有明显临床表现，以颈淋巴结病变多见，结外病变可发生在鼻咽部、扁桃体、胸壁、涎腺、脊柱旁、脾、肝、胃肠道及睾丸等处。约20%的患者有骨髓累及。病程不定，但比FDCS的侵袭性强。此肿瘤患者有较高的概率发生第2种肿瘤，常见的肿瘤包括CLL/SLL、滤泡淋巴瘤、淋巴母细胞性淋巴瘤，以及来自乳腺、胃、肝及结肠的各种癌等。

知识点17：指状突细胞肉瘤的病理改变	副高：熟练掌握　正高：熟练掌握

指状突细胞肉瘤的体积较FDCS小，直径为1～6cm不等，发生于脾的肿瘤体积较大。肿瘤呈分叶状，切面呈实性，灰白色，可伴有灶性坏死和出血改变。当该肿瘤发生于淋巴结时可致淋巴结结构部分或完全破坏。当淋巴结部分累及时，肿瘤在滤泡间区。肿瘤的构象多样，可成片状、漩涡状、车辐状、巢状或混合性构象。瘤细胞呈梭形或上皮样，细胞质嗜酸性；细胞核为长形或卵圆形，核形不规则或有折叠。核仁不明显或清楚，常见多核瘤细胞。细胞异型性程度不一。常见纤维化及炎细胞背景，有小淋巴细胞、不等量的嗜酸性粒细胞及浆细胞等。

知识点18：指状突细胞肉瘤的鉴别诊断	副高：熟练掌握　正高：熟练掌握

指状突细胞肉瘤的鉴别诊断：组织细胞肉瘤、Langerhans细胞肉瘤及转移性黑色素瘤。

第五节　脾常见疾病

知识点1：脾B细胞性边缘区淋巴瘤（SMZL）的临床特点	
	副高：熟练掌握　正高：熟练掌握

脾B细胞性边缘区淋巴瘤大多见于中老年人，大多数患者年龄超过50岁，无性别差异。

主要临床表现为脾大，部分患者伴有自身免疫性血细胞减少或贫血，以及外周血中见到有微绒毛的淋巴细胞。此肿瘤常累及骨髓，但少有淋巴结肿大，以及其他结外病变。大约1/3的患者外周血有少量单克隆免疫球蛋白，但是缺乏明显的血液黏稠度增加及高丙种球蛋白血症表现。部分患者被检出存在丙型肝炎病毒感染。此肿瘤呈惰性临床过程，即便是有骨髓累及时也是如此。对化学药物治疗反应差，脾切除可以延长患者的生存期。部分病例可以发生向大B细胞淋巴瘤转化，这与其他组织学类型的小B细胞肿瘤相似。

知识点2：脾B细胞性边缘区淋巴瘤（SMZL）的病理改变

副高：熟练掌握　正高：熟练掌握

脾B细胞性边缘区淋巴瘤的病理改变见表2-2-3。

表2-2-3　脾B细胞性边缘区淋巴瘤的病理改变

项　目	病理改变
肉眼改变	脾体积均匀增大，重量增加，可达1~3kg，质地较硬；切面无明显包块，但白髓区明显扩大，见均匀分布的粟粒大小的结节，可伴灶性或多灶性坏死
镜下改变	①低倍观，病变主要分布于白髓区，表现为在脾小体的生发中心外有密集的体积小的淋巴细胞分布，而致其脾小体的边缘区变宽，套区结构消失，甚至部分或完全取代生发中心。病变常同时累及脾的红髓区，表现为脾窦内瘤细胞聚集或小淋巴细胞成片分布；②高倍观，肿瘤细胞的形态多样，主要是中心细胞样细胞及单核样细胞，还可以见小淋巴细胞样细胞、浆细胞，以及少数散在分布的中心母细胞样细胞。少见核分裂象

知识点3：脾B细胞性边缘区淋巴瘤（SMZL）的病理诊断与鉴别诊断

副高：熟练掌握　正高：熟练掌握

SMZL的诊断是在排除其他组织学类型的小B细胞肿瘤的基础上进行的，需与此肿瘤鉴别的其他小B细胞淋巴瘤包括：①慢性淋巴细胞白血病/小B淋巴细胞淋巴瘤（CD5[+]，CD23[+]）；②套细胞淋巴瘤（cyclin D1[+]，CD5[+]）；③毛细胞白血病（CD103[+]，annexin[+]，抗酒石酸酸性磷酸酶[+]）；④滤泡淋巴瘤（CD10[+]，bcl-6[+]）；⑤淋巴浆细胞淋巴瘤发生于骨髓，少有脾累及。

知识点4：毛细胞白血病（HCL）的临床特点　　副高：熟练掌握　正高：熟练掌握

HCL多发于中老年人。临床主要表现包括虚弱、乏力、左上腹部疼痛、发热及出血等。大多数患者有脾大、全血细胞减少，以及外周血中查见少数肿瘤细胞等。单核细胞减少具有特征性，其他表现还包括肝大、复发性条件致病菌感染等。少见的表现有血管炎、出血性疾病、神经系统疾病、骨骼肌累及，以及免疫失调等。此肿瘤对干扰素及嘌呤类药物治疗反应敏感。

知识点5：毛细胞白血病（HCL）的病理改变　　　副高：熟练掌握　　正高：熟练掌握

毛细胞白血病的病理改变见表2-2-4。

表2-2-4　毛细胞白血病的病理改变

项　　目	病理改变
瘤细胞的形态学	在细胞涂片上，肿瘤细胞体积小或中等大小，形态一致，细胞核为卵圆形或豆形，核染色质呈毛玻璃样，不见核仁或核仁不清楚。细胞胞质丰富，呈灰蓝色，可见毛发样突起
骨髓	骨髓活检可确定该肿瘤的诊断。骨髓病变的程度不一，多表现为间质浸润或灶性分布，常可见正常骨髓的造血和脂肪组织成分。浸润的淋巴细胞因有丰富的胞质，并且细胞界限清楚而成所谓"煎蛋"样（fried egg），难觅核分裂象。如果浸润的瘤细胞较少时，容易漏诊。在肿瘤进展期，瘤细胞成片分布，而细胞之间界限清楚是该肿瘤的特征，并且有别于其他类型的小B细胞肿瘤的骨髓浸润表现。由于骨髓网状纤维增加而致"干抽"
脾	病变常累及脾，表现为脾体积均匀增大，布满血湖，瘤细胞主要在红髓区的脾窦内浸润，围绕着血湖分布，而白髓萎缩
肝	瘤细胞主要在肝窦内分布
淋巴结	在肿瘤的进展期可有淋巴结累及病变主要分布于滤泡间区

知识点6：毛细胞白血病（HCL）的鉴别诊断　　　副高：熟练掌握　　正高：熟练掌握

（1）脾B细胞性边缘区淋巴瘤。

（2）脾B细胞淋巴瘤/白血病，无法分类，包括了弥漫红髓浸润性小B细胞淋巴瘤，以及毛细胞白血病的变型。

（3）其他组织学类型的小B细胞肿瘤，包括滤泡性淋巴瘤、套细胞淋巴瘤、B细胞性慢性淋巴细胞白血病/小B淋巴细胞淋巴瘤，以及淋巴浆细胞性淋巴瘤的脾浸润等。

知识点7：弥漫红髓小B细胞淋巴瘤的临床特点　　　副高：熟练掌握　　正高：熟练掌握

弥漫红髓小B细胞淋巴瘤以中年患者相对较多，在就诊时均为临床Ⅳ期，有脾、骨髓及外周血累及。临床表现为白血病征象，外周血淋巴细胞增多，但是并不十分显著；常伴有血小板计数减少及全血细胞减少。脾明显增大。有皮肤累及者表现为红斑或丘疹性皮损。此肿瘤临床表现为惰性生物学行为及不可治性，但对脾切除反应较好。

知识点8：弥漫红髓小B细胞淋巴瘤的病理改变　　　副高：熟练掌握　　正高：熟练掌握

弥漫红髓小B细胞淋巴瘤的病理改变见表2-2-5。

表2-2-5　弥漫红髓小B细胞淋巴瘤的病理改变

项　目	病理改变
脾	肿瘤细胞在红髓区弥漫性浸润，累及脾窦和脾索。不同于脾B细胞性边缘区淋巴瘤的是没有滤泡替代，双向性细胞学特征及边缘区浸润模式。瘤细胞小或中等大小，形态一致，细胞核为圆形或不规则形，核染色质呈泡状，偶见小核仁。细胞质少，淡染或微嗜酸性，可见浆细胞的特征，但缺乏浆细胞的分化
骨髓	瘤细胞在骨髓血窦内浸润，不同于其他类型的小B细胞淋巴瘤的间质性浸润或结节性浸润模式
外周血	可见有微绒毛的淋巴细胞，形似脾B细胞性边缘区淋巴瘤患者外周血中所见的淋巴细胞

知识点9：弥漫红髓小B细胞淋巴瘤的病理诊断与鉴别诊断

副高：熟练掌握　正高：熟练掌握

该肿瘤的诊断应当局限于特征性的病例，需要满足该肿瘤定义所描述的所有条件，如脾红髓的弥漫性浸润，而不累及脾小体，外周血中存在有微绒毛的淋巴细胞，以及骨髓的窦性浸润等，并应当与其他发生于脾或累及脾的各种小B细胞淋巴瘤相区别，特别是脾B细胞性边缘区淋巴瘤。

知识点10：毛细胞白血病变型（HCL-v）的临床特点

副高：熟练掌握　正高：熟练掌握

毛细胞白血病变型患者多为中年人，男性较为多。病变主要累及脾、骨髓及外周血，肝大不明显，其他实质器官、组织病变罕见。患者的临床表现与脾大及血细胞减少有关。患者多有外周血白细胞增多，50%的患者有血小板减少，1/4的患者有贫血。

知识点11：毛细胞白血病变型（HCL-v）的病理改变

副高：熟练掌握　正高：熟练掌握

毛细胞白血病变型的病理改变见表2-2-6。

表2-2-6　毛细胞白血病变型的病理改变

项　目	病理改变
外周血	瘤细胞兼有前淋巴细胞白血病和HCL瘤细胞的特征，如核染色质致密有清楚的中位核仁，或核染色质呈现点状分布，核形明显不规则；细胞质的形态同样多变，可见细胞表面的微绒毛；并可见大细胞转化，细胞核扭曲
骨髓	肿瘤累及轻微或很不明显，免疫组织化学染色可以较好地显示瘤细胞浸润的模式及分布
脾	与HCL相似，因瘤细胞的弥漫性浸润致红髓区扩大。白髓萎缩或几乎消失，脾窦内充满瘤细胞
肝	瘤细胞在肝窦及汇管区浸润

知识点12：毛细胞白血病变型（HCL-v）的鉴别诊断

副高：熟练掌握　　正高：熟练掌握

毛细胞白血病变型（HCL-v）鉴别于经典型HCL、脾脏B细胞性边缘区淋巴瘤及其他组织学类型的小B细胞淋巴瘤等。

知识点13：肝脾T细胞淋巴瘤的临床特点　　副高：熟练掌握　　正高：熟练掌握

肝脾T细胞淋巴瘤患者多为青年人；临床上主要表现为肝脾大，通常不伴浅表或深部淋巴结大，但常累及骨髓；呈系统性病变，其病情进展较迅速，预后不良；约1/4的患者一般有免疫异常表现，如曾接受器官移植而长期使用免疫抑制药治疗，或患自身免疫性疾病等。

知识点14：肝脾T细胞淋巴瘤的病理改变　　副高：熟练掌握　　正高：熟练掌握

肝脾T细胞淋巴瘤的病理改变见表2-2-7。

表2-2-7　肝脾T细胞淋巴瘤的病理改变

项　目	病理改变
脾	脾均匀性增大，可达3kg以上，缺乏占位性病变。镜检示红髓区扩大，瘤细胞主要表现为在脾窦内浸润，瘤细胞体积小或中等偏小，形态比较一致，细胞核形不规则，核深染，不见核仁。难觅核分裂象
肝	瘤细胞在肝窦内分布，通常无汇管区浸润
骨髓	瘤细胞在骨髓的血窦内浸润，有时因瘤细胞数量少，在形态学上难以识别，易漏诊

知识点15：肝脾T细胞淋巴瘤的鉴别诊断　　副高：熟练掌握　　正高：熟练掌握

肝脾T细胞淋巴瘤的鉴别诊断：①急性髓系白血病的肝脾浸润。两者瘤细胞的形态学具有一定程度的相似性，瘤细胞的分布也相似；但急性髓系白血病瘤细胞的表型：MPO^+，$CD117^+$，$CD68^+_{KP1}$，$CD68^{-/+}_{PG-M1}$，$CD99^+$；不表达T淋巴细胞抗原；不存在TCR基因克隆性重排；②急性T淋巴母细胞淋巴瘤/白血病的肝脾浸润。脾白髓累及为主，肝以汇管区浸润为主，骨髓内多呈现弥漫性浸润；瘤细胞的表型：$CD3\varepsilon$，TdT^+，$CD99^+$，MPO^-，$CD10^-$，Ki-67（>80%）；$CD8^-$，cytotoxic proteins$^-$；③外周T细胞淋巴瘤，非特指，排除性诊断；④毛细胞白血病。

知识点16：脾霍奇金淋巴瘤的病理改变　　副高：熟练掌握　　正高：熟练掌握

脾霍奇金淋巴瘤常表现为孤立性或多发性肿物，也可以表现为粟粒状结节，呈所谓"斑岩脾"。最小的病变可能只有数毫米，所以对于霍奇金淋巴瘤患者的脾的大体检查应仔细。镜下观察，早期病变主要分布于脾动脉鞘周围或边缘区附近，随着病情的发展，病变可累及脾小体及红髓区。常见非干酪样坏死性上皮样细胞肉芽肿。脾霍奇金淋巴瘤累及的诊断与此肿瘤的其他部位结外累及的诊断相似，在混合性炎细胞浸润的背景上，注意寻找及辨认R-S细胞及其变异细胞，再结合免疫表型检测，多可确诊。脾霍奇金淋巴瘤浸润的组织学分型困难，也无必要，结合淋巴结活检的组织学分型便可。

知识点17：髓系肿瘤的脾病变的病理改变 副高：熟练掌握 正高：熟练掌握

髓系肿瘤表现为脾红髓区的累及，包括脾索及脾窦。浸润的瘤细胞的形态学表现与白血病的类型和瘤细胞的属性有着密切关系。

知识点18：脾错构瘤的临床特点 副高：熟练掌握 正高：熟练掌握

脾错构瘤比较为少见，通常无明显的临床表现，大多数可以在脾切除或尸检中发现。

知识点19：脾错构瘤的病理改变 副高：熟练掌握 正高：熟练掌握

通常表现为境界清楚的孤立性或多发性占位，其组织学表现似正常脾的红髓结构。镜检示病变区见一些粗细不一、形态不规则的小血管腔，被覆内皮细胞，血管腔周围存在一些淋巴细胞和组织细胞散布，似脾索；通常不见脾小体，也缺乏明显的脾小梁结构。网状纤维染色见病变组织中网状纤维排列紊乱，可见局限性纤维化及玻璃样变。免疫组化染色示血管腔内衬细胞表达Ⅷ因子、CD31及CD8，而不表达CD34、CD21及CD68等抗原，容易与血管瘤相区别。

知识点20：脾错构瘤的鉴别诊断 副高：熟练掌握 正高：熟练掌握

脾错构瘤的鉴别诊断：①脾窦岸细胞血管瘤；②脾硬化性血管瘤；③淋巴细胞丰富者应与淋巴瘤鉴别。

知识点21：脾炎性假瘤的病理改变 副高：熟练掌握 正高：熟练掌握

脾炎性假瘤的病理改变见表2-2-8。

表2-2-8 脾炎性假瘤的病理改变

项 目	病理改变
肉眼改变	表现为脾的孤立性包块，境界清楚，质地硬，中央常有坏死
镜下改变	梭形细胞增生，细胞形态善良，以及混合性炎细胞浸润的背景。可见单核细胞，淋巴细胞与浆细胞等。对肌成纤维细胞性炎性假瘤（IPT），增生的梭形细胞表达SMA，EBER多阳性，但大多数表达LMP-1。它可能与IPT样滤泡树突状细胞肿瘤相关。不同于传统的滤泡树突状细胞肿瘤的是IPT样滤泡树突状细胞肿瘤以女性患者多见，该肿瘤可以发生于脾和肝

注：EBER（EB病毒编码的RNA）；SMA（平滑肌肌动蛋白）；LMP-1（人潜伏膜蛋白-1）

知识点22：脾炎性假瘤的鉴别诊断　　　　副高：熟练掌握　正高：熟练掌握

脾炎性假瘤的鉴别诊断：①脾脏错构瘤；②脾脏血管瘤；③炎性肌成纤维细胞肿瘤，通常发生于儿童，其肿瘤细胞表达ALK蛋白，但至今仍未见有发生于脾或淋巴结的ALK阳性炎性肌成纤维细胞肿瘤的报道。

知识点23：脾硬化性血管瘤样结节转化病理改变　　副高：熟练掌握　正高：熟练掌握

脾硬化性血管瘤样结节转化病理改变见表2-2-9。

表2-2-9　脾硬化性血管瘤样结节转化病理改变

项　目	病理改变
肉眼改变	似IPT，病变的直径可达17cm
镜下改变	多结节性构象，单个结节内呈血管瘤样改变，主要见裂隙样血管，散在分布的梭形细胞与硬化表现。其血管内皮细胞可表达CD34、CD31及CD8，即兼有真性血管内皮与脾窦内衬细胞的表型

第六节　骨髓疾病

一、骨髓增生异常

知识点1：骨髓增生异常综合征（MDS）的临床特点

副高：熟练掌握　正高：熟练掌握

MDS主要发生于老年人，平均年龄为70岁。大多数患者的临床表现与贫血有关，并依赖于输血。少数患者表现为中性粒细胞数减少或血小板计数减少。通常无器官肿大。

知识点2：骨髓增生异常综合征（MDS）的病理改变

副高：熟练掌握　正高：熟练掌握

骨髓增生异常综合征的病理改变见表2-2-10。

表2-2-10　骨髓增生异常综合征的病理改变

项　目	病理改变
细胞核的变化	核出芽、核间桥、核固缩、多核性以及巨幼样变等
细胞质的变化	环铁幼粒细胞，胞质内空泡，以及弥漫性或颗粒状PAS阳性
粒细胞形态异常	核分叶少（假性Pelger-Huet）或核分叶过多，胞质内颗粒少，假性Chediak-Higashi颗粒
巨核细胞形态异常	微巨核细胞；大小不等的非分叶核巨核细胞；MDS的骨髓常表现为高增生状态，也可为正常增生状态，而外周血细胞减少是无效造血的结果。在侵袭性MDS，如难治性贫血伴原始细胞增多（RAEB），常见母细胞聚集（3~5个）或呈现簇状（>5个）分布于骨髓间质中，CD34的免疫组织化学染色有助于这类母细胞的识别。在疾病的后期常有不同程度的纤维组织增生及纤维化改变

知识点3：骨髓增生异常综合征（MDS）的病理诊断与鉴别诊断
　　　　　　　　　　　　　　副高：熟练掌握　正高：熟练掌握

（1）MDS与MDS样病变：在不了解患者的临床表现及用药史时无法诊断MDS；患者在使用生长素时无法对MDS进行分类；有血细胞减少但缺乏细胞异型性时无法用MDS来解释。

（2）MDS与急性髓系白血病：MDS与急性髓系白血病的鉴别在临床上具有挑战性，尽管外周血或骨髓白血病计数＜20%是MDS区别于急性髓系白血病的重要指标，但其他因素在两者的区别诊断中也起到作用。

二、常见血液病的骨髓病变

知识点4：白血病的主要特征　　　　　　副高：熟练掌握　正高：熟练掌握

白血病的主要特征是造血/骨髓组织内增生的幼稚异常白细胞取代了正常造血/骨髓组织，并且进入外周血，侵袭破坏骨髓、肝、脾、淋巴结等全身组织和器官，进而造成严重贫血、出血、感染和器官功能衰退、衰竭等。由于异常的幼稚白细胞侵入外周血，导致外周血中的白细胞出现质和量的改变。形态异常的白细胞数量明显增多，甚至超过$100×10^9$/L。有一些白血病患者外周血白细胞数量并不增多反而减少，在临床上称为非白血性白血病或白细胞减少性白血病。

知识点5：白血病的基本病理变化　　　　副高：熟练掌握　正高：熟练掌握

白血病的基本病理变化包括外周血象、骨髓、淋巴结、脾、肝和所侵袭组织的改变，见表2-2-11。

表2-2-11　白血病的基本病理变化

项　目	病理变化
外周血象	①白细胞总数进行性升高，可见幼稚细胞，大多伴有贫血和血小板减少；②非白细胞增多性白血病的白细胞计数可正常或减少，较难找到原始或幼稚细胞，血小板减少；③瑞-吉姆萨染色部分病例可见明显红染的棒状结构（Auer小体）
骨髓	①大量肿瘤性幼稚白细胞弥漫增生，或肿瘤性幼稚淋巴细胞侵袭骨髓并增生；②大量增生的肿瘤性幼稚细胞进一步浸润骨髓脂肪组织，取代正常骨髓组织，侵蚀骨皮质；③幼稚红细胞和巨核细胞等正常造血细胞生成受抑制，数量减少
淋巴结	全身淋巴结可不同程度肿大。肿大的淋巴结呈灰白色，质硬。镜下可见淋巴细胞性白血病淋巴结结构破坏，肿瘤性淋巴细胞弥漫增生
肝	肝大，表面光滑，电镜下可见肿瘤性髓性幼稚细胞主要沿肝窦在小叶内弥漫浸润
脾	轻度肿大，包膜紧张，切面暗红色，质软，镜下红髓中可见瘤细胞弥漫浸润
其他	肿瘤性幼稚细胞可侵及骨髓以外的组织并增生、积聚，可浸润脑、脊髓、周围神经、心肌、肾、肾上腺和甲状腺，甚至全身各器官和组织，引起相应组织和器官出血，压迫和破坏邻近组织

知识点6：白血病与淋巴瘤的病理关系　　　　副高：熟练掌握　正高：熟练掌握

　　白血病与淋巴瘤主要根据肿瘤浸润骨髓或外周血与否而采用不同的命名方式。如B淋巴母细胞性白血病/淋巴瘤，当患者仅表现为瘤块，并未累及骨髓或外周血时，视为B淋巴母细胞性淋巴瘤；当存在广泛骨髓和/或外周血受累时，视为B淋巴母细胞性白血病；当患者既有瘤块出现，也存在骨髓受累，但骨髓中肿瘤细胞不超过25%时，仍应当视为B淋巴母细胞性淋巴瘤。

知识点7：急性粒细胞白血病（AML，急性髓细胞性白血病）的临床特点
副高：熟练掌握　正高：熟练掌握

　　AML是骨髓组织中幼稚的肿瘤性髓系细胞异常增生，破坏骨髓，侵袭进入外周血的一类白血病。此病大多见于成人，皮肤、黏膜不明原因出血（淤点、淤斑）、贫血、乏力、发热、肝脾大及淋巴结肿大，自觉骨痛或压痛。60%患者化疗可以完全缓解，但5年存活率仅为15%~30%，骨髓移植可以根治。

知识点8：急性粒细胞白血病（AML，急性髓细胞性白血病）的病理改变
副高：熟练掌握　正高：熟练掌握

急性粒细胞白血病（AML，急性髓细胞性白血病）的病理改变见表2-2-12。

表2-2-12　急性粒细胞白血病（AML，急性髓细胞性白血病）的病理改变

项　目	病理改变
骨髓	瘤细胞弥漫增生，取代原骨髓组织，广泛浸润全身各组织和器官，通常不形成肿块
外周血	白细胞计数达$100×10^9$/L以上（约半数病例可在此值下），并可见大量原始细胞
淋巴结	通常不肿大，部分轻度肿大者，镜下结构破坏不明显，瘤细胞主要浸润副皮质和窦
脾	轻度增大，镜下瘤细胞主要累及红髓，浸润脾窦
肝	不同程度增大，瘤细胞主要沿肝窦在小叶内浸润（与ALL不同）

知识点9：急性粒细胞白血病（AML，急性髓细胞性白血病）的病理诊断与鉴别诊断
副高：熟练掌握　正高：熟练掌握

　　白血病的诊断主要依靠实验室检查，并非依赖于病理活检。通过对骨髓穿刺与周围血涂片中白细胞质和量的变化的观察、分析，便可以对白血病进行诊断。白血病的诊断标准为骨髓中的原始造血细胞的数量超过20%。白血病髓外浸润的诊断必须依靠病理活检。骨髓活检是对白血病患者骨髓增生程度的估计、疗效的观察及化疗后残余病灶检查的重要手段，并可

以协助临床进行白血病的分类。急性髓细胞系白血病的器官浸润的鉴别诊断：①非淋巴造血组织来源的小细胞肿瘤，按照患者的病变部位、年龄与病理改变的情况考虑不同疾病的鉴别诊断，主要包括神经母细胞瘤，Ewing肉瘤，胚胎性横纹肌肉瘤，促纤维增生性小圆细胞肿瘤等；②淋巴造血组织来源的肿瘤，主要包括淋巴母细胞淋巴瘤、一些小B细胞肿瘤、母细胞性浆母细胞样树突状细胞肿瘤、Burkitt淋巴瘤等。

知识点10：急性粒细胞白血病（AML，急性髓细胞性白血病）的治疗与预后
副高：熟练掌握　正高：熟练掌握

AML大多采用化疗来治疗，对某些特殊类型白血病发病的分子机制的了解而采用的新的治疗方法可明显改善部分患者的预后，典型的病例就是对伴有t（15；17）的急性早幼粒细胞白血病，使用药理剂量的维生素A介导的全反位维甲酸可以克服RARα-PML融合蛋白所致的细胞分化阻断，使得肿瘤性早幼粒细胞向中性粒细胞分化。与其他正常的细胞一样，由肿瘤克隆分化而来的中性粒细胞也是短命的，会迅速死亡，并且从骨髓中清除，进而使骨髓恢复正常造血。即使维甲酸的诱导分化治疗可使大部分急性早幼粒细胞白血病患者完全缓解，但如果只用维A酸治疗，所有患者最终都将复发。这可能与维A酸无法阻止肿瘤性祖细胞的自我复制有关。伴t（8；21）和inv（16）的AML选择传统化疗可获得较好的预后，尤其是缺乏c-KIT基因突变者。从MDS转化而来的或基因毒性治疗后发生的AML，老年患者以及复发性AML的预后不良，对于此类患者，可以选用采用同种异体造血干细胞移植进行治疗。骨髓移植是目前唯一能够根治白血病的方法。

知识点11：粒细胞肉瘤（绿色瘤）的临床特点　　　副高：熟练掌握　正高：熟练掌握

粒细胞肉瘤（绿色瘤）好发于儿童及青年，属于髓性白血病的一个类型，主要表现为骨髓外形成局限性肿块，可先于或同时伴髓性白血病发生。好发于颅骨、乳突、鼻窦、肋骨、椎骨，肿块常位于骨膜下，也可发生于皮肤、淋巴结、脾、肾、肝、消化道、乳腺及睾丸等，均少见。大多见于儿童，单纯骨髓外肿块患者，如果不治愈则进一步累及骨髓，发展为白血病，未累及骨髓者预后通常较好，可存活10年以上。

知识点12：粒细胞肉瘤（绿色瘤）的病理改变　　　副高：熟练掌握　正高：熟练掌握

粒细胞肉瘤（绿色瘤）的病理改变见表2-2-13。

表2-2-13　粒细胞肉瘤（绿色瘤）的病理改变

项　目	病理改变
肉眼改变	瘤体质硬，切面呈绿色（髓性肿瘤细胞内存在过氧化物酶所致）
镜下改变	瘤组织由比较一致的未成熟细胞组成，胞质嗜碱性，核染色质细腻，核仁明显（似高度恶性淋巴瘤），可有数量不等的成熟中性粒细胞及未成熟嗜酸性粒细胞（有利于诊断）

知识点13：类白血病反应 副高：熟练掌握 正高：熟练掌握

类白血病反应主要是由于严重感染、某些恶性肿瘤、药物中毒、大量出血和溶血反应等刺激造血组织所产生的以外周血白细胞异常增多并且伴有幼稚细胞出现的一种异常反应。血液中的白细胞计数可达50×10^9/L以上。

知识点14：类白血病反应和粒细胞白血病的鉴别要点

副高：熟练掌握 正高：熟练掌握

类白血病反应的治疗及预后与粒细胞白血病不同，一般根据病史、临床表现和细胞形态能与白血病进行鉴别，见表2-2-14。

表2-2-14 类白血病反应和粒细胞白血病的鉴别要点

鉴别要点	类白血病反应	粒细胞白血病
病因去除后的血象变化	血象难以恢复正常	血象可以恢复正常
贫血、血小板减少	有贫血、血小板计数减少	一般无明显贫血、血小板计数减少
粒细胞中毒性改变	无粒细胞中毒性改变	有严重中毒性改变面貌，胞质内有中毒性颗粒和空泡
粒细胞碱性磷酸酶活性	活性显著降低	活性明显增高
糖原	糖原显著降低	糖原明显增高
嗜碱性粒细胞的数量	数量不变	数量增加
Ph^1染色体	可以出现Ph^1染色体	无Ph^1染色体

知识点15：急性淋巴细胞白血病（ALL）的临床特点

副高：熟练掌握 正高：熟练掌握

ALL是一种源自淋巴造血组织中淋巴母细胞并且大量累及外周血的B或T淋巴母细胞恶性肿瘤，包括B淋巴母细胞白血病/淋巴瘤（B-ALL/LBL）和T淋巴母细胞白血病（T-ALL/LBL）。此病多见于儿童及青少年，伴有发热、乏力、进行性贫血、出血倾向、肝脾大和淋巴结肿大。10岁以内儿童骨髓广泛累及，外周血出现异常细胞。90%以上儿童患者经治疗可以完全缓解，2/3可治愈。

知识点16：急性淋巴细胞白血病（ALL）的病理改变

副高：熟练掌握 正高：熟练掌握

外周血白细胞总数可以达到（20～50）$\times 10^9$/L，出现异常淋巴母细胞，伴贫血和血小板计数减少。侵犯淋巴结较AML多见。部分患者（T细胞性）会出现纵隔肿块。脾重度增大，镜下可见红髓中大量淋巴母细胞浸润，白髓萎缩。肝受累时淋巴母细胞主要侵犯门管区及其周边肝窦内。

知识点17：慢性粒细胞白血病（CML，慢性髓性白血病）的临床特点

副高：熟练掌握　正高：熟练掌握

慢性粒细胞白血病（CML）的患者主要为成人，高峰年龄为30~40岁。起病缓，早期多无症状或者仅有乏力、心悸、头晕等症状。晚期贫血和脾脏增大是最为重要的体征。未经治疗者中位生存期3年，约3年后50%患者进入加速期，贫血及血小板计数减少加剧，6~12个月后出现急变或母细胞危象，另有50%患者直接发生急变，骨髓及外周血中原始细胞大量增加，其中70%病例表现为AML，30%为ALL，临床高热、脾迅速增大，进行性贫血、血小板计数减少、出血，骨及关节疼痛，预后极差。

知识点18：慢性粒细胞白血病（CML，慢性髓性白血病）的病理改变

副高：熟练掌握　正高：熟练掌握

骨髓增生极度活跃，粒细胞系占有绝对优势，以中、晚幼粒细胞及杆状核、分叶核粒细胞为主，红细胞及巨核细胞系统的成分不减少。外周血白细胞总数增高显著，可以高达（100~800）×10^9/L，大多数为较成熟粒细胞。淋巴结肿大不如CLL明显。巨脾是本病最大的特点，镜下可见脾窦内大量瘤细胞浸润，常压迫血管引起梗死。肝内瘤细胞主要浸润肝窦。

知识点19：慢性粒细胞白血病（CML，慢性髓性白血病）的治疗与预后

副高：熟练掌握　正高：熟练掌握

根据CML发病的分子机制，在治疗中引入酪氨酸激酶的阻断剂实施特定的分子靶向治疗，可以使90%的患者血象获得完全缓解，使CML患者的5年无进展性生存和10年生存率达到80%~90%。但是，酪氨酸激酶的阻断剂只能够抑制肿瘤细胞的增生，并无法清除CML克隆，也无法阻止肿瘤向急变期的演进。已经进入急变期的患者，最初对酪氨酸激酶阻断剂的治疗有反应，但会出现耐药而变成难治性疾病。同种异体骨髓移植对于低于45岁的患者来说，是最佳的治疗选择，在肿瘤的稳定期进行骨髓移植是最好的，治愈率可达75%。

知识点20：慢性淋巴细胞白血病（CLL）的临床特点

副高：熟练掌握　正高：熟练掌握

慢性淋巴细胞白血病（CLL）患者年龄一般在50岁以上，男性多见。通常无自觉症状或仅有疲乏、厌食、体重下降。50%~60%患者肝脾大和浅表淋巴结肿大。此病低度恶性，中位生存期一般为6年，15%~30%患者可以转化为弥漫性大B细胞性淋巴瘤，大多在1年内死亡。

知识点21：慢性淋巴细胞白血病（CLL）的病理改变

副高：熟练掌握 正高：熟练掌握

外周血白细胞总数可以达到（30～100）×10⁹/L，主要为较成熟的小淋巴细胞。骨髓正常造血组织减少，小淋巴细胞呈弥漫性或灶性浸润。全身浅表淋巴结中度肿大，镜下见淋巴结原存在结构破坏，小淋巴细胞成片浸润，其间散在分布由较大淋巴样细胞形成的假滤泡。脾大，可以达到2500g，镜下可见瘤细胞主要侵犯白髓，也可以同时侵犯红髓。肝中度增大，瘤细胞主要浸润门管区及其周边肝窦。正常情况下，幼淋巴细胞比例<2%，当幼淋巴细胞比例增加，出现P53异常和12号染色体三倍体时，幼淋巴细胞可达10%～55%，提示瘤细胞的侵袭性增加。

知识点22：慢性淋巴细胞白血病（CLL）的鉴别诊断

副高：熟练掌握 正高：熟练掌握

慢性淋巴细胞白血病（CLL）的鉴别诊断：①非肿瘤性淋巴细胞增多症；②不同组织学类型的小B细胞肿瘤，主要有B-前淋巴细胞白血病、滤泡淋巴瘤、套细胞淋巴瘤、淋巴浆细胞淋巴瘤、脾边缘区淋巴瘤及毛细胞白血病等。

第三章　皮肤疾病

第一节　非感染性水疱和大疱性疾病

> **知识点1：天疱疮的临床特点**　　　　　副高：熟练掌握　正高：熟练掌握

天疱疮是一组以形成表皮内松解性大疱为特点的自身免疫性皮肤黏膜炎症性疾病。多发生于中老年人，平均发病年龄为50～60岁，男、女发病率相近，以头、面、颈、胸、背、腋下及腹股沟等处皮肤比较常见，黏膜损害最常累及口腔黏膜；通常在外观正常的皮肤或红斑上形成松弛性大疱，水疱壁薄，易破裂进而形成红色湿润糜烂面和结痂；尼氏征阳性；病程较慢。

> **知识点2：天疱疮的病理改变**　　　　　副高：熟练掌握　正高：熟练掌握

天疱疮最主要变化是形成基底层上棘层松解，松解程度不同，可形成不规则裂隙或大疱，疱内有棘突松解细胞，并有不等的炎性渗出物。棘突松解细胞呈圆或卵圆形，细胞核大而深染；细胞质呈均质化，在细胞核周围染色较淡而呈透明晕状，在涂片上称为天疱疮细胞。免疫荧光法证明，免疫球蛋白和补体见于表皮细胞间。寻常型天疱疮的大疱位于表皮基底层上，疱底真皮乳头完整，其上衬以一层碑石状棘突松解的基底细胞，即所谓绒毛。疱顶表皮只棘层最下部细胞棘突松解，因此常参差不齐。增殖性天疱疮病变早期同上，但绒毛较为显著，基底细胞增生并呈条索状向下伸长；以后真皮乳头状瘤样增殖，表皮明显增厚，其中表皮内嗜酸性粒细胞小脓肿的形成通常有利于诊断。落叶性天疱疮的棘突松解一般发生在表皮或毛囊漏斗颗粒层，形成角质层下裂隙。红斑性天疱疮同落叶性天疱疮，但在陈旧性损害中，毛囊口角质栓塞和颗粒层棘突松解常较为显著。

> **知识点3：大疱性类天疱疮的临床特点**　　　副高：熟练掌握　正高：熟练掌握

类天疱疮是老年人多见的以皮下疱形成为特征的自身免疫性疾病。类天疱疮主要包括大疱性类天疱疮（BP）和瘢痕性类天疱疮（CP）。大疱性类天疱疮一般多见于腋下、胸、前臂屈侧、腹和腹股沟处；张力性水疱或大疱位于红斑或正常皮肤之上，疱壁较厚、不易破裂，破裂后形成的糜烂面易愈合，尼氏征阴性；黏膜损害少见且轻微。预后好于天疱疮，常数月或数年后自然缓解。

知识点4：大疱性类天疱疮的病理改变　　　　副高：熟练掌握　　正高：熟练掌握

大疱性类天疱疮病理特点表现为表皮下裂隙及水疱形成，疱内及疱周有较为明显的嗜酸性粒细胞的混合性炎症细胞浸润，疱内有纤维素及浆液渗出。真皮乳头水肿，但通常无明显破坏，有的可见嗜酸性粒细胞沿表皮及真皮交界处呈线状浸润，有的病例疱周真皮乳头部也可以见嗜酸小脓肿。较早期病变可无裂隙及水疱形成，主要是真皮乳头部水肿和嗜酸性粒细胞浸润，似荨麻疹。表皮也可见少量的嗜酸性粒细胞浸润，轻度增生肥厚，但没有表皮松解。免疫荧光可见基膜带有线状 IgG 及 C_3，也可有 IgM、IgD 及 IgE 等沉积。部分患者有循环性抗基膜带抗体，通常为 IgG。

知识点5：瘢痕性类天疱疮的临床特点　　　　副高：熟练掌握　　正高：熟练掌握

瘢痕性类天疱疮又称良性黏膜类天疱疮，主要发生于口腔黏膜和眼结膜，偶见于咽喉、食管、鼻腔、阴道和龟头等部位黏膜，1/3 的患者伴有皮肤损害，主要见于腹股沟及四肢。黏膜（尤其眼结合膜）、皮肤反复发生水疱、大疱，愈合后遗留萎缩性瘢痕。部分患者可导致失明。

知识点6：瘢痕性类天疱疮的病理改变　　　　副高：熟练掌握　　正高：熟练掌握

瘢痕性类天疱疮的组织学变化与大疱性类天疱疮极为相似，大疱在黏膜和皮肤的表皮下形成；表皮内无棘突松解；真皮内淋巴细胞、浆细胞及嗜酸性粒细胞浸润；后期，真皮浅层明显纤维化。瘢痕性类天疱疮和天疱疮的区别在于前者无棘层松解。

知识点7：疱疹样皮炎的临床特点　　　　副高：熟练掌握　　正高：熟练掌握

疱疹样皮炎是一种与肠道疾病相关的瘙痒性红斑、丘疹、丘疱疹及水疱性慢性免疫性疾病，可能与谷胶（又称麦胶蛋白）致敏引起的局部免疫性损伤有关。多见于中年人；好发于肩胛、四肢伸侧及臀部，呈现多形皮疹，成群或排列呈环形，如红斑、丘疹及大小不一的水疱，皮损常呈现对称性分布，黏膜也可累及；常伴有剧烈的瘙痒，有时伴吸收不良。

知识点8：疱疹样皮炎的病理改变　　　　副高：熟练掌握　　正高：熟练掌握

疱疹样皮炎的基本病变是真皮乳头的炎症性损害。表现为真皮乳头水肿，以中性粒细胞为主的炎症细胞浸润，小脓肿形成；脓肿中具有核尘形成，真皮乳头部单个或多个裂隙形成，相邻乳头裂隙互相融合形成大的表皮下裂隙或大疱。炎症细胞主要为中性粒细胞，具有少量嗜酸性粒细胞及单核细胞，裂隙及疱腔内可有浆液及纤维素渗出。较为特殊的病变是形成多发性真皮乳头顶部小脓肿。少数病例真皮浅层可见血管炎病变。也可见基底细胞有不同程度的坏死，基底细胞也可松解。免疫荧光检测显示几乎所有病例皮损周围或正常皮肤真皮乳头部都有IgA和C3的颗粒状沉积。

知识点9：疱疹样皮炎的鉴别诊断　　　副高：熟练掌握　正高：熟练掌握

需与疱疹型天疱疮、大疱性类天疱疮、多形红斑和大疱性表皮松解症相鉴别。

知识点10：家族性良性慢性天疱疮的临床特点　　　副高：熟练掌握　正高：熟练掌握

家族性良性慢性天疱疮又称为Hailey-Hailey病，是一种常染色体显性遗传皮肤病。多于青春期发病。好发于颈、腋窝、脐周、腹股沟等处容易受摩擦的部位，病变可局限或泛发。成群小疱或大疱发生于外观正常的皮肤或红斑上，趋向周围发展和融合；容易形成糜烂面和继发感染；夏重冬轻。患者可有局部刺激或瘙痒症状。

知识点11：家族性良性慢性天疱疮的病理改变　　　副高：熟练掌握　正高：熟练掌握

家族性良性慢性天疱疮主要病变为棘层松解，早期发生于表皮基底层上，形成裂隙、水疱以至大疱，以后波及表皮的大部分。表皮广泛全层性棘突松解，棘细胞因间桥消失而显松散；腔隙内有单个或成团脱落的棘层松解细胞；最后形成基底层上大疱；基底细胞呈现乳头状增生，形成所谓的绒毛突入大疱内，并呈现条索状伸至真皮内。疱顶表皮个别细胞超前角化似谷粒细胞；疱内无炎细胞渗出。真皮中有中等量淋巴细胞、单核细胞浸润。

知识点12：家族性良性慢性天疱疮的鉴别诊断　　　副高：熟练掌握　正高：熟练掌握

家族性良性慢性天疱疮的鉴别诊断：①毛囊角化病：毛囊角化病的组织学与本病类似，但临床上好发部位及毛囊角化性丘疹作为原发皮疹与本病明显不同；②增殖性天疱疮：可以通过组织病理学和免疫学检查加以区别。

知识点13：疱疹样脓疱病的临床特点　　　副高：熟练掌握　正高：熟练掌握

疱疹样脓疱病是一种好发于孕妇的严重性皮肤病。皮损好发于皮肤皱褶处；在红斑基础上出现群集、环形排列的小脓疱；通常成批发生；愈合后明显色素沉着。伴有高热、畏寒等严重全身症状。血钙一般偏低。

知识点14：疱疹样脓疱病的病理改变　　　副高：熟练掌握　正高：熟练掌握

疱疹样脓疱病表皮角化不全，棘层肥厚；Kogoj海绵状脓疱形成，其中含有中性粒细胞、嗜酸性粒细胞及崩解的表皮细胞；脓疱周围表皮细胞间水肿。真皮浅层小血管扩张，管周淋巴细胞、嗜酸性粒细胞及中性粒细胞浸润。

知识点 15：掌跖脓疱病的临床特点　　　　副高：熟练掌握　　正高：熟练掌握

掌跖脓疱病好发于中年妇女的掌跖部位，跖部比掌部多见。皮损是红斑鳞屑基础上群集的小脓疱；早期，可为水疱或水疱性脓疱；不累及指（趾）的远端。病程较慢，反复发作，时轻时重，伴有不同程度的瘙痒，皮损处可有烧灼感，无全身症状。

知识点 16：掌跖脓疱病的病理改变　　　　副高：熟练掌握　　正高：熟练掌握

掌跖脓疱病表皮内单房性脓疱，脓疱内含有许多中性粒细胞；脓疱周围轻度棘层肥厚，Kogoj 海绵状脓疱形成。脓疱下方真皮内见中性粒细胞的浸润。

知识点 17：角层下脓疱病的临床特点　　　　副高：熟练掌握　　正高：熟练掌握

角层下脓疱病多发于中年以上的女性。皮损好发于腹部、腋下、腹股沟等皱襞区；脓疱常呈环形或匐行性排列，脓液聚集在脓疱的下半部；无口腔损害；病程较慢，反复发作。

知识点 18：角层下脓疱病的病理改变　　　　副高：熟练掌握　　正高：熟练掌握

角层下脓疱病的病理特点是直接在角化层下形成脓疱，脓疱的脓液几乎全部由中性粒细胞所组成，嗜酸性粒细胞偶见。脓疱下生发层内含有少量的中性粒细胞，可有轻度细胞内水肿及海绵形成。真皮上部的毛细血管扩张，中性粒细胞及少数嗜酸性粒细胞和单核细胞围绕毛细血管浸润。

第二节　角化病和癣类

知识点 1：寻常性鱼鳞病的临床特点　　　　副高：熟练掌握　　正高：熟练掌握

寻常性鱼鳞病是最为常见的遗传性鱼鳞病，1~4 岁幼儿多发。皮损常见于四肢伸侧及背部，少数可累及头面部。皮损主要为皮肤干燥，白色半透明状较纤细糠状鳞屑。经常伴有掌跖角化病或手足部皮肤干裂或有痛的皲裂，冬重夏轻。整个疾病时轻时重，常随着年龄增大而趋于好转，临床治疗反应较好。患者皮肤易患化脓菌感染，但不易患真菌感染，一旦感染较难治愈。

知识点 2：寻常性鱼鳞病的病理改变　　　　副高：熟练掌握　　正高：熟练掌握

表皮角质层增厚，可有毛囊及汗孔角化及角质栓形成，颗粒层变薄或消失。棘细胞层轻度增厚或萎缩，基底细胞无明显增生活跃现象。皮脂腺常伴有萎缩或减少，真皮层无明显炎症，也可见少量的淋巴单核细胞浸润。

知识点3：大疱性先天性鱼鳞病样红皮病的临床特点
副高：熟练掌握 正高：熟练掌握

大疱性先天性鱼鳞病样红皮病常于出生后1周内发病。起病较急，呈突发性、泛发性皮损，主要分布在四肢屈侧，形成红斑，小的黄色或棕色鳞屑，显示不规则角化过度性线状或疣状条纹，并伴有明显大疱形成。根据大疱分布，可分为局限性大疱型及泛发性大疱型。红皮病的损害经数周或数月可以减少或消退。经过一段时间后皮肤也可呈板状角化，但通常较柔软。随着年龄增大症状常趋于好转，治疗反应较好。大部分病例在婴幼儿时期即可治愈，少数病例则持续时间比较长，但对健康和生命影响不大。

知识点4：大疱性先天性鱼鳞病样红皮病的病理改变
副高：熟练掌握 正高：熟练掌握

大疱性表皮松解性角化过度或表皮松解性角化过度。表皮的变化是特异性的，主要包括以下特点：①棘层上部及颗粒层细胞内核周空泡变性，或细胞内水肿；②细胞核周边有浅染胞质或残存角质颗粒，角质颗粒为嗜酸或嗜碱性；③细胞变性严重者破裂溶解及松解，形成裂隙或水疱，这种水疱既有表皮松解，也有水肿变性，或相似于网状变性的变性松解及溶解形成的水疱。疱内无炎症细胞；④角质层有明显增厚；⑤表皮增厚，特别是底层细胞增生较为活跃；⑥真皮浅层血管扩张，有少量的淋巴单核细胞浸润。

知识点5：板层状鱼鳞病的临床特点
副高：熟练掌握 正高：熟练掌握

板层状鱼鳞病属于常染色体隐性遗传性疾病，是很少见的疾病。临床表现比较特异，主要表现为出生后即可出现的弥漫性大片红斑及板层状表皮脱落，起始时为0.5～1.5cm大小的薄片状、灰棕色、中央附着而周边游离的鳞屑，不久片状鳞屑脱落，表皮可以很快修复。部分病例在幼儿期自愈，少数可以持续存在。

知识点6：板层状鱼鳞病的病理改变
副高：熟练掌握 正高：熟练掌握

角质层增厚，灶状角化不全；颗粒层正常或灶状轻度增厚，也可以显示为轻度萎缩，但不消失；棘层轻到中度的肥厚；真皮上部有轻度非特异性炎。组织病理改变是非特异性的，诊断主要根据特有的临床表现、表皮角化过度、颗粒层正常没有明显变化，无其他特殊的表皮病变等。

知识点7：毛囊角化病的临床特点
副高：熟练掌握 正高：熟练掌握

毛囊角化病多为常染色体显性遗传，是一种少见的以表皮细胞角化不良为基本病理变化的慢性角化性皮肤病。好发于儿童期。皮损好发于富于皮脂腺区域（脂溢区），面部、胸部及躯干较为多见，少数见于四肢，个别病例也可见于口腔，病变也可以累及甲部，多对称。早期为密集的毛囊角化性小丘疹，粟粒大，皮色或灰棕色，坚实，表面被覆油腻性痂，去痂后可见丘疹顶端漏斗状凹陷；久后可见乳头状或疣状增殖，偶有水疱。约10%的皮损可呈线样或带状分布。通常呈慢性经过，病变可泛发全身，可反复发作，通常表现为夏重冬轻。

知识点8：毛囊角化病的病理改变 副高：熟练掌握 正高：熟练掌握

局灶性角化亢进及角化不全，形成毛囊样结节或凹陷，陷窝开口部有慢性角质栓形成，角质栓内同时有角化不全。病变局部棘层肥厚及真皮乳头状瘤病。不规则的表皮细胞松解，松解从基底层一直到角质层，形成不规则的松解性裂隙状疱。疱腔内有松解细胞，但没有炎症细胞，松解细胞中有两型较为特异的细胞。较为圆整，核位于中央呈固缩状，无异型性，胞质宽，红或浅粉染，又称为良性角化不良细胞。松解裂隙周围表皮内也可见角化不良细胞。基底层上松解性裂隙或大疱。疱底有真皮乳头形成绒毛状乳头，被覆单层未松解基底层细胞。肥厚型者局灶棘上皮增生较明显，并可以有假上皮瘤样增生。真皮层有轻度至中度血管周单核淋巴细胞浸润。

知识点9：掌跖角化病的临床特点 副高：熟练掌握 正高：熟练掌握

掌跖角化病一般在出生后至40岁前发病。先天性（常染色体显性遗传或隐性遗传，常有家族史）或获得性。单独出现或与其他异常表现组成多种综合征。皮损为掌跖局限性或泛发性显著角化过度。重症者，出现大片界限清楚的角质增厚性斑块，周围红斑。

知识点10：掌跖角化病的病理改变 副高：熟练掌握 正高：熟练掌握

掌跖角化病的病理改变见表2-3-1。

表2-3-1 掌跖角化病的病理改变

项　　目	病理改变
Unna-Thost型、Meleda型掌跖角化病和Papillon-Lefevre综合征	显著正性角化过度，颗粒层、棘层增厚，乳头瘤样增生；真皮乳头层血管周围轻度炎症细胞浸润
表皮松解性掌跖角化病	颗粒层及棘层上部表皮松解性角化过度和散在角化不良细胞
点状掌跖角化病	大片界限清楚的角化过度，角质层可以出现致密的角化不全柱；局部表皮杯状凹陷

知识点11：汗孔角化病的临床特点 副高：熟练掌握 正高：熟练掌握

汗孔角化病为常染色体显性遗传的一种皮肤病。男性较为多见。常发生于暴露皮区，如面部和四肢伸面等部位。开始为表皮角化丘疹，以后向四周扩展，形成中央表皮的轻度萎缩凹陷，而周边具有角化物小沟的堤状突起。汗孔角化病为一种误称，其发生通常与汗孔无关，只是在病变发展过程中常累及汗孔而已。

知识点12：汗孔角化病的病理改变　　　　副高：熟练掌握　　正高：熟练掌握

汗孔角化病最特征性变化并不是汗孔角化，而是表皮角化亢进、灶状角化不全，具有诊断意义的变化是角化不全灶呈现柱状或栓状嵌入表皮浅层，即形成圆锥形或柱状板层状结构，角化不全柱两侧及底部表皮颗粒层消失。角化不全柱可以突出表皮表面呈柱状或嵴状。底部表皮细胞可见核周空泡，表皮可变薄或正常。表皮内可见个别角化不良细胞，也可见胶样小体或Civatte小体形成。真皮有灶状毛细血管扩张及轻或中度血管周炎细胞的浸润。

知识点13：多形性红斑的临床特点　　　　副高：熟练掌握　　正高：熟练掌握

多形性红斑为急性炎症性皮肤病，多见于春秋季。皮损好发于手、足背、前臂及下肢伸侧，以多种或多形红斑、丘疹及水疱等为主要特点的多形性皮损为特点，斑疹、丘疹的中央常常伴有水疱（所谓虹膜病变或靶病变）。以儿童、青年女性多见，起病急，自限性，易反复发作。重者伴有全身症状、关节痛，并可波及黏膜。

知识点14：多形性红斑的病理改变　　　　副高：熟练掌握　　正高：熟练掌握

表皮及真皮均有变化，根据两者变化比重可以将其分为真皮型、表皮型和混合型3种组织学类型。真皮型以真皮变化为主，见于多形红斑的斑疹及红斑病变，在真皮内呈现明显单核细胞和一些嗜酸性粒细胞、中性粒细胞围绕小血管浸润，真皮乳头显著水肿，甚至可导致大疱的形成，大疱顶部由表皮及其基膜形成，表皮细胞变化不明显。表皮型的表皮变化显著，真皮变化轻。表皮在早期的病变当中即有成群角质细胞嗜酸性坏死，严重病例各层角质细胞完全坏死，真皮仅呈现轻度的单核细胞围绕表浅血管浸润。混合型最为常见，真皮和表皮都呈现明显变化，见于丘疹、斑疹和靶病变。真皮内有明显单核细胞浸润，表皮基底细胞水变性，棘细胞间和细胞内水肿可以导致表皮内水疱形成，单个角质细胞坏死、灶状坏死以致表皮广泛坏死和其下大疱形成。

知识点15：银屑病（牛皮癣）的临床特点　　　　副高：熟练掌握　　正高：熟练掌握

银屑病是一种慢性炎症性皮肤病，特点是较为常见的红斑、丘疹及在其上有明显银屑形成特点的、原因不明的慢性皮肤病。以青壮年较为常见，全身均可发病，冬季易发病。病变可以累及皮肤及鳞状上皮被覆的黏膜组织。少数银屑病患者除了皮肤黏膜病变外，还有关节、肝、胃肠道、眼、心脏及肾等的不同程度损害。临床上包括寻常型、脓疱型、关节病型及红皮病型四种主要类型，见表2-3-2。

表2-3-2 银屑病的4种类型

类 型	临床特点
寻常型银屑病	最常见的一型，多急性发病，皮损好发于头部、骶部和四肢伸侧面。表现为境界清楚、形状大小不一的红斑，周围伴有炎性红晕，稍有浸润增厚，表面覆盖多层银白色鳞屑。鳞屑易于刮脱，刮净后可见淡红发亮的半透明薄膜，刮破薄膜可见小出血点（Auspitz征）
脓疱型银屑病	①泛发性脓疱型银屑病是在红斑上出现群集性浅表的无菌性脓疱，部分可融合成脓湖，急性发病或突然加重时常常伴有寒战、发热、关节疼痛、全身不适和白细胞计数增多等全身症状，多呈周期性发作。全身均可发病，以四肢屈侧和皱褶部位多见，口腔黏膜可同时受累；②掌跖脓疱病皮损局限于手足，对称发生，一般状况良好，病情顽固，反复发作
关节病型银屑病	银屑病患者同时发生类风湿性关节炎样的关节损害，累及全身大小关节，但以末端指（趾）节间关节病变最具特征性，受累关节红肿疼痛，关节周围皮肤常红肿
红皮病型银屑病	全身皮肤弥漫性潮红、肿胀和脱屑，通常伴有发热、畏寒、不适等全身症状，浅表淋巴结肿大，白细胞计数增高

知识点16：银屑病（牛皮癣）的病理改变　　副高：熟练掌握　　正高：熟练掌握

表皮角化亢进及灶状角化不全，颗粒层变薄或消失。角质层或角质层下中性粒细胞聚集，形成牟罗（Munro）小脓肿，这种脓肿通常在角化不全处；表皮内散在不一的中性粒细胞浸润；表皮呈现银屑病型增生，其特点为棘层肥厚与萎缩相间，上皮脚规则延长增宽，成锯齿状，锯齿尖端肥大，延长增宽的上皮脚成杵状，乳头上方表皮变薄；表皮灶状细胞间水肿，可有海绵状水肿形成，也可见海绵状脓疱；真皮乳头水肿，血管扭曲、扩张、充盈；真皮浅层有中等量炎症细胞浸润，其中也可能有少量中性粒细胞，个别病例有红细胞外渗。

知识点17：扁平苔藓的临床特点　　副高：熟练掌握　　正高：熟练掌握

扁平苔藓在男性成年人稍多见。可有皮肤、黏膜和甲损害。皮损局限于某处（四肢、特别是屈侧），偶呈亚急性或急性，遍布全身各处。基本损害为针头至绿豆大，三角形或多角形紫红色扁平丘疹，常密集成片，有蜡样光泽。20%~40%的患者出现黏膜损害。根据损害的形态及分布，可分为点滴状、环状、带形、萎缩性、肥厚性、毛囊性及大疱性等类型。

知识点18：扁平苔藓的病理改变　　副高：熟练掌握　　正高：熟练掌握

（1）角化过度，角化层中等度增厚，不含或仅含少量的角化不全细胞。

（2）颗粒层不规则增厚，颗粒细胞增大，具备比正常较多和较粗的嗜碱性颗粒。

（3）棘层增厚，棘细胞体积增大，嗜酸性，钉突延长，一些钉突下端变尖，似锯齿状，钉突间真皮乳头常呈现半圆形。

（4）基底细胞水变性以至崩解消失，在充分发展的病变当中，基底细胞可能完全消失，在表皮最底层仅见扁平的鳞状细胞。

（5）紧接表皮的真皮带状浸润，浸润带下界分明，浸润的细胞几乎均为单核细胞，仅含少量中性粒细胞及肥大细胞，无嗜酸性粒细胞及浆细胞。

知识点19：扁平苔藓的鉴别诊断　　　　副高：熟练掌握　正高：熟练掌握

扁平苔藓的鉴别诊断：①光泽苔藓；②慢性盘状红斑狼疮；③口腔扁平苔藓需与口腔白斑相鉴别；④肥厚性扁平苔藓需与慢性单纯性苔藓相鉴别。

知识点20：光泽苔藓的临床特点　　　　副高：熟练掌握　正高：熟练掌握

光泽苔藓多发于儿童。以散在或成群但不融合的多角形发亮的平顶丘疹为其特征。约粟粒大小，好发于前臂、外生殖器及腹壁，无自觉症状。

知识点21：光泽苔藓的病理改变　　　　副高：熟练掌握　正高：熟练掌握

紧靠表皮有局限性单核细胞及组织细胞浸润，其中混有一些上皮样细胞及少数多核巨细胞。炎性浸润常波及其邻近表皮。表皮扁平，角化过度，中央常轻度凹陷并有一帽状角化不全物，这种图像不见于扁平苔藓，因此有相当的诊断性意义。基底细胞水变性及崩解消失，浸润灶两侧边缘钉突延长并包绕病灶。

知识点22：光泽苔藓的鉴别诊断　　　　副高：熟练掌握　正高：熟练掌握

光泽苔藓与扁平苔藓相鉴别。

知识点23：副银屑病的临床特点　　　　副高：熟练掌握　正高：熟练掌握

副银屑病好发于青壮年男性。病程慢性，不易治愈。皮损为鳞屑性红斑、脓疱、丘疹、坏死及斑块等。通常将其分为点滴状型、痘疮样型、苔藓样型和斑块型。苔藓样型和斑块型可以转化为蕈样肉芽肿。

知识点24：副银屑病的病理改变　　　　副高：熟练掌握　正高：熟练掌握

副银屑病的病理改变见表2-3-3。

表2-3-3　副银屑病的病理改变

项　目	病理改变
点滴状型	表皮轻度角化不全，棘层轻度增厚，灶性海绵形成；真皮浅层单个核细胞稀疏浸润
痘疮样型	表皮细胞内和细胞间水肿，可致表皮变性、坏死，并见表皮内红细胞；基底细胞液化。真皮乳头水肿，血管扩张，红细胞外溢；深、浅层血管周围致密的单个核细胞浸润
苔藓样型	表皮萎缩，可见角化不全，基底细胞液化；真皮浅层淋巴细胞带状致密浸润，淋巴细胞核可呈非典型性；淋巴细胞侵入表皮
斑块型	表皮轻度增厚，基底细胞液化；真皮浅层单个核细胞带状致密浸润，淋巴细胞核可呈非典型性；淋巴细胞可侵入表皮

知识点25：玫瑰糠疹的临床特点　　　　　副高：熟练掌握　正高：熟练掌握

玫瑰糠疹是常见的炎症性皮肤病，具有自限性，青壮年发病，通常持续6～8周。皮损通常先出现一个较大的圆形或椭圆形淡红或橘黄色母斑，表面被覆糠秕状鳞屑；随后，躯干、四肢近端成批泛发性、较小的继发斑，其长轴与皮纹相一致，瘙痒，消退后可色素沉着。

知识点26：玫瑰糠疹的病理改变　　　　　副高：熟练掌握　正高：熟练掌握

表皮轻度角化亢进及开口部角化不全；表皮内灶状轻度细胞间水肿，偶见海绵水肿形成，形成急性或亚急性海绵性皮炎特点；真皮浅层灶状或散在轻度到中度以淋巴单核细胞为主的炎症细胞浸润，偶见嗜酸性粒细胞；真皮乳头水肿，毛细血管周有红细胞外渗，但没有小血管炎。

知识点27：玫瑰糠疹的鉴别诊断　　　　　副高：熟练掌握　正高：熟练掌握

玫瑰糠疹需要与下列疾病鉴别：①银屑病；②脂溢性皮炎；③花斑癣；④梅毒。

第三节　结缔组织病和血管、皮下组织炎症

知识点1：局限性盘状红斑性狼疮的临床特点　　　副高：熟练掌握　正高：熟练掌握

局限性盘状红斑性狼疮一般多发于青年女性。对光敏感，好发于头皮、颊部、耳郭及唇黏膜，损害表现为边界清楚、有黏着性鳞屑的红色片块，除去鳞屑，可见扩大的毛孔，晚期中央萎缩，边缘的色素沉着。面部典型者呈蝶形分布。

知识点2：局限性盘状红斑性狼疮的病理改变　　　副高：熟练掌握　正高：熟练掌握

早期表现为真皮浅层血管和淋巴管扩张，周围轻度水肿及淋巴细胞浸润，继而淋巴细

胞浸润至表皮，致真皮与表皮交界处结构模糊不清，基底细胞液化变性，表皮常稍变薄，角质板紧密。随着病变的进一步发展，浸润细胞增多、密集，真皮深层血管及附属器周围通常有片状浸润，毛囊漏斗扩大，充以角质栓，真皮胶原纤维束肿胀，束间有不等量黏蛋白沉积，浅层轻度纤维化，成纤维细胞呈现星状，常伴有多个细胞核。晚期真皮浅层的炎症细胞减少，硬化，常伴有噬黑色素细胞。表皮下和毛囊漏斗周围基膜带明显增厚，毛囊减少或消失，表皮萎缩。免疫荧光法检查能够证实真皮和表皮交界处有补体和免疫球蛋白沉积。

知识点3：系统性红斑性狼疮的临床特点　　　副高：熟练掌握　　正高：熟练掌握

系统性红斑狼疮好发于青年女性，发病缓慢，隐袭发生。临床上往往伴有不规则发热、关节痛及乏力、体重下降等全身症状。约40%患者有面部蝶形红斑。约90%以上患者有关节肿痛，最易累及手近端指间关节、膝、足、髁、腕关节等。可侵犯心、肝、脾、肾、胃肠道及神经系统等。周围血液和骨髓内可以找到红斑性狼疮细胞。血清抗核抗体试验呈阳性。

知识点4：系统性红斑性狼疮的病理改变　　　副高：熟练掌握　　正高：熟练掌握

典型的皮肤病变和局限性盘状红斑性狼疮相似，真皮内水肿及表皮基底细胞液化变性较显著，常见灶性红细胞漏出，真皮内纤维蛋白样变性及黏蛋白沉积较明显，有时见表皮下水疱。免疫荧光法检查，约50%外观正常的皮肤和皮损相同，在真皮与表皮交界处有补体和免疫球蛋白沉积。内脏（特别是心、脾、肾）病变以小血管及浆膜较明显，表现为坏死性血管炎，纤维素样坏死显著。

知识点5：系统性红斑性狼疮的鉴别诊断　　　副高：熟练掌握　　正高：熟练掌握

系统性红斑性狼疮的鉴别诊断：①有发热、皮疹的，应与皮肌炎、成人斯蒂尔病（AOSD）、系统性血管炎、感染性疾病及肿瘤性疾病等相鉴别；②以关节炎为主的，应与类风湿关节炎、急性风湿热等相鉴别；③以肾脏受累为主的，应与原发性肾小球疾病相鉴别。

知识点6：皮肌炎的临床特点　　　副高：熟练掌握　　正高：熟练掌握

皮肌炎主要累及皮肤和肌肉的自身免疫性疾病。好发于成年人，早期面部特别是眼眶周围呈现特殊暗红色实质性水肿，骨骼肌（特别是四肢近端）肌肉乏力、疼痛或压痛，最后可萎缩。其他因动眼肌、咽、喉、食管、肋间肌或心肌等受累而出现相应的症状。一般急性或亚急性发作，有不规则发热，尿中肌酸增加。

知识点7：皮肌炎的病理改变　　　副高：熟练掌握　　正高：熟练掌握

皮肤呈现慢性非特异性皮炎改变或与系统性红斑狼疮表现特别相似。肌肉病变有诊断价值，主要为实质性肌炎。骨骼肌纤维肿胀，横纹肌消失，肌质透明化，在严重时，肌纤维断裂，呈现颗粒状和空泡变性，嗜碱性染色，并见巨噬细胞吞噬肌纤维现象。肌纤维间和小血管周围灶性淋巴细胞、浆细胞浸润，最后肌束萎缩，发生纤维化及硬化，其中特别是儿童患者有广泛钙盐沉着。

知识点8：硬皮病的临床特点	副高：熟练掌握 正高：熟练掌握

硬皮病是以皮肤及内脏硬化为特征的自身免疫性疾病。多发于儿童和成年人，女性多见。皮损为单发或多发限局性硬化，带状分布或多处泛发，白色或象牙白色，缓慢发展，愈后遗留色素沉着及皮肤萎缩。系统性硬皮病表现为肢端硬化、色素性异常及甲周红斑；可伴有骨关节炎，心脏、肺、肾、食管和胃肠异常；多伴有雷诺现象、发热等前驱症状。

知识点9：硬皮病的病理改变	副高：熟练掌握 正高：熟练掌握

表皮正常或萎缩。真皮网状层胶原纤维增生，排列致密，玻璃样变。血管及附属器明显减少或消失。附属器有上移和受压现象。早期，纤维间水肿及较明显的炎细胞浸润；后期，炎细胞明显减少或消失。皮下组织纤维间隔增宽、硬化。

知识点10：混合性结缔组织病的临床特点	副高：熟练掌握 正高：熟练掌握

混合性结缔组织病多发于30岁左右女性。同时出现系统性红斑狼疮、系统性硬皮病及多发性肌炎的临床病症。常见关节病或关节炎，手指弥漫性肿胀，指端变细；面及甲周血管扩张性红斑；蝶形红斑；Gottron丘疹；眼周紫红色水肿性斑；雷诺现象及食管蠕动下降（多数患者）；四肢近端肌无力；胸膜炎；间质性肺炎等多系统受累及。

知识点11：混合性结缔组织病的镜下病理改变	副高：熟练掌握 正高：熟练掌握

光镜下病变同系统性红斑狼疮、皮肌炎及硬皮病。

知识点12：嗜酸性筋膜炎的临床特点	副高：熟练掌握 正高：熟练掌握

嗜酸性筋膜炎多发生于成年人，男性多见，秋冬季发病。发病突然，在发病前常有肌肉负重史。皮损为弥漫性水肿，继而硬化，表面不平呈橘皮状；沿静脉或肌腱走行有条状凹陷；可自行消退或经皮质激素治疗好转。多发生于四肢，可能影响关节活动，很少出现雷诺现象。

知识点13：嗜酸性筋膜炎的病理改变	副高：熟练掌握 正高：熟练掌握

表皮及真皮浅层没有明显变化；深筋膜初起时水肿、炎细胞（主要为淋巴细胞、浆细胞

及嗜酸性粒细胞）浸润，后期显著增厚、纤维化、硬化；脂肪间隔增宽，纤维化或硬化，也可以波及真皮网状层，后期皮下脂肪可被纤维组织所代替。直接免疫荧光：筋膜处可有IgG或IgM沉积。

知识点14：变应性血管炎的临床特点　　　　副高：熟练掌握　　正高：熟练掌握

变应性血管炎好发于皮肤，也可以累及内脏（最常侵犯肾、关节、肺、胃肠及中枢神经系统）并致相应病症。皮损为多形性皮疹、丘疹、红斑、紫癜、水疱、风团、结节及溃疡等，可触性紫癜性斑丘疹具有特征性；对称地发生于下肢、面、臀部；轻痒或烧灼感，少数疼痛。

知识点15：变应性血管炎的病理改变　　　　副高：熟练掌握　　正高：熟练掌握

典型的白细胞碎屑性血管炎。真皮上部血管内皮细胞肿胀，管腔变窄甚至闭塞；管壁及血管周围中性粒细胞浸润，伴有核尘，可有少量嗜酸性粒细胞及淋巴细胞；管壁纤维素样坏死；红细胞外溢。

知识点16：过敏性紫癜的临床特点　　　　副高：熟练掌握　　正高：熟练掌握

过敏性紫癜多发生于青少年，75%以下为学龄前儿童，成年人不足30%。男童较多，春季多见，发病原因尚不明了，多数患者发病前有呼吸道感染史，免疫荧光显示病变局部有免疫复合物沉着，常有皮肤、肾、关节以及胃肠道等多器官侵犯。根据主要受累器官可以分为皮肤型、肾型、胃肠型及关节型。通常为一过性疾病，预后较好，但与主要受累器官及严重程度有关。严重的肾侵犯，可致肾衰竭，也可形成慢性肾小球肾炎。

知识点17：过敏性紫癜的病理改变　　　　副高：熟练掌握　　正高：熟练掌握

皮肤早期病变特异性不强。表现为真皮乳头水肿，小血管内皮细胞肿胀、小血管周或管壁有少量中性粒细胞浸润，很少量核尘及红细胞外渗。当临床上有典型丘疹和紫癜样皮损时，典型病变表现为真皮浅层小血管（主要是小静脉）不同程度纤维素样坏死，血管壁及血管周有较明显的中性粒细胞浸润，并伴有核尘、红细胞外渗。病变较为严重者常伴有系统性损害。在较陈旧性病变当中，血管周及小血管壁有纤维化及含铁血黄素沉着，炎性细胞以淋巴单核细胞为主。

知识点18：结节性多动脉炎的临床特点　　　　副高：熟练掌握　　正高：熟练掌握

结节性多动脉炎是一种累及中、小动脉全层的坏死性血管炎，多见于青壮年男性。皮损呈现多形性，结节成批出现，有疼痛或压痛，多见于四肢，沿血管排列。可以分为皮肤型及系统型，前者只累及皮肤，后者除皮损外还伴有发热、高血压及多器官受累所引起的症状。

知识点19：结节性多动脉炎的病理改变　　　　副高：熟练掌握　　正高：熟练掌握

全身中、小动脉最常受累，其次为小静脉，常常呈现节段性损害，主要表现为坏死性血管炎。病变初期，可见血管内膜下水肿，纤维素渗出，内壁细胞脱落、相继中层可伴有纤维素样坏死，肌纤维肿胀、变性、坏死。全层可见中性粒细胞、单核细胞、淋巴细胞与嗜酸性粒细胞浸润引起内弹力层断裂，可见小动脉瘤形成。由于内膜增厚，血栓形成，管腔狭窄致使供血的组织缺血，随着炎症逐渐被吸收，纤维组织增生，血管壁增厚，甚至闭塞，炎症逐渐消退，肌层及内弹力层断裂部由纤维结缔组织所替代，形成机化。

知识点20：肉芽肿病性多血管炎病的临床特点　　副高：熟练掌握　　正高：熟练掌握

肉芽肿病性多血管炎病好发于成年男性，通常有上呼吸道损害，表现为浸润性、坏死性或破坏性慢性炎，如鼻炎、咽喉炎、鼻窦炎、气管炎等，可侵及上呼吸道周围，累及鼻旁及眼眶等软组织及骨组织。常有肺及肾等多器官受累，常由于局部组织坏死形成溃疡、空洞、穿孔、瘘管及溃烂等，在肺部可有脓肿及空洞形成。早期有25%～50%的患者出现皮肤损害，皮损常表现为对称性分布，四肢多见，皮损有淤斑、紫癜、血疱、大片皮下出血、水疱、结节、坏死及溃疡等。常伴有发热、乏力、体重减轻、关节痛等全身症状。

知识点21：肉芽肿病性多血管炎病的病理改变　　副高：熟练掌握　　正高：熟练掌握

肉芽肿病性多血管炎病病变主要为坏死性肉芽肿和坏死性脉管炎。肉芽肿的大小不一，由不规则坏死区围绕以多种炎症细胞而组成，后者包括中性粒细胞、淋巴细胞、浆细胞和稀少的嗜酸性粒细胞，上皮样细胞少量或缺如，但多核巨细胞常见。坏死性脉管炎主要发生于小动脉和静脉，血管壁坏死、纤维素、沉积和炎症细胞浸润。皮肤丘疹病变常仅呈现坏死性脉管炎伴血栓形成；淤点和淤斑病变通常呈坏死性脉管炎伴血栓形成和红细胞外渗；皮肤溃疡和皮肤或皮下结节病变呈坏死性肉芽肿变化，可伴或不伴有坏死性脉管炎变化。

知识点22：肉芽肿病性多血管炎的鉴别诊断　　　副高：熟练掌握　　正高：熟练掌握

肉芽肿病性多血管炎与结节性多动脉炎相鉴别。

知识点23：面部肉芽肿的临床特点　　　　　　副高：熟练掌握　　正高：熟练掌握

面部肉芽肿好发于成年男性的面部。损害通常为数个，偶或单个棕红色结节或片块，质软或硬，表面皮肤正常，但毛孔扩大。

知识点24：面部肉芽肿的病理改变　　　　　副高：熟练掌握　正高：熟练掌握

面部肉芽肿表皮常不受累，真皮浅、中层有密集的炎症细胞浸润，主要为中性粒细胞及嗜酸性粒细胞，不波及表皮及皮肤附属器，病变与表皮及附属器之间隔以一条狭窄的未受累的真皮带。毛细血管增生扩张，管壁内及其周围有纤维素样物质沉着，通常有少量红细胞外渗和含铁血红素的沉着。部分可呈现纤维化现象。

知识点25：面部肉芽肿的鉴别诊断　　　　　副高：熟练掌握　正高：熟练掌握

面部肉芽肿的鉴别诊断：①与蕈样霉菌病肿瘤期；②持久隆起性红斑；③血管淋巴细胞增生伴嗜酸性粒细胞增多；④昆虫叮咬感染病灶。

知识点26：急性发热性中性粒细胞性皮病的临床特点

　　　　　　　　　　　　　　　　　　　　　副高：熟练掌握　正高：熟练掌握

急性发热性中性粒细胞性皮病一般好发于中年女性。皮损多发生于面、颈和四肢，以疼痛和压痛的红色斑块或结节为主，有时可见水疱或脓疱，非对称性；经1~2个月自行消退，遗留暂时性的色素沉着，容易复发。起病急，约85%的患者伴有发热和不适，部分患者伴有关节痛或肾损害。血白细胞计数和中性粒细胞比例常增多；红细胞沉降率常增快。

知识点27：急性发热性中性粒细胞性皮病的病理改变

　　　　　　　　　　　　　　　　　　　　　副高：熟练掌握　正高：熟练掌握

表皮可无病变。主要病变部位为真皮，表现为乳头层高度水肿，严重者形成表皮下大疱；网状层内密集的中性粒细胞弥漫性浸润或围绕血管、汗腺导管呈现结节状浸润，伴核固缩和核碎裂；小血管扩张、内皮细胞肿胀，无红细胞漏出及血管壁纤维素样坏死。

知识点28：荨麻疹性血管炎的临床特点　　　副高：熟练掌握　正高：熟练掌握

荨麻疹性血管炎多见于中年妇女。皮损主要是风团，其中有时有点状出血，持续时间长（24~72小时或更长），瘙痒或烧灼感，消退后遗留色素沉着或脱屑。在起病时常不规则发热。末梢血白细胞计数正常或增多，中性粒细胞比例升高，红细胞沉降率常增快。严重而持久的低补体血症（C_4尤其明显）。常伴有关节痛及关节炎，可腹部不适，甚至肾损害。

知识点29：荨麻疹性血管炎的病理改变　　　副高：熟练掌握　正高：熟练掌握

同变应性血管炎，但真皮乳头层、血管、附属器周围和纤维束间水肿。直接免疫荧光检查：真皮浅层小血管壁免疫复合物及补体沉积。

知识点30：结节性红斑的临床特点　　　　副高：熟练掌握　　正高：熟练掌握

结节性红斑好发于20～40岁女性。皮损为小腿伸侧对称性痛性结节，表面红肿，不破溃；持续数天或数周后消退，反复发作。起病急，初起有低热、全身不适、肌痛及关节痛等。

知识点31：结节性红斑的病理改变　　　　副高：熟练掌握　　正高：熟练掌握

结节性红斑主要累及皮下，表现为间隔性脂膜炎。脂肪小叶间隔中有淋巴细胞、中性粒细胞及一些嗜酸性粒细胞浸润；纤维间隔内小血管壁和中等大静脉管壁炎症细胞浸润及内膜增生；后期以淋巴细胞浸润为主，组织细胞增生，形成肉芽肿，纤维化；脂肪组织小灶性坏死。

知识点32：结节性红斑的鉴别诊断　　　　副高：熟练掌握　　正高：熟练掌握

结节性红斑的鉴别诊断：①结节性多动脉炎；②硬红斑；③Weber-Christian脂膜炎。

知识点33：坏疽性脓皮病的临床特点　　　　副高：熟练掌握　　正高：熟练掌握

坏疽性脓皮病好发于30～50岁，女性稍多于男性。皮损初起为炎性丘疹、水疱、脓疱或小结节，继而迅速坏死，形成溃疡；溃疡渐向周围和深层发展，形成境界清楚的潜行性溃疡，边缘有紫红色晕，疼痛及压痛明显；周围可以出现卫星灶，并与中心溃疡融合；多发生于下肢、臀部及躯干；可反复发作。常伴有类风湿关节炎、溃疡性结肠炎、髓性白血病等多种系统性疾病。

知识点34：坏疽性脓皮病的病理改变　　　　副高：熟练掌握　　正高：熟练掌握

溃疡边缘呈特征性的淋巴细胞性血管炎，小血管壁和周围淋巴细胞浸润及纤维素沉积，血栓形成。红细胞溢出，后期纤维化。表皮缺失、乳头状瘤样或假上皮瘤样增生。

知识点35：淤积性皮炎的临床特点　　　　副高：熟练掌握　　正高：熟练掌握

淤积性皮炎成年人发病。皮损好发于小腿下1/3处及两踝附近，大小不等、境界欠清的红斑、淤斑及暗褐色素斑，瘙痒；当继发湿疹时，局部出现弥漫密集的丘疹、丘疱疹、小水疱，甚至糜烂、渗出；色素沉着处皮肤可肥厚、粗糙及苔藓化；严重时可诱发自身敏感性皮炎；外伤和继发感染时，可发生难愈性溃疡。

知识点36：淤积性皮炎的病理改变　　　副高：熟练掌握　正高：熟练掌握

急性期表皮角化不完全，细胞内、外水肿并海绵形成；真皮水肿，小血管扩张，血管周围淋巴细胞、少量的中性粒细胞及嗜酸性粒细胞浸润。慢性期表皮角化过度、角化不全，棘层肥厚；真皮上部血管周围淋巴细胞浸润，红细胞外溢，含铁血黄素沉积，纤维组织增生。

知识点37：结节病（肉样瘤病）的临床特点　　副高：熟练掌握　正高：熟练掌握

结节病是原因不明的一种全身性肉芽肿疾病。累及皮肤和/或多个系统；非皮肤部位最常累及肺，也可累及淋巴结、脾、肝、眼等。皮肤病变可以为丘疹、结节、斑块或弥漫性浸润，呈现丘疹型、斑块型、冻疮样狼疮型、苔藓样型及红皮病型等类型。

知识点38：结节病（肉样瘤病）的病理改变　　副高：熟练掌握　正高：熟练掌握

典型病变是境界清楚、较小而密集的上皮样细胞肉芽肿，周边有少量淋巴细胞浸润（又称"裸结节"），不见或仅见少量朗格汉斯细胞；巨细胞胞质内偶见星状体、Schaumann小体；陈旧性肉芽肿内的巨细胞可增多，通常很大，形态不规则；结节中央偶见灶性纤维素性坏死，没有干酪样坏死；网状纤维染色显示网状纤维呈网状围绕上皮样细胞肉芽肿并伸入其中；陈旧性肉芽肿周围的胶原纤维增多，终致肉芽肿纤维化；表皮无变化或有轻度萎缩。各型皮肤损害的差异，仅是上皮样细胞肉芽肿的位置不同。

知识点39：结节病（肉样瘤病）的鉴别诊断　　副高：熟练掌握　正高：熟练掌握

结节病（肉样瘤病）的鉴别诊断：①本病与寻常狼疮鉴别较困难。一般炎性浸润倾向扩展于整个真皮，上皮样细胞结节外边缘仅有少量淋巴细胞，被覆病变的表皮正常或萎缩；而寻常狼疮炎性浸润常位于接近表皮的真皮内，结核结节周围常有大量淋巴细胞包绕，表皮可萎缩、溃疡、棘层增生以至假癌性增生；②本病与结核样麻风区别除作抗酸染色寻找抗酸麻风杆菌外，主要在于结核样麻风上皮样细胞结节沿真皮神经分布，结节常呈现为长椭圆形，而本病的上皮样细胞结节分布不规则，常呈近圆形。

知识点40：环状肉芽肿的临床特点　　　副高：熟练掌握　**正高：熟练掌握**

环状肉芽肿病因不明。可发生于任何年龄，儿童及青年多见。常见于手、足部，呈现皮色或淡红色、成群排列紧密的小丘疹，后来向外周发展而中央的小丘疹消退，形成环形或弧形病变。慢性过程，数年后可自行消退。

知识点41：环状肉芽肿的病理改变　　　　　副高：熟练掌握　　正高：熟练掌握

在组织学上，以真皮胶原纤维灶状变性、反应性炎性浸润及纤维化为特征。胶原纤维变性包括大灶状完全变性和小灶状不完全变性两种类型。在部分变性和正常胶原纤维束间，有淋巴细胞、组织细胞浸润及成纤维细胞增生，并产生胶原纤维，胶原纤维排列紊乱。偶见孤立的多核巨细胞，或上皮样细胞和组织细胞组成结核样肉芽肿。

知识点42：环状肉芽肿的鉴别诊断　　　　　副高：熟练掌握　　正高：熟练掌握

环状肉芽肿的鉴别诊断：①风湿结节与类风湿结节；②脂质渐进性坏死。

第四节　感染性皮肤病

知识点1：单纯疱疹的临床特点　　　　　　　副高：熟练掌握　　正高：熟练掌握

单纯疱疹是感染单纯疱疹病毒（HSV）所致。通常发生于口、眼及外阴等皮肤黏膜移行区的皮肤和黏膜，不呈带状分布；成群小水疱；患处伴有灼热和瘙痒感；经过1～2周可自愈；倾向于在同一部位复发。

知识点2：单纯疱疹的病理改变　　　　　　　副高：熟练掌握　　正高：熟练掌握

表皮细胞气球样变性、网状变性及棘层松解，棘层松解导致表皮内水疱形成；水疱内及其周围上皮细胞的核内可见嗜伊红性包涵体；表皮内水疱底部的表皮细胞进一步变性和溶解，进而形成表皮下水疱；陈旧性水疱内可含有红细胞和中性粒细胞；真皮乳头轻度水肿、不同程度的炎症细胞浸润及白细胞碎裂性血管炎。

知识点3：单纯疱疹的鉴别诊断　　　　　　　副高：熟练掌握　　正高：熟练掌握

单纯疱疹需要与面部带状疱疹、脓疱疮及固定性药疹相鉴别。

知识点4：带状疱疹的临床特点　　　　　　　副高：熟练掌握　　正高：熟练掌握

带状疱疹是感染带状疱疹病毒所致。疱疹常在胸腰部沿某支周围神经单侧分布，带状排列，不越过身体的中线；多发于肋间神经及三叉神经区域；在炎性红斑背景上发生成簇水疱（绿豆大或更大）；常伴明显的局部疼痛及淋巴结大，病程2～4周，可自愈，不复发。部分病例仅有神经痛的症状，不出现皮疹，称为"无疹型带状疱疹"，少数病例可累及到中枢神经。

知识点5：带状疱疹的病理改变　　　　副高：熟练掌握　正高：熟练掌握

与单纯疱疹相似；稍有区别的是疱疹下真皮内小神经的鞘细胞和受累及的神经节呈核内嗜伊红性包涵体。

知识点6：寻常疣的临床特点　　　　副高：熟练掌握　正高：熟练掌握

寻常疣是感染DNA乳头状瘤病毒所致。好发于儿童、青少年；可发生于任何部位皮肤，多发生于手、足背部和头颈等处；初始为扁平角质性小丘疹，逐渐增大为圆形或椭圆形乳头状隆起性疣状损害。初始针头大小，逐渐增大为绿豆大或更大。可单发或多发，通常无症状，大多可自行消退，也可反复发生。可在人与人之间传染，也可自体传染，形成多发性病变。可表现为镶嵌疣、丝状疣或指状疣。

知识点7：寻常疣的病理改变　　　　副高：熟练掌握　正高：熟练掌握

表皮棘层增生肥厚、乳头状瘤病、角化过度及角化不全，钉突延长，且疣周边部钉突向内弯曲。早期，在表皮上部的棘细胞层和颗粒层内呈大空泡状细胞，具有圆形、深嗜碱性核，核周有透明带包绕，含少量或不含透明角质颗粒。颗粒层除了空泡状细胞外，富含粗团块透明角质颗粒。角化不全的细胞核比其他的角化不全的细胞核大、深嗜碱性，且不似通常角化不全的核长形，而呈圆形。丝状疣和指状疣为寻常疣的两种特别类型。丝状疣仅具有一个细软而非常长（通常不超过1cm）的丝状乳头；指状疣是由数个长形乳头构成手指状突起物。两者乳头均可以有分支，乳头端具有黑色的厚角化层。

知识点8：扁平疣的临床特点　　　　副高：熟练掌握　正高：熟练掌握

扁平疣是由人乳头状瘤病毒（HPV）感染引起的，多发于儿童、青少年的面部、手背；较多米粒大、绿豆大扁平丘疹或斑片，表面光滑，散在或密集，偶可沿抓痕排列成条状。一般无自觉症状，部分患者自觉轻微瘙痒。病程呈慢性，可持续多年，部分患者可自行好转。

知识点9：扁平疣的病理改变　　　　副高：熟练掌握　正高：熟练掌握

与寻常疣相似，表皮棘层增生和角化过度，钉突轻度延长。但与寻常疣相比，表皮的主要特点是扁平状而不是结节状增生肥厚，无明显真皮乳头状瘤病和角化不全的变化，表皮上部的颗粒层及棘层细胞空泡变化较为明显广泛，通常形成特殊的篮球网状。真皮可有不同程度的炎性变化。

知识点 10：掌跖疣的临床特点　　　　副高：熟练掌握　正高：熟练掌握

掌跖疣为感染 1 型人类乳头状瘤病毒（HPV-1）所致。发生于手掌、足底的寻常疣。

知识点 11：掌跖疣的病理改变　　　　副高：熟练掌握　正高：熟练掌握

掌跖疣镜下改变与寻常疣基本相同。表皮下部细胞质内含大量嗜酸性透明角质颗粒，并在表皮上部融合成为大而不规则的均质性"包涵体"。

知识点 12：尖锐湿疣的临床特点　　　　副高：熟练掌握　正高：熟练掌握

尖锐湿疣为感染 6 型和 11 型人类乳头状瘤病毒（HPV-6、HPV-11）所致，大多属于性传播疾病。好发于外生殖器及肛门周围的皮肤、黏膜，偶见于口腔、乳房等处；常为多发性。初起为淡红色小丘疹；随后增大、增多，呈粉红、灰白或灰褐色丘疹，或形成乳头状、鸡冠状或菜花状赘生物；痒感、异物感、压迫感或疼痛；触之容易出血。

知识点 13：尖锐湿疣的病理改变　　　　副高：熟练掌握　正高：熟练掌握

表皮疣状、乳头状增生（疣状为主），或扁平状增生、增厚；弥漫性角化不全，一定程度核异型；钉突增宽、延长，呈假上皮瘤样或乳头状瘤样增生；棘层细胞可见较多核分裂象，呈上皮内瘤变；浅、中棘层可见挖空细胞（散在或聚集，细胞大，核大、可 2 个或多个、深染、边缘不齐呈毛毛虫样，核周空晕，空晕内显丝、带状胞质，胞核呈现 HPV-6、HPV-11 原位杂交阳性；具病理诊断的特征性改变）；真皮乳头及乳头下层血管增生，有不等量的慢性炎症细胞浸润。

知识点 14：尖锐湿疣的鉴别诊断　　　　副高：熟练掌握　正高：熟练掌握

尖锐湿疣的鉴别诊断：①假性尖锐湿疣；②乳头状瘤。

知识点 15：传染性软疣的临床特点　　　　副高：熟练掌握　正高：熟练掌握

传染性软疣由痘病毒感染所致。多见于儿童和青年，好发于躯干及面部。主要通过人与人之间接触或自体接触或接触污染物感染，免疫功能低下者。为多发性、米粒到豌豆大有蜡样光泽的半圆形丘疹，丘疹中心常有脐样小凹。病变在充分发展时，可以从其中挤出凝乳状物质。最终病变自行排出凝乳状物而痊愈，无瘢痕形成。

知识点 16：传染性软疣的病理改变　　　　副高：熟练掌握　正高：熟练掌握

上皮呈向下分叶状、梨状、颈瓶样或杯状增生。增生下陷表皮的基底层及棘层没有明显变化，棘层上层及颗粒层有明显的细胞内包涵体形成；包涵体呈现一过性红染，称为软疣小体，小体边缘有的尚可见棘细胞或颗粒层细胞的残存胞质，初期包涵体较红染，较成熟的包涵体成为无定形嗜碱性颗粒物质。镜下包涵体内有病毒颗粒。软疣小体数量较多，通常充满于上皮向下增生形成的杯状小囊内。

知识点17：疣状表皮非典型增生的临床特点　　　　　副高：熟练掌握　正高：熟练掌握

疣状表皮非典型增生是因感染人类乳头状瘤病毒（HPV，主要是3型和5型）所致。多幼年发病，部分患者有家族史；好发于颈、面、手背、前臂等处；表现为角化亢进性斑或斑丘疹状皮损，通常为泛发性皮损，可融合成片，又称为泛发性扁平疣。10%～20%病例可能发生癌变，继发基底细胞癌或原位性或浸润性鳞状细胞癌。

知识点18：疣状表皮非典型增生的病理改变　　　　　副高：熟练掌握　正高：熟练掌握

疣状表皮非典型增生的主要病变特点是网篮状角化亢进、轻度棘层增生肥厚、棘层细胞空泡变、核深染、染色质增粗以及核周空晕等。棘层细胞胞质浅染，呈浅蓝色。棘细胞呈一定异型性。基底层常有少量角化不良细胞（核有异型）。此病与扁平疣的鉴别点在于前者颗粒层没有明显增厚及空泡变，后者没有明显棘细胞层核周空泡及胞质浅染。

知识点19：手足口病的临床特点　　　　　　　　　　副高：熟练掌握　正高：熟练掌握

手足口病是感染柯萨奇病毒（主要是A16型）所致。多发于儿童（尤其学龄前儿童），可小范围流行；全身症状轻微，可伴有低热和不适等前驱症状；口腔黏膜及掌跖、指（趾）皮肤散在水疱，数个至数十个，绿豆至黄豆大小，疱周围以红晕；病程约为1周，为自愈性疾病。少数患儿可引起心肌炎、肺水肿、无菌性脑膜炎等并发症。

知识点20：手足口病的病理改变　　　　　　　　　　副高：熟练掌握　正高：熟练掌握

手足口病早期表皮内水肿，有多房性小水疱，水疱可位于表皮下；表皮具有明显网状变性及气球样变性；无包涵体和多核巨细胞；真皮上部非特异性炎症细胞浸润。

知识点21：手足口病的鉴别诊断　　　　　　　　　　副高：熟练掌握　正高：熟练掌握

手足口病应与单纯疱疹性口炎、疱疹性咽峡炎相鉴别。①单纯疱疹性口炎：四季均可发病，主要由单纯疱疹病毒引起，以散发病例为主。口腔黏膜出现疱疹及溃疡，但没有手、足部疱疹；②疱疹性咽峡炎：病变在口腔后部，很少累及颊黏膜、舌、龈。主要由柯萨奇病毒引起，患儿有发热、咽痛，口腔黏膜出现散在灰白色疱疹，周围有红，疱疹破溃形成溃疡。

知识点22：脓疱疮的临床特点　　　　　　　副高：熟练掌握　　正高：熟练掌握

脓疱疮多发生于儿童；常流行于夏秋季；好发于面部、四肢等暴露的部位；皮损初为红斑，迅速演变为脓疱并围以红晕，轻微瘙痒；脓疱壁薄，容易破溃而结黄色脓痂，愈后无瘢痕。

知识点23：脓疱疮的病理改变　　　　　　　副高：熟练掌握　　正高：熟练掌握

角层下脓疱，发生于颗粒层，脓疱内含中性粒细胞碎屑、纤维蛋白；脓疱底部的棘细胞层可见海绵形成及中性粒细胞浸润；真皮上部血管扩张、充血，围以中等量中性粒细胞和淋巴细胞；Giemsa或Gram染色显示，脓疱中的中性粒细胞内、外含革兰阳性球菌。

知识点24：毛囊炎的临床特点　　　　　　　副高：熟练掌握　　正高：熟练掌握

（1）急性浅表性毛囊炎：表现为毛囊口炎；脓疱呈现半球形，粟粒至黄豆大，围以红晕；中央有毛发贯穿；疱壁紧张，内含有黄白色脓液，干涸结痂愈合，无瘢痕。

（2）慢性浅表性毛囊炎：多发生于头部、四肢，瘙痒；脱痂后遗留痘疮样瘢痕。

知识点25：毛囊炎的病理改变　　　　　　　副高：熟练掌握　　正高：熟练掌握

毛囊开口处角层下脓疱，内含有大量中性粒细胞、角质及坏死的角质形成细胞；毛囊上部周围的结缔组织水肿，血管扩张，较多的中性粒细胞浸润；慢性损害时，淋巴细胞浸润并侵入毛根鞘，并见坏死区，在愈合时瘢痕形成。

知识点26：疖的临床特点　　　　　　　　　副高：熟练掌握　　正高：熟练掌握

疖多发生于头皮、面、颈后、腋窝、臀部和四肢。初发性皮损为痛性毛囊炎性丘疹，顶端有一小脓疱，其中有毛发贯穿；皮损渐大，形成红色硬结节，进而化脓，中心为脓栓；结节在破溃时排出脓液，结痂而愈；局部淋巴结可增大，可有全身症状；皮损反复发作并有多个疖发生，称为疖病。

知识点27：疖的病理改变　　　　　　　　　副高：熟练掌握　　正高：熟练掌握

化脓性毛囊炎和毛囊周围炎，毛囊内及毛囊周围示大量中性粒细胞密集浸润和少数淋巴细胞浸润；毛发、毛囊及皮脂腺均遭破坏，皮下组织坏死性脓栓的底部为较大的脓肿；Gram染色显示脓肿内含小簇球菌。

知识点28：丹毒的临床特点　　　　　副高：熟练掌握　正高：熟练掌握

丹毒是由溶血性链球菌感染所引起的皮肤急性表浅性蜂窝织炎，主要致病菌为A组β溶血性链球菌。多发生于小腿及头面部。起病急骤，局部出现水肿性红斑并迅速向周围扩展，胀痛，灼热痛，有时可能发生水疱。局部淋巴结大、压痛，伴有发热、头痛等全身症状。反复发作者，皮肤淋巴管堵塞，可终致象皮肿。

知识点29：丹毒的病理改变　　　　　副高：熟练掌握　正高：熟练掌握

表皮细胞水肿、变性，甚至坏死、剥脱；真皮显著水肿，可出现表皮下水疱，毛细血管及淋巴管扩张；血管及淋巴管围以中性粒细胞为主的炎症细胞浸润，偶尔累及皮下组织；中小动脉内皮细胞肿胀，管腔内血栓形成；组织间及淋巴管内有Gram染色阳性球菌生长；复发病例，真皮及皮下组织的淋巴管管壁增厚，管腔呈现部分性或完全性闭塞，结缔组织增生。

知识点30：结核样型麻风的临床特点　　副高：熟练掌握　正高：熟练掌握

结核样型麻风的临床特点为一两处非对称分布的皮损，表现为环状或地图状、界限清楚的红斑或暗红斑，边缘高起，中央部分色素减退；皮损处毳毛脱落，汗闭，感觉障碍明显；皮损内或其附近可扪及粗大的皮神经；通常无眉毛、头发脱落。

知识点31：结核样型麻风的病理改变　　副高：熟练掌握　正高：熟练掌握

表皮大多萎缩，通常不见表皮下"无浸润带"（Grenz带）；真皮内上皮样细胞肉芽肿形成，含有巨细胞，围以密集的淋巴细胞；皮肤附属器有炎细胞浸润并破坏；真皮深层神经束肿胀，较多的淋巴细胞浸润，可形成上皮样细胞肉芽肿，抗酸染色常阴性。

知识点32：界线型麻风的临床特点　　　副高：熟练掌握　正高：熟练掌握

界线型麻风皮损较多样，呈多形性及多色性，其中包括斑疹、结节、斑块、浸润等，大小不等，非对称性广泛分布；有时在不同部位可见形似瘤型麻风及结核型麻风的皮损；可有非对称性毛发脱落。

知识点33：界线型麻风的病理改变　　　副高：熟练掌握　正高：熟练掌握

表皮萎缩，表皮下"无浸润带"明显；真皮内上皮样细胞肉芽肿包含麻风细胞（无巨细胞），肉芽肿周围较少淋巴细胞浸润；神经肿胀不严重（可以完全正常），可见上皮样细胞肉芽肿；同一切片的不同部位，可见形似结核样型麻风或界线类偏结核型麻风的组织学图像；抗酸染色较易见阳性杆菌，分布不规则。

知识点34：瘤型麻风的临床特点　　　　　　　副高：熟练掌握　　正高：熟练掌握

皮损为斑块、斑疹、结节及弥漫性浸润等，淡红色或暗红色，境界不清，数目多，不对称性广泛分布；皮损处浅感觉消失和汗闭；晚期，皮损更加明显，可遍及全身，面部皮肤的弥漫性浸润，形成结节或斑块如"狮面"状，睫毛、眉毛、头发都可脱落。

知识点35：瘤型麻风的病理改变　　　　　　　副高：熟练掌握　　正高：熟练掌握

表皮萎缩，真皮及皮下组织内见巨噬细胞肉芽肿，大量巨噬细胞形成泡沫细胞（麻风细胞）；无上皮样细胞肉芽肿，淋巴细胞也很少，有时可见多核巨细胞；神经束膜可呈洋葱皮样改变，没有显著的细胞浸润。有的神经可完全正常；抗酸染色见大量阳性杆菌，呈束状或球状聚集。

知识点36：寻常狼疮的临床特点　　　　　　　副高：熟练掌握　　正高：熟练掌握

寻常狼疮好发于儿童和青年。多发生于面部（尤其是鼻、颊部），其次为四肢及臀部。皮损为棕红色小结节，可以逐渐扩大、增多，融合成为斑块，表面脱屑，玻片压诊见中央散布棕褐色的小点。结节可以自愈，或形成溃疡，在瘢痕上可出现新的结节。

知识点37：寻常狼疮的病理改变　　　　　　　副高：熟练掌握　　正高：熟练掌握

真皮内结核性或结核样结节；干酪样坏死轻微，结节围以单个核细胞浸润（范围和密度不同）；抗酸染色病变中很难检见阳性杆菌；表皮可能萎缩、增厚或破溃。

知识点38：寻常狼疮的鉴别诊断　　　　　　　副高：熟练掌握　　正高：熟练掌握

寻常狼疮与皮肤肉样瘤病相鉴别。

知识点39：疣状皮肤结核的临床特点　　　　　副高：熟练掌握　　正高：熟练掌握

疣状皮肤结核好发于手、踝、臀及股部。开始为疣状小结节，继而扩大成疣状斑块，表面角化；疣状斑块的乳头状突起间有裂隙，可见多个小脓疡；愈合之后，中央处遗留有瘢痕，边缘处继续扩展。自觉症状不显著。结核菌素试验强阳性。

知识点40：疣状皮肤结核的病理改变　　　　　副高：熟练掌握　　正高：熟练掌握

表皮呈疣状增生或假上皮瘤样增生，棘细胞水肿，中性粒细胞浸润表皮、形成小脓肿；真皮上部常伴有中性粒细胞、淋巴细胞及少量浆细胞、嗜酸性粒细胞浸润，可见小脓肿；真皮中部可见结核性或结核样结节，中度干酪样坏死；抗酸染色偶见阳性杆菌。

知识点41：硬红斑的临床特点 副高：熟练掌握 正高：熟练掌握

硬红斑好发于中青年妇女，皮损好发于小腿腓肠肌部位，且多为双侧；皮肤深部触及指头大硬结，数目不定，表面皮肤暗红，轻压痛；数月之后皮损消退，或继续接近皮肤而破溃、形成边缘不整齐的溃疡，周围有浸润，愈合后留有瘢痕。瘢痕上常伴有色素沉着及色素减退。慢性经过，在寒冷季节，反复发作。

知识点42：硬红斑的病理改变 副高：熟练掌握 正高：熟练掌握

早期，皮下组织及真皮深层血管附近呈结核样结节，真皮深部淋巴细胞、单核细胞浸润。随着病变的扩展，胶原纤维增多、肿胀，动、静脉血管壁炎症细胞浸润、增厚，内皮细胞增生及血栓形成，管腔闭塞并引起由淋巴细胞围绕的干酪样坏死。终致瘢痕形成。

知识点43：颜面播散性粟粒性狼疮的临床特点 副高：熟练掌握 正高：熟练掌握

颜面播散性粟粒性狼疮好发于面部（特别是下眼睑）。皮损为粟粒至绿豆大小的丘疹及结节，暗红色，单个散在或是群集，玻片压诊呈现果酱色。病程缓慢，愈合后遗留凹陷性瘢痕。结核菌素试验强阳性。

知识点44：颜面播散性粟粒性狼疮的病理改变 副高：熟练掌握 正高：熟练掌握

较大的结核性结节；结节中心为大片的干酪样坏死，结节周围淋巴细胞浸润。

知识点45：放线菌病的临床特点 副高：熟练掌握 正高：熟练掌握

放线菌病可由各种放线菌引起，通常由牛放线菌致病，属慢性化脓性炎症。病变开始多为皮下小结节，继之逐渐增大，呈现暗红色硬肿块，中央破溃流出含硫磺状的黄白色小颗粒。后者做镜检即可见其为放线菌丝团。

知识点46：放线菌病的病理改变 副高：熟练掌握 正高：熟练掌握

可见多个小脓肿形成，脓肿中常伴有放线菌菌丛存在。

知识点47：甲癣（灰指甲）的临床特点 副高：熟练掌握 正高：熟练掌握

甲癣（灰指甲）是皮肤癣菌引起甲板或甲下组织所感染。念珠菌、青霉菌、曲菌、紫色毛癣菌、红色毛霉菌、石膏样毛癣菌、黄癣菌及玫瑰色毛癣菌等均可能引起。甲癣病程极为缓慢，主要病变为甲板增厚、变色、变形、灰污浊、出现沟及凹陷等。

知识点48：甲癣（灰指甲）的病理改变　　　副高：熟练掌握　　正高：熟练掌握

甲板明显增厚、结构不清，染色不均匀，可有破碎。其中可见真菌菌丝或孢子。在诊断时要注意与其他甲病的鉴别，如银屑病及扁平苔藓甲病等。后者临床及组织学上均无法分离出真菌或检见真菌。

知识点49：念珠菌病的临床特点　　　　　副高：熟练掌握　　正高：熟练掌握

念珠菌病为一种常见的深部真菌病，由白色念珠菌或其他型念珠菌引起，可累及任何年龄组，多发生于指间、腋下和乳房下，呈红斑、脱屑、渗出及结痂，损害甲板及甲周，引起甲床沟炎，发生红肿、疼痛及甲板增厚变形，少数病例皮肤损害呈疣状增生。

知识点50：念珠菌病的病理改变　　　　　副高：熟练掌握　　正高：熟练掌握

可见角化层下脓疱形成，有的病例呈海绵状脓疱的变化，角化层常伴有少量念珠菌菌丝和孢子散在。菌丝有分隔及分支，孢子卵圆形、大小不一。少数病例可能形成念珠菌性肉芽肿，表皮呈现明显乳头状瘤病及角化过度，真皮内有淋巴细胞、中性粒细胞、浆细胞及多核巨细胞浸润。此时，念珠菌也常仅出现在角化层，少数病例真菌可见于毛发内或真皮内。

知识点51：曲菌病的临床特点　　　　　　副高：熟练掌握　　正高：熟练掌握

曲菌病由曲菌感染所引起，较为少见。通常发生于抵抗力明显改变的患者，如发生白血病或采用免疫抑制治疗的患者，机体反应性发生了明显改变后，由曲菌感染所致。并且大部分皮肤曲菌病均属全身性曲菌病的一个组成部分。在皮肤上呈现1个或数个甚至许多个结节。

知识点52：曲菌病的病理改变　　　　　　副高：熟练掌握　　正高：熟练掌握

可见皮下小脓肿形成，真皮内中性粒细胞弥漫浸润或形成脓疱。在时间较长的脓肿周围，可见主要由上皮样细胞及多核巨细胞构成的肉芽肿形成。

知识点53：孢子丝菌病的临床特点　　　　副高：熟练掌握　　正高：熟练掌握

孢子丝菌病是由申克孢子丝菌引起的皮肤、皮下组织及其附近淋巴管的慢性感染。

（1）皮肤淋巴管型：最为常见。好发于上肢。通常有外伤史。皮损为多发性结节，坚硬有弹性，无触痛，表面淡红、继而暗红色，最终呈紫黑并坏死，可与皮肤粘连。随后沿淋巴管走行出现多个带状排列的皮下结节，结节可能破溃。

（2）固定型：单发性皮损，表现为浸润性斑块、结节性、毛囊炎样、疣状及乳头瘤状等；继发化脓和溃疡。

（3）播散型：全身性多个散发性皮下结节，坚硬，可化脓、破溃；隐袭性发病或继发于皮肤淋巴管型。

知识点54：孢子丝菌病的病理改变　　　副高：熟练掌握　正高：熟练掌握

（1）早期：真皮非特异性炎症（浆细胞、淋巴细胞浸润及组织细胞增生等）。

（2）成熟性皮损：真皮及皮下组织炎性肉芽肿。①弥漫性多形细胞性肉芽肿：多见，由较多的浆细胞和数量不等的中性粒细胞、淋巴细胞、嗜酸性粒细胞、上皮样细胞和多核巨细胞等组成；②结核样肉芽肿：较多见；③三带结构：较多见。中央为慢性化脓带；中间是结核样带；外围呈梅毒样带（成于浆细胞、淋巴细胞和成纤维细胞等）；④化脓性肉芽肿样：较少见。上述各型肉芽肿可混在，其共有的基本病变为：浆细胞为主的混合性炎细胞浸润；散在性小脓肿；PAS染色及Grocott-Gomori六胺银染色显示圆形和卵圆形芽生孢子，偶见星状小体。

（3）表皮可呈现角化过度、角化不全、棘层不规则增厚或假上皮瘤样增生、微脓肿等。

知识点55：着色真菌病的临床特点　　　副高：熟练掌握　正高：熟练掌握

着色真菌病是指由暗色孢科真菌引起的皮肤、皮下组织和内脏的感染性疾病。本病病程长，患者常有皮肤外伤史；好发于下肢、前臂、手、面及胸部。初期皮损为丘疹或小结节，逐渐发展成疣状或乳头瘤样增生。原发病灶可经淋巴管扩散，引起卫星灶皮损。常迁延不愈。

知识点56：着色真菌病的病理改变　　　副高：熟练掌握　正高：熟练掌握

表皮假性上皮瘤样增生，表皮内微脓肿。真皮内多形性细胞肉芽肿，成于淋巴细胞、巨噬细胞、浆细胞、上皮样细胞及多核巨细胞；小脓肿形成；可有结核样肉芽肿（无干酪样坏死）。皮下型病变位于深层。慢性化脓性肉芽肿中央为脓肿，围以肉芽肿，其外有增厚的纤维壁所包绕。HE染色可见棕色厚壁孢子（圆形或多边形，散在或群集），位于异物型多核巨细胞内或脓肿内；PAS染色时孢子呈紫红色，Grocott-Gomori六胺银染色呈黑色。

知识点57：雅司的临床特点　　　副高：熟练掌握　正高：熟练掌握

雅司病是由雅司螺旋体引起的慢性接触性传染病。

（1）第一期病变：为角化亢进斑块，进而发生溃疡。病变主要发生于四肢。

（2）第二期病变：在曲皱及较潮湿的皮肤黏膜交界处较为常见，也可遍及全身，比梅毒二期皮损较小。

（3）第三期病变：可形成结节或结节溃疡性树胶肿性病变，但不累及内脏，可有关节旁结节及树胶肿性骨膜或骨周围炎，称为慢性肥厚性骨周围炎。

| 知识点58：雅司的病理改变 | 副高：熟练掌握　正高：熟练掌握 |

病理组织切片上根据螺旋体形状难与梅毒相鉴别，但以下几点与梅毒不同：①本病主要见于儿童或青少年，后者主要见于中青年；②与性接触无关，原发病变通常不发生于性器官或性接触部位，而是人与人之间易接触的四肢；第一期及第二期病变中表皮角化较为明显，常有较厚的痂皮形成；炎症细胞中中性粒细胞较为明显，常有表皮内小脓肿形成，后者表皮内小脓肿较少。

| 知识点59：莱姆病的临床特点 | 副高：熟练掌握　正高：熟练掌握 |

莱姆病皮损主要表现为丘疹、红斑、孤立点状、环状红斑及慢性游走性红斑等多种病变。皮损常为多发性，可伴发热、疲劳及关节痛等全身症状，也可能累及心血管及神经，也可有局部甚至全身淋巴结肿大。皮损常伴有局部疼痛，可有离心性扩展，最大直径可以达到50cm。常伴有特异性抗体可作为血清学诊断依据。大多数患者都有慢性游走性红斑皮损；有这些皮损患者的血清中都有循环免疫复合物升高及红细胞沉降率加快。

| 知识点60：莱姆病的病理改变 | 副高：熟练掌握　正高：熟练掌握 |

早期主要表现为真皮浅层及深层轻到中度血管周围炎，细胞主要为淋巴细胞及少量浆细胞。少数病例真皮层可存在水肿及弥漫性炎症细胞浸润，并有一定的嗜酸性粒细胞，相似于虫咬的反应性皮炎。少数病例皮肤病变中银染色可在表皮或真皮中查见有鞭毛的螺旋体。本病的病理诊断较为困难，因为病变是非特异性的，所以要将病变与病原检测、血清学检测、临床资料及流行病学资料等结合起来进行诊断，如临床上血液中查到了特殊螺旋体或特异性抗体，病理组织学上可以做符合莱姆病的诊断；如组织学上有相对特异性病变，又查见了螺旋体，可以做莱姆病的肯定诊断。

| 知识点61：钩端螺旋体病的临床特点 | 副高：熟练掌握　正高：熟练掌握 |

钩端螺旋体病是由钩端螺旋体所引起的一种急性发热性传染病。临床上表现为突然寒战、发热、肌肉酸痛及结膜充血等类似流感的症状，但常伴有肝炎、肾炎、胃肠炎及脑膜炎等多器官损害。发病3天左右在胫前出现对称分布的边缘不清的红斑，大小为2～5cm，因

此又称胫前热。病情加重可能出现皮肤黄疸、黏膜淤点等症状。大多症状较轻，经过15天左右逐渐好转。

知识点62：钩端螺旋体病的病理改变　　　　　　　　副高：熟练掌握　正高：熟练掌握

钩端螺旋体病皮损没有明显特异性，皮肤红斑处表现为真皮水肿，血管周围炎症细胞浸润，炎症细胞为淋巴细胞、组织细胞及少量中性粒细胞。利用银染色、暗视野及免疫荧光检测可以查见特殊螺旋体。其一端呈钩状；长4～20μm，宽0.1～0.2μm。也可以从较早期的血液及脑脊液中找到螺旋体。发病1周之后，95%以上的患者血清学检查抗体即可为阳性。

知识点63：性病性淋巴肉芽肿的临床特点　　　　　　副高：熟练掌握　正高：熟练掌握

性病性淋巴肉芽肿在性交或性接触感染后潜伏期为1周左右出现皮损，临床表现包括三期。

（1）第一期：称为原发部位损害期，主要损害在外生殖器，但原发损害也可发生于肛管、肛门或口腔等。在女阴或龟头处发生丘疹、脓疱，很快形成溃疡，边界清楚，周围有红晕，触之不硬，无痛，经10天左右自愈，无明显瘢痕形成。

（2）第二期：称为腹股沟淋巴结增大期，又称为腹股沟横痃（bubo）期。横痃是各种性病引起腹股沟淋巴结增大的总称。原发损害1～4周或之后出现腹股沟淋巴结痛，增大。随即出现破溃、出血、流脓、瘘管形成等，但轻者未必发生破溃。女性的原发损害发生于阴道、宫颈以及原发损害，在直肠者通常无腹股沟淋巴结增大，但有盆腔淋巴结增大及相应的症状出现。

（3）第三期：称为外生殖器象皮肿和直肠狭窄期。这期在第一期后1～2年发生。第三期主要由广泛纤维化及淋巴回流受阻，引发器官变形、肿胀、瘘管形成、狭窄等变化。此期称为肛门直肠综合征（anorectal syndrome）。

除上述典型的外生殖器及其相邻器官变化外，还可以见到少数病例有其他部位病变，如皮肤多形红斑、结节性红斑等，这些病变提示可能有静脉炎的病变。

知识点64：性病性淋巴肉芽肿的病理改变　　　　　　副高：熟练掌握　正高：熟练掌握

基本病理改变是非特异性炎，各期病变也基本相同，早期渗出性病变较为明显，较晚期间质增生病变较明显。表皮有坏死溃疡形成，可见表皮内及表皮下水疱及脓疱。溃疡表面通常有化脓性渗出，溃疡周围上皮有增生肥厚或假上皮瘤样增生。真皮内炎症细胞为混合性，有中性粒细胞、淋巴细胞、单核细胞及浆细胞等，较晚期浆细胞比较多。真皮有炎症性水肿及充血等变化。淋巴结也呈现非特异性炎症，有小脓肿形成。在局部及淋巴结内可见有相对特异性的星状小脓肿及坏死性化脓性肉芽肿形成；这种肉芽肿在淋巴结中比较突出，肉芽肿中心为坏死及化脓或小脓肿，周围有栅栏状上皮样细胞及组织细胞，也可见异物型或朗格汉斯型多核巨细胞。

| 知识点65：疥疮的临床特点 | 副高：熟练掌握 正高：熟练掌握 |

疥疮由疥螨接触而传染。人与人密切接触传染。皮损为针帽大丘疹及丘疱疹，明显瘙痒，多分布于皮肤较薄部位（指缝、肘伸侧、腕屈侧、脐周及下腹等）。男性外阴处皮损可呈小结节状。疥螨在表皮角质层匐行所致的隧道处可检见疥螨。

| 知识点66：疥疮的病理改变 | 副高：熟练掌握 正高：熟练掌握 |

表皮不规则增厚，可有海绵形成；角质层或表皮内可见疥虫、虫卵及其粪块；真皮浅层淋巴细胞、嗜酸性粒细胞浸润；真皮内疥疮结节，大片或弥漫性慢性炎症细胞浸润，可含不等的嗜酸性粒细胞，也可见瘤变性增生（形成假性淋巴瘤病变）。

| 知识点67：虫咬皮炎的临床特点 | 副高：熟练掌握 正高：熟练掌握 |

虫咬皮炎多见于夏秋季。皮损好发于暴露部位，为散在的红丘疹、丘疱疹、水疱及结节。皮损瘙痒明显，少数伴有痛感。皮损多在2周左右消退，可有色素沉着。

| 知识点68：虫咬皮炎的病理改变 | 副高：熟练掌握 正高：熟练掌握 |

表皮海绵形成，多房性或单房性水疱；真皮浅层及血管周围水肿；真皮血管、附属器周围淋巴细胞及嗜酸性粒细胞浸润。

| 知识点69：皮肤猪囊虫病的临床特点 | 副高：熟练掌握 正高：熟练掌握 |

皮肤猪囊虫病患者曾食用含有猪肉绦虫虫卵或孕节的未熟猪肉。皮下或深部组织出现数个至数百个黄豆至桃核大无痛、可移动的光滑结节，软骨样硬度，多发者常成片出现。多发生于躯干、四肢，也可见于颈、乳房及阴部等处。可累及心、肝、脑、肺、眼等器官，引发相应的症状及体征。多见于青壮年男性。病程缓慢。

| 知识点70：皮肤猪囊虫病病理改变 | 副高：熟练掌握 正高：熟练掌握 |

皮下组织或皮下组织与骨骼肌间可见直径为1.5~5mm、具有纤维包膜的囊肿，囊内含液体及虫体；切片当中常见虫体的部分结构，偶见头节。囊肿外围以浆细胞、淋巴细胞、嗜酸性粒细胞浸润。囊肿破裂可能诱发异物肉芽肿反应。

第五节 表皮肿瘤和瘤样病变

知识点1：表皮疣状痣的临床特点　　　　副高：熟练掌握　正高：熟练掌握

表皮疣状痣（线状表皮痣）属于发育异常而非真性肿瘤。好发于出生时或儿童期，青春期变明显，成人期也可发生。可发生于体表任何部位。

知识点2：表皮疣状痣的病理改变　　　　副高：熟练掌握　正高：熟练掌握

表皮疣状痣的病理改变见表2-3-4。

表2-3-4　表皮疣状痣的病理改变

项　目	病理改变
肉眼改变	肿块呈现乳头状，单发或多发，散在或密集，常呈现线状排列
镜下改变	呈现乳头状瘤改变，表皮角化过度，棘细胞增生伴表皮钉突延长。可有表皮变性、炎症细胞（淋巴细胞）浸润和微小脓肿形成

知识点3：表皮疣状痣的鉴别诊断　　　　副高：熟练掌握　正高：熟练掌握

表皮疣状痣的鉴别诊断：①纹状苔藓；②脂溢性角化病；③寻常疣；④黑色棘皮病；⑤粉刺痣；⑥日光角化病。

知识点4：软垂疣的临床特点　　　　副高：熟练掌握　正高：熟练掌握

软垂疣（皮赘，纤维上皮乳头状瘤，纤维上皮性息肉）好发于躯干、面部、腋窝、指（趾）间及女性外阴部。

知识点5：软垂疣的病理改变　　　　副高：熟练掌握　正高：熟练掌握

软垂疣的病理改变见表2-3-5。

表2-3-5　软垂疣的病理改变

项　目	病理改变
肉眼改变	呈现息肉状或乳头状疣赘物突出于皮面，质软
镜下改变	表面被覆鳞状上皮，疏松纤维结缔组织构成息肉或乳头的轴心，上皮无异型病变

知识点6：软垂疣的鉴别诊断　　　　　　副高：熟练掌握　正高：熟练掌握

软垂疣的鉴别诊断：①葡萄状横纹肌肉瘤；②黏液型脂肪肉瘤；③皮肤神经纤维瘤；④皮肤黏液瘤。

知识点7：表皮假癌样增生的临床特点　　　　副高：熟练掌握　正高：熟练掌握

表皮假癌样增生（假上皮瘤样增生）属鳞状上皮反应性或修复性增生，并非良性或恶性肿瘤。见于慢性溃疡（如烧伤、寻常狼疮、淤滞性皮炎、基底细胞癌等溃疡）的边缘，慢性增生性皮炎。

知识点8：表皮假癌样增生的镜下病理改变　　　副高：熟练掌握　正高：熟练掌握

表皮假癌样增生的病变表现为鳞状上皮增生，上皮脚向真皮内延长、分支或连接成网状，可见假角化珠，炎症反应明显，增生的上皮无异型性和浸润行为。

知识点9：表皮假癌样增生的鉴别诊断　　　　副高：熟练掌握　正高：熟练掌握

表皮假癌样增生与高分化鳞状细胞癌相鉴别。

知识点10：脂溢性角化病（脂溢性疣）的临床特点　副高：熟练掌握　正高：熟练掌握

临床常见。多发生于中老年，无明显的性别倾向，少数有家族史。好发于头面部、躯干及四肢。手掌、足底不发生。单发或多发。

知识点11：脂溢性角化病（脂溢性疣）的病理改变　副高：熟练掌握　正高：熟练掌握

脂溢性角化病（脂溢性疣）的病理改变见表2-3-6。

表2-3-6　脂溢性角化病（脂溢性疣）的病理改变

项　目	病理改变
肉眼改变	多为皮肤疣状小结节，直径常<1cm，棕色至黑色
镜下改变	①表皮角化过度，可形成角质栓及角质囊肿；②局灶性基底细胞增生，不呈栅栏状；③棘细胞增生；④病变呈乳头状瘤样改变，主要位于表皮水平面以上。脂溢性角化病通常分为角化过度型、棘细胞型（普通型）、网状型、色素型、克隆型、激惹型和扁平型7种类型

知识点12：脂溢性角化病（脂溢性疣）的鉴别诊断　副高：熟练掌握　正高：熟练掌握

脂溢性角化病（脂溢性疣）的鉴别诊断：①黑人丘疹性皮肤病；②汗管端瘤；③日光角

化病；④鳞状细胞癌；⑤基底细胞上皮瘤。

知识点13：黑色棘皮瘤的临床特点　　　　　　副高：熟练掌握　　正高：熟练掌握

黑色棘皮瘤好发于超过40岁的成人，性别倾向不明显。常见于人体弯曲处，腋窝、肘、膝关节皮肤，口腔黏膜也可发生。幼儿与成人患者组织学的变化相同。但40岁以上成人50%合并内脏器官癌瘤。

知识点14：黑色棘皮瘤的病理改变　　　　　　副高：熟练掌握　　正高：熟练掌握

黑色棘皮瘤的病理改变见表2-3-7。

表2-3-7　黑色棘皮瘤的病理改变

项　目	病理改变
肉眼改变	皮肤灰黑色疣状斑块
镜下改变	表皮呈现乳头状瘤样增生、角化过度、棘细胞增生及基底层黑色素增加。基底层黑色素沉着明显波及基底层旁而形成一条宽广的棕黄色带，具有诊断意义。真皮浅层有少量噬黑色素细胞散在。表皮细胞无异型改变

知识点15：黑色棘皮瘤的鉴别诊断　　　　　　副高：熟练掌握　　正高：熟练掌握

黑色棘皮瘤的鉴别诊断：①脂溢疣；②疣状痣；③寻常疣；④着色干皮病。

知识点16：疣状角化不良瘤的临床特点　　　　副高：熟练掌握　　正高：熟练掌握

疣状角化不良瘤（孤立性毛囊角化病）好发于头皮、面部或颈部。

知识点17：疣状角化不良瘤的病理改变　　　　副高：熟练掌握　　正高：熟练掌握

疣状角化不良瘤的病理改变见表2-3-8。

表2-3-8　疣状角化不良瘤的病理改变

项　目	病理改变
肉眼改变	单个突起的丘疹或结节伴脐样中心
镜下改变	病变中央上部有一含角化物的杯状凹陷，下部存在许多棘层溶解的角化不良细胞。在杯状凹陷的底部，存在许多覆以单层基底细胞的绒毛向上突起。在杯状凹陷进口处表皮颗粒层内，常见有典型的圆体形成，并呈现显著的颗粒层增厚

知识点18: 疣状角化不良瘤的鉴别诊断　　　副高: 熟练掌握　正高: 熟练掌握

疣状角化不良瘤与Darier病相鉴别。

知识点19: 角化棘皮瘤的临床特点　　　　　副高: 熟练掌握　正高: 熟练掌握

角化棘皮瘤（角化棘皮病）为一种鳞状细胞增生性肿瘤，低度恶性，中老年多见。常出现于头面部日光照射部位，如面、耳、颈、前臂、手指等部位。分为单发、多发或斑疹型3种类型。可有家族史。

知识点20: 角化棘皮瘤的病理改变　　　　　副高: 熟练掌握　正高: 熟练掌握

角化棘皮瘤的病理改变见表2-3-9。

表2-3-9　角化棘皮瘤的病理改变

项　目	病理改变
肉眼改变	质硬、半球形隆起的结节，粉红色，直径为0.5~2cm，结节顶部似火山口样或火盆状或杯状，中央凹陷形成假溃疡状，凹陷内有角质栓形成
镜下改变	肿瘤组织增生，周边界限清楚，呈现唇样边缘、火盆样，盆底界限亦清楚，内含大量角化物质。表皮增生或呈假上皮瘤样增生。增生的上皮团中多为角化性棘细胞，并在周边有一层基底样细胞，分化较好。少数细胞团具有一定异型性，有假角化珠形成。病变同时向外向内扩展，向内生长的上皮往下扩展成心形，直接嵌入皮下脂肪组织内。真皮内常伴有炎症细胞浸润

知识点21: 角化棘皮瘤的鉴别诊断　　　　　副高: 熟练掌握　正高: 熟练掌握

角化棘皮瘤的鉴别诊断: ①内生性毛囊角化症; ②寻常疣; ③巨大传染性软疣。

知识点22: 角化棘皮瘤的预后　　　　　　　副高: 熟练掌握　正高: 熟练掌握

角化棘皮瘤可自行消退，大约8%的病例可以复发，极少数会转移。

知识点23: 扁平苔藓样角化病的临床特点　　副高: 熟练掌握　正高: 熟练掌握

扁平苔藓样角化病中老年女性多见。可能与慢性日光暴晒相关。

知识点24: 扁平苔藓样角化病的病理改变　　副高: 熟练掌握　正高: 熟练掌握

扁平苔藓样角化病的病理改变见表2-3-10。

表2-3-10　扁平苔藓样角化病的病理改变

项　目	病理改变
肉眼改变	病变表现为一种不规则、扁平、角化过度的斑块。浅色或存在不规则色素沉积
镜下改变	①角化不全、角化过度、颗粒层增生；②苔藓样淋巴细胞浸润，致基底层细胞空泡化和凋亡；③边缘可有日光性雀斑、大细胞棘皮瘤或早期脂溢性角化病病变

知识点25：扁平苔藓样角化病的鉴别诊断　　　副高：熟练掌握　正高：熟练掌握

扁平苔藓样角化病的鉴别诊断：①苔藓样日光性角化病；②扁平苔藓；③苔藓样药疹。

知识点26：柏油角化病的临床特点　　　副高：熟练掌握　正高：熟练掌握

柏油角化病（柏油疣）有柏油（沥青或焦油）、煤及其产物（如煤烟、煤球等）和粗制石蜡等的接触史。多为接触后5年发病。好发于面部、手背和阴囊。

知识点27：柏油角化病的病理改变　　　副高：熟练掌握　正高：熟练掌握

柏油角化病的病理改变见表2-3-11。

表2-3-11　柏油角化病的病理改变

项　目	病理改变
肉眼改变	疣状突起比较小，平均直径为3cm，扁圆形，灰白色
镜下改变	①第一型，中度棘细胞增生而形成多个塔尖形物向皮面突起，表面覆以明显增厚的角化物，部分颗粒层增厚，生发层细胞无异型，真皮变薄但没有炎性反应；②第二型，呈现乳头状瘤结构，广基，但角化过度比第一型少；③第三型，主要表现为棘细胞增生并向下延伸，在真皮上部形成细胞团块或条索，上皮细胞呈染色加深、大小不一、核周透明晕等变化

知识点28：柏油角化病的鉴别诊断　　　副高：熟练掌握　正高：熟练掌握

柏油角化病的鉴别诊断：①寻常疣；②扁平疣；③脂溢性角化病；④老年性角化病。

知识点29：鲍温病的临床特点　　　副高：熟练掌握　正高：熟练掌握

病变大多发生于暴露的无毛皮肤区域。约1/3患者发生于头面部。男性患者主要发生于头皮及耳部，女性患者主要发生于下肢和面颊。临床典型表现为单发或多发圆形和不规则形红斑，斑块缺少毛发，与周围未受累皮肤分界清楚。

知识点30：鲍温病的病理改变　　　　　　副高：熟练掌握　正高：熟练掌握

典型形态表现为表皮全层细胞极性消失、表皮细胞成熟过程消失，全层鳞状细胞呈现非典型性伴有核的多形性。表层细胞角化过度、角化不全，可见单个细胞角化现象及病理性核分裂象。病变可累及毛孔、漏斗部、皮脂腺及汗腺端口。病变局限于表皮基底膜内，其下方真皮浅层可见慢性炎细胞浸润，有时，表层非典型细胞类似HPV感染的挖空细胞，并见佩吉特样改变。

知识点31：鲍温病的鉴别诊断　　　　　　副高：熟练掌握　正高：熟练掌握

鲍温病与鲍温样日光角化病、鲍温样丘疹病、佩吉特病及原位恶性黑色素瘤相鉴别。

知识点32：Queyrat增殖性红斑的临床特点　　副高：熟练掌握　正高：熟练掌握

Queyrat增殖性红斑的临床特点是阴茎龟头、外阴、口腔和肛门黏膜发生Bowen病。

知识点33：Queyrat增殖性红斑的病理改变　　副高：熟练掌握　正高：熟练掌握

Queyrat增殖性红斑的病理改变见表2-3-12。

表2-3-12　Queyrat增殖性红斑的病理改变

项　目	病理改变
肉眼改变	病灶呈现红斑状或乳头状，可有糜烂和溃疡
镜下改变	①没有角化亢进；②鳞状上皮异型增生向表皮下延伸，形成不规则团，但和表皮相连；③可见腺体大、胞质浅染、空泡状或红染呈角化不良的细胞；④病变基本同Bowen病

知识点34：Queyrat增殖性红斑的鉴别诊断　　副高：熟练掌握　正高：熟练掌握

Queyrat增殖性红斑的鉴别诊断：①扁平苔藓；②局限性龟头炎；③银屑病（牛皮癣）；④局限性外阴炎。

知识点35：鳞状细胞癌的临床特点　　　　　副高：熟练掌握　正高：熟练掌握

鳞状细胞癌一般多发生于老年人的日晒部位。全身各处皮肤和黏膜都可能发生。常继发于皮肤慢性溃疡、烧伤皮肤瘢痕、瘘管、日光角化病等诸多癌前病变。

知识点36：鳞状细胞癌的病理改变　　　　　　副高：熟练掌握　正高：熟练掌握

鳞状细胞癌的病理改变见表2-3-13。

表2-3-13　鳞状细胞癌的病理改变

项　目	病理改变
肉眼改变	浅溃疡、斑片或结节。偶呈现疣状外观而无溃疡形成（疣状鳞状细胞癌）
镜下改变	鳞状上皮异型增生，向表皮下浸润，形成癌巢。常保留有鳞状上皮的层次排列，即依次为基底细胞（栅栏状）、角化细胞、棘细胞

知识点37：鳞状细胞癌的鉴别诊断　　　　　　副高：熟练掌握　正高：熟练掌握

鳞状细胞癌的鉴别诊断：①假癌样增生；②基底细胞癌；③角化棘皮瘤；④乳头状瘤；⑤尖锐湿疣；⑥纤维肉瘤；⑦梭形细胞黑色素瘤；⑧腺癌；⑨透明细胞汗腺癌；⑩恶性透明细胞肌上皮瘤等。

知识点38：日光性角化病的临床特点　　　　　　副高：熟练掌握　正高：熟练掌握

日光性角化病多见于中年以上男性，通常表现为持续、多发性、无症状的红斑。大多数为局限性<1cm的斑疹或斑片，其表现为红色、灰褐色、黄褐色。发生于手背及前臂者，可呈角化过度，甚至产生皮角。常单发，病程慢性，若皮损迅速扩大呈疣状或结节状甚至破溃，则提示有恶化鳞癌的可能。

知识点39：日光性角化病的病理改变　　　　　　副高：熟练掌握　正高：熟练掌握

（1）角化异常：表现为角化不全，常常累及正常毛孔和汗孔之间的表皮，偶尔病变累及至毛囊漏斗部和峡部，少数沿着汗腺导管扩散。

（2）表皮异型性：表现为表皮细胞成熟紊乱及细胞的非典型性，细胞核增大、深染、核仁明显、核分裂象易见。

（3）真皮改变：可见日光性弹性纤维变性，血管增生及淋巴细胞、浆细胞浸润。根据病变特点，可以分为萎缩型、肥厚型、棘层松解型、鲍温样型、色素型与苔藓样型6种类型。

知识点40：日光性角化病的预后　　　　　　副高：熟练掌握　正高：熟练掌握

日光角化病为恶性黑色素瘤、基底细胞癌及鳞状细胞癌的危险因素。根据报道，未治疗患者发展为浸润性鳞癌的概率是8%～20%。

知识点 41：鲍温病的临床特点　　　　　副高：熟练掌握　　正高：熟练掌握

鲍温病是一种常见的原位皮肤鳞状细胞癌，大约1/3发生于头面部。男性主要发生在头皮及耳部，女性主要发生在下肢与面颊。主要临床表现为单发或多发圆形和不规则形红斑，斑块缺少毛发，同周围未受累皮肤分界清楚。累及光滑皮肤者，其表现为无痛性缓慢增大的鳞状斑片或斑块。累及黏膜皮肤交界处和肛门与生殖器部位者，如果不经治疗，5%~8%的患者可以发展为浸润癌。Queyral增殖性红斑被认为是阴茎龟头的鲍温病，呈鲜红色、天鹅绒或有光泽的、边界清楚的斑片，相比累及光滑皮肤的鲍温病更容易进展为浸润性癌。

知识点 42：鲍温病的病理改变　　　　　副高：熟练掌握　　正高：熟练掌握

鲍温病病变发生于暴露的无毛皮肤区域较多。典型形态呈表皮全层细胞极性消失、表皮细胞成熟过程消失，全层鳞状细胞呈现非典型性伴有核的多形性。表层细胞角化过度、角化不全，可见单个细胞角化现象与病理性核分裂象，其病变可以累及漏斗部、毛孔、皮脂腺及汗腺端口。病变局限于表皮基膜内，其下方真皮浅层可见慢性炎细胞浸润。偶可见表层非典型细胞类似HPV感染的挖空细胞，并见佩吉特样改变。

知识点 43：鲍温病的鉴别诊断　　　　　副高：熟练掌握　　正高：熟练掌握

鲍温病的鉴别诊断：①鲍温样日光角化病：体积小、完全位于日光照射处的皮肤、表层上皮细胞存在成熟现象；②鲍温样丘疹病：一种与HPV感染有关的临床病理诊断，特点为肛门、生殖器区域皮肤出现单发或多发性丘疹样病变，该病变累及表皮全层，可见零散分布的非典型上皮细胞与核分裂象。通常有HPV阳性的挖空细胞；③佩吉特病：系表皮内原位腺癌，而鲍温病系表皮内原位鳞状细胞癌，通过特殊染色及免疫组化染色可鉴别两者；④原位恶性黑色素瘤：表现为肿瘤性黑色素细胞取代表皮细胞，瘤细胞与周围表皮细胞不黏附，无明显角化不良细胞。

知识点 44：鲍温病的预后　　　　　副高：熟练掌握　　正高：熟练掌握

鲍温病手术完整切除可以治愈。未经治疗患者可发展为浸润性癌并可发生转移，进而可导致患者死亡。

第六节　黑色素细胞肿瘤和瘤样病变

知识点 1：交界痣的临床特点　　　　　副高：熟练掌握　　正高：熟练掌握

交界痣（表皮内痣）由表皮基底层黑色素细胞增生形成，为褐色或黑色斑疹。可发生于任何年龄，但主要见于婴儿及儿童。交界痣较真皮内痣易恶变，但其恶变率不高，不足0.1%。

知识点2：交界痣的病理改变	副高：熟练掌握　正高：熟练掌握

交界痣的病理改变见表2-3-14。

表2-3-14　交界痣的病理改变

项　目	病理改变
肉眼改变	通常呈现扁平的色素斑，体积小，棕黑、黑或蓝黑色
镜下改变	病变局限于表皮和真皮交界处的表皮内，即在表皮底部出现痣细胞团，可以是多个；痣细胞多呈现立方形，偶见梭形，胞质透明，含有黑色素颗粒，核圆形或卵圆形，核分裂象少见；痣细胞从表皮突入但不侵入真皮

知识点3：交界痣的鉴别诊断	副高：熟练掌握　正高：熟练掌握

交界痣的鉴别诊断：①乳腺外Paget病；②Bowen病。

知识点4：Spitz痣的临床特点	副高：熟练掌握　正高：熟练掌握

Spitz痣实为良性黑色素瘤，最常发生于20岁以内。儿童面部及年轻妇女的股部为其常见部位。多单发，易复发，少恶变。

知识点5：Spitz痣的病理改变	副高：熟练掌握　正高：熟练掌握

Spitz痣的病理改变见表2-3-15。

表2-3-15　Spitz痣的病理改变

项　目	病理改变
肉眼改变	圆形或卵圆形隆起结节，直径多<2cm，淡红或紫红色，部分棕色至黑色。无毛，无溃疡形成
镜下改变	混合痣（交界痣和皮内痣）病变。幼年期瘤细胞比普通痣细胞大，主要有梭形细胞、上皮样细胞、多核巨细胞及圆形细胞四种类型，瘤细胞异型性不明显，胞质内可见黑色素的形成，梭形细胞在真皮内呈平行排列，与皮面垂直，其他瘤细胞则混杂在其中

知识点6：Spitz痣的鉴别诊断	副高：熟练掌握　正高：熟练掌握

Spitz痣的鉴别诊断：①复合痣；②梭形细胞鳞状细胞癌；③恶性黑色素瘤；④皮肤幼

年性黄色肉芽肿。

| 知识点7：晕痣的临床特点 | 副高：熟练掌握　正高：熟练掌握 |

晕痣是指围绕色素痣的局限性色素减退，青年人多发，皮损好发于躯干部，以背部多见，出现色素晕为色素痣消退现象，为良性变化。

| 知识点8：晕痣的病理改变 | 副高：熟练掌握　正高：熟练掌握 |

晕痣的病理改变见表2-3-16。

表2-3-16　晕痣的病理改变

项　目	病理改变
肉眼改变	痣周出现色素脱失晕
镜下改变	可以表现为皮内痣、交界痣及混合痣，并伴有大量淋巴细胞的炎性浸润和痣细胞的变性、坏死乃至完全消失。当痣细胞完全消失后之，炎症细胞即逐渐减少、消失，并发生纤维化

| 知识点9：晕痣的鉴别诊断 | 副高：熟练掌握　正高：熟练掌握 |

晕痣的鉴别诊断：①苔藓样角化病；②恶性黑色素瘤。

| 知识点10：气球样细胞痣的临床特点 | 副高：熟练掌握　正高：熟练掌握 |

气球样细胞痣通常单发，可发生于头颈、躯干、四肢。基本上属于皮内痣、复合痣。

| 知识点11：气球样细胞痣的病理改变 | 副高：熟练掌握　正高：熟练掌握 |

气球样细胞痣的病理改变见表2-3-17。

表2-3-17　气球样细胞痣的病理改变

项　目	病理改变
肉眼改变	淡棕色丘疹或结节，直径<0.5cm
镜下改变	为皮内痣或复合痣病变，由大而淡染的气球样细胞及普通痣细胞混合组成，痣细胞体积大（直径可以达到20~40μm），胞质宽而透明。可见普通痣细胞常被气球样痣细胞挤压成不规则条索，通常无明显的炎症细胞浸润

知识点12：气球样细胞痣的鉴别诊断　　　　副高：熟练掌握　正高：熟练掌握

气球样细胞痣的鉴别诊断：①皮内痣伴脂肪痣；②气球样型恶性黑色素瘤。

知识点13：恶性黑色素瘤的临床特点　　　　副高：熟练掌握　正高：熟练掌握

恶性黑色素瘤（黑色素瘤）是皮肤较常见的高度恶性肿瘤，通常单发，可发生于皮肤、黏膜及内脏等多种部位。部分可由色素痣恶变而来。遵循ABCD原则，即不对称性、不规则的边界、不均匀的颜色及直径大于6mm。

知识点14：恶性黑色素瘤的病理改变　　　　副高：熟练掌握　正高：熟练掌握

恶性黑色素瘤的病理改变见表2-3-18。

表2-3-18　恶性黑色素瘤的病理改变

项　目	病理改变
肉眼改变	肿块小者约为黄豆或白果大，大者有成人拳头或婴儿头大；呈现扁平、球形、结节状、息肉状、乳头状、菜花状或蕈状，表面常伴有溃疡形成；颜色多为杂色或黑、灰褐、黑褐、灰红和灰白色等；质地较坚实；切面见肿块界限不清，无包膜，向周围浸润，周围可有卫星结节
镜下改变	瘤细胞具有明显的多形性，伴有上皮样瘤细胞、痣细胞样瘤细胞、气球样透明瘤细胞和横纹肌样瘤细胞、印戒状细胞、黄色瘤样细胞、多核瘤巨细胞及单核巨大畸形瘤细胞等多种类型，异型性明显，瘤细胞多出现清楚的核仁，核分裂象易见，胞质内可见黑色素颗粒，也可不见黑色素颗粒。瘤细胞呈现巢状、条索状、腺泡状或弥散束状排列，各种瘤细胞以不同比例组合而成，可形成上皮样细胞黑色素瘤、梭形细胞黑色素瘤等

知识点15：恶性黑色素瘤的鉴别诊断　　　　副高：熟练掌握　正高：熟练掌握

恶性黑色素瘤的鉴别诊断：①腺癌；②Paget病；③非典型性纤维黄色瘤；④梭形细胞鳞癌；⑤色素痣；⑥Bowen病；⑦幼年性黑色素瘤。

知识点16：恶性黑色素瘤的扩散　　　　副高：熟练掌握　正高：熟练掌握

恶性黑色素瘤的扩散：①淋巴道转移通常首先累及区域淋巴结，特别是前哨淋巴结；②血道转移可转移至远隔部位的皮肤，其次为肝、肺、中枢神经系统及骨。恶性黑色素瘤可出现"蛰伏性"转移，其表现为原发瘤切除10年或者更长时间后出现转移。发生原因尚不清楚。

知识点17：恶性黑色素瘤的预后　　　　副高：熟练掌握　　正高：熟练掌握

恶性黑色素瘤预后的指标主要包括黑色素瘤的 Clark 浸润水平、Breslow 厚度、患者的性别和病变部位、组织学类型及有无溃疡等。病变厚度＜1.5mm、表浅扩散性黑色素瘤、年轻女性患者、躯干以外部位、病变无溃疡形成、核分裂指数低均提示预后较好。雀斑样型预后相对较好。浅表播散型通常认为相比雀斑型的预后要差，但相比其他型的恶性黑色素瘤预后好。结节型一般认为预后不良。肢端雀斑样型预后不良。

知识点18：表浅型先天性黑色素细胞痣的临床特点　　副高：熟练掌握　正高：熟练掌握

表浅型先天性黑色素细胞痣出生时即可出现，可见于任何解剖部位，其表现为斑块、丘疹或色素沉着的斑状。表面光滑或呈乳头状，伴或不伴毛发，直径一般小于1.5cm。

知识点19：表浅型先天性黑色素细胞痣的病理改变

　　　　　　　　　　　　　　　副高：熟练掌握　　正高：熟练掌握

表浅型先天性黑色素细胞痣的病理特点是瘤细胞小、形态一致。表现带状排列或在胶原纤维间呈单行排列，分布在真皮上部与真皮网状层中部。也可分布在皮汗腺、脂腺、竖毛肌等皮肤附属器及血管、神经周围。

知识点20：先天性黑色素细胞痣中增生性结节的临床特点

　　　　　　　　　　　　　　　副高：熟练掌握　　正高：熟练掌握

先天性黑色素细胞痣中增生性结节好发于新生儿期，生物学为良性。其表现为巨大先天性黑色素细胞痣中出现深棕色至黑色的斑块或结节。

知识点21：先天性黑色素细胞痣中增生性结节的病理改变

　　　　　　　　　　　　　　　副高：熟练掌握　　正高：熟练掌握

增生性结节位于真皮中上层，是由上皮样细胞或梭形细胞构成，其细胞体积大，部分细胞核有异型，可见核分裂象。

知识点22：复合痣的临床特点　　　　副高：熟练掌握　　正高：熟练掌握

复合痣在临床上的大体形态特点与细胞类型及主要细胞成分有关。病灶一般不超过5~6mm。表现为对称、境界清楚的丘疹或半球形，一般好发于躯干、头颈及上肢。有时因颜色黑而被诊断为黑色素瘤。

知识点23：复合痣的病理改变　　　　副高：熟练掌握　正高：熟练掌握

复合痣包括色素痣的全部类型，可以由任何痣以任意比例组合而成。99%的复合痣只有两种（不同类型的痣）成分，其中82%为两种成分的混合，其余则是不同类型的痣相互邻接。复合痣包含非典型性，其表现为黑色素细胞排列紊乱，表皮内与真皮内成分有细胞的非典型性。

知识点24：复合痣的鉴别诊断　　　　　副高：熟练掌握　正高：熟练掌握

当普通痣细胞中出现非典型细胞灶，首先需要注意与黑色素瘤进行鉴别。

知识点25：非典型性痣的临床特点　　　副高：熟练掌握　正高：熟练掌握

非典型性痣一般可以发生于身体任何部位，最常见于躯干。在临床上主要表现为大小不一（0.5～1cm）、病变大小相差显著；色泽不均，褐色，伴有褐色晕的红色丘疹、斑点；外形不规则；边界不清，通常为"绒毛状"。

知识点26：非典型性痣的病理改变　　　副高：熟练掌握　正高：熟练掌握

非典型性痣的病变直径≥4mm，巢状、单个黑色素细胞位于延长的表皮脚尖或两侧，细胞有异型性，可见间质反应。交界性成分超出皮内痣范围，表现为"肩部现象"。

第七节　皮肤附件肿瘤和瘤样病变

知识点1：附属器良性肿瘤与附属器癌的病理学鉴别

副高：熟练掌握　正高：熟练掌握

附属器良性肿瘤与附属器癌的病理学鉴别见表2-3-19。

表2-3-19　附属器良性肿瘤与附属器癌的病理学鉴别

项　　目	附属器良性肿瘤	附属器癌
对称性（低倍镜下）	病变对称	病变不对称
生长方式	垂直于表皮生长	沿水平方向扩展
病灶边界	边界规则、光滑	边界不规则
细胞成分	细胞团一致	显著不规则的细胞团
坏死	无团块状坏死（汗孔瘤例外）	团块状坏死
核分裂象	多少不定，无病理性	核分裂象多，有病理性

续　表

项　　目	附属器良性肿瘤	附属器癌
细胞核	形态单一、少数例外	多形性、少数例外
肿瘤与周围真皮的界面	圆滑、钝性	浸润至真皮或皮下
间质	致密性纤维性间质	少、有时为黏液样

知识点2：管状癌的临床特点　　　　副高：熟练掌握　正高：熟练掌握

管状癌好发于中年人，以女性较常见，临床表现为质硬的红斑样结节，可形成溃疡与深部组织粘连。

知识点3：管状癌的病理改变　　　　副高：熟练掌握　正高：熟练掌握

肿瘤呈现浸润性生长，边界不清，病变累及真皮全层，可侵入皮下组织。低倍镜下见有明显小管结构形成，其形态大小不一，表浅部位的较大管腔内可见乳头的形成，越深部，管腔越小。高倍镜下见小管衬覆上皮细胞有异型性。胞质丰富、嗜酸性，核分裂象易见，细胞常伴有顶浆分泌。除小管癌成分之外，尚可见灶性实性区，呈筛状或腺样囊性癌样。

知识点4：管状癌的诊断与鉴别诊断　　　　副高：熟练掌握　正高：熟练掌握

管状癌与内脏管状癌转移和腺样囊性癌相鉴别。首先排除内脏腺癌转移至皮肤。与腺样囊性癌不同的是管状癌的腺样囊性癌样区，癌细胞巢团周围无基膜样物质，通常无神经侵犯。

知识点5：管状癌的预后　　　　副高：熟练掌握　正高：熟练掌握

管状癌生物学行为属于高度恶性。

知识点6：微囊性附属器癌的临床特点　　　　副高：熟练掌握　正高：熟练掌握

微囊性附属器癌多见于成年女性，好发于面部、口唇，其他部位少见。其生长缓慢，持续数月至数年，常似凹陷瘢痕，很少形成溃疡。

知识点7：微囊性附属器癌的病理改变　　　　副高：熟练掌握　正高：熟练掌握

低倍镜下病变由浅至深部分层排列。表浅部为小管及小囊肿；中层为小管构成；深部为上皮条索及间质硬化。常侵犯神经。少数病例出现皮脂腺分化区或类似于毛鞘的分化区。高倍镜下细胞分化较好，异型性并不明显，核分裂象罕见。

知识点8：微囊性附属器癌的鉴别诊断　　　　副高：熟练掌握　正高：熟练掌握

微囊性附属器癌的鉴别诊断：①毛母细胞癌；②柱状毛母细胞瘤；③皮肤转移癌。

知识点9：微囊性附属器癌的预后　　　　副高：熟练掌握　正高：熟练掌握

微囊性附属器癌以局部浸润与破坏为主，其转移率低。

知识点10：汗孔癌的临床特点　　　　副高：熟练掌握　正高：熟练掌握

汗孔癌较少见，主要好发于老年人，男女均可受累。好发于小腿、臀部和足，上肢少见。呈疣状、结节状溃疡性斑块。

知识点11：汗孔癌的病理改变　　　　副高：熟练掌握　正高：熟练掌握

病变位于表皮及真皮内，胞质淡染的上皮细胞形成巢索状结构。细胞有异型性，核仁明显，核分裂象易见。病变周围边界不清晰，癌细胞可以在表皮内呈派杰样浸润。偶见癌组织与表皮内小汗腺导管相连。

知识点12：汗孔癌的鉴别诊断　　　　副高：熟练掌握　正高：熟练掌握

汗孔癌的鉴别诊断：①单纯性汗腺棘皮瘤；②小汗腺汗孔瘤；③Paget病。

知识点13：汗孔癌的预后　　　　副高：熟练掌握　正高：熟练掌握

出现术后复发病例大约为20%，出现区域淋巴结转移约为20%，有远处转移约为12%。

知识点14：汗腺癌的临床特点　　　　副高：熟练掌握　正高：熟练掌握

汗腺癌常见于女性，平均发病年龄为50岁，可见于全身任何部位皮肤。一般为生长缓慢的孤立性真皮或皮下结节。

知识点15：汗腺癌的病理改变　　　　副高：熟练掌握　正高：熟练掌握

可呈大汗腺及小汗腺分化的特征，有些患者瘤细胞异型性明显，可见坏死和核分裂象，而有些患者细胞异型性不明显，容易漏诊。瘤细胞排列成一个或多个形态、大小不一的结节，结节内可见小管的形成。

知识点16：汗腺癌的鉴别诊断　　　　副高：熟练掌握　　正高：熟练掌握

汗腺癌与汗腺瘤相鉴别。

知识点17：汗腺癌的预后　　　　副高：熟练掌握　　正高：熟练掌握

汗腺癌可发生广泛性转移。

知识点18：指（趾）乳头状癌的临床特点　　　　副高：熟练掌握　　正高：熟练掌握

指（趾）乳头状癌的高发年龄为50～60岁，男性较多。大多都位于手指、足趾、手掌和足底，手比足更常受累。表现为生长缓慢的深在性结节，可有疼痛。

知识点19：指（趾）乳头状癌的病理改变　　　　副高：熟练掌握　　正高：熟练掌握

病变位于真皮部位，由多结节状伴有囊腔的上皮团构成。乳头可伴有纤维脉管轴心，也可为细胞性乳头。细胞异型性不明显。

知识点20：指（趾）乳头状癌的鉴别诊断　　　　副高：熟练掌握　　正高：熟练掌握

指（趾）乳头状癌的鉴别诊断：①恶性螺旋腺瘤；②恶性螺端瘤；③乳头状小汗腺腺瘤。

知识点21：指（趾）乳头状癌的预后　　　　副高：熟练掌握　　正高：熟练掌握

指（趾）乳头状癌的局部复发率为50%，大约14%的转移率。肺为常见的转移部位。

知识点22：腺样囊性癌的临床特点　　　　副高：熟练掌握　　正高：熟练掌握

腺样囊性癌好发于中老年人，女性较为多见。常见于颅骨与胸腹部。呈惰性、进行性经过。缓慢膨胀性生长的、质硬、肉色结节。

知识点23：腺样囊性癌的病理改变　　　　副高：熟练掌握　　正高：熟练掌握

类似涎腺的腺样囊性癌。由基底细胞样细胞排列成岛状、囊状、条索状、腺样和筛状结构。病变位于真皮中下层，边界不清，可浸润皮下脂肪，可见神经侵犯。

| 知识点24：腺样囊性癌的鉴别诊断 | 副高：熟练掌握 正高：熟练掌握 |

腺样囊性癌与腺样囊性型基底细胞癌相鉴别。

| 知识点25：腺样囊性癌的预后 | 副高：熟练掌握 正高：熟练掌握 |

腺样囊性癌表现为惰性、进行性临床过程，诊断前平均带瘤时间约为9.8年。局部切除后复发率可达57%~70%。

| 知识点26：大汗腺癌的临床特点 | 副高：熟练掌握 正高：熟练掌握 |

大汗腺癌患者均大于25岁。好发于腋窝、会阴部。表现为单个或多个、实性或囊性结节，可伴溃疡及出血。

| 知识点27：大汗腺癌的病理改变 | 副高：熟练掌握 正高：熟练掌握 |

病变位于真皮深部，可以侵犯皮下脂肪组织，也可以累及表皮，呈现Paget样病变。癌细胞细胞核大、空泡状、卵圆形、圆形，常伴有一个显著的嗜酸性核仁。胞质丰富、嗜酸性，胞质内含有PAS阳性耐酶颗粒。癌细胞排列成管状、乳头状、囊状、筛状和实体状，可见腔面胞质突起，呈顶浆分泌的特征。间质为纤维结缔组织，可伴有不同程度上的淋巴细胞、浆细胞浸润。

| 知识点28：大汗腺癌的鉴别诊断 | 副高：熟练掌握 正高：熟练掌握 |

大汗腺癌的鉴别诊断：①棘细胞溶解性鳞状细胞癌；②管状大汗腺腺瘤。

| 知识点29：大汗腺癌的预后 | 副高：熟练掌握 正高：熟练掌握 |

大汗腺癌生长缓慢，病程比较长，总体死亡率低，容易局部复发与区域淋巴结转移，目前尚无可靠的预后指标。

| 知识点30：乳腺外佩吉特病的临床特点 | 副高：熟练掌握 正高：熟练掌握 |

乳腺外佩吉特病患者以60岁以上较常见，表现为表皮内单个或小巢状体积较大的异型性胞质浅染细胞散在分布。常见于男性与女性外生殖器等大汗腺分布的区域。主要临床表现为瘙痒及烧灼感。病变处皮肤呈境界清楚的红斑样脱屑性斑片、斑块，可出现糜烂。

知识点31：乳腺外佩吉特病的病理改变 副高：熟练掌握 正高：熟练掌握

癌细胞核大、异型明显，核仁显著，胞质丰富，伴有淡染或嗜酸性。癌细胞单个散在或成簇排列，分布在表皮全层，近基底层处细胞更为密集。表皮角化亢进或增生活跃呈棘皮瘤样改变。

知识点32：乳腺外佩吉特病的预后 副高：熟练掌握 正高：熟练掌握

原发性乳腺外佩吉特病不发生转移，大约为30%术后复发。进展为浸润癌并进而发生转移约10%。

知识点33：黏液癌的临床特点 副高：熟练掌握 正高：熟练掌握

黏液癌较罕见，好发于中老年人，50~70岁较常见。大多数发生在头部，特别是颅骨及面部的眼睑。其表现多为惰性经过，多次复发，也可转移至区域淋巴结。孤立性且生长缓慢的无痛性结节，呈棕色、灰色或红色。

知识点34：黏液癌的病理改变 副高：熟练掌握 正高：熟练掌握

大体上内界清晰，无包膜，位于真皮和皮下组织内。切面呈胶冻状。显微镜下见大量的嗜碱性黏液形成黏液池，其内漂浮着小的上皮条索、团块，有时见筛状结构。细胞异型性并不明显，核小，核分裂象罕见。

知识点35：黏液癌的鉴别诊断 副高：熟练掌握 正高：熟练掌握

黏液癌的鉴别诊断：①皮肤恶性混合瘤；②皮肤转移性黏液癌。

知识点36：黏液癌的预后 副高：熟练掌握 正高：熟练掌握

原发性皮肤黏液癌属于低度恶性肿瘤，其转移率低，倾向于局部复发。此病导致的死亡罕见。

知识点37：毛母质癌的临床特点 副高：熟练掌握 正高：熟练掌握

毛母质癌极为罕见，肿瘤位于真皮内，患者常见于成年人，男性较多。大多发生于头颈部、上肢和臀部，少数发生于腋窝及腹股沟区。其表现为孤立性结节，直径1~10cm不等，偶尔形成溃疡。

知识点38：毛母质癌的病理改变　　　　副高：熟练掌握　正高：熟练掌握

病变位于真皮及皮下。低倍镜下呈现大而不规则的团块状结构。在高倍镜下，瘤细胞呈形态、大小显著不一的基底细胞样细胞，细胞团内可见影细胞。基底细胞样细胞异型性明显，可见核仁，细胞界限不清晰，核分裂象易见。可见灶性地图状坏死、钙化和骨化。

知识点39：毛母质癌的预后　　　　副高：熟练掌握　正高：熟练掌握

毛母质癌手术切除不净，容易导致复发，可以出现区域淋巴结转移，远处转移发生较少。

知识点40：增生性外毛根鞘肿瘤的临床特点　　　　副高：熟练掌握　正高：熟练掌握

增生性外毛根鞘肿瘤患者老年人较多，常见于女性。90%以上的病变位于头皮，其次为面部、躯干、背部及前额。临床上表现为孤立性、分叶状、大的外生性团块，大小2～10cm不等，多发病变罕见。

知识点41：增生性外毛根鞘肿瘤的病理改变　　　　副高：熟练掌握　正高：熟练掌握

有一个连续的形态学变化谱。其一端表现为类似外毛根鞘囊肿；另一端表现为类似鳞状细胞癌。类似外毛根鞘囊肿者呈现显著的上皮增生并内折入囊腔，囊壁周围为基底细胞样细胞，呈现栅栏状排列，内侧为类似棘细胞的鳞状细胞，中央为角化物。瘤细胞无异型性。类似鳞状细胞癌者呈现显著的上皮增生并内折入囊腔，细胞伴有明显的异型性，核分裂象易见，囊腔周围见浸润病灶。

知识点42：增生性外毛根鞘肿瘤的鉴别诊断　　　　副高：熟练掌握　正高：熟练掌握

增生性外毛根鞘肿瘤的鉴别诊断：①外毛根鞘癌；②增生性表皮样（漏斗部）囊肿；③外毛根鞘囊肿。

知识点43：增生性外毛根鞘肿瘤的预后　　　　副高：熟练掌握　正高：熟练掌握

不伴有不典型增生患者通常表现良性经过。肿瘤有浸润病灶或细胞有异型性患者可复发、转移。

知识点44：皮脂腺癌的临床特点　　　　副高：熟练掌握　正高：熟练掌握

皮脂腺癌好发于成年人，平均年龄62岁。临床表现为无痛性肿物，多为缓慢增大的结节，可呈多造型。好发于眼附属器或头颈部皮肤、躯干与四肢，少数见于口、涎腺、肺和乳腺。

知识点45：皮脂腺癌的病理改变　　　　　　　副高：熟练掌握　　正高：熟练掌握

肿瘤发生于真皮，由不同程度异型性的多角形细胞呈分叶状器官样结构。皮脂腺分化的特征是多泡性及空泡状透明细胞质。间质为纤维结缔组织。肿瘤中央可能发生坏死，形成粉刺样结构。基底细胞样亚型：由基底细胞样细胞所构成，周边细胞栅栏状排列，明显的皮脂腺癌成分少，不易辨认。

知识点46：皮脂腺癌的鉴别诊断　　　　　　　副高：熟练掌握　　正高：熟练掌握

皮脂腺癌的鉴别诊断：①浸润性毛母质瘤；②转移性肾透明细胞癌；③透明细胞汗腺腺瘤；④皮脂腺上皮瘤。

知识点47：皮脂腺癌的预后　　　　　　　　　副高：熟练掌握　　正高：熟练掌握

根据文献报道，发生于眼及眼外的皮脂腺癌局部复发率可达20%～25%，肿瘤相关死亡率达10%～20%。

第八节　其他皮肤肿瘤（淋巴瘤、转移瘤等）

知识点1：皮肤滤泡中心淋巴瘤的临床特点　　　副高：熟练掌握　　正高：熟练掌握

皮肤滤泡中心淋巴瘤大多为局限性病变，常常见于躯干或头颈部，主要发生于中年人，无性别差异。临床表现为大小不一的质硬红斑、紫色斑块、结节或瘤块。

知识点2：皮肤滤泡中心淋巴瘤的病理改变　　　副高：熟练掌握　　正高：熟练掌握

病变主要位于真皮，表皮通常不受累，较大结节可延伸至皮下组织。组织形态学和淋巴结内者类似。免疫组化CD10在滤泡型通常为阳性，而在弥漫型通常阴性。与淋巴结内者不同的是：一般不表达Bcl-2，多数病例不具备Bcl-2基因重排和t（14；18）（q32；q21）染色体易位。

知识点3：皮肤滤泡中心淋巴瘤的预后　　　　　副高：熟练掌握　　正高：熟练掌握

原发性皮肤FCLL生物学行为惰性，预后良好，最为常用的方式有放疗及手术切除，局部治疗通常有效。5年存活率大于95%。局部复发主要在原发部位附近。

知识点4：皮肤原发性弥漫性大B细胞淋巴瘤的临床特点
副高：熟练掌握　正高：熟练掌握

皮肤原发性弥漫性大B细胞淋巴瘤最常见的变型为腿型，一般发生于腿部。其他亚型包括富于T细胞/组织细胞的LBCL、浆母细胞瘤与不符合腿型诊断标准的DLBCL。主要好发于老年人，平均发病年龄为70岁，以女性较多见，很少发生在儿童。临床上主要表现为快速生长的多发播散性或聚集性圆顶状红色瘤块，质硬，进展期可发生溃疡。

知识点5：皮肤原发性弥漫性大B细胞淋巴瘤的病理改变
副高：熟练掌握　正高：熟练掌握

瘤细胞弥漫性浸润真皮，皮肤附属器常被破坏消失，病变可能侵犯皮下组织，但表皮通常不受累，并在表皮与真皮间形成无细胞浸润带（Grenz带）。瘤细胞形态单一、类似免疫母细胞。几乎无间质反应。免疫组织化学：瘤细胞CD20（+），CD10和CD138（-），Bcl-2和MUM-1强阳性。

知识点6：皮肤原发性弥漫性大B细胞淋巴瘤的预后
副高：熟练掌握　正高：熟练掌握

Bcl-2、多发皮肤病变、年龄为独立的预后因素。Bcl-2阳性患者5年生存率为41%，阴性患者的5年生存率为89%。

知识点7：淋巴瘤样肉芽肿病的临床特点
副高：熟练掌握　正高：熟练掌握

淋巴瘤样肉芽肿病一般好发于肢端和躯干部位，皮肤是最常见的肺外受累的部位。病灶内混杂有许多甚至是占优势的T细胞。在临床表现中，患者除了有呼吸道症状外，皮肤可见多发性皮肤结节，可出现坏死及溃疡。

知识点8：淋巴瘤样肉芽肿病的病理改变
副高：熟练掌握　正高：熟练掌握

EBV阳性的异型的大B细胞少见，优势细胞包括CD3+、CD4+的T淋巴细胞。以上细胞绕血管浸润并破坏血管壁，形成淋巴细胞性血管炎，可见血管壁纤维素样坏死。一般不形成典型的肉芽肿。

知识点9：淋巴瘤样肉芽肿病的预后
副高：熟练掌握　正高：熟练掌握

皮肤病灶不经过治疗可以自行消退，但大部分患者呈侵袭性，平均生存时间低于2年，最为常见的死亡原因为进行性肺功能衰竭。

知识点10：蕈样真菌病的临床特点 副高：熟练掌握 正高：熟练掌握

蕈样真菌病主要好发于40~60岁年龄，身体任何部位的皮肤均可发病。除了经典型外，还有亲毛囊型、亲汗腺型等几种亚型。临床上主要表现为逐步从斑片进展为斑块，再进展为瘤块。晚期病变可扩散至周围血管、累及淋巴结、骨髓及内脏。

知识点11：蕈样真菌病的病理改变 副高：熟练掌握 正高：熟练掌握

Pautrier微脓肿、淋巴细胞向表皮聚集、不均衡的亲表皮现象是其早期特征性的改变。中等大小的脑回状细胞出现于表皮、真皮是早期典型但不特异的征象。沿表皮真皮交界处基底层排列的脑回状细胞伴有明显的胞质空晕被证实是区别蕈样真菌病和非蕈样真菌病最为关键的鉴别点。

知识点12：蕈样真菌病的预后 副高：熟练掌握 正高：熟练掌握

蕈样真菌病的预后取决于分期。大部分患者的临床进程缓慢。晚期患者、年龄>60岁、累及皮肤外或转化为高级别淋巴瘤者预后差。

知识点13：Sezary综合征的临床特点 副高：熟练掌握 正高：熟练掌握

Sezary综合征基本局限于成人，年龄常超过60岁，以男性较多，为少见类型的皮肤T细胞淋巴瘤，以红皮病、血液受累和预后差为特征。临床三联征是瘙痒、红皮病和淋巴结肿大，顽固的瘙痒足以影响患者的睡眠及正常生活。其他的临床特点主要有秃头症、睑外翻、指甲发育不良、掌趾角皮病和狮面。

知识点14：Sezary综合征的病理改变 副高：熟练掌握 正高：熟练掌握

Sezary综合征是皮肤的T细胞淋巴瘤，以血液受累、红皮病、预后差为显著特征。瘙痒、红皮病及淋巴结大是Sezary综合征的临床三联征。瘤细胞为典型的成熟T辅助细胞，伴有脑回状细胞核。组织学改变类似蕈样真菌病。Sezary瘤细胞在皮肤及血液中大小可不同。

知识点15：Sezary综合征的预后 副高：熟练掌握 正高：熟练掌握

Sezary综合征的平均生存2~4年，预后差。大细胞转化或红皮病基础上发生皮肤肿瘤者预后更差。

知识点16：CD30阳性T淋巴组织增生性疾病　　副高：熟练掌握　正高：熟练掌握

皮肤CD30阳性T淋巴组织增生性疾病有淋巴瘤样丘疹病、皮肤原发性间变性淋巴瘤和介于两者之间的中间型。

知识点17：淋巴瘤样丘疹病的临床特点　　副高：熟练掌握　正高：熟练掌握

淋巴瘤样丘疹病为慢性、自愈性、复发性丘疹，临床经过良好。多发于20～50岁患者。常常发生在躯干和手足部，以成群或散在的无症状丘疹和/或细节为特征。临床病理变异型主要有局部滤泡型及脓疱型。

知识点18：淋巴瘤样丘疹病的病理改变　　副高：熟练掌握　正高：熟练掌握

典型病变为低倍镜下真皮弥漫性病灶呈楔形，高倍镜下病灶内含中等或大的多形性淋巴细胞，有些大细胞类似R-S细胞。包括3种组织学亚型：①A型：大量炎症细胞（嗜酸性粒细胞、中性粒细胞、组织细胞）背景下混杂少量肿瘤细胞；②B型：组织学类似蕈样真菌病；③C型：黏合成片的非典型大细胞夹杂少量炎症细胞。

知识点19：淋巴瘤样丘疹病的鉴别诊断　　副高：熟练掌握　正高：熟练掌握

淋巴瘤样丘疹病的鉴别诊断主要有：①霍奇金淋巴瘤；②蕈样真菌病；③皮肤原发性ALCL；④皮肤炎症性病变。

知识点20：淋巴瘤样丘疹病的预后　　副高：熟练掌握　正高：熟练掌握

淋巴瘤样丘疹病的预后良好，5年生存率达100%。可进展为LyP相关性淋巴瘤的患者占5%～20%，如霍奇金淋巴瘤、蕈样真菌病、皮肤CD30阳性的大T细胞淋巴瘤。

知识点21：皮肤原发间变性大细胞淋巴瘤的临床特点

副高：熟练掌握　正高：熟练掌握

皮肤原发间变性大细胞淋巴瘤为常见皮肤T细胞淋巴瘤的第2位，主要好发于50岁以上的人群，男性较多。在HIV感染者中是常见的皮肤T细胞淋巴瘤，其好发部位为肢端、头部和臀部。临床表现无症状、孤立性、质硬的结节，生长迅速，常有溃疡。

知识点22：皮肤原发间变性大细胞淋巴瘤的病理改变

副高：熟练掌握 正高：熟练掌握

病变位于真皮，并延伸到皮下组织，可见亲表皮现象。肿瘤由粘连成片的大细胞构成。大细胞胞质丰富，透明或嗜酸性，核形态不规则，具有1个或多个核仁。核分裂象易见。肿瘤组织内富含淋巴细胞、浆细胞、嗜酸性粒细胞。当表现为大量中性粒细胞背景下出现小团或散在的CD30⁺大细胞时，则称为化脓性CD30阳性的ALCL。

知识点23：皮肤原发间变性大细胞淋巴瘤的预后 副高：熟练掌握 正高：熟练掌握

皮肤原发间变性大细胞淋巴瘤的预后良好，5年生存率达90%。可自行消退的患者为40%。少数多发病变引起患者死亡。

知识点24：皮下脂膜炎样T细胞淋巴瘤的临床特点

副高：熟练掌握 正高：熟练掌握

皮下脂膜炎样T细胞淋巴瘤少见，患者大多为成人，无性别差异。一般发生于肢端和躯干。临床表现为多发皮下结节，最常见的系统症状是发热。

知识点25：皮下脂膜炎样T细胞淋巴瘤的病理改变 副高：熟练掌握 正高：熟练掌握

瘤细胞弥漫浸润皮下脂肪组织，小叶间隔也受累，但真皮及表皮不受累。瘤细胞形态多样，从圆形核、核仁不明显的小细胞到核深染的转化的大细胞。可见肿瘤细胞沿单个脂肪细胞排列。

知识点26：皮肤T细胞淋巴瘤的特征 副高：熟练掌握 正高：熟练掌握

皮肤T细胞淋巴瘤的特征见表2-3-20。

表2-3-20 皮肤T细胞淋巴瘤的特征

类型	皮肤病变	浸润类型	细胞学	表型	行为
皮肤原发γ/δ阳性T细胞淋巴瘤	斑片、斑块、瘤块、播散性	表皮、真皮、皮下	中等-大细胞，多形性	CD3⁺、细胞毒性抗原⁺、CD4⁻、CD8⁻	侵袭性
皮肤原发侵袭性亲表皮CD8阳性细胞毒性T细胞淋巴瘤	疹状结节、角化过度、斑片、斑块、播散性	表皮	中等-大细胞，多形性	CD3⁺、细胞毒性抗原⁺、CD4⁻、CD8⁺	侵袭性
皮肤原发CD4阳性T细胞淋巴细胞增生性疾病	孤立性结节、瘤块	真皮、皮下	小-中等细胞，多形性	CD3⁺、细胞毒性抗原⁺、CD4⁺、CD8⁻	

知识点27：成年人皮肤T细胞白血病/淋巴瘤的病理改变

副高：熟练掌握　正高：熟练掌握

从表皮到皮下组织均可见瘤细胞浸润。大多数病例出现亲表皮现象，可见Pautrier微脓肿，类似于蕈样真菌病。瘤细胞中含中等–偏大多形性细胞核。

知识点28：成年人皮肤T细胞白血病/淋巴瘤的预后

副高：熟练掌握　正高：熟练掌握

成年人皮肤T细胞白血病/淋巴瘤与HTLV-1感染有关。根据受累器官与严重程度，主要有急性、慢性、淋巴瘤性和淤积型4种临床分类。皮肤型ATLL用来专指局限于皮肤的病变，没有淋巴结受累或白血病。常见两种皮肤受累形态包括瘤块型和红斑丘疹型，瘤块型预后差。

知识点29：皮肤假淋巴瘤的临床特点　副高：熟练掌握　正高：熟练掌握

皮肤假淋巴瘤是一种反应性淋巴增生性病变，可以发生于任何年龄。大多数病例皮肤病变局限在外源性刺激部位。存在几种亚型，临床表现为不同的临床症状。以T细胞浸润为主的假淋巴瘤主要包括：淋巴细胞浸润（特发性或药物引发）可触及的游走性弓形红斑、淋巴瘤样接触性皮炎、日光性网状变性、持续结节性节肢动物咬伤反应、炎症性传染性软疣；以B细胞浸润为主的假淋巴瘤主要包括皮肤良性淋巴腺病、儿童肢端假淋巴瘤性血管角皮瘤、炎性假瘤；除此之外，还有以混合型和未分类细胞浸润为主的皮肤假淋巴瘤。

知识点30：皮肤假淋巴瘤的病理改变　副高：熟练掌握　正高：熟练掌握

真皮中上层淋巴细胞绕血管呈袖套状浸润，此外还可见巨噬细胞、嗜酸性粒细胞。基因型显示多数病例T细胞占有优势。

知识点31：皮肤假淋巴瘤的鉴别诊断　副高：熟练掌握　正高：熟练掌握

皮肤假淋巴瘤的鉴别诊断主要有：①血管淋巴组织增生伴嗜酸性粒细胞浸润；②淋巴瘤；③感染性皮肤病；④Kimura病。

知识点32：皮肤假淋巴瘤的预后　副高：熟练掌握　正高：熟练掌握

皮肤假淋巴瘤的预后良好，部分皮肤假淋巴瘤可以发展为皮肤B细胞淋巴瘤、皮肤T细胞淋巴瘤。

皮肤B细胞假淋巴瘤与皮肤B细胞淋巴瘤的病理学鉴别见表2-3-21。

表2-3-21　皮肤B细胞假淋巴瘤与皮肤B细胞淋巴瘤的病理学鉴别

项　目	皮肤B细胞假淋巴瘤	皮肤B细胞淋巴瘤
浸润形式	结节状（＞90%）	弥漫或结节状
病灶结构	顶部严重	底部严重
病灶边界	内凹，边界不清	外凸，边界清楚
细胞成分	混杂，嗜酸性粒细胞、浆细胞	单一瘤细胞
转化	从不发生	可以发生
免疫球蛋白轻链	多形性	单型性（κ或λ）
CD21⁺树突状细胞显示生发中心	生发中心存在、规则	生发中心不存在、不规则
lg重链基因重排	常无	常有

皮肤转移瘤通常表现为多发性、非溃疡性硬结节。如孤立性结节，容易被误诊为皮肤原发癌。男性最为常见的皮肤转移瘤来自大肠、肺、皮肤黑色素瘤、肾及口腔鳞状细胞癌。女性最为常见的皮肤转移瘤来自乳腺、其次是肺、皮肤黑色素瘤、肾及卵巢。皮肤转移癌最常见为胸腹部，其次是头颈部，四肢少见。皮肤转移癌易发生于与原发瘤靠近的部位：肺癌转移至胸壁，胃肠道癌转移至腹壁，肾癌转移至下背部。亲表皮癌的转移容易误诊为皮肤原发癌。肺小细胞癌、胰岛细胞癌及类癌转移容易误诊为Merkel细胞癌或其他类型的皮肤神经内分泌癌。

第四章　口腔和颌部疾病

第一节　口腔黏膜疾病

知识点1：黏膜白斑的临床特点　　　　　　　　副高：熟练掌握　正高：熟练掌握

黏膜白斑指发生于黏膜表面的白色斑块，无法被擦掉，但不能诊断为其他任何疾病。好发于颊黏膜、唇、舌，中年男性较为多见。没有自觉症状。表现为灰白色或乳白色斑块，与黏膜平齐或略为高起，有粗糙感。

知识点2：黏膜白斑的病理改变　　　　　　　　副高：熟练掌握　正高：熟练掌握

黏膜白斑的病理改变见表2-4-1。

表2-4-1　黏膜白斑的病理改变

项目	病理改变
肉眼改变	①均质型为白色，扁平而薄，表面呈皱纹状或细纹状，质地均匀。②非均质型为白色或红白色，伴有结节、疣状突起、溃疡或红斑成分
镜下改变	①黏膜鳞状上皮增生，过度正角化或过度不全角化，颗粒层明显，棘层增生，钉突延长。②黏膜下结缔组织内伴有慢性炎细胞浸润。③可出现上皮异常增生，基底细胞极性消失；出现一层以上的基底样细胞，核质比例增加；水滴样钉突；上皮层次紊乱；细胞具多形性；细胞核深染，核仁增大；核分裂象增加，可见少数的异常核分裂象，上皮浅表1/2处出现核分裂象；细胞黏着力下降；棘层中单个或多个细胞出现角化

知识点3：黏膜白斑的鉴别诊断　　　　　　　　副高：熟练掌握　正高：熟练掌握

黏膜白斑的鉴别诊断：①白色海绵状斑痣；②口腔扁平苔藓。

知识点4：口腔扁平苔藓的临床特点　　　　　　副高：熟练掌握　正高：熟练掌握

口腔扁平苔藓好发于40～49岁女性，较为常见，患病率为0.1%～4%。多见于颊黏膜、舌面、唇内、牙龈和上腭等。通常为对称性分布。表现为白色或灰白色条纹，呈现线状、网状、环状或树枝状，条纹间的黏膜发红。

知识点5：口腔扁平苔藓的病理改变	副高：熟练掌握　正高：熟练掌握

①上皮增生，呈现过度不全角化，也可为过度正角化；②棘层增生较为多见，也可以表现为萎缩；③上皮钉突不规则延长；④基底层细胞水肿，液化变性；⑤基膜界限不清，可以形成上皮下疱；⑥在上皮棘层、基底层或固有层内可见圆形或卵圆形嗜酸性均质小体，称为胶样小体或Ciratte小体；⑦固有层有密集的淋巴细胞浸润带，通常不达到黏膜下层。

知识点6：口腔扁平苔藓的鉴别诊断	副高：熟练掌握　正高：熟练掌握

口腔扁平苔藓的鉴别诊断：①慢性盘状红斑狼疮；②口腔黏膜白斑。

知识点7：皮样囊肿、畸胎瘤和颌部寄生胎的临床特点	副高：熟练掌握　正高：熟练掌握

皮样囊肿、畸胎瘤及颌部寄生胎一般是先天性或婴儿期发病。表现为口腔的突出物，可能造成呼吸困难和喂养困难。

知识点8：皮样囊肿、畸胎瘤和颌部寄生胎的病理改变	副高：熟练掌握　正高：熟练掌握

皮样囊肿只有外胚层及中胚层结构，囊壁为角化鳞状上皮，腔内充满角化物，囊壁通常具有附属器结构。另外，骨、软骨、肌肉、脂肪组织，甚至涎腺都可出现。畸胎瘤具有三个胚层的结构，除了上述之外，尚可有脑、神经、肺、胃肠道及呼吸组织。寄生胎含有器官和肢体形成，如出现头或眼。

知识点9：舌甲状腺的临床特点	副高：熟练掌握　正高：熟练掌握

舌甲状腺是甲状腺原基发生于盲孔区并从这里下降至颈部，下降失败或残留的基质增生则形成可见肿物。尸检发现约10%的个体舌包含甲状腺组织巢。当甲状腺组织在舌上形成肿物时，则称为舌甲状腺迷芽瘤或异位舌甲状腺。临床表现为舌基底内球形软或硬的肿物，常发生于盲孔和会厌之间，可造成吞咽困难、呼吸困难、烦躁不安或出血。发病年龄在1～20岁和41～60岁。

知识点10：舌甲状腺的病理改变	副高：熟练掌握　正高：熟练掌握

甲状腺的任何疾病，包括炎症、增生及肿瘤，均可发于异位甲状腺组织中。

知识点 11：舌甲状腺的处理和预后　　　　副高：熟练掌握　　正高：熟练掌握

舌甲状腺与甲状腺疾病相似，具有大体可见舌甲状腺的患者约为70%，伴有正常甲状腺的缺如，所以手术切除异位甲状腺将会引起甲状腺功能减退，需要进一步药物治疗，按甲状腺疾病处理。

知识点12：炎症性乳头状增生的临床特点　　　副高：熟练掌握　　正高：熟练掌握

炎症性乳头状增生多发于腭部，或偶见于舌侧下颌牙龈的良性乳头状增生性疾病，多与成年人义齿不适、缺损齿缘及尖锐牙尖有关；夜间戴义齿睡眠和/或口腔卫生差的患者，其发病率增高至10倍。

知识点13：炎症性乳头状增生的病理改变　　　副高：熟练掌握　　正高：熟练掌握

外生性黏膜上皮增生，或呈现假上皮瘤样增生和黏膜下纤维增生和不同程度上的炎性细胞浸润。不伴有上皮异常增生。炎症可能导致上皮钉突的不规则增生，甚至内陷于黏膜下纤维结缔组织当中。

知识点14：炎症性乳头状增生的预后　　　　副高：熟练掌握　　正高：熟练掌握

炎症性乳头状增生不属于癌前病变，去除刺激因素一般可以使病变消退。治疗采用完整切除。

知识点15：黏液囊肿的临床特点　　　　　　副高：熟练掌握　　正高：熟练掌握

黏液囊肿可以分为黏液外渗型和黏液潴留型囊肿。前者为分泌导管破裂，黏液渗出至结缔组织中引起，常见于儿童及年轻人，最为常见的部位是下唇黏膜，其他也见于颊黏膜、口底及舌腹部。表现为圆顶形，波动性蓝色无蒂的损害，体积可大可小。潴留型囊肿因远端导管堵塞，导管扩张引起，易发生于老年人，最常见于口底，颊黏膜或上唇。

知识点16：黏液囊肿的病理改变　　　　　　副高：熟练掌握　　正高：熟练掌握

外渗型黏液囊肿为肉芽组织围绕1个或多个含黏液的腔隙；而潴留型黏液囊肿则是充满黏液的囊腔，内衬柱状、立方状或扁平上皮，有的可有乳头状突起。

知识点17：正中菱形舌炎的临床特点　　　　副高：熟练掌握　　正高：熟练掌握

正中菱形舌炎发生于舌背黏膜中线附近，即舌前2/3与后1/3交界处及舌盲孔处，片状无乳头的萎缩区。病因为口腔慢性念珠菌感染。

知识点18：正中菱形舌炎的病理改变　　　　　副高：熟练掌握　　正高：熟练掌握

上皮无乳头状增生，呈现银屑病样的黏膜炎、海绵状脓疱及念珠菌菌丝。念珠菌菌丝多散在，多切片才能够发现。

第二节　口腔肿瘤和瘤样病变

知识点1：乳头状瘤的临床特点　　　　　　　副高：熟练掌握　　正高：熟练掌握

乳头状瘤为上皮来源的肿瘤，可发生于任何年龄，多见于30～50岁。常见部位是硬软腭后部——腭垂（34%）、舌背及舌侧缘（24%）、牙龈（12%）、下唇（12%）和颊黏膜（6%）。

知识点2：乳头状瘤的病理改变　　　　　　　副高：熟练掌握　　正高：熟练掌握

乳头状瘤的病理改变见表2-4-2。

表2-4-2　乳头状瘤的病理改变

项　目	病理改变
肉眼改变	①局限性、外生性肿物，呈疣状或乳头状；②表面呈现白色或淡红色，质地较硬；③较小，直径通常在1cm左右
镜下改变	①乳头中央的间质结缔组织纤细而富有毛细血管，可伴有多级分支；②表面被覆的鳞状上皮增生较厚，棘层增生，基底层细胞可见核分裂象，但上皮没有明显异型性；③表层一般可见过度角化；④固有层可见炎症细胞浸润

知识点3：乳头状瘤的鉴别诊断　　　　　　　副高：熟练掌握　　正高：熟练掌握

乳头状瘤的鉴别诊断：①疣状黄瘤；②鳞状上皮乳头状增生。

知识点4：乳头状增生的临床特点　　　　　　副高：熟练掌握　　正高：熟练掌握

乳头状增生多发生于配戴不良修复义齿和口腔卫生差的患者。最为常见的部位于腭穹隆部。为多发、柔软、无蒂的红色乳头状突起，直径为2～4cm，排列较紧密，呈卵石样外观。

知识点5：乳头状增生的镜下病理改变　　副高：熟练掌握　正高：熟练掌握

乳头中心为结缔组织，内含血管和较多炎症细胞浸润。表面覆盖鳞状上皮，为不全角化或正角化，上皮向下增生。

知识点6：乳头状增生的鉴别诊断　　副高：熟练掌握　正高：熟练掌握

乳头状增生应与尼古丁口炎相鉴别。

知识点7：纤维性牙龈瘤的临床特点　　副高：熟练掌握　正高：熟练掌握

纤维性牙龈瘤可发生于各年龄组，10～40岁较为多见。多发生于前牙区的牙龈边缘。

知识点8：纤维性牙龈瘤的病理改变　　副高：熟练掌握　正高：熟练掌握

纤维性牙龈瘤的病理改变见表2-4-3。

表2-4-3　纤维性牙龈瘤的病理改变

项　目	病理改变
肉眼改变	含有蒂或无蒂包块，质地稍韧，颜色正常或苍白；如有炎症或血管丰富，则色泽较红
镜下改变	①由富于细胞的肉芽组织及成熟的胶原纤维束组成；②伴有数量不等的炎症细胞，以浆细胞为主，呈现灶状分布；③可伴有钙化或骨化

知识点9：纤维性牙龈瘤的鉴别诊断　　副高：熟练掌握　正高：熟练掌握

纤维性牙龈瘤的鉴别诊断：①骨化性纤维瘤；②骨纤维性结构不良。

知识点10：巨细胞性牙龈瘤（外周性巨细胞性肉芽肿）的临床特点
　　副高：熟练掌握　正高：熟练掌握

巨细胞性牙龈瘤较为少见，以30～40岁多见。女性较男性多见。发病部位以前牙区多见，上颌较下颌为多，位于牙龈或牙槽黏膜。

知识点11：巨细胞性牙龈瘤（外周性巨细胞性肉芽肿）的病理改变
　　副高：熟练掌握　正高：熟练掌握

巨细胞性牙龈瘤（外周性巨细胞性肉芽肿）的病理改变见表2-4-4。

表2-4-4 巨细胞性牙龈瘤（外周性巨细胞性肉芽肿）的病理改变

项 目	病理改变
肉眼改变	含有蒂或无蒂包块，质地柔软，紫红色，表面光滑，可出现溃疡
镜下改变	①破骨细胞样多核巨细胞呈现灶性聚集，大小、形态不一；②间质富含血管及单核间质细胞，常见出血灶及含铁血黄素沉着，有炎症细胞浸润；③巨细胞灶之间具有纤维间隔，病变区与覆盖的鳞状上皮之间也有纤维组织分隔；④病变内偶见少许的骨小梁或骨样组织

知识点12：巨细胞性牙龈瘤（外周性巨细胞性肉芽肿）的鉴别诊断
　　　　　　　　　　　　　　　　　　　　　　　　副高：熟练掌握　正高：熟练掌握

巨细胞性牙龈瘤（外周性巨细胞性肉芽肿）应与中心性巨细胞性肉芽肿相鉴别。

知识点13：先天性牙龈瘤的临床特点　　　　　副高：熟练掌握　正高：熟练掌握

先天性牙龈瘤患者女性多见，见于新生儿，发生率极低。发生于上下颌的牙龈部，以上颌切牙区多见，直径从几毫米至数厘米。切除后通常不复发。

知识点14：先天性牙龈瘤的病理改变　　　　　副高：熟练掌握　正高：熟练掌握

瘤细胞呈现片块状，紧密排列。细胞体积大，胞膜明显，胞质丰富，含嗜酸性颗粒，核呈现圆形或卵圆形，大小一致，不见核分裂象。间质少，但血管丰富。有的可见牙板上皮剩余。被覆上皮平坦，无假上皮瘤样增生。

知识点15：先天性牙龈瘤的鉴别诊断　　　　　副高：熟练掌握　正高：熟练掌握

先天性牙龈瘤应与颗粒细胞瘤相鉴别。

知识点16：鳞状细胞癌的临床特点　　　　　　副高：熟练掌握　正高：熟练掌握

（1）唇癌：①下唇多发，多位于唇红缘，50~70岁男性好发；②表现为唇部硬结或溃疡；③在所有口腔鳞状细胞癌（鳞癌）当中预后最好。

（2）舌癌：①多发生于舌前2/3的侧缘和舌腹面，25%发生于舌后1/3；②溃疡型比较多见，其次为外生型，有时白斑为唯一表现；③恶性程度高，生长快，区域淋巴结转移率相对较高。

（3）牙龈癌：①下牙龈比上牙龈多发，主要表现为外生型肿物或溃疡；②易侵犯颌骨，转移常发生于颌下淋巴结。

（4）口底癌：①通常位于口底前部近中线处，位于舌系带的一侧或两侧，可扩展到舌；②表现为硬结或溃疡，易发生淋巴结转移。

（5）颊癌：①主要位于颊黏膜后部，通常延伸至上、下前庭沟；②表现为硬结或溃疡，多发生于白斑、红斑的基础上。

（6）腭癌　①较少见，多见于60岁以上男性；②表现为红、白斑，或溃疡、乳头状病变，可侵犯至上颌窦、鼻腔、筛窦等；③软腭较硬腭恶性程度高，转移早。

知识点17：鳞状细胞癌的病理改变　　　副高：熟练掌握　正高：熟练掌握

（1）一级（高分化）：基底细胞和具备细胞间桥的鳞状细胞数量不等，角化明显，核分裂象少，非典型核分裂象及多核细胞极少，胞核和细胞多形性不明显。

（2）二级（中度分化）：角化较少，细胞和胞核多形性较为明显，核分裂象较多，可见病理性核分裂象，细胞间桥不显著。

（3）三级（低度分化）：角化少见，几乎不见细胞间桥，核分裂象常见且病理性核分裂象易见，细胞和胞核多形性明显，多核细胞常见。

知识点18：鳞状细胞癌的鉴别诊断　　　副高：熟练掌握　正高：熟练掌握

鳞状细胞癌的鉴别诊断：①角化棘皮瘤；②疣状癌；③坏死性涎腺化生；④假上皮瘤样增生。

知识点19：鳞状细胞乳头状瘤的临床特点　　　副高：熟练掌握　正高：熟练掌握

鳞状细胞乳头状瘤一般好发于11～40岁年龄段，通常可以累及口腔任何部位，发生于软腭-腭垂（悬雍垂）复合体和舌。临床上主要表现为白色或红色疣状、指突状或菜花状肿物。大约50%的病例可检测到HPV抗原的存在；部分病例可能为机械性刺激结果。

知识点20：鳞状细胞乳头状瘤的病理改变　　　副高：熟练掌握　正高：熟练掌握

鳞状细胞乳头状瘤的病理特征是上皮呈指状突起，被覆鳞状上皮可表现为明显的过度角化，角化不全或无角化。上皮可增厚，但上钉皮突不呈球状。约45%的病例棘层上部可见HPV感染空泡化细胞。

知识点21：鳞状细胞乳头状瘤的处理和预后　　　副高：熟练掌握　正高：熟练掌握

鳞状细胞乳头状瘤患者通常无复发，无恶变潜能。完全切除或激光、冷冻技术切除。

知识点22：疣状癌的临床特点　　　　　　　　副高：熟练掌握　正高：熟练掌握

疣状癌是一种少见的鳞状细胞癌亚型，低度恶性，极少转移，表现为外生性、疣状、缓慢生长的高分化肿瘤，一般好发于60岁以上人群，男性多于女性，75%发生于口腔，主要发生于口腔黏膜，其次为牙龈；也可见于喉、鼻腔、食管、阴茎、肛肠、会阴、阴道、宫颈和皮肤。临床上通常无明显症状，后期可有溃疡疼痛，局部浸润，但不发生转移。

知识点23：疣状癌的病理改变　　　　　　　　副高：熟练掌握　正高：熟练掌握

疣状癌的病理改变见表2-4-5。

表2-4-5　疣状癌的病理改变

项　目	病理改变
肉眼改变	境界清楚、结节状、隆起的肿物，表面呈鹅卵石样、乳头状、疣状或平滑。白色或红色。出血或溃疡少见
镜下改变	分化好的鳞状细胞癌，缺乏鳞癌细胞的恶性特征。若细胞学上显示为癌的特征，则通常不诊断疣状癌。组织学显示分化较好的鳞状上皮形成过度角化的外生性表面乳头和宽大、粗钝、向下推进的上皮钉突增生，增生的上皮钉突超过邻近鳞状上皮黏膜水平，细胞缺乏异型性，固有层内常常有淋巴细胞、浆细胞浸润。大约1/5病例全部取材，可发现鳞状细胞癌病灶，称为杂合性肿瘤，诊断为疣状－鳞状细胞癌或疣状癌伴鳞癌灶存在

知识点24：疣状癌的处理和预后　　　　　　　副高：熟练掌握　正高：熟练掌握

采用手术切除为最好的疗法，可以达80%～90%的5年无病生存率，多数患者愈后好。①单纯放疗、化疗加外科切除联合应用于不宜手术切除的或晚期广泛累及的病例的姑息治疗；②可用于评估预后意义的分子或其他标志物尚无；③伴有鳞状细胞癌的病例易于局部复发或转移。

知识点25：NUT中线癌的临床特点　　　　　　副高：熟练掌握　正高：熟练掌握

NUT中线癌是一种组织起源不明的罕见的高度侵袭性恶性肿瘤，是新认识的一种罕见的具有特殊分子遗传学特征 $[t(15;19)(q14;q13.1)]$ 的癌。大约占上口咽消化道未分化癌的18%，一般好发于30岁以上，7%的年龄低于40岁。大部分发生于膈肌以上的中线器官，如鼻咽、鼻窦、会厌、气管、胸腔、纵隔，也有发生于骨、膀胱、腹膜后、胰腺及涎腺的报道。NUT中线癌以侵袭性强为主要特点，多数患者就诊时就已经发生肿瘤转移，最常见转移部位是淋巴结、骨、肺、胸膜、皮肤及皮下软组织。生长在纵隔内的巨大肿瘤常常出现上腔静脉综合征及胸腔积液。

知识点26：NUT中线癌的病理改变　　　　副高：熟练掌握　正高：熟练掌握

显微镜下观察，肿瘤由成片排列的低分化或未分化细胞构成，呈编织状、条索状或片状排列，可见岛状角化，少数病例可见瘤细胞呈巢状排列，由纤维间质分隔。肿瘤内常见大片凝固性坏死，间质淋巴细胞灶状浸润，类似淋巴上皮瘤样癌的结构。瘤细胞的黏附性较差，核质比较高，细胞核大小相对较一致，但核型不规则，异型明显，突出的核仁。瘤细胞伴有不同程度的鳞状上皮分化，中央可有角化物形成，有时会出现类似胸腺小体的结构。免疫组化显示<5%瘤细胞表达CK；AE1/AE3，MNF116、CK和CK19、CK8/18阳性见于未分化区；CK5/6阳性可见于角化瘤细胞；EMA阳性；PLAP，S100，CD30，CD34等淋巴造血及间叶标志物均为阴性。C52可显示NUT核表达。

知识点27：NUT中线癌的处理和预后　　　　副高：熟练掌握　正高：熟练掌握

NUT中线癌病程凶险，平均生存期为7~12个月。NUT变异型癌生存期要长；采用docetaxel治疗，具有较好的治疗反应。侵袭性及迅速致死性病程，即便采取了积极化疗与放疗，其生存期平均低于1年（9.5个月）。

知识点28：口腔颌面部恶性黑素瘤的临床特点　　　副高：熟练掌握　正高：熟练掌握

口腔颌面部恶性黑素瘤，也称黑色素瘤，一般好发于成年人。原发性口腔黑色素瘤占头颈部黏膜黑色素瘤的37%~49%，70%以上病例出现于硬腭黏膜与上颌牙龈。主要临床表现为色素性结节，可以为灰色、黑色、紫红色或红色。典型病损为多发、广泛的色素斑点伴结节性生长。可有溃疡。有淋巴结转移的病例为20%~70%。

知识点29：口腔颌面部恶性黑素瘤的病理改变　　　副高：熟练掌握　正高：熟练掌握

肿瘤切面为均一的黑色或深褐色，可有原位口腔黏膜黑色素瘤，侵袭性口腔黏膜黑色素瘤及混合型。生长方式为垂直生长，少见Paget样播散。大部分肿瘤由片状、岛状的上皮样黑色素细胞构成，梭形细胞只占肿瘤的少数，偶见梭形细胞为主肿瘤。

知识点30：口腔颌面部恶性黑素瘤的处理和预后　　　副高：熟练掌握　正高：熟练掌握

发生于口腔黏膜的黑色素瘤预后比较差，其5年生存率为15%，10年生存率为6%。淋巴结转移率高。肿瘤浸润深、广泛肿瘤播散与上颌骨的复杂解剖结构导致手术切除肿瘤很困难。高临床分期、肿瘤厚度超过5mm，出现血管侵犯、淋巴结远处转移、无色素性都提示预后不良。

知识点31：颗粒细胞瘤的临床特点　　　　副高：熟练掌握　　正高：熟练掌握

颗粒细胞瘤一般比较罕见，常常发生于皮肤或皮下组织，少数也见于膀胱和喉部。在口腔，80%病例发生于唇、舌、颊黏膜，口底也可受累。临床上主要表现为黄白色、质硬无痛肿块或斑块，一般＜2cm。

知识点32：颗粒细胞瘤的病理改变　　　　副高：熟练掌握　　正高：熟练掌握

颗粒细胞瘤的病理特征是表面光滑，边界不清，质硬，切面灰黄色，肿瘤无包膜。瘤细胞大，多边形，胞膜通常不明显，似合胞体形，胞质内大量细颗粒，PAS阳性；胞核小，深染。肿瘤细胞弥漫生长向上深入到被覆上皮下，形成巢状、条索状与片状分布。肿瘤细胞侵入周围邻近组织如骨骼肌，与骨骼肌细胞混杂。可见衬覆上皮呈假上皮瘤样增生的病例为1/3～2/3。

知识点33：颗粒细胞瘤的处理和预后　　　　副高：熟练掌握　　正高：熟练掌握

良性颗粒细胞瘤，切除后复发很少。恶性颗粒细胞瘤比较罕见，可发生转移。

第三节　涎　腺

一、炎症

知识点1：慢性硬化性涎腺炎的临床特点及处理措施

　　　　　　　　　　　　　　　　　　　　　副高：熟练掌握　　正高：熟练掌握

慢性硬化性涎腺炎又称为Küttner肿瘤，是涎腺的一种纤维性炎性疾病，是颌下腺最为常见的病变。单侧发生，表现为反复肿胀与疼痛。好发于中年人，男性较多见。83%可伴涎石病。现认为本病是IgG4相关疾病谱的一部分。慢性硬化性涎腺炎的处理措施为外科切除病变腺体。

知识点2：慢性硬化性涎腺炎的镜下改变　　　　副高：熟练掌握　　正高：熟练掌握

浆细胞和淋巴细胞的围管浸润，最终致使导管被增厚的纤维包裹；小叶结构保存，腺泡萎缩，导管扩张，导管上皮鳞状化生。B淋巴细胞浸润上皮，浆细胞含有丰富的IgG4。有些病例有明显的淋巴细胞浸润，似边缘区淋巴瘤。

知识点3：硬化性多囊性腺病的临床特点及处理措施

　　　　　　　　　　　　　　　　　　　　　副高：熟练掌握　　正高：熟练掌握

硬化性多囊性腺病是近年来得到认识的罕见唾液腺疾病，多见于腮腺，少数发生在下颌下腺，呈现散发肿块。患者年龄分布广，从9岁至84岁，女性稍多见。典型临床表现是缓慢增大的肿物，病程一般小于2年，偶有疼痛。硬化性多囊性腺病的处理措施为切除病变腺体。

知识点4：硬化性多囊性腺病的病理改变　　　副高：熟练掌握　正高：熟练掌握

似乳腺的硬化性腺病及纤维囊性病变，纤维玻变间质包绕扩张和增生的导管和腺泡，可有大汗腺样化生和筛孔样结构，上皮细胞胞质含大而明亮的嗜酸性颗粒。

知识点5：坏死性涎腺化生的临床特点及处理措施　副高：熟练掌握　正高：熟练掌握

指涎腺组织的缺血坏死。但致使缺血坏死的病因不明，与牙注射、创伤、手术、囊肿、义齿、肿瘤、上呼吸道感染或过敏有关。男性多见，任何年龄都可能发生。表现为快速肿胀，数天后溃疡，数周内缓慢愈合。伴有疼痛或麻木感。坏死性涎腺化生的处理措施为自限性病变，无需处理。

知识点6：坏死性涎腺化生的病理改变　　　副高：熟练掌握　正高：熟练掌握

小叶腺泡的凝固性坏死，导管上皮鳞状化生，黏膜上皮的假上皮瘤样增生及炎症。

知识点7：良性淋巴上皮囊肿的临床特点及处理措施

　　　　　　　　　　　　　　　　　　　　副高：熟练掌握　正高：熟练掌握

良性淋巴上皮囊肿多发生于腮腺或上颈淋巴结，占腮腺病变的2%～3%。发病高峰期为11～20岁，男性多见。良性淋巴上皮囊肿的处理措施为手术切除，不复发。

知识点8：良性淋巴上皮囊肿的病理改变　　　副高：熟练掌握　正高：熟练掌握

良性淋巴上皮囊肿与涎腺导管囊肿相似，但为多房性，囊壁伴有致密淋巴组织增生，常有生发中心以及较不规则起伏的腔面，囊腔常内衬复层鳞状上皮。也可内衬立方、柱状及纤毛上皮。有时淋巴细胞浸润内衬上皮。淋巴组织和邻近涎腺组织分界明显。

知识点9：涎腺导管囊肿的临床特点及处理措施　副高：熟练掌握　正高：熟练掌握

涎腺导管囊肿多发生于腮腺，占腮腺病变2%～3%。也可发生于颌下腺或口内涎腺。年龄多在30岁以上，没有性别差异。单房性，囊肿多为1～3cm，也可有直径达10cm。涎腺导管囊肿的处理措施为手术切除。

知识点10：涎腺导管囊肿的镜下改变　　　　　副高：熟练掌握　正高：熟练掌握

导管呈现囊样扩张，致密纤维囊壁包绕管腔，腔内衬复层鳞状上皮、扁平上皮、立方或柱状上皮。轻度至中度慢性炎症细胞浸润。

知识点11：HIV-相关涎腺病变的临床特点及处理措施
　　　　　　　　　　　　　　　　　　　　副高：熟练掌握　正高：熟练掌握

HIV-相关涎腺病变又称HIV相关淋巴上皮囊肿，是HIV诱导的涎腺病变，伴有全身持续性淋巴结肿大。常在AIDS症状出现之前发生。临床表现为双侧腮腺肿胀，但没有症状。男性发病率是女性的7倍。HIV-相关涎腺病变的处理措施为外科切除和放疗。

知识点12：HIV-相关涎腺病变的镜下改变　　　　副高：熟练掌握　正高：熟练掌握

主要病理改变包括淋巴上皮囊肿、实性淋巴上皮病变或两种病变的组合。这种组合性病变越明显，则提示HIV病因的可能性越大。上皮囊肿及增生淋巴组织取代腮腺实质。淋巴滤泡形态不规则，套区萎缩，局灶滤泡融解，可见大量的着色体巨噬细胞及核分裂象。滤泡间淋巴组织内见簇状组织细胞、浆细胞及中性粒细胞。淋巴滤泡内有明显突出的滤泡树突细胞（FDC）网架。FDC呈现HIV-1主核心蛋白及HIV-1 RNA强阳性表达，表明HIV病毒在FDC中复制活跃。三维重建显示囊肿来自小叶内导管系统而非腮腺内淋巴结。

知识点13：良性淋巴上皮病变和Sjögren综合征的临床特点
　　　　　　　　　　　　　　　　　　　　副高：熟练掌握　正高：熟练掌握

良性淋巴上皮病变又称为Mikulicz病或肌上皮涎腺炎、淋巴上皮性涎腺炎。良性淋巴上皮病变可局限于涎腺，但在自身免疫性疾病Sjögren综合征（干燥综合征）的全身综合征中更常见。Sjögren综合征临床上常有全身症状，如口腔干燥、干性角膜结膜炎、类风湿关节炎及高球蛋白血症等。本病主要发生于腮腺，双侧对称性，也有单侧及局限性病变。女性多发，发病年龄为30～70岁。表现为面部肿胀、不适和/或疼痛。

知识点14：良性淋巴上皮病变和Sjögren综合征的病理改变
　　　　　　　　　　　　　　　　　　　　副高：熟练掌握　正高：熟练掌握

良性淋巴上皮病变和Sjögren综合征的病理改变见表2-4-6。

表2-4-6 良性淋巴上皮病变和Sjögren综合征的病理改变

项 目	病理改变
肉眼改变	腺体肿大，呈灰白色，偶有囊肿
镜下改变	两种主要病变：显著淋巴细胞浸润和上皮肌上皮岛。淋巴组织内含有数量不等的淋巴滤泡，且T、B淋巴细胞、组织细胞和树突状细胞混合。淋巴细胞，主要是单核样B细胞围绕并浸润上皮岛，细胞间含有玻璃样物质沉积。淋巴细胞浸润也可见于泪腺和口腔小涎腺，但在这些部位通常缺乏或很少含有上皮肌上皮岛。唇腺活检有利于Sjögren综合征的诊断，活检标本至少含4个腺小叶，并在每4mm²涎腺组织内有2个淋巴细胞聚集灶，每灶有≥50个淋巴细胞

二、肿瘤和瘤样病变

知识点15：多形性腺瘤的临床特点　　副高：熟练掌握　正高：熟练掌握

多形性腺瘤（混合瘤）为最常见的涎腺肿瘤，80%~90%见于腮腺，其次是颌下腺，舌下腺比较罕见；小涎腺以腭腺最多，其次为颊、唇、口底、舌等处。无自觉症状，生长缓慢。表现为肿块表面光滑，通常可见结节状，软硬不等，可活动，与周围组织无粘连。

知识点16：多形性腺瘤的病理改变　　副高：熟练掌握　正高：熟练掌握

多形性腺瘤的病理改变见表2-4-7。

表2-4-7 多形性腺瘤的病理改变

项 目	病理改变
肉眼改变	肿块呈圆形或卵圆形，界限清楚；包膜不完整或无包膜。肿瘤切面均质，呈褐色或白色，有光泽，部分有黏液软骨样或软骨区呈半透明状
镜下改变	以细胞形态和结构的多样性为特点，由上皮和间叶样组织构成为其基本诊断特征。上皮细胞的类型包括透明、鳞状、梭形、立方样、基底样、浆细胞样、嗜酸、黏液和皮脂细胞，细胞间可以发生转化。这些细胞一般无非典型性，核呈一致性温和形态，核仁小或缺乏，核分裂很少。上皮细胞相互吻合成小梁状的结构内形成分化好的小导管或管状结构。导管一般有两层细胞构成，腔面细胞为立方或柱状上皮，其外层为肌上皮细胞。间叶样成分为黏液样、玻变样、软骨样或骨样，在上皮细胞间或围绕上皮细胞聚集。一般不出现坏死，否则常提示恶性转化

知识点17：多形性腺瘤的鉴别诊断　　副高：熟练掌握　正高：熟练掌握

多形性腺瘤的鉴别诊断：①腺样囊性癌；②肌上皮瘤；③黏液表皮样癌。

| 知识点18：多形性腺瘤的处理和预后 | 副高：熟练掌握　正高：熟练掌握 |

多形性腺瘤可有术后复发与恶性变，特别是发生于腮腺肿瘤。复发肿瘤常常表现为多灶性，部分分布范围广泛，因此外科手术难以完全切除。5年复发率为3.4%，10年复发率为6.8%。腮腺浅叶切除术或包膜肿块切除术带有正常组织边缘，其复发率相似（0～8%），浅叶腮腺切除术发生Frey综合征和面神经损伤危险性要大。

| 知识点19：肌上皮瘤的临床特点 | 副高：熟练掌握　正高：熟练掌握 |

肌上皮瘤较为少见，发病年龄平均47岁。多发生于腮腺，腭部小涎腺次之。表现为无痛性肿物，生长缓慢，活动度好。

| 知识点20：肌上皮瘤的病理改变 | 副高：熟练掌握　正高：熟练掌握 |

肌上皮瘤的病理改变见表2-4-8。

表2-4-8　肌上皮瘤的病理改变

项目	病理改变
肉眼改变	肿瘤界限清楚，包膜厚薄不均，或缺乏包膜而直接与涎腺组织接触。切面呈实性，褐色或黄褐色，伴有光泽
镜下改变	①瘤细胞多呈现梭形和浆细胞样，部分呈现透明状或腺上皮样；浆细胞样细胞为椭圆或多边形，胞质丰富，充满嗜酸性均质样物，核多偏位，大而圆，染色深；梭形细胞呈现梭形或星形，核居中，核膜薄，染色质细，核两端的胞质内含有嗜酸性微小颗粒或原纤维样物；②瘤细胞密集交织成束，间隔为玻璃样变的间质；③瘤外包绕薄层纤维性包膜

| 知识点21：肌上皮瘤的鉴别诊断 | 副高：熟练掌握　正高：熟练掌握 |

肌上皮瘤的鉴别诊断：①多形性腺瘤；②肌上皮癌；③神经鞘瘤；④平滑肌瘤。

| 知识点22：肌上皮瘤的处理和预后 | 副高：熟练掌握　正高：熟练掌握 |

外科手术完全切除，其复发率相比多形性腺瘤低。所有透明细胞型肌上皮瘤具有潜在恶性，局部复发率为37%，淋巴结转移率为17%，远处转移率为9%，与肿瘤相关的死亡率为9%。

| 知识点23：Warthin瘤的临床特点 | 副高：熟练掌握　正高：熟练掌握 |

Warthin瘤又称为淋巴乳头状囊腺瘤。疾病发生与吸烟密切相关，吸烟者发生Warthin瘤的危险性是非吸烟者8倍。男性较多发。发病年龄29～88岁，平均年龄为62岁。好发

于腮腺，是涎腺第二位最常见的良性肿瘤，占所有涎腺肿瘤的4%~11.2%。双侧发生率10%~15%，占所有涎腺双侧发生肿瘤的70%。12%有多个肿块，同时或先后发生。10%的患者主诉有疼痛。

知识点24：Warthin瘤的病理改变　　　　副高：熟练掌握　正高：熟练掌握

Warthin瘤的病理改变见表2-4-9。

表2-4-9　Warthin瘤的病理改变

项　目	病理改变
肉眼改变	①圆形或卵圆形，直径为3~4cm，包膜完整；②表面光滑，略呈现分叶状；③切面常含有大小不等的囊腔，内容黏液或胶冻样物，可见细乳头状突起，实性区灰白或灰黄色
镜下改变	由上皮和淋巴样间质组成。①上皮成分呈现腺管或囊腔，有乳头突入囊内。上皮细胞大致呈两排，内层为高柱状，胞质丰富、细颗粒状，核小、嗜酸性、染色深、位置靠近细胞顶端，外层细胞为立方形或锥形，核呈现空泡状、淡染、核仁突出。管、囊腔内含粉红色均质物、胆固醇结晶、变性的上皮细胞及少量炎症细胞；②纤维结缔组织间质常常发生玻璃样变性，内含较多淋巴样组织，可伴有淋巴滤泡形成

知识点25：Warthin瘤的鉴别诊断　　　　副高：熟练掌握　正高：熟练掌握

Warthin瘤的鉴别诊断：①皮脂腺淋巴瘤；②嗜酸细胞腺瘤；③淋巴上皮囊肿。

知识点26：Warthin的处理和预后　　　　副高：熟练掌握　正高：熟练掌握

外科手术切除治疗，主要包括腮腺浅叶切除及肿瘤摘除。其复发率为2%，可能为多灶性原因，故主张广泛切除，全面检查腮腺与腮腺旁组织。罕见恶性变约1%，上皮成分恶变为腺癌、鳞状细胞癌、黏液表皮样癌、嗜酸细胞癌、Warthin腺癌或Merkel细胞癌；淋巴细胞恶变为恶性淋巴瘤，即黏膜相关淋巴组织淋巴瘤。

知识点27：嗜酸细胞腺瘤的临床特点　　　　副高：熟练掌握　正高：熟练掌握

嗜酸细胞腺瘤占全部涎腺肿瘤的3%以下。90%的患者发生于腮腺，其中7%为双侧。年龄60~90岁。女性多发。病因不明，但20%的患者有头颈部放射史，而且发病年龄较无放射史患者年轻20岁。临床表现为无痛性肿物，生长缓慢，活动度好。

知识点28：嗜酸细胞腺瘤的病理改变　　　　副高：熟练掌握　正高：熟练掌握

嗜酸细胞腺瘤的病理改变见表2-4-10。

表2-4-10 嗜酸细胞腺瘤的病理改变

项 目	病理改变
肉眼改变	①圆形或卵圆形，包膜完整，直径<5cm；②表面光滑，呈现分叶状或结节状；③切面多为实性均质状，灰红色、棕红色或黄褐色
镜下改变	①瘤细胞大，呈现圆形、卵圆形或多边形，胞质丰富，充满嗜酸性细小颗粒；核小，位于中央，染色质细颗粒状，分布均匀，有一个或多个核仁；②部分细胞似乎受挤压而致体积变小，胞质深嗜酸性，胞核小而深染；③瘤细胞排列成团块或条索状，偶呈腺泡或小管状；④纤维结缔组织间质内有数量不等的淋巴细胞浸润，但没有淋巴滤泡形成；⑤透明细胞亚型中的细胞胞质透明，仍有稀少的颗粒

知识点29：嗜酸细胞腺瘤的鉴别诊断　　　　副高：熟练掌握　正高：熟练掌握

嗜酸细胞腺瘤的鉴别诊断：①腺泡细胞癌；②Warthin瘤；③多形性腺瘤。

知识点30：嗜酸细胞腺瘤的处理和预后　　　　副高：熟练掌握　正高：熟练掌握

完全外科手术切除，放疗不敏感。复发罕见，也有文献报道复发率达30%，可能与不完全切除和多灶性病变有关。

知识点31：基底细胞腺瘤的临床特点　　　　副高：熟练掌握　正高：熟练掌握

基底细胞腺瘤约占原发涎腺肿瘤的5%以下。发病高峰为60～70岁，儿童通常罕见。除了膜性型，女性较多见。75%的患者发生于腮腺，其次为下颌下腺。小涎腺罕见，以上唇最常见，颊黏膜次之。多数为实性，界限清楚，活动的结节。有些患者，尤其膜性型，可同时发生皮肤圆柱瘤或毛发上皮瘤。

知识点32：基底细胞腺瘤的病理改变　　　　副高：熟练掌握　正高：熟练掌握

基底细胞腺瘤的病理改变见表2-4-11。

表2-4-11 基底细胞腺瘤的病理改变

项 目	病理改变
肉眼改变	①表面光滑，切面实性，呈灰白或灰黄色，可伴有囊腔形成，内含褐色黏液样物；②发生于腮腺者多有完整包膜，发生于小涎腺者常无包膜
镜下改变	①由基底细胞和少量腺上皮细胞组成，腺上皮细胞呈现立方或柱状。基底细胞核圆形或卵圆形，位于中央，小而染色深，胞质少，微嗜碱性。细胞界限不清，周边细胞呈栅栏状排列，有明显的基膜样物包绕；②包括四种类型：实性型、小梁型、管状型、膜状型

知识点33：基底细胞腺瘤的鉴别诊断　　　副高：熟练掌握　正高：熟练掌握

基底细胞腺瘤的鉴别诊断：①管状腺瘤；②多形性腺瘤；③腺样囊性癌。

知识点34：基底细胞腺瘤的处理和预后　　　副高：熟练掌握　正高：熟练掌握

外科手术切除，切缘无肿瘤残余多无复发。但由于膜性型基底细胞腺瘤呈多结节生长，复发率可达25%，故采用广泛腮腺切除。膜性型基底细胞腺瘤可恶性转化为基底细胞腺癌转发率为8%，而其他亚型基底细胞腺瘤恶性转发率为4%。也可恶性转化为腺样囊性癌或腺癌，非特指性。

知识点35：管状腺瘤的临床特点　　　副高：熟练掌握　正高：熟练掌握

管状腺瘤好发于上唇，其次为颊部，好发于老年人，女性较多见。生长缓慢，没有自觉症状，直径<2.0cm，界限清楚，可活动。

知识点36：管状腺瘤的病理改变　　　副高：熟练掌握　正高：熟练掌握

管状腺瘤的病理改变见表2-4-12。

表2-4-12　管状腺瘤的病理改变

项　目	病理改变
肉眼改变	肿瘤直径为0.5~2.0cm，罕有>3.0cm，大多数管状腺瘤边界清楚，有纤维性包膜，或部分有包膜；有多个结节。切面浅黄色至褐色
镜下改变	由柱状上皮组成的分枝状、相互连接的细胞条索呈现网状结构，间质疏松，富含毛细血管，而胶原及成纤维细胞稀少。上皮细胞条索由两排细胞构成。横切时，可出现本瘤特征性表现——小管或囊状结构。细胞呈现一致性，圆形或椭圆形核，嗜双色或嗜酸性胞质。有些肿瘤在柱状细胞间有基底样细胞聚集。无肌上皮细胞分化

知识点37：管状腺瘤的鉴别诊断　　　副高：熟练掌握　正高：熟练掌握

管状腺瘤与基底细胞腺瘤相鉴别。

知识点38：管状腺瘤的处理和预后　　　副高：熟练掌握　正高：熟练掌握

管状腺瘤局部手术切除，预后良好，少见有复发，或与多灶性病变有关。

知识点39：皮脂腺腺瘤及皮脂腺淋巴腺瘤的临床特点

副高：熟练掌握 正高：熟练掌握

皮脂腺腺瘤及皮脂腺淋巴腺瘤好发于腮腺，其次是颌下腺、颊部小涎腺、磨牙后区等，老年人多见。无痛性肿块，生长缓慢，界限清楚，可活动。

知识点40：皮脂腺腺瘤及皮脂腺淋巴腺瘤的病理改变

副高：熟练掌握 正高：熟练掌握

皮脂腺腺瘤及皮脂腺淋巴腺瘤的病理改变见表2-4-13。

表2-4-13 皮脂腺腺瘤及皮脂腺淋巴腺瘤的病理改变

项 目	病理改变
肉眼改变	表面光滑，包膜完整，直径<3cm。切面呈灰黄色，可形成囊腔，内含黄色皮脂样物
镜下改变	①皮脂腺腺瘤由皮脂腺细胞形成巢状或囊状，纤维结缔组织间质丰富；瘤细胞巢周边部胞质少，中央细胞的胞质呈现蜂窝状；无非典型细胞，不含胆固醇结晶；②皮脂腺淋巴腺瘤由分化好的皮脂腺细胞排列成腺样结构，伴随大小不等的导管，间质是丰富的淋巴细胞，可见淋巴滤泡

知识点41：皮脂腺腺瘤及皮脂腺淋巴腺瘤的鉴别诊断

副高：熟练掌握 正高：熟练掌握

皮脂腺腺瘤及皮脂腺淋巴腺瘤的鉴别诊断：①Warthin瘤；②黏液表皮样癌。

知识点42：囊腺癌的临床特点   副高：熟练掌握 正高：熟练掌握

囊腺癌为一种少见的涎腺恶性上皮性肿瘤。占涎腺恶性肿瘤的2%，60%的患者发生于大涎腺，其中大多数在腮腺。性别无差异。平均发病年龄为59岁（20～86岁），70%以上的患者发生于50岁以上。临床上表现为缓慢生长的无症状肿块，少有疼痛或面部麻痹。

知识点43：囊腺癌的病理改变   副高：熟练掌握 正高：熟练掌握

囊腺癌的病理改变见表2-4-14。

表2-4-14　囊腺癌的病理改变

项　目	病理改变
肉眼改变	①圆形或结节状，直径为1.0~3.0cm，中等硬度；②切面呈灰白色，可含有大小不一的囊腔，内含有胶冻样物；③有的囊腔内含有小乳头状突起
镜下改变	①由黏液细胞和立方细胞组成。黏液细胞呈现柱状、立方状或不规则圆形，胞质色浅，核小而圆，染色深，位于基部；立方细胞胞质嗜酸性，核较大、位于细胞中央、染色浅、可见核仁；②两种细胞排列成乳头状囊性、团块状及腺管样结构：乳头表面和囊腔内面被覆一层黏液细胞，深面为多层立方细胞，夹杂少量黏液细胞；乳头中轴是富于血管的纤维结缔组织；团块状结构主要以立方细胞组成，夹杂少数黏液细胞，可见小囊腔和导管样结构；③肿瘤间质数量不等，可伴有玻璃样变性；④肿瘤包膜内、邻近腺体或上皮下组织内可见肿瘤细胞侵入

知识点44：囊腺癌的鉴别诊断　　　　　　副高：熟练掌握　正高：熟练掌握

囊腺癌与Warthin瘤相鉴别。

知识点45：囊腺癌的处理和预后　　　　　副高：熟练掌握　正高：熟练掌握

囊腺癌为低度恶性肿瘤，治疗原则同其他低度恶性腺癌类似。复发率为7.7%，10%有局域淋巴结转移。

知识点46：腺泡细胞癌的临床特点　　　　副高：熟练掌握　正高：熟练掌握

腺泡细胞癌好发于腮腺，其次是颌下腺，小涎腺则以颊、上唇及腭多见。表现为无痛性肿物，生长缓慢，为低度恶性。

知识点47：腺泡细胞癌的病理改变　　　　副高：熟练掌握　正高：熟练掌握

腺泡细胞癌的病理改变见表2-4-15。

表2-4-15　腺泡细胞癌的病理改变

项　目	病理改变
肉眼改变	①圆形或卵圆形，直径为2.5~11.5cm，包膜不完整；②切面呈现分叶状，灰白色或棕色，质软；③偶有囊性变，内含有浆液
镜下改变	①瘤细胞包括四种类型：a. 腺泡样细胞，与正常浆液腺泡细胞相似，胞质富含嗜碱性颗粒，核小而圆、深染。b. 透明细胞，圆形，胞质透明，核小居中，细胞边界清楚。c. 闰管样细胞，立方或低柱状，胞质微嗜酸性，核圆形、较大、居中，可见核仁。d. 空泡状细胞，大小不一，圆形或卵圆形，胞质内含有多个小空泡或数个大空泡，空泡破裂后可融合成多数小囊；②瘤细胞可排列成四种类型：a. 实体型，最为常见，由腺泡样细胞和透明细胞排列成腺泡状或片状，有时巢周细胞排列成栅栏状，核近基底部。b. 微囊型，细胞间含有大量微囊状间隙，形成网格状结构。c. 囊性乳头状型，以闰管样细胞为主，上皮增生形成乳头突入囊腔，囊腔间为纤维结缔组织间隔；③滤泡型，形似甲状腺滤泡，腔内含有均质嗜酸性物质

知识点48：腺泡细胞癌的鉴别诊断　　　　副高：熟练掌握　　正高：熟练掌握

腺泡细胞癌与黏液表皮样癌、乳头状囊腺癌、上皮–肌上皮癌、透明细胞型肌上皮癌、甲状腺转移癌和肾转移性透明细胞癌相鉴别。

知识点49：导管内乳头状瘤的临床特点　　　副高：熟练掌握　　正高：熟练掌握

导管内乳头状瘤非常罕见，一般好发于50～70岁，大多数发生在口内小涎腺。临床表现多为无症状无痛性境界清楚孤立性肿块。

知识点50：导管内乳头状瘤的病理改变　　　副高：熟练掌握　　正高：熟练掌握

导管内乳头状瘤的病理改变见表2-4-16。

表2-4-16　导管内乳头状瘤的病理改变

项目	病理改变
肉眼改变	境界清楚，单囊结节，大小为0.5～2.0cm，腔内充满细颗粒状易碎组织或黏液
镜下改变	部分或完全充满单房囊腔的广泛复杂的乳头状增生，乳头表面衬覆单层或双层均一性立方或高柱状导管上皮细胞，可见纤细纤维血管轴心。横切面上，可见肿瘤起源于管壁。囊腔与涎腺分泌性导管相通；囊壁有炎细胞浸润

知识点51：导管内乳头状瘤的处理和预后　　　副高：熟练掌握　　正高：熟练掌握

完全外科手术切除，不复发。

知识点52：内翻性导管乳头状瘤的临床特点　　副高：熟练掌握　　正高：熟练掌握

内翻性导管乳头状瘤较少见，好发于30岁以上，无性别差异。主要发生在口内小涎腺，不发生于大涎腺。约占上皮性涎腺肿瘤的0.1%，口内小涎腺的0.4%。临床表现为无症状的黏膜下肿块。

知识点53：内翻性导管乳头状瘤的病理改变　　副高：熟练掌握　　正高：熟练掌握

内翻性导管乳头状瘤的病理改变见表2-4-17。

表2-4-17　内翻性导管乳头状瘤的病理改变

项　目	病理改变
肉眼改变	肿块大多数大小为0.5~1.5cm，切面呈乳头状或囊性
镜下改变	肿瘤位于黏膜上皮下，与表面复层鳞状上皮有连续；肿瘤上方黏膜上皮的中央有凹陷口，上皮内翻，在内翻处，黏膜上皮和肿瘤上皮连接，乳头状增生，充满管腔。肿瘤上皮为表皮样细胞，似黏膜复层鳞状上皮下1/3的基底细胞，表面覆盖柱状上皮，可见少数黏液细胞散在分布于柱状上皮或表皮样细胞间

知识点54：内翻性导管乳头状瘤的处理和预后　　副高：熟练掌握　正高：熟练掌握

局部手术切除后，不再复发。

知识点55：黏液表皮样癌的临床特点　　副高：熟练掌握　正高：熟练掌握

黏液表皮样癌是涎腺肿瘤中最为常见的恶性肿瘤，50%以上患者发生于腮腺，小涎腺中最常发生于腭部、口腔黏膜以及下唇。发病年龄为20~70岁，平均年龄为47岁。女性多见，也是儿童常见的恶性肿瘤。大涎腺通常无症状，呈现无痛孤立性肿块。小涎腺可有吞咽困难、疼痛、麻木等。

知识点56：黏液表皮样癌的病理改变　　副高：熟练掌握　正高：熟练掌握

黏液表皮样癌的病理改变见表2-4-18。

表2-4-18　黏液表皮样癌的病理改变

项　目	病理改变
肉眼改变	①高分化者通常境界清楚，切面呈现灰白或灰红色，常有大小不等的囊腔，内含乳白色的黏稠或稀薄液体，偶为血性黏液；②低分化者无包膜，呈浸润性生长，切面呈灰白色，均质状，囊腔极少
镜下改变	①由三种瘤细胞构成：a. 黏液样细胞，立方状、柱状或杯状，胞质呈泡沫状或网状，核小而深染。b. 表皮样细胞，类似鳞状上皮细胞，呈现铺砖样排列，偶有个别角化细胞。c. 中间型细胞，似鳞状上皮的基底细胞，胞质少，体积小，核深染；②高分化型以黏液样细胞和分化良好的表皮样细胞为主，常形成囊腔，可伴有乳头突入腔内；囊壁衬里为黏液细胞，腔内有红染黏液；③低分化型以表皮样细胞及中间型细胞为主，形成实性团片，常向周围组织浸润。瘤细胞异型性明显，核分裂象易见

知识点57：黏液表皮样癌的鉴别诊断　　副高：熟练掌握　正高：熟练掌握

黏液表皮样癌的鉴别诊断：①多形性腺瘤；②鳞状细胞癌；③嗜酸细胞腺瘤；④含透明细胞的肿瘤。

| 知识点58：黏液表皮样癌的处理和预后 | 副高：熟练掌握 正高：熟练掌握 |

黏液表皮样癌的预后受临床分期、肿瘤分级以及治疗是否充分的影响。低级别肿瘤淋巴结转移率为5%，病死率为25%，高级别肿瘤转移率为55%，病死率则为80%。下颌下腺肿瘤的分级与生物学行为缺乏相关性，其低级别肿瘤病死率13%。低级别肿瘤5年生存率为98%，高级别肿瘤为56%。腮腺肿瘤Ⅰ期或Ⅱ期的，建议保守切除以保护面神经。下颌下腺肿瘤建议下颌下腺切除加放疗。颈清扫适用于T3病变区域性淋巴结转移与高级别肿瘤。小涎腺的低级别肿瘤需广泛外科切除以保证切缘无肿瘤浸润。若有颌骨侵犯，则应切除颌骨。

| 知识点59：乳头型涎腺瘤的临床特点 | 副高：熟练掌握 正高：熟练掌握 |

乳头型涎腺瘤为少见肿瘤，患者的年龄为31~87岁，男性稍多。80%以上患者发生于腭部。临床上大多无明显症状。

| 知识点60：乳头型涎腺瘤的病理改变 | 副高：熟练掌握 正高：熟练掌握 |

乳头型涎腺瘤的病理改变见表2-4-19。

表2-4-19　乳头型涎腺瘤的病理改变

项　目	病理改变
肉眼改变	境界清楚的乳头状、疣状肿块，扁平或有茎
镜下改变	黏膜表面鳞状上皮乳头状外生性增生与黏膜上皮下涎腺导管内生性生长相连续。腺管（导管）增生部分管腔扩张，呈不规则形，管腔内衬上皮可见乳头状或上皮皱褶形成。导管上皮为双层结构，腔面为立方或柱状上皮，基底为立方或扁平上皮。腺性增生部分无包膜，但境界清楚

| 知识点61：乳头型涎腺瘤的处理和预后 | 副高：熟练掌握 正高：熟练掌握 |

乳头型涎腺瘤采用外科切除后，复发率为10%~15%。

| 知识点62：腺样囊性癌的临床特点 | 副高：熟练掌握 正高：熟练掌握 |

腺样囊性癌约占涎腺肿瘤的4%，占涎腺上皮癌的7.5%。50%的患者发生于大涎腺。是小涎腺最常见的恶性肿瘤，口内患者50%发生于腭部。可发生于儿童和成年人，多见于30~70岁。女性较多见。可有面神经麻木，触痛或疼痛。腭部肿瘤，常伴有溃疡。

| 知识点63：腺样囊性癌的病理改变 | 副高：熟练掌握 正高：熟练掌握 |

腺样囊性癌的病理改变见表2-4-20。

表2-4-20 腺样囊性癌的病理改变

项 目	病理改变
肉眼改变	①呈现圆形或结节状，直径为2~4cm，包膜不完整；②切面呈灰白色、实性、质硬，可见出血及囊性变
镜下改变	①细胞由腺上皮细胞及肌上皮细胞组成：a. 腺上皮细胞呈现立方或柱状，胞质少，核大，核仁明显。b. 肌上皮细胞呈现扁梭形，核梭形而深染；②瘤细胞排列成三种结构，即筛状型、管状型和实性型

知识点64：腺样囊性癌的鉴别诊断　　　　副高：熟练掌握　正高：熟练掌握

腺样囊性癌的鉴别诊断：①多形性低度恶性腺癌；②基底细胞腺癌；③黏液表皮样癌。

知识点65：腺样囊性癌的处理和预后　　　　副高：熟练掌握　正高：熟练掌握

腺样囊性癌为惰性生长肿瘤，其5年、10年和15年无病生存率分别为79%~57%、52%~26%和37%~26%，总体生存率分别是89%~71%、71%~29%以及55%~29%。实性区大于30%的肿瘤常迅速进展转移。实性区在0，小于30%和大于30%者，15年生存率分别为39%、26%和5%。管型和筛孔型腺样囊性癌比实性生长类型预后要好。10年生存率在Ⅰ期/Ⅱ期为75%，Ⅲ期为43%，Ⅳ期为15%。腮腺肿瘤比下颌下腺肿瘤预后好。远处转移比区域性淋巴结转移要常见，如转移到肺、骨和软组织。Ki67增殖活性与预后相关，>10%患者多呈侵袭性、致死性结果。外科广泛彻底切除与术后放疗可有较长期生存。

知识点66：多形性腺癌临床特点　　　　副高：熟练掌握　正高：熟练掌握

多形性腺癌（多形性低级别腺癌，终末导管癌）仅发生于小涎腺，好发于腭部。表现为无痛性肿块，生长缓慢，固定或半固定。复发转移率低，预后好。

知识点67：多形性低度恶性腺癌的病理改变　　　　副高：熟练掌握　正高：熟练掌握

多形性腺癌的病理改变见表2-4-21。

表2-4-21 多形性腺癌的病理改变

项 目	病理改变
肉眼改变	肿瘤边界清楚，但无包膜，多数<2cm，也可达到6cm，质硬、均质性黄褐色分叶状结节，可伴有光泽
镜下改变	①腔侧导管上皮和肌上皮显示均匀一致性；瘤细胞比较小，大小一致，圆形或梭形，胞质淡染，核圆形或卵圆形，核仁不明显，核分裂象少见；②瘤细胞可以呈现实性、管状、条索状、乳头状及腺样结构：有时可以形成单列或细索，沿着结缔组织走行，或排列成同心圆样；③纤维结缔组织间质常出现玻璃样变性

知识点68：多形性低度恶性腺癌的鉴别诊断 　　副高：熟练掌握　　正高：熟练掌握

多形性腺癌的鉴别诊断：①基底细胞腺癌；②腺样囊性癌；③乳头状囊性癌。

知识点69：多形性低度恶性腺癌的处理和预后 　　副高：熟练掌握　　正高：熟练掌握

复发率为17%，区域淋巴结转移为9%，也有肺、眼眶与皮肤转移的报道。外科手术完全切除，切缘阴性，以及长期随访。术后放疗、化疗，经验有限。

知识点70：上皮-肌上皮癌的临床特点 　　副高：熟练掌握　　正高：熟练掌握

上皮-肌上皮癌（EMC）具有双层细胞构成的导管结构，内层是导管上皮细胞，外层为变异的肌上皮分化细胞。约75%的患者发生于腮腺，其余分布在颌下腺和口内涎腺。约占涎腺肿瘤的1%。年龄峰值在51～70岁，平均年龄62岁。女性较多见。大多数患者无症状，少数患者有疼痛或面部无力，局部肿胀通常是唯一体征。

知识点71：上皮-肌上皮癌的病理改变 　　副高：熟练掌握　　正高：熟练掌握

上皮-肌上皮癌的病理改变见表2-4-22。

表2-4-22　上皮-肌上皮癌的病理改变

项　目	病理改变
肉眼改变	①肿物呈现分叶或结节状，包膜不完整或无包膜，与周围组织粘连；②切面呈实性，灰白色，可见坏死和囊性变
镜下改变	①由导管上皮细胞及透明肌上皮细胞组成，典型结构为导管状；②导管上皮细胞多位于导管内层，呈现立方或柱状，胞质含嗜酸性或嗜双色性颗粒；③透明肌上皮细胞多位于导管外层，呈多边形、卵圆形或柱状，单层或多层排列，胞质透明；④有时透明的肌上皮细胞形成实性团片状，分布于玻璃样间质内；⑤瘤细胞也可以排列成筛状和乳头状

知识点72：上皮-肌上皮癌的鉴别诊断 　　副高：熟练掌握　　正高：熟练掌握

上皮-肌上皮癌的鉴别诊断：①黏液表皮样癌；②腺泡细胞癌；③透明细胞型肌上皮癌。

知识点73：上皮-肌上皮癌的处理和预后 　　副高：熟练掌握　　正高：熟练掌握

上皮-肌上皮癌为低度恶性肿瘤，其复发率为30%～50%，有18%淋巴结转移。大部分患者复发于术后5年内。远处转移最常见于肾、肺和脑，可在术后14～28年发生。实性生长类型、核异型性、异倍体和高增殖活性与较侵袭性肿瘤生物学行为相关。外科手术切除，有时辅助放疗。

知识点74：涎腺导管癌的临床特点	副高：熟练掌握 正高：熟练掌握

涎腺导管癌（SDC）是一种少见的高度恶性肿瘤，源自涎腺小叶内及小叶间分泌性导管。占<1%的涎腺肿瘤及1%～3%涎腺恶性肿瘤。在临床上，常伴有疼痛和面神经麻痹，腮腺肿胀和颈部淋巴结大。男性较多见，男女比例约1.5：1。多发于50～70岁。

知识点75：涎腺导管癌的病理改变	副高：熟练掌握 正高：熟练掌握

涎腺导管癌的病理改变见表2-4-23。

表2-4-23 涎腺导管癌的病理改变

项 目	病理改变
肉眼改变	肿瘤常无包膜，边界不清，典型的为多结节。切面呈灰白到黄白色，常伴有许多大小不等的囊和坏死灶，间质纤维化。肿瘤大小为1～10cm，平均为3.5cm
镜下改变	①瘤细胞呈立方状或多边形，界限清楚，胞质嗜酸性，细胞异型性明显，核分裂象较多；②瘤细胞可形成粉刺样、筛状、乳头状和实性结构，与乳腺导管癌极相似；③纤维结缔组织内细胞少，玻璃样变明显；④神经及血管易受到侵犯；⑤包括肉瘤样变型、富于黏液的变型、浸润性微乳头状变型

知识点76：涎腺导管癌的鉴别诊断	副高：熟练掌握 正高：熟练掌握

涎腺导管癌的鉴别诊断：①乳头状囊腺癌；②腺样囊性癌；③嗜酸细胞腺癌；④转移性睑板腺癌。

知识点77：涎腺导管癌的处理和预后	副高：熟练掌握 正高：熟练掌握

涎腺导管癌为高度恶性肿瘤，预后不良。大部分患者在5年内死亡，病死率高达60%～80%。发生淋巴结与远处转移的患者>40%。常见转移部位有肺、骨、肝、脑及皮肤。肿瘤大小，远处转移及Her2过表示预后不良，而p53蛋白表示、DNA异倍体以及增殖指数与预后无关。

知识点78：基底细胞腺癌的临床特点	副高：熟练掌握 正高：熟练掌握

基底细胞腺癌多发于腮腺，其次是颌下腺，老年人多见，无性别倾向。表现为无痛性肿

物，生长缓慢，很少发生面瘫或破溃。是低度恶性肿瘤。

| 知识点79：基底细胞腺癌的病理改变 | 副高：熟练掌握　正高：熟练掌握 |

基底细胞腺癌的病理改变见表2-4-24。

表2-4-24　基底细胞腺癌的病理改变

项　目	病理改变
肉眼改变	类似于基底细胞腺瘤，但没有包膜。有些肿瘤边界清楚，但大多数没有明显浸润，与大多数腮腺肿瘤相同，发生于浅（侧）叶。切面呈灰色、褐色-白色或棕色，均质性，偶有囊肿
镜下改变	①类似于基底细胞腺瘤，但核分裂象多，呈现浸润性生长；②瘤细胞包含两种。小圆形细胞胞质少，胞核深染，多位于癌巢周边，栅栏状结构不如基底细胞腺瘤明显；多边形或梭形细胞胞质嗜酸性或嗜双色性，核淡染，在巢内呈现漩涡状或鳞状化生；③瘤细胞排列成四种类型：实性型、小梁型、管状型和膜状型；分别与基底细胞腺瘤对应

| 知识点80：基底细胞腺癌的鉴别诊断 | 副高：熟练掌握　正高：熟练掌握 |

基底细胞腺癌的鉴别诊断：①小细胞癌；②腺样囊性癌；③肌上皮癌；④基底样鳞状细胞癌；⑤未分化癌。

| 知识点81：基底细胞腺癌的处理和预后 | 副高：熟练掌握　正高：熟练掌握 |

基底细胞腺癌为浸润性和局部破坏性，常复发，但偶见转移。死于肿瘤罕见。有报道，患者复发率为50%，但并无发生转移或死亡。Ki67有不同结果，一项报道所有肿瘤<5%，而另一项研究认为，>5%可区别基底细胞腺癌与基底细胞腺瘤。

| 知识点82：皮脂腺癌的临床特点 | 副高：熟练掌握　正高：熟练掌握 |

皮脂腺癌是少见涎腺恶性上皮性肿瘤。大多数发生于腮腺，少数发生于下颌下腺或舌下腺。发病年龄17~93岁，平均年龄为69岁。无性别倾向。常表现为无痛性、缓慢生长肿块，部分可伴有疼痛或面瘫。

| 知识点83：皮脂腺癌的病理改变 | 副高：熟练掌握　正高：熟练掌握 |

皮脂腺癌的病理改变见表2-4-25。

表2-4-25 皮脂腺癌的病理改变

项 目	病理改变
肉眼改变	切面呈现灰白、灰黄色，包膜不完整
镜下改变	①明显间变的皮脂腺细胞排列成巢状或团片状，细胞界限清楚。②近巢周的细胞排列紧密，胞质少而呈现嗜酸性，胞核小而深染；近巢中央的细胞较大，排列疏松，胞质透明。③瘤组织呈现浸润性生长。④如果间质为淋巴组织取代，则为皮脂腺淋巴腺腺癌

知识点84：皮脂腺癌的鉴别诊断 　　　副高：熟练掌握　正高：熟练掌握

皮脂腺癌的鉴别诊断：①黏液表皮样癌；②腺泡细胞癌；③上皮-肌上皮癌。

知识点85：皮脂腺癌的处理和预后 　　　副高：熟练掌握　正高：熟练掌握

大部分皮脂腺癌为中度恶性肿瘤，浅层腮腺切除及术后放疗。若异型性明显，有累及面神经，则需彻底腮腺切除与选择性颈清扫。化疗效果不确定。复发患者为1/3。局部淋巴结和远处转移也可发生。

知识点86：皮脂淋巴腺癌的临床特点 　　　副高：熟练掌握　正高：熟练掌握

皮脂淋巴腺癌是一种极罕见的恶性肿瘤。患者多为50～70岁，以男性较多，多发生于腮腺或腮腺旁淋巴结。

知识点87：皮脂淋巴腺癌的病理改变 　　　副高：熟练掌握　正高：熟练掌握

皮脂淋巴腺癌的病理改变见表2-4-26。

表2-4-26 皮脂淋巴腺癌的病理改变

项 目	病理改变
肉眼改变	肿瘤呈灰、褐色，部分有包膜，局部有浸润
镜下改变	有典型皮脂淋巴腺瘤区域，与邻近癌病变界限清楚，癌的部分缺乏淋巴间质，浸润性生长。主要是皮脂腺癌，有导管分化，或其他类型涎腺癌，包括未分化癌、腺样囊性癌和EMC，易见核分裂

知识点88：涎母细胞瘤的临床特点 　　　副高：熟练掌握　正高：熟练掌握

涎母细胞瘤是一种罕见的先天性或围生性、恶性潜能未定、基底细胞样涎腺肿瘤，类似胎儿涎腺组织。大多发生于出生时或出生后不久，也有2岁后才发现。男女比例2：1。75%以上发生在腮腺，其余为下颌下腺，可以多次复发和区域淋巴结转移，临床通常无明显症状。

知识点89：涎母细胞瘤的病理改变　　　　　　　副高：熟练掌握　　正高：熟练掌握

涎母细胞瘤的病理改变见表2-4-27。

表2-4-27　涎母细胞瘤的病理改变

项　目	病理改变
肉眼改变	部分有包膜，境界清楚和分叶状，但难以与周边涎腺分界清楚。切面棕黄色或灰褐色，质硬，常实性。可有中央出血坏死
镜下改变	由原始基底样细胞构成的小岛样或实性片状结构，纤维或纤维黏液间质分隔，类似于皮脂腺瘤的原始基底样上皮。肿瘤周边细胞核呈栅栏状排列。在上皮细胞岛可见有明确管腔的小导管，内衬立方或低柱状细胞。增生的导管与实性上皮岛酷似发育中胎儿的涎腺。瘤细胞有大的、卵圆形或圆形、泡状核，胞界不清而丰富的嗜酸性胞质。部分肿瘤实性区的细胞核质比增加，有大的嗜碱性核仁。偶尔核分裂较多，但无病理性分裂象。可有筛孔状结构以及钙化

知识点90：腺癌非特指性的临床特点　　　　　　副高：熟练掌握　　正高：熟练掌握

腺癌非特指性是一种具有腺样分化的涎腺恶性肿瘤，缺乏诊断其他特异性腺癌的组织学特征。占涎腺恶性肿瘤的8.8%～44.7%。大涎腺相较小涎腺多发。临床上大多为孤立性、无症状肿块，伴有疼痛或面部无力约20%，溃疡一般和口内肿瘤相关。肿瘤大小为2～8cm，常常与皮肤或深部组织粘连。

知识点91：腺癌非特指性的病理改变　　　　　　副高：熟练掌握　　正高：熟练掌握

腺癌非特指性的病理改变见表2-4-28。

表2-4-28　腺癌非特指性的病理改变

项　目	病理改变
肉眼改变	大部分肿瘤境界不清。切面有坏死出血
镜下改变	以腺样分化与浸润性生长为主要特征。大多数肿瘤由圆形、卵圆形或立方细胞构成，并形成圆形岛状、网状小梁状或实性片状、管状及导管结构，可见局灶的透明细胞或嗜酸细胞。间质纤维性或黏液性。分级根据细胞形态学特征：低级别肿瘤有分化好的导管和管状结构，有轻微核的异型，核分裂罕见；中级别肿瘤有中度核异型，核分裂较高；高级别肿瘤瘤细胞核深染，多形性及突出的核仁，核分裂象易见，坏死明显，导管分化通常呈局灶性，常难以识别

知识点92：腺癌非特指性的处理和预后　　　　　副高：熟练掌握　　正高：熟练掌握

在低级、中级和高级别腺癌中，15年生存率分别为54%、31%与3%。低级别肿瘤治愈率相似于腺泡细胞癌，因此区别高级别肿瘤十分重要，后者常复发及远处转移，主要转移部位为肺。对于中、高级别肿瘤适合外科手术加放疗。

知识点93：转移性多形性腺瘤的临床特点　　　副高：熟练掌握　正高：熟练掌握

转移性多形性腺瘤在组织学上为一种良性多形性腺瘤，任何年龄均可发病，且无性别倾向。临床主要表现为局部或远处转移。大部分转移性多形性腺瘤发生在原发部位肿瘤多次复发后，发生于腮腺占80%。最常转移肺、骨和淋巴结。原发瘤通常无明显症状，仅有局部肿胀。

知识点94：转移性多形性腺瘤的病理改变　　　副高：熟练掌握　正高：熟练掌握

转移性多形性腺瘤的病理改变见表2-4-29。

表2-4-29　转移性多形性腺瘤的病理改变

项 目	病理改变
肉眼改变	肿瘤大小为0.5～15cm，境界清楚，有包膜，不易与其他涎腺多形性腺瘤区别。复发的肿瘤表现多结节，可达15cm。转移肿瘤呈单一或多个转移灶，界限清楚，有包膜。切面灰色至褐色，软骨黏液样组织丰富时有光泽。转移灶大小为1～15cm
镜下改变	在黏液软骨样组织中有不同数量的导管与肌上皮细胞，呈浆细胞样、上皮样和梭形细胞类型的肌上皮细胞。缺乏恶性转移的细胞形态学特征，如间变、核分裂增多、细胞明显多形性、血管神经侵犯、浸润性生长、坏死及出血等。核分裂象1个/10HPF，转移灶组织学上相似于原发肿瘤

知识点95：转移性多形性腺瘤的处理和预后　　　副高：熟练掌握　正高：熟练掌握

死于转移性多形性腺瘤的患者可达22%，大多数在转移瘤诊断后2～8年内。主要治疗方法是外科手术切除转移灶。原发瘤在转移前的复发是常见的，所以广泛外科手术切除是最好预防措施。

知识点96：透明细胞癌非特指性的临床特点　　　副高：熟练掌握　正高：熟练掌握

透明细胞癌非特指性是一种恶性上皮性肿瘤，一般好发于50～80岁，且无性别倾向，儿童比较罕见。在临床上，大部分病例仅表现为局部肿胀，部分肿瘤也发生黏膜溃疡及疼痛。术前肿瘤存在时间可为1个月至15年。

知识点97：透明细胞癌非特指性的病理改变　　　副高：熟练掌握　正高：熟练掌握

透明细胞癌非特指性的病理改变见表2-4-30。

表2-4-30 透明细胞癌非特指性的病理改变

项 目	病理改变
肉眼改变	大部分肿瘤＜3.0cm，边界不清，浸润性生长，可累及邻近涎腺组织、软组织、黏膜、骨和神经；切面呈灰白色
镜下改变	由相对单形性，大的多边形到圆形的透明细胞组成。瘤细胞的大小不一，呈腺泡细胞大小，核圆到轻度不规则，常偏位，轻度至中度嗜碱性，可见小核仁。部分瘤细胞有中等程度核的多形性，但核分裂稀少或缺乏，可伴有局部鳞化。浸润性瘤细胞在玻变胶原中呈片、巢、索或单个上皮细胞排列。间质的量在各个肿瘤间不同，常见呈硬化性玻变胶原组织，称为玻璃样透明细胞癌。很少有微囊肿形成，肿瘤呈浸润性生长，常常侵犯外周神经

知识点98：透明细胞癌非特指性的处理和预后 　　副高：熟练掌握　　正高：熟练掌握

低度恶性肿瘤，预后极好。可转移到区域淋巴结，转移到肺罕见，但也有报道舌部透明细胞癌迅速扩散与死亡。

知识点99：淋巴上皮癌的临床特点 　　副高：熟练掌握　　正高：熟练掌握

淋巴上皮癌又称为恶性淋巴上皮病变或未分化癌，常常伴有淋巴样间质，好发于腮腺。临床表现通常有疼痛和面神经麻痹。大部分病变与EB病毒感染有关。

知识点100：淋巴上皮癌的病理改变 　　副高：熟练掌握　　正高：熟练掌握

淋巴上皮癌的病理改变见表2-4-31。

表2-4-31 淋巴上皮癌的病理改变

项 目	病理改变
肉眼改变	肿瘤为分叶状，质硬，切面呈褐色；无包膜浸润到邻近涎腺组织、肌肉、脂肪或皮肤。肿瘤大小为1～10cm
镜下改变	分化大细胞癌伴有丰富淋巴细胞间质，大细胞为大多边形细胞或梭形细胞，比较单一性，有丰富嗜双色性到嗜酸性胞质，大圆形或卵圆形轻度嗜碱性到泡状核，有1至多个突出的核仁。部分肿瘤中少数瘤细胞有空泡或透明胞质，细胞界限不清，核分裂易见。瘤细胞排列呈小巢、条索、梁状、合体状或单一细胞散在，间质丰富淋巴细胞浸润，可见淋巴滤泡。小部分肿瘤有良性淋巴上皮病变

知识点101：淋巴上皮癌的处理和预后 　　副高：熟练掌握　　正高：熟练掌握

淋巴上皮癌的预后与肿瘤分期有关。仅有少数淋巴上皮癌来自良性淋巴上皮病变。40%的患者就诊时已经有颈部淋巴结转移。远处转移有20%，一般在3年内转移到肺。手术切除加颈清扫及放疗5年生存率为75%~86%。

知识点102：肌上皮癌的临床特点　　副高：熟练掌握　正高：熟练掌握

肌上皮癌是一种罕见的恶性肿瘤，大约66%的肿瘤发生在唾液腺的一部分，即腮腺，口内主要发生于腭部。患者平均年龄52岁，无性别差异。肌上皮癌最开始的症状通常为无痛肿块，其他症状视肿瘤部位而异，如声音嘶哑、鼻塞、鼻出血、疼痛、头痛、面部无力和面瘫。

知识点103：肌上皮癌的病理改变　　副高：熟练掌握　正高：熟练掌握

肌上皮癌的病理改变见表2-4-32。

表2-4-32　肌上皮癌的病理改变

项　目	病理改变
肉眼改变	无包膜，结节状，肿块大小2~20cm。切面呈灰色、褐白色，可伴有坏死或囊性变
镜下改变	瘤细胞呈肌上皮细胞分化，梭形细胞类型最为常见，也有呈透明细胞、浆细胞样和上皮样细胞类型，一般为多种类型组成，可伴有鳞状细胞分化。瘤细胞排列呈片状、巢状或条索状。肿瘤呈结节和弥漫生长方式，最常见结节性生长方式。浸润性生长是最重要区别于良性肌上皮瘤诊断的主要特征，常可见神经和血管侵犯。肌上皮癌和肌上皮瘤的区别基于浸润性生长、细胞异型性或两者综合，可有黏液或黏液样间质，或无定形嗜酸性玻璃样变的基质，软骨样组织少见

知识点104：肌上皮癌的鉴别诊断　　副高：熟练掌握　正高：熟练掌握

肌上皮癌的鉴别诊断：①恶性多形性腺瘤；②平滑肌肉瘤。

知识点105：肌上皮癌的处理和预后　　副高：熟练掌握　正高：熟练掌握

肌上皮癌的治疗取决于肿瘤的位置和分期，预后受多种因素影响。局部侵袭性涎腺肿瘤，具有不同临床结果。肿瘤死亡率约1/3，复发率1/3，可无瘤生存率1/3。细胞多形性、高核分裂指数及高增殖指数预后不良。积极外科手术切除，主要包括腮腺全切、下颌下腺全切和小涎腺肿瘤的广泛切除。化疗与放疗效果尚不确定。

知识点106：嗜酸细胞癌的临床特点　　副高：熟练掌握　正高：熟练掌握

嗜酸细胞癌可以是原发恶性或发生于原先存在的嗜酸细胞腺瘤，发病患者平均年龄为64岁。以男性较多，可发生于所有涎腺组织，腮腺最为常见。临床表现常为无痛性肿块，约1/3患者可出现疼痛或面神经麻痹。一些病例可在1~2年迅速增大。

知识点107：嗜酸细胞癌的病理改变　　　　副高：熟练掌握　正高：熟练掌握

瘤细胞为圆形或多边形细胞，丰富的细颗粒状嗜酸性胞质，大、中等大小的中度多形性核，核居中，核仁大且呈不规则形。瘤细胞呈小巢状或散在单个细胞排列，偶可见呈实性片状分布，可局部形成小的假性腺腔，也可见导管分化。部分肿瘤核分裂局灶性增多，也有非典型分裂象。浸润涎腺实质和周围结缔组织，血管周和血管旁浸润常常比较明显。PTAH染色能显示出富于线粒体的胞质呈蓝黑色，有利于判断浸润的范围。

知识点108：嗜酸细胞癌的处理和预后　　　　副高：熟练掌握　正高：熟练掌握

积极的外科手术治疗，腮腺全切相比肿瘤切除有较好的结果。高度恶性肿瘤，可多次复发与远处转移，远处转移部位主要包括肺、肝、肾、甲状腺、纵隔及骨等，以颈部淋巴结转移最为常见。肿瘤大小<2cm的，预后较好。远处转移是最重要的预后指征，发生远处转移的患者平均生存期为3.8年。

第四节　颌　骨

一、肿瘤

知识点1：成釉细胞瘤，实性/多囊型的临床特点　　副高：熟练掌握　正高：熟练掌握

该瘤占牙源性肿瘤的60%以上。好发于30～49岁，平均年龄为40岁。无性别倾向。该瘤可发生于上、下颌骨的不同部位，下颌比上颌多见，以下颌磨牙区及下颌升支部为最为常见的发病部位。临床上表现为无痛性、渐进性颌骨膨大，膨胀多向唇颊侧发展。骨质受压则吸收变薄，压之有乒乓球样感。影像学表现为单囊或多囊性溶骨性破坏，边界清晰，可见硬化带。肿瘤区牙根可吸收，可见埋伏牙。

知识点2：成釉细胞瘤，实性/多囊型的病理改变　　副高：熟练掌握　正高：熟练掌握

成釉细胞瘤，实性/多囊型的病理改变见表2-4-33。

表2-4-33　成釉细胞瘤，实性/多囊型的病理改变

项　目	病理改变
肉眼改变	肉眼见肿瘤大小不同，可由小指头至小儿头般大。剖面常见有囊性和实性两部分，一般在实性区中可有多处囊性区，因此称多囊型。囊性区内含黄色或褐色液体。实性区呈白色或灰白色
镜下改变	典型成釉细胞瘤由上皮岛或条索成分构成，上皮巢周边为立方或柱状细胞，核呈现栅栏状排列并远离基膜，类似于成釉细胞或前成釉细胞；瘤巢中央的细胞排列疏松，呈现多角或星形，类似于星网状层细胞

知识点3：成釉细胞瘤，实性/多囊型的预后 　　副高：熟练掌握　正高：熟练掌握

手术不彻底容易复发，肿瘤预后与肿瘤发生的部位关系很大，累及上颌骨后份的病变预后比较差。

知识点4：成釉细胞瘤，骨外/外周型的临床特点 　　副高：熟练掌握　正高：熟练掌握

该瘤占所有成釉细胞瘤的1.3%～10%。此瘤发生于磨牙区的牙龈或无牙龈的牙槽黏膜，可能来源于牙龈中的牙源性上皮残余或牙龈上皮的基底细胞。临床表现为无痛性坚实的外生性肿物，表面光滑或凹凸不平，或呈现乳头状。骨受累很少见。

知识点5：成釉细胞瘤，骨外/外周型的病理改变 　　副高：熟练掌握　正高：熟练掌握

大体观为坚实或海绵状的组织，呈灰红色。镜下肿瘤可完全位于牙龈的结缔组织内，与表面上皮无联系，有些病变却似乎与黏膜上皮融合或来源于黏膜上皮。在肿瘤上皮岛中可见透明细胞组成的实性细胞团。间质是成熟的结缔组织。

知识点6：成釉细胞瘤，骨外/外周型的预后 　　副高：熟练掌握　正高：熟练掌握

无侵袭性，保守性切除治疗。

知识点7：成釉细胞瘤－促结缔组织增生型的临床特点

　　副高：熟练掌握　正高：熟练掌握

成釉细胞瘤－促结缔组织增生型的发病年龄与性别与实性/多囊型成釉细胞瘤相似。上下颌发生率相同，常发生于颌骨前部，仅有6%的患者发生于下颌磨牙区。临床表现为颌骨无痛性肿胀，肿瘤大小不等。影像学常见肿瘤边界不清，约有50%的肿瘤表现为投射/阻碍混合影像，类似骨纤维性病损。

知识点8：成釉细胞瘤－促结缔组织增生型的病理改变

　　副高：熟练掌握　正高：熟练掌握

肿瘤实性，质地韧，有沙砾感。镜下肿瘤以间质成分为主，肿瘤内结缔组织明显增生，胶原丰富排列成扭曲的束状，可见玻璃变，肿瘤性上皮岛或条索位于纤维束之间，上皮岛或条索周边细胞呈扁平状、排列紧密，有时中心呈现漩涡状。邻近上皮的间质常常发生黏液变性，间质内有时可见类骨小梁形成。

知识点9：成釉细胞瘤-促结缔组织增生型的预后　　副高：熟练掌握　正高：熟练掌握

外科手术不彻底，容易复发，肿瘤预后与肿瘤发生的部位关系很大，累及上颌骨后份的病变预后比较差。

知识点10：成釉细胞瘤，单囊型的临床特点　　副高：熟练掌握　正高：熟练掌握

成釉细胞瘤，单囊型好发于青年人，年龄在10～29岁。多发于下颌磨牙区。影像学类似于含牙囊肿。临床表现是下颌后部肿胀，近80%的病例与未萌出的第三磨牙相关。

知识点11：成釉细胞瘤，单囊型的病理改变　　副高：熟练掌握　正高：熟练掌握

肉眼为典型的囊肿，大小不同，囊壁可有多个增生的结节。镜下有三种组织学类型。Ⅰ型为单囊性型，囊壁仅见上皮衬里，表现为成釉细胞瘤的典型形态特点。Ⅱ型为囊腔内可见突入的瘤结节，瘤结节多呈现丛状型成釉细胞瘤的特点，肿瘤未浸润到纤维囊壁。Ⅲ型为肿瘤的纤维囊壁内有肿瘤浸润岛，可伴或不伴囊腔内瘤结节增殖。

知识点12：牙源性鳞状细胞瘤的临床特点　　副高：熟练掌握　正高：熟练掌握

牙源性鳞状细胞瘤为一种少见的良性牙源性肿瘤，病因不明，可能源自Malassez上皮残余或牙板残余。肿瘤发生部位以上颌切牙-尖牙区较为多见，上下颌发病率几乎相等。临床上无明显症状，有时受累牙出现松动，疼痛。偶见多发性病损。影像学表现为三角形或半圆形放射透光区，边界清楚。

知识点13：牙源性鳞状细胞瘤的病理改变　　副高：熟练掌握　正高：熟练掌握

肿瘤的主要组织学特点为分化良好的鳞状上皮岛，位于成熟的结缔组织间质内，肿瘤性上皮团块周边部的细胞呈现扁平或立方状，缺乏成釉细胞瘤中的典型柱状细胞，也缺乏星网状分化。部分病变可见钙化及退行性变。

知识点14：牙源性鳞状细胞瘤的预后　　副高：熟练掌握　正高：熟练掌握

牙源性鳞状细胞瘤为良性肿瘤。部分病例具有局部浸润生长能力，但术后复发很少。

知识点15：牙源性钙化上皮瘤的临床特点　　副高：熟练掌握　正高：熟练掌握

牙源性钙化上皮瘤是具有局部侵袭性的牙源性上皮性肿瘤，以肿瘤内出现钙化的淀粉样物质为主要特征。牙源性钙化上皮瘤患者的年龄分布较为广泛，平均年龄为40岁左右。下

颌骨比上颌骨多见，最为常见的部位是磨牙区。影像学表现为不规则形放射透光区内含大小不等的不透光团块，这些不透光团块通常在未萌牙的牙冠部邻近处。放射透光区的边界可清晰或不清晰。

知识点16：牙源性钙化上皮瘤的病理改变	副高：熟练掌握　正高：熟练掌握

肉眼见病变区骨膨大，切面呈现灰白或灰黄色，实性。可见埋伏牙。镜下肿瘤由多边形上皮细胞组成，并常见清晰的细胞间桥。上皮细胞排列呈现片状或岛状，偶呈现筛孔状。瘤细胞边界较为清晰，胞质呈微嗜酸性。胞核圆形或卵圆形，核仁清楚。有的胞核较大，有时见双核或多核。核多形性显著，但核分裂象罕见。瘤内常见特征性的圆形嗜酸性均质物质存在于细胞之间，这种物质为淀粉样物质，其内常发生钙化，钙化物呈现同心圆沉积。特殊染色证实为淀粉样物质。

知识点17：牙源性钙化上皮瘤的鉴别诊断	副高：熟练掌握　正高：熟练掌握

牙源性钙化上皮瘤与黏液表皮样癌相鉴别。

知识点18：牙源性钙化上皮瘤的预后	副高：熟练掌握　正高：熟练掌握

牙源性钙化上皮瘤为良性肿瘤，其生长具有局部浸润性。手术治疗后也可复发。

知识点19：牙源性腺样瘤的临床特点	副高：熟练掌握　正高：熟练掌握

牙源性腺样瘤生长缓慢，肿瘤通常较小，直径1～3cm，通常无显著症状。发病年龄较轻，多为10～19岁。女性较男性多见，上颌单尖牙区为好发部位。根据临床和影像学表现肿瘤分为中心型（骨内型）及周边型（骨外型）两型，中心型者分为滤泡型（含牙型）及滤泡外型。影像学上，滤泡型似含牙囊肿通常见不透光的钙化颗粒，周边型者仅见牙槽骨轻度吸收。

知识点20：牙源性腺样瘤的病理改变	副高：熟练掌握　正高：熟练掌握

肉眼可见肿瘤较小，包膜完整。切面呈现囊性或实性。实性部分呈现灰白色；囊性部分大小不等，腔内含有淡黄色胶冻状物质或血性液体，腔内可含牙。镜下见立方状或高柱状肿瘤上皮组织形成不同大小的实性结节，形成巢状或玫瑰花结样结构，肿瘤间质少。

知识点21：牙源性腺样瘤的鉴别诊断	副高：熟练掌握　正高：熟练掌握

牙源性腺样瘤应与成釉细胞瘤相鉴别。

知识点22：牙源性腺样瘤的预后　　　　副高：熟练掌握　　正高：熟练掌握

牙源性腺样瘤是发生于颌骨的良性肿瘤，外科局部切除即可，术后极少复发。

知识点23：牙源性角化囊性瘤的临床特点　　　　副高：熟练掌握　　正高：熟练掌握

牙源性角化囊性瘤是一种良性、单囊或多囊的发生于颌骨内的牙源性肿瘤。其特征为不全角化的复层鳞状上皮细胞衬里，具备潜在的侵袭性及浸润性生长的生物学行为。发病年龄在10～29岁，也有40～50岁为第二发病高峰的报道。男性比女性多见。病变多累及下颌骨。特别是磨牙及升支部，发生于上颌者以第一磨牙后区多见。多数患者无显著症状。可单发或多发，多发者约占10%，其中部分多发性患者可伴发痣样基底细胞癌综合征。影像学表现为单房或多房性透射区，边缘呈扇形切迹。

知识点24：牙源性角化囊性瘤的病理改变　　　　副高：熟练掌握　　正高：熟练掌握

囊肿壁比较薄。囊腔内常含黄白色发亮的片状或干酪样物质，有时囊液较稀薄，呈淡黄色或血性液体。光镜下此肿瘤具有独特的组织学特点：①囊壁内衬比较薄、厚度一致的复层鳞状上皮，常由5～8层细胞组成，通常无上皮细胞钉突；②上皮表面呈现波浪或皱褶状，表层角化多呈现不全角化；③棘细胞层较薄，与表面角化层的移行过渡较突然；④基底细胞层界限清楚，由柱状或立方细胞组成，呈现栅栏状排列；⑤纤维性囊壁较薄，通常无炎症，如感染时，上皮细胞可发生不规则增生，出现上皮细胞钉突，角化消失；⑥纤维组织囊壁内有时可见微小的子囊和/或上皮岛。

知识点25：牙源性角化囊性瘤的预后　　　　副高：熟练掌握　　正高：熟练掌握

牙源性角化囊性瘤具有较高的术后复发倾向，复发率通常大于20%。

知识点26：成釉细胞纤维瘤/纤维牙本质瘤的临床特点

　　　　　　　　　　　　　　　　　　　副高：熟练掌握　　正高：熟练掌握

成釉细胞纤维瘤/纤维牙本质瘤是牙源性上皮和间叶组织同时增殖，但不伴有牙本质和牙釉质形成的一种真性混合性牙源性肿瘤。常发生于儿童及青年成人，平均年龄为15岁。无性别倾向。肿瘤生长缓慢，除颌骨膨大外，无显著症状。影像学表现为界限清楚的放射性透光区，有时和成釉细胞瘤不易区别。

知识点27：成釉细胞纤维瘤/纤维牙本质瘤的病理改变

副高：熟练掌握　正高：熟练掌握

肉眼观肿瘤在颌骨内呈现膨胀性生长，有包膜而且没有局部浸润。切面呈现灰白色，与纤维瘤相似。镜下肿瘤由上皮组织及间充质两种成分组成。肿瘤性上皮组织的形态与成釉细胞瘤相似，但星网状细胞量很少。间叶组织成分由较幼稚的结缔组织组成，细胞丰富，颇似牙胚的牙乳头细胞。在上皮组织和结缔组织之间的界面，有时可见狭窄的无细胞带，及玻璃样变的透明带。

知识点28：牙源性钙化囊性瘤的临床特点

副高：熟练掌握　正高：熟练掌握

牙源性钙化囊性瘤是一种囊性的良性牙源性肿瘤，含有类似于成釉细胞瘤的上皮成分和影细胞，后者可发生钙化。发病高峰年龄是10~19岁，男女差异不大。该瘤好发于上颌骨前磨牙区，病变多较局限，有时也可发生于颌骨外的软组织内。临床上无显著症状，发生在骨内时表现为颌骨肿胀，发生在骨外时表现为粉红色、界清、表面光滑、突起的包块。影像学显示为界限清楚的放射透光区，单房或多房，有时可伴牙瘤发生。

知识点29：牙源性钙化囊性瘤的病理改变

副高：熟练掌握　正高：熟练掌握

病变呈现囊性，囊壁内衬有柱状的基底细胞，其浅层由排列疏松的星形细胞构成，和成釉器的星网状层相似。在衬里上皮和纤维囊壁内可见数量不等的影细胞灶，并有不同程度的钙化。影细胞呈现圆形或卵圆形，细胞界限清楚，胞质红染，胞核消失而不着色，在胞核部位出现阴影。

知识点30：牙源性钙化囊性瘤的鉴别诊断

副高：熟练掌握　正高：熟练掌握

牙源性钙化囊性瘤的鉴别诊断：①牙源性角化囊性瘤；②成釉细胞瘤。

知识点31：中心性牙源性纤维瘤的临床特点

副高：熟练掌握　正高：熟练掌握

发生于颌骨内的纤维瘤，其中含数量不等的非活跃性牙源性上皮。约占牙源性肿瘤的5%。发病年龄为9~80岁，平均年龄为30岁。肿瘤通常发生在上颌骨前部。临床表现为颌骨渐进性膨大，生长缓慢，无痛。影像学表现为界限清楚、单房或多房透射影像，可致使牙移位和牙根吸收。

知识点32：中心性牙源性纤维瘤的病理改变

副高：熟练掌握　正高：熟练掌握

肉眼见肿瘤界限清楚，有包膜，中等硬度，切面呈粉红色。镜下见肿瘤由细胞丰富的纤维性结缔组织构成，成纤维细胞形态、大小相同，在胶原纤维之间散在牙源性上皮岛或条索。肿瘤中可见似发育不良的牙本质或牙骨质小体的钙化物，也可见黏液样变。

知识点33：中心性牙源性纤维瘤的预后　　副高：熟练掌握　正高：熟练掌握

中心性牙源性纤维瘤是良性肿瘤，不侵犯周围骨组织，仅引起压迫性骨吸收。刮除后极少复发。

知识点34：外周性牙源性纤维瘤的临床特点　　副高：熟练掌握　正高：熟练掌握

外周性牙源性纤维瘤常被误诊为纤维性龈瘤，组织学观察有牙源性上皮残余的存在才能够确诊。好发于20～29岁，女性较多于男性。肿瘤常发生于下颌骨尖牙前磨牙区和上颌骨前部。临床上表现为附着于牙龈的硬包块，有蒂或无蒂，通常为单发、局限性病损。影像学常见软组织包块中有钙化物质，其下方的骨质破坏。

知识点35：外周性牙源性纤维瘤的病理改变　　副高：熟练掌握　正高：熟练掌握

肿瘤没有包膜，界限不清晰，增生的纤维组织以胶原为主，瘤细胞丰富或间质呈现黏液样改变，牙骨质、骨样或牙本质样物质沉积于基质中，有时还可以见散在的多核巨细胞。在纤维组织之中分布着数量不等的牙源性上皮岛或条索，这些上皮岛缺乏高柱状基底细胞及星网状细胞的分化。

知识点36：牙源性黏液瘤/黏液纤维瘤的临床特点　　副高：熟练掌握　正高：熟练掌握

牙源性黏液瘤/黏液纤维瘤又称为颌骨黏液瘤或黏液纤维瘤，是一种良性可局部浸润的肿瘤，比牙源性纤维瘤多见。此瘤可以发生在不同年龄段，但多发于青壮年人，性别无显著差异。下颌比上颌多见。肿瘤生长缓慢，但在少数病例中肿瘤生长较快。影像学上显示病灶具有大小不等的蜂窝状或囊状阴影并且相互之间有薄的骨隔。

知识点37：牙源性黏液瘤/黏液纤维瘤的病理改变　　副高：熟练掌握　正高：熟练掌握

肉眼观肿瘤边界不清，切面呈现灰白色，半透明，质脆，富有黏液，通常无包膜。镜下见瘤细胞呈现梭形或星形，排列疏松，核卵圆形，色深染，偶见不典型核，大小形态不同，但核分裂象罕见。瘤细胞间有大量蓝色黏液，肿瘤有时生长加快，可能是黏液基质堆积的结果。肿瘤内有时见少量散在的牙源性上皮。肿瘤内纤维成分多者，称为纤维黏液瘤。

知识点38：牙源性黏液瘤/黏液纤维瘤的预后　　副高：熟练掌握　正高：熟练掌握

牙源性黏液瘤/黏液纤维瘤生长缓慢，但可浸润骨组织，甚至穿破骨皮质进入邻近软组织，此时预后不良。

知识点39：成牙骨质细胞瘤的临床特点　　　副高：熟练掌握　正高：熟练掌握

又称真性牙骨质瘤，肿瘤多发生于前磨牙或磨牙区，下颌骨比上颌骨多见。男性较为常见。多发年龄为10～29岁。肿瘤常围绕牙根生长。影像学显示肿物为界限清晰的致密钙化团块，在钙化团块的周围有一带状放射透光区环绕，提示为未矿化组织及细胞形成层。

知识点40：成牙骨质细胞瘤的病理改变　　　副高：熟练掌握　正高：熟练掌握

一般相关牙的牙根吸收而变短，并与肿瘤性硬组织融合。在组织学上，肿瘤较成熟部分的硬组织内含少量埋入细胞以及许多强嗜碱性反折线，类似于骨Paget病的成骨性表现。软组织成分是血管性疏松的纤维组织，内含有较大的深染细胞伴单核或多核。牙骨质常为圆形或卵圆形矿化团块，其周边区为嗜酸性的牙骨质样组织和成牙骨质细胞。新形成的未矿化组织在钙化团块的周边通常呈现放射状；骨小梁样排列，尚未改建。

知识点41：牙源性透明细胞癌的临床特点　　　副高：熟练掌握　正高：熟练掌握

牙源性透明细胞癌是一种少见的由空泡状或透明细胞为主组成的牙源性肿瘤，主要好发于中年，女性多于男性。肿瘤呈浸润性生长，常发生局部淋巴结转移，属低度或中度恶性肿瘤。

知识点42：牙源性透明细胞癌的病理改变　　　副高：熟练掌握　正高：熟练掌握

牙源性透明细胞癌的病理改变见表2-4-34。

表2-4-34　牙源性透明细胞癌的病理改变

项　目	病理改变
肉眼改变	肿瘤无被膜，切面实性、色灰白，可浸润骨，边界不清
镜下改变	肿瘤由片状、岛状、条索状排列的上皮细胞构成，瘤细胞胞浆透明，细胞界限明显，PAS染色阳性，肿瘤中亦可见少量基底样细胞，胞质少，弱嗜酸性，与透明细胞有形态上的过渡，间质为成熟的结缔组织

知识点43：牙源性影细胞癌的临床特点　　　副高：熟练掌握　正高：熟练掌握

牙源性影细胞癌好发于13～72岁人群，平均年龄约38岁，男性多见。

知识点44：牙源性影细胞癌的病理改变　　　　副高：熟练掌握　正高：熟练掌握

牙源性影细胞癌的病理改变见表2-4-35。

表2-4-35　牙源性影细胞癌的病理改变

项　目	病理改变
肉眼改变	肿瘤呈界限清楚的囊性和实性部分，实性部位切面有沙砾感
镜下改变	呈现牙源性钙化囊性瘤或牙本质生成性影细胞瘤的某些特征，肿瘤细胞有多形性，核分裂象多见，有时可见肿瘤坏死以及侵犯周围组织。肿瘤中亦可见牙本质样物质

二、囊肿

知识点45：含牙囊肿　　　　　　　　　　　副高：熟练掌握　正高：熟练掌握

含牙囊肿又称滤泡囊肿，是指囊壁包含一个未萌牙的牙冠，并附着于该牙的牙颈部的囊肿，常发生于青年人，是残余釉上皮在釉质发育完成之后发生的异常所致，发病初期与牙冠关系密切。主要症状为肿胀，在疾病晚期或合并感染和炎症时会出现疼痛。

知识点46：萌出囊肿　　　　　　　　　　　副高：熟练掌握　正高：熟练掌握

萌出囊肿是发生于骨外软组织内的含牙囊肿，可单侧或双侧，也可单发或多发。通常表现为正在萌出的乳牙上方的牙龈肿胀，与恒牙相关的病变较少见。手术暴露患牙时，可见亚急性感染的出血性囊肿，囊壁内衬一般为无角化的薄层鳞状上皮。肉眼可见囊肿内含清亮液体或血性液体。镜下可见囊肿上方为牙龈黏膜所覆盖，囊肿衬里上皮具有缩余釉上皮特征；继发炎症时，上皮增生，结缔组织囊壁内有慢性炎症细胞浸润。

知识点47：发育性根侧囊肿　　　　　　　　副高：熟练掌握　正高：熟练掌握

发育性根侧囊肿是指发生在活髓牙根侧或牙根之间的牙源性囊肿，和炎症刺激无关。可能源自残留的釉上皮、残余牙板或Malassez上皮残余。囊肿内衬为较薄、无角化的鳞状上皮，由1~5层细胞组成，胞核比较小，呈现固缩状。

知识点48：婴儿牙龈囊肿　　　　　　　　　副高：熟练掌握　正高：熟练掌握

婴儿牙龈囊肿是牙龈结节或微小软组织囊肿，出现于新生儿或出生后1~2个月内的婴儿，无需治疗，可在数月内自行消失。镜下囊肿内衬为薄层不全角化的鳞状上皮，基底细胞呈现扁平状。

知识点49：成年人牙龈囊肿 副高：熟练掌握 正高：熟练掌握

成年人牙龈囊肿是位于游离龈或附着龈内的牙龈软组织囊肿，衬里上皮为薄层鳞状上皮。多数人认为此囊肿源自牙板上皮残余，也有人认为是外伤性上皮植入而来。外科手术摘除，通常无复发。

知识点50：根尖囊肿 副高：熟练掌握 正高：熟练掌握

根尖囊肿多是龋齿诱发的牙髓炎波及根尖引起，先有根尖肉芽肿形成，进而形成根尖囊肿。可以发生在任何年龄，影像学显示根尖部界限清楚的透影区。囊壁常有大量炎症细胞浸润，囊壁内衬为复层鳞状上皮。因炎症刺激，上皮常有增生，钉突延长，也可由于炎症，衬里上皮破坏消失。囊内充有棕黄色透明液体，其中可有脱落的上皮细胞，炎症细胞及胆固醇结晶。

知识点51：鼻腭管囊肿 副高：熟练掌握 正高：熟练掌握

鼻腭管囊肿又称切牙管囊肿，是最为常见的非牙源性囊肿，由鼻腭管内的上皮残余形成。此囊肿处于腭中缝前部鼻腭管中，也可以位于该管在口腔开口处腭乳头的软组织中。囊肿衬里上皮为复层鳞状上皮，也可以为假复层纤毛柱状上皮，或两种兼有之。

知识点52：鼻唇囊肿 副高：熟练掌握 正高：熟练掌握

鼻唇囊肿又称鼻牙槽囊肿，此囊肿位于鼻孔基底部的附近，上颌牙槽突的外侧，最终致使鼻唇沟消失，并轻压鼻黏膜。过去认为该囊肿起源于球状突、侧鼻突和上颌突，由胚胎融合处上皮残余发展而来，近年来认为其发生于鼻泪柱或管的尾端。镜下可见囊壁内衬为呼吸道上皮，也可为鳞状上皮，也可两者均含。

知识点53：球状上颌囊肿 副高：熟练掌握 正高：熟练掌握

球状上颌囊肿较为少见，多见于青少年。囊肿发生于上颌侧切牙和单尖牙牙根之间，受累牙通常为活髓。其诊断依据主要包括三个方面：①囊肿位于上颌侧切牙和单尖牙之间，且邻牙为活髓牙；②影像学表现为倒梨形放射透光区，牙根周围骨板完整；③组织学上无法诊断为其他囊肿。

三、炎症和其他疾病

| 知识点54：根尖肉芽肿的临床特点 | 副高：熟练掌握 正高：熟练掌握 |

根尖肉芽肿病由于龋齿致使牙髓感染，炎症扩散至牙根引起发病，也可以由根尖急性化脓性炎症转变为慢性而来，炎症包绕并局限于牙根，形成根尖肉芽肿。通常没有临床症状，多在牙的影像学检查时被发现。

| 知识点55：根尖肉芽肿的病理改变 | 副高：熟练掌握 正高：熟练掌握 |

大体所见病变直径通常≤1.5cm。镜下病变由慢性炎症细胞聚集而成，组织细胞丰富，并由致密的纤维组织包绕。病变中心通常有上皮组织，其可轻度增生、变性和液化，形成囊腔，成为根尖囊肿。

| 知识点56：颌骨骨髓炎的临床特点 | 副高：熟练掌握 正高：熟练掌握 |

颌骨骨髓炎一般为牙或牙周感染引起，好发于青年，男性多见，下颌骨比上颌骨多发。急性化脓性颌骨骨髓炎表现为疼痛、发热、软组织肿胀、张口受限，严重者可能出现败血症和颅内感染。慢性颌骨骨髓炎，颌骨内可能有死骨形成，颊部皮肤出现瘘管，死骨周围有肉芽组织包裹，使死骨分离，病变外周有纤维组织及新生骨形成。慢性低毒性颌骨骨髓炎，又称Garre骨髓炎，多因不适当地反复应用抗生素或机体抵抗力增强而发病，低毒性病原菌潜伏于骨膜下及骨皮质，刺激新生骨增生和硬化，骨梁间为疏松纤维结缔组织，其中含有少量散在淋巴细胞和浆细胞浸润。

| 知识点57：骨化性纤维瘤的临床特点 | 副高：熟练掌握 正高：熟练掌握 |

骨化性纤维瘤可发生于任何年龄，以30～39岁为主。肿瘤生长缓慢，早期无自觉不适，随着肿瘤逐渐增大，引起颌骨膨隆、面部畸形、牙移位及咬合关系紊乱等症状。根据肿瘤含纤维及骨化程度的不同，影像学表现不同，以高低密度混合表现为主，肿瘤和周围正常骨组织之间界限清晰。

| 知识点58：骨化性纤维瘤的病理改变 | 副高：熟练掌握 正高：熟练掌握 |

大体标本肉眼可见包膜，界限清楚，切面呈灰白色，可有沙砾感。根据显微镜下改变和临床病理联系，将其分为三种类型：经典骨化性纤维瘤、青少年梁状骨化性纤维瘤及青少年沙砾体样骨化性纤维瘤。经典骨化性纤维瘤由富含胶原的纤维组织和矿化成分组成，不同肿瘤的两种成分的含量可有较大的差异。青少年梁状骨化性纤维瘤由含有细胞的纤维组织构成，其间可见带状含细胞的类骨质；另外可见纤细而幼小的骨小梁及外形粗糙的骨陷窝。青

少年沙砾体样骨化性纤维瘤的特征为成纤维性间质，内含有类似骨小体的小骨块。

知识点59：骨化性纤维瘤的预后　　　　　副高：熟练掌握　　正高：熟练掌握

骨化性纤维瘤有明显包膜的患者，可完整摘除，预后好，很少复发。但是发生于青少年的骨化性纤维瘤，由于具有局部侵袭性与复发倾向，需要在正常骨组织范围内切除，避免复发。

知识点60：动脉瘤性骨囊肿的临床特点　　　副高：熟练掌握　　正高：熟练掌握

动脉瘤性骨囊肿好发于青少年，多发生于长骨，颌骨也有发病，且多见于下颌骨。

知识点61：动脉瘤性骨囊肿的镜下改变　　　副高：熟练掌握　　正高：熟练掌握

病变主要由大小不等的腔窦所构成，腔内充满血液。血腔间有厚薄不均的纤维组织间隔。在囊壁及厚的血腔间隔纤维组织中，可伴有吞噬细胞、多核巨细胞、陈旧性出血和含铁血黄素沉积。

知识点62：单纯性骨囊肿的临床特点　　　　副高：熟练掌握　　正高：熟练掌握

单纯性骨囊肿多发于青年人，以下颌骨多见，为边界清晰的单房性透射性病损。本病又称为外伤性、孤立性或出血性囊肿，约50%的患者有外伤病史。

知识点63：单纯性骨囊肿的病理改变　　　　副高：熟练掌握　　正高：熟练掌握

典型病例在术中所见囊内容物极少，骨腔内壁仅覆以少量的血管纤维结缔组织。镜下见骨内囊腔内衬没有上皮，病变周围可见较薄的纤维血管组织壁，其中还含有少数破骨细胞样巨细胞及含有含铁血黄素的巨噬细胞等。

知识点64：房室结囊性肿瘤的临床特点　　　副高：熟练掌握　　正高：熟练掌握

房室结囊性肿瘤好发生于房室结区域和邻近心房组织内。临床上通常有心脏传导阻滞的表现。

知识点65：房室结囊性肿瘤的病理改变　　　副高：熟练掌握　　正高：熟练掌握

房室结囊性肿瘤的病理改变见表2-4-36。

表2-4-36 房室结囊性肿瘤的病理改变

项 目	病理改变
肉眼改变	肿瘤呈多囊性，大小为0.2～2cm
镜下改变	①肿瘤细胞排列成实性上皮样细胞巢或内衬于大小不等的囊腔内；②肿瘤细胞在房间隔下与心肌细胞交错排列，引起心肌细胞变性；③肿瘤细胞可为立方形细胞、过渡型细胞或鳞状上皮样细胞；④囊壁细胞也可为多层

第五章　心血管系统疾病

第一节　发育畸形

知识点1：**房间隔缺损（ASD）的发病机制**　　　副高：熟练掌握　正高：熟练掌握

房间隔缺损（ASD）是先天性心脏畸形中常见的类型之一，其发病率占小儿先天性心脏病的第二位。胚胎发育第五周，从原始心房背内面中线处长出一镰状隔膜，向心内膜垫方向生长，称为第一房间隔或第一隔膜，最后与心内膜垫融合将心房分为左、右两部分。隔膜下部与心内膜垫之间常留有一小孔，称为第一房间孔。之后，该孔逐渐缩小最后关闭。在关闭前，在第一房间隔上部自行裂开产生第二房间孔，使左心房、右心房仍相通，为胎儿时期血液循环提供通路。若胚胎发育受到障碍，在第一房间孔形成后，第一房间隔不继续向心室方向生长与心内膜垫融合，则产生第一房间隔缺损，为房室瓣水平上的缺损。约在第一房间隔上部开始被吸收时，在第一房间隔的右侧长出第二房间隔（第二隔膜），将第一隔膜上产生的第二房间孔从右侧遮盖上。第二房间隔生长过程中也留有一孔，称之为卵圆孔，其位置较第二房间孔为低，二孔交错。当第一房间隔从左侧愈着于第二隔膜后，卵圆孔变成卵圆窝。如心脏胚胎发育过程当中第二房间孔破裂过大或第二房间隔发育迟缓，则形成第二房间隔缺损。它可以是卵圆窝的一个或多个缺口，严重者为卵圆窝全部缺损。

知识点2：**房间隔缺损（ASD）的临床表现**　　　副高：熟练掌握　正高：熟练掌握

在临床上，由于左心房的压力高于右心房，左心房血液可以通过房间隔缺损处分流至右心房。患者通常无发绀。如果缺损较大，右心负荷增加可以导致右心肥大及肺动脉高压。严重者可以引起右心房血液向左心房逆向分流，这时则可出现发绀（晚期发绀）。房间隔缺损比较常见，女性多于男性，患儿常常能存活至中年，晚期可死于右侧心力衰竭、交叉性栓塞及肺内感染等。

知识点3：**室间隔缺损（VSD）发病机制**　　　副高：熟练掌握　正高：熟练掌握

室间隔缺损（VSD）是临床上最常见的先天性心脏畸形，可单独存在或合并其他心脏畸形。在胚胎发育到第4周末，在心室底部长出一肌膜，向心内膜垫延伸形成室间隔的肌部。该肌膜与心内膜垫之间留有两心室相通的孔（室间孔），到第8周关闭，形成心室间隔膜。

在胚胎发育的过程中，组成心室间隔的上述成分发生异常或不能正常融合，即可导致室间隔缺损。最常见者为高位膜部缺损，而肌部缺损则很少见。

知识点4：室间隔缺损（VSD）的临床表现　　副高：熟练掌握　　正高：熟练掌握

在心室收缩期由于左心室内的压力高于右心室，部分血液通过室间隔的缺损部从左心室向右心室分流。当缺损较小时，患者不出现发绀。当缺损口径大时，左心室向右心室分流量大，右心室负荷增加，继而产生肺动脉高压和肺小血管病变。如果肺循环压力超过体循环压力，则可引起右心室向左心室分流，临床上可出现发绀（晚期发绀）。也可进行手术修复。

知识点5：法洛四联症（Fallot四联症）的发病机制　　副高：熟练掌握　　正高：熟练掌握

法洛四联症是成人最常见的发绀型先天性心脏病。该病的发生主要是由于动脉圆锥的间隔偏右引起肺动脉狭窄，大多见于瓣膜口部；圆锥间隔不能与心内膜垫衔接，从而形成室间隔膜部巨大缺损；圆锥间隔偏右，使得主动脉腔扩大，骑跨于室间隔膜性缺损之上，与左、右心沟通。

知识点6：法洛四联症（Fallot四联症）的临床表现　　副高：熟练掌握　　正高：熟练掌握

由于肺动脉狭窄，导致血液流入肺内受阻而引起右心室代偿肥大。由于室间隔巨大缺损，血液由左心室向右心室分流，右心室负荷增加，导致右心室肥大扩张。由于主动脉骑跨在膜性缺损的上方，同时接受左心室和右心室的血液，导致主动脉管腔扩张，管壁增厚。肺动脉越狭窄，右心室注入主动脉的血就越多，主动脉的扩张与肥厚也就越明显。当肺动脉高度狭窄时，使得肺循环血量锐减，气体交换不足，加之主动脉接受更多的右心室血液，血氧饱和度降低，故出现发绀、呼吸困难和活动受限，属于发绀型心脏病。

本病较为常见，患儿一般能够存活多年，少数患者可存活至成年期。支气管动脉通常出现代偿性扩张，肺动脉与支气管动脉之间的侧支循环，使得主动脉中的血液可以通过侧支循环进入肺而得到代偿。少数病例可以合并动脉导管开放，从而成为重要的侧支循环。

知识点7：动脉导管开放的发病机制　　副高：熟练掌握　　正高：熟练掌握

动脉导管开放主要是指连接于主动脉干与肺动脉干之间的短管——动脉导管，在出生以后始终不闭锁的异常状态。

知识点8：动脉导管开放的临床表现　　副高：熟练掌握　　正高：熟练掌握

在胎儿期，大部分肺动脉血液是由动脉导管流入主动脉的。出生后，由于呼吸功能建立，肺内血管扩张，血液进入肺内，动脉导管随即就失去作用，在出生后少则3个月多则1年以内闭锁，成为动脉韧带。如果出生后1年仍未闭锁，则称为动脉导管开放或动脉导管未闭。

第二节 心脏肿瘤

知识点1：心脏黏液瘤的临床特点　　　副高：熟练掌握　正高：熟练掌握

心脏黏液瘤为最常见的心脏原发肿瘤，好发于中年女性。肿瘤位于左心房，因此临床上常表现为二尖瓣狭窄或关闭不全及全身各系统栓塞。临床一般根据超声心动图、随体位变动而改变的心脏杂音、CT与MRI来诊断。

知识点2：心脏黏液瘤的病理改变　　　副高：熟练掌握　正高：熟练掌握

心脏黏液瘤的病理改变见表2-5-1。

表2-5-1　心脏黏液瘤的病理改变

项　目	病理改变
肉眼改变	①肿瘤呈带短蒂的球形、细长形、分叶状或显著的乳头状；②切面一般为胶冻状，黄色或出血性，局部有变性，有时可有斑点状或严重的钙化
镜下改变	①在显著的酸性黏多糖背景下，可见散在的圆形团块与星芒状的原始间叶细胞，后者有时排列成条索状，偶可见腺样结构形成；②间质内血管、胶原纤维与弹力纤维少，可见多少不等的炎症细胞浸润与小出血灶；③肿瘤中央偶可见大片坏死，表面可见纤维素被覆

知识点3：心脏黏液瘤的鉴别诊断　　　副高：熟练掌握　正高：熟练掌握

心脏黏液瘤的鉴别诊断：①心内膜的乳头状弹力纤维瘤；②机化的血栓。

知识点4：心脏横纹肌瘤的临床特点　　　副高：熟练掌握　正高：熟练掌握

心脏横纹肌瘤是一种少见的伴有骨骼肌分化的心脏原发性肿瘤，仅次于心脏黏液瘤，多见于婴幼儿，患者的临床表现取决于肿瘤大小、数目及部位。小的肿瘤一般无明显症状，较大的肿瘤可以阻塞心腔或瓣膜，损害血流动力，出现发绀，累及传导系统，产生严重的心律失常，常常伴发结节性硬化。

知识点5：心脏横纹肌瘤的病理改变　　　副高：熟练掌握　正高：熟练掌握

心脏横纹肌瘤的病理改变见表2-5-2。

表2-5-2 心脏横纹肌瘤的病理改变

项 目	病理改变
肉眼改变	①单个或多个，大小不一，主要位于心肌内；②颜色较周围心肌炎浅，质实，但界限不清；③有时压迫周围心肌形成假包膜，也可结节状突入心腔
镜下改变	①可见肿瘤呈海绵状结构；②瘤细胞呈空泡状、分枝状或多角形，胞质内可见横纹及纵纹和丰富的糖原；③胞核主要位于中央，单个或多个，核仁明显；④胞质在核周呈疏网状，使得细胞形似蜘蛛；⑤间质为梁索状的血管及纤维组织

知识点6：组织细胞样心肌病的临床特点　　　副高：熟练掌握　　正高：熟练掌握

　　组织细胞样心肌病又称浦肯野细胞错构瘤，比较罕见，仅见于婴幼儿，以女性多见。临床主要表现为心律失常与传导阻滞。常常出现心肌肥大，也可伴发多种畸形。

知识点7：组织细胞样心肌病的病理改变　　　副高：熟练掌握　　正高：熟练掌握

　　组织细胞样心肌病的病理改变见表2-5-3。

表2-5-3 组织细胞样心肌病的病理改变

项 目	病理改变
肉眼改变	①黄色间褐色结节或斑块状病变，直径为0.1~1.5cm；②主要见于心内膜下，沿传导系统束支分布，也可以发生于心脏任何部位
镜下改变	①病变呈多灶性界限不清的岛状，主要由体积较大的多边形细胞组成，少量的嗜酸性颗粒状胞质围绕于椭圆形核周围，偶可见核仁；②这些组织细胞样细胞可以出现在心脏任何部位，但是更趋向于沿传导系统束支分布

知识点8：组织细胞样心肌病的鉴别诊断　　　副高：熟练掌握　　正高：熟练掌握

　　组织细胞样心肌病的鉴别诊断：线粒体性心肌病。

知识点9：心包囊肿　　　副高：熟练掌握　　正高：熟练掌握

　　心包囊肿主要位于心包表面，且大小不一，平均直径为7.8cm，结节状单房性囊肿，囊壁薄且囊液清亮。镜下可见囊壁由疏松结缔组织构成，内面由一层间皮细胞被覆。

知识点10：其他良性肿瘤及瘤样病变　　　副高：熟练掌握　　正高：熟练掌握

　　心脏其他良性肿瘤及瘤样病变主要包括心脏纤维瘤、血管瘤、脂肪瘤、神经节细胞瘤、神经鞘瘤、神经纤维瘤、颗粒细胞瘤、畸胎瘤、异位胸腺、胸腺瘤及异位甲状腺等。

知识点11：心脏恶性肿瘤　　　　　　　　　　副高：熟练掌握　正高：熟练掌握

心脏恶性肿瘤比较罕见，原发性恶性肿瘤一般包括血管肉瘤、上皮样血管内皮瘤、恶性多形性纤维组织细胞瘤/未分化多形性肉瘤、黏液纤维肉瘤、纤维肉瘤、平滑肌肉瘤、横纹肌肉瘤、脂肪肉瘤、滑膜肉瘤、恶性外周神经鞘瘤、恶性间皮瘤与卵黄囊瘤等。

转移性肿瘤大多见于播散性病例，心脏受累常有三种形式：心包播散、心肌内弥漫性多发性病变及心腔内结节状病变。转移性肿瘤一般包括肺癌、乳腺癌、白血病、恶性黑色素瘤、恶性淋巴瘤、胃癌、肝细胞癌、甲状腺癌、结肠癌、心外肉瘤、肾细胞癌、肾上腺癌、Wilms瘤与子宫肿瘤等。

第三节　心脏炎症

知识点1：风湿性心内膜炎的病理改变　　　　副高：熟练掌握　正高：熟练掌握

风湿性心内膜炎病变可累及心瓣膜，从而引起瓣膜炎，也可累及瓣膜邻近的心内膜与腱索，引起瓣膜变形与功能障碍。瓣膜病变以二尖瓣最为多见，其余依次为二尖瓣与主动脉瓣联合受累、三尖瓣、主动脉瓣，极少累及肺动脉瓣。

知识点2：风湿性心肌炎的病理改变　　　　　副高：熟练掌握　正高：熟练掌握

通常表现为灶性间质性心肌炎，以心肌间质内小血管附近出现风湿小体为主要特征。风湿小体大多见于室间隔与左心室后壁上部，其次为左心室后乳头肌，左心房后壁及心耳的心肌，以心内膜侧心肌内最为多见。

知识点3：风湿性心外膜炎的病理改变　　　　副高：熟练掌握　正高：熟练掌握

病变特点主要是浆液和/或纤维素渗出，有时可见风湿小体形成。心包的间皮细胞可脱落或增生。间皮细胞下间质可见充血、炎症细胞浸润，偶可见风湿小体。突出的变化就是数量不等的纤维蛋白和/或浆液渗出。当渗出以纤维蛋白为主时，覆盖于心包表面的纤维蛋白可以由于心脏搏动牵拉而呈绒毛状，称为"绒毛心"。当以浆液渗出为主时，则形成心包积液。活动期后，各种渗出成分均可以被溶解吸收，仅有少数患者的心包表面纤维蛋白渗出没有被完全溶解吸收而发生机体粘连，甚至形成缩窄性心包炎，也称为"盔甲心"。

知识点4：感染性心内膜炎的发病机制　　　　副高：熟练掌握　正高：熟练掌握

在引起急性感染性心内膜炎的病原微生物中，以金黄色葡萄球菌最为多见。亚急性感染性心内膜炎以草绿色链球菌最为多见，肠球菌与表皮葡萄球菌次之。感染性心内膜炎多数发生于有器质性心脏病的患者，如先天性心脏病、风湿性心瓣膜病、老年性退行性心脏病及人工瓣膜置换术等。心血管器质性病变的存在，心脏内血流状态改变，使得受血流冲击处的内膜损伤，内层胶原暴露，血小板、纤维蛋白、白细胞及红细胞聚积，为病原微生物的侵入创造了条件。反复发生的菌血症可以使机体血液循环中的抗体释放凝集素，有利于病原体在损伤部位黏附，并且与上述的各种成分一起形成赘生物。感染的赘生物通过血小板–纤维素聚集而逐渐地增大，使得瓣膜破坏加重；当赘生物碎裂脱落时，可以导致栓塞，细菌被释放入血流中可产生菌血症与转移性播散病灶。

知识点5：急性感染性心内膜炎的病理改变　　　　副高：熟练掌握　　正高：熟练掌握

病变大多发生于原来无病变的正常心内膜，可累及二尖瓣及主动脉瓣，三尖瓣者少见。引起急性化脓性心内膜炎，导致瓣膜溃烂、穿孔或破裂；在破溃瓣膜表面，形成巨大而松脆的含有大量病原体（如细菌）的赘生物。有时，炎症可累及瓣膜根部的内膜及心肌，形成环形脓肿。松脆的赘生物破碎后形成含菌性栓子，常常引起远处器官血管的含菌性栓塞，发生败血性梗死。

知识点6：亚急性感染性心内膜炎的病理改变　　　　副高：熟练掌握　　正高：熟练掌握

病变可累及二尖瓣及主动脉瓣。通常在原有病变的瓣膜或缺损的间隔上形成赘生物。赘生物为单个或多个，体积较大或大小不一，菜花状或息肉状。严重时，瓣膜可以发生溃疡、穿孔及腱索断裂。赘生物呈污秽灰黄色，质松脆易碎裂、脱落。在光镜下，赘生物一般由血小板、纤维蛋白、中性粒细胞及坏死物组成，其深部有细菌团，溃疡底部可见肉芽组织及淋巴细胞、单核细胞浸润。瓣膜的损害能够造成瓣膜口狭窄和/或闭锁不全，从而导致心力衰竭。赘生物可以碎裂脱落形成栓子，导致动脉栓塞。栓塞最多见于脑，其次为肾、脾及心脏，并可以引起相应部位的梗死。也可由于微栓塞引起局灶性肾小球肾炎或弥漫性肾小球肾炎。部分患者，由于皮下小动脉炎，在指（趾）末节腹面、足底或大、小鱼际处，出现红紫色、微隆起、有压痛的小结节，称为欧氏小结。另外，细菌和毒素的持续作用，导致患者有长期低热、脾大、白细胞增多、贫血及血培养阳性等败血症的表现。

知识点7：病毒性心肌炎的发病机制　　　　副高：熟练掌握　　正高：熟练掌握

病毒性心肌炎是由嗜心肌病毒引起的原发性心肌炎症，常常累及心包，引起心包心肌炎。引起心肌炎最常见的病毒就是柯萨奇B组2～5型与A组9型病毒，其次为埃可（ECHO）病毒与腺病毒，此外风疹病毒、巨细胞病毒、虫媒病毒、肝炎病毒及合胞病毒等其他30余种病毒也可以引起心肌炎。病毒性心肌炎的发病机制尚不十分清楚，可能与病毒感染与自身免疫反应有关。病毒复制可以直接损伤心肌细胞，也可以通过T细胞介导的免疫应答，在攻击杀伤病毒的同时能够造成心肌损伤，引起心肌炎。

知识点8：病毒性心肌炎的病理改变　　　　副高：熟练掌握　正高：熟练掌握

病毒性心肌炎初期可见心肌细胞变性坏死以及间质内中性粒细胞浸润。随后，淋巴细胞、巨噬细胞与浆细胞浸润及肉芽组织形成。成年人可累及心房后壁、室间隔及心尖区，有时可以累及传导系统。在光镜下，以心肌损害为主的心肌炎可表现为心肌细胞水肿、肌质溶解及坏死；以间质损害为主的心肌炎可表现为间质内炎细胞浸润。晚期伴有明显的间质纤维化，伴有代偿性心肌肥大及心腔扩张。根据病变范围大小可分为局灶性与弥漫性心肌炎。

知识点9：细菌性心肌炎的病理改变　　　　副高：熟练掌握　正高：熟练掌握

细菌性心肌炎是由细菌引起的心肌炎症。

（1）心肌脓肿：由化脓菌引起，如葡萄球菌、链球菌、肺炎双球菌及脑膜炎双球菌等。肉眼观察，心脏表面及切面可见多发性黄色小脓肿，周围伴有充血带。在光镜下，可见脓肿内心肌细胞坏死液化，脓腔内有大量脓细胞及数量不等的细菌集落。脓肿周围心肌有不同程度的变性、坏死，间质内中性粒细胞及单核细胞浸润。

（2）白喉性心肌炎：光镜下可见灶状心肌变性坏死，心肌细胞出现嗜酸性变、肌质凝聚、脂肪变性及肌质溶解，可见淋巴细胞、单核细胞及少数中性粒细胞浸润。病灶大多位于右心室壁，愈复后形成细网状小瘢痕。

（3）非特异性心肌炎：在上呼吸道链球菌感染（急性咽峡炎、扁桃体炎）与猩红热时，可以并发急性非风湿性心肌炎，病变呈间质性心肌炎改变。光镜下观察，心肌间质结缔组织内及小血管周围有淋巴细胞、单核细胞浸润，心肌细胞有不同程度的变性、坏死。

知识点10：孤立性心肌炎的分类　　　　副高：熟练掌握　正高：熟练掌握

孤立性心肌炎常常导致心脏扩张，可突然发生心力衰竭致死。根据组织学改变分类。

（1）弥漫性间质性心肌炎：心肌间质小血管周围伴有大量淋巴细胞、浆细胞及巨噬细胞浸润，可伴有多少不一的嗜酸性粒细胞及中性粒细胞浸润。心肌细胞较少发生变性坏死。

（2）特发性巨细胞性心肌炎：心肌内有灶性坏死及肉芽肿形成。病灶中央可见红染无结构的坏死物，周围伴有淋巴细胞、浆细胞、单核细胞与嗜酸性粒细胞浸润，夹杂着较多的多核巨细胞。多核巨细胞大小、形态变异较大，可为异物或Langhans巨细胞。

知识点11：免疫反应性心肌炎的病理改变　　　　副高：熟练掌握　正高：熟练掌握

免疫反应性心肌炎的病理变化主要表现为心肌间质性炎。在心肌间质及小血管周围，可见嗜酸性粒细胞、淋巴细胞单核细胞浸润，偶可见肉芽肿形成。心肌细胞伴有不同程度的变性、坏死。

知识点12：浆液性心包炎　　　　　　　　　副高：熟练掌握　正高：熟练掌握

浆液性心包炎是指以浆液渗出为主的急性心外膜的炎症，主要表现为心包积液。主要由非感染性疾病，如风湿病、系统性红斑狼疮、肿瘤、硬皮病及尿毒症等继发引起，病毒感染也可以引起原发性心包炎。患者大多为青年人，病变也可累及心肌。临床上可以表现为胸闷不适，心浊音界扩大，听诊心音弱而遥远。X线检查可见心影增大、立位时形状如烧瓶，平卧后形状和大小发生变化。

知识点13：纤维素性及浆液纤维素性心包炎　　　副高：熟练掌握　正高：熟练掌握

纤维素性及浆液纤维素性心包炎主要是指以纤维素或浆液与纤维素渗出为主的急性心包炎，是心包炎中最多见的类型。风湿病、尿毒症、系统性红斑狼疮、结核、心肌梗死后综合征、急性心肌梗死、胸腔放射、心外科手术及创伤等累及心包后可表现为此型心包炎。病理变化以形成绒毛心或绒毛心伴心包积液为特点。结局通常为渗出物全部或部分吸收消散；不能完全吸收者，转变为慢性心包炎，心包腔内的渗出物发生机化，使心包腔部分或全部纤维化而粘连。

知识点14：化脓性心包炎　　　　　　　　　副高：熟练掌握　正高：熟练掌握

化脓性心包炎是指以大量中性粒细胞渗出为主的表面化脓性急性心包炎；通常由链球菌、葡萄球菌及肺炎球菌等化脓菌侵袭心包所致。这些细菌可以从邻近的组织器官病变蔓延，或从血液、淋巴管播散及心脏手术直接感染而引发。肉眼观察，可见心包腔面覆盖一层较厚的呈灰绿色，浑浊而黏稠的纤维素性脓性渗出物。光镜下观察，可见心外膜表面血管扩张充血，大量中性粒细胞浸润。渗出物内可见大量变性、坏死的中性粒细胞及无结构粉染物质。

知识点15：出血性心包炎　　　　　　　　　副高：熟练掌握　正高：熟练掌握

出血性心包炎是浆液性和/或浆液纤维素性渗出物中，混有大量红细胞的心包炎，主要表现为血性心包积液。通常见于结核或恶性肿瘤累及心包，也可以见于细菌感染与有出血性素质的心包炎。此外，心脏手术可以导致出血性心包炎。出血量大时可以导致心脏压塞。

知识点16：非特殊型慢性心包炎　　　　　　　副高：熟练掌握　正高：熟练掌握

泛指心包炎症性病变较轻或发展缓慢，仅仅局限于心包本身，这类病变对心脏活动功能影响轻微，临床上也无明显的表现。常见病因有结核病、尿毒症及变态反应性疾病（如风湿病）等。病变可表现为：①慢性心包积液或持久的心包积液；②心包脏、壁层、发生局灶性纤维化；或两层之间发生较轻的灶、片状纤维性粘连；③心包腔完全闭合。

知识点17：粘连性纵隔心包炎　　　　　副高：熟练掌握　正高：熟练掌握

粘连性纵隔心包炎一般是继发于较重的化脓性或干酪样心包炎、心脏手术或纵隔放射等。其主要病变为心包慢性炎症性病变、纤维化引起心包腔粘连及闭锁，并且与纵隔及周围脏器粘连，形成巨大的团块。这给心脏活动增加了很大的负担，久之会引起心脏肥大、扩张，与扩张型心肌病的表现相似。

知识点18：缩窄性心包炎　　　　　　　副高：熟练掌握　正高：熟练掌握

缩窄性心包炎大多数是继发于化脓性、出血性或干酪样心包炎和心外科手术之后，其病变主要局限于心包本身。由于心包腔内渗出物的机化与瘢痕形成、玻璃样变与钙化等，使得心包完全闭锁，形成了一个硬而厚（0.5～1.0cm）、灰白色且半透明的结缔组织囊紧紧地包绕在心脏周围，形似盔甲，因此称为"盔甲心"。

第四节　心　肌　病

知识点1：扩张型心肌病（DCM）的发病机制　　副高：熟练掌握　正高：熟练掌握

（1）特发性DCM：其原因不明，需排除全身性疾病和有原发病的DCM。有文献报道，特发性DCM约占DCM的50%。

（2）获得性DCM：由已知病因所引起的心肌损害，导致心肌功能不全：①感染/免疫性DCM。病毒性心肌炎最终转化为DCM；②围生期心肌病。妊娠1个月或产后5个月内发生的心脏扩大和心力衰竭；③酒精性心肌病。由于长期大量的饮酒而导致的心肌损害。

（3）家族遗传性DCM：约35%的患者有基因突变及家族遗传背景，呈常染色体显性或隐性遗传、X-连锁隐性遗传与线粒体遗传，也可以由编码细胞骨架、细胞膜、肌小节、核膜、转录激活与蛋白基因突变等引起。

（4）继发性DCM：特指心肌病变是全身性疾病的一部分，现在受累的程度与频度变化很大：①中毒性心肌病；②缺血性心肌病；③自身免疫性心肌病；④代谢内分泌性及营养性心肌病；⑤部分遗传性疾病合并心肌病等。

知识点2：扩张型心肌病的临床表现　　　副高：熟练掌握　正高：熟练掌握

扩张型心肌病（DCM）是以心脏进行性肥大、心腔扩张和收缩能力下降为特征的一型心肌病，约占心肌病的90%，发病年龄在20～60岁，男性多于女性。需要排除其他心肌疾病（如克山病、心肌炎等），左心室或双心室扩张，有收缩功能障碍。

知识点3：扩张型心肌病的病理改变　　　　副高：熟练掌握　正高：熟练掌握

扩张型心肌病的病理改变见表2-5-4。

表2-5-4　扩张型心肌病的病理改变

项　目	病理改变
肉眼改变	心脏增大、增重及松弛，四个心腔均扩张。心肌肥厚不明显，常见附壁血栓
镜下改变	病变为非特异性，心肌细胞肥大，核增大。大多数还发生退行性变。心内膜下及心肌间质发生不同程度的纤维化

知识点4：肥厚型心肌病（HCM）的发病机制　　副高：熟练掌握　正高：熟练掌握

肥厚型心肌病属于遗传疾病，50%的患者有家族史，为常染色体显性遗传，主要由编码心肌的肌节蛋白基因突变所致。部分患者可由代谢性或浸润性疾病引起。内分泌紊乱，特别是儿茶酚胺分泌增多、原癌基因表达异常及钙调节异常，都是HCM的促进因子。

知识点5：肥厚型心肌病的临床表现　　　　副高：熟练掌握　正高：熟练掌握

肥厚型心肌病是以左心室显著肥大、室间隔不对称性肥厚、舒张期充盈受损及左心室流出道受阻为特征的一型心肌病。肥厚型心肌病可以引发心悸、心绞痛；肺动脉高压，导致呼吸困难；附壁血栓脱落，可引发栓塞性症状；长期左心室过度压力负荷，可导致心力衰竭。大部分患者有心律失常，有些患者出现一过性晕厥，甚至猝死。

知识点6：肥厚型心肌病的病理改变　　　　副高：熟练掌握　正高：熟练掌握

肥厚型心肌病的病理改变见表2-5-5。

表2-5-5　肥厚型心肌病的病理改变

项　目	病理改变
肉眼改变	①心脏增大，重量增加，且左心室腔呈香蕉样狭窄；②其主要特点是心室间隔与心室的不对称性肥厚；③左心室内膜增厚，室间隔肥厚处及左心室其他部位通常有纤维化
镜下改变	①可见心肌细胞显著肥大；②单个心肌细胞、心肌纤维与细胞内的收缩元件排列紊乱；③心肌间质纤维化

知识点7：限制型心肌病的发病机制　　　　副高：熟练掌握　正高：熟练掌握

限制型心肌病最常见的病因是心内膜心肌纤维化，其次是心脏淀粉样变、心内膜纤维弹性组织增生症、血红蛋白沉着病和心脏放射性损伤等，导致心肌顺应性降低，心腔狭窄。

知识点8：限制型心肌病的临床表现　　　　副高：熟练掌握　正高：熟练掌握

限制型心肌病（RCM）是以心肌顺应性原发性降低导致心脏舒张期心室充盈受限为特征的心肌病。主要表现为心力衰竭和栓塞，少部分患者可发生猝死。

知识点9：限制型心肌病的病理改变　　　　副高：熟练掌握　正高：熟练掌握

限制型心肌病的病理改变见表2-5-6。

表2-5-6　限制型心肌病的病理改变

项　目	病理改变
肉眼改变	①心室大小正常或轻度增大，心室腔不扩张，可见两侧心房扩张；②心尖和流入道心内膜纤维性增厚，附壁血栓形成；③心包腔通常有积液
镜下改变	①可见心内膜及邻近心肌明显纤维化、分层，表面覆有陈旧、均质化的附壁血栓；②Löffler心内膜心肌炎早期病变还有急性嗜酸性粒细胞性心肌炎，伴有心肌坏死

知识点10：致心律失常性右室心肌病（ARVC）的发病机制
　　　　　　　　　　　　　　　　　　　　　副高：熟练掌握　正高：熟练掌握

致心律失常性右室心肌病大约占心肌病的30%～50%，一般为常染色体显性遗传，已经证实7种基因突变与致心律失常性右室心肌病有关。此外，约2/3的患者的心肌可见散在性或弥漫性的炎症细胞浸润，炎症反应也在ARVC发病中起到重要作用。

知识点11：致心律失常性右心室心肌病的临床表现
　　　　　　　　　　　　　　　　　　　　　副高：熟练掌握　正高：熟练掌握

致心律失常性右心室心肌病一般以右心室心肌被进行性增生的纤维脂肪组织替代为特点，起初为局灶性，逐渐呈全心弥漫性改变。有时左心室亦可受累，而室间隔相对很少受累。临床上常表现为心律失常、右心扩大和猝死。

知识点12：致心律失常性右室心肌病的病理改变　　副高：熟练掌握　正高：熟练掌握

致心律失常性右室心肌病的病理改变见表2-5-7。

表2-5-7 致心律失常性右室心肌病的病理改变

项 目	病理改变
肉眼改变	可见右心室壁变薄，右心室腔扩张，可形成室壁瘤
镜下改变	①可见右心室心肌局灶性或大片被脂肪与纤维脂肪组织所取代，正常心肌被分隔成岛状或块状，散在分布于纤维脂肪组织间；②病变好发于漏斗部、心尖部与基底部即发育不良三角区，心内膜下心肌与室间隔很少受累；③病变不仅局限于右心室，也可以累及左心室

知识点13：克山病（KD）　　　　　　副高：熟练掌握　正高：熟练掌握

克山病是一种地方性心肌病，其主要流行在我国东北、西北、华北和西南一带山区及丘陵地带。大多数研究结果提出，克山病可能是由于缺乏硒等某些微量元素与营养物质，干扰和破坏了心肌代谢而引起心肌细胞的损伤，伴有急、慢性充血性心力衰竭与心律失常。根据本病起病急缓、病程长短以及心肌代偿情况，在临床上将本病分为4型：急性型、亚急性型、慢性型（或称型）与潜在型。急性型以变性、坏死为主，亚急性型以变性、坏死和瘢痕相混合为多见，慢性型以机化、瘢痕为主，潜在型各种病变均较轻微。肉眼观察，可见心脏体积和质量均有不同程度的增大，左、右心室均呈肌源性扩张，心室壁不增厚，心尖部反而变薄，使得心脏略呈球形。心室切面可见较多散在分布的变性、坏死、瘢痕病灶。在心室肉柱或心耳内，可见附壁血栓或血栓机化后形成的附壁瘢痕。心瓣膜及冠状血管常无明显变化。光镜下观察，可见心肌细胞成片灶状变性和坏死，坏死灶常围绕冠状动脉呈袖套状分布，坏死灶最终被机化而形成瘢痕。

知识点14：酒精性心肌病　　　　　　副高：熟练掌握　正高：熟练掌握

酒精性心肌病主要是因长期过量饮酒引起心力衰竭、高血压、心血管意外、心律失常与猝死。大多见于30~55岁男性，且有10年以上大量饮酒史。病理变化与DCM相似，但与DCM相比，如果能够早期发现，及早戒酒，可逆转或终止左心室功能减退。临床主要表现为心脏扩大，舒张期增高，窦性心动过速，脉压减小，常有室性或房性奔马律。

知识点15：围生期心肌病　　　　　　副高：熟练掌握　正高：熟练掌握

围生期心肌病是指在妊娠末期或产后5个月内首次发生的，以累及心肌为主的一种心肌病，曾称为产后心肌病。其病因未明，可能与病毒感染与自身免疫等有关。病理变化与DCM相似。临床主要表现为呼吸困难、血痰、肝大与水肿等心力衰竭症状。

知识点16：糖尿病性心肌病　　　　　　副高：熟练掌握　正高：熟练掌握

近年来，糖尿病性心肌病被认为是一类特异性、独立存在的疾病。此病的发病因素可能与代谢因素、心肌结构改变、心脏自主神经病变、心脏微血管病变和胰岛素抵抗有关。病变早期以左心室肥厚与舒张功能异常为主，随着病程的进展，逐渐出现收缩与舒张功能障碍。临床主要表现为心绞痛、进行性心功能不全，常伴有房性、室性奔马律，极易发生心力衰竭。糖尿病性心肌病的主要病理学改变是：①微小心肌细胞坏死；②微小心肌间纤维瘢痕灶；③心肌间细、小动脉壁明显增厚，可见内皮细胞增生，PAS阳性质沉积、内皮下有耐淀粉酶，管壁纤维化及玻璃样变性，管腔明显狭窄。

| 知识点17：药物性心肌病 | 副高：熟练掌握　正高：熟练掌握 |

药物性心肌病主要是指接受了某些药物治疗的患者。由于药物对心肌的毒性作用，引起心肌的损害，产生类似DCM及非梗阻性HCM的心肌病。最常见的药物是抗肿瘤药物或抗精神病药物等。

第五节　血管非肿瘤性疾病

| 知识点1：动脉硬化 | 副高：熟练掌握　正高：熟练掌握 |

动脉硬化是指一组以动脉壁增厚、变硬及弹性减退为特征的动脉疾病。本病多见于中老年人，其发病率随年龄增长而增高。

| 知识点2：动脉硬化的类型 | 副高：熟练掌握　正高：熟练掌握 |

动脉硬化包括三种类型：①动脉粥样硬化（AS）。它是最常见且最具有危害性的疾病；②动脉中层钙化。比较少见，好发于老年人的中等肌型动脉，主要表现为中膜的钙盐沉积，并且可发生骨化；③细动脉硬化。其基本病变是主要细小动脉的玻璃样变，通常见于高血压病及糖尿病。

| 知识点3：动脉粥样硬化的发病因素 | 副高：熟练掌握　正高：熟练掌握 |

（1）高脂血症：这是动脉粥样硬化的主要危险因素。

（2）高血压：高血压患者与同年龄、同性别的无高血压者相比，动脉粥样硬化发病较早，病情较重。

（3）吸烟：这是动脉粥样硬化的危险因素之一，也是冠心病主要的独立危险因子。

（4）糖尿病和高胰岛素血症：冠心病是糖尿病的重要并发症，糖尿病及高胰岛素血症是与继发性高脂血症有关的疾病。

（5）遗传因素：动脉粥样硬化具有家族聚集性的倾向，家族史是较强的独立危险因子。

（6）年龄病理研究资料显示，动脉粥样硬化是从婴儿期就开始的缓慢发展过程，其检出率及病变程度的严重性随着年龄增长而增高，并且与动脉壁的年龄性变化有关。

（7）性别：女性在绝经期前冠状动脉粥样硬化的发病率低于同龄组男性，其HDL水平高于男性，而LDL水平低于男性。

（8）其他因素：①肥胖；②微量元素铬、锰、钒、锌和硒等的摄取减少，铅、镉及钴等的摄取增加；③缺氧、抗原-抗体复合物、维生素C缺乏、动脉壁内酶的活性降低等能够增加血管通透性的因素；④血中凝血因子Ⅶ、同型半胱氨酸增高、高纤维蛋白原血症、血管转换酶基因过度表达、纤溶酶原激活剂抑制物增高等因素；⑤某些细菌、病毒、支原体、甚至衣原体等感染与动脉粥样硬化发生有关。

| 知识点4：动脉粥样硬化的发病机制 | 副高：熟练掌握　正高：熟练掌握 |

动脉粥样硬化的发病机制包括：①脂质的作用；②内皮细胞损伤的作用；③血管平滑肌细胞（SMC）的作用；④炎症的作用。

| 知识点5：动脉粥样硬化的病理改变 | 副高：熟练掌握　正高：熟练掌握 |

动脉粥样硬化的病理改变见表2-5-8。

表2-5-8　动脉粥样硬化的病理改变

项　目	病理改变
脂纹	脂纹是动脉粥样硬化的早期病变。脂纹最早可见于儿童期，但并非都发展为纤维斑块，是一种可逆性病变。肉眼观，在动脉内膜面，可见黄色帽针头大的斑点或长短不一的条纹，条纹宽1～2mm，平坦或微隆起。在光镜下，在病灶处内皮细胞下有大量泡沫细胞聚集。泡沫细胞呈圆形，体积较大，在石蜡切片上呈胞质内大量小空泡，这时大多数泡沫细胞为巨噬细胞源性泡沫细胞。另外，可见较多的细胞外基质（蛋白聚糖），数量不等的合成型平滑肌细胞，少量T淋巴细胞与中性性粒细胞等
纤维斑块	脂纹进一步发展则演变为纤维斑块。肉眼观，可见内膜表面散在不规则隆起的斑块，初为淡黄或灰黄色，后因斑块表层胶原纤维的增多及玻璃样变而呈瓷白色，形状如凝固的蜡烛油。斑块大小不等并且可以相互融合。在光镜下，可见病灶表层为大量胶原纤维、散在的平滑肌细胞、少数弹性纤维及蛋白聚糖形成的纤维帽，胶原纤维可以发生玻璃样变。纤维帽下方可见数量不等的泡沫细胞、平滑肌细胞、细胞外基质和炎症细胞。病变进一步发展，可见脂质蓄积和肉芽组织反应
粥样斑块	粥样斑块又称粥瘤，为动脉粥样硬化的典型病变。肉眼观，可见动脉内膜面的灰黄色斑块，既向内膜表面隆起，又向深部压迫中膜。切面见纤维帽的下方，有大量黄色粥糜样物质。在光镜下，在玻璃样变的纤维帽的深部，可见大量无定形物质，为细胞外脂质及坏死物，其中可见胆固醇结晶，有时可见钙化。底部及周边部可见肉芽组织、少量泡沫细胞与淋巴细胞浸润。粥瘤处中膜平滑肌细胞受压而萎缩，可见弹性纤维破坏，该处中膜变薄。外膜可见毛细血管新生、结缔组织增生及淋巴细胞、浆细胞浸润
继发性病变	继发性病变主要是指在纤维斑块与粥样斑块的基础上的继发改变，常见有：①斑块破裂；②斑块内出血；③血栓形成；④钙化；⑤动脉瘤形成

| 知识点6：主动脉粥样硬化 | 副高：熟练掌握　正高：熟练掌握 |

主动脉粥样硬化病变大多见于主动脉后壁和其分支开口处，以腹主动脉最重，胸主动脉

次之，升主动脉最轻。前述的各种动脉粥样硬化的基本病变均可见到。动脉瘤主要见于腹主动脉，可在腹部触及搏动性的肿块，听到杂音，并且可以因其破裂发生致命性大出血。

知识点7：颈动脉及脑动脉粥样硬化　　　　　副高：熟练掌握　　正高：熟练掌握

颈动脉及脑动脉粥样硬化病变最常见于颈内动脉起始部、基底动脉、大脑中动脉与Willis环。纤维斑块与粥样斑块常导致管腔狭窄，并且可以因血栓形成等继发病变加重狭窄甚至闭塞。长期供血不足可以导致脑实质萎缩，主要表现为脑回变窄，皮质变薄，脑沟变宽变深，脑重量减轻。患者可出现智力及记忆力减退，精神变态，甚至痴呆。急速的供血中断可以导致脑梗死（脑软化）。由于脑小动脉管壁较薄，脑动脉粥样硬化病变可形成小动脉瘤，破裂可以引起致命性脑出血。动脉瘤常见于Willis环。

知识点8：肾动脉粥样硬化　　　　　　　　　副高：熟练掌握　　正高：熟练掌握

肾动脉粥样硬化病变最常累及肾动脉开口处及主干近侧端，也可累及弓形动脉和叶间动脉，通常引起顽固性肾血管性高血压；也可因斑块合并血栓形成导致肾组织梗死，从而引起肾区疼痛、尿闭及发热。梗死灶机化后遗留较大瘢痕，多个瘢痕可使肾脏缩小，称为动脉粥样硬化性固缩肾。

知识点9：四肢动脉粥样硬化　　　　　　　　副高：熟练掌握　　正高：熟练掌握

四肢动脉粥样硬化病变以下肢动脉为重。当较大动脉管腔明显狭窄时，可由于供血不足导致耗氧量增加而（如行走）出现疼痛，休息后好转，即所谓间歇性跛行。当动脉管腔完全阻塞而侧支循环又不能建立时，可以引起足趾部干性坏疽。

知识点10：肠系膜动脉粥样硬化　　　　　　副高：熟练掌握　　正高：熟练掌握

肠系膜动脉由于粥样斑块而狭窄甚至闭塞时，可以引起肠梗死，患者有剧烈腹痛、腹胀及发热，还可以伴有便血、麻痹性肠梗阻及休克等症状。

知识点11：冠状动脉粥样硬化病变的分布特点　　副高：熟练掌握　　正高：熟练掌握

冠状动脉粥样硬化病变的分布，一般是左侧冠状动脉多于右侧；大支多于小支；同一支的近端多于远端，即主要可累及在心肌表面走行的一段，而进入心肌的部分很少受累。按照病变检出率及严重程度的大样本统计结果，冠状动脉粥样硬化的好发部位以左冠状动脉前降支为最高，其余依次为右主干、左主干或左旋支、后降支。重症者可以有1支以上的动脉受累，但各支的病变程度可以不同，而且常为节段性受累。

知识点12：冠状动脉粥样硬化性心脏病（CHD）　　副高：熟练掌握　　正高：熟练掌握

冠状动脉粥样硬化性心脏病，简称为冠心病，主要是指由于冠状动脉狭窄、供血不足而引起的心脏功能障碍和/或器质性病变，故又称为缺血性心脏病（IHD）。CHD是多种冠状动脉疾病的结果，但冠状动脉粥样硬化占CHD的95%～99%。因此，习惯上将CHD视为冠状动脉粥样硬化性心脏病的同义词。冠心病临床上可以表现为心绞痛、急性心肌梗死或心源性猝死，称为急性冠状动脉综合征（ACS）。

知识点13：冠心病的病因和临床表现　　副高：熟练掌握　　正高：熟练掌握

CHD时，心肌缺血缺氧的原因表现在两方面：冠状动脉供血不足和心肌需氧量增加。冠心病临床可以表现为心绞痛、心肌梗死、心肌纤维化与冠状动脉性猝死等。

知识点14：心绞痛的临床特点　　副高：熟练掌握　　正高：熟练掌握

心绞痛（AP）是冠状动脉供血不足和/或心肌耗氧量骤增导致心肌急剧、暂时性缺血缺氧所引起的临床综合征。典型的临床表现为阵发性胸骨后部位的压榨性或紧缩性疼痛感，可放射至心前区或左上肢，持续数分钟，可因休息或服用硝酸酯制剂而缓解消失。AP是心肌缺血所引起的反射性症状。

知识点15：心绞痛的临床类型　　副高：熟练掌握　　正高：熟练掌握

根据引发原因和疼痛程度，将心绞痛分为三种类型，见表2-5-9。

表2-5-9　心绞痛的临床类型

类　　型	内　　容
稳定型心绞痛	一般不发作，仅在体力活动过度增加、心肌耗氧量增多时发作。病情可稳定1～3个月，伴有固定性的一支或一支以上的冠状动脉粥样硬化性狭窄（≥75%）
变异型心绞痛	冠状动脉收缩性增加而引起的AP，主要由冠状动脉痉挛引起，常发生在休息时或睡梦中。痉挛多发生在AS的斑块附近，也可发生在正常的冠状动脉
不稳定型心绞痛	以心绞痛疼痛频率增加为主要特征，在负荷或休息时均可发作，症状更强烈，持续时间比稳定型心绞痛多，是心肌梗死的前兆。常伴有左心室扩张及心力衰竭；光镜下，可见弥漫性心肌纤维化

知识点16：心肌梗死的临床特点　　副高：熟练掌握　　正高：熟练掌握

心肌梗死主要是指冠状动脉供血急剧减少或中断，导致相应区域的心肌严重而持续性缺血所致的心肌缺血性坏死。原因一般是在冠状动脉粥样硬化病变基础上继发血栓形成或持续性痉挛。临床上主要表现为剧烈而持久的胸骨后疼痛，休息及硝酸酯类不能完全缓解，同时伴有发热、白细胞增多、红细胞沉降率加快、血清心肌酶活性增高及进行性心电图变化，可以并发心律失常、休克或心力衰竭。大多发生于中老年人。冬春季发病较多。

知识点17：心肌梗死的病理改变　　　　　　副高：熟练掌握　正高：熟练掌握

心肌梗死的形态学表现主要决定于梗死的时间，一般在梗死发生6小时后肉眼才能辨认。①肉眼观察，可见梗死灶形态不规则，8~72小时时颜色苍白，3~7天时，可见梗死灶变软，呈淡黄色或黄褐色，梗死灶外周可见充血出血带。数周至数月后，可见肉芽组织增生，机化形成地图形白色痕；②光镜下观察，早期表现为凝固性坏死。4~12小时时，可见心肌纤维出现凝固性坏死，间质水肿并伴有出血，中性粒细胞开始浸润；8~24小时时，梗死边缘的心肌纤维变长呈波浪状，梗死的心肌肌浆明显红染、凝集；24~72小时时，可见心肌纤维凝固性坏死，核消失，肌质变呈不规则粗颗粒状，梗死区炎症反应明显，3~7天时，可见心肌纤维肿胀、空泡变，胞质内出现颗粒及不规则横带，梗死灶周边肉芽组织增生，开始机化梗死区；10天时，在梗死灶边缘则可见较多肉芽组织；数周到数月后，肉芽组织开始机化，梗死病变形成瘢痕组织。

知识点18：心肌梗死的并发症　　　　　　　副高：熟练掌握　正高：熟练掌握

（1）心律失常：大多因心肌梗死累及传导系统，并致其功能紊乱，导致心律失常，重者心搏急停、猝死。

（2）心力衰竭：是患者死亡最常见的原因之一，可引起左心、右心或全心淤血性心力衰竭。

（3）乳头肌功能失调：见于心肌梗死的患者，大多发生在心肌梗死后的3天内，可累及二尖瓣乳头肌，梗死的乳头肌可发生破裂，二尖关闭不全，引起急性左心室衰竭。

（4）心源性休克：当心肌梗死的面积超过40%时，心肌收缩力极度减弱，心排血量显著减少，导致心源性休克，严重者死亡。

（5）心脏破裂：急性透壁性心肌梗死的严重并发症，发生在心肌梗死后前2周内。

（6）室壁瘤：大的透壁性心肌梗死的后期并发症。

（7）急性心包炎：多发生于透壁性心肌梗死后第2~4天。

（8）附壁血栓形成：血栓脱落引起动脉系统栓塞，血栓机化导致内膜纤维性增厚。

知识点19：心肌纤维化的临床特点和病理改变　　副高：熟练掌握　正高：熟练掌握

心肌纤维化是由于中重度的冠状动脉粥样硬化性狭窄引起心肌纤维持续性和/或反复加重的缺血缺氧所产生的结果。肉眼观，可见心脏增大，各心腔均有扩张；心室壁厚度可以正常，可伴有多灶性白色纤维条块，甚至透壁性瘢痕；心内膜增厚并且失去正常光泽，有时可见机化的附壁血栓。镜下表现为广泛性、多灶性心肌纤维化，同时伴有邻近心肌纤维萎缩和/或肥大，常常有部分心肌纤维肌质空泡化，以内膜下区明显。临床上表现为心律失常或心力衰竭。

| 知识点20：冠状动脉性猝死 | 副高：熟练掌握　正高：熟练掌握 |

冠状动脉性猝死主要是指由于冠状动脉的改变而引起的突发性死亡，一般是由于心室纤维性颤动而发生。患者突然昏倒、四肢抽搐、小便失禁，或突发呼吸困难、大汗淋漓、昏迷，可迅速死亡。病理学检查，可见一支或两支以上冠状动脉有狭窄性动脉粥样硬化。

| 知识点21：慢性缺血性心脏病 | 副高：熟练掌握　正高：熟练掌握 |

慢性缺血性心脏病或称缺血性心肌病，是用于描述长期缺血性心肌受损而进行性发展的充血性心力衰竭。多数患者有心绞痛病史。

| 知识点22：高血压 | 副高：熟练掌握　正高：熟练掌握 |

高血压是以体循环动脉血压持续升高为主要特点的疾病。动脉血压的持续升高可以导致心、脑、肾及血管的改变，并且伴全身代谢的改变。成年人收缩压≥140mmHg（18.4kPa）和/或舒张压≥90mmHg（12.0kPa）被定为高血压。

| 知识点23：血压水平的定义和分类 | 副高：熟练掌握　正高：熟练掌握 |

血压水平的定义和分类见表2-5-10。

表2-5-10　血压水平的定义和分类

分　类	收缩压（mmHg）	舒张压（mmHg）
理想血压	<120	<80
正常血压	<130	<85
正常高值	130~139	85~89
一级高血压（轻度）	140~159	90~99
二级高血压（中度）	160~179	100~109
三级高血压（重度）	≥180	≥110

| 知识点24：高血压的发病因素 | 副高：熟练掌握　正高：熟练掌握 |

高血压的发病因素见表2-5-11。

表2-5-11 高血压的发病因素

项　目	内　容
遗传和基因因素	原发性高血压患者通常有明显的遗传倾向。目前认为原发性高血压是一种受多基因遗传的影响，在多种后天因素的作用下，正常血压调节机制失调而致的疾病
膳食因素	摄入钠盐过多可以引起高血压。日均摄入钠盐量高的人群，高血压患病率高于日均摄盐量少的人群，减少摄入或用药物增加Na^+的排泄可以降低血压。钾盐摄入量与血压呈负相关，且具有独立的作用，K^+摄入减少，可以使Na^+/K^+比例升高，促进高血压发生
社会心理应激因素	根据调查，精神长期或反复处于紧张状态的职业，其高血压患病率高于对照组；社会心理应激可以改变体内激素平衡，从而影响代谢过程，导致血压升高
其他因素	肥胖、吸烟、年龄增长或缺乏体力活动等，也是血压升高的重要危险因素

知识点25：原发性高血压的发病机制主要涉及的途径

　　　　　　　　　　　　　　　　　　　　　副高：熟练掌握　正高：熟练掌握

原发性高血压的发病机制主要涉及的三条相互重叠的途径见表2-5-12。

表2-5-12 原发性高血压的发病机制主要涉及的途径

项　目	内　容
功能性的血管收缩	该途径主要是指外周血管（细小动脉）的结构无明显变化，仅平滑肌收缩使血管口径缩小，进而增加外周血管阻力，导致血压升高
钠水潴留	各种因素引起钠水潴留，导致血浆与细胞外液增多，故血容量增加，结果心排血量增加，导致血压升高
结构性的血管壁增厚、变硬	该途径主要是指外周细小动脉壁的增厚，是由于血管平滑肌细胞的增生与肥大，胶原纤维与基质增多，细动脉壁玻璃样变，使得血管壁增厚、管腔缩小、管壁变硬，结果外周血管阻力增加，血压升高

知识点26：原发性高血压的分类　　　　　　　副高：熟练掌握　正高：熟练掌握

原发性高血压分为良性高血压和恶性高血压两种类型见表2-5-13。

表2-5-13 原发性高血压的分类

项　目	内　容
良性高血压	又称为缓进型高血压，大约占原发性高血压的95%，多见于中老年，病程长，进展缓慢，可达十几年甚至数十年，最终常死于心脏、脑病变，死于肾病变者少见
恶性高血压	又称为急进型高血压，大多见于青壮年，以舒张压显著升高为特点，通常高于130mmHg。病变进展迅速，较早即可出现肾衰竭。大多为原发性，也可继发于良性高血压

知识点27：良性高血压的病程发展分期　　　　副高：熟练掌握　　正高：熟练掌握

（1）第一期：功能紊乱期。功能紊乱期是高血压早期病变，主要表现为全身细、小动脉间歇性痉挛，血管痉挛时血压升高，当血管痉挛缓解后，血压可恢复至正常水平。

（2）第二期：动脉病变期：①小动脉硬化；②细动脉硬化。

（3）第三期：内脏病变期：①心脏病变；②脑病变；③肾病变；④视网膜病变。

知识点28：恶性高血压的临床特点　　　　　　副高：熟练掌握　　正高：熟练掌握

恶性高血压占原发性高血压的5%左右，大多发生于青壮年，起病急骤，血压升高显著，病变进展迅速，可发生高血压脑病或较早即出现肾衰竭，恶性高血压多为原发性，部分可继发于良性高血压。患者大多死于尿毒症、脑出血或心力衰竭，常出现视网膜出血、视神经盘水肿，患者视物模糊，视网眼底出血者，可以引起视网膜剥离。

知识点29：恶性高血压的病理改变　　　　　　副高：熟练掌握　　正高：熟练掌握

恶性高血压的特征性病变是坏死性细（小）动脉炎和增生性细（小）动脉硬化。内皮细胞完整性缺失，细动脉和小动脉的通透性异常增高，血浆迅速浸润血管壁全层，蛋白质迅速进入血管壁，纤维素沉积形成纤维素样坏死，即为坏死性细（小）动脉炎。接着发生SMC增生、胶原等基质增多，使得血管壁呈同心层状增厚，即为增生性细（小）动脉硬化，病变可累及肾和脑血管。

知识点30：动脉瘤的病因　　　　　　　　　　副高：熟练掌握　　正高：熟练掌握

动脉瘤的发生和发展，与先天性因素和后天性因素有关。

（1）先天性发育缺陷：如脑血管的囊性或浆果性动脉瘤，是由于动脉壁中层的先天性局限性的缺如引起。

（2）后天性因素：引起血管壁局部结构或功能减弱的因素均可引起动脉瘤，如动脉粥样硬化、主动脉中层变性坏死、梅毒性主动脉炎、局部细菌或真菌感染和外伤等。

知识点31：动脉瘤的类型　　　　　　　　　　副高：熟练掌握　　正高：熟练掌握

动脉瘤可按病因和外形分类，但通常采用的是按动脉瘤壁的结构分为三个类型，见表2-5-14。

表2-5-14　动脉瘤的类型

项　目	内　容
真性动脉瘤	其壁主要是由血管壁的内膜、中膜及外膜三层组织构成的，仅因局部结构及功能薄弱而发生异常扩张。大多数动脉性动脉瘤均属此类
假性动脉瘤	由于局部血管壁破裂，形成较大的血肿，血肿外可有血管的外膜层或仅为血管周围的组织包绕，构成其壁。早期，血肿内面直接与血管腔相通。晚期，血肿机化，其内层面可以被内皮细胞覆盖，形成与血管腔相连通的腔道。创伤性动脉瘤、部分真菌或细菌性动脉瘤、血管吻合口动脉瘤等均属于此类
夹层动脉瘤	又称为动脉夹层或动脉壁分离，最多见于升主动脉及主动脉弓，称为主动脉夹层。动脉内膜由于原有病变而破裂，动脉腔的血液经裂口注入中膜层内；或因主动脉中膜变性坏死、中膜滋养血管破裂出血，使得中膜分离，局部形成夹层性血肿或套管样假血管腔。如果假血管腔下游内膜发生第2个裂口，则可以再次与真血管连通（回腔性沟通）。病程长者，血肿机化，假血管腔可衬覆内皮细胞，形成管外之管

知识点32：动脉瘤的并发症　　　　　副高：熟练掌握　正高：熟练掌握

　　动脉瘤最严重的并发症为破裂出血。在不同部位会导致不同的结果。梅毒性主动脉瘤、动脉粥样硬化性主动脉瘤破裂可导致致死性大出血；主动脉夹层破入心包腔可造成心脏压塞，破入胸腹腔则引起大出血致死。脑表面动脉瘤破裂可引起蛛网膜下腔出血、颅内高压及脑疝等；脑实质内动脉瘤破裂引起血肿、脑软化、相应临床表现及颅压升高等，后果通常较严重。除此之外，动脉瘤内附壁血栓形成及血栓脱落导致的栓塞等亦可引起相应血管缺血及梗死等后果。

知识点33：大动脉炎的临床表现　　　　副高：熟练掌握　正高：熟练掌握

　　大动脉炎的临床表现因其发生的部位不同而差异较大。结合病理表现及病变部位可以将大动脉炎分为头臂动脉型（Ⅰ型）、主-肾动脉型（Ⅱ型）、混合型（Ⅲ型，具有Ⅰ型和Ⅱ型的特点）及肺动脉型（Ⅳ型）四种。最初的症状是非特异性的疲劳、体重减轻、发热、红细胞沉降率增快及C反应蛋白增高等。继而出现血管症状，主要包括血压降低，上肢脉搏明显减弱，眼部疾病及神经系统障碍，手指冰冷和麻木，可以出现间歇性跛行、肺动脉高压、心肌梗死及全身性高血压等。并发症最常见的有肾血管性高血压、主动脉弓综合征、Leriche综合征、主动脉缩窄综合征以及腹主动脉-髂动脉综合征。大动脉炎一般发生在管腔高度狭窄和闭塞后，一方面造成相应组织器官的缺血缺氧，另一方面也可促使侧支动脉发生代偿性扩张，与周围动脉发生侧支吻合。不同的患者病程不同。

知识点34：大动脉炎的病理改变　　　　副高：熟练掌握　正高：熟练掌握

　　大动脉炎的病理改变见表2-5-15。

表2-5-15 大动脉炎的病理改变

项 目	病理改变
肉眼改变	主要侵犯主动脉及较大的弹性型动脉，以主动脉、头臂动脉及其分支最常见；也可见于肾动脉、肺动脉、肠系膜动脉、腹腔动脉以及髂动脉等。肉眼可见血管内膜增生，血管壁不规则增厚，如为主动脉弓受累，可显著缩窄甚至闭塞
镜下改变	早期，内膜增厚，其内可见平滑肌细胞及基质增多，局部有黏多糖物质积聚，继而可出现纤维素样坏死，内膜内弹力板分裂，中膜的肉芽组织也可侵入内膜，使得内弹力板发生断裂、水肿或消失；晚期，增厚的内膜发生纤维化和透明性变，并且有溃疡形成、钙化及血栓附着。中膜在早期主要以炎症细胞的浸润为其特点，在急性期以淋巴细胞、浆细胞与单核细胞为主，呈灶性或弥漫性浸润，有时可见类似结核性肉芽肿形成；后期局部可见大量肉芽组织增生，逐步导致中膜广泛纤维化、瘢痕形成与玻璃样变性，从而使管壁极度变硬、缩窄，使中、外膜粘合而且难以分离。外膜也发生较广泛的炎症细胞浸润及纤维化瘢痕形成，并且累及滋养血管，引起闭塞性小动脉炎，病变的小动脉中层增生且肥厚，最后发生纤维化内膜闭塞。其切面呈洋葱皮样外观。外膜广泛纤维化和玻璃样变使外膜与周围组织发生纤维性粘连。晚期，增厚的外膜厚度可以达中膜的1~3倍，管壁高度硬化缩窄

知识点35：结节性多动脉炎的临床表现　　　副高：熟练掌握　　正高：熟练掌握

结节性多动脉炎一般可累及全身各组织器官的血管，临床主要表现复杂。全身症状多为不规则发热、头痛、乏力、全身不适、体重减轻、多汗、肌肉疼痛、肢端疼痛、腹痛及关节痛等；多个器官或系统可有相应的症状，最常见的是肾血管的病变，也是导致死亡的主要原因。肾损害主要包括两个方面：肾小球肾炎与肾血管性肾病。无论是急性期还是后期，均可以出现肾衰竭。大多数肾血管性病变预后较差，需靠透析治疗。肾血管造影通常显示多发性微小血管瘤和/或梗死；在神经系统常见的是多发性周围神经炎，主要可累及运动神经，通常为非对称性，下肢病变多见，且较严重。较少患者为中枢神经损害如意识障碍及脑血管意外。累及消化道时，常提示病情危重，在胃肠道可以导致胃肠炎或溃疡甚至肠梗阻或全腹膜炎，严重者可以出现消化道出血或肠穿孔。充血性心力衰竭是心脏受累的主要表现，冠状动脉炎症可以引起心肌缺血、心绞痛及心肌梗死等，约25%的患者出现心肌肥大。25%~60%的结节性多动脉炎累及皮肤，出现各种皮肤损害。近50%的患者出现关节炎或关节痛。

30%的结节性多动脉炎与肝炎病毒感染有关。临床上与乙型肝炎病毒感染相关的结节性多动脉炎一般更常出现严重的高血压、肾功能损害与睾丸附睾炎。

知识点36：结节性多动脉炎的病理改变　　　副高：熟练掌握　　正高：熟练掌握

结节性多动脉炎的病理改变见表2-5-16。

表2-5-16　结节性多动脉炎的病理改变

项　目	病理改变
肉眼改变	血管损害呈节段性分布，为小至中动脉的透壁性坏死性炎症，好发于肾动脉，其次依次为心脏、肝及胃肠道动脉，易发生于动脉分叉处并且向远端扩散，有的病变向血管周围浸润
镜下改变	病变主要以血管内膜及中层最明显，在活动期受累的动脉呈节段性坏死。急性期以中性粒细胞为主的炎症细胞渗出到血管壁各层及血管周围区域，组织水肿，可伴有管壁的全层纤维素性坏死；亚急性及慢性过程以血管内膜增生为主，可伴纤维蛋白渗出与纤维素样坏死，管腔内血栓形成与管腔闭塞。病变常反复发生，也可以并发机化再通的血栓。受累的冠状动脉也可发生多动脉炎以致心肌梗死，或形成瘢痕或新旧不同时期的心肌缺血、缺氧性改变，结节性多动脉炎有两个重要的病理特点：①血管病变呈多样化；②急性坏死性病变与增生修复性改变常共存。由于血管壁内弹力层破坏，在狭窄处近端因血管内压力增高，血管扩张形成小动脉瘤，并且可以呈节段多发性。血管造影可以有串珠状或纺锤状的血管狭窄、闭塞或动脉瘤形成。少数病例可以因动脉瘤破裂而致内脏出血

知识点37：结节性多动脉炎的诊断　　　　副高：熟练掌握　正高：熟练掌握

目前，对于结节性多动脉炎的诊断均采用1990年美国风湿病学学会的分类标准作为诊断标准：①体重下降≥4kg（无节食或其他原因所致）；②网状青斑（四肢和躯干）；③睾丸痛和/或压痛（并非感染、外伤或其他原因引起）；④弥漫肌痛（除了肩和髋部）、肌力减弱或腿肌压痛；⑤多发性单神经炎或多神经炎；⑥舒张压≥90mmHg；⑦血尿素氮>14.3mmol/L，或肌酐>133μmol/L（非肾前因素）；⑧血清HBV标记（HBs抗原或抗体）阳性；⑨动脉造影见动脉瘤或血管闭塞（除外动脉硬化、纤维肌性发育不良或其他非炎症性病变）；⑩中小动脉壁活检见有包括中性粒细胞和单核细胞浸润。

以上10条中，最少有3条阳性的患者，通常可以诊断为结节性多动脉炎，其诊断的敏感性为82.2%，特异性为86.6%。

知识点38：巨细胞动脉炎的临床表现　　　　副高：熟练掌握　正高：熟练掌握

巨细胞动脉炎主要表现为全身症状与受累器官的症状。全身症状包括乏力、食欲缺乏、低热及体重减轻等；而局部症状则依赖于受累及的血管及其所在的器官或部位，如颞动脉受累及，可以表现为头痛等症状，而颈动脉或椎动脉受累及，则一般表现为脑缺血等症状。

大多数患者伴有风湿性多肌痛，临床上主要表现为关节痛，颈、肩胛带肌和骨盆带肌疼痛，并且出现晨僵现象。患者不适感以颈项部及肩背部最明显，严重时出现上肢抬举困难，蹲位站起困难，但肌酶无明显升高。

知识点39：巨细胞动脉炎的病理改变　　　　副高：熟练掌握　正高：熟练掌握

巨细胞动脉炎的病理改变见表2-5-17。

表2-5-17 巨细胞动脉炎的病理

项 目	病理改变
肉眼改变	主要可累及主动脉弓起始部位的动脉分支，也可累及主动脉远端动脉与中小动脉
镜下改变	炎症开始于动脉中层平滑肌细胞，变性、坏死与内弹力膜破裂，继而可累及全层。通常伴有大量淋巴细胞、嗜酸性粒细胞与中性粒细胞浸润，偶可见单核细胞。局部平滑肌细胞及弹力纤维变性、坏死，并且有大量多核巨细胞形成。巨细胞胞质内可以发现弹力纤维的碎屑，有时可以出现巨细胞性肉芽肿。但有的病例仅见内膜增生与内弹力板断裂及血栓形成。颈动脉病变通常呈节段性分布

知识点40：巨细胞动脉炎的诊断　　　　　副高：熟练掌握　正高：熟练掌握

目前巨细胞动脉炎的诊断仍然沿用1990年美国风湿病学学会的分类标准作为诊断标准：①发病年龄≥50岁；②新近出现的局限性头痛；③颞动脉病变（包括压痛、触痛或搏动减弱）；④红细胞沉降率明显增快；⑤动脉活检显示动脉壁有单核细胞为主的炎性细胞浸润或肉芽肿性炎症，通常伴有多核巨细胞。以上五条中的符合3条即可诊断为巨细胞动脉炎，其诊断的敏感性为93.5%，特异性为91.2%。

知识点41：血栓闭塞性脉管炎（Buerger）的临床表现
　　　　　　　　　　　　　　　　　副高：熟练掌握　正高：熟练掌握

血栓闭塞性脉管炎好发年龄在20～45岁。在临床上早期表现为表浅的结节坏死性静脉炎、雷诺病样手冷敏感与运动诱发的足背痛。Buerger病的血管功能不全常伴有重度疼痛，即使是在休息时也可以发生。可能出现足、足趾或手指的慢性溃疡，甚至导致坏疽。

知识点42：血栓闭塞性脉管炎（Buerger）的病理改变
　　　　　　　　　　　　　　　　　副高：熟练掌握　正高：熟练掌握

血栓闭塞性脉管炎的病理改变见表2-5-18。

表2-5-18 血栓闭塞性脉管炎的病理改变

项 目	病理改变
肉眼改变	在肉眼上具有呈节段性分布的特征，在病变节段之间的管壁可以完全正常
镜下改变	早期病变从血管内膜开始，血管内皮细胞增生、浆细胞浸润并且有血栓形成，继而病变累及血管壁的全层而呈现为全血管炎，但是内弹力膜可以保持完好。中膜有炎症细胞浸润及成纤维细胞和滋养血管增生。外膜及血管周围也有淋巴细胞浸润与明显的成纤维细胞增生。晚期，血栓发生机化，内弹力膜变厚，在机化的肉芽组织中富含多种细胞成分与多核巨细胞。由于外膜及周围组织的纤维化以及伴有静脉受累，使静脉与局部伴行的神经均被包绕于纤维组织中，形成坚硬的条索。这种富有细胞成分的机化血栓与伴有静脉受累的全脉管炎，是本病的主要特点

第六章　呼吸系统疾病

第一节　气管疾病

一、炎症

| 知识点1：淀粉样变性 | 副高：熟练掌握　正高：熟练掌握 |

全身淀粉样变性时，可累及气管和支气管。可导致声音嘶哑与出血。病理改变一般表现为气管、支气管内孤立性或多发性小结节。镜下表现为粉染、无结构的物质沉积。可采用刚果红与耐淀粉酶的PAS染色标记。大多数病例可以检测到单克隆免疫球蛋白轻链沉着。

| 知识点2：类风湿结节 | 副高：熟练掌握　正高：熟练掌握 |

类风湿关节炎患者偶尔可出现气管内类风湿结节。镜下可见类风湿结节中心为纤维素样坏死，周围由组织细胞为主的炎细胞形成的栅栏状结构围绕。

| 知识点3：气管白喉 | 副高：熟练掌握　正高：熟练掌握 |

气管白喉是细菌感染引起的纤维素渗出性炎症。其病理改变为由渗出的纤维素、中性粒细胞、坏死的黏膜组织与病原菌等混杂而形成的灰白色膜状物。

二、肿瘤

| 知识点4：乳头状瘤和乳头状瘤病的临床特点 | 副高：熟练掌握　正高：熟练掌握 |

气管乳头状瘤可分为孤立性与多发性，多发性气管乳头状瘤称为乳头状瘤病。可发生于喉与气管，病变局限于气管和支气管者恶变的概率较高。

| 知识点5：乳头状瘤和乳头状瘤病的病理改变 | 副高：熟练掌握　正高：熟练掌握 |

乳头状瘤和乳头状瘤病的病理改变见表2-6-1。

表2-6-1 乳头状瘤和乳头状瘤病的病理改变

项　目	病理改变
肉眼改变	乳头状生长，突向气管腔，可见广基蒂与气管壁相连。或呈多发的疣状、菜花状赘生物
镜下改变	大小不等的乳头状结构，被覆分化成熟的鳞状上皮，细胞排列有序，或棘细胞增生。核分裂象不常见。轴心为纤维血管。恶性转化时可以表现为原位癌或局灶性浸润性鳞癌，细胞增生明显、层次增加，不同程度的异型性

知识点6：腺样囊性癌的临床特点　　　　副高：熟练掌握　正高：熟练掌握

腺样囊性癌占气管癌的20%～35%。大多数位于气管的上1/3。临床上主要表现为气道阻塞症状，纤维支气管镜活检易获得阳性结果。进展缓慢，病程较长，预后不良。

知识点7：腺样囊性癌的病理改变　　　　副高：熟练掌握　正高：熟练掌握

腺样囊性癌的病理改变见表2-6-2。

表2-6-2 腺样囊性癌的病理改变

项　目	病理改变
肉眼改变	息肉状生长，突入气管腔内，或呈环形弥漫浸润性结节，质软、灰白或浅褐色
镜下改变	病变与大涎腺的同类肿瘤类似。特征性筛状结构，癌细胞较小，核深染，由导管上皮与肌上皮双层细胞构成，形态单一的细胞巢或条索环绕腺样腔隙，同心圆状排列，腔隙内充满均质嗜酸性PAS阳性物质，一般伴有神经旁浸润

知识点8：腺癌和淋巴上皮瘤样癌的临床特点　　副高：熟练掌握　正高：熟练掌握

腺癌和淋巴上皮瘤样癌多发生在气管的下1/3处。淋巴上皮瘤样癌病例中可检测到EB病毒基因组。

知识点9：腺癌和淋巴上皮瘤样癌的镜下改变及鉴别诊断
　　　　　　　　　　　　　　　　　　　　副高：熟练掌握　正高：熟练掌握

淋巴上皮瘤样癌癌细胞呈合体性，核大、空泡状，且核仁明显嗜酸性，常伴明显淋巴细胞浸润。淋巴上皮瘤样癌应与炎性假瘤、恶性淋巴瘤相鉴别。

知识点10：多形性腺瘤的临床特点　　　　副高：熟练掌握　正高：熟练掌握

多形性腺瘤大多无症状，或体检时发现，或有支气管阻塞症状。生长缓慢，但有侵袭性生长倾向，可局部复发。

知识点11：多形性腺瘤的病理改变　　　　　　　副高：熟练掌握　正高：熟练掌握

多形性腺瘤的病理改变见表2-6-3。

表2-6-3　多形性腺瘤的病理改变

项　目	病理改变
肉眼改变	呈息肉状或结节状。灰白、质软、有弹性，切面黏液样
镜下改变	多发生气管壁内腺体。与涎腺发生的多形性腺瘤类似，双相性改变。上皮呈腺样分化，小腺管、条索及小梁状排列，混杂梭形或星芒状肌上皮细胞，黏液样及黏液软骨样基质或透明变性间质

第二节　肺　疾　病

一、炎症

知识点1：支气管为主性炎症　　　　　　　　　副高：熟练掌握　正高：熟练掌握

（1）急性支气管炎：细菌感染引起的化脓性炎症是急性支气管炎最常见的原因。
（2）慢性支气管炎：气管、支气管黏膜及周围组织的慢性非特异性炎症。
（3）支气管扩张：气管及肺组织反复感染造成的支气管壁支撑组织的破坏及支气管管腔阻塞。
（4）支气管哮喘：与多基因遗传有关，并与环境因素相互作用。

知识点2：慢性支气管炎的临床特点　　　　　　副高：熟练掌握　正高：熟练掌握

慢性支气管炎是发生于支气管黏膜及其周围组织的慢性非特异性增生性炎性疾病，以反复发作性咳嗽、咳痰或伴有喘息为特征，每年持续发病3个月（冬春季多见），且连续2年以上。病情持续多年者，常并发严重影响健康的肺气肿及慢性肺源性心脏病。

知识点3：慢性支气管炎的镜下改变　　　　　　副高：熟练掌握　正高：熟练掌握

（1）主要病变为黏膜上皮的损伤与修复性改变：支气管黏膜上皮细胞变性、坏死及脱落，形成溃疡。黏液上皮细胞增生及鳞化。
（2）支气管黏膜腺体肥大、增生及黏液腺化生。
（3）支气管壁充血、水肿，淋巴细胞及浆细胞浸润。
（4）支气管壁平滑肌束破坏不连续，局灶性增生、肥大，支气管壁钙化及骨化等。

知识点4：慢性支气管炎的临床病理联系　　副高：熟练掌握　正高：熟练掌握

患者因支气管黏膜受到炎症的刺激及分泌的黏液增多而出现明显咳嗽、咳痰症状。痰液通常为白色黏液泡沫状，在急性发作期，咳嗽加剧，出现黏液脓性或脓性痰。支气管的痉挛或狭窄及黏液和渗出物阻塞管腔，因此常常致使喘息。双肺听诊可闻及哮鸣音。部分患者可因支气管黏膜和腺体萎缩（慢性萎缩性气管炎），分泌物减少而致使痰量减少或无痰。小气道的狭窄和阻塞可以致使阻塞性通气障碍，此时呼气阻力的增加大于吸气，久而久之，使得肺过度充气，肺残气量明显增多而并发肺气肿。另外，还可以形成小叶性肺炎、支气管扩张症和肺源性心脏病等并发症。

知识点5：支气管哮喘的临床特点　　副高：熟练掌握　正高：熟练掌握

支气管哮喘是各种内、外因素作用引发呼吸道过敏反应而导致的支气管可逆性痉挛为特征的支气管慢性炎性疾病。临床上主要表现为反复发作性喘息，带有哮鸣音的呼气性呼吸困难、胸闷及咳嗽等。

知识点6：支气管哮喘的病理改变　　副高：熟练掌握　正高：熟练掌握

支气管哮喘的病理改变见表2-6-4。

表2-6-4　支气管哮喘的病理改变

项　目	病理改变
肉眼改变	可见肺组织因过度充气而膨胀，常伴有灶性萎陷。气管及支气管腔内可见黏稠的黏液及黏液栓，支气管壁炎症改变
镜下改变	气管壁增厚，黏膜水肿，可见大量炎症细胞浸润，以嗜酸性粒细胞浸润为主。支气管腔内可见黏液栓，坏死脱落的上皮细胞碎屑与大量的嗜酸性粒细胞及淋巴细胞、中性粒细胞等炎症细胞。黏液栓中间可见尖棱状夏科－莱登结晶（即嗜酸性粒细胞的崩解产物）。气道平滑肌增生、肥大、基膜增厚与玻璃样变性，气道增厚狭窄

知识点7：支气管哮喘的临床病理联系　　副高：熟练掌握　正高：熟练掌握

哮喘发作时，由于细支气管痉挛、黏液栓阻塞，进而引起呼气性呼吸困难，并伴有哮鸣音。症状可以自行缓解或经过治疗后缓解。长期反复的哮喘发作者，可以致使胸廓变形及弥漫性肺气肿，偶可并发自发性气胸。

知识点8：支气管扩张的临床特点　　副高：熟练掌握　正高：熟练掌握

支气管扩张临床上可表现为咳嗽、咳大量脓痰，反复咯血。

知识点9：支气管扩张的病理改变　　　　　　　　副高：熟练掌握　正高：熟练掌握

支气管扩张的病理改变见表2-6-5。

表2-6-5　支气管扩张的病理改变

项　目	病理改变
肉眼改变	病变支气管囊状或筒状扩张，大多见于双肺下叶，左肺多于右肺。支气管腔内可见黏液脓性渗出物或血性渗出物。支气管壁增厚，灰白或灰黄。支气管黏膜可萎缩变平，或增生肥厚呈颗粒状
镜下改变	支气管壁呈慢性炎症改变并伴有不同程度的组织破坏。黏膜可萎缩、脱落或增生、溃疡、鳞状化生。管壁被炎性肉芽组织取代，淋巴细胞、中性粒细胞、浆细胞浸润，淋巴滤泡形成。扩张的支气管周围纤维组织增生、纤维化

知识点10：大叶性肺炎的临床特点　　　　　　　副高：熟练掌握　正高：熟练掌握

大叶性肺炎是由肺炎链球菌引起的以肺泡内弥漫性纤维素渗出为主的炎症，病变可累及肺段及以上的肺组织，临床上起病急骤，高热、寒战，继而出现胸痛、咳嗽和咳铁锈色痰，呼吸困难，并伴有肺实变体征及外周血白细胞计数增高等。以青壮年男性多见。

知识点11：大叶性肺炎的病理改变　　　　　　　副高：熟练掌握　正高：熟练掌握

大叶性肺炎的病理改变见表2-6-6。

表2-6-6　大叶性肺炎的病理改变

项　目		内　容
充血消肿期	肉眼改变	可见病变肺叶肿胀，呈暗红色，质地稍实
	镜下改变	可见肺泡间隔内毛细血管弥漫性扩张充血，肺泡腔内有大量浆液性渗出液，其内混有少量红细胞、中性粒细胞和巨噬细胞，渗出液中常可检出肺炎链球菌
红色肝样变期	肉眼改变	可见肿大的肺叶充血呈暗红色，质地变实，切面呈灰红色
	镜下改变	可见肺泡间隔内毛细血管仍然处于扩张充血状态，而肺泡腔内则充满纤维蛋白及大量红细胞，其间夹杂少量中性粒细胞和巨噬细胞。如病变范围较广，动脉血中氧分压由于肺泡换气和肺通气功能障碍而降低，可以出现发绀等缺氧症状。肺泡腔内的红细胞被巨噬细胞吞噬，红细胞中血红蛋白中的含铁血红素被转变为含铁血黄素，并且随着痰液咳出，致使痰液呈铁锈色。如病变累及胸膜时，引起纤维素性胸膜炎，发生胸痛
灰色肝样变期	肉眼改变	可见病变肺叶仍肿大，充血消退，由红色逐渐转变为灰白色，质实如肝
	镜下改变	可见肺泡腔内渗出大量的纤维蛋白，相邻肺泡纤维蛋白丝通过肺泡间孔互相连接的现象更为多见，纤维蛋白网中可见大量中性粒细胞
溶解消散期		肺泡腔内可见中性粒细胞变性坏死，释放出大量蛋白水解酶，将渗出物中的纤维蛋白溶解，并由淋巴管吸收或经气道咳出，肺内实变病灶消失，病变肺组织质地较软，肺内炎症病灶完全溶解消散后，肺组织结构和功能恢复正常，胸膜渗出物被吸收或机化

知识点12：大叶性肺炎的并发症　　　　　副高：熟练掌握　正高：熟练掌握

　　大叶性肺炎的并发症包括：肺脓肿、脓胸或脓气胸；败血症、脓毒败血症；感染性休克；纤维素性胸膜炎和胸膜粘连。一些患者可出现肺肉质变（机化性肺炎），因肺泡腔内渗出的中性粒细胞数量少或功能缺陷，释放的蛋白溶解酶不足以使渗出的纤维素完全溶解清除，而由肉芽组织取代并机化，使病变肺组织表现为褐色肉样纤维组织。

知识点13：小叶性肺炎的临床特点　　　　　副高：熟练掌握　正高：熟练掌握

　　由多种细菌混合感染所致。一般为口腔及上呼吸道内致病力较弱的常驻寄生菌，如肺炎链球菌、葡萄球菌、大肠埃希菌、铜绿假单胞菌及流感嗜血杆菌等。某些诱因如急性传染病、营养不良及受寒等。坠积性肺炎及吸入性肺炎也属于小叶性肺炎。大多见于小儿和年老体弱者。临床上主要表现为发热、咳嗽及咳痰等症状。

知识点14：小叶性肺炎的病理改变　　　　　副高：熟练掌握　正高：熟练掌握

肺泡内的纤维素性渗出性炎症见表2-6-7。

表2-6-7　肺泡内的纤维素性渗出性炎症

项　目	病理改变
肉眼改变	双肺散在分布的多发性实变病灶，大小不等，直径为0.5～1cm（相当于肺小叶范围），以两肺下叶与背侧较多。其形状不规则，色暗红或灰黄色，质实，大多数病灶中央可见受累的细支气管，挤压可见淡黄色脓性渗出物溢出
镜下改变	早期可表现为炎性充血水肿，浆液性渗出；有些病灶可表现为细支气管炎及细支气管周围炎；有些可呈化脓性病变，部分支气管及肺泡壁破坏

知识点15：小叶性肺炎的并发症　　　　　副高：熟练掌握　正高：熟练掌握

　　小叶性肺炎的并发症包括呼吸衰竭、心力衰竭、脓胸、肺脓肿、脓气胸、支气管扩张，脓毒败血症。

知识点16：军团菌性肺炎的临床特点　　　　　副高：熟练掌握　正高：熟练掌握

　　革兰阴性嗜肺军团杆菌引起的一种以肺炎为主要表现，而且涉及全身多系统的一种全身性疾病。患者起病急，可表现为畏寒、发热、咳嗽、胸痛、全身不适。常有咳痰，多为黏液痰或血痰，部分为脓痰。肺外症状为本病特征之一，常有腹痛、腹泻、意识障碍、行走困难以及关节炎等症状。X线检查与普通细菌性肺炎相似，可见单侧或双侧肺出现斑片状实变灶，以下叶多见。

知识点17：军团菌性肺炎的镜下改变　　　副高：熟练掌握　正高：熟练掌握

（1）小叶性或融合性小叶性肺炎：急性期病变主要为急性纤维素性化脓性肺炎（约占95%）与急性弥漫性肺泡损伤。前者主要的病理改变为大量纤维素与炎症细胞渗出，主要为单核巨噬细胞与中性粒细胞，以及细胞崩解和碎片；急性弥漫性肺泡损伤表现为肺泡上皮增生、脱屑与透明膜形成。后期肺病变主要为渗出物和透明膜机化及间质纤维化。

（2）肺外病变：多脏器脓肿形成、间质性肾炎、肾小球肾炎与化脓性纤维素性心包炎等。

知识点18：病毒性肺炎的临床特点　　　副高：熟练掌握　正高：熟练掌握

病毒性肺炎主要由流感病毒、副流感病毒、呼吸道合胞病毒、腺病毒、麻疹病毒、鼻病毒、巨细胞病毒等感染。临床上主要表现为发热、头痛、全身酸痛及倦怠等症状，剧烈咳嗽、无痰，明显缺氧、呼吸困难及发绀等症状。X线检查显示肺部可见斑点状、片状或均匀的阴影。无并发症的病毒性肺炎预后较好。

知识点19：病毒性肺炎的镜下改变　　　副高：熟练掌握　正高：熟练掌握

急性间质性肺炎表现：支气管、细支气管壁及其周围组织和小叶间隔等肺间质充血水肿，淋巴细胞、单核细胞浸润，导致肺泡间隔明显增宽，肺泡腔内无渗出物或仅见少量浆液。病毒性肺炎病理诊断的重要依据就是找到病毒包涵体。病毒包涵体一般呈圆形或椭圆形，红细胞大小，大多为嗜酸性，周围有清晰的透明晕。病毒包涵体可见于上皮细胞核内（如腺病毒、单纯疱疹病毒及巨细胞病毒）、胞质内（如呼吸道合胞病毒）或胞核、胞质内均有（如麻疹病毒）。

知识点20：重症急性呼吸窘迫综合征（SARS）的临床特点

　　　　　　　　　　　　　　　　　　　　　副高：熟练掌握　正高：熟练掌握

重症急性呼吸窘迫综合征是由新型冠状病毒引起的以呼吸道传播为主的急性传染病，其病情进展迅速，病死率高。临床表现为以肺的（肺泡及肺间质）急性炎症性损伤为主，可合并心、脑、肾等脏器损害。典型症状有发热，体温通常高于38℃；咳嗽，多为干咳及少痰，偶有血丝痰；可伴有头痛、关节酸痛、肌肉酸痛、乏力及腹泻；可有胸闷，严重者出现呼吸加速、气促，或明显呼吸窘迫。实验室检查可见外周血白细胞计数降低，通常有淋巴细胞计数减少。X线检查显示肺部有不同程度的斑块状浸润性阴影。

知识点21：重症急性呼吸窘迫综合征（SARS）的病理改变

副高：熟练掌握　正高：熟练掌握

重症急性呼吸窘迫综合征的病理改变见表2-6-8。

表2-6-8　重症急性呼吸窘迫综合征的病理改变

项　　目	病理改变
肺部改变	肉眼可见肺组织明显肿胀，广泛实变，表面呈暗红色，切面可见暗红色液体流出，并可见灶状出血及出血性梗死。镜下显示为弥漫性脱屑性肺泡炎及支气管炎。肺泡腔内充满大量脱落及增生的肺泡上皮细胞，渗出的单核细胞、淋巴细胞、浆细胞与水肿液，部分脱落的肺泡上皮细胞相互融合呈合体状单核或多核巨细胞。肺泡腔内见广泛透明膜形成；部分肺泡上皮细胞浆内见典型病毒包涵体。支气管上皮脱落，部分小支气管壁坏死。毛细血管高度扩张充血，但由于肺泡腔内伴有出血及肺水肿，因此大多数肺泡壁增宽不明显。部分小血管内可见血栓，微血管内可见透明血栓。病程较长者，其肺泡腔内可见机化及纤维化。电镜下扩张的内质网内可见大小一致的花冠状病毒颗粒
免疫器官损伤性变化	主要表现在脾及淋巴结。脾体积缩小，质软。镜下可见白髓及边缘窦淋巴组织大片坏死，脾小体高度萎缩或消失，淋巴细胞稀少。淋巴结内血管高度扩张充血，淋巴滤泡萎缩或消失，淋巴细胞数量明显减少，淋巴组织可见灶状坏死，淋巴窦内可见多量单核细胞
全身性血管炎及中毒性改变	肺、心、肾、肝、脑、肾上腺等实质性器官均可见小血管炎症性改变及不同程度的组织细胞变性及坏死

知识点22：支原体性肺炎的临床特点

副高：熟练掌握　正高：熟练掌握

支原体肺炎是由肺炎支原体引起的急性间质性肺炎。患者起病较急，可伴有发热、头痛及全身不适等一般症状及剧烈咳嗽，咳少量黏痰。X线检查可见肺部有形态多样的斑片状或网状浸润影，呈节段性分布。外周血白细胞计数轻度增高。痰、鼻分泌物及咽喉拭子培养出肺炎支原体可确诊。大多数支原体肺炎预后良好。

知识点23：支原体性肺炎的病理改变

副高：熟练掌握　正高：熟练掌握

支原体性肺炎的病理改变见表2-6-9。

表2-6-9　支原体性肺炎的病理改变

项　目	病理改变
肉眼改变	可累及单侧一叶肺组织，以下叶多见。病变大多呈节段性分布。肉眼观，肺组织无明显实变，由于充血而呈暗红色，气管及支气管内可有黏液性渗出物
镜下改变	非特异性间质性肺炎改变。肺泡间隔充血水肿，且明显增宽，大量淋巴细胞与单核细胞浸润，肺泡腔内少量浆液、红细胞及巨噬细胞。小、细支气管壁及其周围组织也常有淋巴细胞及单核细胞浸润

知识点24：卡氏肺孢子菌性肺炎的临床特点　　副高：熟练掌握　正高：熟练掌握

卡氏肺孢子菌性肺炎是由卡氏肺孢子菌感染引起的间质性肺炎。一般见于原发性或继发性免疫缺陷患者，是艾滋病最常见的机会性感染，也是肿瘤患者化疗时最主要的肺部并发症。临床表现为发热、咳嗽及呼吸困难，甚至呼吸衰竭。

知识点25：卡氏肺孢子菌性肺炎的镜下改变　　副高：熟练掌握　正高：熟练掌握

典型病变为间质内大量浆细胞及淋巴细胞浸润、弥漫性肺泡损伤及Ⅱ型肺泡上皮细胞增生。肺泡腔内成堆的泡沫样肺泡渗出物（少量纤维素、泡沫样巨噬细胞及细胞碎片）。六胺银染色下，在泡沫样渗出物或巨噬细胞胞质中可见肺孢子菌，为圆形或新月形，直径为5μm，局部染色较深的部分为厚的菌壁。约50%的患者可通过肺灌洗液的病原体检查得到确诊。

知识点26：肺脓肿的临床特点　　副高：熟练掌握　正高：熟练掌握

肺脓肿一般为异物吸入及肺癌的继发性感染。致病菌通常为厌氧菌。未经治疗的肺脓肿并发症包括脓肿腔内真菌过度生长（尤其是毛霉菌及曲霉菌）、蔓延、大出血、支气管胸膜瘘、脓胸及脑脓肿。

知识点27：肺脓肿的病理改变　　副高：熟练掌握　正高：熟练掌握

肺脓肿最常见于右下叶及右上叶。慢性肺脓肿有厚的纤维组织壁，周围被机化性肺炎组织包绕。

知识点28：肺脓肿的鉴别诊断　　副高：熟练掌握　正高：熟练掌握

肺脓肿的鉴别诊断：①肺结核空洞；②支气管肺癌组织坏死形成空洞。

知识点29：嗜酸性肺炎的临床特点　　副高：熟练掌握　正高：熟练掌握

嗜酸性肺炎常伴有类风湿关节炎、结节性多动脉炎、乳腺癌、恶性淋巴瘤等。某些病例还与蠕虫、丝虫、药物、曲霉菌有关。临床主要表现为发热、呼吸困难、体重减轻、常伴有末梢血嗜酸性粒细胞增高及肺浸润病变。X线特征性表现为浸润性病变位于肺周边。

知识点30：嗜酸性肺炎的镜下改变　　　　　副高：熟练掌握　　正高：熟练掌握

肺泡和间质的嗜酸性粒细胞浸润，也可见到浆细胞及组织细胞。

知识点31：间质性肺疾病（ILD）　　　　　副高：熟练掌握　　正高：熟练掌握

间质性肺疾病是指致肺弥漫性纤维化的一大类肺疾病的统称，可表现为不同类型的间质性肺炎及肺纤维化。引起ILD的病因有很多，如无机和有机尘肺、某些药物、毒物、放射线、微生物（包括细菌和病毒）感染以及肺水肿等。已知的某种病因或疾病而导致的间质性肺疾病称为病因明确的ILD，或继发性肺纤维化，习惯上将其归属于该病原疾病（如支气管扩张症、肺结核及硅沉着病等）。而将原因不明的ILD称为特发性间质性肺炎。对间质性肺疾病的诊断需要临床、病理、影像学的多学科协作完成。

知识点32：特发性间质性肺炎的临床特点　　　　副高：熟练掌握　　正高：熟练掌握

特发性间质性肺炎患者大多在50岁左右发病，以隐匿性进行性呼吸困难为突出症状，表现为患者肺活量下降，肺功能降低。随病情进展，患者出现发绀、杵状指及肺动脉高压，肺源性心脏病，甚至右侧心力衰竭。病变大多呈慢性经过，持续进展，预后不良，常由于呼吸衰竭、心力衰竭死亡。

知识点33：特发性间质性肺炎的病理改变　　　　副高：熟练掌握　　正高：熟练掌握

肺组织因炎症及纤维化而遭破坏，损伤不仅局限于肺间质，一般累及周围小气道和肺泡。寻常型间质性肺炎预后差，对于激素治疗不敏感，最终只有进行肺移植可以生存，故将寻常型间质性肺炎和其他类型间质性肺炎鉴别开十分重要。

知识点34：普通型间质性肺炎（UIP）的临床特点　副高：熟练掌握　　正高：熟练掌握

普通型间质性肺炎是特发性间质性肺炎中较常见的一种类型。患者临床典型表现为不知不觉中出现气喘、干咳，渐进性呼吸困难为其突出症状，偶可见体重减轻、发热、疲劳、肌痛或关节痛，患者确诊时间常为出现症状后数月到数年。肺功能检查呈限制性肺功能障碍。

知识点35：普通型间质性肺炎（UIP）的病理改变　副高：熟练掌握　　正高：熟练掌握

普通型间质性肺炎的病理改变见表2-6-10。

表2-6-10　普通型间质性肺炎的病理改变

项　目	病理改变
肉眼改变	可见双肺体积减小，重量增加，且质地变硬，脏层胸膜有局灶瘢痕形成；局部表现为肺气肿，甚至肺大疱突出于肺表面。切面可见两肺弥漫实变，可见以下叶为主的多发灰白、坚实的肺实质纤维化，特征地分布于胸膜下与小叶内间隔
镜下改变	累及胸膜下肺组织，为不均匀的间质炎症、纤维化及蜂窝样改变，与正常肺组织呈交替分布。间质炎症一般呈斑片状，可见淋巴细胞与浆细胞的浸润，并且伴有Ⅱ型上皮细胞的增生。纤维带由致密的胶原和散在的成纤维细胞灶组成。蜂窝样改变区域主要是由囊性纤维气腔组成，充满了黏蛋白。在纤维化与蜂窝样改变区域内可见平滑肌增生，在呼吸性细支气管、肺泡管与重建的囊壁内有大量增生的平滑肌束，形成所谓的肌硬化。疾病加重期可以显示UIP与弥漫性肺泡损伤的混合性改变。每个病例存在两种发展不同程度的纤维化病灶。其中一种为老病灶，即大量的胶原纤维沉积，而成纤维细胞少；另一种为成纤维细胞灶，镜下特点是黏液基质间有成束淡染的成纤维细胞，且这些细胞沿肺泡长轴平行排列。炎症浸润的程度与纤维化在各个部位差别较大，新老病灶并存是区别UIP与其他间质性肺炎的最重要的特点

知识点36：普通型间质性肺炎（UIP）的鉴别诊断　副高：熟练掌握　正高：熟练掌握

普通型间质性肺疾病病变中没有肉芽肿形成、石棉小体、透明膜及明显的慢性炎症，一般可与胶原血管病、药物中毒、慢性超敏性肺炎、石棉沉着病、家族性特发性肺纤维化、Hermansky-Pudlak综合征的肺纤维化相鉴别；但需要与其他有增生成纤维细胞灶的疾病如急性间质性肺炎（AIP）、BOOP（闭塞性细支气管炎伴机化性肺炎）等鉴别。UIP部分区域肺泡腔内有吞噬细胞，需要与脱屑性间质性肺炎（DIP）鉴别。

知识点37：普通型间质性肺炎（UIP）的预后　副高：熟练掌握　正高：熟练掌握

普通型间质性肺炎对激素治疗不敏感，预后差，类似肺小细胞癌，最后只能采取肺移植方可存活。

知识点38：非特异性间质性肺炎（NSIP）的病因　副高：熟练掌握　正高：熟练掌握

引起非特异性间质性肺炎的原因有较多，如胶原血管疾病（多发性肌炎、红斑狼疮、皮肌炎、干燥综合征、硬皮病、类风湿关节炎等）；药物反应（呋喃坦定、胺碘酮）；有机粉尘吸入等。原因不明的一些非特异性间质性肺炎称特发性非特异性间质内性肺炎，为特发性间质性肺炎的一个亚型。

知识点39：非特异性间质性肺炎（NSIP）的临床特点
副高：熟练掌握　正高：熟练掌握

非特异性间质性肺炎起病为亚急性，从发现症状到临床诊断很少超过1年。发病年龄较UIP年轻（也可见于儿童）。临床主要症状为数月或数年发展为呼吸困难，表现有咳嗽，疲乏，体重减轻。常常与过敏性肺炎或BOOP共存。此病表现为良性临床经过，大部分患者对激素治疗反应良好，绝大部分病例的症状能够缓解。X线检查可见双下肺斑片影，CT可见双侧不对称、斑片状毛玻璃影，以胸膜下区域明显。

知识点40：非特异性间质性肺炎（NSIP）的镜下改变
副高：熟练掌握　正高：熟练掌握

病变为弥漫分布的慢性炎症改变，时相一致。肺泡间隔增宽，胸膜下、间质内、细支气管以及血管周围淋巴细胞弥漫性浸润，有时肺泡间隔内可见生发中心。常伴有轻度纤维化，较少有单纯性纤维化，在同一病例，同一病理标本上，见不到像UIP那样的新老病灶并存。可见明显的Ⅱ型肺泡上皮细胞增生，灶性或片状的肺泡腔内巨噬细胞聚集，常含有大量泡沫细胞。有灶性BOOP改变时，其所占的比例小（总体病变的10%以下）。保持肺泡结构，无蜂窝肺以及灶性纤维化，缺少急性肺损伤的小血管纤维索性血栓、肺泡腔内透明膜、上皮化生及不典型增生。

一般分为富细胞型及纤维化型两种亚型：①富细胞型。肺呈轻中度间质慢性炎症，可见淋巴细胞浸润，肺泡腔内灶性巨噬细胞聚集，Ⅱ型肺泡上皮增生。无病毒性包涵体或细菌、真菌感染，无间质纤维化，无蜂窝状纤维化，无弥漫性严重肺泡间隔炎性肉芽肿，嗜酸性粒细胞浸润不明显或缺如；②纤维化型。可见肺间质纤维化，病变时相一致，缺乏UIP新老病变并存和斑片状分布的特征，保留肺泡结构。无成纤维细胞灶，嗜酸性粒细胞不明显或不存在，无病毒性包涵体或细菌、真菌感染。

知识点41：非特异性间质性肺炎（NSIP）的鉴别诊断
副高：熟练掌握　正高：熟练掌握

需要与过敏性肺炎、胶原血管病累及肺、低度恶性淋巴瘤及感染性肺炎等相鉴别。NSIP纤维化型需要与UIP鉴别，前者病变单一，时相一致，而后者病变多样，新老病灶并存。

知识点42：隐源性机化性肺炎（COP）的病因
副高：熟练掌握　正高：熟练掌握

引起隐源性机化性肺炎（COP）的原因通常有病毒、支原体、细菌感染、弥漫性肺泡损伤、化学物质、过敏性肺炎、胶原血管病、炎症性肠病等，部分病例病因不清。

知识点43：隐源性机化性肺炎（COP）的临床特点
副高：熟练掌握　正高：熟练掌握

隐源性机化性肺炎患者平均年龄55岁，无性别差异，非吸烟与吸烟患者比例为2：1。起病急，大多在3个月内发病。临床主要表现为不同程度的咳嗽、呼吸困难，咳无色透明痰，持续体重减轻，出汗，发冷，间歇性发热及肌痛常见。X线检查一般见双侧或单侧有实变影，斑片状分布。CT提示下肺野一般受累，气腔实变。大多数病例对类固醇治疗有效，复发常见。

知识点44：隐源性机化性肺炎（COP）的镜下改变　　副高：熟练掌握　正高：熟练掌握

主要病变在小气道，斑片状分布，可累及肺泡管及肺泡腔。在呼吸性细支气管与周围肺泡腔内有由成纤维细胞组成的栓子或息肉样组织，炎症细胞浸润较少，病变时相一致。在高倍镜下，纤维性栓子主要由平行的成纤维细胞和黏液性淡染物质组成，并且伴有不等量的淋巴细胞、浆细胞及中性粒细胞浸润。腔内纤维化区肺泡壁常增宽。另外，肺泡腔内灶性泡沫细胞聚集。

知识点45：隐源性机化性肺炎（COP）的鉴别诊断　　副高：熟练掌握　正高：熟练掌握

低倍镜下，COP病变呈斑片状分布是与普通型间质性肺炎的重要鉴别点。本病相应的肺组织结构保留而无间质纤维化，且无肉芽肿病变，缺少中性粒细胞浸润及脓肿形成，无坏死。气腔内无透明膜及明显纤维素。无嗜酸性粒细胞浸润，无血管炎性改变。上述要点作为鉴别诊断的依据，可以与弥漫性肺泡损伤、NSIP、DIP、UIP及胶原血管病、肺肉芽肿性疾病等鉴别。

知识点46：急性间质性肺炎（AIP）的临床特点　　副高：熟练掌握　正高：熟练掌握

急性间质性肺炎为暴发起病的急性疾病过程。其病情进展快，特点是原因不明的急性起病、咳嗽、进行性呼吸困难、迅速发展为呼吸衰竭。病死率高于50%。先驱症状表现为流感样综合征，如肌肉痛、关节痛、发热、发冷和身体不适。发病后第1~2天表现为严重呼吸困难、高热。肺功能检查显示限制性肺功能障碍。早期出现低氧血症，一般需要使用机械通气。患者的发病年龄范围广（7~81岁），平均年龄为28岁，无性别差异，与吸烟无关。胸部X线片显示双肺进行性间质纤维化。CT检查可见急性期双侧肺大部分受累，毛玻璃样或实性改变，机化期表现为支气管扩张、气道变形。又称为Hamman-Rich综合征。

知识点47：急性间质性肺炎（AIP）的病理改变　　副高：熟练掌握　正高：熟练掌握

急性间质性肺炎的病理改变见表2-6-11。

表2-6-11　急性间质性肺炎的病理改变

项　　目	病理改变
肉眼改变	两肺呈暗红色，外观饱满且质实，触压肺无指压痕，重量增加。切面呈暗红色与灰白色相间且质实，含气量减少
镜下改变	呈弥漫分布，时相一致，相当于弥漫性肺泡损伤（DAD）的急性期和/或机化期改变。急性期可见水肿、透明膜与间质急性炎症。在机化期低倍镜下，肺泡间隔增宽，其内有卵圆形与梭形的成纤维细胞，即机化性纤维化和散在的淋巴细胞与浆细胞浸润。Ⅱ型肺泡上皮细胞增生，细支气管上皮可见鳞状上皮化生。在肺泡间隔明显增厚区，有时仅可见残存的压扁的且大小不等的肺泡间隙，透明膜可能不明显，仅仅在少数区域可见。肺小动脉可见透明血栓。无坏死、无肉芽肿与脓肿形成。病变中见不到感染病原体，缺乏明显的嗜酸性粒细胞与中性粒细胞浸润

知识点48：急性间质性肺炎（AIP）的鉴别诊断　　　副高：熟练掌握　　正高：熟练掌握

AIP组织学上应与UIP和BOOP鉴别。AIP主要的组织学标志是透明膜的存在。

知识点49：呼吸性细支气管炎伴间质性肺疾病（RBAILD）的临床特点
副高：熟练掌握　　正高：熟练掌握

临床表现为呼吸困难、咳嗽，X线胸片示双肺有间质不透明影。肺功能检查有轻度限制性肺功能障碍。

知识点50：呼吸性细支气管炎伴间质性肺疾病（RBAILD）的镜下改变
副高：熟练掌握　　正高：熟练掌握

病变斑片状分布，以细支气管为中心，末梢及呼吸性细支气管壁有慢性炎症细胞浸润，管腔内可见黏液栓。肺泡间隔轻度增宽，肺泡腔内巨噬细胞聚集。RBAILD缺少纤维化与蜂窝状纤维化。

知识点51：呼吸性细支气管炎伴间质性肺疾病（RBAILD）的鉴别诊断
副高：熟练掌握　　正高：熟练掌握

RBAILD与脱屑性间质性肺炎DIP的鉴别要点主要在于RBAILD为斑片状分布，而DIP为弥漫性肺泡腔内巨噬细胞聚集。另外，与呼吸性细支气管炎的鉴别在于呼吸性细支气管炎局限于细支气管本身，缺少细支气管腔内及其周围肺泡腔内巨噬细胞聚集，NSIP可伴有少量巨噬细胞聚集，但是其病变更具弥漫分布的特征，间质弥漫性炎症细胞浸润或胶原纤维沉积。

知识点52：脱屑性间质性肺炎（DIP）的临床特点
副高：熟练掌握　　正高：熟练掌握

脱屑性间质性肺炎大多为重度吸烟者，年吸烟量超过30盒。年龄多在40～50岁，临床主要表现为缓慢渐进性呼吸困难，常伴有咳嗽。肺功能检查为限制性或混合性呼吸功能障碍。患者停止吸烟后病变会有所改善，对类固醇激素治疗反应良好，预后好。X线检查可见双侧肺底边缘毛玻璃样不透光区。CT示双肺弥漫性病变，中央及下部更明显，由于肺泡充填而呈毛玻璃样不透光区，下叶呈条纹状纤维化。

知识点53：脱屑性间质性肺炎（DIP）的镜下改变
副高：熟练掌握　　正高：熟练掌握

双肺病变分布均匀、时相一致。病变主要以细支气管为中心，肺泡腔内充满大量巨噬细胞。肺泡间隔增宽，可见梭形成纤维细胞，无典型成纤维细胞灶，胶原纤维增生不明显。间质变化较轻，轻度慢性炎症。Travis等将DIP的组织学特征分为主要特征、次要特征与阴性表现。主要特征有肺间质单一类型浸润，明显的肺泡巨噬细胞聚集，肺泡间隔轻中度增厚，轻度间质慢性炎症。次要特征为Ⅱ型肺泡上皮立方形增生，淋巴细胞聚集，血管中膜及内膜增厚，细支气管纤维化和轻度炎症。阴性表现为缺少肺结构重建，致密广泛纤维化不明显或缺如，平滑肌增生不明显或缺如，嗜酸性粒细胞不明显或缺如或仅为灶性。

知识点54：脱屑性间质性肺炎（DIP）的鉴别诊断
副高：熟练掌握　正高：熟练掌握

DIP无论是临床发病年龄，对激素治疗的反应，以及组织病理学表现等方面均不同于UIP。应与其他有局灶性肺泡腔内巨噬细胞聚集的疾病相鉴别，如NSIP、肺朗格汉斯细胞增生症、中度吸烟者及肺恶性肿瘤周围肺组织。DIP病变弥漫，故对于来自经支气管肺活检的小标本，病理医师很难做出确切的病理诊断，开胸肺活检或胸腔镜下肺活检为较好的选择。

知识点55：淋巴细胞性间质性肺炎（LIP）的临床特点
副高：熟练掌握　正高：熟练掌握

淋巴细胞性间质性肺炎呈弥漫性病变，可累及双肺。大多与HIV感染有关。X线检查可见肺实变和血管周围浸润阴影。一般表现为渐进性慢性咳嗽和气喘，一般超过3年，偶可见发热、体重减轻及胸痛。任何年龄（包括儿童）均可发病，以女性多见。实验室检查常见异常蛋白血症，并且常为多克隆。有时病变可与非特异性间质性肺炎、过敏性肺炎相重叠。

知识点56：淋巴细胞性间质性肺炎（LIP）的镜下改变
副高：熟练掌握　正高：熟练掌握

肺泡间隔增宽，有成熟的小淋巴细胞浸润，常常混有浆细胞与组织细胞，同时这些细胞也围绕着小气道和血管分布。通常有淋巴小结和/或生发中心，沿小叶间隔接近肺静脉分布，一般肺泡间隔比淋巴瘤窄而不融合，有时可见上皮样组织细胞与多核巨细胞混杂在增生的淋巴细胞和浆细胞中，Ⅱ型肺泡上皮细胞增生，肺泡腔内有嗜酸性蛋白渗出与小淋巴细胞和组织细胞。

知识点57：淋巴细胞性间质性肺炎（LIP）的鉴别诊断
副高：熟练掌握　正高：熟练掌握

诊断需排除MALT淋巴瘤。LIP一般有间质浸润、肺结构变形，而过敏性肺泡炎（HP）与非特异性间质性肺炎（NSIP）则无间质浸润、肺结构变形；HP与NSIP在细支气管周围间质浸润明显；BOOP灶LIP不出现，HP与NSIP常见；组织细胞与非坏死性肉芽肿在NSIP偶见，在LIP和HP常见；LIP与NSIP常见生发中心，HP则无。

知识点58：特发性间质性肺炎各种类型病理特征比较

副高：熟练掌握　正高：熟练掌握

特发性间质性肺炎各种类型病理特征比较见表2-6-12。

表2-6-12　特发性间质性肺炎各种类型病理特征比较

病理特征	UIP	NSIP	COP	AIP	DIP
病变时相	多样	单一	单一	单一	单一
间质炎症	少	明显	无	少	少
间质纤维化（胶原）	斑片状	多样/弥漫	无	无	少
间质纤维化（成纤维细胞）	有	偶有/分散	无	有/分散	无
BOOP	偶有、灶性	偶有、灶性	无	偶有、灶性	肺泡腔小气道
成纤维细胞灶	偶有、灶性	常有、明显	无	无	无
蜂窝肺	有	很少	无	无	无
肺巨噬细胞聚集	偶有、灶性	偶有、斑片状	少量、灶性	无	有、弥漫
透明膜	无	无	无	有	无

知识点59：硅沉着病的临床特点

副高：熟练掌握　正高：熟练掌握

硅沉着病简称硅肺（亦曾称矽肺），由于长期吸入含大量游离二氧化硅（SiO_2）粉尘微粒而导致的以硅结节形成和肺广泛纤维化为病变特征的肺尘埃沉着病。

知识点60：硅沉着病的病理改变

副高：熟练掌握　正高：熟练掌握

硅沉着病的病理改变见表2-6-13。

表2-6-13　硅沉着病的病理改变

项　目	病理改变
肉眼改变	可见肺体积增大，黑色、重量增加及质硬，胸膜增厚。切面见双肺遍布大小不等的硅结节，触之有砂粒感，晚期硅结节融合，间质纤维化
镜下改变	可见肺及肺门淋巴结内硅结节形成与肺间质弥漫性纤维化。①细胞性结节：为早期硅结节，主要由吞噬硅尘的巨噬细胞聚集在局部形成的；②纤维性结节：主要由成纤维细胞、纤维细胞与胶原纤维组成，纤维组织呈同心圆状排列；③玻璃样结节：纤维性结节从中心开始发生玻璃样变，最终形成典型的硅结节，硅结节主要由呈同心圆状或漩涡状排列的玻璃样变的胶原纤维构成

知识点61：硅沉着病的并发症　　　　　　　副高：熟练掌握　正高：熟练掌握

硅沉着病的并发症包括肺部感染、肺源性心脏病、肺结核病、肺气肿及自发性气胸。

知识点62：石棉沉着病的临床特点　　　　　副高：熟练掌握　正高：熟练掌握

石棉沉着病是由于长期吸入石棉粉尘而引起的职业性肺尘埃沉着病。此病发病隐匿，患者可逐渐出现咳嗽、咳痰及气急胸闷等症状，晚期可并发肺源性心脏病而出现右心室肥大。

知识点63：石棉沉着病的镜下改变　　　　　副高：熟练掌握　正高：熟练掌握

石棉纤维刺激引起的脱屑性肺泡炎，肺泡腔内可见大量脱落的Ⅱ型肺泡上皮细胞及巨噬细胞。肺间质内可见大量淋巴细胞及单核细胞浸润。肺组织弥漫性纤维化。在增生的纤维组织中，可见大量石棉小体即表面有铁蛋白沉积的石棉纤维，大小不等，呈黄褐色，分节状，两端膨大，中央为棒状，呈哑铃形。普鲁蓝染色时小体常呈阳性铁反应。检出石棉小体是病理诊断石棉沉着病的重要依据。

知识点64：石棉沉着病的并发症　　　　　　副高：熟练掌握　正高：熟练掌握

石棉沉着病的并发症包括恶性肿瘤（肺癌和胸膜间皮瘤）、肺结核及肺心病。

知识点65：肺结核病的临床特点　　　　　　副高：熟练掌握　正高：熟练掌握

结核病在肺组织中表现为原发性结核与继发性肺结核，外科病理一般遇到的是结核球或孤立性肉芽肿，患者一般无症状。

知识点66：肺结核病的病理改变　　　　　　副高：熟练掌握　正高：熟练掌握

典型病变是上皮样细胞结节融合形成肉芽肿，中央为干酪样坏死，外周有慢性炎症细胞浸润和纤维结缔组织，病变周边可见朗格汉斯多核巨细胞。应用抗酸染色在病变区找到结核杆菌可证明是结核性病变。

知识点67：隐球菌病的临床特点　　　　　　副高：熟练掌握　正高：熟练掌握

隐球菌病是主要由孢子菌属酵母菌样真菌（新型隐球菌）引起的系统性感染性疾病。肺隐球菌病临床主要表现为慢性咳嗽、低热、胸痛及咳黏液痰。胸部X线检查表现为肺和间质浸润性改变，为单个或多个结节，类似肿瘤。

知识点68：隐球菌病的病理改变   副高：熟练掌握   正高：熟练掌握

隐球菌病的病理改变见表2-6-14。

表2-6-14 隐球菌病的病理改变

项 目	病理改变
肉眼改变	切面可见灰黄–棕黄色实变区，单发或多发，可有黏液样或胶冻样改变
镜下改变	形成边界清楚的坏死性肉芽肿，主要由大量组织细胞、多核巨细胞与上皮样细胞聚集，慢性纤维化为背景。隐球菌主要为圆形，芽生酵母，大小不一，常可见菌体分裂。HE常规染色为淡染、薄壁，菌体外有透明区。黏液卡红染色对隐球菌具有诊断性的意义，含黏多糖的菌体外膜被染成红色

知识点69：结节病的临床特点   副高：熟练掌握   正高：熟练掌握

结节病的基本病变为形成非干酪样坏死性肉芽肿。以女性多见，20~40岁高发。一般无症状，或轻度呼吸道症状。大多经过影像学检查发现。X线检查典型表现为弥漫性网状或结节状。以肺、肺门淋巴结最常受累（超过90%），也有纵隔淋巴结大，有或无肺浸润灶。常伴有肺外结节病症状，如颈部、腋下淋巴结大，眼（葡萄膜炎、虹膜睫状体炎）、皮肤、肝、脾及中枢神经系统等。大多数患者不经治疗可自行缓解。

知识点70：结节病的病理改变   副高：熟练掌握   正高：熟练掌握

主要特征是非干酪性坏死性肉芽肿，在形态上与结核性肉芽肿相似，但具有以下特点：肉芽肿大小比较一致且边界清楚，少有融合；结节中心无干酪样坏死，多核巨细胞可以为Langhans型，也可以为异物型，结节周围浸润的淋巴细胞较少。纤维化通常从周围开始并逐渐发展为洋葱皮样改变。巨细胞质中可见到星状体与Schaumann小体。星状体为胞质内透明区中含有的强嗜酸性放射状小体；Schaumann小体是球形同心层状结构，其成分为含铁与钙的蛋白质。抗酸染色阴性。

知识点71：结节病的鉴别诊断   副高：熟练掌握   正高：熟练掌握

结合临床资料，需要与结核病及其他肉芽肿性病变相鉴别。

知识点72：Wegener肉芽肿的临床特点   副高：熟练掌握   正高：熟练掌握

典型的Wegener肉芽肿为坏死性肉芽肿性血管炎、累及上呼吸道与肺的非化脓性坏死，以及灶性肾小球肾炎三联症。也可以累及皮肤、关节、眼及神经系统。肺Wegener肉芽肿时，常表现为发热、体重减轻、咳嗽、胸痛及咯血等。X线检查可见肺内多个结节致密影，常常伴有空洞，也可见局限性实变区。血清学特征为抗中性粒细胞胞质抗体（ANCA）阳性。

知识点73：Wegener肉芽肿的病理改变　　　　　　　副高：熟练掌握　正高：熟练掌握

Wegener肉芽肿的病理改变见表2-6-15。

表2-6-15　Wegener肉芽肿的病理改变

项　目	病理改变
肉眼改变	可见双肺多发的结节状肿物，边界不清。切面呈淡棕色、实性，中央可见灰红、灰黄坏死区，可有空洞形成
镜下改变	特征性病变是肺实质坏死、坏死性血管炎及肉芽肿性炎（中性粒细胞、淋巴细胞、组织细胞、浆细胞与嗜酸性粒细胞浸润）。肺实质坏死呈中性粒细胞性微脓肿，或大小不等的地图状的凝固性或液化性坏死。坏死周边常可见组织细胞与巨细胞栅栏状围绕。肉芽肿性炎中央为微脓肿，散在巨细胞，一般不形成边界清楚的肉芽肿。血管可见血管炎伴纤维素样坏死，可以为小动脉、小静脉慢性炎症、非坏死性肉芽肿性炎、急性炎症和坏死性肉芽肿性炎。此外，也可见到毛细血管炎

知识点74：Wegener肉芽肿的鉴别诊断　　　　　　　副高：熟练掌握　正高：熟练掌握

Wegener肉芽肿需要与感染性肉芽肿、显微镜下多血管炎、淋巴瘤样肉芽肿病、Churg-Strauss综合征（CSS）、过敏性血管炎性肉芽肿、坏死性结节病样肉芽肿、结节性多动脉炎等疾病相鉴别。需在肉芽肿中仔细寻找特殊的感染源，如各种真菌等，有时需要特殊染色相助。在Wegener肉芽肿中的血管炎中应当寻找纤维素样坏死，这一点在诊断Wegener肉芽肿时尤为重要。

二、肺和支气管肿瘤

知识点75：鳞状细胞癌的临床特点　　　　　　　副高：熟练掌握　正高：熟练掌握

鳞状细胞癌为肺癌中较为常见的类型，占肺癌的20%～30%。肉眼多为中央型，约10%为外周型。主要由段及段以上支气管黏膜上皮经鳞状上皮化生恶变而来。患者多有吸烟史，常为中老年男性。

知识点76：鳞状细胞癌的病理改变　　　　　　　副高：熟练掌握　正高：熟练掌握

鳞状细胞癌的病理改变见表2-6-16。

表2-6-16 鳞状细胞癌的病理改变

项 目	病理改变
肉眼改变	可见肿物呈灰白色，实性，中央有炭末沉着、周围有星样收缩，可形成空洞。可见中央型肿瘤形成腔内息肉状肿块，侵袭支气管壁到周围组织，并且可能阻塞支气管腔导致分泌物潴留、肺不张、支气管扩张与感染性支气管肺炎
镜下改变	鳞状细胞癌显示角化、角化珠形成与细胞间桥。这些特征根据其分化程度而不同，高分化鳞状细胞癌癌巢中多有角化珠形成，一般可见细胞间桥；中分化鳞状细胞癌有角化现象但是不形成角化珠，低分化鳞癌细胞异型性明显，无角化现象，多无细胞间桥。①乳头状亚型可表现为外生性或支气管内生长；②透明细胞亚型大部分或全部由透明胞质的细胞组成，需与伴有广泛透明性变的肺大细胞癌和腺癌以及肾转移性透明细胞癌鉴别；③小细胞亚型是分化差且肿瘤细胞小的鳞状细胞癌，但伴有局灶性的鳞状分化。小细胞型鳞状细胞癌需与小细胞癌、复合性小细胞癌相鉴别。小细胞亚型鳞状细胞癌缺乏小细胞癌的特征性核的特点，具有粗或泡状染色质，核仁更明显，胞质更丰富，细胞界限更清楚，可见局部细胞间桥或角化；④基底细胞样亚型显示癌巢周边核呈明显的栅栏状排列

知识点77：鳞状细胞癌的鉴别诊断　　　　副高：熟练掌握　　正高：熟练掌握

鳞状细胞癌的鉴别诊断：①与大细胞癌鉴别的依据是出现鳞状分化；②不能确认有浸润性生长时，也可根据明显的细胞异型性做出乳头状鳞状细胞癌的诊断；③鳞状细胞癌浸润前纵隔软组织时，与胸腺鳞状细胞癌鉴别困难，CD5阳性有助于胸腺鳞癌的诊断，手术所见与影像学表现对于胸腺癌的诊断也有重要参考意义。

知识点78：小细胞癌的临床特点　　　　　　副高：熟练掌握　　正高：熟练掌握

小细胞癌占全部肺癌的10%～20%，是肺癌中分化最低、恶性度最高的一种。其生长迅速，转移早，5年存活率仅为1%～2%。约70%的患者首次就诊时已是晚期。其病因与吸烟有明确关系，以中老年男性多见，此型肺癌对化疗及放疗较为敏感。临床可表现为进行性呼吸困难和声音嘶哑。影像学常表现为肺门或肺门周围型肿块伴有纵隔淋巴结大和肺叶萎陷。可伴有上腔静脉综合征、副肿瘤综合征（类癌综合征、异位ACTH物质相关的Cushing综合征）等。

知识点79：小细胞癌的病理改变　　　　　　副高：熟练掌握　　正高：熟练掌握

小细胞癌的病理改变见表2-6-17。

表2-6-17 小细胞癌的病理改变

项 目	病理改变
肉眼改变	可见肿块切面呈灰白，质软而脆，并伴有广泛性坏死，经常有肺门淋巴结累及。如果发生于大支气管，肿物可呈环状或广泛地沿正常黏膜下浸润

项　目	病理改变
镜下改变	组织结构一般包括巢状、小梁状及实性片状，常常有菊形团形成，癌巢周围的瘤细胞呈栅栏状排列。癌细胞小（一般<3个静止的淋巴细胞），圆形及卵圆形或短梭形，胞质稀少，胞界不清。核染色质呈细颗粒状，核仁缺乏或不明显。核分裂象>11个/10HP，常见大片坏死

知识点80：小细胞癌的鉴别诊断　　　　副高：熟练掌握　正高：熟练掌握

包括淋巴细胞浸润、其他神经内分泌肿瘤、其他小圆蓝细胞肿瘤与基底细胞鳞状细胞癌、小细胞鳞状细胞癌及基底细胞大细胞癌，p63、CK、LCA及神经内分泌标记和TTF-1免疫组化染色有助于鉴别诊断。类癌与不典型类癌的坏死、核分裂象没有小细胞癌严重。其他小圆蓝细胞肿瘤如PNET的核分裂活性较小细胞癌少，但CD99阳性，而CK和TTF-1阴性。Merckle细胞癌肺转移时，CK20阳性，而CK7与TTF-1阴性。

知识点81：大细胞癌的临床特点　　　　副高：熟练掌握　正高：熟练掌握

大细胞癌约占浸润性肺癌的10%左右，多发生于大支气管，肿块较大。恶性程度高，生长快，转移早，生存期大多在1年之内。

知识点82：大细胞癌的镜下改变　　　　副高：熟练掌握　正高：熟练掌握

缺乏小细胞癌、腺癌、鳞状细胞癌分化（特点）的未分化的非小细胞癌，故大细胞癌为一个排除性诊断。癌细胞核大，呈空泡状，核仁明显，胞质中等量，通常均质淡染。核圆形、卵圆形或不规则形，染色深，异型明显，核分裂象多见。

知识点83：大细胞癌的鉴别诊断　　　　副高：熟练掌握　正高：熟练掌握

大细胞癌的鉴别诊断：①大细胞癌的鉴别诊断主要包括低分化鳞状细胞癌（可以出现角化或细胞间桥）和伴有黏液分泌的实性腺癌（至少2个高倍视野出现5个黏液滴）；②大细胞神经内分泌癌主要与不典型类癌和基底细胞样大细胞癌相鉴别。大细胞神经内分泌癌核分裂指数高与大片坏死有助于鉴别不典型类癌。免疫组化神经内分泌标记有助于鉴别基底细胞样癌；③基底细胞样大细胞癌与基底细胞鳞状细胞癌的鉴别在于后者伴有局部鳞状分化。基底细胞样大细胞癌与小细胞癌的鉴别在于前者核染色质空泡状而且有核仁；④淋巴上皮样大细胞癌与炎性假瘤、恶性淋巴瘤或肺淋巴瘤样肉芽肿等的鉴别，可以通过一系列免疫组织化学染色进行判定；⑤肺透明细胞大细胞癌应与来自肾、甲状腺等转移性透明细胞癌相鉴别。如果见到鳞状细胞分化，则应诊断为透明细胞鳞癌亚型。

知识点 84：腺鳞癌的临床特点　　　　副高：熟练掌握　　正高：熟练掌握

腺鳞癌的大多数患者为吸烟者。大多数肿瘤是周围型，可有中央瘢痕。

知识点 85：腺鳞癌的镜下改变　　　　副高：熟练掌握　　正高：熟练掌握

显示鳞状细胞癌与腺癌两种成分，每种成分至少占全部肿瘤的10%。p63/CK5/6与TTF-1、CK7分别表达于不同区域的肿瘤细胞群体。

知识点 86：腺鳞癌的鉴别诊断　　　　副高：熟练掌握　　正高：熟练掌握

腺鳞癌的鉴别诊断：黏液表皮样癌，主要起源于支气管腺、低级别的黏液表皮样癌位于中央，显示涎腺同类肿瘤的特点，缺少角化及角化珠形成。

知识点 87：肉瘤样癌的病因　　　　副高：熟练掌握　　正高：熟练掌握

引起肉瘤样癌的主要因素为吸烟，部分病例可能与石棉暴露有关。

知识点 88：肺癌的扩散途径——直接蔓延　　　　副高：熟练掌握　　正高：熟练掌握

中央型肺癌常常直接侵犯纵隔、心包及周围血管，或沿支气管向同侧甚至对侧肺组织蔓延。周围型肺癌可以直接侵犯胸膜并侵入胸壁。

知识点 89：肺癌的扩散途径——转移　　　　副高：熟练掌握　　正高：熟练掌握

肺癌淋巴道转移常常发生较早，而且扩散速度较快。癌组织首先转移到支气管旁、肺门淋巴结，然后扩散到纵隔、锁骨上、腋窝及颈部淋巴结。周围型肺癌癌细胞可以进入胸膜下淋巴结，形成胸膜下转移灶，并且引起胸腔血性积液。血道转移一般见于脑、肾上腺、骨等器官和组织，也可转移至肝、肾、甲状腺和皮肤等处。

知识点 90：肉瘤样癌的病理改变　　　　副高：熟练掌握　　正高：熟练掌握

肉瘤样癌的病理改变见表2-6-18。

表2-6-18　肉瘤样癌的病理改变

项　目	病理改变
肉眼改变	可以发生在中央或周围肺，多形性癌一般是倾向于侵犯胸壁的大的周围型肿瘤
镜下改变	①多形性癌为分化差的含有梭形细胞或巨细胞癌成分的非小细胞癌；②梭型细胞癌是只有梭形肿瘤细胞组成的非小细胞癌；③巨细胞癌为一组由高度多形的多核或单核肿瘤性巨细胞组成的非小细胞癌。肿瘤细胞失去黏附，倾向于互相分离，通常有丰富的炎症细胞浸润；④癌肉瘤是一种伴癌（最常见的为鳞状细胞癌，腺癌及大细胞癌次之）和分化的肉瘤成分（如恶性软骨、骨或者骨骼肌）的混合性恶性肿瘤；⑤肺母细胞瘤可见于成年人，主要位于周边、孤立、边界清楚及体积较大。肺母细胞瘤是罕见的肺恶性肿瘤，经典的肺母细胞瘤可见于成年人，具有高度的侵袭性，预后较差。镜下可见含有类似于分化好的胎儿性腺癌的原始上皮成分与原始间叶成分，偶尔有灶状骨肉瘤、软骨肉瘤或骨骼肌肉瘤的双向性肿瘤

知识点91：肉瘤样癌的鉴别诊断　　　　　副高：熟练掌握　正高：熟练掌握

（1）多形性癌需要与其他原发性或转移性肉瘤相鉴别，如滑膜肉瘤。滑膜肉瘤CK染色微弱或局灶阳性，以及X∶18易位有助于诊断。

（2）巨细胞癌需要与多形性横纹肌肉瘤、转移性肾上腺皮质癌、转移性绒毛膜癌等鉴别。

（3）与炎性肌纤维母细胞瘤鉴别，免疫组织化学CK、EMA、TTF-1阳性是倾向于诊断癌的特征。

（4）癌肉瘤需与其他亚型肉瘤样癌相鉴别。

（5）肺母细胞瘤需与胸膜肺母细胞瘤、胎儿性腺癌、原发性或转移性肉瘤等鉴别。肺母细胞瘤其上皮和间叶成分均为恶性胚胎性组织，如上皮呈胚胎性宫内膜腺体，透明或核下空泡，它与癌肉瘤不同，后者上皮及间叶成分均为恶性成年人型组织，如鳞状细胞癌、腺癌、软骨肉瘤及骨肉瘤等；胎儿型腺癌（上皮性肺母细胞瘤）上皮为胚胎性恶性，间质为良性成熟的纤维组织；胸膜肺母细胞瘤又称为儿童型肺母细胞瘤，也可见于成年人，其上皮成分（支气管上皮、间皮）为良性，而间质为原始小圆恶性细胞，可伴有或不伴有骨骼肌母细胞分化。

（6）其他需要鉴别的有孤立性纤维性肿瘤、血管外皮细胞瘤、恶性周围神经鞘膜瘤、恶性间皮瘤、Kaposi肉瘤和黑色素瘤等。

知识点92：神经内分泌肿瘤的临床特点　　　　副高：熟练掌握　正高：熟练掌握

神经内分泌肿瘤可见于各年龄，平均诊断年龄为55岁，是儿童肺部肿瘤的最常见类型，男女发病率无相差。临床最常见的症状是咳嗽及咯血。尽管这类肿瘤细胞中有神经肽类物质，但是大部分无内分泌功能。少数患者可有内分泌症状，如Cushing综合征，类癌综合征少见，但是肿瘤广泛转移后可出现。影像学表现为界限清楚的肺结节。根据其基本形态改变可分为典型类癌与非典型类癌两种。

| 知识点93：神经内分泌肿瘤的病理改变 | 副高：熟练掌握 正高：熟练掌握 |

神经内分泌肿瘤的病理改变见表2-6-19。

表2-6-19 神经内分泌肿瘤的病理改变

项 目	病理改变
肉眼改变	类癌大约1/3为中央型，1/3为周围型（胸膜下），1/3位于肺的中部。中央型大多呈指状或息肉样突出于支气管腔内，表面光滑，常覆盖以完整黏膜。周围型多为实性结节。如果手术切除时已有局部淋巴结转移，则多为非典型类癌
镜下改变	显示神经内分泌分化的特征性生长方式，主要包括器官样、小梁状、岛状、带状、栅栏状或菊形团状排列。瘤细胞具有一致的细胞学特点：嗜酸性颗粒状胞浆，核染色质呈粗颗粒状、胡椒或盐样，且核仁不明显。典型类癌核分裂象少于2个/10HP，为高分化神经内分泌肿瘤（低级别）；不典型类癌核分裂象为2~10个/10HP并且伴有小灶状坏死，为中分化神经内分泌肿瘤（中级别）

| 知识点94：神经内分泌肿瘤的鉴别诊断 | 副高：熟练掌握 正高：熟练掌握 |

神经内分泌肿瘤的鉴别诊断：①与高级别神经内分泌癌鉴别，如大细胞神经内分泌癌与小细胞癌，两者核分裂象均>11个/10HP并且伴有片状坏死，大细胞癌神经内分泌癌细胞核呈空泡状，出现核仁；小细胞癌细胞核呈细颗粒状，无核仁；②类癌中出现假腺样排列应与腺癌、黏液表皮样癌与腺样囊性癌相鉴别，可通过免疫组化加以鉴别；③类癌中器官样巢状排列需与副节瘤相鉴别，副节瘤免疫组化CK染色缺乏，S-100阳性；④梭形细胞类癌与间叶性肿瘤，可通过细颗粒状染色质、器官样巢状排列与免疫组织化学加以鉴别；⑤乳头状排列的类癌需与硬化性血管瘤鉴别；⑥类癌的上皮样排列需要与转移性乳腺癌或前列腺癌相鉴别。

| 知识点95：炎性肌纤维母细胞瘤的临床特点 | 副高：熟练掌握 正高：熟练掌握 |

炎性肌纤维母细胞瘤是儿童最常见的支气管内间叶性病变。临床表现多样，症状与体征多与受累部位有关。影像学上表现为边界规则的孤立肿块。病变一般是局限性，较少累及胸壁、纵隔或胸膜。复发与转移少见。

| 知识点96：炎性肌纤维母细胞瘤的病理改变 | 副高：熟练掌握 正高：熟练掌握 |

炎性肌纤维母细胞瘤的病理改变见表2-6-20。

表2-6-20 炎性肌纤维母细胞瘤的病理改变

项 目	病理改变
肉眼改变	孤立的圆形肿块，质韧，呈黄色或灰黄色，病变无包膜
镜下改变	主要由胶原、炎症细胞和不等量的向肌成纤维细胞分化的、温和的梭形细胞混合而成。梭形细胞排列成束状或席纹状结构，具有卵圆形核且染色质细，核仁不明显。细胞异型性不明显，核分裂象不常见。浸润性炎症细胞主要包括淋巴细胞、浆细胞与组织细胞（包括Touton型巨细胞）。年轻患者的浆细胞可能占主要成分，并且可伴有淋巴滤泡

知识点97：肺硬化性血管瘤（PSH）的临床特点　　副高：熟练掌握　正高：熟练掌握

肺硬化性血管瘤（PSH）是一种少见的肺良性肿瘤，以中年女性患者多发，多数患者无症状，大多在体检时发现，少数患者可有咯血、咳嗽及胸痛等。影像学显示外周孤立的、边界清楚的肿块。

知识点98：肺硬化性血管瘤（PSH）的病理改变　　副高：熟练掌握　正高：熟练掌握

肺硬化性血管瘤（PSH）的病理改变见表2-6-21。

表2-6-21 肺硬化性血管瘤（PSH）的病理改变

项 目	病理改变
肉眼改变	肿物边界清楚，实性，灰色至黄褐色，可伴有出血灶
镜下改变	肿瘤细胞可以构成一系列特征性的组织学结构，主要表现出实性区、硬化区、乳头状区及血管瘤样区等，可以一种组织结构为主，但大多数为混合存在。瘤细胞一般有两种：一种是立方样细胞，主要位于乳头表面、"血管"内衬和陷于实性区内的腺样细胞，形态上与Ⅱ型肺泡上皮细胞类似，乳头表面的立方样细胞可融合成多核巨细胞。另一种是间质细胞，主要位于乳头内部或实性区，细胞小、圆形或多角形，界限清楚，胞质嗜酸性或空亮。组织中可见较多的肥大细胞；硬化区内可伴有胆固醇裂隙、黄瘤细胞、慢性炎症、含铁血黄素、钙化甚至骨化等

知识点99：肺硬化性血管瘤（PSH）的鉴别诊断　　副高：熟练掌握　正高：熟练掌握

肺硬化性血管瘤当中出现的多核瘤巨细胞和硬化型乳头（间质呈无细胞性纤维化），以及深陷实性区内呈腺样分布的多角形细胞时，需与乳头状癌、类癌与lepidic生长为主型的肺癌相鉴别。当瘤细胞呈实性空亮时，需与透明细胞肿瘤（转移性透明细胞癌、肺透明细胞癌及肺透明细胞肿瘤）相鉴别。

知识点100：透明细胞肿瘤的临床特点　　副高：熟练掌握　正高：熟练掌握

透明细胞肿瘤一般无症状。大多为外周孤立的肿物。可能由于起源于血管周上皮样细胞的良性肿瘤，又称为"糖瘤"。

知识点101：透明细胞肿瘤的病理改变　　　　　副高：熟练掌握　　正高：熟练掌握

透明细胞肿瘤的病理改变见表2-6-22。

表2-6-22　透明细胞肿瘤的病理改变

项　目	病理改变
肉眼改变	界限清楚，孤立、实性，切面呈红褐色
镜下改变	肿瘤细胞含有大量糖原，故胞质丰富，透明或嗜酸性。肿瘤细胞界限清楚，圆形或卵圆形。核大小不等，缺乏核分裂象。极少出现坏死。薄壁窦样血管是其组织特征之一。胞质PAS阳性反应

知识点102：透明细胞肿瘤的鉴别诊断　　　　　副高：熟练掌握　　正高：熟练掌握

透明细胞肿瘤与原发性或转移性透明细胞癌相鉴别。透明细胞肿瘤缺少细胞的不典型性，有特征性的薄壁窦样血管，S-100与HMB45阳性，CK阴性。转移性肾细胞癌显示坏死与上皮标记阳性。颗粒细胞瘤S-100阳性，但是HMB45阴性，胞质内不含糖原。转移性黑色素瘤与透明细胞肉瘤瘤细胞异型性明显。

知识点103：黏膜相关淋巴组织（MALT）型边缘区B细胞淋巴瘤的病理改变
副高：熟练掌握　　正高：熟练掌握

黏膜相关淋巴组织（MALT）型边缘区B细胞淋巴瘤的病理改变见表2-6-23。

表2-6-23　黏膜相关淋巴组织（MALT）型边缘区B细胞淋巴瘤的病理改变

项　目	病理改变
肉眼改变	肺MALT淋巴瘤是发生于肺内最常见的淋巴瘤。受累肺组织表现为实变的肿块，呈黄色或奶油色
镜下改变	类似单核样的具有一定异型性的小淋巴细胞构成，可见散在的免疫母细胞或中心母细胞，可有浆细胞分化。典型的病变表现为肿瘤细胞浸润到支气管黏膜上皮，形成淋巴上皮病变

知识点104：肺原发性弥漫性大B细胞淋巴瘤的临床特点
副高：熟练掌握　　正高：熟练掌握

肺原发性弥漫性大B细胞淋巴瘤患者临床主要表现为咯血、咳嗽和呼吸困难。影像学表现为实性和多发性肿块。

知识点105：肺原发性弥漫性大B细胞淋巴瘤的镜下改变

副高：熟练掌握　正高：熟练掌握

肿瘤是由弥漫成片的大的、母细胞性淋巴样细胞构成，浸润肺实质。常见胸膜受累和血管浸润，常有坏死。

知识点106：肺原发性弥漫性大B细胞淋巴瘤的鉴别诊断

副高：熟练掌握　正高：熟练掌握

肺原发性弥漫性大B细胞淋巴瘤的鉴别诊断包括：大细胞或小细胞性未分化癌、霍奇金淋巴瘤、间变性大细胞淋巴瘤和少见的生殖细胞肿瘤。应用CK、PLAP、CD3、CD20、CD30、ALK1、CD15、CD45和EMA免疫组化组合一般可鉴别。与纵隔大B细胞淋巴瘤浸润到肺的鉴别，主要为通过了解临床病史，特别是纵隔有无肿物。

知识点107：胸膜肺母细胞瘤的临床特点

副高：熟练掌握　正高：熟练掌握

胸膜肺母细胞瘤多发生于婴幼儿的胚胎性恶性肿瘤，发病年龄为1～12岁，中位年龄为2岁，无性别差异，大约25%的患者有家族史。临床主要症状为发热、咳嗽、呼吸困难及胸痛。影像学改变呈现单侧或双侧局限性含气囊肿，囊内有较宽间隔和实性肿块。

知识点108：胸膜肺母细胞瘤的病理改变

副高：熟练掌握　正高：熟练掌握

胸膜肺母细胞瘤的病理改变见表2-6-24。

表2-6-24　胸膜肺母细胞瘤的病理改变

项　目	病理改变
肉眼改变	囊性或囊实性肿物
镜下改变	组织学分三型。Ⅰ型：完全囊性型，为多囊性结构。良性呼吸上皮下出现恶性原始小细胞，呈层带样聚集，可以出现骨骼肌母细胞分化。小的原始软骨岛和透明分隔的基质是特征。Ⅱ型：多囊性伴实性结节型，即在囊性基础上出现实质性区域，该区域未分化的原始细胞片状生长，可见骨骼肌肉瘤或梭形细胞肉瘤成分。Ⅲ型：完全呈实性，可见间变性未分化肉瘤样成分，一般包括横纹肌肉瘤、纤维肉瘤及血管肉瘤成分等

知识点109：胸膜肺母细胞瘤的鉴别诊断

副高：熟练掌握　正高：熟练掌握

（1）良性囊性病变，如肺先天性囊性腺瘤样畸形，两者在影像学上无法区别。为胚胎发育异常，较胸膜肺母细胞瘤常见，无胚胎层及横纹肌母细胞分化。

（2）含有母细胞的肿瘤，肺母细胞瘤、转移性肾母细胞瘤及滑膜肉瘤。转移性肾母细胞瘤包括未分化胚芽组织、间胚叶性间质及上皮成分，可见幼稚的肾小球和肾小管；与滑膜肉瘤可以通过免疫组化EMA、CK及CD99表达鉴别。

知识点110：胸膜肺母细胞瘤的预后　　　副高：熟练掌握　　正高：熟练掌握

胸膜肺母细胞瘤Ⅰ型预后好，Ⅱ型、Ⅲ型预后差。Ⅰ型5年生存率可达80%～90%。

知识点111：肺乳头状腺瘤的临床特点　　　副高：熟练掌握　　正高：熟练掌握

肺乳头状腺瘤的患者年龄为7～60岁。一般无明显的症状，大多在体检时发现肺周边区域有较小的圆形阴影。

知识点112：肺乳头状腺瘤的病理改变　　　副高：熟练掌握　　正高：熟练掌握

肺乳头状腺瘤的病理改变见表2-6-25。

表2-6-25　肺乳头状腺瘤的病理改变

项　目	病理改变
肉眼改变	单发性瘤结节，界清，灰白色，切面呈粗糙小颗粒状，无出血或坏死
镜下改变	可见瘤组织呈乳头状结构，其表面被覆大小一致的立方状或柱状上皮，细胞无异型。乳头轴心为富含血管的纤维组织；一般无出血坏死

知识点113：肺乳头状腺瘤的鉴别诊断　　　副高：熟练掌握　　正高：熟练掌握

肺乳头状腺瘤的鉴别诊断：①不典型腺瘤样增生；②乳头状腺癌；③原位腺癌。

知识点114：支气管鳞状上皮乳头状瘤的临床特点

副高：熟练掌握　　正高：熟练掌握

支气管鳞状上皮乳头状瘤可为外生性或内翻性，可单发或多发。多发性者称为支气管鳞状上皮乳头状瘤病，手术切除后通常容易复发。可恶变为鳞状细胞癌。

知识点115：支气管鳞状上皮乳头状瘤的病理改变

副高：熟练掌握　　正高：熟练掌握

支气管鳞状上皮乳头状瘤的病理改变见表2-6-26。

表2-6-26　支气管鳞状上皮乳头状瘤的病理改变

项　目	病理改变
肉眼改变	①单发者，在支气管腔内呈菜花状赘生物，白褐色，质软至中等硬度。大小0.7～9cm；②多发者，在支气管黏膜表面散在分布大小不等的疣状赘生物，少则数个，多则成百
镜下改变	瘤组织主要由疏松的纤维血管轴心被覆角化或非角化上皮（类似移行上皮）构成。内翻性病变的特点是鳞状上皮不规则内陷，包围内生性巢的基膜与表面上皮下的基膜相续，基底细胞与基膜垂直，而中心细胞表现为平行和漩涡状

知识点116：支气管腺上皮乳头状瘤的病理改变　　副高：熟练掌握　正高：熟练掌握

支气管腺上皮乳头状瘤的病理改变见表2-6-27。

表2-6-27　支气管腺上皮乳头状瘤的病理改变

项　目	病理改变
肉眼改变	单发，位于较大的支气管内呈息肉状，大小0.7～1.5cm。细支气管内病变可为实性而无明显的乳头状突起
镜下改变	乳头表面被覆假复层或单层柱状上皮，可有、无纤毛，可含杯状细胞。纤维血管轴心粗大分支，可伴玻璃样变，通常无炎性细胞

知识点117：支气管混合性乳头状瘤的病理改变　　副高：熟练掌握　正高：熟练掌握

支气管混合性乳头状瘤的病理改变见表2-6-28。

表2-6-28　支气管混合性乳头状瘤的病理改变

项　目	病理改变
肉眼改变	单发或多发，病变呈息肉状突入支气管腔内，棕色或红色
镜下改变	乳头被覆鳞状及腺上皮，1/3的上皮应由腺上皮组成。纤维血管轴心散在淋巴细胞、浆细胞浸润

知识点118：肺泡性腺瘤的临床特点　　副高：熟练掌握　正高：熟练掌握

肺泡性腺瘤非常少见，发病年龄为39～70岁。一般无症状。

知识点119：肺泡性腺瘤的病理改变　　副高：熟练掌握　正高：熟练掌握

肺泡性腺瘤的病理改变见表2-6-29。

表2-6-29 肺泡性腺瘤的病理改变

项 目	病理改变
肉眼改变	可见肿瘤界限清楚，大小为0.7~6cm，分叶状，多囊性，质软到硬，切面呈淡黄色至棕色
镜下改变	①可见肿瘤界限清楚，无包膜，主要由类似肺泡的大囊肿和小腔隙构成；②囊性腔隙衬以细胞学上温和的扁平、立方与鞋钉样细胞，腔内充满嗜酸性颗粒状物质，可见鳞状上皮化生；③纤维性与黏液样变的间质厚度不等

知识点120：肺泡性腺瘤的鉴别诊断　　　副高：熟练掌握　　正高：熟练掌握

肺泡性腺瘤的鉴别诊断：①硬化性血管瘤；②淋巴管瘤。

知识点121：黏液性囊腺瘤的临床特点　　　副高：熟练掌握　　正高：熟练掌握

黏液性囊腺瘤的发病年龄为50~70岁，一般无症状。确定诊断需外科切除与完整的组织学样本。

知识点122：黏液性囊腺瘤的病理改变　　　副高：熟练掌握　　正高：熟练掌握

黏液性囊腺瘤的病理改变见表2-6-30。

表2-6-30 黏液性囊腺瘤的病理改变

项 目	病理改变
肉眼改变	肿瘤一般位于肺的外周部，大小为1~5cm。单房性充满黏液的囊肿，囊壁薄（约为0.1cm）
镜下改变	囊性肿瘤主要由纤维性囊壁局限性包绕，富含黏液。囊壁被覆着一层不连续的低立方状到分泌黏液的高柱状上皮。核大多位于基底部，可有局灶性假复层核

知识点123：黏液性囊腺瘤的鉴别诊断　　　副高：熟练掌握　　正高：熟练掌握

黏液性囊腺瘤的鉴别诊断：黏液性囊腺癌或腺癌。

知识点124：腺泡细胞瘤的病理改变　　　副高：熟练掌握　　正高：熟练掌握

腺泡细胞瘤的病理改变见表2-6-31。

表2-6-31 腺泡细胞瘤的病理改变

项 目	病理改变
肉眼改变	单发性结节状肿块，无包膜，质软，呈淡黄色
镜下改变	瘤细胞呈片状或腺泡样排列。大部分瘤细胞为立方形或多边形，胞质淡染呈泡沫状，核常偏位，空泡状，称为亮细胞。多边形细胞质嗜碱性着色深，核小深染，称为暗细胞，其稀疏散在性分布在亮细胞之间。细胞大小相似，无核分裂象

知识点125：嗜酸性细胞腺瘤的病理改变　　　副高：熟练掌握　正高：熟练掌握

嗜酸性细胞腺瘤的病理改变见表2-6-32。

表2-6-32　嗜酸性细胞腺瘤的病理改变

项　　目	病理改变
肉眼改变	大多位于大支气管内，直径3～4cm，境界清楚
镜下改变	瘤细胞是由胞质含嗜酸性颗粒的大细胞组成，大多围绕血管排列成片状、带状及腺样结构

知识点126：嗜酸性细胞腺瘤的鉴别诊断　　　副高：熟练掌握　正高：熟练掌握

嗜酸性细胞腺瘤与嗜酸性细胞类癌相鉴别。

知识点127：不典型腺瘤样增生的临床特点　　　副高：熟练掌握　正高：熟练掌握

不典型腺瘤样增生在临床上无特殊的症状与体征。大多在体检或通过显微镜检查时偶然发现。其病变可长期稳定不变。

知识点128：不典型腺瘤样增生的病理改变　　　副高：熟练掌握　正高：熟练掌握

不典型腺瘤样增生的病理改变见表2-6-33。

表2-6-33　不典型腺瘤样增生的病理改变

项　　目	病理改变
肉眼改变	病变主要位于肺周围接近胸膜处和肺上叶。可为单发性或多发性病灶，灰黄色，与周围组织界限清楚。直径≤5mm，大多数＜3mm，罕见超过10mm，当肿瘤＞5mm时应当仔细观察细胞的异型程度，以免误诊
镜下改变	可见肺泡被覆单层不典型增生的圆形、立方形、低柱状或鞋钉样细胞，细胞之间有空隙，不互相连续，少数细胞有连续，但细胞核未见重叠。局部可出现假乳头与细胞簇。一般可见双核及核内包涵体细胞，核分裂象极少。在外周有些细胞逐渐与正常肺泡的被覆细胞相移行。肺泡壁由于胶原、成纤维细胞与淋巴细胞的存在而增厚，病变中央常无炎症及纤维化

知识点129：不典型腺瘤样增生的鉴别诊断　　　副高：熟练掌握　正高：熟练掌握

不典型腺瘤样增生的鉴别诊断：①乳头状腺癌；②原位腺癌；③支气管肺泡炎。

知识点130：弥漫性特发性肺神经内分泌细胞增生的临床特点

副高：熟练掌握　　正高：熟练掌握

弥漫性特发性肺神经内分泌细胞增生好发于任何年龄，以女性较常见。临床表现为起病隐匿，病程长，缓慢加重的无痰干咳及渐进性呼吸困难，体格检查没有阳性体征，肺功能检查显示阻塞性通气障碍。

知识点131：弥漫性特发性肺神经内分泌细胞增生的病理改变

副高：熟练掌握　　正高：熟练掌握

弥漫性特发性肺神经内分泌细胞增生的病理改变见表2-6-34。

表2-6-34　弥漫性特发性肺神经内分泌细胞增生的病理改变

项　目	病理改变
肉眼改变	一侧或双侧肺可见界限清楚的灰白色粟粒大小的结节。体积稍大者质较硬，呈均质性的界限清楚的、灰白色或黄白色结节
镜下改变	早期病变局仅限于支气管或细支气管上皮内，形成小群细胞数量不等的结节，较大的病变可以突入管腔，但未突破基膜。增生的细胞一般呈巢状排列，温和一致，胞质丰富，核染色质呈细颗粒状

知识点132：弥漫性特发性肺神经内分泌细胞增生的鉴别诊断

副高：熟练掌握　　正高：熟练掌握

弥漫性特发性肺神经内分泌细胞增生的鉴别诊断：①肺脑膜瘤样小结节；②反应性肺神经内分泌细胞增生。

知识点133：原位鳞状细胞癌的病理改变　　副高：熟练掌握　　正高：熟练掌握

原位鳞状细胞癌的病理改变见表2-6-35。

表2-6-35　原位鳞状细胞癌的病理改变

项　目	病理改变
肉眼改变	在支气管镜和大体检查时无明显改变。如出现异常时，可见类似白斑的局灶性或多灶性灰色斑块样病变，支气管黏膜皱襞消失，或呈细颗粒状、息肉样病变
镜下改变	其诊断标准与宫颈、口腔病变相同

知识点134：原位腺癌的临床特点　　　副高：熟练掌握　正高：熟练掌握

原位腺癌是一种排除性诊断，必须将肿瘤全部取材切片，排除浸润的可能性后方可作出诊断。生长缓慢，5年无瘤生存率高达100%。若病变伴有局灶性纤维母细胞增生活跃，则5年生存率为75%。

知识点135：原位腺癌的病理改变　　　副高：熟练掌握　正高：熟练掌握

原位腺癌的病理改变见表2-6-36。

表2-6-36　原位腺癌的病理改变

项　目	病理改变
肉眼改变	原位腺癌病灶大小不一，多数大小≤2cm。当癌细胞沿肺泡隔增殖、扩展，间质结缔组织增生不明显时，呈灰白色，周界不清楚，似肺炎灶；黏液性者常为实性结节或实变，实变区含有黏液
镜下改变	①非黏液性（常见）：似Clara细胞的瘤细胞柱状或钉突状（核位于胞质顶端），胞质嗜酸性。分化好者，细胞及其核大小较一致。分化较差者，肺泡结构仍保持，但细胞大小，形状不等，且排列较乱，部分呈复层，可见核分裂。似Ⅱ型肺泡细胞的瘤细胞表现为立方或圆丘状，胞质内具有小空泡或透明及泡沫样。核内可见嗜酸性包涵体；②黏液性（极少见）：癌细胞产生黏液，形成"肺泡黏液湖"。细胞沿肺泡壁生长，异型性不明显，表现为高柱状。胞质丰富，充满黏液。核位于基底部，深染，小或中等大小，有小核仁；③混合性（罕见）：由黏液与非黏液细胞（似Clara细胞和Ⅱ型肺泡细胞）组成

知识点136：微浸润性腺癌的病理改变　　　副高：熟练掌握　正高：熟练掌握

肺内局限性且瘤体≤3cm的小腺癌，癌细胞以贴壁生长方式为主，伴有病变内1个或多个浸润灶，任一视野下间质浸润的最大径≤5mm。若存在多处间质浸润，应以最大直径浸润灶为准，而不能将多处浸润灶的直径相加。浸润成分的判断指标：①癌细胞浸润时，间质中肌成纤维细胞增生明显；②出现贴壁生长以外的类型，如乳头状、腺泡状、微乳头状或实性型。

知识点137：腺泡为主型腺癌的镜下病理改变　　　副高：熟练掌握　正高：熟练掌握

柱状或立方形癌细胞排列成腺管状、腺泡状，有时排列呈筛状结构。细胞较大，胞质丰富淡染。核圆形或卵圆形，染色质细颗粒状，且核仁明显，核分裂象3～4/10HPF，伴有黏液。

知识点138：腺泡为主型腺癌的鉴别诊断　　　副高：熟练掌握　正高：熟练掌握

腺泡为主型腺癌与原位腺癌相鉴别。

知识点139：微乳头为主型腺癌的临床特点　　　副高：熟练掌握　正高：熟练掌握

微乳头为主型腺癌具有高度侵袭性，易导致淋巴结转移，预后很差。

知识点 140：微乳头为主型腺癌的镜下病理改变　　副高：熟练掌握　正高：熟练掌握

微乳头为主型腺癌的镜下组织形态特征有：无纤维血管轴心的细胞簇漂浮在肺泡腔或密集在纤维间隙中；相似的微乳头漂浮在衬覆肿瘤细胞的腔内，类似细支气管肺泡癌；瘤细胞小，立方形，核轻度异型；常可见脉管或间质侵犯，可见砂粒体。

知识点 141：实性为主型腺癌伴黏液产生的病理改变

副高：熟练掌握　正高：熟练掌握

每 2 个高倍视野中有 1 个视野应当至少有 5 个瘤细胞含有黏液，黏液可以通过组织化学染色证实。镜下病理改变为：缺乏杯状或柱状细胞，由片状的多角形细胞组成；细胞大小不等，排列松散，核异型性明显，胞质常常有黏液；瘤组织无腺泡，腺管、乳头微乳头结构或贴壁生长，肿瘤表现为 100% 实性生长。

知识点 142：实性为主型腺癌伴黏液产生的鉴别诊断

副高：熟练掌握　正高：熟练掌握

实性为主型腺癌伴黏液产生的鉴别诊断：①大细胞癌；②鳞状细胞癌。

知识点 143：胎儿型腺癌的临床特点　　副高：熟练掌握　正高：熟练掌握

胎儿型腺癌发病年龄大多为 10～73 岁，年轻患者较多，无明显性别倾向。患者中 80% 的有吸烟史。高分化型属低度恶性，生存期较长，以局部生长为主，无论肿瘤大小，均很少发生远处转移及纵隔肺门淋巴结转移。胎儿型腺癌对放化疗不敏感。

知识点 144：胎儿型腺癌的病理改变　　副高：熟练掌握　正高：熟练掌握

胎儿型腺癌的病理改变见表 2-6-37。

表2-6-37　胎儿型腺癌的病理改变

项　目	病理改变
肉眼改变	肿瘤大多位于肺外周，且无包膜，与周围肺组织分界清楚。也可呈息肉状突向支气管腔
镜下改变	瘤细胞组成管状或腺样结构，与分化好的子宫内膜样腺癌相似。被覆细胞大部分为 1～2 层，细胞形态比较一致，核小且深染，有核上及核下糖原空泡。常常可见由伴有丰富嗜酸性与颗粒状胞质的多角形细胞组成的圆形桑葚体（与子宫内膜样腺癌的鳞状桑葚相似）。可见核分裂象，无坏死。纤维性间质稀少、成熟

知识点145：黏液性囊腺癌的临床特点　　　　　副高：熟练掌握　正高：熟练掌握

黏液性囊腺癌是肺浸润性腺癌的一种极少见变异型，其预后较黏液性腺癌好。

知识点146：黏液性囊腺癌的病理改变　　　　　副高：熟练掌握　正高：熟练掌握

可见部分纤维组织包膜的局限性肿瘤。中间为伴有黏液池的囊性变区。肿瘤性的黏液上皮沿着肺泡壁生长。

知识点147：黏液性囊腺癌的鉴别诊断　　　　　副高：熟练掌握　正高：熟练掌握

黏液性囊腺癌的鉴别诊断：①黏液性原位癌；②交界性黏液性囊腺瘤。

知识点148：不典型类癌的临床特点　　　　　　副高：熟练掌握　正高：熟练掌握

不典型类癌为中分化神经内分泌癌（WHO Ⅱ级）。直径大于3.5cm，核多形性，核分裂率高和气道播散，提示预后差。栅栏样、乳头形成和假腺样排列是预后好的特点。

知识点149：不典型类癌的病理改变　　　　　　副高：熟练掌握　正高：熟练掌握

不典型类癌的病理改变见表2-6-38。

表2-6-38　不典型类癌的病理改变

项　目	病理改变
肉眼改变	肿瘤主要位于肺实质靠近较大支气管。体积较典型类癌大，色泽不一，坏死和出血为其特征
镜下改变	①癌巢一般呈实性片状、器官样或菊形团样。周边细胞呈栅栏状排列，中央区坏死突出；②细胞多形性明显，核染色质呈细小颗粒状，核仁不明显，核分裂象易见（2～10个/10HP）

知识点150：不典型类癌的鉴别诊断　　　　　　副高：熟练掌握　正高：熟练掌握

不典型类癌的鉴别诊断：①小细胞肺癌；②典型类癌。

知识点151：肺母细胞瘤的临床特点　　　　　　副高：熟练掌握　正高：熟练掌握

肺母细胞瘤大多见于成人吸烟男性，也可见于儿童。一般发生于胸膜下周边肺组织，也可发生于大支气管内。肺母细胞瘤多单发，右肺发病率高于左肺。

知识点152：肺母细胞瘤的病理改变　　　　　副高：熟练掌握　正高：熟练掌握

由恶性上皮成分与恶性间叶成分共同构成：①上皮成分。子宫内膜样腺体，实体巢；基底样细胞，微菊形团样腺体；未分化上皮细胞巢；②间叶成分：无分化特征的梭形细胞肉瘤；原始间叶组织。

知识点153：肺母细胞瘤的鉴别诊断　　　　　副高：熟练掌握　正高：熟练掌握

肺母细胞瘤的鉴别诊断：①转移性肾母细胞癌；②胸膜肺母细胞瘤；③癌肉瘤。

知识点154：上皮样血管内皮细胞瘤的临床特点　　副高：熟练掌握　正高：熟练掌握

上皮样血管内皮细胞瘤为低度恶性（低或中级别）血管源性肿瘤；生长缓慢：病因可能与血管发育不良、外伤、口服避孕药及雌激素水平异常有关。以年轻女性多见，年龄7~80岁。生存期为1~15年，体重下降、贫血、肺部症状及血性胸腔积液，其生存率<1年。

知识点155：上皮样血管内皮细胞瘤的病理改变　　副高：熟练掌握　正高：熟练掌握

上皮样血管内皮细胞瘤的病理改变见表2-6-39。

表2-6-39　上皮样血管内皮细胞瘤的病理改变

项　目	病理改变
肉眼改变	肺内散在多发性0.1~2cm大小的实性肿块，界限清楚，呈灰白或灰褐色，切面均匀一致，类似软骨样。少数为孤立结节
镜下改变	①瘤细胞呈巢团状、条索状，腺样结构或不规则排列，细胞异型性小；②细胞呈多角形、圆形、不规则短梭形，具有上皮样或组织细胞样形态；核大、圆形或卵圆形、泡状、核仁小、核分裂象少；③胞质内可见大小不一的空泡，核偏位呈印戒状，有时空泡内可见红细胞或其碎片，这种单细胞内原始血管腔为本瘤特征性的改变

知识点156：上皮样血管内皮细胞瘤的鉴别诊断　　副高：熟练掌握　正高：熟练掌握

上皮样血管内皮细胞瘤的鉴别诊断：①腺癌或黏液腺癌；②黏液样软骨肉瘤；③间皮瘤；④化学感受器瘤。

知识点157：肺动脉肉瘤的临床特点　　　　　副高：熟练掌握　正高：熟练掌握

肺动脉肉瘤原发于肺动脉干或较大肺动脉分支。分为内膜肉瘤和管壁肉瘤，发病年龄为

13～86岁，女性稍为多见。影像学示肺门肿块呈"三叶草"征，对诊断有重要的提示意义。其临床表现极像肺血管栓塞症或其他肺血管疾病，预后很差。

| 知识点158：肺动脉肉瘤的病理改变 | 副高：熟练掌握　正高：熟练掌握 |

肺动脉肉瘤的病理改变见表2-6-40。

表2-6-40　肺动脉肉瘤的病理改变

项　目	病理改变
肉眼改变	大多数累及双侧肺动脉。内膜肉瘤肿瘤为黏液样或胶冻状团块，似血栓样充塞血管腔，直径为1～10cm。小者呈息肉样附于管壁，巨大时向血管外膨胀性生长，切面大多为灰白色或灰黄色、质地中等硬度
镜下改变	黏液样背景下以梭形细胞增生为特征，细胞排列呈束状，明显时与平滑肌肉瘤类似。细胞异型性、核多形性程度不等。上皮样与多核巨细胞散在分布，可见多种分化的肉瘤灶

| 知识点159：肺动脉肉瘤的鉴别诊断 | 副高：熟练掌握　正高：熟练掌握 |

肺动脉肉瘤的鉴别诊断：①恶性纤维组织细胞瘤；②转移性软组织肉瘤；③小圆细胞脂肪肉瘤。

| 知识点160：大细胞癌伴有横纹肌样表型的临床特点 | 副高：熟练掌握　正高：熟练掌握 |

大细胞癌伴有横纹肌样表型临床症状与一般肺癌相似。男性患者较多，常见于中老年人。恶性程度高，预后很差。

| 知识点161：大细胞癌伴有横纹肌样表型的病理改变 | 副高：熟练掌握　正高：熟练掌握 |

大细胞癌伴有横纹肌样表型的病理改变见表2-6-41。

表2-6-41　大细胞癌伴有横纹肌样表型的病理改变

项　目	病理改变
肉眼改变	瘤体大多位于肺周边部，直径一般大于3cm，多呈灰白色，可伴有出血、坏死
镜下改变	可见具有横纹肌样特点的肿瘤细胞；癌细胞大，胞质丰富含嗜酸性包涵体。常伴小灶腺癌或神经内分泌细胞分化

知识点162：典型类癌的临床特点　　　　　　副高：熟练掌握　　正高：熟练掌握

典型类癌为低度恶性，发生年龄相比其他型肺癌较早，以30～40岁患者常见。肿瘤生长缓慢，可长达20年；可产生类癌综合征（阵发性颜面潮红、气促、水泻等症状）。即使伴有淋巴结转移，预后也极好。

知识点163：典型类癌的病理改变　　　　　　副高：熟练掌握　　正高：熟练掌握

典型类癌的病理改变见表2-6-42。

表2-6-42　典型类癌的病理改变

项　目	病理改变
肉眼改变	90%发生在大支气管内，并呈息肉状，而在周边肺组织呈实体性，直径超过5cm，质地稍硬，切面呈灰白带黄色，与周围肺组织界限清楚
镜下改变	癌细胞一般镶嵌排列，形成实体巢，条索或小梁状，部分可见小的腺样或菊形团及真假乳头。癌细胞大小形状一致，核圆形、卵圆形，染色质均匀分布，核分裂象罕见，胞质透明或含嗜酸性细颗粒。间质富于血管，纤维结缔组织极少

知识点164：典型类癌的变异型　　　　　　副高：熟练掌握　　正高：熟练掌握

典型类癌的变异型包括嗜酸性细胞型类癌、梭形细胞类癌、透明细胞型类癌、印戒细胞类癌、乳头状类癌、黑色素性类癌。

知识点165：微瘤型支气管类癌的临床特点　　　　副高：熟练掌握　　正高：熟练掌握

微瘤型支气管类癌常与支气管扩张及其他伴有瘢痕形成的疾病相伴随，临床表现通常无症状，中老年患者较多见。

知识点166：微瘤型支气管类癌的病理改变　　　　副高：熟练掌握　　正高：熟练掌握

微瘤型支气管类癌的病理改变见表2-6-43。

表2-6-43　微瘤型支气管类癌的病理改变

项　目	病理改变
肉眼改变	瘤灶极小，仅为3～4mm，位于肺外周、胸膜下或靠近细支气管处，常常为散在多发。颜色相较周围肺组织稍淡
镜下改变	以呼吸性细支气管为中心的周围肺间质和肺泡腔内癌细胞小巢浸润。癌细胞巢与肺小动脉壁紧密相邻，却找不到肺小动脉伴行的细支气管。癌细胞胞质较多，淡染。核居中，染色质细小而稀疏；部分癌细胞胞质较少，核深染，似小细胞肺癌，但无异型性、坏死

知识点167：低级别黏液表皮样癌的临床特点　　　副高：熟练掌握　　正高：熟练掌握

低级别黏液表皮样癌临床表现支气管刺激或阻塞症状可达数年，X线胸片可无异常发现或有结节状阴影。

知识点168：低级别黏液表皮样癌的病理改变　　　副高：熟练掌握　　正高：熟练掌握

低级别黏液表皮样癌的病理改变见表2-6-44。

表2-6-44　低级别黏液表皮样癌的病理改变

项　目	病理改变
肉眼改变	质硬、灰白色息肉状肿瘤突向支气管腔，可穿破支气管壁向周围组织浸润，形成巨块
镜下改变	表皮样大细胞呈片状分布，并伴有细胞间桥及角化现象。大细胞之间散在岛屿状产生黏液的腺上皮，可见细胞呈椭圆形，具有圆形核和弱嗜酸性胞质的颗粒状细胞（中间型细胞）。瘤细胞核形规则、居中，核分裂象少或无，且坏死不显著

知识点169：黏液样肉瘤的临床特点　　　副高：熟练掌握　　正高：熟练掌握

黏液样肉瘤为"伴有EWSR-CREB1基因融合的原发性肺黏液样肉瘤"。女性患者较多，发病年龄27~67岁。

知识点170：黏液样肉瘤的病理改变　　　副高：熟练掌握　　正高：熟练掌握

黏液样肉瘤的病理改变见表2-6-45。

表2-6-45　黏液样肉瘤的病理改变

项　目	病理改变
肉眼改变	肿瘤呈结节状，且界限清楚，直径为1~4cm，切面呈胶冻状，色白或灰、黄
镜下改变	肿瘤呈分叶状，在黏液样间质中有条索状、梭形及星状细胞分布，类似骨外的黏液样软骨肉瘤。可见轻度核不典型性、灶状多形性和坏死

知识点171：淋巴管平滑肌瘤病的临床特点　　　副高：熟练掌握　　正高：熟练掌握

淋巴管平滑肌瘤病大多发生于育龄女性，临床表现为呼吸困难、咯血、气胸及乳糜性胸腔积液。本病预后差，自然病程呈进行性进展，以囊性变为主者比以肌型为主者预后差。

知识点172：淋巴管平滑肌瘤病的病理改变　　　副高：熟练掌握　　正高：熟练掌握

淋巴管平滑肌瘤病的病理改变见表2-6-46。

表2-6-46　淋巴管平滑肌瘤病的病理改变

项　目	病理改变
肉眼改变	①两肺及脏层胸膜下布满大小不等的囊腔，或蜂窝状改变；②囊腔间为灰白色的厚间隔；③早期病变可能只显示几个散在的囊肿
镜下改变	①囊状改变和肺间质中梭形或上皮样平滑肌细胞异常增生，围绕小气道、淋巴管及小血管；②可呈结节状凸入小气道，导致终末小气道和肺泡囊性变；③阻塞淋巴管和小静脉，导致淋巴管扩张与淋巴液淤滞、血管破裂与含铁血黄素沉积

知识点173：淋巴管平滑肌瘤病的鉴别诊断　　　副高：熟练掌握　　正高：熟练掌握

淋巴管平滑肌瘤病的鉴别诊断：①朗格汉斯细胞组织细胞增生症；②良性转移性平滑肌瘤。

知识点174：错构瘤的临床特点　　　副高：熟练掌握　　正高：熟练掌握

错构瘤（纤维软骨脂肪瘤、良性间叶瘤）大多见于成年男性，通常在胸片体检时发现。

知识点175：错构瘤的病理改变　　　副高：熟练掌握　　正高：熟练掌握

错构瘤的病理改变见表2-6-47。

表2-6-47　错构瘤的病理改变

项　目	病理改变
肉眼改变	①一般为孤立性，也可为多发性；②可呈结节或息肉状突向支气管腔（管内型）。肺内肿块呈类圆形或圆形，有包膜，直径可达2cm；切面呈灰白色，分叶状；③软骨瘤成分多者，质硬。如果脂肪组织较多者，质软，灰黄色
镜下改变	①瘤组织主要由成熟的软骨、结缔组织及脂肪组织等多种间叶成分构成；②软骨呈岛状分布；③呼吸上皮内衬的不规则裂隙将瘤组织分隔包绕

知识点176：错构瘤的鉴别诊断　　　副高：熟练掌握　　正高：熟练掌握

错构瘤的鉴别诊断：软骨瘤。

知识点177：弥漫性淋巴管瘤病的临床特点　　　　副高：熟练掌握　正高：熟练掌握

弥漫性淋巴管瘤病比较罕见，大多发生于有间质性肺疾病的儿童，可伴有胸腔积液。

知识点178：弥漫性淋巴管瘤病的病理改变　　　　副高：熟练掌握　正高：熟练掌握

大小不等，相互吻合，衬以内皮细胞的腔隙沿胸膜、小叶内间隔及支气管血管鞘内的正常淋巴管分布路径弥漫分布，腔内含无细胞的嗜酸性物质。腔隙之间可见数量不等的类似平滑肌样的梭形细胞。

知识点179：弥漫性淋巴管瘤病的鉴别诊断　　　　副高：熟练掌握　正高：熟练掌握

弥漫性淋巴管瘤病的鉴别诊断：①淋巴管平滑肌瘤病；②淋巴管扩张。

知识点180：肺内胸腺瘤的临床特点　　　　副高：熟练掌握　正高：熟练掌握

肺内胸腺瘤罕见，低度恶性。以女性多见，发病年龄为20～80岁。

知识点181：肺内胸腺瘤的病理改变　　　　副高：熟练掌握　正高：熟练掌握

肺内胸腺瘤的病理改变见表2-6-48。

表2-6-48　肺内胸腺瘤的病理改变

项　目	病理改变
肉眼改变	肿瘤结节状，大小为0.5～12cm，有厚的包膜。切面分叶状，实性，可伴有囊性变，颜色各不相同。可见于右肺，大多为单发，偶有多发者
镜下改变	组织学表现与起源于纵隔的胸腺瘤相同

知识点182：肺内胸腺瘤的鉴别诊断　　　　副高：熟练掌握　正高：熟练掌握

肺内胸腺瘤的鉴别诊断：①原发性纵隔胸腺瘤浸润至肺；②T细胞型淋巴瘤；③梭形细胞鳞癌。

知识点183：肺淋巴组织炎性增生与肺淋巴组织肿瘤的区别
　　　　　　　　　　　　　　　　　　　　副高：熟练掌握　正高：熟练掌握

肺淋巴组织炎性增生与肺淋巴组织肿瘤的区别见表2-6-49。

表2-6-49　肺淋巴组织炎性增生与肺淋巴组织肿瘤的区别

序号	肺淋巴组织炎性增生	肺淋巴组织肿瘤
1	大体观为灰白色斑纹状聚集状形成球形肿块，质较硬	灰白色、质匀、细较软的肿块，周边区不规则、毛刺状
2	组成的细胞类型较多，有成熟的淋巴细胞质细胞（为主）与少量的淋巴母细胞，常见有规则的生发中心；多形成围绕支气管、血管周淋巴组织增生，也可以浸润于管壁内，血管内皮细胞肿大、增生而使管腔狭窄或纤维性闭锁	细胞形态较单一，主要为小淋巴样或大淋巴样瘤细胞，核分裂象多；可有不规则和扩大的生发中心；瘤细胞浸润破坏支气管壁、血管壁与气腔，肺淋巴管或小血管腔内，有瘤细胞栓
3	肺门淋巴结呈反应性增生现象	肺门淋巴结多有淋巴瘤组织出现

三、胸膜肿瘤

知识点184：高分化乳头状间皮瘤的临床特点　　　副高：熟练掌握　　正高：熟练掌握

高分化乳头状间皮瘤比较少见，一般好发于女性，临床经过通常缓慢，预后较好。病变可能为局限性、多发性并广泛浅表扩散，但无侵袭或显示有限的侵袭。

知识点185：高分化乳头状间皮瘤的病理改变　　　副高：熟练掌握　　正高：熟练掌握

高分化乳头状间皮瘤的病理改变见表2-6-50。

表2-6-50　高分化乳头状间皮瘤的病理改变

项　目	病理改变
肉眼改变	孤立或多发性局限性肿块，脏层、壁层胸膜均可累及，可呈天鹅绒样外观
镜下改变	以形成乳头样结构为特征。乳头被覆1~2层立方状、大小相似的间皮样或上皮样细胞，核居中，染色质淡、细颗粒状，有核仁

知识点186：高分化乳头状间皮瘤的鉴别诊断　　　副高：熟练掌握　　正高：熟练掌握

高分化乳头状间皮瘤的鉴别诊断：①乳头状腺癌；②弥漫性恶性间皮瘤；③间皮细胞反应性增生。

知识点187：局限性恶性间皮瘤　　　副高：熟练掌握　　正高：熟练掌握

胸膜局限性恶性间皮瘤是在胸膜局部呈结节状生长的恶性间皮瘤，肿块可达10cm。在组织学、特殊染色、免疫表型及超微结构上均与弥漫性恶性间皮瘤相同。该肿瘤呈侵袭性生长，术后可以复发与转移，但几乎不沿胸膜表面扩散，预后较好。有时可能被误诊为孤立性纤维性肿瘤。

知识点188：局限性恶性间皮瘤的病理改变　　　　副高：熟练掌握　　正高：熟练掌握

局限性恶性间皮瘤的病理改变见表2-6-51。

表2-6-51　局限性恶性间皮瘤的病理改变

项目	病理改变
肉眼改变	边界清楚的结节状肿块，大小可达28cm；有蒂或无蒂，附在脏层胸膜或壁层胸膜上，可延伸至邻近的肺，可有假包膜
镜下改变	光镜、电镜、免疫表型等与弥漫性恶性间皮瘤相同

知识点189：弥漫性恶性胸膜间皮瘤的临床要点　　　副高：熟练掌握　　正高：熟练掌握

弥漫性恶性胸膜间皮瘤是高度恶性肿瘤，是胸膜间皮瘤中最常见的类型。大多发生于40～60岁成年人。胸痛、气短是最常见的起始症状，胸腔积液是最常见的体征。其治疗效果不佳，预后与有无临床症状、发病时的年龄及组织学类型有关。

知识点190：弥漫性恶性胸膜间皮瘤的病理改变　　　副高：熟练掌握　　正高：熟练掌握

弥漫性恶性胸膜间皮瘤的病理改变见表2-6-52。

表2-6-52　弥漫性恶性胸膜间皮瘤的病理改变

项目	病理改变
肉眼改变	①早期胸膜脏层与壁层表面有大量小结节或斑块，灰白或微红色；②晚期结节融合，肿块呈树皮状，包裹及压迫肺；③肿块多为灰白色，鱼肉样，质软，切面见不规则裂隙、小隙和小囊腔
镜下改变	①由一层或数层上皮性间皮细胞形成腺管样结构，一般有细乳头分支；胞质嗜酸性，可见空泡形成；有些瘤细胞融合成实体团，并且有高度异型性；②肉瘤样型：主要由梭形瘤细胞构成，排列方式常似纤维肉瘤，细胞大小不等，核椭圆形，胞质少，核膜厚，核仁明显，核分裂象较多。可见上皮分化灶；③双向型：主要由上皮性间皮的腺管、乳头状结构及肉瘤样的恶性梭形细胞混杂在一起，每种成分至少应当占该肿瘤的10%；④纤维增生型：在双向及肉瘤样间皮瘤中，胶原纤维至少应当占肿瘤的50%。当瘤细胞多为小圆形、椭圆形且似小细胞肉瘤时，可以称为纤维增生性小圆形细胞间皮瘤

知识点191：弥漫性恶性胸膜间皮瘤的鉴别诊断　　　副高：熟练掌握　　正高：熟练掌握

弥漫性恶性胸膜间皮瘤的鉴别诊断：①滑膜肉瘤；②纤维肉瘤；③肺腺癌侵及胸膜。

知识点192：反应性嗜酸性胸膜炎的病变特点　　　副高：熟练掌握　　正高：熟练掌握

反应性嗜酸性胸膜炎为自发性气胸等原因所引起的胸膜非特异性反应性炎症，除了有一定程度的渗出外，胸膜活检时表现为间皮细胞增生与嗜酸性粒细胞浸润，而浸润的淋巴细胞与组织细胞较少，需与朗格汉斯细胞肉芽肿等病变鉴别。

知识点193：良性胸膜间皮瘤的临床特点　　　　副高：熟练掌握　　正高：熟练掌握

良性胸膜间皮瘤极为少见，而更多的是发生在腹膜。

知识点194：良性胸膜间皮瘤的病理改变　　　　副高：熟练掌握　　正高：熟练掌握

良性胸膜间皮瘤的病理改变见表2-6-53。

表2-6-53　良性胸膜间皮瘤的病理改变

项　目	病理改变
肉眼改变	多发囊肿，直径大小为10cm以上
镜下改变	镜下可见囊肿衬覆扁平或立方形间皮细胞，囊壁缺乏平滑肌，可有灶状炎细胞浸润；超微结构显示细胞间有桥粒、张力原纤维和细长的微绒毛

第三节　纵隔疾病

一、胸腺瘤

知识点1：A型胸腺瘤的镜下改变　　　　副高：熟练掌握　　正高：熟练掌握

肿瘤细胞呈实性片块状、车辐状排列，也可形成腺样、菊形团或脑膜瘤样结构等。细胞核缺乏异型性，核仁不明显，核分裂少见。肿瘤中很少或没有淋巴细胞，但在梭形细胞微结节周围可见淋巴样细胞间质。背景中可显示有血管瘤样改变，可见局灶性伸长的成纤维细胞，但无明显的小叶，也没有其他类型胸腺瘤所特有的分隔纤维带。

知识点2：A型胸腺瘤的病理特点　　　　副高：熟练掌握　　正高：熟练掌握

A型胸腺瘤在所有胸腺瘤中占4%～9%，平均年龄为61岁。大约24%的A型胸腺瘤患者伴有重症肌无力。肿瘤无小叶与分隔纤维带，瘤组织内很少或没有淋巴细胞。细胞呈梭形、卵圆形，排列成实性片块或车辐状。瘤细胞核形温和，染色质散在，核仁不明显，核分裂象少见。瘤细胞有时围绕着血管呈栅栏状排列，形状如血管外皮瘤；也有呈脑膜瘤样漩涡状或新月状成束排列，形如梭形细胞肉瘤；也可以形成大小不一的小囊样筛状区及腺样、肾小球样及菊形团结构。

知识点3：AB型胸腺瘤的临床特点　　　　　副高：熟练掌握　正高：熟练掌握

AB型胸腺瘤为常见的胸腺瘤类型，在所有胸腺瘤中占15%~43%，患者年龄平均55岁。其临床表现相似于A型胸腺瘤，约14%的AB型胸腺瘤伴重症肌无力。

知识点4：AB型胸腺瘤的病理特点　　　　　副高：熟练掌握　正高：熟练掌握

AB型胸腺瘤的病理特点为：①由A型与B型胸腺瘤样成分混合组成，淋巴细胞数量较A型胸腺瘤多，但是比B1型胸腺瘤少；②在A型胸腺瘤成分中，A型胸腺瘤所有的组织学特征均可见到；③B型区域独特，有别于B1、B2或B3型胸腺瘤，瘤细胞主要由小多角形上皮细胞组成，核呈小圆形、卵圆形或梭形，淡染，染色质分散，核仁不明显，比B1与B2型胸腺瘤细胞小、染色淡。

知识点5：B1型胸腺瘤的临床特点　　　　　副高：熟练掌握　正高：熟练掌握

B1胸腺瘤为成年人中极为罕见的肿瘤，在所有胸腺瘤中占6%~7%。B1型胸腺瘤一般伴有重症肌无力表现的自身免疫性疾病（在所有病例中占18%~56%），也可出现局部症状，如咳嗽、呼吸困难及疼痛。

知识点6：B1型胸腺瘤的病理特点　　　　　副高：熟练掌握　正高：熟练掌握

类似正常的非退化性胸腺，不同的是表现为过大的皮质区与较小的类似于胸腺髓质区，很少的胸腺小体。不规则的分叶与厚的纤维包膜或不规则的纤维分隔。在大量小淋巴细胞的背景中，肿瘤性上皮细胞少而小，散在分布，不形成团，异型性不明显。瘤细胞呈卵圆形，核呈泡状、圆形，有核仁。

知识点7：B2型胸腺瘤的临床特点　　　　　副高：熟练掌握　正高：熟练掌握

在所有胸腺瘤中B2型胸腺瘤占18%~42%。最常见的临床表现为重症肌无力，出现在约20%的病例。局部症状可表现为咳嗽、胸痛和呼吸困难。

知识点8：B2型胸腺瘤的病理特点　　　　　副高：熟练掌握　正高：熟练掌握

肿瘤呈纤细分隔的粗大小叶，富有淋巴细胞，但较B1型少。上皮细胞的数量比B1型多，呈簇状分布，围绕着血管周围间隙或沿着间隔呈栅栏状排列。细胞大，多角形或圆形，胞质丰富，核增大呈空泡状，且核仁明显。淋巴细胞不成熟，胞质明显，核大，染色质呈块状，且可见核分裂象。

知识点9：B3型胸腺瘤的临床特点　　　　副高：熟练掌握　　正高：熟练掌握

在所有胸腺瘤中B3型胸腺瘤占7%～25%。主要临床表现为重症肌无力，最常见的局部症状为咳嗽、胸痛和呼吸困难。

知识点10：B3型胸腺瘤的病理特点　　　　副高：熟练掌握　　正高：熟练掌握

瘤实质常被粗细不等的纤维性间隔分割成小叶状，上皮内淋巴细胞稀少。瘤细胞形成模糊的实性片状、条索状、表皮样、腺瘤样，菊形团结构。细胞大小不一，是淋巴细胞的3～10倍。形状不一，有圆形、梭形、椭圆形、多角形或呈鳞状细胞样等，细胞边界清晰或不清，常有核折叠或核沟。可发生间变，瘤细胞呈高度非典型性。

知识点11：微结节型胸腺瘤的临床特点　　　　副高：熟练掌握　　正高：熟练掌握

微结节型胸腺瘤为十分罕见的肿瘤，仅占所有胸腺瘤的1%～5%。其主要临床表现与肿瘤大小有关，肿瘤较大时可伴有压迫症状。微结节型胸腺瘤通常不伴随围肿瘤期的重症肌无力。

知识点12：微结节型胸腺瘤的病理改变　　　　副高：熟练掌握　　正高：熟练掌握

微结节型胸腺瘤的病理改变见表2-6-54。

表2-6-54　微结节型胸腺瘤的病理改变

项　目	病理改变
肉眼改变	微结节型胸腺瘤直径为3～15cm，肿瘤边界清楚，呈灰白色，切面常常表现大小不一的囊性区是其特点
镜下改变	微结节型胸腺瘤的特征主要是上皮细胞紧密排列的微结节，周围被伴有增生淋巴滤泡的淋巴细胞间质环绕。多发散在或局部融合的上皮性结节由温和的梭形、卵圆形细胞组成，核卵圆形，核仁不明显，核分裂少或缺乏。可见上皮细胞菊形团结构，无胸腺小体和血管周围间隙，上皮结节内淋巴细胞少。在淋巴细胞间质中，可见具有明显生发中心的滤泡，生发中心由套区和增宽的边缘区环绕，可见数量不等的成熟浆细胞。包膜下一般可见明显的微囊肿与大囊肿区

知识点13：化生型胸腺瘤的临床特点　　　　副高：熟练掌握　　正高：熟练掌握

化生型胸腺瘤患者男性较多，中位年龄53岁。大部分患者无症状，无重症肌无力或其他围肿瘤期综合征。

知识点14：化生型胸腺瘤的病理改变　　　　副高：熟练掌握　　正高：熟练掌握

化生型胸腺瘤的病理改变见表2-6-55。

表2-6-55 化生型胸腺瘤的病理改变

项 目	病理改变
肉眼改变	呈境界清楚的肿块，且包膜完整，但可见包膜浸润或出芽。切面呈灰白色，均质，有弹性
镜下改变	①肿瘤由互相吻合、盘绕的上皮岛与束状的梭形细胞组成双向性结构，梭形细胞和上皮岛可伴有明显的分界或逐渐融合；②上皮形成的宽大的小梁或吻合岛常常表现为鳞状细胞特性或漩涡状结构，细胞肥胖呈卵圆形、多角形或胖梭形；③细胞核空泡状，且核仁小而明显，部分细胞可以出现大的泡状核，大而深染的核或核内假包涵体，即使核有异型性，但核分裂罕见；④梭形细胞排列呈短束状、车辐状，细胞形态温和，被少量疏松组织或胶原纤维分隔，细胞大小一致，染色质细腻，且核分裂少见；⑤与经典胸腺瘤相反，该肿瘤不表现分叶状生长；⑥偶尔残存的胸腺组织被挤压成肿瘤的周围部分，可见有时肿瘤可侵犯周围组织；⑦上皮岛内及周围可见到细枝样透明变性或硬化的物质，淋巴细胞一般稀少，但部分病例中可伴有少量小淋巴细胞和浆细胞浸润，间质可以出现散在钙化灶

知识点15：胸腺鳞状细胞癌的临床特点　　　　副高：熟练掌握　　正高：熟练掌握

　　胸腺鳞状细胞癌是前纵隔特有的肿瘤，罕见。一般通过影像学检查而发现，可侵犯邻近心包、肺及大血管，主要临床症状为胸痛，其次有咳嗽、体重减轻、乏力及上腔静脉压迫综合征，可发生围肿瘤期多发性肌炎。最为常见的转移部位是淋巴结（颈部、纵隔和腋窝），其次为肺、骨、肝和脑。

知识点16：胸腺鳞状细胞癌的病理改变　　　　副高：熟练掌握　　正高：熟练掌握

　　胸腺鳞状细胞癌的病理改变见表2-6-56。

表2-6-56 胸腺鳞状细胞癌的病理改变

项 目	病理改变
肉眼改变	鳞状细胞癌常常无包膜，也无胸腺瘤常见的分叶结构，肿瘤体积较大。切面呈灰白色、实性，伴有多灶性坏死及出血
镜下改变	在常规染色切片中可有或缺乏明显的角化。癌细胞具有明显细胞异型性，大部分角形细胞呈巢、条索状排列，可有明显角化或细胞间桥，胞质嗜伊红。核空泡状、深染，核仁明显，核分裂象数目不等。胸腺鳞状细胞癌缺少未成熟T淋巴细胞浸润，可见成熟的淋巴细胞，常常混有浆细胞。癌细胞巢间的纤维间质广泛透明变性，可见残留的血管周围间隙，有时很显著，说明该鳞状细胞癌起源于胸腺。在肿瘤内血管有浸润时，常常可见自发性坏死灶

知识点17：胸腺鳞状细胞癌的鉴别诊断　　　　副高：熟练掌握　　正高：熟练掌握

　　胸腺鳞状细胞癌主要与肺和食管鳞状细胞癌相鉴别，胸腺鳞状细胞癌通常没有肺和食管鳞状细胞癌的癌巢边缘细胞呈栅栏状、放射状排列的特征。免疫组化染色CD5、CD70和CD117阳性可支持肿瘤性鳞状细胞起源于胸腺。胸腺鳞状细胞癌应与B3型胸腺瘤区别，在胸腺癌中见不到胸腺瘤特有的未成熟T［CD1a（＋），TdT（＋），CD99（＋）］淋巴细胞浸润在胸腺囊肿中有时会发生高分化鳞状细胞癌。此类型的癌应当与多房性胸腺囊肿的假乳头相鉴别。

| 知识点18：基底细胞样癌的临床特点 | 副高：熟练掌握 正高：熟练掌握 |

胸腺基底细胞样癌极为罕见，只占胸腺癌的5%，通常患者可表现与纵隔包块相关的症状，无围肿瘤期重症肌无力。根据报道，多于50%胸腺基底细胞样癌病例伴有多房性胸腺囊肿。胸腺基底细胞样癌预后相对于其他胸腺癌较好，但据报道30%的病例有肺和肝转移。

| 知识点19：基底细胞样癌的病理改变 | 副高：熟练掌握 正高：熟练掌握 |

基底细胞样癌的病理改变见表2-6-57。

表2-6-57 基底细胞样癌的病理改变

项 目	病理改变
肉眼改变	肿瘤大小为5～20cm，大部分肿瘤界限清楚，切面呈灰白或灰褐色，并可见局部出血、囊性变，部分基底细胞癌为多房性胸腺囊肿内附壁结节
镜下改变	瘤细胞呈致密小叶状结构，细胞杂乱地排列呈小梁状、汇合成巢状、索状与岛状，边缘特征性地显示明显的栅栏状结构，瘤细胞伸长、放射状排列。癌细胞单一，小至中等大小体积，细胞呈柱状、圆形、卵圆形或类梭形，细胞胞质少，细胞胞质边界不清。由于高的核浆比，使得瘤细胞呈嗜碱性染色。深染的圆形或卵圆形核，核仁不明显，核分裂象易见。偶可见瘤细胞巢中央局部角化与基底样细胞相连续。血管周围间隙明显可见。胸腺基底细胞样癌可表现为囊壁结节，某种程度看起来像内衬鳞状上皮的胸腺囊肿。伴有基底细胞样癌的多房性胸腺囊肿常衬有呈良性形态的鳞状上皮，鳞状上皮与基底样肿瘤细胞随机混合

| 知识点20：基底细胞样癌的鉴别诊断 | 副高：熟练掌握 正高：熟练掌握 |

应区别于其他原发部位基底细胞样癌纵隔转移，尤其是上、下呼吸道。神经内分泌癌组织学上可类似基底细胞样癌，免疫组化染色可有助于鉴别。

二、其他肿瘤

| 知识点21：纵隔生殖细胞肿瘤 | 副高：熟练掌握 正高：熟练掌握 |

纵隔是性腺外生殖细胞肿瘤（GCT）最常发生的部位之一，其形态及类型与发生在性腺的生殖细胞肿瘤相似。纵隔生殖细胞肿瘤可以包含一种以上生殖细胞肿瘤组织学亚型，一般可分为畸胎瘤、精原细胞瘤、卵黄囊瘤、胚胎性癌、绒毛膜癌与混合性生殖细胞肿瘤，混合性生殖细胞肿瘤约占所有纵隔生殖细胞肿瘤的34%。

知识点22：原发纵隔（胸腺）大B细胞淋巴瘤（PMBL）的临床特点
副高：熟练掌握　　正高：熟练掌握

原发纵隔大B细胞淋巴瘤好发于青壮年，多见于女性。发病时，肿瘤可累及前上纵隔，无浅表淋巴结大或肝脾大。最常见于胸腺，表现为前纵隔占位，症状与纵隔肿块有关，包块一般体积很大，常出现上腔静脉综合征，可累及周围邻近组织。肿瘤进展进而累及纵隔淋巴结，也可以累及锁骨上淋巴结和颈部淋巴结，很少累及骨髓。疾病的进展期，可以扩散到结外远处部位。

知识点23：原发纵隔（胸腺）大B细胞淋巴瘤（PMBL）的镜下改变
副高：熟练掌握　　正高：熟练掌握

在不同的PMBL病例中，主要表现出广泛的形态学/细胞学谱系，PMBL细胞形态表现多种多样，也有个别呈单一细胞形态。肿瘤呈弥漫性生长，其特点是明显纤维化，不规则胶原带将瘤组织穿插分割。肿瘤细胞中等偏大，且胞质丰富，淡染。细胞核呈不规则的圆形或卵圆形（偶见分叶状），核仁一般较小，核分裂易见。病变中心为瘤细胞，在包块外围可出现数量不等的反应细胞，如淋巴细胞、巨噬细胞与粒细胞。在部分病例中，淋巴细胞表现为多形性和/或多个分叶核，与R-S细胞类似，这时应注意与霍奇金淋巴瘤鉴别。在极少数情况下，可出现兼有PMBL与CHL特征的"灰区"交界性病例，或PMBL和CHL复合的病例。

三、囊肿

知识点24：甲状旁腺囊肿的临床特点
副高：熟练掌握　　正高：熟练掌握

真正单纯的甲状旁腺囊肿可以出现于任何年龄，鉴于甲状旁腺的胚胎起源及其与胸腺的密切关系，甲状旁腺肿瘤及瘤样病变也可以发生于纵隔内。

知识点25：甲状旁腺囊肿的镜下改变与鉴别诊断
副高：熟练掌握　　正高：熟练掌握

囊壁衬覆扁平的甲状旁腺上皮可以是单一的主细胞、嗜酸细胞、透明细胞或混合性。甲状旁腺囊肿需要与继发囊性变的甲状旁腺腺瘤鉴别，甲状旁腺囊肿壁厚度一致，且不呈结节性。

知识点26：胸腺囊肿的临床特点
副高：熟练掌握　　正高：熟练掌握

胸腺囊肿可发生在从颈部到前纵隔的胸腺下降线的任何处，大多见于年轻人。除了巨型囊肿外多无临床症状，一般是在胸部X线透视时被发现。

知识点27：胸腺囊肿的病理改变
副高：熟练掌握　　正高：熟练掌握

胸腺囊肿的病理改变见表2-6-58。

表2-6-58 胸腺囊肿的病理改变

项　目	病理改变
肉眼改变	①囊肿常常为球形或圆柱状。大小不一，直径可达18cm；②多囊性者居多，内含白色清亮稀液或混有发亮的胆固醇结晶的黄色液体或绿色的浓稠液或褐色凝块样物质，感染时则为脓性液体
镜下改变	囊壁中见到胸腺组织

知识点28：支气管源性囊肿的临床特点　　　副高：熟练掌握　　正高：熟练掌握

支气管源性囊肿主要来源于支气管的发育异常，其沿支气管树发生，所以支气管囊肿可见于前、上、中纵隔或后纵隔，最常见的部位就是气管隆凸的后面，也有发生于心包内的报道。此病的患者年龄跨度大，从儿童到中年人。影像学上可见圆形或卵圆形肿物，内部密度较低，囊壁上可见线状钙化。与纵隔其他囊肿不同，血管造影发现，支气管囊肿可见独立的血液供应。

知识点29：支气管源性囊肿的镜下改变　　　副高：熟练掌握　　正高：熟练掌握

病变的关键特征是囊壁通常有呼吸道假复层纤毛柱状上皮及小灶性明显成熟的软骨，也可以见到灶性或广泛的鳞状化生。可见到小束状的平滑肌与软骨成分混合存在，但是无胆固醇性肉芽肿。该病变有时需要与成熟性畸胎瘤鉴别，支气管囊肿的整个组织结构内只有类似于正常支气管的成分。

知识点30：心包囊肿的临床特点　　　副高：熟练掌握　　正高：熟练掌握

心包囊肿（胸膜膈角囊肿）一般位于前纵隔的胸膜膈角处，以右侧多见，可与心包及膈肌相连，偶可见与心包腔相通。通常无临床症状，如果囊肿增大压迫肺和横膈，则可出现咳嗽、呼吸困难及胸痛等症状。

知识点31：心包囊肿的病理改变　　　副高：熟练掌握　　正高：熟练掌握

心包囊肿的病理改变见表2-6-59。

表2-6-59 心包囊肿的病理改变

项　目	病理改变
肉眼改变	囊肿大小不一，壁薄，内含清亮液体
镜下改变	囊壁主要由纤维结缔组织构成，衬以单层扁平细胞，有时可见小片区覆盖以立方状细胞

| 知识点32：心包囊肿的鉴别诊断 | 副高：熟练掌握　正高：熟练掌握 |

心包囊肿与囊性淋巴管瘤相鉴别。

| 知识点33：肠源性囊肿的临床特点 | 副高：熟练掌握　正高：熟练掌握 |

几乎所有的肠源性囊肿都局限于后纵隔，发生于儿童和青少年。食管旁囊肿的患者可有吞咽困难与低体重。胃食管囊肿会有更多的症状，如咳嗽、呕吐、发热、肺炎或肺脓肿等。另外，肠源性纵隔囊肿可能会同时发生脊柱异常。影像学可见囊肿直径2～10cm，圆形或形状不规则，可有明显的分叶。如果临床上出现囊内容物漏出，则可表现为胸腔积液或双肺后叶的实性变。

| 知识点34：肠源性囊肿的镜下改变 | 副高：熟练掌握　正高：熟练掌握 |

纵隔食管旁囊肿和胃食管囊肿都由双层平滑肌包绕，内衬的上皮可以是鳞状、单层柱状、假复层柱状或混合性。但是胃食管囊肿一般还要包含一些特有的胃黏膜腺体（可能具有主细胞与壁细胞的分化），后者所分泌的酸性内容物可能会导致囊肿自发破裂，此型囊肿无软骨与胆固醇性肉芽肿。囊壁内可见确认无疑的双层平滑肌结构是诊断纵隔食管旁囊肿的最好依据（与支气管囊肿鉴别）。

| 知识点35：气管支气管囊肿的临床特点 | 副高：熟练掌握　正高：熟练掌握 |

气管支气管囊肿为纵隔内最常见的囊肿。可发生于气管支气管树的任何部位，所以可见于纵隔内或肺内，一般位于肺门纵隔与后纵隔内。通常无临床症状。

| 知识点36：气管支气管囊肿的病理改变 | 副高：熟练掌握　正高：熟练掌握 |

气管支气管囊肿的病理改变见表2-6-60。

表2-6-60　气管支气管囊肿的病理改变

项　目	病理改变
肉眼改变	可见囊肿呈圆形、卵圆形，单房性，少有多房性。囊壁薄，囊内含水样透明液体，偶可见胶样物质。大小不一，直径为15cm
镜下改变	可见囊肿壁内被覆纤毛柱状上皮，也可覆以扁平至低立方状细胞或鳞状上皮。囊壁内含结缔组织、平滑肌与软骨等成分，偶可见黏液腺

第七章 消化系统疾病

第一节 食管疾病

一、食管炎

| 知识点1：反流性食管炎的临床特点 | 副高：熟练掌握 正高：熟练掌握 |

反流性食管炎主要是指胃食管反流性疾病患者胃内容物（有时也包括十二指肠内容物）反流到食管引起的食管黏膜损伤性病理变化。胃食管反流病是胃内容物反流入食管所引起不适症状和/或并发症的一种疾病，其特征性的症状为胃烧灼感与反流。胃食管反流性疾病病因复杂，主要易感因素包括吸烟、肥胖及胃排空延迟等。

| 知识点2：反流性食管炎的病理改变 | 副高：熟练掌握 正高：熟练掌握 |

反流性食管炎的病理改变见表2-7-1。

表2-7-1 反流性食管炎的病理改变

项 目	病理改变
肉眼改变	食管下段鳞状上皮黏膜出现长短不等的一条至数条红纹（黏膜糜烂）
镜下改变	反流性食管炎的诊断标准为：①鳞状上皮基底层增厚超过上皮15%；②上皮内中性粒细胞、嗜酸性粒细胞浸润；③固有膜乳头伸入上皮的上1/3；④糜烂和溃疡。后期结缔组织大量增生可导致食管狭窄，或发生柱状上皮化生而形成Barrett食管

| 知识点3：反流性食管炎的并发症 | 副高：熟练掌握 正高：熟练掌握 |

反流性食管炎随炎症加重可形成食管瘘。长期病变可导致炎性息肉、食管狭窄、Barrett食管，甚至引发食管腺癌。

| 知识点4：反流性食管炎的鉴别诊断 | 副高：熟练掌握 正高：熟练掌握 |

应当特别指出的是反流性食管炎食管黏膜病理变化缺乏特异性，在反流病史明确，除外药物因素和感染的情况下，如发现食管黏膜糜烂、坏死、溃疡等病变，应当明确反流性食管炎的

诊断。若反流病史明确，食管黏膜活检未糜烂、溃疡，但可见上皮乳头延长、基底细胞增生、鳞状上皮内炎症细胞浸润与上皮细胞间隙扩张病变，应当明确提示临床病变符合反流性食管炎。

| 知识点5：感染性食管炎的分类 | 副高：熟练掌握　正高：熟练掌握 |

感染性食管炎的分类见表2-7-2。

表2-7-2　感染性食管炎的分类

序　号		病因及临床特点	病理改变
1	细菌性食管炎	食管的细菌感染常发生于粒细胞减少的患者或邻近组织的广泛感染所致。其临床表现为吞咽困难和疼痛、胸痛与上消化道出血等症状。严重的可引起穿孔、食管瘘与脓毒血症等并发症。引起细菌性食管炎常见的细菌有金黄色葡萄球菌、表皮葡萄球菌与链球菌，一般是数种细菌混合感染	组织病理学表现为细菌侵犯食管黏膜或更深层组织，引起中性粒细胞浸润、黏膜上皮细胞变性与坏死，不伴有真菌、病毒感染或肿瘤性病变。病变组织中可见到细菌
2	病毒性食管炎	食管黏膜常伴有病毒感染，尤其是免疫抑制患者。引起病毒性食管炎的常见病毒有单纯性疱疹病毒、水痘病毒、巨细胞病毒、EB病毒与人乳头状瘤病毒等	感染病毒不同，病变食管黏膜表现也不同。单纯疱疹病毒食管炎的食管黏膜出现散在的囊泡，逐渐破裂形成糜烂，进展为孤立或融合的溃疡，食管鳞状上皮细胞出现核重叠、多核巨细胞、气球样变性与嗜酸性Cowdry A型核内包涵体等。水痘病毒性食管炎与单纯疱疹病毒食管炎类似。巨细胞病毒食管炎以食管中段及远端明显，出现多发性、散在的溃疡。严重者可以形成巨大溃疡，乃至引起食管瘘。特征性的细胞病变主要为溃疡底部食管黏膜下的腺上皮细胞、肉芽组织内血管内皮细胞、巨噬细胞与成纤维细胞内可见嗜酸性核内包涵体，偶可见嗜碱性颗粒状胞质包涵体。EB病毒食管炎可在食管中段引起线性的深溃疡
3	真菌性食管炎	真菌性食管炎好发于体质虚弱或免疫抑制人群，如癌症患者、放疗与化疗者以及中性粒细胞减少者。最常见的病原菌是念珠菌属。可引起急性、亚急性与慢性炎症	真菌性食管炎病变累及食管中段和远端，典型者形成纵向排列的白色隆起或斑块，散在或融合分布，或形成膜状物覆盖于出现红斑或溃疡的黏膜上。镜下纤维素性渗出坏死组织中可见由孢子与假菌丝形成的真菌斑块，PAS或六亚甲基四胺银染色显示更清晰

| 知识点6：放射性食管炎的临床特点 | 副高：熟练掌握　正高：熟练掌握 |

肺部、头颈部、食管、纵隔与脊柱恶性肿瘤患者接受放射治疗，均可能引起放射性食管炎。造成放射性食管损伤的范围一般取决于放射类型、剂量、治疗时间与组织的敏感性。放射剂量超过6Gy的部分患者会出现食管炎。放射性食管炎根据组织损伤一般可分为急性期、

亚急性期、慢性期与晚期四个阶段。

知识点7: 放射性食管炎的病理改变　　　　　　　　副高: 熟练掌握　　正高: 熟练掌握

放射性食管炎的病理改变见表2-7-3。

表2-7-3　放射性食管炎的病理改变

项　目	病理改变
肉眼改变	急性期时食管出现多发性散在的小溃疡或黏膜呈独特的颗粒状, 继而出现较大较深的溃疡, 甚至形成食管瘘。慢性期与晚期时食管壁增厚, 出现明显的瘢痕狭窄
镜下改变	急性期放射性食管炎病理组织学特征一般表现为基底细胞坏死、黏膜下水肿、毛细血管扩张以及内皮细胞肿胀, 最初治疗2周后可以出现浅表性糜烂和溃疡, 表面可见上皮再生, 再生上皮可有一定异型性。慢性期与晚期上皮出现非特异改变, 棘细胞层增厚, 过度角化或角化不全。黏膜下纤维化是其重要的病理变化, 可形成明显的纤维瘢痕。黏膜下腺体萎缩, 小动脉血管壁呈玻璃样变而增厚, 有时出现泡沫细胞, 内皮细胞增大

知识点8: 腐蚀性食管炎的临床特点　　　　　　　　副高: 熟练掌握　　正高: 熟练掌握

腐蚀性食管炎大都是由于成年人自杀服食或儿童误食强酸或强碱造成。损伤的严重程度取决于摄入物品的种类、浓度、数量、物理状态与接触的时间, 最严重的损伤发生在食管的狭窄部位。

知识点9: 腐蚀性食管炎的分级　　　　　　　　　　副高: 熟练掌握　　正高: 熟练掌握

腐蚀性食管炎根据损伤累及的范围共分3级: 1级是指黏膜浅层受累。2级是指黏膜全层受累, 伴有、不伴有黏膜下受累; 未延伸到食管周围组织。3级是指为食管全层损伤, 并累及食管周围组织; 纵隔或腹腔内器官受累。

知识点10: 腐蚀性食管炎的病理改变　　　　　　　　副高: 熟练掌握　　正高: 熟练掌握

根据损伤程度的不同, 病变食管出现不同程度的肿胀、出血、炎性渗出及溃疡形成, 严重者可能出现穿孔。有时食管黏膜完全分离脱落, 称为表层脱落性食管炎。镜下改变主要是食管壁出现无炎症性的广泛累及黏膜、黏膜下与肌层的液化性或凝固性坏死。随后可继发细菌或真菌感染以及血栓导致的缺血性坏死。

知识点11: 药物相关性食管炎的临床特点　　　　　　副高: 熟练掌握　　正高: 熟练掌握

目前, 随着社会老龄化与药物服用增加, 药物导致的食管炎的发生逐渐增多, 但确切的发生率并不清楚。

知识点12：药物相关性食管炎的病理改变　　　副高：熟练掌握　正高：熟练掌握

药物导致的食管炎无特征性的病理学改变，因为不同的药物引起食管损伤的机制不同。如氯化钾肠衣片可导致细胞水肿、气球样变及出血性糜烂等；四环素可造成显著的棘细胞层水肿性食管炎；化疗药物可导致黏膜的急性炎症、糜烂与溃疡。

知识点13：Barrett食管的临床特点　　　副高：熟练掌握　正高：熟练掌握

Barrett食管是指在食管下端括约肌水平以上，由单层柱状上皮取代食管下段复层鳞状上皮的一种病理现象。病变一般位于食管下段，大多因反流性食管炎所致。通常会引起食管狭窄，少部分可在食管下段发生腺癌，因此被认为是一种癌前病变。内镜取活检样本必须在鳞柱交界线3cm以上，才能作为诊断Barrett食管的可靠样本。

知识点14：Barrett食管的病理改变　　　副高：熟练掌握　正高：熟练掌握

Barrett食管的病理改变见表2-7-4。

表2-7-4　Barrett食管的病理改变

项　目	病理改变
肉眼改变	Barrett食管病变处黏膜呈现橘红色天鹅绒外观，或呈环形袖套状，或为一个或多个起自胃食管交界处的舌样突起。病变处失去黏膜皱襞，肌张力低下
镜下改变	Barrett食管黏膜有多种细胞和腺体成分，与胃黏膜、肠黏膜类似。一般有三种类型：①肠上皮型，由杯状细胞与柱状黏液细胞构成，杯状细胞被认为是确诊Barrett食管的有力证据；②胃窦型，主要由柱状黏液细胞构成；③胃体型，由胃壁细胞与主细胞构成

知识点15：嗜酸细胞性食管炎的临床特点　　　副高：熟练掌握　正高：熟练掌握

嗜酸细胞性食管炎大多数患者有变态反应性疾病的家族史，如哮喘、食物过敏或过敏性皮炎等。故推测过敏反应可能为导致食管嗜酸细胞浸润的重要因素。好发于儿童，但也有发生于成年人。在成年人中，好发于20～40岁，男性较多。主要临床表现为拒绝进食、进行性吞咽困难、呕吐等。

知识点16：嗜酸细胞性食管炎的病理改变　　　副高：熟练掌握　正高：熟练掌握

嗜酸细胞性食管炎的病理改变见表2-7-5。

表2-7-5 嗜酸细胞性食管炎的病理改变

项 目	病理改变
肉眼改变	食管远端及近端均可受累，常常可见食管狭窄，呈局灶性狭窄或长段狭窄。其他常见肉眼表现包括内镜下黏膜皱褶、食管蹼、黏膜表现为颗粒状、多发性食管环、黏膜出现易碎的白色斑点和息肉样病变等
镜下改变	大量的嗜酸性粒细胞浸润，数量大于20个/高倍视野，甚至达到120个以上/高倍视野。嗜酸性粒细胞浸润主要集中于食管黏膜腔面浅表部分及乳头周围区域，一般形成嗜酸性小脓肿。另外，常常伴有上皮乳头延长、基底细胞增生及水肿

知识点17：嗜酸细胞性食管炎的鉴别诊断　　　副高：熟练掌握　　正高：熟练掌握

（1）反流性食管炎：从嗜酸性粒细胞的数量上来看，反流性食管炎中嗜酸性粒细胞的数量一般小于5个/高倍视野，而嗜酸细胞性食管炎中浸润的嗜酸性粒细胞数量多，一般大于20个/高倍视野，甚至形成嗜酸性脓肿，此为两者的主要区别。从部位上反流性食管炎主要累及食管远端，近端不受累。

（2）嗜酸性胃肠炎：嗜酸性胃肠炎食管病变时，一般嗜酸性粒细胞浸润较深，而单纯性嗜酸性细胞性食管炎一般只有表浅黏膜的嗜酸性粒细胞浸润。

二、肿瘤和瘤样病变

知识点18：鳞状上皮乳头状瘤的临床特点　　　副高：熟练掌握　　正高：熟练掌握

鳞状上皮乳头状瘤一般位于食管下段，主要分为两型：一种为湿疣型，与人类乳头状瘤病毒（HPV）感染有关，常见的是HPV16型，其次为HPV18、6b与11型。另外一种即为HPV感染无关的类型，常称为鳞状上皮乳头状瘤。

知识点19：鳞状上皮乳头状瘤的病理改变　　　副高：熟练掌握　　正高：熟练掌握

鳞状上皮乳头状瘤的病理改变见表2-7-6。

表2-7-6 鳞状上皮乳头状瘤的病理改变

项 目	病理改变
肉眼改变	①原始型：肿块呈小突起，无蒂或呈腭垂状；②疣型：黏膜层疣状增生，色苍白而透明；③芽型：小菜花状突出于黏膜面；④弥漫型：黏膜较大面积变粗糙，并且有裂隙
镜下改变	黏膜鳞状上皮呈乳头状增生，无浸润性生长，黏膜下层可伴有少量的炎细胞浸润

知识点20：鳞状细胞癌　　　副高：熟练掌握　　正高：熟练掌握

鳞状细胞癌见表2-7-7。

表2-7-7 鳞状细胞癌

项　目	临床特点	病理改变
早期食管癌	癌组织局限于黏膜或黏膜下层，无肌层浸润，无淋巴结转移，包括黏膜内癌与黏膜下癌	（1）肉眼：表现为浅表斑块、糜烂、黏膜凹陷或息肉样肿块，也可不明显 （2）镜下：肿瘤一般位于固有膜或黏膜下，由浸润性癌巢组成，边缘常不规则，分化程度不同
进展期鳞状细胞癌	进展期食管癌患者最常见症状为吞咽困难、体重减轻、胸骨后疼痛及肿瘤所致食管狭窄导致的反胃。食管中、下1/3是常见的发生部位	（1）肉眼：最常见于中下段食管。按照肉眼形态可分为溃疡型、蕈伞型、缩窄型及髓质型，以溃疡型最多见 （2）镜下：鳞状细胞癌组织学分级可分为高、中、低分化癌和未分化癌；高分化者可见明显细胞间桥与角化珠形成，低分化者无明显鳞状分化，细胞可呈基底细胞样、梭形及卵圆形，成巢成片或呈肉瘤样排列，中分化者介于两者之间

知识点21：腺癌的病理改变　　　　副高：熟练掌握　正高：熟练掌握

腺癌的病理改变见表2-7-8。

表2-7-8 腺癌的病理改变

项　目	病理改变
肉眼改变	肿瘤可呈溃疡型、蕈伞型、弥漫浸润型
镜下改变	按照分化程度分为高分化、中分化及低分化，按照组织结构特征可分乳头状腺癌、管状腺癌、印戒细胞癌及黏液腺癌等。部分病例腺癌周围可见呈Barrett食管改变的黏膜病变

知识点22：腺样囊性癌的临床特点　　　　副高：熟练掌握　正高：熟练掌握

腺样囊性癌源于食管腺体，组织学与涎腺发生类似，应注意与基底样鳞状细胞癌鉴别，出现鳞状细胞原位癌的成分时，则提示为基底样鳞癌。

知识点23：腺样囊性癌的病理改变　　　　副高：熟练掌握　正高：熟练掌握

镜下主要病理改变与涎腺腺样囊性癌相似，主要的组织学结构为管状、筛状、实性或基底细胞样，伴有微囊腔形成。肿瘤细胞有内衬导管的上皮与肌上皮两种细胞类型。但是与涎腺来源的肿瘤相比，肿瘤细胞更具多形性，核分裂指数较高。

知识点24：食管神经内分泌肿瘤的临床特点　　　　副高：熟练掌握　正高：熟练掌握

食管神经内分泌肿瘤只占消化道内分泌肿瘤的0.05%，占所有食管癌的0.02%。大多发生于老年人（60～70岁），男性较多。

知识点25：食管神经内分泌肿瘤的病理改变　　副高：熟练掌握　正高：熟练掌握

食管神经内分泌肿瘤的病理改变见表2-7-9。

表2-7-9　食管神经内分泌肿瘤的病理改变

序号	项　目	具体内容
1	类癌	食管类癌大体多半呈息肉状。镜下肿瘤细胞排列成实性巢状，NSE阳性，电镜下可见神经内分泌颗粒
2	小细胞癌	具有类似肺小细胞癌的形态学特征。肿瘤大体上一般表现为蕈伞状生长。镜下可见肿瘤细胞小，细胞核深染，圆形或椭圆形，细胞质极少；也可有少量稍大、有较多胞质的细胞。肿瘤细胞排列成实性片状或巢状，在少数情况下可见菊形团形成与灶状黏液分泌。Grimelius染色可见到嗜银颗粒，电镜下可见到致密核心颗粒
3	混合性内分泌–外分泌癌	极少，肿瘤由胃肠型腺癌和小梁状弯刀状的类癌混合而成

知识点26：食管神经内分泌肿瘤的预后　　副高：熟练掌握　正高：熟练掌握

食管类癌的预后较好，而小细胞癌的预后很差，患者的生存期一般低于6个月，即使原发肿瘤生长较局限。

知识点27：食管胃交界腺癌Siewert分类　　副高：熟练掌握　正高：熟练掌握

食管胃交界腺癌Siewert分类见表2-7-10。

表2-7-10　食管胃交界腺癌Siewert分类

项目	具体内容
Ⅰ型	为食管远端腺癌，来源于Barrett食管
Ⅱ型	为真正的贲门腺癌，指肿瘤中心距食管胃交界近心侧1cm和远心侧2cm区域内的腺癌
Ⅲ型	为贲门下腺癌

知识点28：食管黏液表皮样癌的临床特点　　副高：熟练掌握　正高：熟练掌握

食管黏液表皮样癌是来源于食管黏膜下腺导管或腺泡的恶性肿瘤，比较罕见。最常发生于食管的中上2/3。易复发或发生转移，预后比较差。

知识点29：食管黏液表皮样癌的病理改变　　　副高：熟练掌握　　正高：熟练掌握

肿瘤由实性鳞状细胞巢、分泌黏液的细胞与组织学特征介于两者之间的细胞构成。上皮巢相似于同心圆结构，中心为分泌黏液的细胞，周边围绕多层非角化、极少角化的鳞状上皮。黏液染色可显示细胞巢中心有黏液存在。另外，肿瘤一致性表达CEA。

知识点30：食管黏液表皮样癌的鉴别诊断　　　副高：熟练掌握　　正高：熟练掌握

食管黏液表皮样癌需与伴有鳞状化生的腺癌鉴别。

知识点31：食管腺鳞癌的临床特点　　　副高：熟练掌握　　正高：熟练掌握

食管腺鳞癌非常少见，主要发生在食管黏膜下腺体与导管，是由腺癌和鳞状细胞癌混合组成。

知识点32：食管腺鳞癌的病理改变和鉴别诊断　　　副高：熟练掌握　　正高：熟练掌握

食管腺鳞癌主要与黏液表皮样癌鉴别：①腺鳞癌易播散至食管黏膜表面；②腺鳞癌中有明确的鳞状细胞癌病灶；③角化为腺鳞癌的特征，在黏液表皮样癌中极少见；④浸润与转移性腺体结构为腺鳞癌的特征，但不是诊断所必需；⑤重度细胞核的多形性为腺鳞癌的特征。

知识点33：食管淋巴瘤　　　副高：熟练掌握　　正高：熟练掌握

食管淋巴瘤为发生于食管的结外淋巴瘤，肿瘤的主体位于食管，周围淋巴结可有受累与远处播散。其临床及病理特征：食管是消化道淋巴瘤中最少见的部位。食管原发淋巴瘤为大B细胞型或低度恶性B细胞黏膜相关淋巴组织淋巴瘤。病理形态学与细胞学特点与消化道其他部位的淋巴瘤相似。继发性食管淋巴瘤可源于任何类型淋巴瘤的扩散。原发食管的T细胞淋巴瘤极为罕见。

知识点34：食管平滑肌瘤　　　副高：熟练掌握　　正高：熟练掌握

平滑肌瘤是食管最常见的间叶性肿瘤，其好发于食管下段，大体呈球形，体积较大时可呈腊肠形或哑铃状。当向腔内生长时，肿瘤侵犯黏膜主要表现为无蒂或有蒂的息肉，但与胃的平滑肌瘤不同，表面很少形成溃疡。

知识点35：食管胃肠间质瘤　　　副高：熟练掌握　　正高：熟练掌握

食管胃肠间质瘤与发生于胃肠部位的该肿瘤病理形态特征与免疫表型相同。肿瘤表达CD117与CD34，平滑肌肌动蛋白表达不一致，而结蛋白总为阴性。

知识点36：食管颗粒细胞瘤　　　　　　　副高：熟练掌握　　正高：熟练掌握

食管颗粒细胞瘤一般为良性，体积很小，大体呈结节状或无蒂息肉，黄色，位于食管远端。病理形态学表现为肿瘤细胞呈卵圆形或多角形，有小而深染的核，细胞质内可见细小的嗜酸性颗粒。当肿瘤侵犯食管黏膜时，会引起假癌性鳞状上皮的增生。肿瘤细胞PAS与S-100阳性，而Desmin、Actin、CD34与CD117阴性。

知识点37：食管继发性肿瘤和恶性黑色素瘤　　　副高：熟练掌握　　正高：熟练掌握

食管继发性肿瘤是直接蔓延或转移到食管的继发癌，前者如肺、咽喉、胃与甲状腺癌可直接蔓延到食管，后者常见的有乳腺、肾、睾丸、前列腺或胰腺癌转移到食管，转移性肿瘤大多位于黏膜下，可造成食管狭窄，食管黏膜可完整。原发的恶性黑色素瘤大体呈息肉样，大多好发于食管下1/3，组织学形态与发生于皮肤的恶性黑色素瘤相同。免疫组化显示，S-100与HMB45呈阳性。食管转移性的恶性黑色素瘤远远多于原发。

知识点38：良性息肉样病变　　　　　　　副高：熟练掌握　　正高：熟练掌握

良性息肉样病变见表2-7-11。

表2-7-11　良性息肉样病变

项　目	具体内容
炎性息肉	最常见的食管息肉，常伴有反流性食管炎。多发于男性，病变单发或多发
炎性纤维性息肉	一般为孤立性有蒂息肉，表面可有糜烂或溃疡形成。镜下可见息肉由纤维组织和大量血管组成，间质水肿，偶见淋巴细胞浸润
巨大纤维血管性息肉	有蒂、缓慢生长的腔内肿瘤样病变，多发生于食管上部括约肌的下面，平均长度15cm。镜下可见成熟的纤维组织轴心，偶有黏液样间质，其内有分散的薄壁血管，以及数量不等的脂肪组织，表面被覆非角化的鳞状上皮
增生性息肉	一般发生在食管远端与胃食管交界处，伴有溃疡性或糜烂性食管炎。单发或多发均可能，一般<1cm。病变表现为对周围黏膜损伤的再生性反应，特征是出现增生性胃小凹上皮、增生性鳞状上皮或这两种上皮的混合性增生。病变与发生于胃的病变相似。在少数病例中，可见肠上皮化生与低级别异型增生

知识点39：糖原棘皮症　　　　　　　　　副高：熟练掌握　　正高：熟练掌握

糖原棘皮症是散在的隆起结节状白色斑块样的食管病变。其具有多发性，大小一致，直径一般<1cm。出现弥漫性食管糖原棘皮症是Cowden病的内镜下标志。其主要病理特征是鳞状上皮的局灶性增厚，黏膜有增生性变大的鳞状上皮细胞聚集，细胞内糖原数量增加，通过PAS染色可以突出显示病变。增生的鳞状上皮细胞沿着纵嵴分布。病变无炎性及基底细

胞增生。

知识点40：黄斑瘤/黄瘤   副高：熟练掌握   正高：熟练掌握

黄斑瘤/黄瘤是一种没有症状的偶然发现的病变。好发于胃，食管病变非常罕见。主要表现为边界清楚的黄白色单发或多发的黏膜结节或斑块。镜下由大的含有胆固醇与脂蛋白的泡沫细胞聚集形成，周围可以围绕慢性炎症细胞。

知识点41：异位胰腺   副高：熟练掌握   正高：熟练掌握

异位胰腺常好发于食管远端，主要表现为食管黏膜下的肿块。其常与18号染色体三体、13号染色体三体、食管闭锁与食管重复畸形有关。镜下可见含有正常的胰腺腺泡与导管，尽管可出现任何胰腺组织成分，但不含胰岛。由于异位胰腺不能将分泌物排入食管腔，从而引起一系列损伤，主要包括脂肪坏死、出血、溃疡、憩室形成与囊性变等。

知识点42：食管憩室   副高：熟练掌握   正高：熟练掌握

食管憩室为一种外翻的囊状结构，包含所有或部分食管壁。可以根据位置、发病机制、真性或假性、先天性还是后天获得性进行分类。鉴别先天性与后天获得性的最重要特征就是获得性憩室缺乏完整的固有肌层。咽食管憩室（Zenker憩室）是最常见的食管憩室，其他食管憩室有食管中段憩室及膈上憩室。镜下除了发生于Barrett食管区域以外，所有获得性食管憩室均被覆鳞状上皮。先天性食管憩室包含食管壁的所有成分，主要包括固有肌层，可以内衬柱状上皮、纤毛上皮或鳞状上皮。

知识点43：食管先天性的发育异常   副高：熟练掌握   正高：熟练掌握

食管先天性的发育异常主要包括先天性闭锁、重复畸形、食管瘘、支气管源性囊肿以及食管环或食管蹼。

第二节　胃　疾　病

一、胃溃疡病和应激性溃疡

知识点1：胃溃疡病的临床特点   副高：熟练掌握   正高：熟练掌握

胃溃疡病多见于成年人（尤其青壮年）；周期性上腹部疼痛、反酸、嗳气等；病程长，慢性经过，常反复发作；餐后2小时内上腹痛，下次餐前消失。

知识点2：胃溃疡病的病理改变　　　　　　　　副高：熟练掌握　　正高：熟练掌握

胃溃疡病的病理改变见表2-7-12。

表2-7-12　胃溃疡病的病理改变

项　目	病理改变
肉眼改变	多数位于胃窦部小弯侧，少数位于胃窦前壁、胃体小弯、移行部与贲门部等；大多为单发性，仅5%的病例多发；溃疡直径为0.5～5cm，多数<2cm，可以形成巨大溃疡；典型溃疡呈圆形或椭圆形，边缘整齐，底部平坦；多较深，可累及黏膜下层、肌层甚至浆膜层；切面上小的溃疡常呈漏斗状，稍大的溃疡贲门侧陡峻而幽门侧呈坡状；溃疡周围黏膜皱襞常呈车辐状向溃疡处集中
镜下改变	病变活动期时，溃疡底部主要由四层构成，从表面向深部为炎性渗出物、坏死组织、肉芽组织与瘢痕组织；溃疡底部瘢痕组织的中、小动脉呈血栓闭塞性动脉内膜炎，致管壁增厚、管腔狭窄，血管壁也可发生纤维素性坏死；溃疡底部神经纤维往往变性、断裂，形成微小创伤性神经瘤；溃疡边缘黏膜肌层和肌层断裂，两者的游离端常粘连融合；溃疡周围黏膜往往呈不同程度的炎症、肠上皮化生或假幽门腺化生，以及腺上皮不典型增生。愈合期时，溃疡缺损一般由纤维瘢痕组织填充，周边的胃黏膜上皮增生，覆盖于溃疡瘢痕表面

知识点3：胃溃疡病的并发症　　　　　　　　　副高：熟练掌握　　正高：熟练掌握

胃溃疡病的并发症见表2-7-13。

表2-7-13　胃溃疡病的并发症

并发症	具体内容
出血	几乎所有的溃疡均有不同程度的出血，当侵蚀中型动脉时可引起大出血，特别是老年合并动脉硬化与高血压的患者
穿孔	大多发生于胃前壁溃疡；穿孔过程可分为急性与慢性，前者可引起急性腹膜炎，后者穿孔前常与邻近器官有粘连，可穿入胰腺、脾、胆管、肝与结肠等形成瘘管
幽门狭窄	幽门前区的溃疡和十二指肠的溃疡，由于瘢痕收缩和括约肌痉挛致幽门狭窄
癌变	癌变率≤1%，发生于胃溃疡周边黏膜

知识点4：胃应激性溃疡的病因　　　　　　　　副高：熟练掌握　　正高：熟练掌握

能引起急性胃炎的物理、化学和生物因素都能导致急性胃溃疡，部分严重内、外科疾病也可诱发急性胃溃疡。其中继发于严重烧伤、休克、皮质激素治疗、阿司匹林摄入等的急性胃溃疡，称为Curling溃疡；由于中枢神经系统疾病或损伤诱发的称为Cushing溃疡。

知识点5：胃应激性溃疡的病理改变　　　　　　副高：熟练掌握　　正高：熟练掌握

胃应激性溃疡的病理改变见表2-7-14。

表2-7-14 胃应激性溃疡的病理改变

项 目	病理改变
肉眼改变	通常多发，可发生于胃的任何部位；溃疡通常较浅，界限清楚，有时破坏肌层，甚至穿孔
镜下改变	溃疡底部无肉芽组织和瘢痕组织形成，仅有散在淋巴细胞和中性粒细胞浸润；溃疡周边黏膜水肿

二、胃炎

知识点6：急性胃炎的临床特点　　　　副高：熟练掌握　正高：熟练掌握

急性胃炎常有胃黏膜受强烈刺激的病史（饮酒、饮毒等）和诱因，病理检查中少见。

知识点7：急性胃炎的病理改变　　　　副高：熟练掌握　正高：熟练掌握

急性胃炎的病理改变见表2-7-15。

表2-7-15 急性胃炎的病理改变

项 目	病理改变
肉眼改变	黏膜弥漫充血、水肿，灶状出血，糜烂，以至形成急性溃疡
镜下改变	被覆上皮变性、坏死、脱落。黏膜毛细血管高度扩张、充血、渗出，固有膜水肿，大量中性粒细胞与部分嗜酸性粒细胞、淋巴细胞及浆细胞浸润。严重患者可出现弥漫性化脓性炎（蜂窝织炎），少见

知识点8：各型慢性胃炎的病理改变　　　　副高：熟练掌握　正高：熟练掌握

慢性胃炎是胃黏膜的慢性非特异性炎症，临床发病率高。各型慢性胃炎的病理改变见表2-7-16。

表2-7-16 各型慢性胃炎的病理变化

序号	项 目	慢性浅表性胃炎	慢性萎缩性胃炎	慢性肥厚性胃炎
1	内镜观察	斑点状红斑、胃黏膜出血、水肿，伴有糜烂，表面有灰黄或灰白色黏液性渗出物覆盖糜烂	黏膜色泽苍白或灰白，黏膜下血管显露，黏膜皱襞细小或消失，伴增生者黏膜粗糙，呈颗粒状甚至桑葚状	黏膜皱襞巨大，扭曲脑回状，皱襞间大量胶冻状黏液
2	组织学	黏膜水肿，淋巴细胞、浆细胞浸润或伴中性粒细胞浸润，无萎缩性改变	黏膜变薄，原有腺体萎缩、减少或消失（按减少腺体所占比例分为轻、中、重三度），而胃小凹深部的上皮可增生形成腺体，并且可发生肠上皮化生，固有膜内结缔组织与淋巴组织增生，淋巴滤泡形成	覆盖上皮良性过度增生，小凹延长、扭曲，可呈螺旋状外观，正常胃腺被增生的表层上皮代替，常伴有黏液囊肿形成

知识点9：淋巴细胞性胃炎（LCG）　　　　副高：熟练掌握　　正高：熟练掌握

也称胃假性淋巴瘤或胃良性淋巴异常增生，是以淋巴细胞在胃黏膜的表面上皮及小凹上皮堆积为特点的一种特殊的慢性胃炎。淋巴细胞性胃炎的病因与发病机制尚不清楚，可能代表胃黏膜对于局部抗原（如幽门螺杆菌）的异常免疫反应。

知识点10：淋巴细胞性胃炎（LCG）的病理改变　　副高：熟练掌握　　正高：熟练掌握

（1）固有膜、表面上皮及小凹有大量的淋巴细胞浸润（每100个上皮细胞中淋巴细胞多于25个）。

（2）上皮内淋巴细胞小而成熟，在高倍镜下可见淋巴细胞周围有透明空晕围绕。

（3）少数病例可以表现为突出的黏膜皱襞以及出血，称为肥大性淋巴细胞性胃炎。

知识点11：嗜酸细胞性胃炎的临床特点　　　　副高：熟练掌握　　正高：熟练掌握

嗜酸细胞性胃炎好发于胃远部与十二指肠，甚至累及空肠；常致幽门梗阻；浆膜明显受累时，可继发嗜酸性腹膜炎与腹水；常伴有外周血嗜酸性粒细胞增多与过敏症状。其临床症状常为恶心、呕吐、腹痛。

知识点12：嗜酸细胞性胃炎的病理变化　　　　副高：熟练掌握　　正高：熟练掌握

嗜酸细胞性胃炎的病理变化见表2-7-17。

表2-7-17　嗜酸细胞性胃炎的病理变化

项　目	病理改变
肉眼改变	黏膜水肿、充血，可有糜烂，胃壁增厚，形成瘢痕，常伴幽门狭窄
镜下改变	黏膜层、肌层，甚至浆膜层可见致密而成片块状的嗜酸性粒细胞浸润

知识点13：嗜酸细胞性胃炎的鉴别诊断　　　　副高：熟练掌握　　正高：熟练掌握

与寄生虫病、过敏性疾病、某些结缔组织疾病（硬皮病、多发性肌炎、皮肌炎）引起的胃黏膜病变相鉴别。

知识点14：肉芽肿性胃炎的临床特点　　　　副高：熟练掌握　　正高：熟练掌握

肉芽肿性胃炎比较少见，从病因上可分为感染性肉芽肿性炎（如结核病、梅毒与真菌病等）与非感染性或原因未明的肉芽肿性炎（如Crohn病、结节病等）。其特点是肉眼上形成肿瘤样损害，在组织学上有多少不等的肉芽肿形成。

肉芽肿性胃炎的病理改变见表2-7-18。

表2-7-18　肉芽肿性胃炎的病理改变

项　　目	具体内容
胃结核病	病变位于胃窦或胃小弯，形成溃疡或炎性肿物，局部淋巴结大，可见干酪样坏死
胃梅毒	初期为幽门部黏膜糜烂或溃疡，进而黏膜皱襞弥漫性增厚、增宽与弥漫性纤维化，可导致胃壁硬化和胃收缩，X线片可见形似革囊胃；镜下可见胃壁有大量淋巴细胞与浆细胞浸润及闭塞性动脉内膜炎等改变
胃真菌病	由念珠菌、曲霉菌与毛霉菌等多种真菌感染引起；真菌性溃疡较大，底部覆以较厚而污秽的脓苔；真菌性肉芽肿多有脓肿形成或含大量中性粒细胞的肉芽肿；溃疡底部肉芽组织和肉芽肿内可见相关的真菌菌丝、孢子
胃病毒感染	胃巨细胞病毒感染可见于骨髓移植受体和免疫损害患者，大多为全身感染的一部分；可并发穿孔和瘘管形成；需依靠免疫细胞化学和原位杂交来诊断
胃血吸虫病	大多发生于重症血吸虫病患者；幽门部病变明显；主要累及黏膜和黏膜下层形成含虫卵的肉芽肿和结缔组织增生；部分病例可伴发溃疡病或胃癌
胃软斑病	为灶性胃黏膜病变；病变处有大量嗜酸性颗粒状胞质的巨噬细胞浸润，胞质内有PAS阳性含铁的钙化小球（Michaelis-Gutmann小体）
胃Crohn病	胃是少见部位；病变处胃黏膜呈颗粒状，有时可见鹅卵石样改变；胃壁因水肿和纤维化而增厚、变硬，胃腔变小，严重者如革囊胃；局部淋巴结大；光镜下与小肠Crohn病改变相同
胃结节病	罕见；需要排除胃结核病和胃Crohn病等肉芽肿疾病后，才能结合临床资料考虑结节病的诊断；大体上与胃Crohn病和胃结核类似，光镜下显示有非干酪样坏死性肉芽肿形成

三、肿瘤和瘤样病变

胃癌是由胃黏膜上皮和腺上皮发生的恶性肿瘤，好发于40~60岁，男性多于女性，好发于胃窦部小弯侧。导致胃癌的因素见表2-7-19。

表2-7-19 导致胃癌的因素

因素	具体内容
环境因素	胃癌的发生有一定的地理分布特点。移民流行病学调查显示，从高发区移民到低发区，其下一代胃癌的发病率相应降低
亚硝基类化合物	动物实验证明，利用亚硝基胍类化合物饲喂大鼠、小鼠和犬等动物，可以成功诱发胃癌。如食物中不含这种亚硝基化合物，但含有二级胺及亚硝酸盐，在胃酸的作用下，可转变为有致癌性的亚硝基化合物
幽门螺杆菌	流行病学调查揭示，幽门螺杆菌感染与胃癌发生可能有关
其他	某些长期未治愈的慢性胃疾病，如慢性萎缩性胃炎、胃息肉及胃溃疡病伴有异型增生及胃黏膜大肠型肠上皮化生是胃癌发生的病理基础

知识点17：早期胃癌的病理改变　　　　副高：熟练掌握　正高：熟练掌握

　　早期胃癌是指癌组织浸润仅限于黏膜层或黏膜下层，而无论有无淋巴结转移。早期胃癌中，如果直径小于0.5cm者称为微小癌，直径为0.6～1.0cm者称小胃癌。内镜检查时，在该癌变处钳取活检确诊为癌，但是手术切除标本经节段性连续切片均未发现癌，称为一点癌。镜下，早期胃癌以原位癌及高分化管状腺癌最为多见，其次为乳头状腺癌，最少见者为未分化癌。

知识点18：早期胃癌的分类　　　　　　副高：熟练掌握　正高：熟练掌握

早期胃癌的分类见表2-7-20。

表2-7-20 早期胃癌的分类

序号	分类	具体内容
1	隆起型	肿瘤从黏膜表面明显隆起或呈息肉状。此型较少
2	表浅型	肿瘤呈扁平状，稍隆起于黏膜表面
3	凹陷型	又称溃疡周边癌性糜烂，系溃疡周边黏膜的早期癌，此型最多见

知识点19：中晚期胃癌的肉眼形态类型　　副高：熟练掌握　正高：熟练掌握

中晚期胃癌的肉眼形态类型见表2-7-21。

表2-7-21　中晚期胃癌的肉眼形态类型

分　类	具体内容
息肉型或蕈伞型	又称为结节蕈伞型，癌组织向黏膜表面生长，呈息肉状或蕈伞状，突入胃腔内
溃疡型	癌组织坏死脱落形成溃疡，溃疡比较大，边界不清，多呈皿状。也可隆起如火山口状，边缘清楚，底部凹凸不平
浸润型	癌组织向胃壁内局限性或弥漫性浸润，与周围正常组织分界不清楚。其表面胃黏膜皱襞大部分消失，有时可见浅表溃疡。如为弥漫性浸润，可导致胃壁普遍增厚，变硬，胃腔变小，状如皮革，故有"革囊胃"之称

知识点20：胃良、恶性溃疡的大体形态鉴别　　　　副高：熟练掌握　　正高：熟练掌握

胃良、恶性溃疡的大体形态鉴别见表2-7-22。

表2-7-22　胃良、恶性溃疡的大体形态鉴别表

项　目	良性溃疡（胃溃疡）	恶性溃疡（溃疡型胃癌）
外形	圆形或椭圆形	不整形，皿状或火山口状
大小	溃疡直径一般<2cm	溃疡直径一般>2cm
深度	较深	较浅
边缘	整齐、不隆起	不整齐，隆起
底部	较平坦	凹凸不平，有坏死，出血明显
周围黏膜	黏膜皱襞向溃疡集中	黏膜皱襞中断，呈结节状肥厚

知识点21：高分化非功能性肠嗜铬样（ECL）细胞神经内分泌瘤的发生部位及类型
　　　　　　　　　　　　　　　　　　　　　副高：熟练掌握　　正高：熟练掌握

高分化非功能性肠嗜铬样细胞神经内分泌瘤，发生于胃体或胃底的泌酸性黏膜上皮。主要有三种类型。①Ⅰ型：与自身免疫性慢性萎缩性胃炎有关（A-CAG）；②Ⅱ型：与多发性内分泌肿瘤Ⅰ型（MEN-1）与Zollinger-Ellison综合征（ZES）有关；③Ⅲ型：散在性分布，与高胃泌素血症或A-CAG无关。

知识点22：胃淋巴瘤　　　　　　　　　　　　副高：熟练掌握　　正高：熟练掌握

胃淋巴瘤起源于胃及邻近淋巴结的淋巴瘤。肿瘤主体在胃，大部分胃淋巴瘤是高度恶性B细胞淋巴瘤，其中一部分由低度恶性的黏膜相关淋巴组织（MALT）发展而来。低度恶性病变几乎全部是B细胞MALT淋巴瘤。

| 知识点23：滤泡性淋巴瘤 | 副高：熟练掌握　正高：熟练掌握 |

滤泡性淋巴瘤的组织形态学与淋巴结内的滤泡性淋巴瘤相似，但其肿瘤性滤泡需与低级别MALT淋巴瘤中的肿瘤性中心细胞样细胞植入的反应性滤泡相鉴别。免疫组化检查除特征性的Bcl-2（＋）外，还有CD20、CD10与Bcl-6（＋），CD5、Cy-clinD1（－）。

| 知识点24：胃的原发性T细胞淋巴瘤 | 副高：熟练掌握　正高：熟练掌握 |

胃的原发性T细胞淋巴瘤的大部分病例都分布于地方流行性人T细胞白血病/淋巴瘤病毒（HTLV-1）感染地区，患者可以出现成人T细胞白血病/淋巴瘤（ATLL）时胃的临床表现。大部分为外周T细胞淋巴瘤，偶尔也可见到NK细胞淋巴瘤。肿瘤由小、中等到大的多形性细胞组成，其细胞谱系只能通过免疫组织化学或克隆性T细胞受体基因重排证实。

| 知识点25：胃肠间质瘤（GIST）的临床特点 | 副高：熟练掌握　正高：熟练掌握 |

胃肠间质瘤大多见于中老年人，男性稍多于女性，如果系年轻女性，则应检查GIST是否同时合并肺软骨瘤与功能性肾上腺外副节瘤（Camey三联征）。在临床上，患者可有腹痛、上消化道出血、梗阻、腹部包块等症状与体征。胃肠间质肿瘤生物学行为均为恶性，但恶性程度有所不同。

| 知识点26：胃肠间质瘤（GIST）的病理改变 | 副高：熟练掌握　正高：熟练掌握 |

胃肠间质瘤的病理改变见表2-7-23。

表2-7-23　胃肠间质瘤的病理改变

项　　目	病理改变
肉眼改变	肿瘤直径为3～15cm不等，位于胃黏膜下、肌壁或浆膜，边界清楚，无包膜，切面呈灰白色，可黏液变
镜下改变	瘤细胞主要由长梭形细胞组成，常有雪茄型细胞核，也可见上皮样细胞（多边形，胞质宽大可有空泡，核圆形或卵圆形）及印戒样细胞，部分病例以上皮样细胞为主，或为混合型。梭形细胞以编织状和束状排列为主，有时见栅栏状排列，可继发黏液样变性；上皮样细胞排列成巢片状，常伴有一些血管围绕排列。间质瘤的诊断可以根据肿瘤大小、有丝分裂活性及发生部位，将其分为不同程度的危险性

| 知识点27：原发间质瘤的危险度分级 | 副高：熟练掌握　正高：熟练掌握 |

原发间质瘤的危险度分级见表2-7-24。

表2-7-24 原发间质瘤的危险度分级

危险度分级	肿瘤大小（cm）	核分裂数（个/50HP）	肿瘤原发部位
极低	<2.0	≤5	任何部位
低	2.1~5.0	≤5	任何部位
中等	2.1~5.0	>5	胃
—	<5.0	6~10	任何部位
	5.1~10.0	≤5	胃
高	任何大小	任何大小	肿瘤破裂
—	>10	任何大小	任何部位
	任何大小	>10	任何部位
	>5.0	>5	任何部位
	2.1~5.0	>5	非胃来源
	5.1~10.0	≤5	非胃来源

知识点28：胃肠间质瘤（GIST）的鉴别诊断　　副高：熟练掌握　正高：熟练掌握

需要与胃平滑肌瘤、胃神经鞘瘤及胃平滑肌肉瘤等鉴别。

知识点29：胃平滑肌瘤和胃平滑肌肉瘤的临床特点　　副高：熟练掌握　正高：熟练掌握

（1）胃平滑肌瘤：由少量或中等量的温和梭形细胞组成，核分裂象少见，可能存在局部细胞的异型性，且细胞呈纤维状，可呈丛状排列，细胞胞质嗜酸性。

（2）胃平滑肌肉瘤：常发生于老年患者，主要发生于胃窦，大多呈直径1~4cm的胃壁内肿块。肿瘤核分裂象一般>10个/10HP。

知识点30：血管球瘤的临床特点　　副高：熟练掌握　正高：熟练掌握

胃血管球瘤罕见，好发于老年人，50岁以上患者较多，最常见于胃小弯，临床上可引起上消化道出血、腹痛等症状。

知识点31：胃血管球瘤的病理改变　　副高：熟练掌握　正高：熟练掌握

胃血管球瘤的病理改变见表2-7-25。

表2-7-25　胃血管球瘤的病理改变

项　目	病理改变
肉眼改变	①胃壁内单个结节，一般位于黏膜下及浆膜下；②边界多清楚，直径为1~4cm；③切面色泽不定，软硬不等，少数可有钙化；④表面胃黏膜可有溃疡形成
镜下改变	①肿瘤由血管和特殊的血管球细胞构成；②血管球细胞大小一致，边界清楚，核圆浓染居中，胞质淡染，嗜酸性、中性或透明不等；③血管多为毛细血管，且数目不一，局部可呈血管瘤改变；④肿瘤无纤维性包膜，但其周边的平滑肌组织可以形成假包膜，并且向内伸展将肿瘤分割成不完全小叶状；⑤间质中可见少量的嗜银纤维、胶原纤维及神经纤维，可发生玻璃样变、钙化及骨化

知识点32：胃脂肪瘤　　　　　副高：熟练掌握　　正高：熟练掌握

胃脂肪瘤主要起源于胃壁，可以突向胃腔，放射学检查时呈现典型的充盈缺损改变；其临床表现有时类似于消化性溃疡。镜下可见肿瘤由成熟的脂肪组织组成。

知识点33：胃颗粒细胞瘤　　　　副高：熟练掌握　　正高：熟练掌握

胃颗粒细胞瘤与外周软组织颗粒细胞瘤类似，胃中偶发。病变表现为小的黏膜下结节，少数肿瘤发生在胃壁内或浆膜下。大多发生在中年患者，黑色人种易发。病变大多伴有胃溃疡症状。

知识点34：胃丛状纤维黏液瘤　　副高：熟练掌握　　正高：熟练掌握

胃丛状纤维黏液瘤多位于胃窦，可浸润至胃外软组织或十二指肠球部。肿瘤直径为3~15cm（平均为5.5cm）。组织学特征性地表现为瘤细胞少至中等量的多灶微结节在胃壁内丛状生长，结节内还包括胶原、黏液样与纤维黏液样肿瘤成分。浸润至胃外（包括浆膜下结节）的瘤组织中，梭形瘤细胞有时更丰富，呈实性非丛状生长。瘤细胞呈椭圆形至梭形，不典型性不明显，核分裂象<5个/50HPF。溃疡、黏膜浸润与血管侵犯常见，但这些与预后无关。

知识点35：胃继发性肿瘤　　　　副高：熟练掌握　　正高：熟练掌握

胃继发性肿瘤是胃内存在的肿瘤，但肿瘤起源于胃外，或肿瘤与胃其他部位的原发性肿瘤不相连。

知识点36：胃继发性肿瘤的病理改变　　副高：熟练掌握　　正高：熟练掌握

胃继发性肿瘤的病理改变见表2-7-26。

表2-7-26　胃继发性肿瘤的病理改变

项　目	病理改变
肉眼改变	胃转移性病变可以表现为溃疡、革囊胃或息肉。黏膜下浸润情况以及转移范围可能会比内镜下或放射影像学观察到的范围大得多
镜下改变	胃转移性肿瘤的组织学形态同原发性癌相似。免疫组化与分子标记物可协助区分胃转移癌与原发癌。原发性乳腺癌胃转移常为小叶癌而非导管癌

知识点37：胃继发性肿瘤的预后　　　　副高：熟练掌握　正高：熟练掌握

发生胃转移说明肿瘤已经到了扩散期，一般可以同时见到其他部位的血行转移。患者预后比较差。根据研究结果，患者的平均生存时间为11个月，范围从3个月至5年不等。

知识点38：胃炎性纤维样息肉的临床特点　　　副高：熟练掌握　正高：熟练掌握

（1）可发生于胃肠道任何部位，特别是胃窦最常见。
（2）一般最初表现为腹部绞痛和幽门梗阻。
（3）外周血嗜酸性粒细胞数正常。

知识点39：胃炎性纤维样息肉的病理改变　　　副高：熟练掌握　正高：熟练掌握

胃炎性纤维样息肉的病理改变见表2-7-27。

表2-7-27　胃炎性纤维样息肉的病理改变

项　目	病理改变
肉眼改变	大多发生于胃窦部，半球形或息肉状，隆起于黏膜表面
镜下改变	①早期可见大量疏松结缔组织增生，伴嗜酸性粒细胞及新生毛细血管；②典型病例形成肉芽肿样结构，其内含许多腔小、增生的薄壁血管，血管周围的成纤维细胞及纤维细胞常常呈同心圆状排列（洋葱皮样结构）；③成纤维细胞增生可呈漩涡状或车辐状排列；④部分病例可有较多嗜酸性粒细胞浸润；⑤晚期大量胶原纤维形成，嗜酸性粒细胞减少、消失

知识点40：胃炎性纤维样息肉的鉴别诊断　　　副高：熟练掌握　正高：熟练掌握

炎性纤维样息肉的鉴别诊断：①纤维组织细胞瘤；②神经鞘瘤；③胃硬癌；④神经纤维瘤。

四、其他疾病

知识点41：胰腺异位　　　　　副高：熟练掌握　正高：熟练掌握

胰腺异位的确切发病原因尚不清楚。胰腺异位可由于胃肿物就诊，或剖腹手术或尸体解剖时偶然发现，可伴发溃疡形成或胃出血等。

知识点42：胰腺异位的病理改变　　　　　副高：熟练掌握　正高：熟练掌握

胰腺异位的病理改变见表2-7-28。

表2-7-28　胰腺异位的病理改变

项　目	病理改变
肉眼改变	大多位于幽门窦和幽门；一般为单发；大多位于胃黏膜下层（约85%），也可以位于肌层和浆膜下；大体上可以形成一个近球形、半球形或圆锥形结节，直径多为0.5~3.0cm；结节中央常呈脐凹状（导管开口）；切面多为实性，偶呈囊性结构
镜下改变	异位胰腺组织一般位于胃黏膜下层或肌层内，可伴有导管和腺泡扩张，以至呈黏液囊肿样改变

知识点43：胃腺体异位　　　　　副高：熟练掌握　正高：熟练掌握

胃壁含有以胃幽门腺者假幽门腺为主的腺体（可混有贲门腺者肠型腺体）；异位腺体大多位于黏膜下层；单纯贲门腺或肠型腺体异位者极少见；异位腺体之间常有薄层平滑肌束分隔。

知识点44：胃重复　　　　　副高：熟练掌握　正高：熟练掌握

胃重复大多见于婴幼儿（特别女性）。好发于大弯侧胃壁；临床表现为内衬胃黏膜的单房或多房性囊肿，一般不与胃腔相通，常伴有液体潴留、扩张；囊壁衬以胃黏膜，与胃共用一肌层。

知识点45：胃重复的病理改变　　　　　副高：熟练掌握　正高：熟练掌握

胃重复的病理改变见表2-7-29。

表2-7-29　胃重复的病理改变

项　目	病理改变
肉眼改变	一般表现为腹腔内的囊性肿块，但不一定附着于胃或与胃密切相关。偶尔重复的胃紧贴胃壁，在其上形成溃疡
镜下改变	重复胃被覆胃黏膜，并且有肌层

知识点 46：真假性胃憩室　　　　　副高：熟练掌握　正高：熟练掌握

真假性胃憩室见表2-7-30。

表2-7-30　真假性胃憩室

项　目	具体内容
真性胃憩室（先天性）	胃发育异常所致。憩室壁具有正常胃壁结构（包括三层平滑肌组织）
假性胃憩室（后天性）	常继发于胃或胃外疾病，致胃黏膜由肌层薄弱处疝出。憩室壁肌层很薄、断离或缺如

知识点 47：先天性肥厚性幽门狭窄　　　　副高：熟练掌握　正高：熟练掌握

先天性肥厚性幽门狭窄约80%发生于男婴，出生后数周出现食物反刍、喂食后呕吐等症状，上腹部可扪及硬而光滑的卵圆形肿块，直径为1～2cm；发生于成年人者多为继发性。

知识点 48：先天性肥厚性幽门狭窄的病理改变　　　副高：熟练掌握　正高：熟练掌握

先天性肥厚性幽门狭窄的病理改变见表2-7-31。

表2-7-31　先天性肥厚性幽门狭窄的病理改变

项　目	病理改变
肉眼改变	幽门壁圆形或梭形增大、质硬，直径可达3～5cm；幽门口高度狭窄；切面肌层明显增厚，软骨样，苍白；相应处黏膜可有水肿、溃疡形成
镜下改变	幽门括约肌（尤其环行肌）明显肥大，可伴有轻度纤维化；肥大的括约肌可突然终止于十二指肠起始处

知识点 49：胃窦血管扩张　　　　　副高：熟练掌握　正高：熟练掌握

胃窦血管扩张又称为"西瓜胃"，是胃黏膜后天性血管疾病，可能与胃黏膜损伤或脱垂有关，可致失血与缺铁性贫血。

知识点 50：胃窦血管扩张的病理改变　　　副高：熟练掌握　正高：熟练掌握

胃窦血管扩张的病理改变见表2-7-32。

表2-7-32　胃窦血管扩张的病理改变

项　目	病理改变
肉眼改变	胃黏膜纵行皱襞的嵴显现红色条纹（扩张的微小血管）。该类黏膜皱襞平行排列并向幽门集中，形似西瓜表面的纹路，因此又称"西瓜胃"
镜下改变	胃黏膜表皮下毛细血管增多、扩张；扩张毛细血管内常伴有纤维素性血栓形成

知识点51：Zollinger-Ellison综合征　　　　副高：熟练掌握　　正高：熟练掌握

Zollinger-Ellison综合征是具有高胃泌素血症、高胃酸与反复发作的胃、十二指肠与空肠多发性溃疡等特征的一组疾病，常并发多发性内分泌肿瘤（如胃底部多中心性类癌与胰腺等处的胃泌素瘤），又称为胃底腺增生。可有无高胃泌素血症或多发性溃疡的临床病理类型。

知识点52：Zollinger-Ellison综合征的病理改变　　　　副高：熟练掌握　　正高：熟练掌握

Zollinger-Ellison综合征的病理改变见表2-7-33。

表2-7-33　Zollinger-Ellison综合征的病理改变

项　目	病理改变
肉眼改变	与Menetrier病变类似
镜下改变	胃黏膜全层增厚；固有腺体明显增生、肥大，一般为壁细胞、主细胞与神经内分泌细胞增生；增生的内分泌细胞多为肠嗜铬细胞样细胞（ECL细胞）与胃泌素（G细胞）；小凹上皮无增生或轻度增生

第三节　小肠疾病

一、十二指肠溃疡病

知识点1：十二指肠溃疡病的临床特点　　　　副高：熟练掌握　　正高：熟练掌握

十二指肠溃疡是中青年人的常见病，大约占消化道溃疡的80%，其发病率是胃溃疡的2～3倍，男性明显高于女性。

知识点2：十二指肠溃疡病的肉眼改变　　　　副高：熟练掌握　　正高：熟练掌握

十二指肠溃疡病常为单发，大多位于十二指肠球部，距幽门2cm以内，以前壁最为多见。溃疡大多<1cm，呈圆形，边界清楚。对于病程较长的溃疡，其周边黏膜因瘢痕收缩可呈现放射状皱褶。如前后壁同时存在溃疡，称为吻合溃疡。十二指肠溃疡也可多发，并且可

同时伴有空肠溃疡，这时应考虑Zollinger-Ellison综合征及Ⅰ型多发性内分泌肿瘤可能，这类溃疡大多发生于十二指肠第3、4段。

知识点3：十二指肠溃疡病的镜下改变　　　　副高：熟练掌握　　正高：熟练掌握

溃疡底部可见少量炎性渗出物与坏死物覆盖，深部为肉芽组织及瘢痕组织，肌层多消失被瘢痕所取代，周围中小动脉呈血栓闭锁性内膜炎改变。在胃溃疡边缘处常见的黏膜肌层与固有肌层融合的现象，在十二指肠溃疡时常不能见到。溃疡周边的黏膜呈急性活动性十二指肠炎改变，并且患者多同时患有慢性胃窦炎。

知识点4：十二指肠溃疡病的并发症　　　　副高：熟练掌握　　正高：熟练掌握

十二指肠溃疡并发穿孔者远比胃溃疡为多。大约15%的患者可并发严重的出血。溃疡所致的瘢痕可以造成十二指肠狭窄或形成继发性憩室。与胃溃疡不同，十二指肠溃疡极少发生癌变。另外，空肠及回肠偶见原因不明的特发性溃疡，单发或多发。溃疡界限清楚，常伴有明显的淋巴组织增生及组织细胞反应，其他炎症细胞很少。

知识点5：肠结核的临床特点　　　　副高：熟练掌握　　正高：熟练掌握

肠结核分为原发性和继发性两种类型，好发于中年及青年。在临床上继发性肠结核最为常见，多于80%的肠结核发生于回肠末段及回盲肠区淋巴组织丰富的肠段，空肠与近端回肠受累非常罕见，这种选择性的解剖部位可能与结核杆菌容易通过淋巴组织侵入肠壁，以及肠内容在该段肠管停留时间较长等诸多因素有关。按照肠结核的病理形态，一般可分为溃疡型与增殖型两种类型。

知识点6：肠结核的病理改变　　　　副高：熟练掌握　　正高：熟练掌握

（1）溃疡型肠结核。大部分肠结核为此型溃疡，可单发、多发，并且大部分呈横行，如果累及肠管全周，则形成环形溃疡。溃疡边缘大部分不整齐，表现为不同程度的潜行状。病程较长的患者，由于反复纤维化可及以引起肠管狭窄。偶尔在溃疡底部相对应的浆膜面常可见到纤维蛋白性渗出物及粟粒大小的灰白色结核结节，或因纤维化致浆膜面粗糙，并与周围组织粘连。镜下观察，干酪样坏死明显，溃疡形成，周围可见上皮样细胞和朗格汉斯巨细胞聚集。

（2）增殖型肠结核。肉眼观察，可见肠壁增厚，肠腔狭窄，黏膜皱襞变平、变粗或不规则，偶尔可呈鹅卵石样外观或假息肉病样。黏膜表面大部分完整，或仅见浅表溃疡。镜下观察，以肠壁各层出现多量上皮样细胞构成的结核结节及结核性肉芽组织增生为特征，干酪样坏死较少。

上述两种类型肠结核均可合并区域肠系膜淋巴结结核。临床上所见的肠结核有时表现为混合型，兼有上述两种类型的特点。

知识点7：肠结核的并发症　　　　　　　　　　副高：熟练掌握　正高：熟练掌握

急性结核性溃疡易穿孔而导致结核性腹膜炎。增殖性肠结核的并发症主要为肠狭窄所导致的肠梗阻。

二、炎症

知识点8：局限性肠炎的临床特点　　　　　　　副高：熟练掌握　正高：熟练掌握

局限性肠炎（Crohn病，克罗恩病）多见于青壮年人，临床表现为腹泻、腹痛、腹部包块及肠梗阻等。全消化道均可发生，但最多见于回肠末段。

知识点9：局限性肠炎的病理改变　　　　　　　副高：熟练掌握　正高：熟练掌握

局限性肠炎的病理改变见表2-7-34。

表2-7-34　局限性肠炎的病理改变

项　目	病理改变
肉眼改变	①病变呈节段性分布，病变区和正常肠壁分界清楚；②病变区黏膜暗红色增厚，粗糙不平，呈卵石路样外观；③溃疡为线状、不连续、铁轨状、长的纵行溃疡，与短的横行溃疡相连；④溃疡间夹杂正常或水肿的黏膜；⑤肠腔多狭窄
镜下改变	病变由于时期、部位不同有所差异。较特征性的病变有：①肠壁各层受累；②裂隙状溃疡；③结节病样肉芽肿

知识点10：肠伤寒的临床特点　　　　　　　　副高：熟练掌握　正高：熟练掌握

肠伤寒是由伤寒杆菌引起的急性传染病，临床上有持续发热、相对缓脉、脾肿大、玫瑰疹与白细胞数减少等症状。

知识点11：肠伤寒的病理改变　　　　　　　　副高：熟练掌握　正高：熟练掌握

肠伤寒的病理改变以回肠淋巴组织病变最为明显，见表2-7-35。

表2-7-35　肠伤寒的病理改变

项　目	病理改变
肉眼改变	根据病情发展分三期改变：①髓样肿胀期；②坏死期；③溃疡期（溃疡呈椭圆形或圆形，长径与肠管平行，边缘高起呈围堤状）
镜下改变	肠淋巴组织中大量巨噬细胞增生（伤寒细胞），聚集成结节状，吞噬淋巴细胞、红细胞和核碎片，此伤寒小结的形成是伤寒的特征性病变

知识点12：嗜酸性胃肠炎的病理改变　　　　　　　副高：熟练掌握　正高：熟练掌握

嗜酸性胃肠炎的病理改变见表2-7-36。

表2-7-36　嗜酸性胃肠炎的病理改变

项　目	病理改变
肉眼改变	好发于胃及近段小肠，累及回肠、结肠，肠壁因水肿而增厚，黏膜表现为不规则颗粒状隆起
镜下改变	分为黏膜–黏膜下层型、肌层型与浆膜型3种类型，其中以黏膜–黏膜下层型最为常见。以肠壁全层高度疏松水肿，大量嗜酸性粒细胞弥漫性浸润为特征；黏膜上皮可有坏死、变性、增生等损伤与修复性改变。嗜酸性粒细胞的密度≥20个/HPF即有诊断意义

知识点13：嗜酸性粒细胞性肠炎的临床特点　　　　副高：熟练掌握　正高：熟练掌握

患者常伴有腹痛、呕吐、腹泻与过敏的表现，末梢血嗜酸性粒细胞常显著增多。

知识点14：嗜酸性粒细胞性肠炎的病理改变　　　　副高：熟练掌握　正高：熟练掌握

嗜酸性粒细胞弥漫浸润整个肠壁，伴其他炎症细胞与血管增生，并有肉芽肿与脉管炎改变。

知识点15：假膜性肠炎的临床特点　　　　　　　　副高：熟练掌握　正高：熟练掌握

假膜性肠炎常发生于长期使用广谱抗生素造成的菌群失调者。

知识点16：假膜性肠炎的病理改变　　　　　　　　副高：熟练掌握　正高：熟练掌握

假膜性肠炎的病理改变见2-7-37。

表2-7-37　假膜性肠炎的病理改变

项　目	病理改变
肉眼改变	病变肠腔扩张，腔内充满液体，肠壁充血水肿，常出现出血、黏膜表面坏死和假膜形成
镜下改变	黏膜表面坏死，假膜形成，假膜由坏死黏膜与渗出的纤维素构成，假膜脱落后形成表浅而不规则的溃疡

知识点17：小肠鞭毛虫病的临床特点　　　　　　　副高：熟练掌握　正高：熟练掌握

小肠鞭毛虫病患者常伴有营养吸收不良与腹泻症状。

知识点18：小肠鞭毛虫病的病理改变　　　　副高：熟练掌握　　正高：熟练掌握

小肠黏膜常常完整，仅见绒毛低钝与固有膜内较多的炎症细胞浸润。绒毛间隙内可见泪滴状、具双核与中央纵轴形的梨形鞭毛虫。

知识点19：耶尔森肠炎的病理改变　　　　　副高：熟练掌握　　正高：熟练掌握

耶尔森肠炎的病理改变见表2-7-38。

表2-7-38　耶尔森肠炎的病理改变

项　目	病理改变
肉眼改变	病变主要侵犯回肠淋巴组织，形成纵行溃疡。肠系膜淋巴结大，切面呈灰黄色病灶
镜下改变	病灶区充血水肿，大量中性粒细胞浸润，组织细胞聚集。溃疡形成后，其表面覆以大量中性粒细胞与纤维蛋白性渗出物，底部可找见革兰染色阴性的菌丛。病程逐渐可以出现上皮样细胞和巨细胞构成之肉芽肿。淋巴结内可见化脓性肉芽肿病灶

知识点20：缺血性肠病的临床特点　　　　　副高：熟练掌握　　正高：熟练掌握

缺血性肠病是由动脉、静脉闭塞与各种血管炎引起肠管急性或慢性供血不足而导致的肠道病变。本质上缺血性肠病因缺血所引起，而感染和炎症反应系继发性改变。好发于老年人，60岁以上常见，主要临床表现为腹痛与血性腹泻，慢性期可发生肠狭窄。

知识点21：缺血性肠病的病理改变　　　　　副高：熟练掌握　　正高：熟练掌握

缺血性肠病的病理改变见表2-7-39。

表2-7-39　缺血性肠病的病理改变

项　目	病理改变
肉眼改变	缺血性肠病可发生于小肠和/或大肠，大肠较常见。急性完全性血管闭塞常引发肠梗死，肠壁广泛水肿、出血、坏死，外观呈紫绿色，肠管变粗，肠壁变脆。血管的非完全性闭塞导致的肠壁病变较多限于黏膜层，主要表现为黏膜出血，溃疡形成。慢性缺血一般可引起梭形缩窄，好发于脾曲（上下肠系膜动脉供血区交界处），境界清楚
镜下改变	急性缺血性肠病黏膜不同程度的坏死，深浅不一的溃疡形成，黏膜下出血、水肿。黏膜肌与固有肌层也可出现不同程度的凝固性坏死。严重病变时，肠壁全层一般表现为广泛性出血，甚至坏死，血管内血栓形成，进而导致坏疽，继发性感染。慢性肠缺血以大小不一、深浅不同的溃疡，肠壁肉芽组织生长与纤维化是主要改变在动静脉血管本身病变引起的病例，除上述肠管的改变外，通常可见到血管的各种病变

知识点22：放射性肠炎的病理改变　　　　副高：熟练掌握　正高：熟练掌握

放射性肠炎的病理改变见表2-7-40。

表2-7-40　放射性肠炎的病理改变

项　目	病理改变
肉眼改变	急性损伤呈发红、黏膜水肿、脆性增加，触之易出血，或有浅表溃疡；慢性损伤则呈黏膜溃疡、发红以及肠腔缩窄
镜下改变	放射损伤所导致肠道病变为非特异性，与其他原因导致的黏膜损伤有时较难区分。呈肠黏膜深浅不一的溃疡，炎症细胞很少。黏膜下层高度水肿，肠壁全层见不同程度的纤维化及核异形、深染的成纤维细胞。溃疡周边的黏膜上皮可异型增生。较具特征性的是肠壁血管内膜增生、变厚，内膜下泡沫状细胞集聚形成脂质斑块，伴有血栓形成及血管闭塞

三、肿瘤和瘤样病变

知识点23：腺瘤的临床特点　　　　副高：熟练掌握　正高：熟练掌握

腺瘤是小肠最常见的真性肿瘤，约占小肠全部良性肿瘤的1/3，男性患者较多。最常发生于十二指肠，其次为空肠及回肠。

知识点24：腺瘤的病理改变　　　　副高：熟练掌握　正高：熟练掌握

腺瘤与大肠腺瘤类似，一般可分为管状腺瘤、绒毛状腺瘤与管状绒毛状腺瘤等主要类型。腺上皮呈不同程度的异型增生（上皮内瘤变）。有时可见到杯状细胞、潘氏细胞及内分泌细胞分化。小肠腺瘤也可发生癌变。

知识点25：Brunner腺腺瘤的病理改变　　　　副高：熟练掌握　正高：熟练掌握

Brunner腺腺瘤的病理改变见表2-7-41。

表2-7-41　Brunner腺腺瘤的病理改变

项　目	病理改变
肉眼改变	肿瘤一般表现为弥漫性增生、局限性结节状增生或息肉样增生，体积一般<3cm
镜下改变	Brunner腺结节状增生，一般位于黏膜下层，保有Brunner腺原有的分叶状结构，叶间有来自黏膜肌层的平滑肌束包围。表面覆盖的黏膜常伴有慢性炎症或溃疡

知识点26：Peutz-Jeghers（P-J）息肉和息肉病的临床特点
　　　　　　　　　　　　　　　　　　　　副高：熟练掌握　正高：熟练掌握

Peutz-Jeghers（P-J）息肉和息肉病多见于儿童及青年人。该综合征是家族性常染色体显性遗传病，其特点除胃肠道的错构瘤性息肉外，还有唇、颊黏膜、手掌、足底及指（趾）的色素沉着斑。色素斑大多见于青春前期与青春期，青春期后，可变浅或逐渐消退是其特点。少数错构瘤性息肉为孤立性、散发性，不具有P-J综合征的其他特点。

知识点27：Peutz-Jeghers（P-J）息肉和息肉病的病理改变

副高：熟练掌握　　正高：熟练掌握

Peutz-Jeghers（P-J）息肉和息肉病的病理改变见表2-7-42。

表2-7-42　Peutz-Jeghers（P-J）息肉和息肉病的病理改变

项 目	病理改变
肉眼改变	小肠是P-J息肉最好发的部位（＞90%），以空肠最为多见。息肉一般为多发性，集簇分布于某一肠段，大小为1~3cm，蒂大多粗短，或广基，表面呈粗大分叶状
镜下改变	特征性的是黏膜肌层的平滑肌呈树枝状伸入息肉的中心索，息肉表面覆以与该肠段相同的正常黏膜上皮与腺上皮形成绒毛状结构。息肉浅表部位以柱状吸收细胞及杯状细胞为主，而潘氏细胞及内分泌细胞则大多位于息肉腺体的基底部

知识点28：Peutz-Jeghers（P-J）息肉和息肉病的预后

副高：熟练掌握　　正高：熟练掌握

P-J息肉本质为错构瘤性息肉，并非癌前病变；但一些P-J息肉上皮可出现异型增生或癌变。P-J综合征患者胃肠道与非胃肠道癌的发生率是普通人群的10~18倍，伴随年龄的增大，其发病率也明显增加。

知识点29：幼年性息肉和息肉病的临床特点

副高：熟练掌握　　正高：熟练掌握

幼年性息肉和息肉病是结肠最常见的息肉，少数也可发生于小肠。患者以小儿为多见，但是成年人也不少见。幼年性息肉病是一种家族性癌综合征，具有常染色体显性遗传的特征。

知识点30：幼年性息肉和息肉病的病理改变

副高：熟练掌握　　正高：熟练掌握

幼年性息肉和息肉病的病理改变见表2-7-43。

表2-7-43　幼年性息肉和息肉病的病理改变

项 目	病理改变
肉眼改变	息肉大小以1~3cm居多，一般有蒂，表面光滑。切面可见大小不等的囊腔，内充满黏液
镜下改变	息肉内腺体大多分化成熟，但位于深部的腺体可略具异型性。部分腺体扩张呈囊状，内衬上皮扁平或消失，囊内为黏液，混有数量不等的炎症细胞。息肉表面被覆上皮大多脱落，可见肉芽组织生长。间质充血水肿疏松，常伴有大量急、慢性炎症细胞浸润或纤维组织增生

知识点31：幼年性息肉和息肉病的预后　　　　副高：熟练掌握　正高：熟练掌握

幼年性息肉为错构瘤性病变，不会发生恶变；但若伴有其他腺瘤成分，则可发生恶变。30%～40%的幼年性息肉病患者可以发生结直肠癌，其发病年龄为34～43岁，10%～15%可以发生上消化道癌。另外，幼年性息肉病患者发展为胆道和胰腺肿瘤的危险性也有所增加。

知识点32：小肠癌的临床特点　　　　　　　　副高：熟练掌握　正高：熟练掌握

小肠癌是小肠最常见的恶性肿瘤，约占小肠全部恶性肿瘤的30%～50%。但是相对大肠癌来说，其发病率仅为其1/50。慢性炎症，特别是多年Crohn病或乳糜泻是小肠癌发生的重要因素。肿瘤可以发生于小肠的任何肠段，约50%发生于十二指肠，特别以壶腹部为多见；其次为距屈氏韧带30cm以内的近段空肠。回肠腺癌多位于末段。小肠癌也可发生在Meckel憩室。

知识点33：小肠癌的组织学类型和特点　　　　副高：熟练掌握　正高：熟练掌握

（1）主要是各种分化的腺癌，形态与大肠腺癌类似，但低分化癌所占比例更高。部分癌细胞呈潘氏细胞分化。腺癌也常出现或多或少的内分泌细胞分化，以回肠段的腺癌为多见。小肠腺癌与大肠腺癌在CK的表达有所差异：前者CK7与CK20的阳性率分别为50%与40%，而后者的阳性率为0与100%。

（2）其他类型的癌有黏液腺癌、腺鳞癌、印戒细胞癌、鳞状细胞癌及肉瘤样癌均可发生在小肠。

知识点34：MALT淋巴瘤的肉眼改变　　　　　　副高：熟练掌握　正高：熟练掌握

MALT淋巴瘤可发生于小肠任何一段，以回肠相对多见，黏膜增厚，皱襞粗大，常伴有糜烂或溃疡，有时呈结节状或息肉状突起。MALT淋巴瘤也可表现为多发性病灶。

知识点35：介于弥漫大B和Burkitt淋巴瘤间的不能分类的B细胞淋巴瘤
　　　　　　　　　　　　　　　　　　　　　　　副高：熟练掌握　正高：熟练掌握

常表现为Burkitt淋巴瘤与弥漫大B细胞淋巴瘤的形态学重叠，瘤细胞为中大细胞混合，或类似Burkitt淋巴瘤，但多形性更明显。免疫表型与Burkitt淋巴瘤相似。此型淋巴瘤大多见于成年人的胃肠道，也发生于HIV感染者中。遗传学也有MYC基因的异位重排。

知识点36：IPSID和α-HCD（地中海淋巴瘤/中东淋巴瘤）的临床特点
　　　　　　　　　　　　　　　　　　　　　　　副高：熟练掌握　正高：熟练掌握

此型淋巴瘤为中东地区最为常见的小肠恶性肿瘤，为该地区小肠淋巴瘤中最常见的类型。好发于20～30岁的青壮年。由于瘤细胞质内及患者的血、尿中可检出单克隆异常a-重链免疫球蛋白，并常无轻链合成，有亦为单轻链限制性表达，故亦名a-HCD。

知识点37：IPSID和α-HCD（地中海淋巴瘤/中东淋巴瘤）的病理改变
副高：熟练掌握　正高：熟练掌握

IPSID是MALT淋巴瘤的一种亚型，伴有明显的浆细胞分化，其病变多源于十二指肠与空肠近端，向远端扩展。典型的发展过程主要有3期。A期：内镜检查正常。镜下观察，呈黏膜固有层内淋巴细胞、浆细胞弥漫性浸润，致绒毛变粗可见反应性淋巴滤泡、淋巴上皮病变LEL和小的滤泡旁透明细胞簇。该期病变对抗生素治疗有反应。B期：大体上可见黏膜皱襞增厚。镜下观察，在固有层深处与黏膜下层浅处可见到不成熟的多形性B细胞表现为结节状、带状浸润，MALT淋巴瘤的形态学特征已经明显。临床上特征性的是用抗生素治疗病变不可逆。C期：大体上形成大的肿块。镜下观察，黏膜与黏膜下层出现大量体积较大的多形性淋巴样细胞和免疫母细胞，提示已转化为大细胞淋巴瘤，瘤细胞常侵入肌层，致肠壁增厚。此时，一般伴有肠系膜淋巴结受累。

知识点38：IPSID和α-HCD（地中海淋巴瘤/中东淋巴瘤）的预后

IPSID和α-HCD（地中海淋巴瘤/中东淋巴瘤）淋巴瘤的病程一般较长，很少向腹腔外器官扩散，因此存活年限较长。早期抗生素可治愈，当晚期出现向高度恶性淋巴瘤转化，则预后较差。

知识点39：肠病相关性T细胞淋巴瘤（EATL，Ⅰ型）的临床特点
副高：熟练掌握　正高：熟练掌握

约占ILT（肠T细胞淋巴瘤）的80%～90%，且50%以上的患者有乳糜泻病史。最常发生于空肠，并以近端多见，也有少数发生于胃或者大肠。

知识点40：肠病相关性T细胞淋巴瘤（EATL，Ⅰ型）的病理改变
副高：熟练掌握　正高：熟练掌握

肠病相关性T细胞淋巴瘤的病理改变见表2-7-44。

表2-7-44　肠病相关性T细胞淋巴瘤的病理改变

项　目	病理改变
肉眼改变	病变广泛且多发，病灶呈斑块状分布，并且以溃疡形成为特点，溃疡可以单发性或多发性，以后者为多见
镜下改变	瘤细胞侵犯并破坏肠上皮，形成溃疡。瘤细胞形态多样，以多形性中到大细胞型最常见，自溃疡底部，散在或成片浸润肠壁全层，甚至肠系膜。也可单个或成簇侵入肠腺上皮，形成LEL（淋巴上皮病变）。溃疡周围有大量反应性的中性粒细胞、嗜酸性粒细胞和组织细胞及明显的纤维化。另外，部分病例瘤细胞可出现间变

知识点41：两种ITL临床、免疫表型和遗传学比较 副高：熟练掌握 正高：熟练掌握

两种ITL临床、免疫表型和遗传学比较见表2-7-45。

表2-7-45 两种ITL临床、免疫表型和遗传学比较

项 目	I 型	II 型
发生率	80%~90%	10%~20%
好发人群	仅白种人	白种人，亚洲
乳糜泻	32%~80%	0
CD56$^+$	<10%	>90%
CD8$^+$	<20%	>80%
+9q310r−16q12	86%	83%
+8q24（MYC）	27%	73%
+1q32−q41	73%	27%
+5q34−q35	80%	20%
HLA-DQ2/-DQ8	>90%	30%~40%

知识点42：淋巴组织增生（LH） 副高：熟练掌握 正高：熟练掌握

淋巴组织增生表现为小肠淋巴组织的局限性反应性增生，这种增生多见于儿童，好发部位为回盲部。LH也可表现为小肠的淋巴组织呈广泛性结节状增生，大多见于各种原发性免疫缺陷综合征患者。

知识点43：移植后淋巴组织增生性异常（PTLD） 副高：熟练掌握 正高：熟练掌握

移植后淋巴组织增生性异常是实性器官移植或骨髓移植后，由于受者的免疫抑制及EB病毒感染而发生的淋巴组织增生或淋巴瘤。PTLD的好发部位是淋巴结、移植器官、胃肠道与中枢神经系统，其中胃肠道发生的占34%，可表现为以小肠受累为主。与其他部位一样，发生在小肠的PTLD淋巴细胞形态从多形性到单一形态，而且细胞群体可以是多克隆或单克隆来源，且大于90%的PTLD为B细胞来源。

知识点44：脂肪源性肿瘤的分类 副高：熟练掌握 正高：熟练掌握

脂肪源性肿瘤的分类见表2-7-46。

表2-7-46 脂肪源性肿瘤的分类

项　目	具体内容
脂肪瘤	以结肠最为多见，其次为小肠，以回肠好发，占小肠良性肿瘤的20%。肿瘤可位于黏膜下或浆膜下。位于黏膜下者呈结节状或息肉状突向肠腔，当瘤体>2cm时，可以导致肠梗阻或诱发肠套叠。肿瘤大多单发，球形且质软，切面黄色为脂肪组织，边界清楚，有包膜。镜下可见由成熟的脂肪细胞构成。如果伴有黏膜溃疡，可继发感染，脂肪细胞可呈多形性，以致误诊为脂肪肉瘤
脂肪肉瘤	原发在小肠的脂肪肉瘤十分罕见

知识点45：神经源性肿瘤分类　　　　　副高：熟练掌握　正高：熟练掌握

神经源性肿瘤分类见表2-7-47。

表2-7-47 神经源性肿瘤分类

项　目	具体内容
神经纤维瘤	发生在小肠者可以是神经纤维瘤病的一部分，也可以是孤立性的病变，前者多见于空肠，后者多见于回肠。此瘤有时可与其他类型的肿瘤同时存在
副神经节瘤	几乎均发生于十二指肠。大多单发。肿瘤全部由副神经节细胞构成

四、其他疾病

知识点46：肠套叠的临床特点　　　　　副高：熟练掌握　正高：熟练掌握

小儿多为急性肠套叠，主要表现为阵发性腹痛、呕吐、果酱色黏液脓血便与腹部包块；成人则主要表现为慢性肠梗阻。

知识点47：肠套叠的病理改变　　　　　副高：熟练掌握　正高：熟练掌握

套叠处似一段略带弯曲的腊肠，切开见三层（少数有四层或六层）肠壁组织。急性期套入部病变较重，发生充血、出血、水肿、黏膜溃疡甚至肠壁坏死穿孔，而套入部以上肠壁急性扩张。慢性期以鞘部与套叠以上肠段慢性肥厚为主要表现。

知识点48：吸收不良综合征的临床特点　　副高：熟练掌握　正高：熟练掌握

吸收不良综合征是许多器官与功能疾病的结果（如腹腔病、热带口炎性腹泻与Wipple病等）。脂肪泻去除食物中谷朊后，临床症状与肠形态变化明显改善。

知识点49：吸收不良综合征的病理改变　　　副高：熟练掌握　正高：熟练掌握

吸收不良综合征的病理改变是：①肠绒毛消失或缺如，肠黏膜厚度基本正常；②固有膜浆细胞增多，可见淋巴细胞浸润，表面上皮内大量脂肪球堆积；③上皮核分裂象增加；④分泌5-羟色胺的内分泌细胞增多。

知识点50：热带性口炎性腹泻的病理改变　　　副高：熟练掌握　正高：熟练掌握

肠绒毛可部分萎缩、完全萎缩或正常，伴或不伴脂肪增加效应。

知识点51：Whipple病的病理改变　　　副高：熟练掌握　正高：熟练掌握

（1）肠绒毛扭曲变形。
（2）固有膜内大量巨噬细胞（泡沫细胞）浸润与圆形空腔形成。

知识点52：乳糜泻的病理改变　　　副高：熟练掌握　正高：熟练掌握

乳糜泻的病理改变见表2-7-48。

表2-7-48　乳糜泻的病理改变

项　目	病理改变
肉眼改变	病变多表现为斑块状、片状分布，各病灶的病变程度亦不一致，以近段空肠最为严重，肠皱襞减少或消失
镜下改变	基本病变是肠绒毛由于上皮反复受损而变粗短稀疏，严重时绒毛消失，使肠黏膜呈平坦状。隐窝底部核分裂增多并上移，潘氏细胞可增多；固有膜淋巴细胞与浆细胞增多；表面上皮细胞变矮或表现为立方形，核形态与排列均不规则，或呈假复层状；上皮内淋巴细胞明显增多

第四节　阑尾疾病

一、阑尾炎

知识点1：急性阑尾炎的病因和发病机制　　　副高：熟练掌握　正高：熟练掌握

阑尾炎为常见疾病之一，其发病的2个因素主要是阑尾腔的阻塞与细菌感染，50%～80%的阑尾炎患者伴有阑尾腔阻塞。常见的导致阻塞原因是粪石，真性结石、寄生虫、盲肠肿瘤或阑尾原发肿瘤等也可导致机械性阻塞，某些刺激还会引发阑尾挛缩。导致10岁以上儿童和青年阑尾梗阻的原因是弥漫性淋巴组织增生。阑尾炎大部分由于细菌感染所致，在阑尾腔内能找到大肠埃希菌、肠球菌及链球菌等，但一般在阑尾黏膜发生损害后，这些细菌才能侵入引发阑尾炎。非梗阻性阑尾炎可能继发于全身性感染，通常为病毒感染所致。

知识点2：急性阑尾炎的临床特点　　　　　　　　副高：熟练掌握　　正高：熟练掌握

急性阑尾炎主要见于年轻男性。一般表现为转移性右下腹疼痛，呕吐伴有发热，末梢血中性粒细胞数升高、C反应蛋白升高、红细胞沉降率加快。诊断阑尾炎时应当注意与妇科疾患、肠系膜淋巴结炎、急性憩室炎、大网膜梗死、Meckel憩室炎及儿童白血病等进行鉴别。

知识点3：急性阑尾炎的病理改变　　　　　　　　副高：熟练掌握　　正高：熟练掌握

急性阑尾炎的病理改变见表2-7-49。

表2-7-49　急性阑尾炎的病理改变

项　目	病理改变
肉眼改变	可见阑尾肿胀、充血，表面失去正常光泽，覆以纤维蛋白性或脓性渗出物。当阑尾壁发生坏死时，阑尾呈暗红色或黑色。部分病例可见黏膜溃疡形成
镜下改变	病变从轻微的局灶性炎症到阑尾壁完全坏死，病变严重程度与疾病发展的时间有关

知识点4：急性阑尾炎的主要类型　　　　　　　　副高：熟练掌握　　正高：熟练掌握

急性阑尾炎的主要类型见表2-7-50。

表2-7-50　急性阑尾炎的主要类型

类　型	具体内容
单纯性阑尾炎	肉眼观病变不明显。镜下观察可见一处或数处隐窝上皮缺损，以中性粒细胞及纤维蛋白所形成的楔形小病灶所替代
蜂窝织炎性阑尾炎	肉眼观察可见阑尾显著肿胀，浆膜充血并且有纤维素性、脓性渗出物附着。镜下可见阑尾各层有大量中性粒细胞弥漫浸润
坏疽性阑尾炎	肉眼观察可见呈黑绿色，质软脆，常发生穿孔。镜下观察可见阑尾各层均有坏死，伴有广泛出血
黄色肉芽肿性阑尾炎	这是一种较为独特的类型，主要表现为阑尾管腔内出现肉芽组织条索，由于其中有大量的组织细胞成分并有成群黄色瘤细胞而得名

知识点5：急性阑尾炎的结局和预后　　　　　　　副高：熟练掌握　　正高：熟练掌握

急性阑尾炎通常经过外科治疗后预后良好。仅少部分患者由于治疗不及时或机体抵抗力过低，出现并发症或转变为慢性阑尾炎。穿孔是最为常见的并发症，穿孔可导致弥漫性腹膜炎或阑尾周围脓肿。阑尾周围脓肿的位置取决于阑尾原来的位置，盲肠外侧的右髂窝最常见。脓肿可穿透入盲肠、回肠或直肠，甚至开口于皮肤。此外，炎症引起阑尾系膜静脉的血栓性静脉炎，细菌或脱落的含菌血栓可顺肝门静脉血流扩散到肝形成，肝内"肝门静脉炎性"脓肿。阑尾周围炎通常出现于阑尾炎后期，没有阑尾原发性炎症的病例也可见。如未发现阑尾黏膜有炎症累及的证据时，应考虑炎症原发于其他部位。若阑尾近端发生阻塞，远端常高度膨胀，形成囊肿，其内容物可为脓汁（阑尾积脓）或黏液（阑尾黏液囊肿）。黏液囊肿破裂，黏液进入腹腔，还可以在腹膜上形成假黏液瘤。

知识点6：慢性阑尾炎的临床特点及病理改变　　　副高：熟练掌握　　正高：熟练掌握

慢性阑尾炎主要表现为慢性右下腹痛与右下腹局限性压痛。其病理表现主要取决于阑尾病变的时期是急性发作期还是发作间歇期。

主要表现为阑尾壁内淋巴细胞、浆细胞与嗜酸性粒细胞浸润，以及纤维结缔组织增生。

二、肿瘤和瘤样病变

知识点7：低级别阑尾黏液性肿瘤（LAMN）和黏液腺癌的特征
　　　　　　　　　　　　　　　　　　　　　　　　副高：熟练掌握　　正高：熟练掌握

低级别阑尾黏液性肿瘤和黏液腺癌的特征见表2-7-51。

表2-7-51　低级别阑尾黏液性肿瘤和黏液腺癌的特征

序号	项　目	LAMN	黏液腺癌
1	分级	低	高
2	细胞异型性	低（细胞一致，核较为温和）	中至重度
3	核仁	无增大	增大
4	组织结构	细胞单层，柱状、立方或扁平	促纤维性间质，筛状，印戒细胞
5	核分裂象	极少	多见，可见病理核分裂象
6	黏液池的细胞密度	无细胞或比较少	细胞较多

知识点8：阑尾腺瘤　　　　　　　　　　　　　副高：熟练掌握　　正高：熟练掌握

阑尾腺瘤大多为管状、绒毛状或管状绒毛状腺瘤，主要表现出轻度的细胞学异常。要与增生性息肉或黏膜增生相区别，后者不存在细胞学异常。若有可疑浸润，则应考虑为低度恶性阑尾黏液性肿瘤。如果出现阑尾外的黏液，尤其是无细胞性黏液，不能诊断腺瘤。患者可以通过完整切除腺瘤而治愈。

| 知识点9：阑尾锯齿状病变 | 副高：熟练掌握　正高：熟练掌握 |

目前，认为最常见的阑尾癌前病变是无蒂的锯齿状腺瘤，而不是增生性息肉或弥漫性增生。阑尾的增生性息肉相对少见，若出现绒毛状结构，隐窝分支不规则或隐窝基底部扩张，提示病变为无蒂的锯齿状腺瘤，而不是增生性息肉。

| 知识点10：阑尾腺癌的临床特点 | 副高：熟练掌握　正高：熟练掌握 |

阑尾腺癌发病率低，多见于40岁以上男性患者。阑尾腺癌可发生于阑尾的任何部位。大部分患者的临床症状类似急性阑尾炎，部分表现为腹部或盆腔包块。扩散至腹腔可以产生大量黏液，形成腹膜假黏液瘤，可以出现腹部膨胀。

| 知识点11：阑尾腺癌的病理改变 | 副高：熟练掌握　正高：熟练掌握 |

阑尾腺癌的病理改变见表2-7-52。

表2-7-52　阑尾腺癌的病理改变

序号	项　目	具体内容
1	肉眼改变	阑尾肿大、变形或完全被破坏。黏液聚集可致阑尾囊性肿胀
2	镜下改变	与大肠腺癌类似，多为分化较好的腺癌

| 知识点12：阑尾神经内分泌肿瘤的临床特点 | 副高：熟练掌握　正高：熟练掌握 |

神经内分泌肿瘤（NET）占阑尾肿瘤的50%～77%，其中神经内分泌癌（NEC）极少，以女性多见。临床多无症状，阻塞管腔时可引起炎症。类癌综合征极为罕见，大多与广泛转移有关。

| 知识点13：阑尾神经内分泌肿瘤的病理改变 | 副高：熟练掌握　正高：熟练掌握 |

阑尾神经内分泌肿瘤的病理改变见表2-7-53。

表2-7-53　阑尾神经内分泌肿瘤的病理改变

项　目	具体内容
肉眼改变	好发于阑尾远端，呈小结节状，横切面显示新生物多带黄色，边界清楚且无包膜；主要位于黏膜下，呈环状生长。阑尾腔大多狭窄或闭塞
镜下改变	瘤细胞大小形状一致，近圆形或椭圆形，胞质呈颗粒状嗜酸性。瘤细胞大多呈实体状排列，肿瘤周围明显回缩与间质分离，巢间由纤维组织分隔，也可以排列成条索状、腺样。瘤组织大多位于黏膜下层，也可以浸润阑尾壁，不少病例有浆膜下淋巴管浸润

知识点14：阑尾神经内分泌肿瘤的预后　　　副高：熟练掌握　　正高：熟练掌握

多数阑尾神经内分泌肿瘤预后好。直径小于1cm的肿瘤几乎不会转移。临床无功能的、仅限于阑尾壁且无血管浸润的、直径小于2cm的肿瘤可采取局部完整切除治愈，其发生淋巴道转移概率<1%。肿瘤直径>2cm，或累及阑尾系膜，或有血管浸润的肿瘤发生淋巴道转移的概率明显增加（21%～44%），可采取右半结肠切除术合并淋巴结切除术。局限性和区域性阑尾神经内分泌肿瘤的病例，其5年生存率分别为88%～94%和78%～83%，而转移性阑尾神经内分泌肿瘤患者5年生存率仅为25%～31%。管状类癌临床表现趋于良性。杯状细胞类癌相比典型类癌的侵袭性强，但没有阑尾腺癌的恶性程度高。

知识点15：阑尾杂类肿瘤　　　　　　　　　副高：熟练掌握　　正高：熟练掌握

阑尾杂类肿瘤好发于阑尾的神经瘤，又称为神经源性增生。肿瘤由黏液样与胶原背景组成，其中有免疫表达S-100蛋白的梭形细胞、内分泌细胞、神经纤维、肥大细胞与嗜酸性粒细胞。肿瘤成分可取代正常黏膜与淋巴组织，造成阑尾管腔的纤维化性闭塞。偶尔可见发生于黏膜或黏膜下层的神经瘤不伴有阑尾腔闭塞。其他神经源性增生罕见，如神经节细胞瘤、神经纤维瘤等。

三、其他疾病

知识点16：其他炎症性病变　　　　　　　　　副高：熟练掌握　　正高：熟练掌握

其他炎症性病变见表2-7-54。

表2-7-54　其他炎症性病变

项　目	具体内容
嗜酸细胞性阑尾炎	嗜酸细胞性阑尾炎与粪类圆线虫有关，特征是弥漫性嗜酸性粒细胞浸润，或出现由上皮样细胞、成纤维细胞以及大量嗜酸性粒细胞组成的阑尾肉芽肿，常伴有中心坏死与周围弥漫性嗜酸性粒细胞浸润。血吸虫病可累及阑尾。蛲虫感染在正常阑尾比在急性炎症的阑尾更为常见
麻疹前期伴阑尾炎	麻疹前期常伴有阑尾炎，特征性病变为明显的淋巴细胞增生伴有沃-弗多核巨细胞的出现，麻疹后期可能出现化脓性成分
传染性单核细胞增多症伴阑尾组织淋巴组织显著增生	传染性单核细胞增多症常伴有阑尾组织淋巴组织显著增生，由于小淋巴细胞和免疫母细胞混合性增生造成黏膜固有层增厚，部分免疫母细胞类似于R-S细胞
溃疡性结肠炎累及阑尾	约50%的溃疡性结肠炎常累及阑尾，几乎总是与盲肠病变相连续，有时也可发生"跳跃性"病变
阑尾其他罕见的感染	阑尾其他罕见的感染还包括巨细胞病毒阑尾炎、阿米巴病、隐孢子虫病等

知识点17：阑尾——组织异位   副高：熟练掌握   正高：熟练掌握

子宫内膜异位、输卵管内膜异位与异位蜕膜反应偶然可见于阑尾浆膜下，常伴有黏液性上皮和/或非典型增生性改变。阑尾子宫内膜异位可造成管腔阻塞，伴有黏液囊肿样远端扩张。在极少数情况下，子宫内膜异位可以导致阑尾破裂。

知识点18：阑尾憩室   副高：熟练掌握   正高：熟练掌握

阑尾憩室一般为多发性，是腔内压力增高的结果，并非真性憩室，可发生憩室炎，其临床表现与急性阑尾炎相似。此病比较常见于囊性纤维化患者，可能与黏液浓缩造成管腔内压力增高而引起。

知识点19：阑尾——其他病变   副高：熟练掌握   正高：熟练掌握

阑尾黑变病是指黏膜固有层的巨噬细胞中出现黑色素样色素，与大肠中的同名病变类似。阑尾可发生自发性套叠，主要表现为阑尾根部或整个阑尾内陷入盲肠腔内，常由于淋巴组织增生引起。

第五节 大肠疾病

一、炎症

知识点1：溃疡性结肠炎的临床特点   副高：熟练掌握   正高：熟练掌握

溃疡性结肠炎可发生于任何年龄阶段，但多见于20～40岁，也可见于儿童或老年人。临床主要表现为便血、腹泻、痉挛性腹痛、贫血及低钾低蛋白血症等。

知识点2：溃疡性结肠炎的病理改变   副高：熟练掌握   正高：熟练掌握

溃疡性结肠炎的病理改变见表2-7-55。

表2-7-55 溃疡性结肠炎的病理改变

项　　目		具体内容
肉眼改变	急性期	黏膜弥漫性充血，呈暗红色，伴有点状或斑块状出血，并且可见大小不等的浅溃疡，呈不规则地图状。较晚期病变呈现广泛潜掘状溃疡，导致黏膜桥形成。随着病变进一步发展，损伤与修复反复进行，可见多发性炎性息肉形成

项　目		具体内容
肉眼改变	消散期或非活动期	黏膜正常或呈扁平颗粒状，皱襞消失，缺少溃疡，可有少量息肉持续存在。严重病例，可表现为肠管纤维化导致肠腔瘢痕性缩窄，肠管短缩。倘若累及回肠节段，则该段肠腔非但不狭窄，反而扩张
镜下改变	早期急性病变	炎症局限于黏膜及黏膜下层，表现为固有层内大量中性粒细胞、淋巴细胞与浆细胞浸润。黏膜表面上皮及腺窝上皮退变伴中性粒细胞浸润，并见腺窝脓肿形成。表面可见大小不一且形状不规则的浅表溃疡。后期溃疡愈合，并可出现炎症性息肉
	消散期或非活动期	急性炎症细胞减少，尤其是腺窝脓肿减少，甚至消失，固有层内慢性炎症细胞持续存在伴纤维组织增生。黏膜上皮细胞出现再生现象与胞质黏液丧失，杯状细胞减少，可见黏膜结构紊乱。腺窝分支不规则，其基底部与黏膜肌的距离增加。黏膜表面绒毛状改变，腺窝上皮可见潘氏细胞、幽门腺或灶性鳞状上皮化生及内分泌细胞不同程度增生。长病程患者腺上皮还可发生异型增生，进而癌变，因此溃疡性结肠炎属于癌前病变

知识点3：溃疡性结肠炎的并发症　　　　　副高：熟练掌握　正高：熟练掌握

溃疡性结肠炎系患者一般可以伴随着出现肝胆道病变。在消化管外，可以出现关节炎、眼色素层炎以及局限性Wegener肉芽肿。肠道局部并发症有：①中毒性肠扩张，最终可引起穿孔弥漫性腹膜炎及脓肿形成；②肠狭窄，一般好发于病变严重而广泛的病例；③继发感染；④结肠癌，溃疡性结肠炎发生肠癌的机会显著增长，而且与病变范围及病程长短有密切关系。15岁前发病的溃疡性全结肠炎患者，在30年后，发生结直肠癌概率有30%，其危险程度相比正常人群高4.4～20倍，并与病变范围有关：病变超过50%结肠长度发生癌的概率为15%，而病变小于左半结肠其概率为5%，溃疡性直肠炎则不增加肿瘤发生的概率。

知识点4：溃疡性结肠炎的鉴别诊断　　　　　副高：熟练掌握　正高：熟练掌握

溃疡性结肠炎应与下列疾病鉴别。①感染性结肠炎：急性期病变相似于溃疡性结肠炎早期病变，但发病3周后活检则较易鉴别，这时慢性溃疡性结肠炎可出现黏膜腺窝萎缩与分支状改变，潘氏细胞化生，黏膜表面绒毛状改变，所以有膜淋巴细胞及浆细胞浸润和淋巴小结形成，而急性感染性结肠炎则除具有各自形态特点外，无上述改变；②缺血性肠炎：好发于老年人，病变通常不累及直肠，最好发于结肠脾曲，病变局限，也无上述形态学改变，而表现为高度充血及严重出血，黏膜表层坏死，炎症反应较轻；③Crohn病。

慢性溃疡性结肠炎病变为非特异性，必须综合临床、X线及形态资料，排除其他炎症性疾病之后方可确诊。

知识点5：溃疡性结肠炎与Crohn病的形态学鉴别表　　副高：熟练掌握　正高：熟练掌握

溃疡性结肠炎与Crohn病的形态学鉴别表见表2-7-56。

表2-7-56　溃疡性结肠炎与Crohn病的形态学鉴别表

项　目	病　变	溃疡性结肠炎	Crohn病
肉眼改变	好发部位	左侧结肠为主	末端回肠及右侧结肠为主
	累及直肠	几乎都受累	不一定受累
	病变分布	连续性	节段性，跳跃式
	溃疡	针尖样或不规则形浅	口疮样或纵行裂隙样深溃疡
	鹅卵石征	少见	多见
	假息肉	多见	少见
	血管扩张	明显	不明显
	淋巴管扩张	无	常见
	黏膜及黏膜下水肿	不明显	很明显
镜下改变	炎症累及深度	黏膜及黏膜下浅层	肠壁全层
	淋巴细胞聚集	少见	多见
	隐窝脓肿	多见	少见
	结节病型肉芽肿	无	多见
	裂隙状溃疡	无	多见
	上皮黏液分泌	明显减少	不减少
	杯状细胞数量	明显减少	不减少
	潘氏细胞化生	多见	罕见
	上皮不典型增生	可见	罕见

知识点6：假膜性结肠炎（PMC）的临床特点　　副高：熟练掌握　正高：熟练掌握

假膜性结肠炎是一种由难辨的梭状芽胞杆菌所引起的结肠炎，PMC常常发生于大手术后及引起危重和慢性消耗性疾病的患者，以及腹部大手术后使用广谱抗生素的患者。大多发生于儿童、老年人与体弱多病的患者。

知识点7：假膜性结肠炎的病理改变　　副高：熟练掌握　正高：熟练掌握

假膜性结肠炎的病理改变见表2-7-57。

表2-7-57 假膜性结肠炎的病理改变

项 目	具体内容
肉眼改变	肠黏膜表现为多灶性、边界清楚的黄色斑块，斑块间可见正常黏膜。斑块大小不一，斑块脱落后形成溃疡，表面附有大量黏液。右半结肠病变最严重
镜下改变	病变局部黏膜上皮与腺窝上皮不同程度坏死、溃疡形成，表面附着有大量纤维蛋白、黏液及中性粒细胞等渗出物所形成的形似蘑菇云样的假膜，自腺窝中喷发出。残留的腺窝扩张，充满黏液及炎性渗出物。黏膜固有层毛细血管明显扩张充血，中性粒细胞靠边，偶可见毛细血管血栓形成。黏膜下层明显水肿伴有淋巴细胞及浆细胞浸润

知识点8：缺血性结肠炎的临床特点 副高：熟练掌握 正高：熟练掌握

缺血性结肠炎是肠管由各种原因导致的缺血所引起的一种病变，发病年龄多在50岁以上，半数患者有高血压病、动脉硬化、冠心病、糖尿病。其缺血可由动静脉阻塞及血管炎等引起。临床表现为腹痛及血性腹泻，慢性期可发生肠狭窄和肠梗阻症状。

知识点9：缺血性结肠炎的病理改变 副高：熟练掌握 正高：熟练掌握

缺血性结肠炎的病理改变见表2-7-58。

表2-7-58 缺血性结肠炎的病理改变

项 目	病理改变
肉眼改变	早期，急性缺血主要表现为黏膜及黏膜下层的梗死及溃疡，有时黏膜可呈息肉样隆起。随着缺血加重，固有肌层梗死并且可伴穿孔。亚急性缺血主要表现为溃疡处渗出物渗出并形成假膜。慢性缺血可以导致梭形缩窄，其边界清楚并且常发生于脾曲（上下肠系膜动脉供血区交界处）
镜下改变	早期，黏膜及黏膜下层高度充血、水肿及出血，继而黏膜呈凝固性坏死，黏膜轮廓仍然保存，可见影细胞及影腺窝结构。假膜由坏死组织、纤维蛋白与血液构成。当缺血扩展至固有肌时，肌层可出现凝固性坏死。愈合期时，上皮出现再生，间质纤维组织增生，特别以黏膜下层最为显著，可扩展至固有肌层，呈分支状插入。慢性缺血形成的缩窄区黏膜缺损、溃疡形成伴有肉芽组织增生

知识点10：缺血性结肠炎的鉴别诊断 副高：熟练掌握 正高：熟练掌握

缺血性结肠炎的鉴别诊断：①暴发性溃疡性结肠炎：区别在于缺血性坏死可见影细胞及影腺窝结构，而溃疡性结肠炎则无；②克罗恩病：鉴别较困难，黏膜及黏膜下层出血或含铁血黄素沉积以及假膜形成则有利于缺血性结肠炎诊断；而黏膜下层及其深部以及浆膜层淋巴小结出现则有利于克罗恩病诊断。另外，缺血性病变发生于60岁以上，而克罗恩病通常出现在20~40岁。缺血性病变较少累及回肠末端；③假膜性结肠炎：假膜性结肠炎呈蘑菇样外观，假膜下腺窝扩张，而缺血性结肠炎假膜表现为均匀片状。

知识点11：深部囊性结肠炎的临床特点　　　　副高：熟练掌握　　正高：熟练掌握

深部囊性结肠炎是指非肿瘤性成熟结肠腺上皮穿过黏膜下层或更深层肠壁的一种疾病。可单发或多发。单发者常发生孤立性直肠溃疡综合征；多发性者则可作为慢性溃疡性结肠炎、放射性结肠炎、克罗恩病、结肠血吸虫病等的继发性病变出现。

知识点12：深部囊性结肠炎的病理改变　　　　副高：熟练掌握　　正高：熟练掌握

深部囊性结肠炎的病理改变见表2-7-59。

表2-7-59　深部囊性结肠炎的病理改变

项　目	病理改变
肉眼改变	多限于直肠，少数弥漫至全结肠和直肠。局限性结节、息肉及斑块
镜下改变	黏膜下，可见多少不等的腺体和囊肿，囊内壁被覆单层扁平至柱状上皮。部分囊肿上皮消失，形成黏液池。腺体上皮无异型，肠壁肌层、神经丛及浆膜不受侵犯

知识点13：深部囊性结肠炎的鉴别诊断　　　　副高：熟练掌握　　正高：熟练掌握

深部囊性结肠炎的鉴别诊断：①腺癌（黏液癌）；②浅表性囊性结肠炎，因烟酸缺乏（糙皮病）导致，囊肿多发生于黏膜肌层以上的浅表黏膜。

知识点14：直肠孤立性溃疡综合征的临床特点　　　　副高：熟练掌握　　正高：熟练掌握

直肠孤立性溃疡综合征是与直肠局限性黏膜脱垂相关而发生的一种溃疡性或息肉样炎症性病变。大多见于女性，临床主要表现为便秘、黏液血便及疼痛等。85%左右病灶位于直肠前壁。

知识点15：直肠孤立性溃疡综合征的病理改变　　　　副高：熟练掌握　　正高：熟练掌握

直肠孤立性溃疡综合征的病理改变见表2-7-60。

表2-7-60　直肠孤立性溃疡综合征的病理改变

项　目	病理改变
肉眼改变	早期主要表现为单个小而浅的溃疡，直径达1cm，边界清楚，常伴有红斑，边缘黏膜略为隆起。约1/3的病例起病无溃疡，而呈硬结节。大多数病例病变进一步发展可以形成息肉样肿块，直径为3～4cm，无蒂，表面光滑或呈乳头状外廓

项 目	病理改变
镜下改变	早期黏膜坏死局限于黏膜浅层，伴有急性炎症及邻近黏膜出血，黏膜固有层尤其是溃疡周边黏膜可见特征性纤维平滑肌自黏膜肌呈放射状增生插入固有膜，腺窝呈不同程度的延长。后期所形成的息肉，由再生腺上皮构成，腺管呈锯齿状，腺上皮无异型性。与增生性息肉所不同之处在于固有膜被增生的纤维平滑肌所取代

知识点16：放射性结肠炎的病理改变　　　　副高：熟练掌握　正高：熟练掌握

放射性结肠炎的病理改变见表2-7-61。

表2-7-61　放射性结肠炎的病理改变

项 目	病理改变
肉眼改变	急性损伤呈黏膜水肿、发红、脆性增加，触之易出血，或出现浅表溃疡；慢性损伤则表现为黏膜发红、溃疡与肠腔缩窄
镜下改变	放射损伤所导致病变为非特异性。急性损伤表现为黏膜萎缩变薄，重者表面上皮变性（空泡变）坏死脱落，固有膜外露，血管扩张、充血及出血，腺窝可见明显嗜酸性粒细胞浸润，并有个别腺窝细胞核碎裂（凋亡小体），核分裂象缺如或减少。恢复期显示再生性改变，表现为黏液分泌消失，核增大、染色质增多、核仁明显，以及腺窝扩张。慢性损伤显示黏膜腺管萎缩，黏膜固有层血管扩张充血，炎症细胞减少；黏膜下层纤维组织增生，纤维母细胞核大，核仁不规则；血管呈闭塞性脉管炎改变，严重者可出现溃疡及固有肌层纤维化，以及溃疡愈合后可伴随发生深部囊性结肠炎改变

知识点17：结直肠放射性病损的程度划分　　副高：熟练掌握　正高：熟练掌握

结直肠放射性病损一般分为四度。Ⅰ度：可无或仅有轻微症状，肠黏膜只有轻度水肿，能迅速自愈。这些改变一般认为属于放射反应性损伤；Ⅱ度：大便频数，有血便或黏液便、里急后重，症状可持续数月或数年，肠黏膜有坏死、溃疡或中度狭窄；Ⅲ度：溃疡加深、瘢痕产生、狭窄分明、肠腔变形、严重狭窄、大多伴有不全阻塞症状；Ⅳ度：肠道发生穿孔，伴有腹膜炎或内瘘产生。

知识点18：淋巴细胞性结肠炎　　　　　　副高：熟练掌握　正高：熟练掌握

淋巴细胞性结肠炎又称为镜下结肠炎，好发于中老年女性患者，临床主要表现为反复水泻。病理学上，肉眼观无明显改变。镜下可见肠黏膜呈局灶性炎症，黏膜固有层可见中性粒细胞及单个核细胞浸润，但是不累及腺窝。表面上皮退变，上皮层内淋巴细胞明显增加，但是无明显糜烂或溃疡，是淋巴细胞性结肠炎的特征。目前，大部分研究认为胶原性结肠炎与淋巴细胞性结肠炎是一种疾病的不同形态学阶段。腺窝结构正常，其上皮也不出现潘氏细胞化生等改变。

胶原性结肠炎好发于中、老年人，女性较多，主要临床表现为长期水泻。病理学上表现为黏膜外观无明显异常，镜下观察，黏膜上皮下基膜区胶原板明显增厚（大于10μm），腺窝结构正常，黏膜固有层及上皮层内淋巴细胞数量增加，可见潘氏细胞化生。目前大多数研究认为胶原性结肠炎与淋巴细胞性结肠炎是一种疾病的不同形态学阶段。

Behcet综合征属于全身性疾病，主要临床表现为腹痛、血性腹泻，严重者可引起穿孔及腹膜炎。临床特点为口腔及外生殖器溃疡、虹膜炎及眼色素膜炎、血栓性静脉炎及关节炎等。其中约1/2病例伴有胃肠道病变尤其是结肠及回肠末端，可称Behcet肠炎。目前认为Behcet综合征出现的胃肠道病变，大部分为血管炎所致缺血而引发。

Behcet综合征的病理改变见表2-7-62。

表2-7-62 Behcet综合征的病理改变

项 目	病理改变
肉眼改变	肠黏膜多发性溃疡，其形状、深浅、大小均不一，小者似口疮样溃疡，大者呈融合性或匐行状溃疡
镜下改变	溃疡形态为非特异性，可深达肌层甚至穿孔。溃疡底及周围出现血管炎，管壁淋巴细胞浸润

二、肿瘤和瘤样病变

腺瘤的组织学分类见表2-7-63。

表2-7-63　腺瘤的组织学分类

序号	分　类	具体内容
1	管状腺瘤	腺瘤体积大多＜1cm。表面光滑或略呈分叶状。较大息肉多有蒂，也可无蒂而呈半球形隆起，基底宽。另外，少数腺瘤呈扁平状略微高起的斑块，也有呈平坦形或凹陷形，后者更易恶变。镜下可见腺瘤主要由不同程度异型增生的黏液分泌上皮所构成。上皮呈高柱状，排列成腺管状结构，腺管间为固有膜间质所分隔。腺管一般较规则，腺瘤内含有不同数量的内分泌细胞
2	绒毛状腺瘤	腺瘤体积较大，直径为2～4cm，表面粗糙，呈菜花状或绒毛状外观，常广基无蒂。镜下绒毛呈分支状向黏膜表面垂直生长，绒毛中央为中心索，表面被覆上皮与管状腺瘤相同，但一般异型性较明显
3	管状绒毛状腺瘤	由管状与绒毛状结构混合形成的肿瘤，两者比例为25%～75%。多于或少于此比例则分别归入管状腺瘤与绒毛状腺瘤

知识点23：腺瘤的组织学分级　　　　副高：熟练掌握　　正高：熟练掌握

腺瘤的组织学分级见表2-7-64。

表2-7-64　腺瘤的组织学分级

序号	分　级	具体内容
1	轻度异型增生	腺瘤上皮黏液分泌轻度减少，核呈笔杆状，排列于上皮基底侧或下半部
2	中度异型增生	上皮黏液分泌明显减少，核上移呈复层化并占据胞质2/3，仅细胞上部靠腺腔缘仍然有胞质带存在，腺管延长、扭曲、大小不一
3	重度异型增生	核复层化，并上移至胞质顶端，致腺腔缘胞质带消失，核极性紊乱，胞质黏液空泡稀少或完全消失，呈明显嗜碱性，腺管明显延长及扭曲，大小、形状不规则

知识点24：增生性息肉的临床特点　　　　副高：熟练掌握　　正高：熟练掌握

增生性息肉又称锯齿状息肉和化生性息肉，为最常见的锯齿状病变（75%），好发于直肠及乙状结肠，可分为微囊性、富于杯状细胞的和缺黏液的增生性息肉，微囊性增生性息肉最常见，缺黏液的增生性息肉较为罕见。

知识点25：增生性息肉的病理改变　　　　副高：熟练掌握　　正高：熟练掌握

增生性息肉的病理改变见表2-7-65。

表2-7-65　增生性息肉的病理改变

项　目	病理改变
肉眼改变	体积一般较小，直径＜5mm，呈半球形隆起，无蒂
镜下改变	息肉腺管增生延长，管腔扩张，腺体主要由成熟的杯状细胞或杯状细胞与吸收（黏液）细胞混合构成，细胞胞核均靠基底侧排列，无异型性。吸收上皮胞质呈嗜酸性，可见刷毛缘，有时顶端有黏液空泡形成。由于腺上皮增生呈乳头状内褶，腺管纵切面呈锯齿状外观，横断面腺腔呈星芒结构，与分泌期子宫内膜腺体相似，这些外观改变主要位于隐窝的上1/3～1/2

知识点26：增生性息肉的预后　　　　副高：熟练掌握　正高：熟练掌握

目前研究证实，其（至少微囊性增生性息肉）具有多种遗传学与细胞周期调控的异常，因此具有恶性潜能。

知识点27：传统锯齿状腺瘤（TSA）的临床特点　　副高：熟练掌握　正高：熟练掌握

传统锯齿状腺瘤具有增生性息肉锯齿状组织结构特征与腺瘤的细胞学特征，TSA有低度恶变倾向。绝大多数发生于左半结肠，特别是乙状结肠与直肠，大多见于中老年人。

知识点28：传统锯齿状腺瘤的病理改变　　副高：熟练掌握　正高：熟练掌握

传统锯齿状腺瘤的病理改变见表2-7-66。

表2-7-66　传统锯齿状腺瘤的病理改变

项　目	病理改变
肉眼改变	与结直肠普通腺瘤相似，可多发或单发
镜下改变	低倍镜下似增生性息肉，高倍镜下腺管上皮有异型增生（上皮内瘤变）存在

知识点29：广基锯齿状腺瘤/息肉（SSA/P）的临床特点
　　　　　　　　　　　　副高：熟练掌握　正高：熟练掌握

广基锯齿状腺瘤/息肉又称为无蒂锯齿状息肉/腺瘤。女性多见，好发于右半结肠。

知识点30：广基锯齿状腺瘤/息肉（SSA/P）的病理改变
　　　　　　　　　　　　副高：熟练掌握　正高：熟练掌握

广基锯齿状腺瘤/息肉的病理改变见表2-7-67。

表2-7-67 广基锯齿状腺瘤/息肉的病理改变

项 目	病理改变
肉眼改变	SSA/P多数体积较大，直径>5mm，大多为扁平、无蒂、隆起性病变
镜下改变	镜下典型锯齿状形态腺体构成，腺窝扩张，隐窝下1/3也为锯齿状，可见水平、T形、L形与反向隐窝。增殖区移行到隐窝的中1/3。当细胞无或仅轻度复层排列时称为广基锯齿状息肉；当细胞核呈复层排列，核增大，呈泡状伴明显核仁，称为SSA/P伴异型增生

知识点31：增生性息肉与锯齿状腺瘤、腺瘤性息肉的鉴别

副高：熟练掌握　　正高：熟练掌握

增生性息肉与锯齿状腺瘤、腺瘤性息肉的鉴别见表2-7-68。

表2-7-68 增生性息肉与锯齿状腺瘤、腺瘤性息肉的鉴别

项 目	增生性息肉	锯齿状腺瘤	腺瘤性息肉
腺体结构	器官样结构	器官样结构	管状、绒毛状、混合性
细胞类型	隐窝底部细胞不成熟；隐窝顶部细胞成熟	倾向于一致	倾向于一致
腺腔	锯齿状（特别是隐窝顶部）	锯齿状	直的小管腔
杯状细胞分泌活性	成熟，胞质膨胀	不一致，分泌倾向减少，胞质不膨胀	不一致，分泌一般不明显
上皮下的胶原平台	增厚	较正常薄	较正常薄
核分裂象	见于隐窝底部	扩展至隐窝上部	见于整个隐窝
上皮胞核	位于胞质底部不明显，泡状	密集、长形、浓染、不典型明显	往往有不典型改变
多发性息肉	有	少	有

知识点32：家族性腺瘤性息肉病（FAP）的临床特点

副高：熟练掌握　　正高：熟练掌握

家族性腺瘤性息肉病大多见于青年人，家族性腺瘤性息肉病伴发骨瘤、皮脂腺囊肿、皮样囊肿与软组织肿瘤时称为Gardner综合征；家族性腺瘤性息肉病伴发中枢神经恶性肿瘤时，称为Turcot综合征。

知识点33：幼年性息肉和幼年性息肉病

副高：熟练掌握　　正高：熟练掌握

幼年性息肉和幼年性息肉病见表2-7-69。

表2-7-69 幼年性息肉和幼年性息肉病

项 目	诊断标准	遗传性	基因	恶变危险性
散发幼年性息肉	<3个息肉；无家族史	无	—	基本无
婴儿幼年性息肉病	症状类似成年Conkhite-Canada综合征	无	包含PTEN，BM-PR1A的10q缺失	致死性的，2岁以前无肿瘤发生
幼年结肠息肉病	≥3个息肉，无家族史；或有家族史，主要位于大肠，小肠少见	常染色体显性遗传	BMPR1A突变和SMAD4突变	30%~68%
普通型幼年性息肉	50~200个息肉，广泛分布于胃、小肠、大肠	常染色体显性遗传	SMAD4突变>BMPRIA突变	30%~68%

知识点34：结直肠癌　　　　　　　　副高：熟练掌握　正高：熟练掌握

结直肠癌是起源于大肠的恶性上皮性肿瘤，而且肿瘤细胞必须穿透黏膜肌层，浸润到黏膜下层。结直肠癌可见于中老年人，多数位于乙状结肠和直肠，以直肠最多；但是随着年龄的增长，发生在近端结肠的比例也增加。肿瘤发生部位也与分子水平有关：MSI-H与CpG岛MSS的肿瘤常发生在盲肠、升结肠与横结肠；单一CpG岛甲MSS的肿瘤主要发生在左、右结肠；而MSS无CpG岛甲基化的肿瘤主要发生在左半结肠。

知识点35：大肠癌临床病理分期方法比较　　副高：熟练掌握　正高：熟练掌握

大肠癌临床病理分期方法比较见表2-7-70。

表2-7-70 大肠癌临床病理分期方法比较

AJCC		T	N	M	Dukes	Astle-Coller	Turnbull	全国大肠癌协作组
	0	Tis	N_0	M_0			A	A
A_1	I	T_1	N_0	M_0				
		T_2	N_0	M_0				B_1
A_2（浅肌层）								
A_3（深肌层）								
B	II	T_3，T_4	N_0	M_0	B	B_2	B	
	III	T任何	N_1~N_3	M_0	C_1	C_1	C	
C								
			（肠周淋巴结）	（T_1，T_2）				
			C_2	C_2				
D	IV	T任何	N任何	—	—			D

知识点36：大肠神经内分泌肿瘤　　　　　　　　　副高：熟练掌握　　正高：熟练掌握

大肠神经内分泌肿瘤最常见于直肠，其次为盲肠及乙状结肠等。神经内分泌肿瘤（NET）与神经内分泌癌（NEC）都可见到。

知识点37：大肠淋巴瘤　　　　　　　　　　　　　副高：熟练掌握　　正高：熟练掌握

原发的大肠淋巴瘤较胃及小肠少见。大肠淋巴瘤类型与小肠发生者相似，只是没有免疫增生性肠病。

知识点38：胃肠道间叶源性肿瘤和瘤样病变　　　　副高：熟练掌握　　正高：熟练掌握

（1）胃肠道间质瘤（GIST）：GIST发生于直肠较少见，仅占消化道GIST的5%，结肠GIST则更为罕见。

（2）平滑肌肿瘤：①平滑肌瘤，比较少见，好发于中老年人。临床无症状；②弥漫性盆腔平滑肌瘤病（DPL），一种发生于腹膜表面多灶性平滑肌或平滑肌样结节所组成的病变。该病少见，大多发生于女性，易误诊为恶性肿瘤的种植；③平滑肌肉瘤，比较少见。肉眼观，平滑肌肉瘤常呈多发融合性或分叶状局限性肿块，肿瘤大小常为10～23cm。镜检可见瘤细胞核异型明显，核分裂象多见（>50个/50HP）。

（3）脂肪组织肿瘤及瘤样病变：①脂肪瘤，胃肠道中结直肠最为常见，尤其是右半结肠，好发于50～60岁。临床上多数为偶然发现；②回盲瓣脂肪瘤病，系回盲瓣固有肌突起部两侧黏膜下层脂肪组织增生，致回盲瓣形成一个大的隆起，外观类似于宫颈，或像一只噘着的大口唇，呈黄色。

（4）脉管肿瘤及瘤样病变：①血管瘤，较少发生于结直肠，可见各种类型血管瘤，如海绵状血管瘤、毛细血管瘤及混合型；②Kaposi肉瘤经典型、免疫缺陷相关型与AIDS相关型Kaposi肉瘤常出现胃肠道受累，并且同时伴有皮肤损害；③血管瘤病，可发生于任何一段胃肠道，好发于胃与十二指肠。

（5）神经组织肿瘤及瘤样病变：①神经鞘瘤：比较少见，最常见部位为回盲部，其次为乙状结肠；②神经纤维瘤与神经纤维瘤病：神经纤维瘤可表现为散发孤立的病变或周围型神经纤维瘤病，神经纤纤瘤病引起弥漫性胃肠道受累；③胃肠道节神经瘤：胃肠道节神经瘤分为三类，即孤立性息肉状节神经瘤（最常见）、节神经瘤息肉病与弥漫性节神经瘤病。

知识点39：发生于大肠的其他罕见癌　　　　　　　副高：熟练掌握　　正高：熟练掌握

发生于大肠的癌还有癌肉瘤（具有异源成分的肉瘤样癌）、多形性（巨细胞）癌及透明细胞癌等。在转移性癌中，胃癌、乳腺癌与肺癌常可转移至大肠，肛管黑色素瘤常累及直肠，在诊断时应予以注意。

三、其他疾病

先天性巨结肠等是先天性疾病，大多在1岁内发生，男婴多见，常伴有便秘、腹胀、呕吐与排便延迟。典型病例表现为肛门正常，肛管与直肠一般变细，没有粪便，而结肠的一部分发生显著扩大与肥大，重者累及整个结肠。钡剂灌肠可见对比剂流入未扩张的远端肠管，然后通过圆锥形区域最终到达扩张的近端肠管。

先天性巨结肠及相关神经元异常疾病的病理改变见表2-7-71。

表2-7-71 先天性巨结肠及相关神经元异常疾病的病理改变

项 目	病理改变
肉眼改变	病变肠段近侧肠腔扩大，肌壁肥大。病变肠段似正常
镜下改变	先天性巨结肠，病变肠段黏膜下丛与肌间丛神经节缺如。神经节细胞减少症，神经节细胞并非缺如，而是减少，节细胞形态正常，可见于圆锥形移行区。神经节细胞增多症（肠神经结构不良），肠神经丛神经增生伴有神经节细胞数目增加，并且有巨神经丛、黏膜下孤立神经节细胞与乙酰胆碱酯酶反应增强

肠重复症是较少见的先天性肠道畸形，最常见于小肠，结肠罕见。重复肠管主要位于系膜侧，呈囊状或管状，与肠腔可相通或不相通，囊内充满黏液样物质。重复的肠管有发育完整的肠壁结构，通常与正常肠管具有共同的肌壁及系膜；也有完全分开，各自具备完整的肠壁和独立的肠系膜。在组织结构上，重复肠黏膜一般与周围正常肠黏膜相同，但也有不同类型的黏膜出现，如胃黏膜及鳞状上皮等，有时可见异位胰腺。

结肠憩室可以分为先天性与后天性两种。先天性较少见，大多发生于盲肠，为孤立性，一般位于靠近回盲瓣的盲肠壁，憩室壁具有外肌层结构。后天性则更为常见，且常为多发性，多发者又称为憩室病，好发于左半结肠，特别是乙状结肠，大多发生于40岁以上的人群，其发生率随年龄的增长而增加。

知识点44：结肠憩室的病理改变 　　副高：熟练掌握　正高：熟练掌握

先天性憩室为孤立性，一般位于靠近回盲瓣的盲肠壁，憩室壁具有外肌层结构。后天性憩室多数位于系膜侧、侧壁，与烧瓶样形状相似，一般小于1cm，腔内充满粪便或黏液。憩室区域肌壁常有异常，壁较薄，早期可具有固有肌层，后期则丧失，只有黏膜或少数黏膜肌束，一般缺乏完整的肌层。结肠带通常很发达，明显肥大，环状肌也有增厚。憩室邻近肠壁无明显异常。

知识点45：结肠憩室的预后 　　副高：熟练掌握　正高：熟练掌握

主要有穿孔、出血及憩室炎。憩室炎症反复发作，可引起憩室底部及周围纤维化，肠腔狭窄及肠梗阻，X线检查与癌的征象相似。

知识点46：结肠黑变病的病因和发病机制 　　副高：熟练掌握　正高：熟练掌握

结肠黑变病是指结直肠固有膜内巨噬细胞含有黑色素样脂褐素物质的黏膜色素沉着性病变。其发病原因主要和服用泻药，特别是蒽醌类泻药有关。发病机制可与肠上皮凋亡的增加有关。病变累及全结肠，由远及近渐渐加深，常以盲肠升结肠明显；也可局限于某一处。长期结肠、直肠黑变病的患者大肠癌发病率增加。

知识点47：结肠黑变病的病理改变 　　副高：熟练掌握　正高：熟练掌握

结肠黑变病的病理改变见表2-7-72。

表2-7-72　结肠黑变病的病理改变

项　目	病理改变
肉眼改变	轻度者，肠外观正常；严重者，黏膜表现为弥漫棕褐色，更严重者呈黑色
镜下改变	显微镜下观察，可见固有膜内巨噬细胞含有棕黄色色素颗粒，并可见浆细胞、淋巴细胞、嗜酸性粒细胞与少量中性粒细胞浸润。严重者，这些含色素的巨噬细胞遍布于黏膜层内及黏膜肌下方，甚至在肠系膜淋巴中也可看到含有色素颗粒的巨噬细胞及色素颗粒。少数病例伴轻度腺体萎缩、腺瘤、结直肠腺癌等。因淋巴滤泡、息肉、腺瘤及癌组织无色素沉着，局部呈灰白色，所以黏膜可表现为黑白相间的"星空"现象。这些色素颗粒行黑色素染色（Fontana银染色）阳性，铁反应阴性。电镜下观察，黏膜固有层内可见巨噬细胞数量及体积均明显增加，胞质内含大量脂褐素，为次级溶酶一类

第六节　肛门和肛管疾病

一、瘘管和窦道

| 知识点1：瘘管和窦道的临床特点 | 副高：熟练掌握　正高：熟练掌握 |

　　肛管直肠周围脓肿形成后可向肛窦开口或肛旁皮肤破溃（肛旁皮下脓肿），这样形成有一盲端的排脓通道，称为窦道。若一端开口于直肠，另一端开口于皮肤，这样形成的通道称肛瘘，粪便可以从皮肤开口处流出。

| 知识点2：瘘管和窦道的病理改变 | 副高：熟练掌握　正高：熟练掌握 |

　　窦道或肛瘘壁由肉芽组织组成，并以急慢性炎症反应围绕，常见有异物巨细胞。这时不应与Crohn病见到的肉芽肿样反应相混淆。结核病引起的肛瘘常不易愈合，应予以注意。肛瘘也可伴发癌，尤其是黏液腺癌。

二、痔

| 知识点3：痔的形成及解剖部位上的划分 | 副高：熟练掌握　正高：熟练掌握 |

　　齿状线上、下的静脉丛曲张形成痔。以解剖部位划分，齿线以上者称为内痔，齿状线以下者称为外痔，两者兼有者称为混合痔。

| 知识点4：痔的病理改变 | 副高：熟练掌握　正高：熟练掌握 |

痔的病理改变见表2-7-73。

表2-7-73　痔的病理改变

项　目	病理改变
肉眼改变	圆形柔软结节，色深红至紫，位于齿状线上（内痔）、下（外痔），可合并出血、感染、血栓形成与溃疡
镜下改变	表面被覆鳞状上皮（外痔）或柱状上皮（内痔），其下由扩张、薄壁充血的静脉组成

三、肿瘤

| 知识点5：肛门和肛管疾病——良性肿瘤 | 副高：熟练掌握　正高：熟练掌握 |

肛门和肛管疾病——良性肿瘤见表2-7-74。

表2-7-74 肛门和肛管疾病——良性肿瘤

序号	项 目	具体内容
1	鳞状上皮乳头状瘤	鳞状上皮乳头状瘤大多见于肛缘,单发或多发而肛管罕见。病理形态与其他部位皮肤发生的瘤类似
2	皮肤附件肿瘤	皮肤附件肿瘤在肛周皮肤也可发生。以大汗腺发生的肿瘤为常见。如果该区较常发生的大汗腺腺瘤以中年妇女为多,大体上表现为无痛性肿块,呈息肉样,表面覆以表皮。镜下呈腺样结构,间质常较少,含有肌上皮细胞。有时形成囊腔,内覆上皮呈乳头状增生
3	其他	其他如颗粒细胞瘤、平滑肌瘤、神经鞘瘤、梭形细胞脂肪瘤、侵袭性血管黏液瘤等。50%以上的颗粒细胞瘤被覆上皮呈现假上皮瘤样肛周表皮增生,应注意不要误诊为鳞状细胞癌,而忽略存在的颗粒细胞瘤

知识点6：肛门和肛管疾病——瘤样病变 副高：熟练掌握 正高：熟练掌握

肛门和肛管疾病——瘤样病变见表2-7-75。

表2-7-75 肛门和肛管疾病——瘤样病变

序号	项 目	具体内容
1	油脂性肉芽肿	油脂性肉芽肿是应用油性物质注射治疗痔后机体对该物质所发生的异物反应。主要位于直肠下部及肛管的黏膜下,表现为结节状。组织学上呈脂质肉芽肿,可见无数含脂质的小囊,周围有多核巨细胞,后期有明显纤维化
2	炎症性穴肛源性息肉	炎症性穴肛源性息肉为一种发生在肛管移行带的炎性息肉,其病理改变及发生和移行带黏膜脱垂有关。息肉典型者无蒂,表面光滑或绒毛状。镜下可见有再生的腺体构成,黏液分泌减少,偶尔腺腔缘表现为轻度锯齿状,固有膜平滑肌组织增生是炎症性穴肛源性息肉的特征。上皮形态正常,有时因上皮再生可见异型增生现象
3	纤维性息肉	纤维性息肉也称肛门皮赘,常见于肛缘皮肤,为一结节状病变,由于外痔血栓机化而形成,后期有较显著纤维组织增生

知识点7：癌前病变和原位癌——白斑 副高：熟练掌握 正高：熟练掌握

脱垂内痔的下部,由于移行带上皮的鳞状上皮化生与过度角化,形成白斑。这种白斑并不是癌前病变,但是发生于下部肛管与肛缘皮肤的白斑可进展成角化性鳞状细胞癌,具有癌前性质。其组织学特征是棘层肥厚,过度角化。上皮脚向下延伸,且有慢性炎症细胞浸润。

知识点8：肛管上皮内瘤变（AIN）的分类 副高：熟练掌握 正高：熟练掌握

肛管上皮内瘤变分类见表2-7-76。

表2-7-76　肛管上皮内瘤变分类

序号	项　目	具体内容
1	鲍恩（Bowen）样丘疹病	鲍恩样丘疹病可见于肛管与肛周。其发生可能与HPV感染有关。肉眼观为多发性，小的斑点（块）。在临床上，呈良性经过，可自愈，也可复发，但癌变少见。形态和分级与宫颈和外阴上皮内瘤变相同，但肛管上皮内瘤变角质细胞较为成熟有序，核形态相对一致，异型程度轻
2	肛管Bowen病	肛管Bowen病罕见，病变可累及上皮全层。而且一旦肛管有病变，那么肛缘与肛周皮肤也有同样的病变。原位癌改变可见于肛管与肛缘浸润性癌的邻近黏膜，也可累及肛管。Bowen病由于有其上述特殊的临床病理特征，且可见Bowen多核巨细胞，故是一种特殊类型的原位癌

知识点9：肛门区Paget病的病理改变　　　　　副高：熟练掌握　　正高：熟练掌握

肛门区Paget病的病理改变见表2-7-77。

表2-7-77　肛门区Paget病的病理改变

项　目	病理改变
肉眼改变	局部可见肛门部红斑、白斑、湿疹或溃疡病变等
镜下改变	表皮内分散或成群的Paget细胞。典型的Paget细胞核染色深，一般位于中心或偏向一侧，呈印戒型，核仁明显。表皮角化不全或角化过度、肥大，一般有棘层松解现象。肛周Paget病大多伴有深部癌，伴发癌可以是皮肤附件癌，也可以是肛管或直肠腺癌。电镜下肛周Paget细胞内可见微管、微丝形成和微绒毛及发育较差的桥粒

知识点10：肛门区Paget病的预后　　　　　　副高：熟练掌握　　正高：熟练掌握

因肛周Paget病大部分伴发深部癌，故预后不良。

知识点11：肛管鳞状细胞癌的临床特点　　　　副高：熟练掌握　　正高：熟练掌握

肛管鳞状细胞癌少见。好发于60～70岁患者，年轻男性同性恋者也为高危人群。

知识点12：肛管鳞状细胞癌的病因　　　　　　副高：熟练掌握　　正高：熟练掌握

肛管鳞状细胞癌的病因见表2-7-78。

表2-7-78 肛管鳞状细胞癌的病因

项目	具体内容
HPV感染	大部分肛管鳞状细胞癌的发生与HPV感染有关，特别是高危型HPV16、18。HPV感染后引起细胞的恶性转化的机制比较复杂。目前认为参与细胞转化作用的主要是高险型HPV的E_6、E_7片段
其他因素	如吸烟与女性肛门肿瘤关联密切；免疫抑制与肛门鳞状细胞癌的危险性增加有关。肛交、性传播性疾病等也与肛门鳞状细胞癌有关

知识点13：肛管鳞状细胞癌的组织学类型　　　副高：熟练掌握　　正高：熟练掌握

肛管鳞状细胞癌的组织学类型见表2-7-79。

表2-7-79 肛管鳞状细胞癌的组织学类型

序号	项目	具体内容
1	肛管鳞状细胞癌	部分表现为单一且分化明确的形态，但大多情况下为不同组织学特点的混合，包括角化性大细胞性、基底细胞样、非角化大细胞性、伴黏液微囊和假腺样囊性的鳞状细胞癌。前两者细胞大且胞质淡染，可见或未见角化。基底细胞样型由大小不一的癌巢组成，癌细胞小，癌巢边缘细胞呈栅栏状排列，中央可见嗜酸性坏死。伴有黏液微囊的鳞状细胞癌其癌巢中可见小的囊性间隙，内含黏液样物。假腺型囊性鳞状细胞癌主要表现为癌巢边界清楚，间质中可见长条形或圆形玻璃样物质
2	肛缘鳞状细胞癌	起源于下部肛管鳞状上皮与肛周含皮肤附件的皮肤交界处，常为大细胞亚型
3	疣状癌	疣状癌是一种高分化的鳞状细胞癌。在肛门区呈大的疣状肿物，组织学图像似尖锐湿疣，但呈内生性与外生性共存的特点。细胞异型性不明显，底部钉突呈杵状向间质推进式浸润是其主要特征。这种癌也可以发生于阴茎和外阴、足底、口腔与上呼吸道。部分疣状癌存在HPV感染

知识点14：肛管鳞状细胞癌的预后　　　副高：熟练掌握　　正高：熟练掌握

肛管鳞状细胞癌的预后主要取决于肿瘤的分期与转移状况。如肿瘤组织类型、分化程度与DNA倍体等因素也可对预后有影响。总体来讲，疣状癌预后良好，肛缘癌预后好于肛管癌。

知识点15：肛门和肛管疾病——腺癌　　　副高：熟练掌握　　正高：熟练掌握

肛管腺癌来源于直肠下端、移行带黏液分泌细胞、肛导管（腺）和肛门直肠瘘内的腺体。按照其发生部位分为黏膜腺癌、黏膜外腺癌，黏膜外腺癌包括来源于肛门腺的腺癌及肛门直肠瘘内的腺癌。肿瘤的扩散和分期和肛门部鳞状细胞癌一致。预后通常较鳞状细胞癌差。

知识点16：肛门和肛管疾病——腺癌的组织学类型

副高：熟练掌握　正高：熟练掌握

肛门和肛管疾病——腺癌的组织学类型见表2-7-80。

表2-7-80 肛门和肛管疾病——腺癌的组织学类型

序号	项目	具体内容
1	黏膜腺癌	黏膜腺癌最为常见，主要位于肛管上端。大多数为直肠癌向下扩散，组织学特征同大肠腺癌，肛管移行区腺癌可由溃疡性结肠炎等在直肠结肠切除术后残留腺体发展而来
2	肛导管腺癌	此型腺癌来自于肛导管，非常少见。通常位于齿状线肛隐窝肛导管开口处。表现为小的息肉样肿块，表面可形成粗糙溃疡。该腺癌由小腺泡与小管组成，腺泡内衬上皮为立方上皮，同时有黏液分泌。有时可发现肛门腺与肿瘤间存在连续性
3	肛门直肠瘘内腺癌	发生于瘘管内的黏液腺癌。通常临床表现为位置较深的臀部痛性肿块。有时可见胶性排泄物。低度恶性，局部切除不彻底可复发。晚期可有腹股沟淋巴结转移。黏液染色符合肛腺黏液，PB/KOH/PAS染色阴性。故大部分学者认为此型癌起源于肛导管（肛腺）

知识点17：肛缘的基底细胞癌

副高：熟练掌握　正高：熟练掌握

肛缘的基底细胞癌与皮肤其他部位的形态类似，并且大部分具有实性或腺样结构。肛缘的基底细胞癌经局部切除可以完全治愈，极少发生转移。

知识点18：肛门直肠区恶性黑色素瘤

副高：熟练掌握　正高：熟练掌握

肛门直肠区恶性黑色素瘤是消化道恶性黑色素瘤发生的常见部位，常发生于齿状线及其邻近的移行区，起源于齿状线上下的黑色素母细胞。常呈息肉样，也可无蒂，其形态与其他部位的恶性黑色素瘤类似。肛门直肠区预后很差，50%以上患者诊断时已有转移，最常见的为腹股沟淋巴结，其次为肝与肺。大多数认为直肠恶性黑色素瘤是肛管恶性黑色素瘤扩展来的。

第七节 肝 疾 病

一、病毒性肝炎

知识点1：肝炎病毒的类型

副高：熟练掌握　正高：熟练掌握

肝炎病毒的类型见表2-7-81。

表2-7-81　肝炎病毒的类型

类　型	具体内容
甲型肝炎病毒（HAV）	引起甲型肝炎，可散发或流行。甲型肝炎病毒并不是直接损伤细胞，而是可能通过细胞免疫及体液免疫机制导致肝细胞损伤。甲型肝炎为急性起病，大多数可痊愈，发生暴发性肝炎极少见
乙型肝炎病毒（HBV）	HBV有一核壳体–核心蛋白（HBcAg），在核心区有多肽转录物（HBeAg），HBcAg一直存在于感染的肝细胞内，而HBcAg则分泌到血液中。HBV还有一个糖蛋白外壳（HBcAg）与DNA多聚酶及X区蛋白（HBx）。HBx在肝细胞癌发生中有着重要作用，感染的肝细胞表面可以大量分泌此蛋白，致使机体免疫系统CD8⁺T细胞识别并且杀伤感染细胞，导致肝细胞坏死或凋亡。在机体缺乏有效的免疫反应的情况下，则表现为无症状携带者状态。HBV可以引起急性乙型肝炎，大多数病毒可清除，达到治愈；也可以呈非进展性和进展性慢性肝炎，最终导致肝硬化；也有直接形成暴发性肝炎
丙型肝炎病毒（HCV）	HCV为单链RNA病毒，一共有六个主要的基因型，常见有1a、1b、2a和2b，1b基因型与肝细胞癌发生密切相关，饮酒可以促进病毒的复制、激活与肝纤维化发生。丙型肝炎病毒感染演变成慢性肝炎者约占3/4，其中进展为肝硬化占20%
丁型肝炎病毒（HDV）	这是一种复制缺陷型RNA病毒，其必须与HBV复合感染才能复制。可通过两种途径感染。①与HBV感染同时存在，这种约90%可恢复，仅有少数演变成HBV/HDV复合性慢性肝炎与暴发性肝炎；②HBV携带者中再次感染HDV，这种约80%可转变成HBV/HDV复合性慢性肝炎，而且发生暴发性肝炎的比例也较高
戊型肝炎病毒（HEV）	这是单链RNA病毒，引起的戊型病毒性肝炎见于亚洲和非洲等发展中国家。一般不导致携带者状态和慢性肝炎。大多数病例预后良好，孕妇发生其病死率可达20%
庚型肝炎病毒（HGV）	主要发生在透析的患者，部分患者可以变成慢性。此型病毒是否为肝炎病毒尚有争议，目前认为HGV能在单核细胞中复制，故是否是肝病毒尚不确定

知识点2：急性肝炎的诱因及临床表现　　　　副高：熟练掌握　正高：熟练掌握

甲型、乙型、丙型、丁型及戊型肝炎病毒均能够导致急性肝炎。各型肝炎一般具有不同的潜伏期，并且经过黄疸前期、黄疸期与恢复期等阶段。临床多表现为全身无力、恶心、低热、食欲减退、头痛与肌肉关节痛。

知识点3：急性肝炎的主要病变及其形态特征　　　　副高：熟练掌握　正高：熟练掌握

急性肝炎的主要病变为小叶内肝细胞变性与坏死以及炎症反应。其形态特征主要表现为细胞肿胀、气球样变、嗜酸性变、脂肪变（见于丙型肝炎），导致肝细胞排列紊乱；肝细胞凋亡，且可见嗜酸性凋亡小体；这些病变一般在起病的早期均较明显，随着病期的发展，其检出率也逐渐下降。

知识点4：慢性肝炎的临床特点　　　　副高：熟练掌握　正高：熟练掌握

慢性肝炎是指由不同病因引起，有肝炎临床症状、血生化改变或病毒抗原阳性持续6个月以上，肝有炎症与坏死的组织学改变。慢性肝炎临床表现差异很大。病程呈波动性或持续进行性，如不进行适当的治疗，部分患者可进展为肝硬化。

| 知识点5：慢性肝炎的病理改变 | 副高：熟练掌握 正高：熟练掌握 |

慢性肝炎的病理改变见表2-7-82。

表2-7-82 慢性肝炎的病理改变

项 目	病理改变
肉眼改变	早期肝肿大，表面平滑；晚期肝表面不平滑，表现为颗粒状，质地较硬（早期肝硬化）
镜下改变	轻度慢性肝炎：有点、灶状坏死，有时可见轻度碎片状坏死与门管区周围纤维增生，肝小叶结构完整。中度慢性肝炎：灶状、带状坏死除外，有中度碎片状坏死和桥接坏死，肝小叶内有纤维间隔形成，但小叶结构大多保存。重度慢性肝炎：有重度的碎片状坏死及大范围桥接坏死，纤维间隔分割肝小叶结构

| 知识点6：慢性肝炎对炎症活动程度分级 | 副高：熟练掌握 正高：熟练掌握 |

慢性肝炎对炎症活动程度分级见表2-7-83。

表2-7-83 慢性肝炎对炎症活动程度分级

序号	分 级	具体内容
1	轻度慢性肝炎（包括原慢性迁延性肝炎、慢性小叶性肝炎及轻型慢性活动性肝炎）	$G_1 \sim G_2$，$S0 \sim S2$。病理形态表现：①肝细胞变性，点、灶状坏死，嗜酸小体；②汇管区有（无）炎性细胞浸润、扩大，可见轻度碎屑坏死；③小叶结构完整
2	中度慢性肝炎（相当于原中型慢性活动性肝炎）	G_3，$S1 \sim S3$。病理形态表现：①汇管区炎症明显，伴中度碎屑坏死；②小叶内炎症重，伴桥接坏死；③纤维间隔形成，小叶结构大部分保存
3	重度慢性肝炎（相当于原重型慢性活动性肝炎）	G_4，$S2 \sim S4$。①汇管区炎症重或伴重度碎屑坏死；②桥接坏死范围广泛，累及多数小叶；③多数纤维间隔，致小叶结构紊乱，或形成早期肝硬化
4	慢性小叶性肝炎	汇管区炎症 $G_0 \sim G_1$，小叶内炎症活动度可 $G_1 \sim G_3$。汇管区与小叶内炎症活动度分级不一致时，以高者为准

| 知识点7：急性重型肝炎的病理改变 | 副高：熟练掌握 正高：熟练掌握 |

（1）肝重量减轻，可达 $600 \sim 1000g$，体积缩小，以左叶为甚，质地柔软，边缘锐薄，包膜皱缩，表面及切面呈红色或黄绿色而称为"红色"或"黄色"肝萎缩。

（2）镜下见病变自小叶中央开始，肝细胞弥漫性大块坏死及消失，坏死面积≥肝实质的2/3，或亚大块性坏死，或大灶性的肝坏死伴有肝细胞的重度水肿。仅小叶的边缘残留少量变性的肝细胞。网状支架尚存留，肝窦扩张、充血、出血，坏死区及汇管区有大量的吞噬细胞、单核细胞、淋巴细胞、浆细胞与中性粒细胞浸润，库普弗细胞增生肥大并且吞噬细胞碎屑及色素。肝细胞有胆汁瘀积，但没有明显胆栓、肝细胞再生及胆管增生。

知识点8：亚急性重型肝炎的病理改变　　　　副高：熟练掌握　　正高：熟练掌握

（1）肝体积缩小、重量减轻且包膜皱缩。病程较长的病例，肝脏表面可以出现大小不等的结节，于表面及切面上可见黄、绿色的隆起结节及红褐色的坏死部分。

（2）早期病变镜下形态改变比较单一，仅可见较新鲜的肝细胞亚大块坏死或桥接坏死，坏死肝细胞的肉眼内可见红细胞，残存的肝细胞呈不同程度的变性，有的伴有胆汁淤积，网状支架增粗，无塌陷，坏死区有炎症反应与吞噬细胞的浸润，其周围可见胆小管的再生及库普弗细胞增生、及数量不多的淋巴细胞及中性粒细胞浸润。中晚期网状支架塌陷，可表现为肝细胞新旧不等的亚大块坏死（坏死面积≤50%），残存的肝细胞大小不一且排列紊乱，周围无纤维包膜形成，炎症细胞增多；小叶周边出现团块状肝细胞再生，其周围塌陷的网状支架变窄，部分形成胶原纤维包绕肝细胞再生结节；小胆管增生，并且常与增生的肝细胞移行，重度胆汁淤积，特别是小叶周边增生的小胆管及小叶间胆管较为显著。肝小叶及汇管区内出现不同程度地单核细胞及淋巴细胞浸润，此型肝炎病程迁延者，将逐渐进展形成坏死后性肝硬化。

知识点9：慢性重型肝炎的病理改变　　　　副高：熟练掌握　　正高：熟练掌握

在慢性肝炎病变的基础上，出现新鲜的大块或亚大块肝实质坏死，因肝细胞坏死的范围大，肝实质细胞的炎症反应重，类似亚急性重症肝炎的病理改变，但胆小管增生、胆栓形成与肝细胞胆汁淤积均较亚急性重型肝炎轻。另外，其常有慢性肝病背景，其中以肝炎后肝硬化的改变最多见，常见假小叶形成，假小叶大小不等、形态各异，围绕以宽窄不一的纤维间隔。除了大块坏死外，还可见桥接坏死与碎屑样坏死的同时存在。

二、其他肝炎

知识点10：自身免疫性肝炎的临床特点　　　　副高：熟练掌握　　正高：熟练掌握

（1）血清学无病毒感染的证据。
（2）血清γ-球蛋白或IgG增高。
（3）血中通常自身抗体阳性。
（4）免疫抑制治疗有效。
（5）以女性多见。

知识点11：自身免疫性肝炎的病因和发病机制　　　　副高：熟练掌握　　正高：熟练掌握

由于抑制性T淋巴细胞的缺陷而引起免疫调节的紊乱和自身抗体的产生。并针对肝细表面的抗原导致肝细胞的损伤。在诊断中自身抗体有用，抗核抗体效价超过1∶40的病例达80%，70%以上抗平滑肌抗体＞1∶40。一些病例也有抗肝、肾、微粒体抗体效价较高。

知识点12：自身免疫性肝炎的病理改变　　　　副高：熟练掌握　　正高：熟练掌握

自身免疫性肝炎的形态改变与慢性病毒性肝炎相似。病变区常常可见明显的浆细胞浸润。

知识点13：巨细胞病毒（CMV）性肝炎的临床特点　　副高：熟练掌握　　正高：熟练掌握

CMV感染在人群中广泛存在，大多数人长期携带病毒，呈潜伏感染，少有临床症状。免疫功能下降的患者的隐性感染被激活，会引起亚急性或慢性CMV肝炎，表现为食欲缺乏、发热、乏力、皮疹、全身不适与贫血等。临床检查显示肝大，血清胆红素、乳酸脱氢酶（LDH）、天冬氨酸转氨酶（AST）、丙氨酸转氨酶（ALT），碱性磷酸酶（AKP）均增高。血清抗巨细胞病毒IgM阳性，外周血淋巴细胞增多，并且有较多异常淋巴细胞。

知识点14：巨细胞病毒（CMV）性肝炎的病理改变　　副高：熟练掌握　　正高：熟练掌握

CMV感染时受累的主要器官是胸腺、肝、脾与淋巴结。即使有肝大，其表现仍然为全身性。免疫力低下者肝中病毒（及包涵体）较多，坏死及变性较明显而炎症反应较轻。感染的肝细胞增大，体积比正常大3～4倍，一般有变性。核中央可见巨大的嗜酸性包涵体，直径为10～15μm，包涵体圆形或椭圆形，周围有一空晕，酷似猫头鹰眼，称为枭眼细胞。有包涵体的肝细胞周围常伴有白细胞浸润。受感染的细胞有明显变性、甚至坏死。间质可以有轻微炎症反应，仅可见少数淋巴细胞与单核细胞浸润。免疫组织化学与原位杂交检测可见包涵体呈浓密均匀阳性着色。无免疫抑制性疾病或免疫抑制治疗史者其病变则相反，肝病理变化很像轻型肝炎，表现为汇管区有明显的炎症细胞浸润，以单核细胞与淋巴细胞为主，偶见中性粒细胞，炎症细胞也可以侵入肝小叶与肝窦。炎症反应强而坏死变性轻。

知识点15：EB病毒感染性肝炎的临床特点　　　　副高：熟练掌握　　正高：熟练掌握

EBV感染表现为肝炎型传染性单核细胞增多症，患者有发热、咽峡炎、浅表淋巴结大、肝脾大与肝功能异常。外周血中单核细胞增多，并且出现异常淋巴细胞。血清嗜异性凝集试验阳性，抗EBV抗体阳性。

知识点16：EB病毒感染性肝炎的病理改变　　　　副高：熟练掌握　　正高：熟练掌握

突出特点就是炎症细胞浸润，肝细胞变性坏死相对较轻。炎症浸润尤以肝窦及汇管区血管周围为重。炎症细胞以单核细胞为主，尚有成熟的淋巴细胞、异常的淋巴细胞（大淋巴样细胞与多形性淋巴细胞等）。淋巴细胞浸润可为弥漫性，也可呈灶性集中现象。窦内成堆淋巴细胞浸润具有一定特征性，偶可见少量中性粒细胞与嗜酸性粒细胞浸润。有时肝组织形成细小肉芽肿样病灶。肝细胞多无明显损害，偶有局灶性坏死与气球样变，也有肝细胞再生，不见致命性肝坏死。

| 知识点17：酒精性肝炎的临床特点 | 副高：熟练掌握 正高：熟练掌握 |

酒精性肝炎是指长期过量饮酒所致的一种肝脏疾病，好发于长期饮酒者。临床上常表现为肝大、厌食、恶心、呕吐、腹痛等症状与体征。可并发肝衰竭和上消化道出血等。

| 知识点18：酒精性肝炎的病理改变 | 副高：熟练掌握 正高：熟练掌握 |

酒精性肝炎的病理改变见表2-7-84。

表2-7-84 酒精性肝炎的病理改变

项 目	病理改变
肉眼改变	肝脏红色，常伴有绿色的胆汁淤积区
镜下改变	①散在的肝细胞水样变性或脂肪变；②在变性的肝细胞中可见酒精透明小体（Mallory body）；③肝细胞点状坏死伴中性粒细胞浸润；④窦周及中央静脉周围纤维组织增生

| 知识点19：新生儿肝炎的临床特点 | 副高：熟练掌握 正高：熟练掌握 |

新生儿肝炎好发于出生后第1～2周。主要临床表现为腹部膨胀、进行性黄疸、肝肿大并伴有出血倾向。

| 知识点20：新生儿肝炎的病理改变 | 副高：熟练掌握 正高：熟练掌握 |

新生儿肝炎的病理改变见表2-7-85。

表2-7-85 新生儿肝炎的病理改变

项 目	病理改变
肉眼改变	肝肿大，呈红褐色，表面光滑或带细颗粒状
镜下改变	肝内有很多大小不一的多核巨肝细胞形成。门管区有单核细胞、淋巴细胞等炎性细胞浸润

三、寄生虫病

| 知识点21：肝阿米巴病的临床特点 | 副高：熟练掌握 正高：熟练掌握 |

肝阿米巴病在临床上可出现腹痛、腹泻与里急后重等痢疾症状，常称为阿米巴痢疾。肝

病变主要为阿米巴肝脓肿，阿米巴肝脓肿主要是肠阿米巴滋养体通过侵入肠壁小静脉，由肠系膜静脉经肝门静脉至肝而发病，好发于30~40岁。肝脓肿的形成较缓慢，在阿米巴痢疾发病之后1~3个月。阿米巴肝脓肿右叶多于左叶，约占86.8%，左叶占8.6%，左、右两叶同时受累占4.6%。阿米巴肝脓肿一般表现为长期发热伴右上腹痛及肝大、压痛及全身消瘦等。一般预后良好，死亡率低于1%，但未治疗的晚期患者可以引起死亡。肝左叶阿米巴脓肿患者常常可向心包腔穿破，引起急性心包填塞而死亡。

知识点22：肝阿米巴病的病理改变　　　　副高：熟练掌握　　正高：熟练掌握

肝阿米巴病的病理改变见表2-7-86。

表2-7-86　肝阿米巴病的病理改变

项　目	病理改变
肉眼改变	多为单个，也可为多个；或初为多个小脓肿，后互相融合形成大脓肿。单个脓肿大小不一，大者可以占据整个肝右叶。脓肿内容物为阿米巴溶解组织所致的、液体性坏死物质及陈旧性血液混合而成的、咖啡色、较浓稠的果酱样物质，故穿刺时不易抽出。脓肿壁上附着尚未彻底液化坏死的门管区纤维结缔组织、血管及胆管等，呈破棉絮状外观。而脓肿周围组织炎症反应不明显
镜下改变	镜下可见脓液为液化性淡红色物质，脓肿壁有不等量的尚未彻底液化坏死的组织，有少许炎症细胞浸润，主要为淋巴细胞及单核细胞，坏死组织与正常组织交界处可查见阿米巴滋养体。滋养体在组织切片中大多呈圆形，略大于巨噬细胞；核小而圆，位于细胞中央；胞质中常含空泡及被吞噬的红细胞，用铁苏木素染色，其结构更为清晰。在脓腔和坏死组织内，由于缺氧，一般无阿米巴原虫存在。慢性阿米巴肝脓肿周围可有肉芽组织及纤维组织增生

知识点23：肝阿米巴病的并发症　　　　副高：熟练掌握　　正高：熟练掌握

阿米巴肝脓肿若继续发展扩大可向周围组织穿破，右叶脓肿向上穿破时，可以形成膈下脓肿。或先出现肝与膈肌的粘连，故肝脓肿常可破入胸腔、右下肺导致脓胸与肺脓肿。左叶脓肿有时可向上破入左胸腔、纵隔和心包。肝脓肿偶尔还可向下穿破，导致胃、肠、胆囊、右肾与腹膜腔的阿米巴性炎症；有时也可穿破皮肤，引发溃疡、瘘管。慢性阿米巴肝脓肿一般继发细菌感染而引起混合性脓肿，病情也相应恶化。或局部肿大隆起而质地坚硬，容易误诊为肝癌。

知识点24：肝血吸虫病的临床特点　　　　副高：熟练掌握　　正高：熟练掌握

急性期肝肿大，慢性期一般不出现症状，晚期可以出现腹水、巨脾、食管静脉曲张及胃肠淤血等。患者常常因肝功能损害和上消化道大出血而死亡。

知识点25：肝血吸虫病的病理改变　　　　　副高：熟练掌握　正高：熟练掌握

肝血吸虫病的病理改变见表2-7-87。

表2-7-87　肝血吸虫病的病理改变

项　目	病理改变
肉眼改变	①急性期肝大，表面及切面可见多数粟粒大至黄豆大的灰白色结节；②慢性或晚期，肝变小、变硬、切面大量结缔组织沿门静脉分支增生，分割肝组织，形成干线型肝硬化
镜下改变	①急性期可见急性虫卵结节形成，结节中央有数目不等的成熟虫卵，外周有放射状嗜酸性物质，再外层为坏死组织与嗜酸性粒细胞浸润；②慢性期可见慢性虫卵结节形成，结节中央有数个破裂与钙化的虫卵，其周围见上皮样细胞、异物巨细胞与纤维结缔组织增生；③晚期门管区有大量慢性虫卵结节形成，纤维组织增生明显

知识点26：肝血吸虫病的并发症　　　　　　副高：熟练掌握　正高：熟练掌握

因反复感染，肝内的虫卵结节常急慢并存；门管区的纤维化程度亦各不一致。在长期并严重感染的患者中，因门管区内显著的纤维化，肝质地变硬，体积变小而引起血吸虫性肝硬化（或称血吸虫性肝纤维化）。在临床上主要表现为腹水、巨脾、食管下静脉曲张等后果，食管下静脉曲张还可导致患者曲张静脉的破裂而发生大出血而致死。

知识点27：肝片吸虫病的病理改变　　　　　副高：熟练掌握　正高：熟练掌握

肝片吸虫病的病理改变见表2-7-88。

表2-7-88　肝片吸虫病的病理改变

项　目	病理改变
急性期	肝大，表面略呈不平，呈暗红色斑片状，切面可见多数绿豆大小的暗红色病灶，可以互相聚集或沟通，其间夹杂着一些灰黄色小病灶，并且可从肝组织挤出幼虫。镜下可见米粒样小病灶为嗜酸性脓肿，其中可见Charcot-Leyden结晶。扩张的胆管形成小囊，其中有童虫或成虫寄居，囊壁有不同程度纤维组织增生及嗜酸性粒细胞等炎症细胞浸润。这时，胆管上皮增生不明显。周围肝组织可见大多数出血性囊腔，是由于童虫穿行过程中破坏肝组织，形成窦道及出血所致。严重感染者由于肝组织的广泛出血坏死，可致肝衰竭
慢性期	感染后4个月以上，肝变性、坏死及出血逐步减轻或消失，纤维组织呈不同程度增生，因此肝脏中呈现粗细不一的纤维条索，形成较多肉芽组织和瘢痕，有时还可发现未到达胆管的未成熟童虫被异物肉芽肿或纤维组织所包裹。胆管壁纤维化较明显，上皮有不同程度的增生甚至呈腺瘤样增生。有些胆管由于阻塞而扩张成小囊，呈结节状突起于肝表面。囊内壁呈颗粒状、乳头状或绒毛状增生；囊腔内可见成虫。胆管上皮的增生除虫体机械性刺激和代谢产物的影响外，大多数认为与虫体产生脯氨酸使其在胆汁中浓度明显升高有很大关系。此外，肝组织可见不同程度的胆汁淤积或并发胆道感染

知识点28：华支睾吸虫病的临床特点　　　　副高：熟练掌握　正高：熟练掌握

华支睾吸虫病主要发生在肝内二级胆管，病变程度视感染轻重与病程长短而异。轻者虫数较少，无明显病理改变；重者虫数在千条以上，可导致胆管炎、胆囊炎、胆石症及阻塞、胆汁淤积、肝大、肝硬化、胆管上皮增生或非典型增生，有的病例可发生胆管上皮癌变。

知识点29：华支睾吸虫病的病理改变　　　　副高：熟练掌握　正高：熟练掌握

华支睾吸虫病的病理改变见表2-7-89。

表2-7-89　华支睾吸虫病的病理改变

项　目	病理改变
肉眼改变	可见肝脏增大，胆管管壁明显增厚，管腔扩张，充满胆汁与数目不等的成虫
镜下改变	①胆管内可见葵花籽样半透明的虫体；②胆管上皮细胞与黏膜下腺体增生活跃，可呈乳头状或腺瘤样结构

知识点30：肝胆道蛔虫症的临床特点　　　　副高：熟练掌握　正高：熟练掌握

肝胆道蛔虫症是肠道蛔虫病常见的一种并发症。蛔虫经过十二指肠乳头部钻入胆道。虫体大多见于胆总管内，有时可再上行至肝内胆管，引起病变与症状。胆道内的蛔虫由于机械性阻塞，可以引起胆汁引流不通畅，而且带入大量肠道内的细菌，引起胆道感染，形成化脓性胆管炎、胆囊炎及肝脓肿等，甚至可以引起败血症。脓肿可穿破肝与胆管，引起化脓性或胆汁性腹膜炎。肝脓肿内的蛔虫可沿脓窦钻入胸腔、心包腔或腹腔，也可以钻入肝静脉进入右心而栓塞于肺动脉内，或钻入肝门静脉逆行至脾。进入胆管内的蛔虫可存活数月，或被排出或自行退出，部分则发生死亡。死亡的虫体、虫卵与炎性渗出物等又可以作为结石的核心而促进胆石的发生。

知识点31：肝胆道蛔虫症的病理改变　　　　副高：熟练掌握　正高：熟练掌握

进入肝内的蛔虫一般为雌虫，可产卵而沉着于周围组织内，引起嗜酸性脓肿、假结核结节及肉芽肿的形成（蛔虫卵性肉芽肿）。

知识点32：肝包虫病的病理改变　　　　副高：熟练掌握　正高：熟练掌握

肝包虫病的病理改变见表2-7-90。

表2-7-90 肝包虫病的病理改变

项 目	病理改变
肉眼改变	呈浅黄色、灰白色小结节，表面凹凸不平，无明显被膜形成，与周围组织界限不清，触之为大小不一的肝肿块，质地硬似软骨，手术切取活体组织，很少出血，也可流出少量胶状物。因病变部分钙化，通常有刀割砂粒样感。病变剖面观呈很多小囊腔，彼此之间有纤维相隔，与蜂窝状及海绵样结构相似，腔内有少量不透明的稀薄液或胶状物，相似于豆渣样碎屑
镜下改变	呈单个较大的囊泡，或由很多小囊泡聚集成群，形状大小不一。囊泡壁生发膜多已脱落，为无细胞结构的角质层，分层纹理排列乃其特征，可卷曲于囊泡腔内，或显腔内有折叠的角质层，泡腔内偶见原头节。较大囊泡、小囊泡群的周围常见纤维结缔组织增生，可表现为环形排列，兼有淋巴细胞、嗜酸性粒细胞、浆细胞与巨噬细胞等浸润，导致形成泡球蚴结节，亦可见到单个、多个肉芽肿炎症反应

四、肝移植排斥反应

知识点33：超急性排斥反应的临床特点　　　副高：熟练掌握　正高：熟练掌握

超急性排斥反应一般在移植术后24小时内出现。肝功能迅速衰竭，出现肝昏迷。

知识点34：超急性排斥反应的病理改变　　　副高：熟练掌握　正高：熟练掌握

超急性排斥反应的病理改变见表2-7-91。

表2-7-91 超急性排斥反应的病理改变

项 目	病理改变
肉眼改变	肝大、暗红色
镜下改变	移植肝的小血管腔内有广泛的血栓形成、血管阻塞和肝细胞坏死

知识点35：超急性排斥反应的鉴别诊断　　　副高：熟练掌握　正高：熟练掌握

超急性排斥反应的鉴别诊断：应与急性弥散性血管内凝血相鉴别。

知识点36：急性排斥反应的临床特点　　　副高：熟练掌握　正高：熟练掌握

（1）在移植术后几日、几周以内或术后1年内多次重复出现。

（2）早期征兆为患者突然精神不适，肝区与上腹胀痛，以及超声显示肝脏体积迅速增大。

（3）出现黄疸，血转氨酶、胆红素迅速升高。

知识点37：急性排斥反应的病理改变　　　　　　副高：熟练掌握　　正高：熟练掌握

急性排斥反应的病理改变见表2-7-92。

表2-7-92　急性排斥反应的病理改变

项　目	病理改变
肉眼改变	肝大，红褐色或黄绿色
镜下改变	①门管区有密集淋巴细胞及少量中性粒细胞浸润；②肝细胞变性坏死，以小叶中央明显；③毛细胆管扩张含胆栓；④肝巨噬细胞增生，并且吞噬胆色素；⑤小叶间血管内皮及胆管上皮损害

知识点38：急性排斥反应的鉴别诊断　　　　　　副高：熟练掌握　　正高：熟练掌握

急性排斥反应的鉴别诊断：应与缺血、胆道梗阻、药物及感染等引起的肝脏病变相鉴别。

知识点39：急性排斥活动指数（RAI）　　　　　　副高：熟练掌握　　正高：熟练掌握

急性排斥活动指数见表2-7-93。

表2-7-93　急性排斥活动指数

类　别	标　准	评分
汇管区炎症	主要表现为淋巴细胞性炎症，但无显著性扩大，极少数呈三联征	1
	显示混合型炎症细胞浸润（淋巴细胞，偶伴有淋巴母细胞、中性粒细胞、嗜酸性粒细胞）的大多数或全部呈现三联征	2
	含有多数淋巴母细胞和伴炎性渗出增多的嗜酸性粒细胞进入汇管区周围实质的一种混合型浸润的显著三联征	3
胆管炎症	少数胆管被炎症细胞套状浸润，并只显示轻度反应性改变，如上皮细胞的核质比增加	1
	大多数或全部胆管被炎症细胞浸润。更多偶见胆管显示变性改变，如核多形性，排列极向紊乱和上皮细胞质空泡化	2
	在上述第二种改变下，伴有大多数或全部胆管显示变性改变或局部管腔破裂	3
静脉内皮炎症	有些病例显示内皮下淋巴细胞浸润，并非累及大多数汇管区和/或肝静脉	1
	大多数或全部汇管区和/或肝静脉涉及内皮下炎症细胞浸润	2
	在上述第二种情况下，伴有中度或重度静脉周围炎，并扩展至静脉周围实质，与静脉周围肝细胞坏死相联系	3

总RAI评分＝－/9

知识点40：慢性排斥反应的临床特点　　　　副高：熟练掌握　正高：熟练掌握

慢性排斥反应常发生在肝移植术后数月或1年后，为一种罕见的病变，其发生率仅占常规肝移植3%～5%。表现为进行性黄疸加深与肝功能不良。

知识点41：慢性排斥反应的病理改变　　　　副高：熟练掌握　正高：熟练掌握

慢性排斥反应的病理改变见表2-7-94。

表2-7-94　慢性排斥反应的病理改变

项　目	病理改变
肉眼改变	早期肝大或没变化，晚期可变小、变硬
镜下改变	①肝内小叶间动脉呈现内膜增厚，内弹力板断裂，血管壁内出现泡沫细胞；可见血管腔狭窄及闭塞；②门管区纤维结缔组织增生，肝内胆管减少；③可见融合性肝细胞坏死

知识点42：慢性排斥反应的鉴别诊断　　　　副高：熟练掌握　正高：熟练掌握

慢性排斥反应的鉴别诊断：应与肝炎、缺血、灌注等引起的肝脏病变相鉴别。

知识点43：移植肝活检观察排斥分级总体评价　　副高：熟练掌握　正高：熟练掌握

移植肝活检观察排斥分级总体评价见表2-7-95。

表2-7-95　移植肝活检观察排斥分级总体评价

总体评价	标　准	RAI
不确定	未能观察到急性排斥诊断的汇管区炎性浸润	<3分
轻度	排斥浸润显示少数的三联征，总体较轻，局限于汇管区间隙	3～5分
中度	排斥浸润，大多数和全部呈三联征	5～7分
重度	在上述中度基础上，汇管区周围区炎性渗出增多，显示中到重度小静脉周围炎，并扩展入肝主质中，并与小静脉周围的肝细胞坏死密切相关	7～9分

五、代谢性疾病

知识点44：α_1-抗胰蛋白酶缺乏症的病因及发病机制　　副高：熟练掌握　正高：熟练掌握

α_1-抗胰蛋白酶缺乏症为常染色体隐性遗传病，系新生儿期胆汁淤积的常见原因。血清

α₁-抗胰蛋白酶低水平，80%的患者导致肺气肿与肝疾病（新生儿肝炎、肝硬化）。绝大部分α₁-抗胰蛋白酶为一种小的，由394个氨基酸，血浆糖蛋白，经肝细胞合成，编码基因主要位于染色体14q31～32.3。其功能是抑制多种蛋白酶（包括胰蛋白酶）的活性。虽然α₁-抗胰蛋白酶有75种形式（称为pi系统），但90%人群为PiMM（正常表型）。当其中1个或2个被Z所取代后，变成piZZ或piZO，基因342位点的单个氨基酸变化导致蛋白的异常折叠与肝细胞粗面内质网内抗胰蛋白酶的潴留，而不能分泌，致使血清中的抗胰蛋白酶严重缺乏。piZZ个体的抗胰蛋白酶含量仅为正常的10%。诊断依靠血清蛋白电泳，肝活检判断组织学损伤的范围。

知识点45：α₁-抗胰蛋白酶缺乏症的病理改变　　副高：熟练掌握　正高：熟练掌握

肝的特征性病变为汇管区周围的肝细胞胞质内出现圆形至卵圆形胞质嗜酸性球状包涵体，直径为2～4μm，在淀粉酶消化后，PAS呈阳性反应，α₁-抗胰蛋白酶抗体染色阳性。罕见Mallory小体与脂肪变；也可见肝细胞变性，巨细胞形成，胆管狭窄与胆管炎，汇管区纤维化与肝硬化。电镜下，可见颗粒位于扩张的粗面内质网中。

知识点46：α₁-抗胰蛋白酶缺乏症的并发症

α₁-抗胰蛋白酶缺乏症可并发新生儿肝炎（10%），胆管狭窄（肝内或肝外），纤维化。严重患者在2～3岁时就可出现细结节性肝硬化，偶可见至青年才发病。肝癌的发病率增加，发展为肝细胞癌约2%，并非总与肝硬化相关。

知识点47：肝豆状核变性的病因及发病机制　　副高：熟练掌握　正高：熟练掌握

肝豆状核变性为常染色体隐性遗传性疾病，常导致肝、脑、眼器官组织铜毒性沉积。Wilson病基因为位于染色体13q14～21上的ATP7B，编码跨膜转运铜的ATP酶，此酶一般位于肝细胞胆小管膜上。基因突变导致胆小管膜上铜输出ATP酶失活，从而引起肝细胞质内铜的潴留。如果肝储存的铜超过其极限，则被释放出来造成组织损伤。患者每年在肝内储存10～20mg的从肠道吸收的铜。由于肝可以储存比正常储存量多50倍以上的铜，故患者在6岁前很少发病。一般到青春期前后铜的量已超过肝结合铜的最大限度，便以游离铜的形式释放入血（一般为正常人的50倍），再渗入到组织中而损害中枢神经系统、肝及肾等器官。铜若急速入血可引起溶血及肝细胞广泛坏死，脑豆状核可发生对称性坏死。角膜由于铜沉积出现褐绿色环（K-F环）。

知识点48：肝豆状核变性的病理改变　　副高：熟练掌握　正高：熟练掌握

早期肝病变主要表现为非特异性改变，包括轻或中度脂肪变、脂褐素沉积、肝细胞核内糖原储积、局灶性肝细胞坏死，与急性病毒性肝炎类似。病变逐渐发展成轻度至重度慢性肝炎，汇管区周围的肝细胞一般含有Mallory小体与胆汁淤积，增生的胆管中常伴有胆栓，偶可见嗜酸性小体。库普弗细胞肥大并因吞噬溶解红细胞而含有大量含铁血黄素。后期可发展为肝硬化。一般无或很少嗜酸性粒细胞与浆细胞浸润。电镜下观察肝细胞线粒体增大、扭曲，并且有很多空泡，溶酶体也增大。

知识点49：肝豆状核变性的诊断标准　　　　　副高：熟练掌握　正高：熟练掌握

血清铜蓝蛋白测定＜200mg/L（20mg/dl）的患者达85%～90%，尿铜排泄≥100μg/24h，使用硫氧酸进行肝铜染色，生化检测肝活检组织（甲醛溶液固定组织）每克干重肝组织＞250μg；血清铜水平对诊断没有帮助。

知识点50：血色病的病因及发病机制　　　　　副高：熟练掌握　正高：熟练掌握

肝内含铁血黄素过度沉积超过50g（正常为2～6g），其原因可能为体内红细胞破坏过多，如溶血性贫血及珠蛋白生成障碍性贫血等，从而形成过多胆红素，身体内也由于贫血而使造血功能增强、小肠吸收铁增加；多次输血或长期服用大量铁剂；慢性肾衰竭；迟发性皮肤卟啉症与其他等。可分为原发或继发性血色病。

知识点51：血色病的临床特点　　　　　　　　副高：熟练掌握　正高：熟练掌握

原发性血色病患者常见于40岁以上，且80%为男性。临床主要表现为肝硬化、糖尿病、皮肤色素沉着与心力衰竭。90%的血色病为6号染色体短臂上HFE基因的错义突变（C282Y）的纯合子。突变导致肠细胞内环境稳定的调节失常，从而引起铁的吸收过多。

知识点52：血色病的病理改变　　　　　　　　副高：熟练掌握　正高：熟练掌握

原发性血色病肝大、红褐色并呈比较匀细的结节性肝硬化。肝细胞与胆管上皮内充满铁颗粒、脂褐素增多。疾病晚期时，库普弗细胞因吞噬坏死的肝细胞碎片而可见粗大的铁颗粒。在纤维间隔中增生的小胆管与巨噬细胞内也可见明显的铁沉积。最终，细结节性肝硬化可以转变为粗结节性肝硬化。继发性血色病初期肝细胞无含铁血黄素聚集，而是聚集于库普弗细胞，以小叶中央为主。最终表现为肝细胞含铁血黄素沉积，而其他基本正常。

知识点53：血色病的并发症　　　　　　　　　副高：熟练掌握　正高：熟练掌握

血色病性肝硬化预后不良，最终死于肝性脑病或上消化道出血病例约1/4。这些病例中发生肝细胞癌的概率为15%。

知识点54：Dubin-Johnson综合征的临床特点　　　副高：熟练掌握　　正高：熟练掌握

Dubin-Johnson综合征患者一般在15～25岁年龄阶段发病，属于常染色体隐性遗传性疾病。近亲通婚父母的子女发病率尤高。血清结合胆红素与非结合胆红素均增高，且结合胆红素增高更明显。此症发病机制在于葡萄糖醛酸合成正常，但是肝细胞分泌与转运胆红素的机制有障碍。肝细胞也不能排出磺溴酞或碘番酸，注射磺溴酸钠后，由于它在肝内蓄积，胆囊不显影。尿内粪嘌呤异构体排出异常，异构体Ⅰ增高，异构体Ⅲ减少。胆囊显影试验与粪嘌呤异构体检验是诊断Dubin-Johnson综合征的有力依据。

知识点55：Dubin-Johnson综合征的病理改变　　　副高：熟练掌握　　正高：熟练掌握

肝细胞质可见棕色色素颗粒沉着，中央静脉周围的肝细胞内沉着更明显。色素沉着大多致使肝脏肉眼呈棕黑色。经过特殊染色分辨，此色素不是黑色素而可能是脂褐素类。Dubin-Johnson综合征患者如果合并病毒性肝炎，此时肝细胞内色素消失，但在肝炎治愈后，肝细胞又重新出现该色素。电镜证实色素聚集于溶酶体内。

知识点56：糖原贮积症的临床特点　　　副高：熟练掌握　　正高：熟练掌握

不同类型发病机制有所差异，Ⅰ型发病机制为肝与肾缺乏葡萄糖-6-磷酸酶，导致6-磷酸葡萄糖不能分解成葡萄糖，而被分解成乳酸，从而造成严重低血糖症。另外，也可生成α-磷酸甘油与丙酮酸，最终导致高脂血症。还可以由于嘌呤合成增高，引起尿酸血症。一般在婴儿出生1个月后发病。临床主要表现为肝大及重症低血糖症，小儿生长发育障碍。Ⅲ型缺乏淀粉1,6糖苷酶，因此糖原的1,6双键不能水解，在肝内沉着限制性糊精。临床主要表现与Ⅰ型相似，患儿也有虚弱、肝大及生长发育障碍。但是低血糖症及高脂血症不如Ⅰ型严重。Ⅳ型因缺乏1,4-1,6转位糖苷酶所致。使肝与其他脏器发生支链淀粉样多糖沉着。

知识点57：糖原贮积症的病理改变　　　副高：熟练掌握　　正高：熟练掌握

Ⅰ型肝脏比正常增重2～4倍，颜色变浅，且具有蜡样光泽。镜下特点为：

（1）肝细胞有脂肪变性，脂肪空泡较大。

（2）肝不发生纤维化。

（3）肝细胞核有糖原沉着：可表现为胞核糖原沉着，可见肝细胞核体积增大特别明显。Ⅲ型与Ⅰ型比较有以下不同：①肝有明显纤维化；②肝细胞胞质内不含脂滴。Ⅳ型肝细胞体积增大，细胞核偏位。肝细胞质内可见伊红淡染的粗颗粒沉着，颗粒周围可见清晰的晕圈。病变以小叶外围肝细胞更明显。后期病变可见整个肝小叶有小结节状透明丝样物质沉着。无论何型均可采用冰冻切片PAS染色证实细胞核、细胞质有糖原沉着，由于正常肝细胞也有糖原，所以定量分析显得必要。

六、肝硬化

| 知识点58：肝硬化的病因分类 | 副高：熟练掌握　正高：熟练掌握 |

在我国，引起肝硬化的病因以病毒性肝炎为主；在欧美国家，酒精性肝硬化占全部肝硬化的50%～90%。肝硬化的病因分类主要有：酒精性肝硬化、坏死后性肝硬化、肝炎后肝硬化、胆汁性肝硬化（包括原发性胆汁性肝硬化与继发于胆管阻塞的胆汁性肝硬化）及其他原因所致的肝硬化，如血色病性肝硬化、Wilson病时的肝硬化等，有些病因不清的称为隐源性肝硬化。

| 知识点59：肝硬化的形态分类 | 副高：熟练掌握　正高：熟练掌握 |

小结节性肝硬化、大结节性肝硬化与大小结节混合型肝硬化。小结节型肝硬化结节直径一般<3mm。纤维间隔很细。大结节型肝硬化的结节大小不一，大多数结节直径在3mm以上，甚至2～3cm。纤维间隔粗细不一，有的很细，有的呈粗大的瘢痕。结节内可以含有汇管区或肝静脉。混合型指粗细结节的含量几乎相等。肝硬化一般不是静止的病变，而是炎症、肝细胞变性、纤维化、坏死与肝细胞再生改建原有结构的动态过程。这些变化常常使小结节型肝硬化变成大结节型肝硬化。纤维间隔与结节交界处的坏死（碎片状坏死）为病变进展的重要指征。有时在肝活检中可见到Mallory小体、毛玻璃样肝细胞、过多的铁或铜、透明的PAS阳性滴状物等可以提示原来疾病的线索，以利于进行特异的治疗。

| 知识点60：肝硬化的并发症 | 副高：熟练掌握　正高：熟练掌握 |

肝硬化临床上主要并发门静脉高压与功能不全。①门静脉高压：很多情况可引起门静脉内压力升高，主要包括肝前性、肝内性及肝后性。门静脉高压可出现腹水、侧支分流形成常引起食管下段静脉丛曲张，直肠静脉丛曲张形成痔，脐周浅静脉高度扩张，形成"海蛇头"。淤血性脾大（胃肠道淤血）；②肝功能不全：肝功能不全时，由于肝细胞损害而表现为黄疸与肝酶升高；因合成和分泌白蛋白障碍而出现低白蛋白血症；由于凝血酶和凝血因子合成不足而引起出血倾向；因雌激素灭活不足而出现肝掌、蜘蛛痣、男性乳腺发育；还可出现肝性脑病、高氨血症、肝肾综合征等。如病变持续进展，最终可导致肝功能衰竭，肝衰竭预后不良，病死率高。部分患者可采取肝移植治疗。

| 知识点61：门脉性肝硬化的临床特点 | 副高：熟练掌握　正高：熟练掌握 |

病毒性肝炎，尤其是乙型与丙型肝炎，是我国肝硬化的主要原因。一般出现门脉高压症，临床上主要表现为胃肠淤血、脾大、腹水及侧支循环形成。肝功能不全，临床表现有睾丸萎缩、男子乳腺发育、蜘蛛痣、黄疸、出血倾向及肝昏迷。

知识点62：门脉性肝硬化的病理改变　　　　　　副高：熟练掌握　　正高：熟练掌握

门脉性肝硬化的病理改变见表2-7-96。

表2-7-96　门脉性肝硬化的病理改变

项　目	病理改变
肉眼改变	肝体积缩小，变硬，表面可见大小相似的小结节，直径约0.5cm，最大直径不超过1cm，弥漫分布，切面见小结节间为纤维条索包绕
镜下改变	①正常肝小叶结构被破坏，被纤维组织包绕的假小叶替代；②假小叶内肝细胞排列紊乱，小叶中央静脉缺如、偏位或两个以上，有时还可见被包绕进来的门管区；另一种假小叶为再生的肝细胞结节，其内肝细胞排列紊乱，无中央静脉，肝细胞体积大，核大、深染，常出现双核；③假小叶外周增生的纤维组织中有慢性炎症细胞浸润，并且可见新生的细小胆管和无管腔的假胆管

知识点63：坏死后性肝硬化的临床特点　　　　　副高：熟练掌握　　正高：熟练掌握

坏死后性肝硬化大多由亚急性重型肝炎迁延而来，是在肝实质发生大片坏死的基础上形成的，也可以由严重的慢性肝炎、药物或化学物质所致的中毒性肝坏死引起。一般病程较短，肝功能障碍较明显，癌变率较高。

知识点64：坏死后性肝硬化的病理改变　　　　　副高：熟练掌握　　正高：熟练掌握

坏死后性肝硬化的病理改变见表2-7-97。

表2-7-97　坏死后性肝硬化的病理改变

项　目	病理改变
肉眼改变	肝体积缩小且质地变硬，表面有大小不等的粗大结节，大者直径可达6cm，切面可见结节由较宽的纤维条索包绕，结节呈黄绿色或黄褐色
镜下改变	正常肝小叶结构破坏，以大小不等的假小叶代替。假小叶间的纤维间隔较宽，其中有较明显的炎症细胞浸润及小胆管增生

知识点65：继发性胆汁性肝硬化的临床特点　　　副高：熟练掌握　　正高：熟练掌握

继发性胆汁性肝硬化一般有持续的重度黄疸，可出现皮肤黄色瘤。除了肝硬化的症状外，还有原发病的症状与体征，如胆结石引起的胆绞痛。

知识点66：继发性胆汁性肝硬化的病理改变　　　副高：熟练掌握　　正高：熟练掌握

继发性胆汁性肝硬化的病理改变见表2-7-98。

表2-7-98 继发性胆汁性肝硬化的病理改变

项 目	病理改变
肉眼改变	肝表面平滑或呈细颗粒状，中等硬度，呈绿色或绿褐色，切面结节较小，结节间纤维间隔较细
镜下改变	肝细胞胞质内胆色素沉积，可见肝细胞变性坏死。毛细胆管胆汁淤积，胆栓形成，胆管破裂

知识点67：原发性胆汁性肝硬化的临床特点　　　副高：熟练掌握　　正高：熟练掌握

原发性胆汁性肝硬化大多发生于中年女性。起病隐匿，临床上早期可以表现为乏力、皮肤瘙痒，黄疸出现时间较晚。

知识点68：原发性胆汁性肝硬化的病理改变　　　副高：熟练掌握　　正高：熟练掌握

原发性胆汁性肝硬化的病理改变见表2-7-99。

表2-7-99 原发性胆汁性肝硬化的病理改变

项 目	病理改变
肉眼改变	肝脏未见缩小，呈深绿色，表面平滑或细颗粒状
镜下改变	间隔胆管和小叶间胆管破坏、数目减少、汇管区及其周围炎性反应、纤维化、胆汁淤积、假小叶形成

知识点69：色素性肝硬化　　　副高：熟练掌握　　正高：熟练掌握

色素性肝硬化大多见于血色病患者，由于肝细胞内有过多的含铁血黄素沉着而发生坏死，继而有纤维组织增生形成肝硬化。

七、肿瘤和瘤样病变

知识点70：肝细胞腺瘤的临床特点　　　副高：熟练掌握　　正高：熟练掌握

肝细胞腺瘤大多发生于青年女性。一般为单发性。肝细胞腺瘤的发生与长期口服避孕药有关。临床上，主要表现为腹痛及腹部肿块。

知识点71：肝细胞腺瘤的病理改变　　　副高：熟练掌握　　正高：熟练掌握

肝细胞腺瘤的病理改变见表2-7-100。

表2-7-100 肝细胞腺瘤的病理改变

项 目	病理改变
肉眼改变	肿瘤为圆形,边界清楚,且包膜完整。其大小不一,切面呈淡黄褐色
镜下改变	肿瘤组织缺乏肝小叶结构,可见毛细胆管,但无细胆管和门管区。肿瘤细胞排列呈梁索状,互相扭结,无肝细胞索样呈放射状结构。肿瘤细胞呈多边形,且界限清楚,核圆形、大小较一致、无明显异型性

知识点72:肝细胞腺瘤的鉴别诊断　　　　　副高:熟练掌握　正高:熟练掌握

肝细胞腺瘤的鉴别诊断:①门脉性肝硬化的大再生结节;②高分化肝细胞癌。

知识点73:肝内胆管错构瘤的临床特点　　　　副高:熟练掌握　正高:熟练掌握

肝内胆管错构瘤常被认为是胆管板畸形而非肿瘤,可散发或为多囊性肝疾病的一部分。

知识点74:肝内胆管错构瘤的病理改变　　　　副高:熟练掌握　正高:熟练掌握

肝内胆管错构瘤的病理改变见表2-7-101。

表2-7-101 肝内胆管错构瘤的病理改变

项 目	病理改变
肉眼改变	体积小(一般<0.5cm),呈灰白色,一般为多灶性
镜下改变	主要由多数小至中等大、形状不规则的扩张小胆管组成,包裹于致密纤维组织中,病变位于门管区或接近于汇管区的边缘。小胆管衬以立方或扁平上皮,可含有嗜酸性碎片或浓缩的胆汁,但与胆管系统不相通

知识点75:肝内胆管错构瘤的并发症　　　　　副高:熟练掌握　正高:熟练掌握

肝内胆管错构瘤非癌前病变,不过有发生于胆管错构瘤的胆管癌的报道,极少。

知识点76:肝内胆管腺瘤的临床特点　　　　　副高:熟练掌握　正高:熟练掌握

肝内胆管腺瘤可能不是真性肿瘤,而是先前受损部位的局限性胆管增生或胆管周围腺体的错构瘤。

知识点77:肝内胆管腺瘤的病理改变　　　　　副高:熟练掌握　正高:熟练掌握

肝内胆管腺瘤的病理改变见表2-7-102。

表2-7-102 肝内胆管腺瘤的病理改变

项 目	病理改变
肉眼改变	肿瘤体积小（＜2cm），且质硬，灰白色，界限清楚，一般位于被膜下，单发或多发
镜下改变	肿瘤中心部位的间质比外周部位丰富，可见病变胆管呈圆形，内衬良性立方上皮，无核分裂象。小胆管与胆道不相同，内无胆汁，可见黏液上皮化生。胆管上皮表达1F6和D10

知识点78：肝内胆管腺瘤的鉴别诊断 副高：熟练掌握 正高：熟练掌握

（1）小胆管上皮可以有神经内分泌分化，内分泌细胞巢需与转移性类癌及胰岛细胞瘤鉴别。

（2）另一种少见的伴有透明细胞成分的亚型，需要与原发或转移性透明细胞癌鉴别。

（3）胆管错构瘤表达D10，但是不表达1F6，且胆管间隔的纤维组织较腺瘤多，腺瘤腺腔形态均一、圆形、间质相对较少、缺乏胆汁、无囊性改变可鉴别。

（4）胆管细胞癌。腺瘤细胞无非典型性、核分裂象及血管浸润。

知识点79：肝内胆管腺纤维瘤的镜下改变 副高：熟练掌握 正高：熟练掌握

肝内胆管腺纤维瘤比较罕见，一般由伴有微囊性扩张的扭曲及分支状小胆管构成，衬以立方形或扁平上皮，腺体之间可见突出的纤维母细胞间质，免疫组化表达D10，且不表达1F6。

知识点80：肝内胆管腺纤维瘤的鉴别诊断 副高：熟练掌握 正高：熟练掌握

肝内胆管腺纤维瘤的鉴别诊断：①胆管错构瘤，免疫表型相似，但胆管腺肌瘤体积大，无von Meyenburg综合征表现；②胆管腺瘤一般缺少囊状结构，间质少，1F6及D10均表达。

知识点81：肝内胆管腺纤维瘤的预后 副高：熟练掌握 正高：熟练掌握

肝内胆管腺纤维瘤为良性病变，但体积越大，越可能出现p53阳性表达与4倍体，提示癌前病变。

知识点82：肝胆管浆液性囊腺瘤的临床特点 副高：熟练掌握 正高：熟练掌握

肝胆管浆液性囊腺瘤在组织学上相当于胰腺及卵巢的对应病变，可能与囊腺癌的发生有关。大多数患者有腹痛、不适、黄疸及腹部包块，包块可破裂或感染。血清CA19-9水平可增高。

知识点83：肝胆管浆液性囊腺瘤的病理改变　　　　副高：熟练掌握　正高：熟练掌握

肝胆管浆液性囊腺瘤的病理改变见表2-7-103。

表2-7-103　肝胆管浆液性囊腺瘤的病理改变

项目	病理改变
肉眼改变	可见5～15cm的多房性囊性肿物，内面光滑或局部呈梁柱状。内含浆液性，有时可为血性液体。囊腔与胆管不通
镜下改变	囊腔主要由多发性微囊肿构成，内衬富于糖原的良性立方上皮，缺乏黏液性囊腺瘤所特有的卵巢样间质

知识点84：肝胆管黏液囊性肿瘤（MCN）的临床特点
副高：熟练掌握　正高：熟练掌握

肝胆管黏液囊性肿瘤几乎均发生于女性；临床主要表现为腹痛、腹部肿块，血清CA19-9可增高。

知识点85：肝胆管黏液囊性肿瘤（MCN）的病理改变
副高：熟练掌握　正高：熟练掌握

肝胆管黏液囊性肿瘤的病理改变见表2-7-104。

表2-7-104　肝胆管黏液囊性肿瘤的病理改变

项目	病理改变
肉眼改变	大小为2.5～28cm不等，囊内液体为清亮水样，也可为血性及黏液性，切面呈多房性，可为囊实性；囊腔未直接与大胆管相通；当有浸润性癌存在时，在增厚的囊内壁可见灰白色的实性乳头状肿物
镜下改变	非浸润性MCN界限清楚，呈多房性，有纤维包膜，包膜外可有平滑肌纤维；囊内壁基膜上衬覆单层扁平、立方或柱状黏液性上皮细胞，胞质嗜酸性，一般位于基底部；可出现胃、肠上皮及鳞状上皮化生；约50%可有散在内分泌细胞；当囊外壁有卵巢型间质时，称为MCN，当缺乏卵巢型间质，则称为浆液性囊腺瘤；紧邻基膜为细胞丰富、致密的卵巢型间叶组织，其外围以疏松结缔组织。肿瘤细胞可在囊内壁形成息肉状或乳头状突起，局部细胞的非典型性表现为微乳头形成、细胞层次增多、隐窝样内陷、可见核分裂象；重度异型增生表现为显著的组织结构异型性；大多数浸润相关性腺癌为导管乳头状或管状生长的导管腺癌

知识点86：肝胆管黏液囊性肿瘤（MCN）的鉴别诊断
副高：熟练掌握　正高：熟练掌握

（1）胆管内乳头状肿瘤（IPN），两者均可由立方或柱状黏液上皮构成囊内壁，IPN缺乏卵巢样间质，管腔与正常胆管相通可鉴别。

（2）胆管腺纤维瘤。为由纤维性支架和微囊性或管泡状腺体构成的实性肿瘤，上皮为浆液性而非黏液性。

（3）肝微囊性浆液性囊腺瘤罕见，一般为多发小囊腔，内衬单层富含糖原胞质透亮的立方上皮，缺乏卵巢样间质。

（4）胆管囊肿（单纯性肝囊肿）。

（5）间叶性错构瘤，可缺乏间叶性成分。

（6）子宫内膜异位症。

（7）肝内囊性腺癌。与胆管相通，无卵巢样间质而与IPN相近。

（8）胆管周囊肿。一般位于胆管周的黏液分泌性腺体，大小不等的多个囊腔夹杂胆管周腺体；肝硬化背景。

知识点87：肝胆管黏液囊性肿瘤的预后　　　　副高：熟练掌握　正高：熟练掌握

无浸润的MCN手术完全切除预后非常好；胆管MCN相关的浸润性腺癌相对于单纯性肝内胆管细胞癌，前者预后较好。

知识点88：肝细胞癌（HCC）的临床特点　　　　副高：熟练掌握　正高：熟练掌握

肝细胞癌是一种高死亡率的原发性肝癌，大多发生于40～50岁的成年人。表现为肝脏进行性肿大，并伴有疼痛。超声影像、CT、磁共振成像可发现肝脏肿块，肝脏能触摸到多个结节或隆起巨块。可出现发热、黄疸及腹水等症状。血清甲胎蛋白（AFP）检验呈阳性。

知识点89：肝细胞癌（HCC）的肉眼改变　　　　副高：熟练掌握　正高：熟练掌握

（1）多结节型：肝脏异常肿大，各处分布大小不等的灰白色或黄绿色癌结节，常伴有肝硬化。

（2）巨块型：主瘤大多在肝右叶形成一个巨大肿块，在其周围多有小癌块散在。

（3）弥散型：小癌结节均匀地弥散分布于肝硬化组织中，不融合成粗大的癌结节。

（4）小肝癌：单个肿瘤结节直径在3cm以下，或癌结节数目不超过2个，其直径的总和在3cm以下。

知识点90：肝细胞癌（HCC）的镜下改变　　　　副高：熟练掌握　正高：熟练掌握

肝细胞癌的镜下改变见表2-7-105。

表2-7-105 肝细胞癌的镜下改变

项 目	具体内容
高分化型肝细胞癌	①类似肝细胞索的癌索排列凌乱；②癌索细胞厚度可达三层，细胞异型性不明显；③出现不规则扩张的血窦；④常可见假腺样或腺泡样结构和脂肪变
中分化型肝细胞癌	①癌细胞排列成不规则的互相吻合的梁索（梁索型）或呈小型腺样结构（假腺样型和腺泡型）；②梁索细胞厚度超过三层，并且可达十几层，细胞具有异型性；③癌细胞间一般可见扩张的毛细胆管，并且可含浓缩胆汁；④癌细胞中如有大量糖原沉积，导致癌细胞胞质呈透明空泡状，则构成肝透明细胞癌；⑤癌梁索间为扩张的毛细血管（相当于肝窦）；⑥癌组织中没有或极少间质结缔组织纤维
低分化型肝细胞癌	①癌梁索厚超过数层细胞，且呈实体性；②癌细胞具有明显的异型性、核大、畸形，核仁突出；③如果间质纤维化明显，则构成硬化型肝细胞癌
未分化型肝细胞癌	①癌组织既不呈梁索状排列，也没有腺泡样结构，大多为实体片状，但仍然可以看出由毛细血管隔开的癌巢；②癌细胞大小和形状极不一致，多边形、梭形、多核巨细胞等均可以出现；③如癌细胞体积较小，胞质较少，与肺小细胞癌类似，则构成小细胞型肝细胞癌
特殊类型肝细胞癌–纤维板层型肝细胞癌	①癌细胞聚集成团或梁状排列；②癌细胞呈多角形，胞质丰富，强嗜酸性；③癌细胞巢间有大量板层状平行排列、富含血管的纤维结缔组织

知识点91：肝细胞癌（HCC）的鉴别诊断 副高：熟练掌握 正高：熟练掌握

①纤维板层型肝细胞癌需与硬化型肝细胞癌相鉴别；②高分化型肝细胞癌需与肝细胞腺瘤鉴别。

知识点92：肝细胞癌（HCC）细胞异型性程度的划分

副高：熟练掌握 正高：熟练掌握

HCC细胞异型性程度的划分见表2-7-106。

表2-7-106 HCC细胞异型性程度的划分

序号	划 分	具体内容
1	高分化	主要为小的早期HCC（2cm），进展期很少。界板薄，只有3个或3个以下肝细胞厚度，肿瘤细胞一般比正常小，为细梁状排列，具有一定异型性，核密度比非肿瘤肝细胞大2倍以上。脂肪变明显。在>3cm的HCC中，高分化仅局部可见
2	中分化	最常见，为3个细胞厚度或以上的梁状结构，嗜酸性胞质及圆形小而明显的核仁。假腺样结构常见，内含胆汁或蛋白液
3	低分化	极少见于早期HCC，血窦样结构被裂隙状血管代替。肿瘤呈实性生长，核质比增加，异型性明显。可见梭形区域及小细胞区域
4	未分化	肿瘤细胞胞质少，梭形或圆形，实性生长

知识点93：肝细胞癌（HCC）的预后　　　副高：熟练掌握　正高：熟练掌握

肝细胞癌（HCC）预后差，5年生存率小于5%。但无症状、可手术或非手术治疗患者存活时间可适当延长。

知识点94：肝内胆管细胞癌（ICC）的临床特点　　副高：熟练掌握　正高：熟练掌握

肝内胆管细胞癌是指起源于二级胆管及其分支上皮的腺癌，大约占肝脏原发恶性肿瘤的10%～15%，发病年龄明显大于肝细胞癌，并且无明显性别差异。其发生可能与华支睾吸虫感染密切相关。

知识点95：肝内胆管细胞癌（ICC）的病理改变　　副高：熟练掌握　正高：熟练掌握

肝内胆管细胞癌的病理改变见表2-7-107。

表2-7-107　肝内胆管细胞癌的病理改变

项　目	病理改变
肉眼改变	肿块形成型，大多可见主瘤局限于肝右叶。胆管周围浸润型，常伴有胆管狭窄。胆管内肿瘤型，呈管内生长，有时可以形成息肉
镜下改变	大多为分化型腺癌，癌细胞成立方或柱状。癌细胞不产生胆汁，但常常分泌黏液，可构成黏液癌或印戒细胞癌。一般间质结缔组织特别丰富。偶见腺鳞癌、肉瘤样癌、透明细胞癌与淋巴上皮样癌等组织学亚型

知识点96：肝内胆管细胞癌的组织学分级　　　副高：熟练掌握　正高：熟练掌握

肝内胆管细胞癌的组织学分级见表2-7-108。

表2-7-108　肝内胆管细胞癌的组织学分级

序号	分级	具体内容
1	高分化	均一的管状-乳头状结构
2	中分化	中度扭曲的管状，伴有筛状和/或条索状结构
3	低分化	严重扭曲的管状结构，有明显的细胞异型性

知识点97：肝内胆管细胞癌的鉴别诊断　　　副高：熟练掌握　正高：熟练掌握

肝内胆管细胞癌的鉴别诊断：①转移性腺癌；②肝细胞癌。

知识点98：肝内胆管细胞癌的预后　　　　　　　　　副高：熟练掌握　　正高：熟练掌握

早期浸润，病死率高且预后差。影响预后最常见因素为淋巴结转移与手术切缘情况。

知识点99：肝内混合性肝细胞-胆管癌（HCC-CC）的临床特点
　　　　　　　　　　　　　　　　　　　　　　　　　　副高：熟练掌握　　正高：熟练掌握

肝内混合性肝细胞-胆管癌比较少见，年龄及性别分布与肝细胞癌类似。

知识点100：肝内混合性肝细胞-胆管癌（HCC-CC）的病理改变
　　　　　　　　　　　　　　　　　　　　　　　　　　副高：熟练掌握　　正高：熟练掌握

肝内混合性肝细胞-胆管癌的病理改变见表2-7-109。

表2-7-109　肝内混合性肝细胞-胆管癌的病理改变

项　目	病理改变
肉眼改变	与肝细胞癌没有明显差异
镜下改变	肿瘤中既有肝细胞癌，也有胆管细胞癌。同时，存在胆汁及黏液

知识点101：肝内混合性肝细胞-胆管癌（HCC-CC）的鉴别诊断
　　　　　　　　　　　　　　　　　　　　　　　　　　副高：熟练掌握　　正高：熟练掌握

需要与HCC、ICC同时发生的"碰撞瘤"相鉴别，后者两种肿瘤之间为背景肝组织，肿瘤无论靠得多近也不相连。

知识点102：肝母细胞瘤的临床特点　　　　　　　　副高：熟练掌握　　正高：熟练掌握

肝母细胞瘤多发生于5岁以下的婴幼儿，男多于女。以腹部膨胀、体重减轻、食欲减退等为最常见的临床症状。预后一般较好，部分病例肿块切除后可以存活5～13年，但是可发生肺转移。

知识点103：肝母细胞瘤的病理改变　　　　　　　　副高：熟练掌握　　正高：熟练掌握

肝母细胞瘤的病理改变见表2-7-110。

表2-7-110 肝母细胞瘤的病理改变

项 目	病理改变
肉眼改变	肿瘤结节可以单发或多发。切面上的瘤结节常呈分叶状、淡黄色、可见出血坏死灶。瘤结节可以具有不完整的包膜
镜下改变	①可见上皮型肝母细胞瘤的瘤细胞像出生前胎儿的肝细胞，或像胚胎发育早期的肝细胞；瘤细胞小，胞质少。瘤组织内常出现髓外造血；②混合型肝母细胞瘤组织既含有上皮细胞成分，又含有来自中胚层的组织成分

知识点104：肝母细胞瘤的鉴别诊断　　　　　副高：熟练掌握　正高：熟练掌握

肝母细胞瘤的鉴别诊断：①混合型肝母细胞瘤应与畸胎瘤相鉴别；②肝细胞癌。

知识点105：肝母细胞瘤的组织学分型　　　　　副高：熟练掌握　正高：熟练掌握

肝母细胞瘤的组织学分型见表2-7-111。

表2-7-111 肝母细胞瘤的组织学分型

分 型	具体内容
单纯胎儿型	约占1/3病例，肝细胞与周围非肿瘤性肝细胞大小相似或较小，构成细梁状。胞质颗粒状或透明，低倍镜下可见"明暗"区域。胞核小，染色质组，核仁不明显；可见毛细胆管及髓外造血；免疫组化CD34可弥漫阳性，β-catenin为胞膜型，AFP阳性
混合性胎儿-胚胎型	约占20%的病例；胚胎性成分的细胞质少，内含深染颗粒，缺乏糖原（PAS染色阴性）与脂质（油红-O阴性），核大，染色质深，细胞围成腺样或假菊形团状；可见髓外造血；免疫组化β-catenin胎儿区域为胞膜型，胚胎区域为核型
粗梁型	约占3%的病例，由6～12或更多细胞厚度形成的粗梁构成；肿瘤由胎儿型及胚胎型细胞，以及胞质丰富、核大的第三种细胞构成；粗梁为肿瘤主要的组织结构；分为MT1（肝细胞样细胞）与MT2（胚胎及胎儿型细胞）；MT1型，特别当肿瘤细胞核仁明显或泡状核时，需与肝细胞癌鉴别
小细胞未分化型（SCUD）	分化最差，占2%～3%；一般由无黏附性的片状蓝色小细胞构成，弥漫性生长，具有高度侵袭性；可见细胞大片坏死，高核分裂象及凋亡，没有胆汁。不规则透明样间隔分隔肿瘤。血AFP低或正常；免疫组化CK8阳性，vim-entin可阳性，CD99很少阳性，AFP阴性
混合性上皮-间叶型（MEM）	约占45%的病例；上皮成分主要为胎儿或胎儿/胚胎混合型细胞；间叶成分为成熟或未成熟的纤维组织、骨及骨样组织及透明软骨等；有时肿瘤成分由间叶性肿瘤细胞构成，但免疫组化可显示这些肿瘤细胞为上皮细胞来源（CK8及AFP阳性）
混合性上皮-间叶型伴有畸胎瘤样特征	成分异质性明显，一般包括内胚层、神经外胚层（黑色素细胞，神经胶质细胞及神经元）及复杂的间叶性成分（如骨骼肌成分）；需与畸胎瘤鉴别，后者无胚胎型或胎儿型肝母细胞瘤区域
钙化性巢状间叶上皮性肿瘤	好发于年长儿童的罕见肿瘤；一般由巢状的梭形及上皮细胞构成，有时硬化性纤维增生显著；巢内上皮细胞胞质嗜酸性胞质的类似于未成熟肝细胞，CK8及EMA阳性，β-catenin为胞核型；巢周梭形细胞vimentin及a-SMA阳性；可出现钙化及成骨现象

知识点106：肝母细胞瘤的预后　　　　　　　副高：熟练掌握　　正高：熟练掌握

预后差的指征有：高的临床分期、血管侵犯、血清低 AFP、SCUD 亚型、骨骼肌样特征；预后好的指征有：低的临床分期、血清 AFP 高、单纯的胎儿型亚型。

知识点107：肝淋巴瘤的临床特点　　　　　　副高：熟练掌握　　正高：熟练掌握

肝淋巴瘤罕见。好发于中年男性。主要为弥漫性大 B 细胞淋巴瘤，其次为黏膜相关淋巴组织淋巴瘤；肝脾 T 细胞淋巴瘤主要累及男性青年（男女比例5:1）；一般好发于儿童的淋巴瘤为 EBV 阳性 T 细胞性淋巴组织增生性疾病。

知识点108：肝淋巴瘤的镜下改变　　　　　　副高：熟练掌握　　正高：熟练掌握

肝淋巴瘤的镜下改变见表2-7-112。

表2-7-112　肝淋巴瘤的镜下改变

项　目		具体内容
B 细胞淋巴瘤	弥漫大 B 细胞淋巴瘤	弥漫性大细胞，核大且核仁明显；T 细胞/组织细胞丰富型大 B 细胞淋巴瘤更易呈播散性浸润，一般浸润肝门静脉系统；瘤细胞表达 CD20 及其他 B 细胞标志物
	Burkitt 淋巴瘤	中等大小肿瘤细胞弥漫成片，胞质空，核呈圆形、卵圆形，有小核仁；成片的肿瘤细胞中散在巨噬细胞，呈"满天星"外观；核分裂象多，可见丰富的凋亡碎片；瘤细胞表达 CD10 及 B 细胞标志
	低级别 B 细胞淋巴瘤如 MALT 型	汇管区可见大量类似中心细胞的肿瘤性淋巴细胞浸润，围绕在反应性滤泡的周围，淋巴上皮病变由中心细胞样细胞与胆管上皮组成，CK 及 B 细胞标志有助于勾勒出两种细胞；慢性淋巴细胞白血病与 B 细胞型非霍奇金淋巴瘤累及肝脏时，主要分布在汇管区
T 细胞淋巴瘤	原发性肝脾 T 细胞淋巴瘤	特征性的浸润窦状隙，瘤细胞中等大小、一致，胞质嗜酸性，核圆形可见小核仁，脾和骨髓一般均已受累。瘤细胞为 γδ T 细胞来源，少数为 αβ T 细胞来源
	系统性 T 细胞淋巴瘤	如 T 细胞大颗粒淋巴细胞白血病、成年人 T 细胞白血病/淋巴瘤、儿童 EBV 阳性 T 细胞淋巴组织增生性疾病与侵袭性 NK 细胞白血病常累及窦状隙而非汇管区

知识点109：肝淋巴瘤的鉴别诊断　　　　　　副高：熟练掌握　　正高：熟练掌握

肝原发性淋巴瘤主要表现为腹部不适、疼痛，可伴有血清酶学改变；查体可见肝脏单个或多个结节，容易误诊为肝细胞癌或肝脏转移癌；有些表现为肝弥漫性浸润伴肝增大而无明显肿块，容易误诊为肝炎；T 细胞/组织细胞丰富型大 B 细胞淋巴瘤一般肝脏显著性增大，常同时累及脾和骨髓；许多肝外低级别B细胞淋巴瘤可累及肝，如慢性淋巴细胞白血病与滤泡性淋巴瘤，需与原发性淋巴瘤鉴别；肝脾T细胞性淋巴瘤常出现肝脾大，不伴有外周淋巴结病或淋巴结炎。MALT型B细胞淋巴瘤需与IgG4相关性硬化性胆管炎相鉴别。

知识点110：肝淋巴瘤的预后　　　　副高：熟练掌握　正高：熟练掌握

肝淋巴瘤预后很差，肝外淋巴瘤累及肝说明临床已达Ⅳ期；原发性肝脾T细胞淋巴瘤侵袭性强，平均生存期<1年。

知识点111：海绵状血管瘤的临床特点　　副高：熟练掌握　正高：熟练掌握

海绵状血管瘤是肝内最常见的良性肿瘤，任何年龄均可发病，主要为年轻女性，服用雌激素可使肿瘤增大。除了破裂或栓塞，一般>4cm才出现症状，临床特征为腹痛及腹部肿块。

知识点112：海绵状血管瘤的病理改变　　副高：熟练掌握　正高：熟练掌握

海绵状血管瘤的病理改变见表2-7-113。

表2-7-113　海绵状血管瘤的病理改变

项目	病理改变
肉眼改变	大小从数毫米到取代整个肝，界限清楚，常为单发，柔软有波动感，切面海绵状，可见近期出血、机化血栓、纤维化和钙化
镜下改变	由被覆单层内皮细胞的大小不一的血管腔组成，围绕着不同厚度的纤维组织。电镜下可见边缘有肿瘤性血管伸入肝实质。陈旧性病变可出现纤维化及钙化、硬化等，甚至大部分管腔阻塞，需弹力纤维染色才能辨识

知识点113：婴儿型血管瘤的临床特点　　副高：熟练掌握　正高：熟练掌握

婴儿型血管瘤为血管良性肿瘤，为婴儿及儿童期肝最常发生的间叶性肿瘤；好发于2岁以下婴幼儿，占同时期良性肿瘤的70%，以女性多见；临床上常表现为腹部增大，与多种先天性异常有关。

知识点114：婴儿型血管瘤的病理改变　　副高：熟练掌握　正高：熟练掌握

婴儿型血管瘤的病理改变见表2-7-114。

表2-7-114 婴儿型血管瘤的病理改变

项 目	病理改变
肉眼改变	55%为单结节，而45%为多结节。单结节最大直径可达15cm，左、右叶均可受累，多结节常<1cm，可累及大部分肝组织，大的单结节常呈灰棕或灰褐色，常出血或中心瘢痕形成及钙化，小结节常呈棕红色，海绵状
镜下改变	主要由大量毛细血管样血管腔组成，被覆单层血管内皮细胞，血管周围见疏松或致密的纤维间质，较大瘤体内也可见衬覆扁平内皮细胞的海绵状血管，可以继发纤维化；其间可散布小胆管与肝细胞，可有髓外造血

知识点115：婴儿型血管瘤的预后 副高：熟练掌握 正高：熟练掌握

婴儿型血管瘤的生存率约为70%，心力衰竭，黄疸与多发性肿瘤为不良预后因素；可自发消退的肿瘤为5%~10%。"婴儿型血管内皮细胞瘤"目前为两型，其中Ⅱ型侵袭性强，有核异型性，内皮多层、乳头状、实性细胞结节，梭形细胞表现为漩涡状排列或Kaposi样结构，此型已被归入血管肉瘤。

知识点116：淋巴管瘤和淋巴管瘤病的临床特点 副高：熟练掌握 正高：熟练掌握

淋巴管瘤和淋巴管瘤病为罕见良性肿瘤，好发于儿童及青少年。一般与脾、骨骼肌或其他组织一同受累而出现相应综合征。

知识点117：淋巴管瘤和淋巴管瘤病的病理改变 副高：熟练掌握 正高：熟练掌握

淋巴管瘤和淋巴管瘤病的病理改变见表2-7-115。

表2-7-115 淋巴管瘤和淋巴管瘤病的病理改变

项 目	病理改变
肉眼改变	通常多发，也可单发，切面呈囊实性
镜下改变	管腔从毛细管到大的囊腔，内含清亮粉染的淋巴液，腔内衬覆单层内皮细胞。间质稀疏，可见淋巴组织

知识点118：淋巴管瘤和淋巴管瘤病的预后 副高：熟练掌握 正高：熟练掌握

单个肿瘤可以完整切除，累及多个器官的播散性淋巴管瘤病预后较差。

知识点119：血管平滑肌脂肪瘤的临床特点 副高：熟练掌握 正高：熟练掌握

血管平滑肌脂肪瘤为良性肿瘤，好发于成年人，以女性多见，一般病史较长，5%~10%

的患者出现结节性硬化，这些患者大多为肝多发结节，肾脏可以同时发病。大多数无症状，较大肿瘤可疼痛。

知识点120：血管平滑肌脂肪瘤的病理改变　　　副高：熟练掌握　　正高：熟练掌握

血管平滑肌脂肪瘤的病理改变见表2-7-116。

表2-7-116　血管平滑肌脂肪瘤的病理改变

项　目	病理改变
肉眼改变	为单发，大小为0.8~36cm，边界清楚且无薄膜，切面鱼肉状或较硬，根据脂肪含量，呈黄色、黄褐色或褐色。较大肿瘤可出现出血、坏死
镜下改变	一般由脂肪组织、平滑肌（梭形或上皮样）和厚壁（或硬化）血管以不同比例混合。平滑肌细胞为上皮样、片状，少数为梭形束状。上皮样细胞为胞质透亮（富含糖原）、嗜酸性或多形性，当肿瘤主要为平滑肌成分而缺乏脂肪成分时，可呈梁状、紫癜样及炎症性等变异型

知识点121：孤立性纤维性肿瘤的临床特点　　　副高：熟练掌握　　正高：熟练掌握

孤立性纤维性肿瘤好发于16~84岁，男女比例为1:2。临床上主要表现为腹部不适及腹部肿块。有些病例因肿瘤分泌胰岛素样生长因子而出现低血糖症状。

知识点122：孤立性纤维性肿瘤的病理改变　　　副高：熟练掌握　　正高：熟练掌握

孤立性纤维性肿瘤的病理改变见表2-7-117。

表2-7-117　孤立性纤维性肿瘤的病理改变

项　目	病理改变
肉眼改变	肿瘤大小为2~32cm，可位于任何一叶，偶尔有蒂。表面光滑，质硬且边界清楚，无包膜，切面浅褐色至近白色，局部编织状排列
镜下改变	由细胞丰富区与疏松区相间的成纤维细胞样改变的梭形细胞构成，伴有分支状血管呈血管外皮瘤样。细胞温和且核大小一致，无异型性

知识点123：未分化肉瘤的临床特点　　　副高：熟练掌握　　正高：熟练掌握

未分化肉瘤是由未分化的间充质细胞构成的恶性肿瘤，一般发生于大龄儿童，约75%的病例为6~15岁，少数可以发生于成年人。是儿童肿瘤中继肝母细胞瘤及肝细胞癌之后的第三位高发恶性肿瘤。临床主要症状为腹痛、腹部肿物、发热与体重减轻。血清AFP值不升高。UES可以侵入下腔静脉并进入右心房，似心脏肿瘤。影像学所见囊性改变可能为肿瘤液化性坏死或者出血。

知识点124：未分化肉瘤的病理改变　　　　　　副高：熟练掌握　正高：熟练掌握

未分化肉瘤的病理改变见表2-7-118。

表2-7-118　未分化肉瘤的病理改变

项　目	病理改变
肉眼改变	直径为10～20cm，界限清楚，无包膜。切面为灰白色，实性，可由于出血、坏死呈多彩状及囊性变，局部呈胶冻状
镜下改变	由未成熟的梭形、星芒状、多形性及巨细胞样肿瘤细胞构成疏松黏液样结构，但是在血管周可密集排列，也可以包绕胆管。肿瘤细胞核异型性明显，染色质深。巨细胞可为多核或奇异性核，单个散在或聚集成丛状。另一特征性病变是在大的多形性或巨细胞胞质内，可见大小不等的嗜酸性小球，小球PAS染色阳性（抗淀粉酶），超微结构显示这些小球是溶酶体内高电子密度的沉积物

知识点125：未分化肉瘤的预后　　　　　　　　副高：熟练掌握　正高：熟练掌握

未分化肉瘤预后差，确诊后中位存活期小于1年，近年联合用药使生存期大为延长，部分病例存活期可达5年以上。

知识点126：肝胆管囊腺癌的病理改变　　　　　副高：熟练掌握　正高：熟练掌握

肝胆管囊腺癌的病理改变见表2-7-119。

表2-7-119　肝胆管囊腺癌的病理改变

项　目	病理改变
肉眼改变	在囊腺瘤基础上，囊腺癌的特征性表现为囊壁内出现较大的息肉样突起或实性肿物
镜下改变	常呈管状乳头状、实性或腺鳞状分化的组织学结构。出现显著的细胞核多形性、极性消失、核分裂象及上皮多层等提示恶性，可诊断为原位腺癌，出现间质浸润则诊断囊腺癌。因恶变可表现为局灶性，故需广泛取材。1/3的囊腺癌伴有良性上皮成分，可提示一些囊腺癌是由囊腺瘤发展而来的。免疫组化染色与囊腺瘤表达一致，均为CK、CEA和EMA阳性，偶可见散在的嗜铬素阳性细胞。间叶性间质表达类似肌成纤维细胞，而不同于卵巢间质表型

知识点127：肝胆管囊腺癌的预后　　　　　　　副高：熟练掌握　正高：熟练掌握

肝胆管囊腺癌可侵犯邻近脏器，有时可播散到局部淋巴结、肺及腹膜。伴有间叶性间质成分的囊腺癌几乎全部发生于女性，具有惰性生物学行为。对于男性，肿瘤缺乏卵巢样间质，生物学行为具有侵袭性。

知识点128：肝上皮样血管内皮细胞瘤的临床特点　副高：熟练掌握　正高：熟练掌握

肝上皮样血管内皮细胞瘤是一种少见的肝血管肿瘤，好发于12～86岁，女性多于男性，主要为成年人发病，肿瘤生长缓慢，预后不一。临床主要表现为腹痛、恶心、厌食、发作性呕吐、体重减轻，少数患者有黄疸及腹水，大约42%的患者无症状。Budd-Chiari综合征及肝门静脉高压偶见。

知识点129：肝上皮样血管内皮细胞瘤的病理改变　副高：熟练掌握　正高：熟练掌握

肝上皮样血管内皮细胞瘤见表2-7-120。

表2-7-120　肝上皮样血管内皮细胞瘤的病理改变

项　目	病理改变
肉眼改变	肿瘤可累及全肝，为多发，呈灰红色至暗红色
镜下改变	肿瘤结节边界不清，可累及多个邻近肝腺泡。瘤细胞形态不规则，呈树突状或为圆形、胞质丰富的上皮样细胞。瘤细胞内可见含有红细胞的小管腔或空泡。瘤细胞可见核异型与核分裂象

知识点130：肝上皮样血管内皮细胞瘤的预后　副高：熟练掌握　正高：熟练掌握

肝的EHE为低度恶性级别的肿瘤，由于化疗效果差而呈致死性病程。纯恶性病变好发于儿童及青少年，预后差的指征为肿瘤复发及转移。

知识点131：血管肉瘤的临床特点　副高：熟练掌握　正高：熟练掌握

血管肉瘤好发于成年人或儿童，男性较多。主要症状及体征是肝大、腹水、黄疸及肝功能障碍等。

知识点132：血管肉瘤的病理改变　副高：熟练掌握　正高：熟练掌握

血管肉瘤的病理改变见表2-7-121。

表2-7-121　血管肉瘤的病理改变

项　目	病理改变
肉眼改变	肝不同程度肿大。切面呈现大小不一、界限模糊的出血性结节，或大小不等的灰白结节弥漫散布全肝
镜下改变	肉瘤细胞沿肝窦增生，破坏肝细胞索并且向肝静脉腔内浸润生长。瘤组织主要由梭形细胞构成，形成大小不等的管腔。瘤组织内可出现小造血灶及稀少的间质结缔组织

知识点133：肝胆管横纹肌肉瘤（RMS）的临床特点

副高：熟练掌握　正高：熟练掌握

肝的肝胆管横纹肌肉瘤是儿童特异性地发生在胆管的胚胎性横纹肌肉瘤，约占所有儿童横纹肌肉瘤的1%，主要发生于婴儿，2%的患儿出生时即发病。可累及肝内、外胆管。症状根据胆管堵塞程度不同，可分为黄疸、发热或无症状。

知识点134：肝胆管横纹肌肉瘤（RMS）的病理改变

副高：熟练掌握　正高：熟练掌握

肝胆管横纹肌肉瘤的病理改变见表2-7-122。

表2-7-122　肝胆管横纹肌肉瘤的病理改变

项　目	病理改变
肉眼改变	胆管内、质软，肿物一般呈息肉样或透明葡萄状
镜下改变	一般呈胚胎性横纹肌肉瘤改变，如疏松黏液样间质内散布梭形或星芒状肿瘤细胞，胞质稀少，胞核小而深染，核分裂象少，紧邻着胆管上皮下可见肿瘤细胞丰富区形成的形成层及其下的细胞稀疏层

知识点135：肾外恶性横纹肌样瘤（RT）的临床特点

副高：熟练掌握　正高：熟练掌握

肝原发性恶性瘤是罕见及高度侵袭性的肿瘤。主要由未分化的横纹肌样肿瘤细胞构成，这些细胞核周围可见特征性的偏位包涵体，内含细丝状物沉积，似横纹肌母细胞，其发生与横纹肌肉瘤无关。肝原发性RT可自行消退，血清AFP不高。

知识点136：肾外恶性横纹肌样瘤（RT）的病理改变

副高：熟练掌握　正高：熟练掌握

肾外恶性横纹肌样瘤的病理改变见表2-7-123。

表2-7-123　肾外恶性横纹肌样瘤的病理改变

项　目	病理改变
肉眼改变	肿瘤位于肝右叶，常较大，可伴有出血、坏死
镜下改变	一般呈浸润性生长，肿瘤细胞黏附性差、未分化、小到中等大、胞质极少

知识点137：肝瘤样病变及部分增生　　　　　　　副高：熟练掌握　正高：熟练掌握

肝瘤样病变及部分增生见表2-7-124。

表2-7-124　肝瘤样病变及部分增生

名　称	临床特点	病理改变	鉴别诊断
局灶结节性增生（FNH）	FNH是一种肝细胞再生性病变。其发生率约为0.8%，在肝内良性结节性病变中发生率居第二位（仅次于肝内血管瘤）。FNH大多见于20~40岁的中青年女性	（1）肉眼改变：①一般为孤立性结节，病灶边界清晰，但无包膜；②大多数病灶直径小于5cm；③切面病灶中间为星形瘢痕组织，纤维间隔从中间向周围将病灶分割或呈结节状 （2）镜下改变：①病灶中央为星形瘢痕组织，内见厚壁血管及胆管；②大小不等的纤维间隔从中央瘢痕组织放射，其内可见增生的小胆管，还可见慢性炎症细胞浸润；③纤维间隔之间为增生的肝细胞	本病要与肝细胞腺瘤、肝再生性结节、肝细胞癌进行鉴别
结节性再生性增生（NRH）	NRH是一种非常少见的以肝细胞弥漫性结节性增生而不伴纤维化为特征的病变	（1）肉眼改变：一般表现为弥漫性的结节性病变，结节直径一般为0.1~1.0cm，结节无纤维包膜 （2）镜下改变：结节由排列成2~3个细胞厚的肝细胞板组成。结节周边肝细胞萎缩，细胞体积变小，胞质红染。增生和萎缩的肝细胞形成特征性的"亮区"（结节区）与"暗区"（结节间萎缩的肝细胞区）的改变	结节性再生性增生主要与肝硬化、局灶性结节性增生和肝细胞腺瘤等鉴别
代偿性小叶增生	代偿性小叶增生是由于肝门静脉或肝静脉阻塞（Budd-Chiari综合征）、原发性硬化性胆管炎、大胆管狭窄等病变引起的肝叶部分或全部代偿性增生	肝小叶结构、汇管区及中央静脉尚存，肝细胞增生，但没有异型增生，结节周边肝组织可以有萎缩性变化	代偿性小叶增生要与肝细胞腺瘤和高分化肝细胞癌相鉴别。结合临床病史十分重要

知识点138：孤立性坏死结节的临床特点　　　　　副高：熟练掌握　正高：熟练掌握

孤立性坏死结节的好发年龄段为31~60岁。主要位于肝右叶表面，也有发生在肝左叶与肝实质内的报道。大部分的病例无症状，个别病例可出现右上腹不适感。部分患者有肝炎病史。

知识点139：孤立性坏死结节的病理改变　　　　　副高：熟练掌握　正高：熟练掌握

孤立性坏死结节的病理改变见表2-7-125。

表2-7-125 孤立性坏死结节的病理改变

项　目	病理改变
肉眼改变	肝孤立性坏死性结节大多为单个结节，少数也可见多个结节，呈分叶状，切面呈灰白色或灰黄色，边界清楚，质地均匀，结节中央有时可见液化性囊腔，结节周围可见纤细的纤维包膜
镜下改变	结节中央为坏死物质，坏死周围是致密的透明变性的纤维包膜，其间含有弹性纤维，坏死中可见钙化。纤维包膜有较多淋巴细胞、浆细胞与单核细胞浸润，周围肝小叶结构完整，汇管区内有少量炎症细胞浸润

知识点140：孤立性坏死结节的鉴别诊断　　　副高：熟练掌握　　正高：熟练掌握

　　肝孤立性坏死性结节应当与肝脓肿、转移灶、原发性肝肿瘤介入治疗后的坏死结节、局灶性结节状增生、海绵状血管瘤、肝细胞腺瘤、炎性假瘤、先天性单纯性囊肿等疾病鉴别。

知识点141：局灶性脂肪变性的临床特点　　　副高：熟练掌握　　正高：熟练掌握

　　局灶性脂肪变性的病因不明，在影像检查中可能与肿瘤相混淆。患者同时可伴有酒精性肝病或糖尿病。

知识点142：局灶性脂肪变性的病理改变　　　副高：熟练掌握　　正高：熟练掌握

　　局灶性脂肪变性的病理改变见表2-7-126。

表2-7-126 局灶性脂肪变性的病理改变

项　目	病理改变
肉眼改变	肝实质内局限性无包膜的淡黄色、暗红色病灶，病变一般位于被膜下，大小为3～5cm
镜下改变	肝组织内以中央静脉为中心的肝细胞的脂肪变，肝细胞内出现脂肪滴，肝细胞无异型性，肝小叶与肝门静脉结构无重建现象。一些严重的肝局灶性脂肪变患者，肝组织可发生肝硬化

知识点143：肝炎性假瘤的临床特点　　　副高：熟练掌握　　正高：熟练掌握

　　肝炎性假瘤的发病年龄为1～83岁，平均发病年龄为37岁，以男性多见。大多数患者有反复发作的发热、体重减轻及腹痛等。少数患者有黄疸。

知识点144：肝炎性假瘤的病理改变　　　副高：熟练掌握　　正高：熟练掌握

　　肝炎性假瘤的病理改变见表2-7-127。

表2-7-127 肝炎性假瘤的病理改变

项 目	病理改变
肉眼改变	多数为单发（80%），发生在肝实质内，少数病例累及肝门处（10%）。50%以上的单发病例发生于肝右叶。大小从1cm到累及整个肝叶不等。病变区质地硬，可呈黄褐色或黄白相间或白色
镜下改变	由分化成熟的肌成纤维细胞、成纤维细胞及胶原构成，常伴有不等量的浆细胞、淋巴细胞、组织细胞与增生的毛细血管等。组织细胞呈短梭形或多角形，通常吞噬脂质形成黄色瘤细胞，聚集成片，有时形成肉芽肿样结构。浆细胞为多克隆性，淋巴细胞有时增生显著并且形成滤泡

知识点145：肝炎性假瘤的鉴别诊断　　　　副高：熟练掌握　　正高：熟练掌握

肝炎性假瘤的临床表现与肉眼改变与肝的恶性肿瘤相似，有时肝炎性假瘤可以误诊为滤泡树突细胞肿瘤或炎症亚型的纤维肉瘤和炎症亚型的血管平滑肌脂肪瘤等。

知识点146：肝炎性假瘤的预后　　　　副高：熟练掌握　　正高：熟练掌握

大部分病例预后良好。行手术治疗后，可达到治愈。但术后复发也有报道。

知识点147：肝巨大再生结节的临床特点　　　　副高：熟练掌握　　正高：熟练掌握

肝巨大再生结节一般可见于肝硬化患者，也有发生于非肝硬化患者的报道。血清学检测AFP值正常或略有升高。

知识点148：肝巨大再生结节的病理改变　　　　副高：熟练掌握　　正高：熟练掌握

肝巨大再生结节的病理改变见表2-7-128。

表2-7-128 肝巨大再生结节的病理改变

项 目	病理改变
肉眼改变	肝巨大再生结节比典型的肝硬化结节大，直径为1~3cm。边界清晰，边缘较圆，呈淡黄色或褐色
镜下改变	组织学上与肝硬化结节类似。肝板为1~2层肝细胞，可出现Mallory小体，胆汁淤积，有时可以出现局灶或弥漫性脂肪变。结节内一般存在汇管区，小胆管增生较为显著。但是也可出现缺乏完整胆管、静脉与动脉的纤维性间隔

知识点149：肝巨大再生结节的鉴别诊断　　　　副高：熟练掌握　　正高：熟练掌握

肝巨大再生结节比其他肝硬化结节小。此外，需与异型增生结节及高分化肝细胞癌相鉴别，可以利用CD34或CD31等血管标志作为肝窦毛细血管标志物进行染色，结果显示为结节周边阳性，结节区阴性，与其他肝硬化结节类似。

第八节 胆囊和肝外胆管疾病

一、胆囊胆固醇沉着症

| 知识点1：胆囊胆固醇沉着症的临床特点 | 副高：熟练掌握 正高：熟练掌握 |

胆囊胆固醇沉着症是慢性胆囊炎的一种特殊类型，大多见于中老年人及肥胖者，男女发病率相同，临床上大多无症状，或仅有右上腹不适、隐痛及消化不良等类似慢性胆囊炎的表现，偶有右上腹轻微压痛。该病发生癌变的可能性较小。

| 知识点2：胆囊胆固醇沉着症的病理改变 | 副高：熟练掌握 正高：熟练掌握 |

胆囊胆固醇沉着症的病理改变见表2-7-129。

表2-7-129 胆囊胆固醇沉着症的病理改变

项　目	病理改变
肉眼改变	在暗绿或暗褐色的胆囊黏膜中，可见脂质沉积形成的亮黄色斑点和条纹，又称为"草莓样胆囊"，沉积物量大时，可以形成息肉突向胆囊腔，称为胆固醇性息肉或胆固醇沉积症性息肉。息肉质软带蒂，体积一般较小，也可大到被影像学检查发现
镜下改变	显微镜下，可见胆囊皱襞粗大或息肉形成，固有膜增宽，内有大量含脂质的泡沫细胞聚集。周围黏膜正常或伴炎症，合并胆囊结石的患者炎症较明显

| 知识点3：胆囊胆固醇沉着症的并发症 | 副高：熟练掌握 正高：熟练掌握 |

胆囊胆固醇沉着症的患者约50%合并胆囊结石，一些患者可伴肝功能异常。位于胆囊颈部的息肉可堵塞胆囊管，进而导致急性胆囊炎。有时可有息肉脱落嵌顿于壶腹部，可导致急性胰腺炎反复发作。

二、胆石症

| 知识点4：胆石症的临床特点 | 副高：熟练掌握 正高：熟练掌握 |

胆石症好发于女性，任何年龄段均可发病。70%～80%的胆石症患者可以终身无症状，其余可出现明显症状，表现为胆绞痛或上腹痛、右上腹压痛、恶心、呕吐、消化不良、发热、畏寒及黄疸等。

知识点5：胆石症的种类特点　　　　　副高：熟练掌握　正高：熟练掌握

胆石症的种类特点见表2-7-130。

表2-7-130　胆石症的种类特点

分　类	具体内容
胆固醇结石	主要成分为胆固醇，大多呈椭圆形或多面体形，黄色或黄白色，质地柔软，剖面呈放射状条纹，大多见于胆囊内，一般为单个，直径可达数厘米
胆色素性结石	成分以胆红素钙为主，可含少量胆固醇。可为泥沙样或砂粒样，砂粒状者棕黑或棕红色，大小为1～10mm，一般为多个，大多位于胆管中
混合性结石	由以上两种成分和钙盐混合而成。大多为多面体形，少数球形，颜色多样。外层硬，切面呈层状。大多在胆囊或较大胆管中，大小、数目不等，一般为多个

知识点6：胆石症的并发症　　　　　　副高：熟练掌握　正高：熟练掌握

慢性胆囊炎见于几乎所有胆囊结石患者。另外，约20%的胆囊结石病例会出现以下并发症：①急性胆囊炎与胆管炎因胆道阻塞导致，严重患者可继发细菌感染，引发坏疽性胆囊炎，甚至合并穿孔、肝脓肿或胆囊周围脓肿；②结石阻塞壶腹部可导致阻塞性黄疸及胰腺炎，有时较大的结石可直接侵袭进入邻近的小肠肠袢导致肠梗阻；③胆石嵌顿于胆囊颈部或胆囊管，引发嵌顿部位的炎症纤维化，造成肝总管机械性梗阻、胆管炎反复发作及胆管炎性肝硬化称Mirizzi综合征。

三、胆囊炎

知识点7：急性胆囊炎的临床特点　　　　副高：熟练掌握　正高：熟练掌握

急性胆囊炎大多见于40～60岁的女性肥胖者。伴有右上腹阵发性绞痛与胆囊区明显压痛，并且常伴有腹肌强直。

知识点8：急性胆囊炎的病理改变　　　　副高：熟练掌握　正高：熟练掌握

急性胆囊炎的病理改变见表2-7-131。

表2-7-131　急性胆囊炎的病理改变

项　目	病理改变
肉眼改变	①急性卡他性胆囊炎。胆囊肿大，浆膜面苍白而光滑或部分有轻度充血；②急性化脓性胆囊炎。胆囊肿大，浆膜呈暗红色，有明显充血，并且有灰黄色絮状渗出物附着；③坏疽性胆囊炎。部分或整个胆囊呈深暗红色甚至发黑、壁薄、质软
镜下改变	①急性卡他性胆囊炎。胆囊黏膜充血与水肿，有中性粒细胞浸润；②急性化脓性胆囊炎。胆囊壁各层组织内可见大量中性粒细胞浸润，呈蜂窝织炎性胆囊炎；③急性坏疽性胆囊炎。胆囊壁有出血坏死

知识点9：急性胆囊炎的并发症　　　　　　副高：熟练掌握　　正高：熟练掌握

坏疽性胆囊炎约10%出现穿孔，继而导致胆汁性腹膜炎。此病反复发作可转为慢性胆囊炎。

知识点10：慢性胆囊炎的临床特点　　　　副高：熟练掌握　　正高：熟练掌握

除了个别病例外，慢性胆囊炎几乎均与胆石症有关。大多为慢性起病，也可由急性胆囊炎反复发作迁延而来。慢性胆囊炎的症状多不典型，临床可表现为胆源性消化不良、厌油腻、上腹部闷胀及嗳气等，胆囊区可有轻度压痛或叩击痛。

知识点11：慢性胆囊炎的病理改变　　　　副高：熟练掌握　　正高：熟练掌握

慢性胆囊炎的病理改变见表2-7-132。

表2-7-132　慢性胆囊炎的病理改变

项　目	病理改变
肉眼改变	胆囊明显增大、壁厚、黏膜皱襞消失或增粗呈小梁状
镜下改变	黏膜上皮增生，胆囊壁各层纤维组织增生明显，并且有数量不等的淋巴细胞、浆细胞、单核细胞与嗜酸性粒细胞浸润

知识点12：慢性胆囊炎的特殊亚型　　　　副高：熟练掌握　　正高：熟练掌握

慢性胆囊炎的特殊亚型见表2-7-133。

表2-7-133　慢性胆囊炎的特殊亚型

类　型	具体内容
滤泡性胆囊炎	淋巴滤泡弥漫分布于固有膜、肌层甚至浆膜下
弥漫性淋巴浆细胞性胆囊炎	固有层弥漫性淋巴浆细胞浸润，一般可伴有上皮内中性粒细胞浸润，无结石的病例可能与原发性硬化性胆管炎或IgG4相关性硬化性疾病有关
黄色肉芽肿性胆囊炎	胆囊壁内的胆固醇结晶或凝固的胆汁可引起异物巨细胞反应和大量泡沫样组织细胞聚集，形成明显的黄色肉芽肿，一般伴有不同程度的纤维化
胆囊软斑病	大量组织细胞浸润，组织细胞内含钙和铁染色阳性的Michaelis-Gutmann小体
瓷化胆囊	慢性胆囊炎伴胆囊壁显著纤维化和钙化，伴发癌的风险明显高于其他类型胆囊炎
淋巴性嗜酸细胞性胆囊炎	一般见于非结石性慢性胆囊炎，嗜酸性细胞数量占浸润炎症细胞数量的50%~70%，可能与对胆汁中的异常物质过敏有关
嗜酸细胞性胆囊炎	浸润的炎症细胞几乎均为嗜酸性粒细胞，常同时累及肝外胆管，一般引起梗阻性黄疸
其他	少见的胆囊感染性炎症有血吸虫、阿米巴、巨细胞病毒、真菌等

知识点13：慢性胆囊炎的鉴别诊断　　　　　　副高：熟练掌握　正高：熟练掌握

慢性胆囊炎的鉴别诊断：①化生的幽门腺有时可出现在神经周围甚至神经束内，应与浸润癌相区别；②罗-阿窦内潴留的黏液可溢出到间质中，应与黏液腺癌相区别。

知识点14：慢性胆囊炎的并发症　　　　　　　副高：熟练掌握　正高：熟练掌握

慢性胆囊炎胆石阻塞于胆囊管时，潴留的分泌物可使胆囊缓慢、无痛地渐渐扩张，导致胆囊积水或黏液囊肿。胆囊炎症可破坏穿透胆囊壁，在胆囊与结肠、十二指肠、胆总管之间形成胆瘘。瓷化胆囊除外，其他类型的慢性胆囊炎出现癌变的风险无明显增加。

知识点15：慢性胆囊炎急性发作的临床特点　　副高：熟练掌握　正高：熟练掌握

慢性胆囊炎急性发作一般有较长时间慢性胆囊炎病史，发作时有急性胆囊炎的症状与体征。

知识点16：慢性胆囊炎急性发作的病理改变　　副高：熟练掌握　正高：熟练掌握

慢性胆囊炎急性发作的病理改变见表2-7-134。

表2-7-134　慢性胆囊炎急性发作的病理改变

项　目	病理改变
肉眼改变	胆囊扩大，腔内充满红棕色或乳汁样脓液，囊壁增厚、变硬，浆膜面有纤维素被覆
镜下改变	①黏膜皱襞增粗、变低，甚至消失，或有溃疡形成；②黏膜层的罗-阿窦向下生长；③囊壁各层除了有数量不等的纤维组织增生及淋巴细胞、浆细胞、单核细胞浸润外，还有较多的中性粒细胞弥漫浸润或小脓肿形成；④浆膜面通常覆有纤维素性脓性渗出物

四、胆囊肿瘤和瘤样病变

知识点17：胆囊癌的临床特点　　　　　　　　副高：熟练掌握　正高：熟练掌握

胆囊癌在胆囊恶性肿瘤中占首位，多发生于50～70岁的女性患者。早期临床症状不明显，可出现上腹部间歇性或持续性钝痛或绞痛；晚期，可出现发热与腹水。

知识点18：胆囊癌的病理改变　　　　　　　　副高：熟练掌握　正高：熟练掌握

胆囊癌的病理改变见表2-7-135。

表2-7-135　胆囊癌的病理改变

项　目	病理改变
肉眼改变	乳头状癌可单个或多个发生，突起于胆囊腔内；浸润型癌胆囊壁弥漫性增厚变硬
镜下改变	①大多数腺癌为分化型腺癌，其余依次为低分化型腺癌与未分化型腺癌；②组织学亚型有乳头状腺癌、黏液腺癌、肠型腺癌、印戒细胞癌、透明细胞腺癌、鳞状细胞癌、腺鳞癌、小细胞癌及未分化癌；③小细胞癌形态与肺小细胞癌相似

知识点19：胆囊癌的鉴别诊断　　　　　　　　副高：熟练掌握　正高：熟练掌握

透明细胞腺癌应与肾透明细胞癌相区别。

知识点20：胆囊腺瘤的临床特点　　　　　　　副高：熟练掌握　正高：熟练掌握

胆囊腺瘤一般无临床症状，各年龄段均可见，儿童罕见，其平均发病年龄为58岁，女性约占2/3。50%~65%的病例可合并结石。在胆石症或慢性胆囊炎切除的标本中发生率0.3%~0.5%，也可发生在Peutz-Jeghers综合征或Gardner综合征患者中。

知识点21：胆囊腺瘤的病理改变　　　　　　　副高：熟练掌握　正高：熟练掌握

胆囊腺瘤的病理改变见表2-7-136。

表2-7-136　胆囊腺瘤的病理改变

项　目	病理改变
肉眼改变	肿瘤呈息肉状或结节状、有蒂或无蒂、可单发或多发、直径一般<2cm，>2cm者合并恶性病变的危险增高
镜下改变	诊断腺瘤的原则是细胞至少具有轻度异型性。根据生长方式可分为管状型与乳头状型，两种成分混合存在且其中一种成分至少占20%时称为管状乳头状型。根据腺上皮的类型又可进一步分为肠型、幽门腺型、小凹型与胆源型，以幽门腺型和肠型为多见，胆源型极少见。腺瘤中常合并各种类型的化生性改变，包括胃小凹化生、肠上皮化生、幽门腺化生与鳞状上皮化生（桑葚样化生）。腺瘤可源自或蔓延至罗-阿窦，不可误认为浸润癌

知识点22：胆囊腺肌瘤样增生的临床特点　　　副高：熟练掌握　正高：熟练掌握

胆囊腺肌瘤样增生好发于中年妇女，一般不引起明显症状。

知识点23：胆囊腺肌瘤样增生的病理改变　　　副高：熟练掌握　正高：熟练掌握

胆囊腺肌瘤样增生的病理改变见表2-7-137。

表2-7-137　胆囊腺肌瘤样增生的病理改变

项　目	病理改变
肉眼改变	好发于胆囊底部，直径多在1cm以下，切面呈灰红色，略见蜂窝样结构
镜下改变	①囊黏膜上皮及其平滑肌层均增生，构成腺肌瘤样组织象病变；②病变区内一般伴有淋巴细胞浸润

知识点24：胆囊腺肌瘤样增生的鉴别诊断　　　副高：熟练掌握　正高：熟练掌握

胆囊腺肌瘤样增生的鉴别诊断：①高分化腺癌；②慢性胆囊炎时，陷入肌层的罗-阿窦。

知识点25：胆囊胆固醇性息肉的临床特点　　　副高：熟练掌握　正高：熟练掌握

胆囊胆固醇性息肉是胆囊黏膜胆固醇结晶沉积，是体内胆固醇代谢紊乱的局部表现，患者可能出现上腹部疼痛。常常并发胆囊结石。

知识点26：胆囊胆固醇性息肉的病理改变　　　副高：熟练掌握　正高：熟练掌握

胆囊胆固醇性息肉的病理改变见表2-7-138。

表2-7-138　胆囊胆固醇性息肉的病理改变

项　目	病理改变
肉眼改变	胆囊黏膜面出现单个或多个聚集在一起的小结节状息肉，通常为黄色，直径为0.4~1cm
镜下改变	息肉表面被覆正常柱状上皮，内含大量泡沫状细胞，蒂部由血管结缔组织构成

知识点27：胆道上皮内肿瘤（BilIN）的临床特点　副高：熟练掌握　正高：熟练掌握

BilIN-3级病变和浸润癌的流行病学分布一致，在高发国家的发病率高于低发国家，在胆石症中的发生率为0.5%~3%，也可见于家族性腺瘤性息肉病、硬化性胆管炎与胆胰反流的患者。

知识点28：胆道上皮内肿瘤（BilIN）的病理改变　副高：熟练掌握　正高：熟练掌握

胆道上皮内肿瘤（BilIN）的病理改变见表2-7-139。

表2-7-139 胆道上皮内肿瘤（BilIN）的病理改变

项 目	病理改变
肉眼改变	BilIN的肉眼改变一般不明显，与慢性胆囊炎类似，黏膜可呈颗粒状、结节状、斑片状或梁索状
镜下改变	异型细胞核/胞质比增大，核深染，部分细胞核极向丢失。BilIN-1、BilIN-2级相当于低、中低级别病变，3级相当于高级别病变。BilIN-1、BilIN-2级病变细胞与结构异型性轻微，一般表现为细胞增大、细胞核深染、呈假复层排列，大多为偶然发现，无明显临床意义。BilIN-3大多发生在化生的背景上，约1/3的病例可见杯状细胞

知识点29：胆道上皮内肿瘤（BilIN）的鉴别诊断　　副高：熟练掌握　正高：熟练掌握

①BilIN3可发生在或累及罗-阿窦，应与间质浸润相区别；②修复性非典型增生：细胞类型多样，既有柱状分泌黏液的细胞、矮立方状细胞，也有萎缩的上皮细胞和"铅笔样"细胞，且与正常上皮之间的转换为渐进性，p53表达的范围、强度均不如BilIN。当有糜烂、溃疡、坏死和化脓背景时，应更多考虑反应性改变。

知识点30：黏液性囊性肿瘤（MCN）的临床特点　　副高：熟练掌握　正高：熟练掌握

与发生在肝、胰腺者类似，黏液性囊性肿瘤（MCN）主要见于成年女性。大多无症状，部分肿瘤由于体积较大可引起梗阻性黄疸或胆囊炎样症状。发生在肝外胆管者多于胆囊。

知识点31：黏液性囊性肿瘤（MCN）的病理改变　　副高：熟练掌握　正高：熟练掌握

黏液性囊性肿瘤（MCN）的病理改变见表2-7-140。

表2-7-140 黏液性囊性肿瘤（MCN）的病理改变

项 目	病理改变
肉眼改变	肿瘤呈多房性，含黏液或稀薄液体
镜下改变	囊壁衬覆类似于胆道或胃小凹的柱状上皮，偶可见内分泌细胞。上皮下间质为"卵巢样"间质，并且表达ER和PR，可伴有不同程度纤维化。根据上皮细胞的层次、极向与结构的复杂程度分为轻、中、重度异型增生。伴有浸润性癌的病例应诊断为MCN伴浸润性癌，并且应报告浸润癌的分化程度和浸润范围，由于浸润癌常为局灶性，因此需充分取材以免遗漏癌灶

知识点32：黏液性囊性肿瘤（MCN）的预后　　副高：熟练掌握　正高：熟练掌握

伴有浸润癌患者预后尚不明确，可完全切除并不伴浸润癌患者预后良好。有迹象表明其预后相比普通的胆管癌较好。

知识点33：胆囊和肝外胆管癌的临床特点　　　副高：熟练掌握　正高：熟练掌握

胆囊和肝外胆管癌的发病高峰为50~70岁，女性发病率高于男性，约为男性的1.77倍。胆囊和肝外胆管癌的危险因素主要包括遗传背景、胆结石与胆胰结合部结构异常，部分家族性腺瘤性息肉病患者一般会发生胆囊癌。临床多无明显症状，大多是在胆石症患者切除胆囊时偶然发现，但发现时分期常较晚，<1%的肿瘤以副肿瘤综合征为首发症状。

知识点34：胆囊和肝外胆管癌的病理改变　　　副高：熟练掌握　正高：熟练掌握

胆囊和肝外胆管癌的病理改变见表2-7-141。

表2-7-141　胆囊和肝外胆管癌的病理改变

项　目	病理改变
肉眼改变	胆囊癌大多为灰白色浸润性生长的肿块，部分弥漫性生长可引起整个胆囊壁增厚。发生在胆囊颈者可由于阻塞导致胆囊扩张，发生在胆囊体引起侧壁收缩者，可使胆囊呈沙漏状
镜下改变	胆管癌可分为息肉型、结节型、硬化缩窄型及弥漫浸润型

知识点35：胆囊和肝外胆管癌的组织学类型　　　副高：熟练掌握　正高：熟练掌握

胆囊和肝外胆管癌的组织学类型见表2-7-142。

表2-7-142　胆囊和肝外胆管癌的组织学类型

序号	项　目	具体内容
1	胆源型腺癌	为最常见的胆囊癌类型，多呈中高分化。由长短不一的管状腺体构成，被覆上皮为立方状、柱状，类似胆管上皮，胞质内或管腔内常见黏液，胞外黏液有时可发生钙化。约1/3的高分化病例可伴有局灶肠上皮化生。可有破骨细胞样巨细胞、筛状、血管肉瘤样形态区域。发生在胆管患者结缔组织增生通常更为明显。多数肿瘤CEA、MUC1、MUC2、p53和CK7标记阳性
2	胃小凹型腺癌	此型少见，多分化良好。细胞表现为高柱状，细胞核位于基底，胞质黏液丰富，通常表达MUC5AC
3	肠型腺癌	肠型腺癌有两种不同的形态，最常见的亚型是与结肠癌相似的紧密排列的腺管样结构，腺体衬覆高柱状上皮细胞，细胞核表现为卵圆形或长杆状、假复层排列。另一种亚型为衬覆上皮主要为杯状细胞，混杂数量不等的内分泌细胞与潘氏细胞2种亚型均表达CDX2、MUC2和CK20
4	黏液腺癌	此型发生于胆囊者较胆管者多见。与其他部位发生者形态相同，诊断时需有>50%的肿瘤含细胞外黏液。应注意与黏液囊肿、罗-阿窦破裂造成黏液溢出至间质等良性病变区别，后者CEA阴性
5	印戒细胞癌	通常在固有膜内侧向播散生长，弥漫浸润者可形成类似"皮革胃"样形态
6	腺鳞癌	腺样和鳞状分化的程度不一，多为中等分化，可见角化珠与黏液

续 表

序号	项 目	具体内容
7	癌肉瘤	上皮样分化区多有腺管形成，也可排列呈条索、片状，或表现为鳞状分化。肉瘤样区域可有多种成分，包括骨肉瘤、软骨肉瘤和横纹肌肉瘤等。肉瘤样区域不表达CK和CEA，可借此与未分化梭形细胞和巨细胞癌区别
8	筛状癌	筛状癌为一种特殊类型的胆囊浸润性肿瘤，形态相似乳腺的筛状癌，只占胆囊癌的1%。患者发病年龄低于普通的胆囊癌，多与胆石症有关肿瘤具有典型的筛状结构，细胞核空泡状，有明显的核仁，可见粉刺样坏死。与乳腺筛状癌不同的是不表达ER和PR，且生物学行为与经典的胆囊腺癌一致为侵袭性
9	透明细胞腺癌	此型罕见，由富含糖原的透明细胞排列成腺样、乳头状、梁索状或巢状，细胞边界清楚，细胞核深染、位于中央。部分细胞质内呈嗜酸性颗粒，部分柱状细胞可有核下、核上空泡，似分泌期子宫内膜。肿瘤不表达肾细胞癌的常用标记PAX8和RCC，且常有经典的腺癌分化区域，可据此与转移性肾透明细胞癌区别
10	肝样腺癌	此型罕见，形态与肝细胞肝癌特别相似，肝样细胞多呈梁状排列。全部病例均有少量的经典腺癌区域，根据定义，肝样细胞成分需占50%以上方可诊断肝样腺癌。瘤细胞HepPar-1标记阳性，有时AFP阳性。此型生物学行为与一般腺癌相似
11	鳞状细胞癌	指完全由鳞状分化成分组成的肿瘤，可为角化型、非角化型，分化差者常以梭形细胞为主，应与肉瘤区别。大部分有鳞状分化的胆囊肿瘤为腺鳞癌，故诊断单纯的鳞状细胞癌前，必须充分取材
12	未分化癌	此型出现在胆囊者比胆管者多见。尤其是缺乏腺样结构，有梭形细胞、巨细胞（包括破骨细胞样巨细胞）、小细胞（非神经内分泌）和结节/小叶型等几种组织学亚型。此型预后差

知识点36：导管内或囊内乳头状肿瘤的病理改变　副高：熟练掌握　正高：熟练掌握

导管内或囊内乳头状肿瘤的病理改变见表2-7-143。

表2-7-143　导管内或囊内乳头状肿瘤的病理改变

项 目	病理改变
肉眼改变	病变呈乳头状突向腔内，表现为色白、红褐色，质软
镜下改变	相似于发生在胰腺的导管内乳头状肿瘤（IPMN），按照上皮类型可分为肠型、胆胰型、嗜酸性细胞型及胃小凹型。在胆道系统中，最常见的为胆胰型，而后2型少见。病变乳头有纤细的纤维血管轴心，通常发生在幽门腺化生的背景上。高级别病变乳头结构复杂，被覆立方、矮柱状胆源型上皮细胞或柱状肠型上皮细胞，可伴有浸润癌。浸润癌成分以管状腺癌为常见，也有伴黏液腺癌、小细胞癌或大细胞神经内分泌癌的报道。对浸润癌成分应单独报告分化程度与浸润范围

知识点37：导管内或囊内乳头状肿瘤的鉴别诊断　副高：熟练掌握　正高：熟练掌握

发生在胆囊者与胆囊乳头状腺瘤鉴别比较困难，胆囊IPMN大部分被覆胆源型上皮，高级别病变结构的复杂性与细胞的异型性较腺瘤更为明显，核分裂象更易见。

知识点38：导管内或囊内乳头状肿瘤的预后　　副高：熟练掌握　正高：熟练掌握

病变局限可完全切除并且不伴浸润癌者预后良好，伴浸润癌预后主要取决于浸润癌的分期及其他预后因素。

知识点39：胆囊和肝外胆管的神经内分泌肿瘤的临床特点
　　　　　　　　　　　　　　　　　　副高：熟练掌握　正高：熟练掌握

胆囊和胆道的NET极少见，平均发病年龄为60岁，无性别倾向。NEC占胆囊恶性肿瘤的4%，可能与胆结石有关，平均发病年龄为65岁，女性较多。

知识点40：胆囊和肝外胆管的神经内分泌肿瘤的病理改变
　　　　　　　　　　　　　　　　　　副高：熟练掌握　正高：熟练掌握

胆囊和肝外胆管的神经内分泌肿瘤的病理改变见表2-7-144。

表2-7-144　胆囊和肝外胆管的神经内分泌肿瘤的病理改变

项　目	病理改变
肉眼改变	NET体积一般较小（＜2cm），呈灰白、略黄，结节状或息肉状，可浸润肌层似腺癌，可外生性生长似乳头状肿瘤。NEC体积大（平均3cm），表现为息肉状或弥漫浸润性生长，可直接侵犯肝脏或邻近组织
镜下改变	NET细胞大小一致，核圆形或卵圆形，无明显核仁，胞质嗜酸。细胞排列呈迷路样、梁状、管状或实性巢状。肿瘤细胞表达Syn、CgA、NSE、CK7、AE1/AE3，以及生长抑素、5-羟色胺、胃泌素等激素。NEC可按照细胞大小分为大细胞型、小细胞型。小细胞型与发生在肺者相似，发生在胆囊者相比胆管多见，其特点为上皮下生长与大片坏死。瘤细胞弥漫表达Syn、NSE，常常有散在的CgA阳性细胞，上皮标记EMA、AE1/AE3、CEA也阳性。大细胞NEC通常呈器官样排列，有菊形团形成，细胞核大空泡状，核仁明显，胞质多少不等，局灶可有腺样分化

知识点41：胆囊和肝外胆管的神经内分泌肿瘤的分期和预后
　　　　　　　　　　　　　　　　　　副高：熟练掌握　正高：熟练掌握

与胃肠道其他部位不同，胆囊和肝外胆管的神经内分泌肿瘤无单独的TNM分期标准，参考相应部位腺癌的分期标准。NET的预后与肿瘤大小关系密切，＞2cm患者常常蔓延、转移到肝，应当尽量切除。NEC预后差，诊断时已有转移的患者达50%。MANECs生物学行为与腺癌一样，需按腺癌处理。

五、肝外胆管疾病

知识点42：胆管炎分类　　　　　　　　副高：熟练掌握　正高：熟练掌握

胆管炎分类见表2-7-145。

表2-7-145　胆管炎分类

分　类	具体内容
单纯性阻塞性胆管炎	单纯性阻塞性胆管炎大多由胆管结石、胆管囊肿、瘘管、憩室、肿瘤或既往外科治疗引起。急性者一般表现为肝外胆管水肿，上皮变性、再生，可伴有溃疡或糜烂。固有层可见明显的中性粒细胞与组织细胞浸润，进而纤维化。慢性阶段淋巴浆细胞数量逐渐增多
复发性化脓性胆管炎	复发性化脓性胆管炎常由于局灶胆管狭窄或扩张、肝内或肝外结石和肠道细菌感染引起的反复发作的逆行性胆管炎
原发性硬化性胆管炎（PSC）	本病比较罕见，自身免疫性因素在本病发生中起重要作用。以男性多见，发病年龄为20～50岁。患者通常合并其他自身免疫性疾病，如2型糖尿病、系统性红斑狼疮、干燥综合征和乳糜泻等，约70%的患者合并溃疡性结肠炎，大多数患者血清抗中性粒细胞胞质抗体（ANCAs）效价升高
IgG4相关性硬化性胆管炎	IgG4相关硬化性胰腺炎患者有50%～90%可有胆管受累，25%可有胆囊受累，临床主要表现为阻塞性黄疸或发热。临床和影像学表现通常被误认为胆管癌。中老年多见，男性多于女性。血清学检查IgG4水平升高。激素治疗反应好

知识点43：胆道寄生虫感染分类　　　　　　　副高：熟练掌握　　正高：熟练掌握

胆道寄生虫感染分类见表2-7-146。

表2-7-146　胆道寄生虫感染分类

分　类	具体内容
华支睾吸虫	远东地区属于华支睾吸虫感染高发区；豆螺、淡水鱼及虾是中间宿主。人通过食用生鱼虾感染华支睾吸虫的囊蚴，囊蚴在十二指肠脱囊并且迁移至肝胆管发育为成虫。由于成虫并不侵入胆管壁，故炎症反应轻微。感染早期可表现为黏膜水肿和上皮脱落，持续感染者上皮发生黏液化生和增生，晚期可见胆管周围纤维化明显，这时多不见虫体。虫卵破裂一般可引起富含嗜酸性粒细胞的炎性肉芽肿反应
蛔虫	南部非洲、亚洲、印度及南美洲为蛔虫感染高发区，由于摄入被虫卵污染的食物而感染。幼虫在空肠孵化，穿入淋巴管，经肝门静脉循环迁移至肝及肺，然后穿过肺泡经气管、咽再进入消化道定居并且发育为成虫。成虫可进入胆道，引起梗阻；继发细菌感染可引起复发性胆管炎

第九节　胰　疾　病

一、胰腺炎

知识点1：急性胰腺炎的临床特点　　　　　　副高：熟练掌握　　正高：熟练掌握

急性胰腺炎的病因仍不十分明了，胰腺炎的病因与过多饮酒、胆管内的胆结石等有关。

临床以急性上腹痛、恶心、呕吐、发热和血胰酶增高等为主要特征。病变程度轻重不等，轻者以胰腺水肿为主，病情常呈自限性，预后良好。少数重者的胰腺出血坏死，常继发感染、腹膜炎和休克等，病死率高。

知识点2：急性胰腺炎的病理改变　　　　副高：熟练掌握　正高：熟练掌握

急性胰腺炎的病理改变见表2-7-147。

表2-7-147　急性胰腺炎的病理改变

项　　目		病理改变
肉眼改变	急性水肿型（轻型）胰腺炎	主要表现为胰腺弥漫性或局限性水肿、变硬，表面血管充血，包膜紧张，外观似玻璃样发亮
	急性坏死性（重型）胰腺炎	可见胰腺肿大，质地变软，切面可见小叶结构模糊，广泛出血坏死，出血区域呈暗红色或蓝黑色，坏死区呈灰黄色、灰白色。化脓性炎明显时局部可见小脓肿形成。胰周、肠系膜及大网膜等处可见灰黄色的脂肪坏死结节，伴有钙盐沉积时可形成钙皂
镜下改变	急性水肿型胰腺炎	腺泡和小叶间质水肿，可见较多急性炎症细胞浸润，偶见出血及局灶性脂肪坏死
	急性坏死性胰腺炎	坏死区可见胰腺小叶结构被破坏，腺泡轮廓不清，可见大片出血坏死。坏死区附近的胰腺腺泡和导管呈不同程度的扩张，周边见较多中性粒细胞及单核细胞浸润，并且可见血栓形成。胰腺内出现显著的脂肪坏死，可见钙化灶。坏死灶容易继发感染，可形成脓肿。病变还可扩展到周围脏器，如横结肠及小肠系膜、大网膜，引起腹腔血性积液，内含大量淀粉酶，肠系膜及大网膜小片状钙化皂形成。除炎症直接蔓延外，急性坏死性胰腺炎还会引起心、肺及肾等多器官的继发性改变。胰蛋白酶入血后能引起小动脉收缩，并且直接损伤心肌，造成心肌梗死；激活凝血因子，造成弥散性血管内凝血（DIC）及肝门静脉血栓。急性胰腺炎时释放卵磷脂酶和血管活性物质，破坏肺泡表面活性物质，并直接损伤肺泡上皮细胞，引起肺水肿及出血等改变，导致ARDS。除炎症导致的休克造成肾缺血外，胰酶也是肾的毒性物质，加上凝血系统的激活，可导致急性肾衰竭

知识点3：急性胰腺炎的并发症　　　　副高：熟练掌握　正高：熟练掌握

急性水肿型胰腺炎的并发症很少，采取积极的干预治疗大多数病例可恢复正常，但也有极少部分病例会进展为重症胰腺炎。急性胰腺炎的并发症有局部性和全身性。①全身并发症：主要累及心、脑、肝、肾等重要脏器，导致急性呼吸窘迫综合征（ARDS）、急性肾衰竭、心律失常和心力衰竭、肝衰竭、消化道出血败血症、高血糖、胰性脑病及水电解质、酸碱平衡紊乱等；②局部并发症：假性囊肿、胰腺坏死感染及胰腺脓肿等。

知识点4：慢性胰腺炎的临床特点　　　　副高：熟练掌握　正高：熟练掌握

慢性胰腺炎是由于胆道疾病、酒精中毒以及自身免疫病等因素导致的胰腺实质进行性损害与纤维化，常伴有钙化、假性囊肿及胰岛细胞减少或萎缩。胰腺功能持续性、永久性损害后，出现不同程度的胰腺外分泌与内分泌功能障碍。临床表现以腹痛最为常见，偶有无痛者，疼痛位于中上腹、左上腹或脐上，向背中部胸椎放射，常呈间歇性发作，伴有发热与黄疸。有脂肪泻、大便油腻、恶臭、量多等临床表现。可以引起肉质样泻。如并发假性胰腺囊肿，腹部可触及包块。胰性腹水少见。

知识点5：慢性胰腺炎的病理改变　　　　副高：熟练掌握　正高：熟练掌握

慢性胰腺炎的病理改变见表2-7-148。

表2-7-148　慢性胰腺炎的病理改变

项　目	病理改变
肉眼改变	病变早期无明显改变。进展期胰腺体积肿大、硬化，切面呈结节样，被膜增厚，硬化区域质地变硬，部分病例可见局限性包块，称为慢性纤维包块性胰腺炎（FMCP），这时大体与胰腺癌难以鉴别。炎症反复发作，各级胰管扭曲并不同程度扩张，管腔内常见结石，胰腺小叶内也可见钙化。由于胰管狭窄、梗阻，可以形成多发性潴留囊肿及假性囊肿。终末期，胰腺腺泡不断萎缩，胰腺体积变小变硬，切面见小叶结构消失，大片灰白色纤维化。沟槽性胰腺炎（GP）的发病部位位于胰头背部、十二指肠降部及胆总管下段之间的沟槽状区域，可以引起十二指肠壁假性囊肿形成。由于GP累及的范围局限，临床可缺乏明显的内、外分泌功能障碍
镜下改变	进展期胰管可见扩张，管腔内可见嗜伊红蛋白栓或结石。导管上皮萎缩、化生甚至消失。随着间质纤维化程度的增加，可包绕小叶，并且将小叶分割成不规则结节状，腺泡萎缩或导管化生。晚期，可见小叶继续萎缩，大部分腺泡消失，仅存胰岛成分，由于纤维组织的收缩作用，胰岛排列比较集中，可见假性增生，间质可见淋巴、浆细胞浸润。最后胰岛也会消失，仅留下纤维间质成分。少数病例导管上皮增生明显，形成上皮内瘤变。根据细胞排列方式及形态，分为低级别与高级别。高级别上皮内瘤变和胰腺癌的发生关系密切

知识点6：慢性胰腺炎的鉴别诊断　　　　副高：熟练掌握　正高：熟练掌握

慢性胰腺炎应与胰腺结核相鉴别。

知识点7：慢性胰腺炎的并发症　　　　副高：熟练掌握　正高：熟练掌握

①如果出现假性囊肿导致大腺管阻塞后，可引发小腺管及腺泡腔扩张，胰液积聚，上皮细胞萎缩，形成假性囊肿，或因腺管破坏，胰液分泌受阻，胰液及炎性渗出物被周围之浆膜、腹膜或肠系膜等包裹假性囊肿可在胰腺实质内或胰腺表面，其主要症状有低热、腹痛、上腹部包块、少部分有黄疸；②脾静脉血栓形成，由于胰腺纤维化、假性囊肿压迫

血管形成脾静脉血栓或脾大等。血栓可延伸至门静脉，导致静脉曲张和消化道出血；③胰源性腹水、心包积液、胸腔积液，常见为腹水，表现为渗出性，淀粉酶浓度增高。为液体从假性囊肿或扩张的胰管漏入腹腔所致；④10%~15%为消化性溃疡，因胰腺分泌碳酸氢钠减少所致；⑤小部分慢性胰腺炎可引发癌变。慢性胰腺炎与导管腺癌的发生关系密切。在炎症反复发作过程中，微环境中的炎细胞浸润以及间质结缔组织增生可促进中、小导管上皮细胞增生，并发生上皮内瘤变，而PanIN则为癌前病变，可发展为原位癌、浸润癌。

> 知识点8：淋巴浆细胞性硬化性胰腺炎的临床特点　副高：熟练掌握　正高：熟练掌握

淋巴浆细胞性硬化性胰腺炎（LPSP）或称为自身免疫性胰腺炎，属于慢性胰腺炎的特殊类型。与慢性胰腺炎不同，患者没有吸烟或酗酒的习惯，一般与其他疾病关系密切，如原发性胆汁性肝硬化、原发性硬化性胆管炎、淋巴浆细胞性胆囊炎、溃疡性结肠炎或Sjögren综合征，在形态学上也比较类似。另一类经常伴发的疾病如纵隔与腹膜后纤维化、Riedel甲状腺炎以及眼眶的炎性假瘤。基于以上疾病的病因都与免疫系统紊乱相关，临床上患者也常能检测到自身抗体存在，因而LPSP也被称为自身免疫性胰腺炎。目前研究发现，LPSP以及多器官纤维硬化的患者血清中存在高水平的IgG4，这表明此类疾病可能为同一组IgG4相关的硬化性疾病谱。

> 知识点9：淋巴浆细胞性硬化性胰腺炎的病理改变　副高：熟练掌握　正高：熟练掌握

淋巴浆细胞性硬化性胰腺炎的病理改变见表2-7-149。

表2-7-149　淋巴浆细胞性硬化性胰腺炎的病理改变

项　目	病理改变
肉眼改变	大部分LPSP可累及胰头部，大体改变与胰头癌很难鉴别，也可表现为灰白色质硬的浸润性包块
镜下改变	病变区域可见以中等导管为中心，周围大量淋巴细胞浆细胞为主的炎症细胞浸润，并且可见淋巴滤泡形成，也可见嗜酸性粒细胞和单核组织细胞。导管上皮可萎缩，导管周围可见明显纤维化，部分导管周围可见结节状小导管增生。另一个特征为闭塞性血管炎，浸润的细胞为淋巴细胞和浆细胞。炎症一般累及胆总管与胆囊。有时间质中的成纤维细胞或肌成纤维细胞增生明显时，可以形成类似炎性假瘤的改变

二、囊肿

> 知识点10：囊性纤维化的临床特点　　　　　副高：熟练掌握　正高：熟练掌握

囊性纤维化临床主要表现为外分泌腺的功能紊乱、分泌液黏稠、黏液腺增生、汗液氯化钠含量增高。临床上有肺、气道、肠道、胰腺、胆道、输精管及子宫颈等的腺管被黏稠分泌物堵塞所引起的一系列症状，而以呼吸系统与消化系统损害最为明显。

| 知识点11：囊性纤维化的病理改变 | 副高：熟练掌握　正高：熟练掌握 |

囊性纤维化的病理改变见表2-7-150。

表2-7-150　囊性纤维化的病理改变

项　目	病理改变
肉眼改变	早期可见胰腺导管扩展伴囊肿形成，晚期见胰腺明显纤维化
镜下改变	黏稠分泌物阻塞胰腺外分泌管，早期可见胰管扩张、腺泡扩大形成囊肿，扩张的胰岛管腔内分泌物量显著增多而且黏稠，呈均质嗜酸性颗粒状，也可呈同心层状。胰导管上皮可为扁平或立方状上皮，有时也可为柱状上皮。继而有广泛纤维化伴细胞浸润、萎缩，胰腺体积缩小、变硬，镜下可见胰导管部分扩张，部分呈轻度或高度萎缩状，伴有间质的纤维化。这时应注意与胰腺外分泌部发育不良相区别（其主要的病理改变为胰腺腺泡组织减少或缺乏，完全由脂肪组织取代，胰岛结构正常，胰导管内分泌物不发生浓缩）。外分泌腺管阻塞，胰蛋白酶、脂肪酶及淀粉酶的分泌不足或缺乏，导致脂肪吸收不良

| 知识点12：囊性纤维化的并发症 | 副高：熟练掌握　正高：熟练掌握 |

囊性纤维化的晚期并发症有急性胰腺炎，少见。儿童患者发病率为0.5%，常见于成人。CFTR基因突变与慢性胰腺炎关系密切，特别是特发性慢性胰腺炎。此外，有研究报道胰腺囊性纤维化最终发展为胰腺黏液性囊腺癌的病例，提示囊性纤维化患者出现胰腺癌的概率增加。

| 知识点13：先天性胰腺囊肿 | 副高：熟练掌握　正高：熟练掌握 |

先天性胰腺囊肿以小儿多见，常为多发性，由于胰腺导管及腺泡发育异常引起。可为单房性或多房性，腔内含淡黄色液体。囊壁被覆单层柱状或立方上皮，有时可见鳞状上皮化生，可伴有其他脏器如肝、肾囊肿。

| 知识点14：潴留性胰腺囊肿 | 副高：熟练掌握　正高：熟练掌握 |

常由于慢性胰腺炎引起导管阻塞，胰液在腺腔或导管中潴留形成。一般体积比较小，常为单发性。囊壁被覆单层立方或扁平上皮，囊腔体积较大时上皮可由于压迫而消失，类似假性囊肿。但是潴留囊肿的囊壁常伴有不同程度纤维化，并伴有炎症反应与出血、钙化。当囊肿壁被覆黏液柱状上皮时，也称为黏液性非肿瘤性囊肿，也有人将其诊为伴有低级别上皮内瘤变的潴留囊肿。

| 知识点15：淋巴上皮囊肿 | 副高：熟练掌握　正高：熟练掌握 |

淋巴上皮囊肿一般为多房性，被覆鳞状上皮，形态与鳃裂囊肿类似，囊壁内含有大量淋巴细胞，可见生发中心。胰腺的淋巴上皮囊肿可能由于胰腺导管突入淋巴结或胰腺内副脾引起。

三、胰腺外分泌肿瘤

| 知识点16：浆液性囊腺瘤的临床特点 | 副高：熟练掌握　正高：熟练掌握 |

浆液性囊腺瘤的平均发病年龄为60岁，以女性多见，主要表现为VHL综合征的患者中有90%可恶变为浆液性囊腺癌。临床症状不明显，通常在常规体检中发现。血清肿瘤标志物阴性。

| 知识点17：浆液性囊腺瘤的病理改变 | 副高：熟练掌握　正高：熟练掌握 |

浆液性囊腺瘤的病理改变见表2-7-151。

表2-7-151　浆液性囊腺瘤的病理改变

项　目	病理改变
肉眼改变	肿物边界清楚，表面可呈结节状，切面呈多囊性，类似海绵，囊腔直径为2～10mm，内含清亮的液体，囊腔与胰管不通，中心星状瘢痕为瘤内致密纤维性核心，向周围呈放射状，分隔囊腔呈结节状
镜下改变	镜下观察可见小囊被覆单层立方上皮或扁平上皮，内充满富含蛋白质的浆液。被覆上皮的胞质透明，偶可见嗜酸性和颗粒状，核位于细胞中央，椭圆形且形状一致，核仁不明显。由于胞质内富含糖原，未经过淀粉酶消化的PAS染色可为阳性。核分裂象几乎不可见，上皮细胞无异型性。有时上皮细胞可以呈乳头状向腔内增生突起，但是缺乏纤维血管中轴

| 知识点18：浆液性囊腺瘤的鉴别诊断 | 副高：熟练掌握　正高：熟练掌握 |

一般浆液性囊腺瘤从大体和镜下都很典型，与其他类型的肿瘤不易相混淆。当病变不典型时，应注意鉴别的疾病有血管瘤、淋巴管瘤或转移性肾透明细胞癌，应用免疫组化便可区分。

| 知识点19：浆液性囊腺瘤的组织学类型 | 副高：熟练掌握　正高：熟练掌握 |

浆液性囊腺瘤的组织学类型见表2-7-152。

表2-7-152 浆液性囊腺瘤的组织学类型

序号	项 目	具体内容
1	浆液性寡囊性腺瘤	胰头部常见，肿瘤与周围组织界限不清，无明确包膜，切面呈单个、多个较大的囊腔，充满无色或黄色清亮液体，囊腔直径一般为1~2cm，也有8cm的巨大囊。囊腔排列不规则，被纤维间隔隔开，但缺乏放射状瘢痕。镜下见囊腔被覆上皮与普通型浆液性囊腺瘤相似，但以立方细胞为主，扁平细胞少见，核稍大。此型为良性肿瘤
2	实性浆液性腺瘤	肿瘤大体表现为实性，与神经内分泌肿瘤相似，一般直径为2~4cm，较小，镜下见细胞呈腺泡样排列，几乎不见腺腔，细胞形态与普通型浆液性囊腺瘤相似
3	VHL相关的浆液性囊性肿瘤	35%~90%的VHL病例可发生多发性浆液性囊腺瘤或浆液性寡囊性腺瘤，病变累及范围广，且容易恶变

知识点20：腺泡细胞囊腺瘤的临床特点　　　　副高：熟练掌握　　正高：熟练掌握

腺泡细胞囊腺瘤非常少见，部分为体检偶然发现，部分临床表现为腹痛。

知识点21：腺泡细胞囊腺瘤的病理改变　　　　副高：熟练掌握　　正高：熟练掌握

腺泡细胞囊腺瘤的病理改变见表2-7-153。

表2-7-153 腺泡细胞囊腺瘤的病理改变

项 目	病理改变
肉眼改变	肿瘤体积相差很大，临床症状明显的患者，其肿瘤分布常为多中心性，胰头、体部多见，也可以累及整个胰腺，而偶尔发现的肿瘤往往比较小，切面为单房或多房性，囊腔与胰管不相通
镜下改变	囊腔内衬单层或多层立方上皮，胞质嗜酸性，与正常的腺泡细胞类似，近基底部的细胞胞质偏嗜碱性，细胞核位于中央、圆形，部分囊壁周围可见小簇分布的腺泡细胞团，一些囊腔可与正常导管相延续，提示该病变可能为化生性改变，而非真性肿瘤

知识点22：腺泡细胞囊腺瘤的鉴别诊断　　　　副高：熟练掌握　　正高：熟练掌握

体积较大的腺泡细胞囊腺瘤应与胰腺其他囊性肿瘤相区别，通过被覆上皮的形态通常便可区分。最重要的鉴别点是腺泡细胞囊腺癌，此型非常罕见，虽然部分区域可以类似腺泡细胞囊瘤，但是腺泡细胞囊腺癌内的成分更复杂，核明显异性，表现为成片分布的肿瘤细胞，并有坏死及浸润性生长。

知识点23：导管内乳头状黏液性肿瘤（IPMT）伴异型增生的临床特点

　　　　　　　　　　　　　　　　　　　　　　副高：熟练掌握　　正高：熟练掌握

IPMT肿瘤本身能够产生大量的黏液，易阻塞胰管，故临床表现主要与胰管间歇性梗阻有关，常见症状有腹痛、恶心、背部疼痛、体重减轻或反复发作性胰腺炎等，阻塞壶腹部可引起黄疸。病程比较长的患者还可以出现胰腺分泌功能缺陷的表现，如脂肪泻与糖尿病。

知识点24：导管内乳头状黏液性肿瘤（IPMT）伴异型增生的病理改变

副高：熟练掌握 正高：熟练掌握

导管内乳头状黏液性肿瘤伴异型增生的病理改变见表2-7-154。

表2-7-154 导管内乳头状黏液性肿瘤伴异型增生的病理改变

项 目	病理改变
肉眼改变	大多发生于胰头部，胰体尾部少见，另有部分可累及整个胰腺。表现为边界清楚的导管内肿物，如累及胰管分支部位可见多房性改变。黏液的分泌量较大，能够引起近端导管扩张，囊壁光滑，或有细小颗粒，呈天鹅绒样外观。如果乳头明显增生，则扩张的导管内可充满乳头状肿物。大体取材时需注意肿瘤与胰管的关系。发生于主胰管的IPMT多见，主要表现为胰管明显扩展，腔内充满黏液，肿瘤自管壁发出向腔内突起，表面呈乳头状，这种类型容易出现上皮高级别异型增生甚至浸润，周围胰腺组织因胰管阻塞呈现慢性胰腺炎改变；发生于分支胰管的IPMT常见于钩突，大体呈多房性，囊腔其实为多个扩展的导管，内充满黏液。囊壁一般较薄，部分区域囊壁间质可见胰腺组织，囊内壁可见数量不等的乳头状突起
镜下改变	导管内乳头状黏液性肿瘤内可见肿瘤细胞呈高柱状，胞质内含有黏液，排列呈乳头状或假乳头状结构，部分区域可由非乳头状上皮构成，间质缺乏卵巢样间质。根据组成腺上皮的异型性分为轻、中及重度异型增生。轻度异型增生的细胞仍为高柱状，极性存在，核稍深染；中度异型增生的细胞呈复层或假复层排列，极性消失，核增大、拥挤、深染；重度异型增生，细胞呈乳头或微乳头结构，可见筛孔或小片上皮向腔内出芽生长，胞质内黏液减少，细胞极性消失，细胞核大深染

知识点25：导管内乳头状黏液性肿瘤（IPMT）伴异型性增生的组织学类型

副高：熟练掌握 正高：熟练掌握

导管内乳头状黏液性肿瘤（IPMT）伴异型性增生的组织学类型见表2-7-155。

表2-7-155 导管内乳头状黏液性肿瘤（IPMT）伴异型性增生的组织学类型

序号	项目	具体内容
1	胃型	分支胰管多见，被覆上皮与胃小凹上皮相似，胞质内充满黏液，核圆形靠近基底部，可见散在少数的杯状细胞
2	肠型	主胰管多见，被覆上皮表现为假复层排列，细胞核细长，似雪茄样，杯状细胞多见，类似于结肠绒毛状腺瘤
3	胰胆管型	相对于前两者较少见，多见于主胰管，被覆上皮异型性明显，细胞呈立方形，形成纤细分支乳头，形态学表现可与嗜酸细胞亚型和导管内管状乳头状肿瘤重叠
4	嗜酸细胞亚型（IOPN）	大体表现为胰管内呈乳头状、结节状生长的灰棕色肿物，形成的乳头分支纤细复杂，一般被覆多层立方上皮，胞质内富含嗜酸性颗粒，可见胞质内空泡，与雏形腺腔相似，或相互交错呈筛孔样改变，杯状细胞散在分布。此型大多数为高度异型

知识点26：黏液性囊性肿瘤（MCN）伴异型增生的临床特点
　　　　　　　　　　　　　　　　　　　副高：熟练掌握　　正高：熟练掌握

黏液性囊性肿瘤伴异型增生大多发生于女性，平均年龄为49岁，临床表现主要取决于肿瘤的大小，体积较大时可出现周围组织压迫症状。

知识点27：黏液性囊性肿瘤（MCN）伴异型增生的病理改变
　　　　　　　　　　　　　　　　　　　副高：熟练掌握　　正高：熟练掌握

黏液性囊性肿瘤伴异型增生的病理改变见表2-7-156。

表2-7-156　黏液性囊性肿瘤伴异型增生的病理改变

项　目	病理改变
肉眼改变	主要发生于胰腺体尾部，较少发生于胰头部，可表现为圆形肿物，有纤维性假包膜，可见包膜钙化。切面为单房或多房性。内含较厚黏液，有时可混有出血坏死物。单房性肿瘤的囊腔内壁一般比较光滑，带有光泽，多房性肿瘤的囊腔内壁则一般表现为乳头状或团块状突起。囊腺癌的乳头状突起与多房性特征更为明显。在大多数情况下，囊腔与胰管不通
镜下改变	由两种特征性成分组成，囊壁内层为上皮细胞层，外层为致密的卵巢间质样的结缔组织层。上皮细胞可呈扁平状，或形成乳头状突起，假复层排列或隐窝状凹陷。柱状上皮胞质内富含黏液，经淀粉酶消化后的PAS染色阳性。可出现向假幽门腺、胃小凹、小肠及大肠和鳞状上皮分化的改变。上皮之间可见散在分布的嗜银的内分泌细胞

知识点28：导管内管状乳头状肿瘤（IPTN）的病理改变
　　　　　　　　　　　　　　　　　　　副高：熟练掌握　　正高：熟练掌握

导管内管状乳头状肿瘤（IPTN）的病理改变见表2-7-157。

表2-7-157　导管内管状乳头状肿瘤（IPTN）的病理改变

项　目	病理改变
肉眼改变	扩展的胰导管内表现为实性、结节状肿物，一般比较大，可达到9cm，切面呈实性、质中
镜下改变	导管内表现为背靠背紧密排列的腺管构成的肿瘤结节，一些区域可见乳头状结构，细胞形态较一致，呈立方形，胞质内几乎不见黏液，核圆形、卵圆形，可见核分裂象。40%的病例出现浸润成分

知识点29：导管内管状乳头状肿瘤（IPTN）的预后　　副高：熟练掌握　　正高：熟练掌握

现有资料表明，ITPN为相对惰性的肿瘤，生存期超过5年的患者为1/3。一些患者可发生复发或淋巴结、肝转移，但患者生存期依然可超过2年，总体预后相比导管腺癌较好。

知识点30：导管腺癌的临床特点　　　　　　　　副高：熟练掌握　　正高：熟练掌握

　　导管腺癌患者的早期临床表现不典型或无明显症状，晚期由于压迫胆管或侵犯神经等可出现腹痛、黄疸及消瘦等症状，少数患者则以急性胰腺炎为首发表现。磁共振成像（MRI）或计算机体层摄影（CT）可发现占位。粪便、胰液或逆行胰胆管造影（ERCP）下行胰管上皮细胞刷检并且检测 K-ras 基因突变，能够提高肿瘤的检出率。

知识点31：导管腺癌的病理改变　　　　　　　　副高：熟练掌握　　正高：熟练掌握

　　导管腺癌的病理改变见表2-7-158。

表2-7-158　导管腺癌的病理改变

项　目	病理改变
肉眼改变	导管腺癌质地坚硬，与周围组织分界不清，切面呈黄色或白色，质地较硬。出血坏死不多见，可有微小囊出现。大多数的胰头部导管腺癌直径为1.5～5cm，平均为2.5～3.0cm。体尾部肿瘤通常体积更大些。直径<2cm的比较少见，体检时也很难发现
镜下改变	根据肿瘤细胞的形态与组织学构象，导管腺癌一般分为高、中、低三种分化程度。大部分导管腺癌分化良好，形成较成熟的腺样结构，间质内明显的纤维结缔组织增生是导管腺癌的显著特点。在同一肿瘤组织中能够出现不同的分化程度，但高分化癌巢中很罕见低分化病灶。另外，胰腺导管腺癌常见神经浸润，包括胰内与胰周神经

知识点32：导管腺癌的组织学类型　　　　　　　　副高：熟练掌握　　正高：熟练掌握

　　导管腺癌的组织学类型见表2-7-159。

表2-7-159　导管腺癌的组织学类型

序号	项　目	具体内容
1	腺鳞癌	由不同特征的产黏液的肿瘤性腺体与鳞状细胞癌混合构成，其中至少占30%鳞状细胞癌成分，或出现未分化和梭形细胞。单纯鳞状细胞癌非常罕见
2	黏液性非囊性癌	亦称为胶样癌，黏液含量超过50%，巨大的黏液湖部分被覆分化良好的立方上皮，其中漂浮瘤细胞团或瘤细胞索。此型肿瘤的性别及年龄分布与导管腺癌相似，肿瘤体积一般较大，与周围组织分界清，有时瘤组织破裂后可形成腹膜假黏液瘤。偶尔一些非浸润性导管内乳头状肿瘤分泌的黏液可外溢到间质中，可形成类似黏液性非囊性癌中的黏液湖，但是没有上皮细胞漂浮黏液湖周围可发生明显炎症反应。黏液非囊癌预后明显优于浸润性导管腺癌，2年和5年生存期分别可达到70%和57%
3	印戒性细胞癌	几乎完全由胞质充满黏液的印戒细胞构成的腺癌，与其他消化道的印戒细胞癌相似，预后特别差，诊断时应首先排除转移的可能

续　表

序号	项　目	具体内容
4	未分化癌	又称巨细胞癌、多形性巨细胞癌或肉瘤样癌，这些肿瘤占2%～7%。由嗜碱性多形性巨细胞和/或椭圆形至梭形细胞构成，散在分布于稀疏的纤维间质中。一般癌肿中也会带有微灶的非典型腺样成分。主要由梭形细胞构成的癌巢中也会出现鳞状细胞分化的区域。活跃的核分裂象、神经周围、淋巴结以及血管侵犯特别常见。免疫组化表明，角蛋白与波形蛋白同时都能阳性。电镜发现，部分肿瘤细胞中可出现微绒毛和黏蛋白颗粒。目前尚无报道，未分化癌同时伴有癌肉瘤的改变。若肿瘤内出现较多的破骨样巨细胞，则诊为未分化癌伴有破骨细胞样巨细胞。破骨细胞样巨细胞一般出现在出血区域，胞质内含有含铁血黄素，有时也带有吞噬的单核细胞，角蛋白和p53阴性，巨噬细胞标志物KP1等阳性。此型肿瘤发病年龄在32～80岁，患者平均年龄为60岁。部分与黏液囊性癌并存。近期报道提示，此型肿瘤的平均存活期为12个月
5	髓样癌	分化很差的恶性肿瘤，缺乏腺样分化区域，边缘为推进式生长，间质纤维成分很少，可见较多淋巴细胞浸润，应与腺泡细胞癌区别。一些髓样癌患者可出现Lych综合征
6	肝样腺癌	此型非常少见，表现为肿瘤出现肝细胞癌样分化区域，细胞呈多形性，核大异性，胞质丰富嗜酸性，肿瘤可为腺泡细胞癌、导管腺癌或神经内分泌癌。肿瘤细胞表达AFP和肝细胞特异生抗原。仅有AFP阳性不足以诊断肝样腺癌，胰母细胞瘤与部分导管腺癌、神经内分泌肿瘤、腺泡细胞癌也能表达少量AFP。诊断肝样腺癌前应排除原发性肝细胞癌胰腺转移

知识点33：导管腺癌的预后　　　　副高：熟练掌握　　正高：熟练掌握

大多数导管腺癌患者就诊时已经是中晚期，通常出现侵犯大血管或远处转移。行手术切除后，发生于胰头部的导管腺癌患者，5年生存期约5%，而胰体尾部的患者相对差些，约12%。肿瘤TNM分期、切缘情况、分化程度等为影响预后的主要因素。

知识点34：实性假乳头状肿瘤的临床特点　　　　副高：熟练掌握　　正高：熟练掌握

实性假乳头状肿瘤占胰腺外分泌部肿瘤的0.9%～2.7%，虽然被归入胰腺外分泌部肿瘤，但目前仍然认为其起源不明。此病症主要发生于青春期或生育期的年轻女性，男性少见。患者一般缺乏明显的临床表现，多为上腹部疼痛，伴有或不伴有恶心、呕吐，甚至可完全没有症状，肿瘤血清标志物CEA与CA19-9也均为正常水平。CT与超声内镜显示为边界清楚的囊实性改变，可见出血。

知识点35：实性假乳头状肿瘤的病理改变　　　　副高：熟练掌握　　正高：熟练掌握

实性假乳头状肿瘤的病理改变见表2-7-160。

表2-7-160　实性假乳头状肿瘤的病理改变

项目	病理改变
肉眼改变	主要表现为大的圆形的边界清楚的肿物，直径为8~10cm，可见包膜，可出现钙化，多发性罕见，切面为结节状棕黄色实性改变，有出血坏死或囊者性区域内充满坏死组织，体积较小的肿瘤坏死区域可较少，以实性区域为主。很少发生转移或向周围组织浸润，主要转移方式为向邻近淋巴结或向肝、腹膜及大网膜转移
镜下改变	主要表现为由形态一致的类似内分泌来源的肿瘤细胞围绕着透明变性的纤维轴心呈放射状排列，形成假乳头状结构，乳头中央可见透明变性的纤维轴心。肿瘤细胞形态均一，核较圆，主要位于细胞中央，核仁清楚，核分裂象罕见，胞质轻度嗜碱性。部分肿瘤细胞内或胞质外可以出现含有耐淀粉酶消化的PAS阳性颗粒。在某些实性区域，可见泡沫样细胞包绕胆固醇结晶或异物巨细胞样细胞，部分肿瘤区域可见出血坏死灶。转移灶中的肿瘤形态类似原发灶，但核分裂象增多，细胞异型性较明显。大部分肿瘤细胞的生物学行为良好，少数可出现包膜、神经浸润与血管侵犯，但并不增加肿瘤的恶性生物学行为，一些缺乏包膜、神经与血管侵犯的肿瘤仍然会出现远处转移，因而现在将其归入低度恶性肿瘤

知识点36：实性假乳头状肿瘤的鉴别诊断　　　　副高：熟练掌握　正高：熟练掌握

实性假乳头状瘤的病理诊断应与胰岛细胞瘤、囊腺瘤、囊腺癌、胰母细胞瘤、腺泡细胞癌等区别，特别是胰岛细胞瘤与部分分化程度低的导管腺癌。胰腺实性假乳头状肿瘤（SPN）相似于胰岛细胞瘤，特别是呈实性、小梁状排列的内分泌肿瘤，其组织学形态均表现为细胞核较圆，位于细胞中央，核仁明显，胞质嗜酸或嗜碱性，细胞围绕排列成乳头状结构。偶见胰岛细胞瘤中出现透明细胞或胞质富含脂质的泡沫细胞。

知识点37：实性假乳头状肿瘤的预后　　　　副高：熟练掌握　正高：熟练掌握

行手术完整切除后，可以治愈的患者达85%~95%，少数发生局部复发、腹膜播散甚至远处转移。即便发生了复发转移，患者的带瘤生存期也比较长。极少数死于复发转移的病例一般出现了去分化成分，大大增加了肿瘤的恶性程度。

知识点38：腺泡细胞癌的临床特点　　　　副高：熟练掌握　正高：熟练掌握

腺泡细胞癌的男性发病率略高于女性，少部分可以发生于儿童。起病症状不明显而且非特异，临床表现为腹痛、恶心或腹泻等消化道症状，黄疸少见。部分病例可以出现高脂肪酶分泌综合征，表现为广泛播散的皮下脂肪坏死及关节疼痛，血清脂肪酶活性升高。

知识点39：腺泡细胞癌的病理改变　　　　副高：熟练掌握　正高：熟练掌握

腺泡细胞癌的病理改变见表2-7-161。

表2-7-161 腺泡细胞癌的病理改变

项目	病理改变
肉眼改变	一般边界比较清楚，可以出现多个结节。质地软，呈鱼肉状，颜色为黄色至棕黄色，可见坏死或囊性退变区。肿瘤大多位于近胰腺包膜区域，能向周围组织如十二指肠、脾脏或主干脉管浸润。大多向周围淋巴结及肝转移，其他远处脏器转移少有报道
镜下改变	较大结节内部存在纤维间隔，但是实性瘤体内的纤维组织增生少见，由于局部缺血可见肿瘤组织坏死，肿瘤内部的血管较丰富。典型的肿瘤细胞形成腺泡样结构，常混有小梁状或实性排列的细胞团，呈现筛状改变，有的小腔可扩张成腺样结构，但一般不形成由基质包裹的独立的腺体。以前认为是微腺癌的病例中大部分都是腺泡细胞癌。腺泡细胞癌的另一种类型就是能形成实性瘤体，团块状分布的肿瘤细胞部分形成腺泡结构，被间质小血管分隔开。细胞失去极性，但是与血管相邻的那部分细胞则又出现了较为明显的极性。细胞质较稀疏，嗜碱性或嗜酸性均可出现，含细小颗粒，表明了酶原颗粒的存在。核呈圆形或椭圆形，形态一致，核多形性不明显，核仁位于中央，核分裂象的数目不一，平均为14个/10HP。淀粉酶消化后PAS染色阳性。肿瘤细胞脂肪酶染色阳性

知识点40：腺泡细胞癌的组织学类型　　　　　副高：熟练掌握　　正高：熟练掌握

腺泡细胞癌的组织学类型见表2-7-162。

表2-7-162 腺泡细胞癌的组织学类型

序号	项　目	具体内容
1	腺泡细胞囊腺癌	表现为伴有囊性结构的腺泡细胞癌。肿瘤直径一般很大，平均24cm，界限清楚，切面表现为较多囊腔形成，与浆液性微囊性肿瘤相似，中央呈星状瘢痕，镜下见囊内衬腺泡细胞癌成分，免疫表型与腺泡细胞癌相似
2	混合性腺泡细胞癌	与腺泡细胞癌混合的成分可为导管腺癌、神经内分泌肿瘤，命名按照混合的成分而定，可为"混合性导管腺泡细胞癌""混合性内分泌-腺泡细胞癌""混合性导管-内分泌-腺泡细胞癌"

知识点41：腺泡细胞癌的鉴别诊断　　　　　副高：熟练掌握　　正高：熟练掌握

腺泡细胞癌应与神经内分泌肿瘤相鉴别。两者均表现为实性肿块、腺样或腺泡样分布、间质较少、核相对一致性等特点，但是腺泡细胞癌呈腺泡分布的区域更广泛，胞质嗜酸性颗粒状，核分裂象常见（超过10个/10HPF）。神经内分泌肿瘤内间质成分相对较多，可表现为淀粉样变、透明变性样改变，细胞排列以管状、梁索状为主，或单行排列，核染色更细腻。对于部分无法判断的可依靠免疫组化加以鉴别。其他应区别的肿瘤还有实性假乳头状肿瘤与胰母细胞瘤等。

知识点42：腺泡细胞癌的预后　　　　　　　副高：熟练掌握　　正高：熟练掌握

腺泡细胞癌虽然表现为侵袭性生长，但要优于导管腺癌，其5年生存率为25%～50%。

决定预后的因素主要有肿瘤分期，包括淋巴结或远处转移。发生高脂肪酶分泌综合征的患者预后通常较差，因常伴有肝转移。

知识点43：浆液性囊性癌的临床特点　　　　副高：熟练掌握　　正高：熟练掌握

浆液性囊性癌一般比较少见，多发生于胰尾部，临床主要表现为腹痛、腹泻等非特异性消化道症状，血清学CA19-9与CEA正常或轻微升高。

知识点44：浆液性囊性癌的病理改变　　　　副高：熟练掌握　　正高：熟练掌握

浆液性囊性癌的病理改变见表2-7-163。

表2-7-163　浆液性囊性癌的病理改变

项　目	病理改变
肉眼改变	与浆液性腺瘤相似，但体积更大，可以向周围脏器侵犯、淋巴结或远处转移
镜下改变	组织学改变类似于浆液性腺瘤，细胞立方形，胞质富含糖原呈透明样，但是可出现局部核异型性，可见神经浸润及血管侵犯。与浆液性囊腺瘤的鉴别要点在于胰外器官侵犯或发生转移，胰内局部侵袭性生长虽然不足以诊断癌，但仍需要密切随访

知识点45：浆液性囊性癌的预后　　　　副高：熟练掌握　　正高：熟练掌握

浆液性囊性癌肿瘤生长缓慢，一般预后较好。

知识点46：浸润性黏液性囊性癌的临床特点　　　　副高：熟练掌握　　正高：熟练掌握

浸润性黏液性囊性癌临床主要表现为占位性症状，局部浸润生长可以引起黄疸。女性好发，一般年龄为40～50岁，浸润性黏液性囊腺癌的发病年龄要略大些，提示浸润性改变可能是由原来的良性或交界性病变转变而来。70%的黏液性囊腺癌患者血清CA19-9升高。

知识点47：浸润性黏液性囊性癌的病理改变　　　　副高：熟练掌握　　正高：熟练掌握

浸润性黏液性囊性癌的病理改变见表2-7-164。

表2-7-164 浸润性黏液性囊性癌的病理改变

项 目	病理改变
肉眼改变	以胰头部多见，大体改变与黏液性囊腺瘤类似，但囊内壁可出现乳头样或菜花样突起，甚至局部呈实性，提示浸润性生长方式
镜下改变	黏液性囊腺癌可分为浸润型与非浸润型，被覆上皮表现为高级别的上皮内瘤样病变，细胞增生为乳头状不规则分支生芽，核复层，异型性明显，且核分裂象常见。浸润型癌则可见癌细胞向周围基质侵袭性生长，形态与导管腺癌类似，也可见未分化癌、肉瘤样癌、腺鳞癌及胶样癌等高级别浸润癌成分。当出现浸润癌病灶时，需明确癌的类型，往往与患者预后关系密切。有时浸润癌病灶很微小，需广泛取材，才能避免漏诊。与黏液性囊腺瘤类似，癌内也可见囊壁存在卵巢基质样结缔组织，由致密排列的梭形细胞构成，核圆形或长梭形，胞质稀疏。基质可呈不同程度的黄素化改变，可表现为单个或成簇的类上皮细胞，胞核椭圆形或圆形，胞质丰富、透明或嗜酸性，有些类似卵巢中的门细胞

知识点48：浸润性黏液性囊性癌的预后　　　副高：熟练掌握　正高：熟练掌握

非浸润性癌完整切除患者预后较好，而浸润性癌患者术后2年生存率为67%，5年生存率为50%，主要取决于浸润程度与浸润癌的类型，无法行手术治疗的患者2年生存率仅为10%～20%。所以不能将这2种类型笼统诊断为黏液性囊腺癌，应加以区分。

知识点49：浸润性导管内乳头黏液腺瘤（IPMT）的临床特点　　　副高：熟练掌握　正高：熟练掌握

浸润性IPMT的男性发病率高于女性，临床症状除常见的腹痛、腹泻或反复性胰腺炎症状以外，还可表现为间歇性胰管阻塞、脂肪泻或糖尿病症状，MRCP显示胰管扩展，内充满乳头状新生物。浸润明显的患者还可出现黄疸。

知识点50：浸润性导管内乳头黏液腺瘤（IPMT）的病理改变　　　副高：熟练掌握　正高：熟练掌握

浸润性IPMT的病理改变见表2-7-165。

表2-7-165 浸润性IPMT的病理改变

项 目	病理改变
肉眼改变	与导管内乳头状黏液性腺瘤类似，但在肿瘤基底部常可出现实性区域，提示浸润性生长。部分呈多房性改变的病例中，囊壁增厚或间质呈胶冻样，类似胶样癌的大体改变
镜下改变	可分为浸润性与非浸润性IPMT。非浸润性IPMT可见异型增生的上皮细胞呈乳头状或微乳头状排列，并可以出现筛孔状结构。细胞无极性，胞质内黏液含量减少，核增大且多形性明显，可见核分裂象。50%的浸润性癌成分可呈胶样癌改变，若其中向导管外侵袭的肿瘤组织占了总体积的大部分，则可直接诊为胶样癌。若取材充分，几乎所有的胶样癌内均可找到IPMT样区域。其他浸润性癌成分也可为导管腺癌。浸润的病灶很小，局限于导管壁内，称为微浸润

知识点51：浸润性导管内乳头黏液腺瘤（IPMT）的预后
副高：熟练掌握　正高：熟练掌握

行外科手术切除后，非浸润性IPMT 5年生存率高达95%，而浸润性IPMT的预后，主要取决于浸润性癌的成分，但相对于非IPMT相关的浸润癌较好，平均5年生存率为40%。

知识点52：胰母细胞瘤（PBL）的临床特点
副高：熟练掌握　正高：熟练掌握

胰母细胞瘤是一种罕见的婴幼儿胰腺低度恶性的肿瘤，好发于小儿，约占儿科胰腺肿瘤的25%，大部分不超过10岁，平均年龄4岁，也有少部分发生于成年人，临床症状不特异，可出现腹痛、腹泻、恶心及呕吐。

知识点53：胰母细胞瘤的病理改变
副高：熟练掌握　正高：熟练掌握

胰母细胞瘤的病理改变见表2-7-166。

表2-7-166　胰母细胞瘤的病理改变

项　目	病理改变
肉眼改变	通常肿瘤较大，界限清楚，大部分为实性，偶尔出现囊性，主要由多个边界清楚的小结节构成，质地软，常见坏死
镜下改变	肿瘤分成多个分界清楚的细胞团，呈腺泡状、腺样或实性巢状生长，其中混有散在的鳞状上皮巢。鳞状上皮巢是胰母细胞瘤的特征之一，其形态多样，可见由巨大的细胞团块、类上皮细胞样、梭形细胞构成的螺旋状结构或明显角化的鳞状细胞巢。其中细胞核比周围间质细胞的要大，呈椭圆形，鳞状上皮巢的组分及出现频率变化多样，在不同的病例及肿瘤的不同区域均不同。除了外腺泡样和鳞状上皮巢结构，胰母细胞瘤可出现神经内分泌样分化或导管分化区域，少数还可见原始小细胞成分，类似PNET。肿瘤间质细胞也比较丰富，可出现骨样或软骨样基质，高级别的梭形细胞成分少见

知识点54：胰母细胞瘤的鉴别诊断
副高：熟练掌握　正高：熟练掌握

胰母细胞瘤应与腺泡细胞癌相鉴别，特别是以腺泡分化为主其余成分较少的胰母细胞瘤，这时找到鳞状上皮巢就更符合胰母细胞瘤的诊断。其次为年龄，腺泡细胞癌一般发病年龄较大。其他应与胰母细胞瘤区别的肿瘤还有神经内分泌肿瘤和实性假乳头状瘤。

知识点55：胰母细胞瘤的预后
副高：熟练掌握　正高：熟练掌握

胰母细胞瘤为恶性程度高、侵袭性强的高级别肿瘤，易出现复发，行术后的5年生存率为65%，而无法进行手术治疗的患者生存期一般<5年。小儿发生胰母细胞瘤由于肿瘤侵袭性生长和转移少见，故预后相对于成年人较好。

四、胰腺内分泌肿瘤和瘤样病变

知识点56：胰腺神经内分泌肿瘤的临床特点　　　副高：熟练掌握　　正高：熟练掌握

根据有无功能性激素产生，胰腺内分泌肿瘤可分为功能性肿瘤与非功能性肿瘤。功能性肿瘤主要表现为相应释放的激素产生的临床综合征，如胰岛素瘤、高血糖素瘤、生长抑素瘤与胃泌素瘤等。非功能性肿瘤则不伴有激素综合征，但有一部分患者血液中仍能检测到低水平的激素升高，如胰多肽等。直径<0.5cm的肿瘤，被称为微腺瘤，一般为无功能性。

知识点57：胰腺神经内分泌肿瘤的病理改变　　　副高：熟练掌握　　正高：熟练掌握

胰腺神经内分泌肿瘤的病理改变见表2-7-167。

表2-7-167　胰腺神经内分泌肿瘤的病理改变

项　目	病理改变
肉眼改变	一般界限清楚、单发，根据含血量的多少，切面呈白色、黄色或棕色。一般功能性肿瘤由于临床表现明显，故容易早期发现，肿瘤相对较小；而无功能性肿瘤一般在体检的发现或由于肿瘤体积增大而引起相应的压迫症状，故相对较大
镜下改变	肿瘤细胞一般呈实性、梁状、腺样、脑回样、腺泡样、器官样或假菊形团样排列，细胞形态较一致，核圆形居中，可见清晰核仁，偶见胞质富含脂质，呈空泡样或透明样，或嗜酸性变。间质可见不同程度的纤维化或富含血窦。一般功能性和无功能性肿瘤的形态特点类似，仅从HE切片上无法鉴别，需要结合免疫酶标结果，但有两个例外：胰岛素瘤间质常见淀粉样变；十二指肠壶腹周围的生长抑素瘤可表现为间质含砂粒体的腺样结构

知识点58：胰腺内神经内分泌癌的临床病理分型　　　副高：熟练掌握　　正高：熟练掌握

胰腺内神经内分泌癌的临床病理分型见表2-7-168。

表2-7-168　胰腺内神经内分泌癌的临床病理分型

项　目	NET-G_1	NET-G_2	NEC
以往命名	高分化神经内分泌肿瘤	高分化神经内分泌癌	低分化神经内分泌癌
形态特征	良性特征	良性特征	低分化改变
核分裂象（10HP）	<2个	2～20个	>20个
Ki-67指数	≤2%	3%～20%	>20%

知识点59：胰腺神经内分泌肿瘤的鉴别诊断　　　副高：熟练掌握　　正高：熟练掌握

胰腺神经内分泌肿瘤的鉴别诊断：①实性假乳头状肿瘤。SPT与NET在形态学与免疫表型上有部分相似点，但SPT通常缺乏临床激素综合征表现，生育期女性多见，镜下呈假乳头结构或细胞成簇排列，间质见出血、胆固醇结晶、泡沫细胞聚集或出现破骨样巨细胞，虽然CD10和CD56阳性，但嗜铬素A一般阴性，而且β-catenin几乎100%核阳性；②腺泡细胞癌。同样组织学上区别较困难，通过trypsin、chymotrypsin、脂肪酶和α-1-antitrypsin等标志物可区分。

知识点60：胰腺神经内分泌肿瘤的预后　　　　副高：熟练掌握　　正高：熟练掌握

影响预后的主要因素有：肿瘤大小、有无侵犯（包膜、血管和神经）、有无淋巴结或器官转移、有无坏死、核分裂象多少等。

知识点61：瘤样病变　　　　副高：熟练掌握　　正高：熟练掌握

瘤样病变见表2-7-169。

表2-7-169　瘤样病变

项　　目	具体内容
胰岛增生	胰岛细胞数目绝对增多引起局部肿块，可见于糖尿病母亲产下的婴儿、新生儿红细胞增多症、Beckwith-Wiedemanne综合征、遗传性酪氨酸血症及Zellweger综合征等遗传性疾病，镜下可见胰岛的体积与数目明显增多，但其中的内分泌细胞的分布类似正常胰岛，或B细胞轻度增加，需要与慢性胰腺炎时出现的胰岛聚集和内分泌部的微腺瘤相鉴别
胰岛聚集	见于慢性胰腺炎。病变区域腺泡萎缩，间质纤维化，胰岛成分可以相互聚集成簇。胰岛开始出现萎缩时，胰岛可呈现腺样外观，似"假浸润"，甚至还能包绕神经。胰岛内的内分泌细胞的类型与正常胰岛相似，细胞无明显异型
胰岛细胞增生症	见于糖尿病母亲所生的婴儿，多发生于新生儿或2岁以下婴幼儿，也为先天性胰岛细胞增生症或胰岛母细胞增生症，部分可发生于成年人。临床表现为持续性低血糖与高胰岛素血症。先天性胰岛细胞增生症是由于基因突变引起，如ABCC8和KCNJ11，导致基因功能缺失引起胰岛细胞腺瘤样增生，特别是B细胞，导致持续性胰岛素分泌。成年人胰岛细胞增生症是由于B细胞功能紊乱引起，可能与遗传缺陷或病理性肥胖因体重减轻而发生的代谢和激素变化过程有关
胰岛异型增生	见于多发性内分泌肿瘤综合征1型（MEN1）。胰岛细胞在排列与细胞特征上均具有异型性，呈梁状排列，与内分泌肿瘤类似，但是病变范围<0.5mm

五、胰腺内、外分泌分化的肿瘤

知识点62：混合性腺泡-内分泌癌　　　　副高：熟练掌握　　正高：熟练掌握

混合性腺泡-内分泌癌是胰腺混合性癌中最多见的类型，一般以腺泡细胞癌成分为主，由于腺泡细胞癌的形态学特征和内分泌癌比较类似，因而一般此类混合性癌中的内分泌分化的部分一般需要通过免疫组化标记才能加以识别。肿瘤呈侵袭性生长，预后与腺泡细胞癌相似。

知识点63：混合性导管-内分泌癌	副高：熟练掌握 正高：熟练掌握

混合性导管-内分泌癌主要是指具备导管腺癌以及内分泌癌成分的混合性癌。胰腺内分泌肿瘤中具备局灶性腺样分化、包含正常非肿瘤性导管及导管腺癌中包含有非肿瘤性胰岛细胞不归入此类。混合性导管-内分泌癌中的内分泌癌成分一般分化较低，其生物学行为类似于导管腺癌，预后较差。

知识点64：混合性腺泡-导管-内分泌癌	副高：熟练掌握 正高：熟练掌握

此类混合性癌中同时存在腺泡、导管与内分泌三个方向分化，各自占25%以上，是混合性癌中最少见的类型。由于导管分化与腺泡分化在形态学上容易区分，内分泌分化区域一般HE染色较难辨认，需依靠免疫组化标记，因而混合性腺泡-导管-内分泌癌易与混合性腺泡-导管腺癌混淆。

六、胰岛疾病

知识点65：糖尿病	副高：熟练掌握 正高：熟练掌握

糖尿病是一种体内胰岛素相对或绝对不足或靶细胞对胰岛素敏感性降低，或胰岛素本身存在结构上的缺陷而引起的碳水化合物、脂肪与蛋白质代谢紊乱的一种慢性疾病。糖尿病的主要特点是高血糖、糖尿。临床上主要表现为多饮、多食、多尿与体重减轻（即"三多一少"），可以使一些组织或器官发生形态结构改变与功能障碍，并发酮症酸中毒、多发性神经炎、肢体坏疽、失明与肾衰竭等。本病发病率日益增高，已经成为世界性的常见病、多发病。

知识点66：糖尿病的分类	副高：熟练掌握 正高：熟练掌握

糖尿病的分类见表2-7-170。

表2-7-170 糖尿病的分类

分 类		具体内容
原发性糖尿病	胰岛素依赖型糖尿病	又称为1型或幼年型，大约占糖尿病的10%。其主要特点是青少年发病，起病急，发展快，病情重，胰岛B细胞严重受损，细胞数目明显减少，胰岛素分泌绝对不足，血中的胰岛素降低，从而引起糖尿病，易出现酮症，治疗依赖胰岛素
	非胰岛素依赖型糖尿病	又称为2型或成年型，大约占糖尿病的90%，其主要特点是成年发病，起病缓慢，病情较轻，发展较慢，胰岛数目正常或轻度减少，血中胰岛素可正常、增多或降低，肥胖者多见，不易出现酮症，一般可以不依赖胰岛素治疗。本型病因、发病机制不清楚，认为是与肥胖有关的胰岛素相对不足及组织对胰岛素不敏感所致
继发性糖尿病		指已知原因造成胰岛内分泌功能不足所致的糖尿病，如炎症、肿瘤、手术或其他损伤和某些内分泌疾病（如肢端肥大症、甲亢、Cushing综合征、嗜铬细胞瘤和类癌综合征）等

知识点67：糖尿病的病理改变 副高：熟练掌握 正高：熟练掌握

糖尿病的病理改变见表2-7-171。

表2-7-171 糖尿病的病理改变

项 目	病理改变
胰岛病变	1型糖尿病早期为非特异性胰岛炎，继而胰岛B细胞颗粒脱失、空泡变性、坏死及消失，胰岛变小、数目减少，纤维组织增生及玻璃样变；2型糖尿病早期病变不明显，后期B细胞减少，可见胰岛淀粉样变性
血管病变	毛细血管和细、小动脉内皮细胞增生，基膜明显增厚，血管壁增厚、玻璃样变性且变硬，血压增高；有的血管壁发生纤维素样变性与脂肪变性，血管壁通透性增强；有的可有血栓形成或管腔狭窄，导致血液供应障碍，引起相应组织或器官缺血、功能障碍和病变。电镜下，可见内皮细胞增生，基膜高度增厚，有绒毛样突起，突向管腔，内皮细胞间连接增宽，可见窗孔形成，有的管壁有纤维素样坏死，有的地方有血小板聚集，血栓形成。大、中动脉有动脉粥样硬化或中层钙化，粥样硬化病变程度重
肾脏病变	肾脏体积增大，结节性肾小球硬化；弥漫性肾小球硬化，肾小管-间质性损害，血管损害；肾乳头坏死
视网膜病变	早期可表现为微小动脉瘤与视网膜小静脉扩张，继而渗出、水肿、微血栓形成与出血等非增生性视网膜病变；还可由于血管病变引起缺氧，刺激纤维组织增生、新生血管形成等增生性视网膜性病变；视网膜病变可造成白内障或失明
神经系统病变	周围神经可因血管病变引起缺血性损伤或症状，如肢体疼痛、麻木、感觉丧失与肌肉麻痹等，脑细胞也可发生广泛变性
其他组织或器官病变	可出现皮肤黄色瘤、骨质疏松、肝脂肪变和糖原沉积、糖尿病性外阴炎及化脓性和真菌性感染等

知识点68：胰岛细胞瘤的临床特点 副高：熟练掌握 正高：熟练掌握

胰岛细胞瘤好发部位依次是胰尾、体、头部，异位胰腺也可发生。可见于20~50岁成人。

知识点69：胰岛细胞瘤的病理改变 副高：熟练掌握 正高：熟练掌握

胰岛细胞瘤的病理改变见表2-7-172。

表2-7-172 胰岛细胞瘤的病理改变

项 目	病理改变
肉眼改变	肿瘤大多为单个，体积较小，1~5cm或更大，可重达500g，圆形或椭圆形，边界清楚，包膜完整或不完整，色浅灰红或暗红，质软、均质，可继发纤维组织增生、钙化、淀粉或黏液样变性和囊性变
镜下改变	瘤细胞排列形式多样，有的呈片状排列（似巨大的胰岛）或团块状，有的呈脑回状、索带状、梁状、腺泡和腺管状或呈菊形团样结构，还可呈实性、弥漫、不规则排列及各种结构混合或单独排列

第十节 腹膜、网膜和腹膜后疾病

一、腹膜疾病

知识点1：腹膜疾病——炎症及粘连	副高：熟练掌握 正高：熟练掌握

急性弥漫性腹膜炎主要以浆膜纤维素性及化脓性渗出为特征，与内脏器官的穿孔有关，由细菌及化学物质（如胆汁、胃液或胰液）引起。自发性细菌性腹膜炎一般发生在儿童及患有免疫损害或肝硬化的成年人。腹腔内手术引起的粘连，均有导致肠梗阻的可能。细致的手术操作，必要时的腹膜成形术及腹腔内血凝块的清除可以减轻粘连。目前还没有一种药能够达到预防粘连的目的，手术后粘连是肠梗阻最常见的原因。

知识点2：肉芽肿性腹膜炎的诱因	副高：熟练掌握 正高：熟练掌握

肉芽肿性腹膜炎的诱因见表2-7-173。

表2-7-173 肉芽肿性腹膜炎的诱因

项 目	诱 因
感染因素	结核性腹膜炎继发于盆腔腹腔内局灶结核病变的播散，或作为粟粒性结核播散的一种表现。肉芽肿以干酪样坏死与Langhans型巨细胞为特征
非感染因素	来自外科手套的淀粉颗粒、冲洗液与润滑剂引起肉芽肿性与纤维素性腹膜炎，尤其是手术后遗留的纱布与器械。手套使用滑石粉已经由改良的淀粉取代，但腹膜内肉芽肿仍能发生。组织细胞与异物巨细胞胞质中PAS染色（过碘酸雪夫染色）阳性的双折光性颗粒（具有马尔他十字形态），可以证实肉芽肿性质

知识点3：腹膜囊性间皮瘤的临床特点	副高：熟练掌握 正高：熟练掌握

腹膜囊性间皮瘤（多囊性或多房性包涵囊肿）是主要见于育龄妇女的一种罕见疾病，儿童、男性及绝经后妇女极少发生。临床上主要表现为腹痛或腹部包块，伴有恶心、呕吐，一些病例可伴有腹水，其肿块与邻近脏器粘连。

知识点4：腹膜囊性间皮瘤的病理改变	副高：熟练掌握 正高：熟练掌握

腹膜囊性间皮瘤的病理改变见表2-7-174。

表2-7-174　腹膜囊性间皮瘤的病理改变

项目	病理改变
肉眼改变	一般为多房性薄壁囊肿，大小不一
镜下改变	①一般由多房性管状裂隙和微囊结构组成；②囊内衬扁平或立方上皮，钉突状核突向腔隙内，可出现核不典型性，少数情况下可见核分裂活性；③囊与管腔之间为疏松的结缔组织间质

知识点5：腹膜囊性间皮瘤的鉴别诊断　　　　　副高：熟练掌握　正高：熟练掌握

腹膜囊性间皮瘤的鉴别诊断：①浆液性囊肿；②恶性间皮瘤囊性变；③产生黏液的高分化腺癌。

知识点6：促纤维增生性小圆细胞肿瘤（DSRCT）的临床特点
　　　　　　　　　　　　　　　　　　　　副高：熟练掌握　正高：熟练掌握

促纤维增生性小圆细胞肿瘤为临床罕见的高度恶性肿瘤，一般可见于青少年，DSRCT大多发生在腹腔内，可广泛累及多个器官，临床主要表现为腹胀、腹痛，可触及腹部、盆腔或阴囊包块，有时可伴有腹水。

知识点7：促纤维增生性小圆细胞肿瘤的病理改变　副高：熟练掌握　正高：熟练掌握

促纤维增生性小圆细胞肿瘤的病理改变见表2-7-175。

表2-7-175　促纤维增生性小圆细胞肿瘤的病理改变

项目	病理改变
肉眼改变	①大多为大的腹腔肿块，一般伴有小的腹膜种植灶，累及腹腔任何部位或腹膜后；②肿瘤表面光滑，切面呈灰白色，质硬，伴有灶性黏液变及坏死。个别病例直接侵犯盆腹腔内脏器
镜下改变	①瘤细胞排列成大小与形状不同的界限清楚的基底样细胞巢，围绕以富于成纤维细胞与肌成纤维细胞的纤维组织增生性间质；②细胞巢周边可见栅栏状排列；③较大的细胞巢中心可见坏死，有时可伴有钙化；④个别病例可见菊形团样间隙；⑤瘤细胞均匀一致，胞质稀少，细胞边界不清，核深染，小到中等大小，呈圆形或椭圆形，核仁不清。易见核分裂象与单个坏死细胞；⑥某些瘤细胞胞质嗜酸性，可见"包涵体"与偏心核，似横纹肌细胞。瘤细胞浸润脉管间隙，特别是淋巴管；⑦有时可见管状或腺样分化与乳头结构；⑧有时瘤细胞呈空泡状印戒样细胞、小灶性多形性肿瘤细胞、具有中等量胞质的较大细胞，以及仅有少量纤维组织增生性间质

知识点8：促纤维增生性小圆细胞肿瘤的鉴别诊断　副高：熟练掌握　正高：熟练掌握

促纤维增生性小圆细胞肿瘤的鉴别诊断：①淋巴瘤；②横纹肌肉瘤；③Ewing肉瘤/PNET；④小细胞癌；⑤神经母细胞瘤。

知识点9：间皮乳头状增生的临床特点 　　　副高：熟练掌握　　正高：熟练掌握

间皮乳头状增生与各种急性、慢性表面间皮损伤有关，如盆腔炎症卵巢肿瘤，以及心、肝、肾源性腹水等。主要临床表现为腹痛或无症状，一般在剖腹探查时偶然发现。

知识点10：间皮乳头状增生的病理改变 　　　副高：熟练掌握　　正高：熟练掌握

间皮乳头状增生的病理改变见表2-7-176。

表2-7-176　间皮乳头状增生的病理改变

项　目	病理改变
肉眼改变	间皮显著增生时，腹膜表面呈白色小结节或扁平斑块
镜下改变	间皮增生呈乳头状、巢状或腺管状，排列规则；乳头中心间质为成熟的结缔组织；表面被覆的间皮为立方、扁平细胞，呈单、多层排列；间皮增生细胞无异型，缺乏双向分化的特征；缺乏间皮下方脂肪浸润

知识点11：间皮乳头状增生的鉴别诊断 　　　副高：熟练掌握　　正高：熟练掌握

间皮乳头状增生与恶性间皮瘤相鉴别。

知识点12：腹膜假黏液瘤的临床特点 　　　副高：熟练掌握　　正高：熟练掌握

大多数腹膜假黏液瘤为阑尾黏液性肿瘤破裂所致，但是原发灶病变可以非常小。女性患者需要排除卵巢病变。临床上易出现腹痛、恶心及呕吐等症状。

知识点13：腹膜假黏液瘤的病理改变 　　　副高：熟练掌握　　正高：熟练掌握

腹膜假黏液瘤的病理改变见表2-7-177。

表2-7-177　腹膜假黏液瘤的病理改变

项　目	病理改变
肉眼改变	腹膜上形成半透明豌豆至鸽蛋大小的囊泡
镜下改变	①囊泡壁主要由菲薄的纤维组织构成，囊泡内充满半透明的黏液样物质；②其内壁有的被覆分泌黏液性物质的柱状上皮细胞，可以是良性、交界性（中间型）或恶性，有的则无被覆上皮

知识点14：腹膜腺瘤样瘤的病理改变 　　　副高：熟练掌握　　正高：熟练掌握

腹膜腺瘤样瘤的病理改变见表2-7-178。

表2-7-178 腹膜腺瘤样瘤的病理改变

项 目	病理改变
肉眼改变	表现为圆形、卵圆形，境界较清楚，质硬，直径多＜2cm
镜下改变	肿瘤主要由间皮细胞及纤维结缔组织间质构成。间皮细胞呈索状、管状或腺腔状排列

知识点15：腹膜腺瘤样瘤的鉴别诊断　　　　副高：熟练掌握　正高：熟练掌握

腹膜腺瘤样瘤的鉴别诊断：①腺瘤；②淋巴管瘤；③中肾管瘤。

知识点16：腹膜播散性平滑肌瘤病的临床特点　　副高：熟练掌握　正高：熟练掌握

腹膜播散性平滑肌瘤病好发生于育龄后期的女性，大部分由于子宫肌瘤手术或剖宫产时意外发现，产后肿瘤可自行消退。

知识点17：腹膜播散性平滑肌瘤病的病理改变　　副高：熟练掌握　正高：熟练掌握

腹膜播散性平滑肌瘤病的病理改变见表2-7-179。

表2-7-179 腹膜播散性平滑肌瘤病的病理改变

项 目	病理改变
肉眼改变	腹膜表面呈多发性灰白色结节，为数毫米至数厘米大小，类似的结节还可累及子宫、卵巢、肠道以及肠系膜的浆膜
镜下改变	由分化良好的纵横交错排列的平滑肌构成，缺乏明显的核的多形性及核分裂象。10%患者可见到与结节延续的子宫内膜异位症、输卵管内膜异位症病灶以及异位蜕膜

知识点18：腹膜转移性癌的临床特点　　　　副高：熟练掌握　正高：熟练掌握

腹膜广泛癌转移时，常常导致腹水和腹腔内脏器相互粘连。

知识点19：腹膜转移性癌的病理改变　　　　副高：熟练掌握　正高：熟练掌握

腹膜转移性癌的病理改变见表2-7-180。

表2-7-180 腹膜转移性癌的病理改变

项 目	病理改变
肉眼改变	腹膜有多数大小不等的转移结节
镜下改变	主要为腺癌，鳞癌少见

知识点20：腹膜子宫内膜异位症的临床特点　　副高：熟练掌握　　正高：熟练掌握

腹膜子宫内膜异位症的临床表现有痛经、月经紊乱、不孕等。若肠道被累及，可有恶心、呕吐、腹泻、下腹痛、里急后重、血便及进行性便秘等。

知识点21：腹膜子宫内膜异位症的病理改变　　副高：熟练掌握　　正高：熟练掌握

腹膜子宫内膜异位症的病理改变见表2-7-181。

表2-7-181　腹膜子宫内膜异位症的病理改变

项　目	病理改变
肉眼改变	病变部位呈大小不一的紫褐色斑，可表现为息肉状。切面为肉芽肿样组织或含有囊腔的质块，囊内充满巧克力色液体
镜下改变	由子宫内膜型腺体与间质组成。腺体和间质均可发生周期性改变。间质中有新鲜、陈旧性出血，程度不等的结缔组织增生，以及单核细胞、淋巴细胞、含有含铁血黄素的巨噬细胞浸润。息肉状子宫内膜异位症的镜下改变与子宫内膜息肉相似。可在后者基础上发生腺体的不典型增生、癌变或子宫内膜间质肉瘤

知识点22：腹膜子宫内膜异位症的鉴别诊断　　副高：熟练掌握　　正高：熟练掌握

发生在肠壁及盆腔的子宫内膜异位症应与肠腺癌和转移性腺癌相区别。异位蜕膜应与具有蜕膜样特征的恶性间皮瘤相区别。息肉状子宫内膜异位症应与Müller腺肉瘤相区别。

知识点23：急性化脓性腹膜炎的临床特点　　副高：熟练掌握　　正高：熟练掌握

急性化脓性腹膜炎按发病机制分为原发性腹膜炎和继发性腹膜炎。继发性腹膜炎常见于成人，而仅大约占2%的原发性腹膜炎主要发生于儿童。

知识点24：急性化脓性腹膜炎的病理改变　　副高：熟练掌握　　正高：熟练掌握

急性化脓性腹膜炎的病理改变见表2-7-182。

表2-7-182　急性化脓性腹膜炎的病理改变

项　目	病理改变
肉眼改变	腹膜表面被覆一层纤维素脓性渗出物，肠管相互粘连
镜下改变	腹膜表面被覆一层渗出物，早期主要为纤维素性，重症患者大部分为脓性。渗出物下面之腹膜间皮细胞肿胀或脱落

知识点25：结核性腹膜炎的临床特点　　　　副高：熟练掌握　正高：熟练掌握

结核性腹膜炎主要好发于儿童及青少年。

知识点26：结核性腹膜炎的病理改变　　　　副高：熟练掌握　正高：熟练掌握

①湿性结核性腹膜炎：腹腔内一般积有大量的浆液性腹水，通常呈血性，腹膜上密布无数的结核结节；②干性结核性腹膜炎：腹腔内仅有少量浆液渗出物，肠管彼此互相粘连，肠管浆膜面与腹膜壁层散布无数增殖性结核结节。

二、网膜疾病

知识点27：网膜出血性梗死　　　　　　　　副高：熟练掌握　正高：熟练掌握

网膜出血性梗死可由疝囊扭转或狭窄引起。大网膜原发性特发性节段性梗死是原因不明的急性腹部损害，一般被误诊为急性阑尾炎或急性胆囊炎。

知识点28：囊性淋巴管瘤　　　　　　　　　副高：熟练掌握　正高：熟练掌握

囊性淋巴管瘤是儿童唯一常见的网膜肿瘤。其病理改变与常见于颈部的囊性水瘤相似。

知识点29：转移癌　　　　　　　　　　　　副高：熟练掌握　正高：熟练掌握

转移癌是成年人最常见的大网膜恶性肿瘤。卵巢、胃肠道与胰腺是常见的原发部位。腹膜弥漫性恶性间皮瘤常播散到网膜。

三、腹膜后疾病

知识点30：腹膜后疾病——非肿瘤性疾病　　副高：熟练掌握　正高：熟练掌握

非肿瘤性疾病见表2-7-183。

表2-7-183　非肿瘤性疾病

项　　目	具体内容
炎症性疾病	来自肾（肾盂肾炎）、大肠（憩室炎）、阑尾及胰腺的炎症性病变，导致腹膜后脓肿。胆道系统穿孔多发生在腹膜后间隙，形成含有胆汁的囊性包块。来自椎体结核的感染造成腹膜后寒性脓肿，局限于腰大肌。软斑病累及腹膜间隙容易与恶性纤维组织细胞瘤相混淆
尿液外渗	由尿道发生的尿液外渗在腹膜后间隙肾盂周围引起水肿或明胶肿。镜下可见早期病变以脂肪坏死、炎症与所谓的"尿沉淀"为特征

续 表

项 目	具体内容
上皮被覆的腹膜囊肿	与肾上腺和肾无关的上皮被覆腹膜囊肿根据其被覆上皮的来源而不同，其来源有间皮、中肾管、Müllerian管（浆液或黏液）或支气管
特发性腹膜后纤维化	多见于40～60岁的男性患者。症状无特异性，腰背部或腹部疼痛较为常见，大多与腹膜后器官组织被包裹、压迫和阻塞有关。可出现系统性症状如发热及红细胞沉降率加快等

知识点31：腹膜后疾病——软组织肿瘤　　副高：熟练掌握　正高：熟练掌握

软组织肿瘤见表2-7-184。

表2-7-184　软组织肿瘤

项 目	具体内容
脂肪组织肿瘤	腹膜后最常见的原发性软组织肿瘤，肿瘤可表现为多发性的孤立结节。发生在这个部位的脂肪肉瘤其预后比发生于肢体的脂肪肉瘤差
非特异多形性肉瘤	腹膜后第二常见的肉瘤，以前诊断为恶性纤维组织细胞瘤，过去报道腹膜后黄色肉芽肿的病例大多数为伴有明显泡沫巨噬细胞成分的软组织肉瘤
平滑肌肉瘤	腹膜后第三常见的肉瘤。腹膜后平滑肌肿瘤组织中核分裂象≥5个/50HP时，诊断为平滑肌肉瘤
肾血管平滑肌脂肪瘤	腹膜后良性肿瘤，由于其平滑肌细胞常见非典型性，在活检中容易与平滑肌肉瘤混淆
脉管肿瘤	腹膜后可发生几种类型脉管肿瘤，主要包括血管瘤、血管外皮细胞瘤、淋巴管肌瘤、淋巴管瘤和血管肉瘤
周围神经肿瘤	良性及恶性周围神经肿瘤发生在腹膜后相对常见
生殖细胞肿瘤	儿童腹膜后生殖细胞肿瘤主要表现为成熟性与未成熟性畸胎瘤、胚胎癌与卵黄囊瘤，有时联合发生，特征与骶尾部畸胎瘤类似
转移性肿瘤	腹膜后转移性肿瘤表现为肿瘤的局部扩散或淋巴结转移。主要为胰腺癌与原发性骨肿瘤

知识点32：未分化高级别多形性肉瘤的临床特点　　副高：熟练掌握　正高：熟练掌握

未分化高级别多形性肉瘤为腹膜后第二大常见肉瘤，一般可发生于任何年龄段，但好发于40岁以上人群。

知识点33：未分化高级别多形性肉瘤的病理改变　　副高：熟练掌握　正高：熟练掌握

未分化高级别多形性肉瘤主要由呈席纹状、束状交织状排列的梭形瘤细胞构成。表现为多形性与异型性明显的瘤巨细胞，间质内常伴有数量不等的泡沫样组织细胞（黄色瘤细胞）及炎症细胞浸润。

知识点34：未分化高级别多形性肉瘤的鉴别诊断　　副高：熟练掌握　正高：熟练掌握

未分化高级别多形性肉瘤的鉴别诊断：①恶性黑色素瘤；②肉瘤样癌；③各种多形性梭形细胞肉瘤（平滑肌肉瘤、横纹肌肉瘤、脂肪肉瘤）。

知识点35：中肾瘤的临床特点　　副高：熟练掌握　正高：熟练掌握

中肾瘤一般发生于女性生殖器官，少见于腹膜后。

知识点36：中肾瘤的病理改变　　副高：熟练掌握　正高：熟练掌握

中肾瘤的病理改变见表2-7-185。

表2-7-185　中肾瘤的病理改变

项　目	病理改变
肉眼改变	分叶状、结节状肿块，有包膜。切面呈红褐色肉样外观，常见出血及坏死灶
镜下改变	瘤细胞一般排列成似肾细胞癌结构和腺管、腺泡状两种结构，似肾细胞癌结构的瘤细胞呈片状，胞质宽大而透明，间质富有薄壁血管。一般呈腺管状、腺泡状排列的瘤细胞核常向管腔隆起呈鞋钉状，并常向管腔形成乳头状突起

知识点37：中肾瘤的鉴别诊断　　副高：熟练掌握　正高：熟练掌握

中肾瘤的鉴别诊断：①肾上腺皮质腺瘤；②内胚窦瘤；③肾细胞癌；④肾上腺皮质癌。

知识点38：恶性混合性苗勒瘤的临床特点　　副高：熟练掌握　正高：熟练掌握

恶性混合性苗勒瘤一般好发生于女性患者。

知识点39：恶性混合性苗勒瘤的病理改变　　副高：熟练掌握　正高：熟练掌握

中肾瘤的病理改变见表2-7-186。

表2-7-186　中肾瘤的病理改变

项　目	病理改变
肉眼改变	囊性肿物，囊内可见褐色黏液性液体，内面呈大小不等的乳头状结节
镜下改变	由癌和肉瘤成分按不同比例混合而成。癌多呈子宫内膜样腺癌、乳头状腺癌结构，或出现透明细胞癌现象。肉瘤一般呈子宫内膜间质肉瘤结构，有时可见到软骨肉瘤、横纹肌肉瘤、骨肉瘤或脂肪肉瘤异源性分化灶

知识点40：恶性混合性苗勒瘤的鉴别诊断　　　　副高：熟练掌握　　正高：熟练掌握

恶性混合性苗勒瘤的鉴别诊断：①肾胚瘤；②转移性癌（如结肠癌、肾细胞癌）。

知识点41：副节瘤的病理改变　　　　　　　　副高：熟练掌握　　正高：熟练掌握

副节瘤的病理改变见表2-7-187。

表2-7-187　副节瘤的病理改变

项　目	病理改变
肉眼改变	肿瘤呈结节状、分叶状，通常有包膜。切面呈灰白、灰黄色，可伴有出血、坏死及囊性变
镜下改变	瘤细胞排列成实体团或索状，间质富含血窦。瘤细胞类似上皮样，胞质丰富，含有红染的颗粒或呈空泡状。核浓染，大小不一，一般可有巨核及多核巨细胞出现

知识点42：副节瘤的鉴别诊断　　　　　　　　副高：熟练掌握　　正高：熟练掌握

副节瘤应与肾细胞癌相鉴别。

知识点43：腹膜后寄生胎的临床特点　　　　　副高：熟练掌握　　正高：熟练掌握

腹膜后寄生胎常见于婴儿，偶尔见于成人。

知识点44：腹膜后寄生胎的病理改变　　　　　副高：熟练掌握　　正高：熟练掌握

寄生胎被包在一菲薄的纤维囊内，囊内面衬以单层上皮、鳞状上皮。其特征为发育不良、肢体粗短和骨骼发育异常，但具有脊柱为其体轴。大部分寄生胎有肠管发育，并可有肾上腺、生殖腺、脊索、肾组织及膀胱等。

知识点45：骨髓脂肪瘤的临床特点　　　　　　副高：熟练掌握　　正高：熟练掌握

骨髓脂肪瘤常发生于40～83岁，女性患者较多。

知识点46：骨髓脂肪瘤的病理改变　　　　　　副高：熟练掌握　　正高：熟练掌握

骨髓脂肪瘤的病理改变见表2-7-188。

表2-7-188 骨髓脂肪瘤的病理改变

项 目	病理改变
肉眼改变	一般多为单个肿块，直径2～19cm，可重达790克，有包膜。切面呈黄色、红黄色夹杂
镜下改变	肿瘤由成熟的脂肪组织夹杂灶状正常造血成分构成，一般呈淋巴细胞和淋巴细胞样细胞聚集，但不见红细胞样增生

知识点47：骨髓脂肪瘤的鉴别诊断 　　副高：熟练掌握　正高：熟练掌握

骨髓脂肪瘤主要与骨髓外造血肿块相鉴别。

知识点48：中肾管源性囊肿的病理改变 　　副高：熟练掌握　正高：熟练掌握

中肾管源性囊肿的病理改变见表2-7-189。

表2-7-189 中肾管源性囊肿的病理改变

项 目	病理改变
肉眼改变	较大，多为单房，囊壁薄，内含澄清、褐色液体
镜下改变	囊壁内衬低立方至柱状上皮，其外为纤维结缔组织。囊壁内可含有原始肾小球和肾小管。部分囊肿表现为多房性囊腺瘤结构

知识点49：中肾管源性囊肿的鉴别诊断 　　副高：熟练掌握　正高：熟练掌握

中肾管源性囊肿的鉴别诊断：①结肠系膜囊肿；②囊性淋巴管瘤。

知识点50：苗勒管源性囊肿的临床特点 　　副高：熟练掌握　正高：熟练掌握

苗勒管源性囊肿常发生于20～40岁患者，男性较多，好发于膀胱与前列腺后面附近。偶见于女性，可发生于腹膜后肾脏下方。临床上，可导致尿频、排尿困难、尿潴留及腹部包块等。

知识点51：苗勒管源性囊肿的病理改变 　　副高：熟练掌握　正高：熟练掌握

苗勒管源性囊肿的病理改变见表2-7-190。

表2-7-190 苗勒管源性囊肿的病理改变

项 目	病理改变
肉眼改变	囊肿大小不等，多为单房，内含澄清、巧克力色或草绿色液体
镜下改变	囊壁为纤维结缔组织，内有平滑肌纤维，囊内衬以扁平或低立方上皮。一般发生于女性者上皮成分与子宫颈、宫内膜上皮相似，亦可像卵巢浆液性或黏液性囊腺瘤的上皮，间质多为纤维结缔组织，可有钙化。囊内液体可含有红细胞、白细胞和胆固醇，但无精子

知识点52：苗勒管源性囊肿的鉴别诊断　　　副高：熟练掌握　正高：熟练掌握

苗勒管源性囊肿与精囊囊肿相鉴别。

知识点53：骨盆脂肪瘤病的临床特点　　　副高：熟练掌握　正高：熟练掌握

骨盆脂肪瘤病一般见于35～80岁的患者，以男性较多。在临床上主要表现为慢性进行性过程，症状较轻，可有排尿困难、尿频夜尿等，部分可出现便秘。

知识点54：骨盆脂肪瘤病的病理改变　　　副高：熟练掌握　正高：熟练掌握

膀胱、前列腺及直肠周围脂肪组织增生。增生的脂肪组织为成熟的脂肪组织，在增生的脂肪组织中，偶见纤维结缔组织增生和炎性细胞浸润。

第八章　泌尿系统疾病

第一节　肾、肾盂和输尿管疾病

一、肾小球疾病

知识点1：微小病变性肾小球病（MCD）的临床特点

　　副高：熟练掌握　正高：熟练掌握

临床上主要表现为大量选择性蛋白尿或肾病综合征，少数患者出现镜下血尿。对激素治疗敏感。

知识点2：微小病变性肾小球病（MCD）的病理改变

　　副高：熟练掌握　正高：熟练掌握

微小病变性肾小球病的病理改变见表2-8-1。

表2-8-1　微小病变性肾小球病的病理改变

项　目		病理改变
肉眼改变		表现为大白肾，肾肿胀、颜色苍白，切面肾皮质增厚
镜下改变	光镜	肾小球没有明显病变或仅出现轻微的局灶节段性的系膜细胞和系膜基质增生，部分病例PASM染色下可见基膜空泡变性。肾小管上皮细胞出现程度不一的空泡变性或脂肪变性，易见蛋白管型。肾间质常见水肿。肾血管无明显病变
	电镜	最常见的典型改变是肾小球脏层上皮细胞（足细胞）足突广泛融合，或伴有微绒毛变性。毛细血管基膜及系膜区无电子致密物沉积

知识点3：微小病变性肾小球病（MCD）的鉴别诊断

　　副高：熟练掌握　正高：熟练掌握

微小病变性肾小球病（MCD）的鉴别诊断：①轻度系膜增生性肾小球肾炎。此病免疫病理显示系膜区有IgG、IgM、C3等沉积，电镜也显示系膜区有电子致密物沉积，足突融合不如MCD广泛；②局灶节段性肾小球硬化症。此病多见皮髓质交界处的肾小球呈节段性玻璃样硬化，肾小管灶状萎缩，肾间质灶状炎性细胞浸润及纤维化，免疫病理常显示肾小球硬化区有IgM和C3沉积。

知识点4：局灶性肾小球肾炎的临床特点 　　　　　副高：熟练掌握　　正高：熟练掌握

局灶性肾小球肾炎通常表现为肉眼或镜下血尿，可伴有少量蛋白尿。也有少数患者出现肾病综合征或急性肾炎综合征。

知识点5：局灶性肾小球肾炎的病理改变 　　　　　副高：熟练掌握　　正高：熟练掌握

局灶性肾小球肾炎的病理改变见表2-8-2。

表2-8-2　局灶性肾小球肾炎的病理改变

项　　目		病理改变
肉眼改变		无明显异常
镜下改变	光镜	仅部分（占<50%）肾小球出现病变，且常为节段性病变。病变类型主要包括：①增生性病变，为系膜细胞增生；②纤维素样坏死性病变，可伴有毛细血管内增生和新月体形成；③硬化性病变，可与肾小球囊壁粘连
	电镜	肾小球系膜区出现电子致密物沉积，系膜细胞和系膜基质增多

知识点6：局灶性肾小球肾炎的鉴别诊断 　　　　　副高：熟练掌握　　正高：熟练掌握

应按照临床资料、光镜病变分布范围和免疫病理检查与弥漫性肾小球肾炎、各种局灶型的继发性肾小球肾炎相区别。

知识点7：局灶节段性肾小球硬化症（FSGS）的临床特点

　　　　　　　　　　　　　　　　　　　　副高：熟练掌握　　正高：熟练掌握

局灶节段性肾小球硬化症表现为大量的蛋白尿或肾病综合征，一些病例可能出现肾功能损伤的情况，治疗效果不佳。

知识点8：局灶节段性肾小球硬化症（FSGS）的病理改变

　　　　　　　　　　　　　　　　　　　　副高：熟练掌握　　正高：熟练掌握

局灶节段性肾小球硬化症的病理改变见表2-8-3。

表2-8-3 局灶节段性肾小球硬化症的病理改变

项 目		病理改变
肉眼改变		早期和微小病变性肾小球病相似，晚期肾脏缩小，表面呈现细颗粒状
镜下改变	光镜	以局灶和节段分布的硬化性病变为特点，也可见不等的球性硬化肾小球及球囊粘连。肾小管灶状萎缩。肾间质灶状淋巴细胞、单核细胞浸润及纤维化，小动脉壁可增厚
	电镜	受累肾小球的硬化节段的毛细血管腔闭塞，基膜皱缩，系膜基质增生。足细胞空泡变性，足突广泛融合。病变区域有时可见因血浆蛋白沉积而形成的大块电子致密物。未硬化的肾小球也可见足突广泛融合

知识点9：局灶节段性肾小球硬化症（FSGS）的鉴别诊断

副高：熟练掌握　正高：熟练掌握

局灶节段性肾小球硬化症（FSGS）的鉴别诊断：①MCD。两者的临床表现及非硬化肾小球的病理改变都很相似，但MCD仅有足突广泛融合，无节段性硬化病灶，无明显肾小管萎缩和间质纤维化；②继发性FSGS。继发性FSGS有明确的致FSGS原因，免疫病理与光镜改变可有阳性发现。

知识点10：膜性肾病的临床特点　　　副高：熟练掌握　正高：熟练掌握

膜性肾病患者表现为大量非选择性蛋白尿与肾病综合征，是中老年人肾病综合征的常见病理类型。

知识点11：膜性肾病的病理改变　　　副高：熟练掌握　正高：熟练掌握

膜性肾病的病理改变见表2-8-4。

表2-8-4 膜性肾病的病理改变

项 目		病理改变
肉眼改变		表现为大白肾，双肾弥漫性肿胀，苍白
镜下改变	光镜	病变呈弥漫分布，免疫复合物主要沉积在肾小球毛细血管壁，导致基膜增厚。早期系膜细胞轻微增生，后期系膜基质逐渐增多，导致肾小球的球性硬化。肾小管上皮细胞呈现空泡变性或颗粒变性。肾间质和小血管通常没有明显病变
	电镜	最具有诊断价值的改变为毛细血管壁上皮细胞下电子致密物沉积及基膜样物质增生导致的基膜增厚。肾小管上皮细胞内吞噬泡和溶酶体增多并可见脂性空泡。后期系膜细胞和系膜基质增生，肾小管萎缩，间质纤维化，小血管管壁增厚

知识点12：膜性肾病的分期　　　　副高：熟练掌握　正高：熟练掌握

膜性肾病的分期见表2-8-5。

表2-8-5 膜性肾病的分期

序号	分期	具体内容
1	Ⅰ期	基膜空泡变性，轻微增厚。偶见Masson染色上皮细胞下有少量嗜复红蛋白沉积。电镜可见毛细血管壁上皮细胞下有少量电子致密物沉积，足突广泛融合
2	Ⅱ期	基膜弥漫增厚，Masson染色见上皮细胞下有较多嗜复红蛋白沉积，PASM染色见增厚的基膜为钉突样改变，电镜可见上皮细胞下有较多电子致密物沉积，基膜增厚，表现为钉突状
3	Ⅲ期	基膜高度增厚，毛细血管腔狭窄，Masson染色见基膜内有较多嗜复红蛋白沉积，PASM染色见基膜呈双轨状、链环状改变，电镜显示电子致密物移至基膜内。系膜细胞和系膜基质轻至中度增生
4	Ⅳ期	一些病例免疫复合物停止沉积，已沉积的免疫复合物逐渐吸收。Masson染色只见少量嗜复红蛋白沉积，PASM染色见基膜节段性增厚，电镜显示基膜呈"虫蚀"样改变；一些患者病情进一步恶化，基膜进一步增厚，毛细血管闭塞，系膜基质增多，肾小球硬化
5	Ⅴ期	各期的膜性肾病，当免疫复合物停止沉积，原有的沉积物可渐渐吸收，肾小球形态可以恢复正常

知识点13：膜性肾病的鉴别诊断　　　　　副高：熟练掌握　正高：熟练掌握

膜性肾病的鉴别诊断：①Ⅰ期膜性肾病与MCD的区别：两者的临床表现相似，光镜检查相似，但Ⅰ期膜性肾病免疫病理有IgG和C3沿毛细血管壁沉积，电镜可见毛细血管壁上皮细胞下有散在分布的较小的电子致密物。而MCD毛细血管壁的免疫球蛋白与补体均阴性，电镜检查也无电子致密物沉积；②Ⅲ期膜性肾病与膜增生性肾小球肾炎的区别：Ⅲ期膜性肾病肾小球毛细血管基膜的双轨征由沉积物溶解造成，而膜增生性肾小球肾炎则为过度增生的系膜细胞和系膜基质沿内皮细胞下插入所致；③原发性与继发性膜性肾病的区别：多种已知疾病如系统性红斑狼疮、乙型病毒性肝炎等累及肾时，均会发生膜性肾病样病变。但继发性膜性肾病均有明确的病因，病理改变上则表现为"非典型膜性肾病"的特点。

知识点14：毛细血管内增生性肾小球肾炎的临床特点
　　　　　　　　　　　　　　　　　　　副高：熟练掌握　正高：熟练掌握

毛细血管内增生性肾小球肾炎多发生于儿童及青年，表现为急性肾炎综合征，患者在发病前常伴有上呼吸道、皮肤等感染病史。

知识点15：毛细血管内增生性肾小球肾炎的病理改变
　　　　　　　　　　　　　　　　　　　副高：熟练掌握　正高：熟练掌握

毛细血管内增生性肾小球肾炎的病理改变见表2-8-6。

表2-8-6 毛细血管内增生性肾小球肾炎的病理改变

项目		病理改变
肉眼改变		双肾肿胀，部分病例可有点状出血
镜下改变	光镜	最突出的病理学改变是几乎所有肾小球均显示体积增大及细胞数目增多。病变有较为明显的时间性。发病早期和高峰期，以内皮细胞增生为主，毛细血管腔内可见较多的中性粒细胞并可浸润至系膜区，增生的内皮细胞和中性粒细胞可阻塞毛细血管腔。基膜没有明显病变。Masson染色时在上皮细胞下可见稀疏分布的团块状嗜复红蛋白沉积。随着病程进展，中性粒细胞减少，内皮细胞和系膜细胞均增生。后期或吸收好转期则以系膜细胞和系膜基质增生为主，转变成为系膜增生性肾小球肾炎，Masson染色可以在系膜区见有嗜复红蛋白沉积。少数的病例迁延不愈可以发展成为增生硬化性肾小球肾炎
	电镜	最具有诊断价值的改变为毛细血管壁的上皮细胞下可见"驼峰"状电子致密物沉积。毛细血管内皮细胞、系膜细胞增生，肾小球内中性粒细胞易见，足突节段性融合。后期，"驼峰"状电子致密物消失，系膜区可能出现电子致密物沉积

知识点16：毛细血管内增生性肾小球肾炎的鉴别诊断
副高：熟练掌握　正高：熟练掌握

毛细血管内增生性肾小球肾炎应与各种继发性毛细血管内增生型肾小球病变相区别，主要有IgA肾病、狼疮性肾炎等的毛细血管内增生型病变，后几种疾病的免疫病理和电镜改变与典型的毛细血管内增生性肾小球肾炎明显不同。吸收好转期的毛细血管内增生性肾小球肾炎与系膜增生性肾小球肾炎的改变大致相同，硬性鉴别意义不大。

知识点17：系膜增生性肾小球肾炎的病因及临床特点
副高：熟练掌握　正高：熟练掌握

系膜增生性肾小球肾炎各年龄段均可发病，临床表现多样。多种有害因子（如免疫复合物、大分子物质、缺氧等）均可引起系膜增生，进而形成系膜增生性肾小球肾炎。

知识点18：系膜增生性肾小球肾炎的病理改变　**副高：熟练掌握　正高：熟练掌握**

系膜增生性肾小球肾炎的病理改变见表2-8-7。

表2-8-7 系膜增生性肾小球肾炎的病理改变

项目		病理改变
肉眼改变		无特异性表现
镜下改变	光镜	肾小球系膜细胞和/或系膜基质弥漫性增生。部分病例Masson染色时增宽的系膜区见嗜复红蛋白沉积。系膜增生性肾小球肾炎可分为轻、中、重3种程度。轻度表现为增生系膜细胞和/或系膜基质未超过毛细血管的直径，毛细血管腔未受挤压。中度表现为增生系膜超过了毛细血管的直径，毛细血管腔受到挤压。重度表现为增生系膜使毛细血管严重受压，甚至闭塞，呈结节状硬化
	电镜	肾小球系膜细胞和/或系膜基质增生，可伴有低密度、云雾状电子致密物沉积，毛细血管基膜无明显病变

知识点19：系膜增生性肾小球肾炎的鉴别诊断　　副高：熟练掌握　正高：熟练掌握

系膜增生性肾小球肾炎的鉴别诊断：①MCD：呈大量蛋白尿或肾病综合征的轻度系膜增生性肾小球肾炎应与MCD相区别，两者的光镜改变相似，但前者的免疫病理和电镜检查均可见系膜区有数量不等的免疫球蛋白和/或补体及电子致密物沉积，而MCD系膜区为阴性；②系膜增生的其他肾小球疾病：IgA肾病、过敏性紫癜性肾炎等均可表现为系膜增生型病变，但按照临床表现、免疫病理和电镜检查，不难鉴别。

知识点20：膜增生性肾小球肾炎的临床特点　　副高：熟练掌握　正高：熟练掌握

膜增生性肾小球肾炎可发生于任何年龄，但多见于青壮年，患者可表现为肾病综合征、急性肾炎综合征、隐匿性肾炎与慢性肾炎综合征。部分患者可进展为肾衰竭。

知识点21：膜增生性肾小球肾炎的病理改变　　副高：熟练掌握　正高：熟练掌握

膜增生性肾小球肾炎的病理改变见表2-8-8。

表2-8-8　膜增生性肾小球肾炎的病理改变

项　　目		病理改变
肉眼改变		早期为双肾肿胀，后期为肾缩小，可发展成颗粒性固缩肾
镜下改变	光镜	肾小球系膜细胞和系膜基质弥漫性重度增生，增生系膜沿内皮细胞下向毛细血管壁广泛插入，导致毛细血管壁弥漫性增厚和管腔狭窄，毛细血管近袢呈分叶状。PASM染色时基膜呈现双轨征。Masson染色可见系膜区和毛细血管壁内皮细胞下有嗜复红蛋白沉积（Ⅰ型），或系膜区、内皮细胞下、上皮细胞下均出现嗜复红蛋白沉积（Ⅲ型）
	电镜	肾小球系膜细胞和系膜基质增生并插入至内皮细胞下形成双轨征。电镜检查是区别Ⅰ型和Ⅲ型膜增生性肾小球肾炎的主要方法。Ⅰ型膜增生性肾小球肾炎除系膜区有电子致密物沉积外，还伴有内皮细胞下电子致密物沉积。Ⅲ型膜增生性肾小球肾炎的系膜区、内皮细胞下及上皮细胞下均可见电子致密物沉积

知识点22：膜增生性肾小球肾炎的鉴别诊断　　副高：熟练掌握　正高：熟练掌握

膜增生性肾小球肾炎的鉴别诊断：①系膜增生性肾小球肾炎：系膜增生较重时可出现局灶性、节段性系膜插入，应区别于弥漫系膜插入的膜增生性肾小球肾炎；②Ⅲ期膜性肾病：此病毛细血管基膜的双轨征为沉积物溶解导致，而非系膜细胞与系膜基质沿内皮细胞下插入导致；③膜增生性肾小球肾炎后期的分叶状肾小球：需与糖尿病肾病、淀粉样变性肾病、轻链肾病等的结节状病灶区别，后几种肾病以系膜基质祥、特殊蛋白沉积为主，没有明显细胞增生，其临床表现与实验室检查均与前者不同。

知识点23：狼疮性肾炎的临床特点　　　　　副高：熟练掌握　正高：熟练掌握

狼疮性肾炎多发生于年轻女性，临床表现多样，蛋白尿、血尿、肾衰竭都可能出现。

知识点24：狼疮性肾炎的病理改变　　　　　副高：熟练掌握　正高：熟练掌握

狼疮性肾炎的病理改变见表2-8-9。

表2-8-9　狼疮性肾炎的病理改变

项　目		病理改变
肉眼改变		变化较大，与狼疮性肾炎的病变程度有关，肉眼可无明显异常，可能出现大白肾、蚤咬肾及颗粒性固缩肾等
镜下改变	光镜	狼疮性肾炎的病变复杂，根据国际肾病学会（ISN）和肾病理学会（RPS）2003年的简化分类，将狼疮性肾炎划分为六种类型：Ⅰ型，轻微病变性狼疮性肾炎；Ⅱ型，系膜增生性狼疮性肾炎；Ⅲ型，局灶性狼疮性肾炎；Ⅳ型，弥漫性节段性和球性狼疮性肾炎；Ⅴ型，膜性狼疮性肾炎；Ⅵ型，严重硬化性狼疮性肾炎。狼疮性肾炎虽然分为上述六类，病变与相应类型的原发性肾小球肾炎相似，但不能认为完全等同。狼疮性肾炎自身的一些病变特征包括病变呈多样性、不均一性和非典型性；肾小球内有大量免疫复合物在多部位沉积，可能出现"白金耳"样改变；易见微血栓形成和苏木素小体；易出现与肾小球病变程度不相符的、较严重的球外病变（包括肾间质炎、肾小血管炎、小血管纤维素样坏死等）。且狼疮性肾炎的病理类型在病程中可发生转换
	电镜	各型狼疮性肾炎的肾小球内多可见多少不等的电子致密物沉积。Ⅰ型和Ⅱ型的电子致密物沉积以系膜区为主。Ⅲ型、Ⅳ型以高密度块状电子致密物沉积于系膜区、上皮细胞下、基膜内、内皮细胞下等多部位。Ⅴ型以上皮细胞下和系膜区电子致密物沉积为主。Ⅵ型因肾小球的硬化，电子致密物沉积的数量和部位存在一定差异。此外，肾小球囊壁、肾小管基膜、肾间质小血管基膜也可见电子致密物沉积。除了多部位电子致密物沉积外，电镜下狼疮性肾炎还可能出现一些特殊结构。例如：①苏木素小体；②电子致密物中的指纹状结构；③管泡状小体；④病毒样颗粒等

知识点25：狼疮性肾炎的鉴别诊断　　　　　副高：熟练掌握　正高：熟练掌握

狼疮性肾炎的鉴别诊断：①各种类型的原发性肾小球肾炎：由于狼疮性肾炎不同分型的病理改变与相应原发性肾小球肾炎相似，诊断过程中应按照有无系统性红斑狼疮的临床指征、免疫病理检查的免疫球蛋白和补体"满堂亮"、光镜和电镜检查呈现的具有狼疮性肾炎诊断意义的改变作为两者的主要鉴别点，通常大部分病例不难作出诊断；②乙型肝炎病毒相关性肾炎：该病在免疫病理、光镜、电镜检查方面与狼疮性肾炎尤其是Ⅴ型狼疮性肾炎相似。但在肾组织内有乙型肝炎病毒抗原的沉积为诊断乙型肝炎病毒相关性肾炎的必备条件。

知识点26：IgA肾病的临床特点　　　　　副高：熟练掌握　正高：熟练掌握

IgA肾病的临床表现多样，有无症状血尿、肾病综合征、急进性肾小球肾炎等多种表现，约40%的病例可能发展为终末肾。

IgA肾病的病理改变见表2-8-10。

表2-8-10　IgA肾病的病理改变

项　目		病理改变
肉眼改变		变化较大，可没有明显异常，也可能表现为大白肾、蚤咬肾或颗粒性固缩肾
镜下改变	光镜	系膜增生性病变为IgA肾病最为基本的病理类型。Masson染色在肾小球系膜区出现大块状、突向肾小囊腔的嗜复红蛋白沉积较有特点。但其病变具有多样性：①轻微病变型或轻度系膜增生型；②局灶增生型；③局灶增生硬化型；④膜增生型；⑤弥漫性毛细血管内增生型；⑥新月体型；⑦膜型或膜性肾病伴系膜增生型；⑧弥漫性增生硬化和弥漫性硬化型。肾小管及肾间质的病变基本与肾小球的病变相对应。肾小动脉常见管壁增厚
	电镜	最主要的变化为系膜区增宽，系膜区及系膜旁区可见大块状、高密度电子致密物沉积，有的沉积物呈现丘状突向肾小囊腔，这种沉积物的形态对IgA肾病具有一定的诊断意义。有时也可见内皮细胞下甚至是上皮细胞下有电子致密物沉积。足突融合的范围和程度与蛋白尿的轻重有关

IgA肾病应与过敏性紫癜性肾炎相区别。两者的病理改变基本一致，有无过敏性紫癜病史为两者的鉴别要点。另外，原发性IgA肾病需与其他各种能导致IgA在肾小球沉积的肾小球疾病相区别，如狼疮性肾炎，但后者免疫病理IgA沉积除外，还有多种免疫球蛋白与补体沉积，尤其是C1q和C4阳性。

抗肾小球基膜病和Goodpasture综合征多发生于青壮年或中老年，临床上，表现为急性肾衰竭及肺衰竭，预后较差。

抗肾小球基膜病和Goodpasture综合征的病理改变见表2-8-11。

表2-8-11　**抗肾小球基膜病和Goodpasture综合征的病理改变**

项　目		病理改变
肉眼改变		肾肿胀、充血，表面及切面可见点灶状出血，皮髓分界不清。肺肿胀、实变、出血
镜下改变	光镜	肾小球出现局灶节段性纤维素样坏死并发展成为Ⅰ型新月体性肾小球肾炎。肺部表现为出血性肺炎
	电镜	肾小球毛细血管壁及肺泡壁断裂，纤维素沉积

知识点31：抗肾小球基膜病和Goodpasture综合征的鉴别诊断
　　　　　　　　　　　　　　　　　副高：熟练掌握　　正高：熟练掌握

抗肾小球基膜病和Goodpasture综合征的诊断需符合3个条件：①肾小球肾炎；②肺出血；③体内有抗基膜抗体。部分肾小球损伤可伴发肺出血，应予以鉴别，如系统性红斑狼疮、急进性肾小球肾炎、过敏性紫癜、ANCA相关系统性血管炎、尿毒症等。

知识点32：肥胖相关性肾小球病的临床特点　　副高：熟练掌握　　正高：熟练掌握

肥胖相关性肾小球病表现为胰岛素抵抗、糖尿、大量蛋白尿及高脂血症等代谢综合征。

知识点33：肥胖相关性肾小球病的病理改变　　副高：熟练掌握　　正高：熟练掌握

肥胖相关性肾小球病的病理改变见表2-8-12。

表2-8-12　**肥胖相关性肾小球病的病理改变**

项　目		病理改变
肉眼改变		肾体积增大，肾周脂肪增加
镜下改变	光镜	肾小球肥大最为突出，在此基础上出现局灶节段性肾小球硬化症。此外，还可见囊腔狭窄、内皮细胞肿胀及泡沫细胞形成等改变
	电镜	肾小球体积增大，毛细血管袢扩张，足突不同程度融合，系膜细胞及系膜基质不同程度增生

知识点34：肥胖相关性肾小球病的鉴别诊断　　副高：熟练掌握　　正高：熟练掌握

肥胖相关性肾小球病的鉴别诊断：①糖尿病肾病；②原发性FSGS。

知识点35：脂蛋白肾小球病的临床特点　　副高：熟练掌握　　正高：熟练掌握

脂蛋白肾小球病表现为高脂血症，大量蛋白尿，后期出现肾功能障碍。大多数患者有家族史。

知识点36：脂蛋白肾小球病的病理改变　　　　　副高：熟练掌握　　正高：熟练掌握

脂蛋白肾小球病的病理改变见表2-8-13。

表2-8-13　脂蛋白肾小球病的病理改变

项　　目		病理改变
肉眼改变		早期出现肾肿胀，后期出现颗粒性固缩肾
镜下改变	光镜	病变为弥漫性，毛细血管腔呈血管瘤样扩张，管腔内充满淡染的颗粒状和空泡状血栓样物质。此种物质用苏丹Ⅲ或油红O等脂肪染色呈现阳性反应。后期因系膜细胞和系膜基质增生，可能导致肾小球硬化
	电镜	其特异性改变为不同程度扩张的毛细血管腔内充满细小的颗粒状或空泡状类脂物质，层状排列，红细胞被压向管壁周边

知识点37：脂蛋白肾小球病的鉴别诊断　　　　　副高：熟练掌握　　正高：熟练掌握

早期或轻症病例，应与其他肾小球毛细血管腔内出现血栓、血栓样物质的肾小球疾病相区别，如巨球蛋白血症肾病、血栓性微血管病、冷球蛋白血症肾病等，β脂蛋白和ApoE阳性及电镜下的特异改变为主要鉴别点。

知识点38：轻链肾病的临床特点　　　　　　　　副高：熟练掌握　　正高：熟练掌握

轻链肾病有原发性与继发性之分。主要表现为大量的蛋白尿或肾病综合征，伴有不同程度的肾功能不全，血清中出现大量的轻链蛋白。

知识点39：轻链肾病的镜下病理改变　　　　　　副高：熟练掌握　　正高：熟练掌握

轻链肾病的镜下病理改变见表2-8-14。

表2-8-14　轻链肾病的镜下病理改变

项　　目	病理改变
光镜改变	①系膜无细胞性结节状硬化性肾病：肾小球系膜区由于轻链沉积而形成无细胞性结节状硬化，毛细血管受压。结节的PAS染色强阳性，刚果红染色阴性；②管型肾病：肾小管内Bence Jones蛋白管型堵塞，形成管型肾病。此种管型中含有轻链蛋白，浓稠、有裂纹、不易排出、可能损伤肾小管上皮细胞；③肾间质有大量浆细胞和浆母细胞弥漫性浸润
电镜改变	肾小球毛细血管基膜的内侧、系膜区及肾小管基膜外侧可见带状分布的细小电子致密颗粒沉积

知识点40：轻链肾病的鉴别诊断　　　　　副高：熟练掌握　正高：熟练掌握

轻链肾病的系膜区无细胞性结节状硬化应与晚期原发性肾小球肾炎、淀粉样变性肾病、糖尿病肾小球硬化症等可以导致系膜结节状硬化的疾病相区别。轻链肾病导致的管型肾病需要与一般的蛋白管型相区别。

知识点41：纤维样肾小球病的临床特点　　　副高：熟练掌握　正高：熟练掌握

纤维样肾小球病在临床上以大量蛋白尿、肾病综合征与高血压为主要的症状，预后较差。老年患者较为多见，女性多于男性。

知识点42：纤维样肾小球病的病理改变　　　副高：熟练掌握　正高：熟练掌握

纤维样肾小球病的病理改变见表2-8-15。

表2-8-15　纤维样肾小球病的病理改变

项　目		病理改变
肉眼改变		早期肾肿大、苍白、后期硬韧
镜下改变	光镜	主要病变是肾小球基膜增厚和系膜基质增生。常见的病理类型为膜增生型，其次为系膜增生型或弥漫性毛细血管内增生型。并可合并IgA肾病及新月体形成。PAS、Masson、PASM染色无特异表现，刚果红染色阴性。小动脉壁常出现不同程度的增厚
	电镜	对本病的诊断起着决定作用。在病变肾小球的多个部位，包括系膜区、基膜、上皮细胞下、内皮细胞下都可见随机分布的、类似淀粉样纤维但更粗大的、直径>20nm的纤维样物质沉积

知识点43：纤维样肾小球病的鉴别诊断　　　副高：熟练掌握　正高：熟练掌握

纤维样肾小球病需与轻链肾病、淀粉样变性肾病、冷球蛋白血症肾病等有特殊纤维样物质沉积的肾小球病相区别，鉴别的关键点为纤维样物质超微结构的不同。

知识点44：巨球蛋白血症肾病的临床特点　　　副高：熟练掌握　正高：熟练掌握

巨球蛋白血症肾病多发生于中老年人，临床上，可出现淋巴-浆细胞增生性疾病，患者淋巴结、肝脾大及周围神经异常，血清学检查出现异常IgM峰，可能导致蛋白尿与肾功能不全。

知识点45：巨球蛋白血症肾病的镜下病理改变　　　副高：熟练掌握　正高：熟练掌握

巨球蛋白血症肾病的镜下病理改变见表2-8-16。

表2-8-16　巨球蛋白血症肾病的镜下病理改变

项　目	病理改变
光镜改变	主要表现为肾小球毛细血管壁内皮细胞下沉积物伴腔内假血栓的形成，可能致毛细血管腔闭塞。PAS染色阳性，纤维蛋白染色阴性
电镜改变	毛细血管内皮细胞下和血管腔内可见细颗粒状沉积物，伴随纤维样或针样结晶出现

知识点46：巨球蛋白血症肾病的鉴别诊断　　　　副高：熟练掌握　　正高：熟练掌握

巨球蛋白血症肾病应与肾小球毛细血管内微血栓、脂蛋白肾病的栓子相区别。

知识点47：冷球蛋白血症肾病的临床特点　　　　副高：熟练掌握　　正高：熟练掌握

冷球蛋白是指当血浆温度降至4～20℃时发生沉淀呈胶冻状态，温度回升到37℃时又恢复溶解状态的一种特殊球蛋白。多见于骨髓瘤等淋巴-浆细胞增生性疾病、结缔组织疾病等。累及肾时，称为冷球蛋白血症肾病。多见于成年人，患者可能出现蛋白尿、肾病综合征、高血压等。

知识点48：冷球蛋白血症肾病的镜下病理改变　　　　副高：熟练掌握　　正高：熟练掌握

冷球蛋白血症肾病的镜下病理改变见表2-8-17。

表2-8-17　冷球蛋白血症肾病的镜下病理改变

项　目	病理改变
光镜改变	通过免疫复合物沉积而导致肾小球损伤，以膜增生性病变最为常见，其次为毛细血管内的增生性和非典型膜性病变。易见毛细血管腔内假血栓形成，可部分或完全阻塞毛细血管腔，阻塞物HE染色显红色，PAS染色阳性，刚果红和纤维蛋白染色阴性。毛细血管内皮细胞下也可有类似物发现
电镜改变	病变肾小球的基膜内、内皮细胞下可见电子致密物沉积，血管腔内有血栓样结构形成并可见多种形态的结晶物质（微管状、指纹状）。此种特殊结晶物质有利于本病的诊断

知识点49：冷球蛋白血症肾病的鉴别诊断　　　　副高：熟练掌握　　正高：熟练掌握

冷球蛋白血症肾病需与巨球蛋白血症肾病的假血栓相区别。冷球蛋白血症肾病的血清学可检测到冷球蛋白，肾小球血管腔内有特殊结晶物质；而巨球蛋白血症肾病的血清学检查与肾免疫病理均为IgM。

知识点50：Alport综合征的临床特点　　　　副高：熟练掌握　　正高：熟练掌握

Alport综合征好发于儿童，男性较多，一些病例有家族史。以血尿、进行性肾功能减退、神经性耳聋及眼的前锥形晶状体为特点。

知识点51：Alport综合征的病理改变 　　　　副高：熟练掌握　正高：熟练掌握

Alport综合征的病理改变见表2-8-18。

表2-8-18　Alport综合征的病理改变

项　目		病理改变
肉眼改变		早期没有明显改变，后期肾萎缩
镜下改变	光镜	无特异性病变。早期肾小球基本正常或呈轻度系膜增生。后期系膜增生加重并可能出现球性硬化。PASM染色肾小球基膜可能出现不易着色的现象。肾间质出现数量不等的泡沫细胞
	电镜	改变特异，是诊断Alport综合征的主要手段。主要表现为肾小球基膜弥漫地不规则增厚或薄厚不均，致密层增厚、密度不均或撕裂、分层，形成板层状或网目样结构，其中可见高电子密度的细颗粒状物质。上述改变也可以见于肾小管基膜，但特异性不及肾小球基膜

知识点52：Alport综合征的鉴别诊断 　　　　副高：熟练掌握　正高：熟练掌握

Alport综合征应与薄基膜肾病相区别，电镜下早期的Alport综合征可有肾小球基膜的节段性菲薄，薄基膜肾病的肾小球基膜表现为弥漫性菲薄，无基膜致密层分层现象。

知识点53：先天性肾病综合征的临床特点 　　　　副高：熟练掌握　正高：熟练掌握

先天性肾病综合征出生后3个月内起病，主要包括芬兰型先天性肾病综合征及非芬兰型先天性肾病综合征（即局灶节段性硬化、弥漫性系膜硬化、微小病变）。

知识点54：先天性肾病综合征的病理改变 　　　　副高：熟练掌握　正高：熟练掌握

先天性肾病综合征的病理改变见表2-8-19。

表2-8-19　先天性肾病综合征的病理改变

项　目	病理改变
肉眼改变	芬兰型先天性肾病综合征：双肾肿胀苍白，切面遍布小囊腔。弥漫性系膜硬化型：肾萎缩
光镜改变	芬兰型先天性肾病综合征：肾小球呈现未成熟状，部分肾小球可能表现为节段性或球性硬化，近端小管囊性扩张，称之为微囊性肾病。弥漫性系膜硬化型先天性肾病综合征：肾小球系膜基质弥漫增生，肾小球呈系膜结节状硬化。两者后期肾小球硬化，肾小管萎缩

知识点55：指甲-髌骨综合征的临床特点　　　　　副高：熟练掌握　　正高：熟练掌握

指甲-髌骨综合征常见于婴幼儿，患者表现为指甲发育不良，髌骨半脱位或缺失并伴有其他骨骼发育不全。50%以上的患者有血尿、蛋白尿或肾病综合征，甚至出现肾功能不全。

知识点56：指甲-髌骨综合征的病理改变　　　　　副高：熟练掌握　　正高：熟练掌握

指甲-髌骨综合征的病理改变见表2-8-20。

表2-8-20　指甲-髌骨综合征的病理改变

项　　目		病理改变
肉眼改变		病变晚期肾萎缩
镜下改变	光镜	肾小球基膜不规则增厚并呈节段性硬化。晚期则为弥散性增生或硬化性病变
	电镜	对确诊本病具有特殊意义：主要表现为肾小球基膜的增厚，其内可见大量胶原纤维增生

知识点57：指甲-髌骨综合征的鉴别诊断　　　　　副高：熟练掌握　　正高：熟练掌握

指甲-髌骨综合征需与Ⅲ型胶原肾小球病相区别，两者病理改变基本相同，但Ⅲ型胶原肾小球病无骨骼发育异常，胶原纤维在肾小球内的沉积部位较广泛。肾小球局灶性胶原纤维沉积可见于各种不同类型肾小球肾炎的硬化区、瘢痕区，与指甲-髌骨综合征的基膜内沉积不同。

知识点58：Ⅲ型胶原肾小球病的临床特点　　　　　副高：熟练掌握　　正高：熟练掌握

Ⅲ型胶原肾小球病常见于中老年男性，以蛋白尿、肾病综合征为主要临床表现，1/3患者有高血压表现，血尿少见。预后较差。

知识点59：Ⅲ型胶原肾小球病的病理改变　　　　　副高：熟练掌握　　正高：熟练掌握

Ⅲ型胶原肾小球病的病理改变见表2-8-21。

表2-8-21　Ⅲ型胶原肾小球病的病理改变

项　　目		病理改变
肉眼改变		早期肾肿胀，晚期萎缩
镜下改变	光镜	主要病变包括肾小球系膜基质增生和毛细血管基膜弥漫性不规则增厚。PASM + Masson染色显示增厚的基膜呈蓝色或绿色。随着病程进展，系膜基质逐渐增多，肾小球硬化
	电镜	特征性的改变为从肾小球系膜区到毛细血管壁内皮细胞下可见连续的成束排列的胶原纤维。在高倍放大时纤维有64nm左右规则的周期性横纹，此为胶原纤维的超微结构特征

知识点60：Ⅲ型胶原肾小球病的鉴别诊断　　　　副高：熟练掌握　正高：熟练掌握

Ⅲ型胶原肾小球病需与指甲-髌骨综合征相区别。Ⅲ型胶原肾小球病发病较晚，仅有肾病变而指甲和骨的发育无异常，胶原纤维在肾小球内的沉积部位较广泛。

知识点61：Fabry病肾病的临床特点　　　　副高：熟练掌握　正高：熟练掌握

Fabry病肾病一般青少年起病，呈多系统损害。肾症状出现较晚，多在成年之后出现，开始为蛋白尿和/或血尿，进而表现为肾病综合征，并且逐渐出现肾功能不全。

知识点62：Fabry病肾病的病理改变　　　　副高：熟练掌握　正高：熟练掌握

Fabry病肾病的病理改变见表2-8-22。

表2-8-22　Fabry病肾病的病理改变

项　目	病理改变
肉眼改变	肾早期肿胀，后期萎缩
镜下改变	肾的多种细胞成分，尤其是肾小球内的足细胞明显肿胀和空泡变性，呈泡沫样细胞。空泡形成是由于细胞内沉积的大量鞘糖脂在石蜡切片的制作过程中被多种有机溶剂溶解所致。冷冻切片的脂肪染色（苏丹黑、油红O等）呈阳性。疾病后期肾小球硬化
	特征性的表现为在上述泡沫样细胞的胞质内次级溶酶体明显增多，可见大量板层状的髓样小体和斑马小体

知识点63：成人型多囊肾的临床特点　　　　副高：熟练掌握　正高：熟练掌握

成人型多囊肾具有迟发显性，常在30~50岁才发病，临床主要表现为腰痛、血尿、尿路感染、肾结石及高血压。另外，常合并其他器官囊肿。

知识点64：成人型多囊肾的病理改变　　　　副高：熟练掌握　正高：熟练掌握

成人型多囊肾的病理改变见表2-8-23。

表2-8-23　成人型多囊肾的病理改变

项　目	病理改变
肉眼改变	肾早期肿胀，后期萎缩
光镜改变	肾实质内形成大小不等的囊肿，囊壁薄厚不等，囊腔内被覆扁平上皮或立方上皮，可伴有乳头状增生。囊肿之间可见发育正常的肾单位。可伴有炎症细胞浸润、间质纤维化与高血压性肾血管改变

知识点65：婴儿型多囊肾的临床特点	副高：熟练掌握 正高：熟练掌握

婴儿型多囊肾比成人型多囊肾少见，患儿的肾和肝同时受累，肝呈纤维化表现及不同程度的胆道系统发育不良，多数死于儿童期。

知识点66：婴儿型多囊肾的病理改变	副高：熟练掌握 正高：熟练掌握

婴儿型多囊肾的病理改变见表2-8-24。

表2-8-24 婴儿型多囊肾的病理改变

项　目	病理改变
肉眼改变	双侧肾明显肿大，切面密布呈放射状排列的圆形或柱状裂隙，海绵状
镜下改变	囊肿被覆立方上皮或扁平上皮，可有乳头状增生

二、肾小管疾病

知识点67：急性肾小管坏死的临床特点	副高：熟练掌握 正高：熟练掌握

急性肾小管坏死可见于休克型肾缺血和毒性物质所致。患者常表现为急性肾衰竭，去除病因后恢复良好。

知识点68：急性肾小管坏死的镜下病理改变	副高：熟练掌握 正高：熟练掌握

急性肾小管坏死的镜下病理改变见表2-8-25。

表2-8-25 急性肾小管坏死的镜下病理改变

项　目	病理改变
光镜改变	缺血性急性肾小管坏死，病变以近端小管明显，也可以发生于远端小管。早期，可见肾小管上皮细胞肿胀，空泡变性，刷状缘稀少或缺失，少数细胞坏死脱落。严重时，可见肾小管上皮细胞灶性或弥漫性坏死、脱落，有的切面上皮细胞完全脱落，仅残留肾小管基膜。肾小管管腔扩张，部分肾小管腔内可见细胞碎片或颗粒管型堵塞，甚至可见肾小管基膜断裂。肾间质水肿，灶状炎症细胞浸润。病变恢复期可见小管上皮细胞再生现象。肾小球无明显病变。中毒性急性肾小管坏死，一般发生于近端小管。病变与缺血性急性肾小管坏死相似，但肾小管上皮细胞坏死脱落，管型形成，炎性细胞浸润及上皮细胞再生均较明显
电镜改变	受损肾小管上皮细胞的线粒体肿胀、内质网扩张、溶酶体与吞噬泡增多。细胞表面的微绒毛肿大、脱落。坏死上皮细胞的细胞膜破裂，细胞结构消失，并且从肾小管基膜上脱落

知识点69：高渗性肾病的临床特点　　　　　副高：熟练掌握　　正高：熟练掌握

高渗性肾病患者，轻者无明显的肾功能变化，重者可出现急性肾衰竭。

知识点70：高渗性肾病的病理改变　　　　　副高：熟练掌握　　正高：熟练掌握

高渗性肾病的病理改变见表2-8-26。

表2-8-26　高渗性肾病的病理改变

项　目	病理改变
光镜改变	肾小管上皮细胞肿胀，胞质充满细小空泡，肾小管管腔狭窄。细胞核轻度固缩。病变一般以近端肾小管最为严重
电镜改变	肾小管上皮细胞胞质内细胞器肿胀，空泡形成，吞噬泡增多。核染色质凝集并边集。细胞腔面微绒毛可有脱落现象

知识点71：低钾血症肾病的临床特点　　　　副高：熟练掌握　　正高：熟练掌握

低钾血症肾病是由慢性低钾血症所致的失钾性肾病，主要表现为肾小管浓缩功能减退和稀释功能障碍。表现为烦渴、多饮、多尿、夜尿增多、甚至出现肾性尿崩症；尿中伴有少量蛋白尿和管型。

知识点72：低钾血症肾病的病理改变　　　　副高：熟练掌握　　正高：熟练掌握

低钾血症肾病的病理改变见表2-8-27。

表2-8-27　低钾血症肾病的病理改变

项　目	病理改变
光镜改变	肾小管上皮细胞空泡变性，空泡较大，一般位于细胞基底部，特别以近端肾小管病变为重，肾间质水肿。后期肾小管萎缩，肾间质纤维化
电镜改变	肾小管上皮细胞基底部皱褶明显扩张，空泡形成。后期上皮细胞萎缩

知识点73：低钾血症肾病的鉴别诊断　　　　副高：熟练掌握　　正高：熟练掌握

低血钾的临床表现与血钾指标为诊断低钾血症肾病的重要依据。与高渗性肾病的形态区别为本病肾小管的空泡较大，主要位于肾小管上皮细胞的基底部。

三、间质性肾炎

知识点74: 肾盂肾炎的临床特点　　　　　副高: 熟练掌握　正高: 熟练掌握

肾盂肾炎有急性与慢性之分。尿频、尿急、尿痛、血尿与尿内白细胞增多、发热是上行性急性肾盂肾炎的典型症状，晚期患者可出现肾功能损害与高血压。

知识点75: 肾盂肾炎的病理改变　　　　　副高: 熟练掌握　正高: 熟练掌握

肾盂肾炎的病理改变见表2-8-28。

表2-8-28　肾盂肾炎的病理改变

项　目		病理改变
肉眼改变	急性肾盂肾炎	病变肾肿大、色红，表面可见黄色小脓肿。切面肾髓质有黄色条纹状化脓病灶。肾盂黏膜充血、水肿，可有脓性渗出物覆盖
	慢性肾盂肾炎	病变肾缩小、变形，表面有不规则凹陷性瘢痕。切面见肾盂变形，黏膜增厚、肾乳头萎缩，皮髓分界不清，可见厚壁小脓肿与瘢痕病灶
光镜改变	急性肾盂肾炎	肾盂和肾髓质病变较重，肾盂黏膜与肾间质充血水肿，中性粒细胞浸润，并可形成小脓肿。肾小管上皮细胞变性、坏死，管腔内易见细胞管型。肾小球一般不受累
	慢性肾盂肾炎	肾间质可见淋巴细胞与浆细胞浸润，灶状纤维组织增生。病灶内的肾小管萎缩和消失。部分肾小管腔内有浓稠、红染的胶样管型，由于其分布较集中，形似甲状腺滤泡。肾小球周围纤维化。晚期局部肾小球硬化

知识点76: 肾盂肾炎的鉴别诊断　　　　　副高: 熟练掌握　正高: 熟练掌握

急性肾盂肾炎需与过敏性间质性肾炎相区别，急性肾盂肾炎的肾间质主要为中性粒细胞浸润，过敏性间质性肾炎主要为单核细胞、淋巴细胞、嗜酸性粒细胞浸润，两者的临床表现也不同。慢性肾盂肾炎的晚期可出现肾小球硬化，需与增生硬化和硬化性肾小球肾炎相区别。

知识点77: 黄色肉芽肿性肾盂肾炎的临床特点　　副高: 熟练掌握　正高: 熟练掌握

黄色肉芽肿性肾盂肾炎以女性多见，属于慢性肾盂肾炎的一个特殊类型。患者由于机体抵抗力与免疫状态特殊，不出现化脓和脓肿改变，而是形成慢性化脓性肉芽肿。

知识点78: 黄色肉芽肿性肾盂肾炎的病理改变　　副高: 熟练掌握　正高: 熟练掌握

黄色肉芽肿性肾盂肾炎的病理改变见表2-8-29。

表2-8-29　黄色肉芽肿性肾盂肾炎的病理改变

项　目	病理改变
肉眼改变	大多累及单侧肾，切面可见肿瘤样结节，与肾细胞癌类似，但周围界限不清
光镜改变	一般表现为广泛的肉芽肿性炎症细胞浸润，包括单核巨噬细胞、淋巴细胞与中性粒细胞，还可见成堆的泡沫细胞。周围有数量不等的纤维母细胞与纤维细胞。病变区域肾组织结构破坏消失

知识点79：黄色肉芽肿性肾盂肾炎的鉴别诊断　　　副高：熟练掌握　正高：熟练掌握

黄色肉芽肿性肾盂肾炎大体和影像学均显示肾内肿块，应与肾透明细胞癌相区别。黄色肉芽肿性肾盂肾炎细胞成分混杂，泡沫细胞来源于单核-吞噬细胞，CD68阳性；而肾透明细胞癌细胞成分单一，透明细胞来自肾小管上皮细胞，CK阳性。

知识点80：肾结核病的临床特点　　　副高：熟练掌握　正高：熟练掌握

肾结核病通常为全身结核病的一部分，以青壮年多见，发病年龄多在20～40岁，临床上主要表现为非肾小球源性的血尿、尿频、脓尿和腰痛等症状。

知识点81：肾结核病的病理改变　　　副高：熟练掌握　正高：熟练掌握

肾结核病的病理改变见表2-8-30。

表2-8-30　肾结核病的病理改变

项　目	病理改变
肉眼改变	切面可见肾实质内可有数个伴干酪样坏死的黄白色结节状病灶，干酪样坏死物排出后，则形成结核性空洞
光镜改变	结核性肉芽肿或结核性肉芽组织是诊断本病的重要依据。结核性肉芽肿中央为干酪样坏死物，周围有较多梭形的上皮样细胞，其中混有多少不等的朗格汉斯巨细胞（由多个上皮样细胞融合而成，核排列成镰刀状或花环状），外周可见数量不等的淋巴细胞及少量反应性增生的成纤维细胞。如果空洞形成，则洞壁内层为干酪样坏死物，中层为结核性肉芽组织（上皮样细胞、朗格汉斯巨细胞散在分布，不聚集形成结节），外层为增生的纤维组织

知识点82：肾结核病的鉴别诊断　　　副高：熟练掌握　正高：熟练掌握

肾结核病需与结节病、肉芽肿性间质性肾炎相鉴别。

知识点83：结节病肉芽肿性间质性肾炎的临床特点　　副高：熟练掌握　　正高：熟练掌握

结节病肉芽肿性间质性肾炎大多无特异性的临床表现，对激素等免疫抑制剂治疗敏感。

知识点84：结节病肉芽肿性间质性肾炎的病理改变　　副高：熟练掌握　　正高：熟练掌握

结节病肉芽肿性间质性肾炎的病理改变见表2-8-31。

表2-8-31　结节病肉芽肿性间质性肾炎的病理改变

项　目	病理改变
肉眼改变	肾切面可见散在分布的灰白色小结节
光镜改变	一般以典型的肉芽肿形成为特征。结节状病变由上皮样细胞、朗格汉斯巨细胞和淋巴细胞组成，排列无一定规律。肉芽肿中心可发生小灶性坏死，但非干酪样。有时在朗格汉斯巨细胞内可见同心圆分层状的Schaumann小体与星网状的Asleroid小体。免疫组化显示肉芽肿内的淋巴细胞多为CD4⁺T淋巴细胞

知识点85：结节病肉芽肿性间质性肾炎的鉴别诊断　　副高：熟练掌握　　正高：熟练掌握

首先要排除其他药物、细菌、真菌及Wegener肉芽肿病后方可作出诊断。结节病肉芽肿性间质性肾炎应与肾结核病相区别，肾结核病的结节病变常见干酪样坏死，从中心至外周有一定排列规律。

知识点86：过敏性间质性肾炎的临床特点　　副高：熟练掌握　　正高：熟练掌握

过敏性间质性肾炎患者除了身体其他部位出现变态反应性病变外，还会出现血尿、蛋白尿及肾衰竭。有急性和慢性之分。

知识点87：过敏性间质性肾炎的病理改变　　副高：熟练掌握　　正高：熟练掌握

过敏性间质性肾炎的病理改变见表2-8-32。

表2-8-32　过敏性间质性肾炎的病理改变

项　目	病理改变
肉眼改变	急性过敏性间质性肾炎者双肾肿大，切面充血水肿，伴有出血点。慢性过敏性间质性肾炎者双侧肾脏缩小
光镜改变	急性过敏性间质性肾炎的主要病变为肾间质水肿，淋巴细胞（T淋巴细胞为主）、单核细胞及嗜酸性粒细胞浸润。肾小管上皮细胞变性、坏死，管腔扩张。有时炎症细胞可以通过肾小管基膜浸润至肾小管上皮细胞之间，称为小管炎。肾小球病变并不明显。慢性过敏性间质性肾炎可见肾间质广泛纤维组织增生，灶状淋巴细胞、单核细胞浸润。肾小管广泛萎缩。小动脉管壁增厚、管腔狭窄。肾小球囊壁增厚、纤维化，血管祥节段性或球性硬化

知识点88：过敏性间质性肾炎的鉴别诊断　　　副高：熟练掌握　正高：熟练掌握

急性过敏性间质性肾炎主要为T淋巴细胞浸润，与急性肾盂肾炎（中性粒细胞浸润为主）和干燥综合征（B淋巴细胞浸润为主）不同。慢性过敏性间质性肾炎需与硬化性肾小球肾炎相区别。

知识点89：肾软斑病的临床特点　　　副高：熟练掌握　正高：熟练掌握

肾软斑病相似于黄色肉芽肿性肾盂肾炎。

知识点90：肾软斑病的病理改变　　　副高：熟练掌握　正高：熟练掌握

肾软斑病的病理改变，见表2-8-33。

表2-8-33　肾软斑病的病理改变

项　　目		病理改变
肉眼改变		肾内表现为单发、多发的黄褐色结节状病灶
镜下改变	光镜	结节状病灶内可见大量组织细胞和数量不等的淋巴细胞、浆细胞及成纤维细胞。组织细胞胞质内呈特殊的PAS阳性的包涵体，称软斑病小体。病灶内肾组织破坏消失
	电镜	软斑病小体由圆形无结构物质组成，中央有一致密核心，周围有膜包绕

知识点91：肾软斑病的鉴别诊断　　　副高：熟练掌握　正高：熟练掌握

肾软斑病与其他肉芽肿性病变的主要鉴别点是组织细胞内的PAS阳性包涵体。

知识点92：干燥综合征肾损伤的临床特点　　　副高：熟练掌握　正高：熟练掌握

干燥综合征肾损伤大多见于中年女性。临床上主要表现为眼干、口干甚至吞咽困难。可合并其他自身免疫性疾病。血清抗SS-A与抗SS-B阳性。当累及肾时，可出现肾小管酸化功能障碍，导致肾小管性酸中毒、酸血症等。

知识点93：干燥综合征肾损伤的病理改变　　　副高：熟练掌握　正高：熟练掌握

干燥综合征肾损伤的病理改变见表2-8-34。

表2-8-34　干燥综合征肾损伤的病理改变

项　目	病理改变
肉眼改变	病变初期肾无明显变化，后期肾体积缩小
光镜改变	肾受累时一般表现为间质性肾炎。肾间质可见程度不一的淋巴细胞（B淋巴细胞为主）、浆细胞、单核细胞浸润与纤维增生。肾小管会有与间质病变相一致的不同程度的萎缩。肾小球无明显病变。如果合并其他自身免疫性疾病（如系统性红斑狼疮）时，肾小球会出现相应病变

四、血管性肾病

知识点94：结节性多动脉炎的临床特点　　　副高：熟练掌握　正高：熟练掌握

结节性多动脉炎临床上主要表现为乏力、发热、关节酸痛，如果受累脏器不同，可出现相应症状。当累及肾时，可出现高血压、蛋白尿、血尿甚至肾衰竭。

知识点95：结节性多动脉炎的病理改变　　　副高：熟练掌握　正高：熟练掌握

结节性多动脉炎的病理改变见表2-8-35。

表2-8-35　结节性多动脉炎的病理改变

项　目		病理改变
肉眼改变		急性期肾可见灶状出血、肾梗死或肾血肿。慢性期肾可有较大的瘢痕形成
镜下改变	光镜	病变一般累及肾组织不同直径的中、小动脉，引起血管膨胀、假动脉瘤形成与血管炎等病变。急性期的特征性病变为：动脉壁水肿、黏液变性与纤维素样坏死，伴有中性粒细胞、嗜酸性粒细胞、单个核细胞浸润，并且逐渐波及动脉全层。内皮细胞肿胀，可有血栓形成，致肾组织形成范围不等的梗死灶。随着病程进展，急性炎症消退，坏死组织逐渐被肉芽组织取代，血栓机化，纤维组织增生。肾小球缺血性硬化，肾小管萎缩
	电镜	血管内皮细胞肿胀，血管壁纤维蛋白沉积

知识点96：ANCA相关性系统性血管炎的临床特点　副高：熟练掌握　正高：熟练掌握

ANCA相关性系统性血管炎好发于中老年人，肾小球损伤严重，易导致肾功能不全。主要包括显微镜型多血管炎、Wegener肉芽肿与过敏性肉芽肿性血管炎（Churg-Strauss综合征）。

知识点97：ANCA相关性系统性血管炎的病理改变　副高：熟练掌握　正高：熟练掌握

ANCA相关性系统性血管炎的病理改变见表2-8-36。

表2-8-36　ANCA相关性系统性血管炎的病理改变

项　目		病理改变
肉眼改变		急性期肾皮质有点片状出血，慢性期呈颗粒性固缩肾
镜下改变	光镜	肾小球损伤严重。开始时一般为毛细血管袢节段性纤维素样坏死，继之新月体形成，可以导致Ⅲ型新月体性肾小球肾炎。后期出现节段性或球性硬化。由于肾小球损伤在不同的发作期，新月体常呈多样性，大小不等、新旧不一（细胞性、细胞纤维性与纤维性新月体混存）。肾小管上皮细胞空泡或颗粒变性，肾间质水肿，灶性或弥漫性淋巴细胞、单核细胞浸润。后期出现不同程度的肾小管萎缩及间质纤维化。部分病例小动脉可出现纤维素样坏死，血栓形成
	电镜	肾小球毛细血管壁断裂，毛细血管或肾小囊有纤维蛋白沉积，一般无电子致密物。坏死的血管壁有中性粒细胞、淋巴细胞浸润

知识点98：ANCA相关性系统性血管炎的鉴别诊断　　副高：熟练掌握　正高：熟练掌握

ANCA相关性系统性血管炎需与Ⅰ型、Ⅱ型新月体性肾小球肾炎相区别。ANCA相关性系统性血管炎绝大多数（大约90%）血内ANCA阳性，免疫病理检查基本阴性，肾小动脉有纤维素样坏死，新月体大小不一、新旧不等，为与Ⅰ型、Ⅱ型新月体性肾小球肾炎的主要鉴别点。其他一些疾病也可引起患者出现ANCA阳性并出现小血管炎病变，但可以从临床表现、免疫病理、超微结构及有无用药史等方面加以区分。

知识点99：系统性硬化症（硬皮病）的临床特点　　副高：熟练掌握　正高：熟练掌握

系统性硬化症（又称为硬皮病）是一种以局限性或弥漫性皮肤增厚和纤维化为特征的全身性自身免疫病，好发于30~50岁，女性患者较多。肾受累是引起患者死亡的主要原因之一。高血压为此病的主要表现，一般可伴有少尿、氮质血症、蛋白尿和血尿。多数患者的血清抗核抗体阳性。

知识点100：系统性硬化症（硬皮病）的镜下病理改变
　　　　　　　　　　　　　　　　　　　　副高：熟练掌握　正高：熟练掌握

系统性硬化症的镜下病理改变见表2-8-37。

表2-8-37　系统性硬化症的镜下病理改变

项目	病理改变
光镜	肾小动脉内膜增厚、结构疏松，细胞可呈同心圆状排列，可伴有出血，纤维蛋白沉积，血管内弹力层变薄或呈双层改变，血管周围纤维化。肾小球没有明显病变，或呈现血管袢塌陷、皱缩等缺血性改变。如并发微血管病性溶血性贫血，其肾组织中的小动脉壁和肾小球毛细血管袢可发生纤维素样坏死、核碎片形成或毛细血管壁呈双轨状。如病变小动脉有血栓形成，肾皮质可以出现小梗死灶。慢性期，病变血管壁明显纤维性增厚，肾小管萎缩，单个核细胞浸润及间质纤维化
电镜	增厚的血管内膜中有无定形的电子透明物。随着病变进展，内膜胶原纤维增多，导致内膜增厚、管腔狭窄。肾小球毛细血管袢皱缩、基膜卷曲

知识点101: 恶性高血压的临床特点　　　　副高: 熟练掌握　正高: 熟练掌握

恶性高血压也称为急进型高血压病, 比较少见, 一般好发于35~40岁, 其临床表现为头痛、恶心、呕吐、体重减轻及视物模糊等, 患者血压明显升高, 舒张压常超过130mmHg。肾受损时表现为蛋白尿、血尿, 也可表现为肾病综合征, 肾功能迅速恶化。患者大多死于尿毒症、严重损害肾、脑出血或心力衰竭。

知识点102: 恶性高血压的镜下病理改变　　　　副高: 熟练掌握　正高: 熟练掌握

恶性高血压的镜下病理改变见表2-8-38。

表2-8-38　恶性高血压的镜下病理改变

项目	病理改变
光镜	其病理改变为肾细小动脉壁纤维素样坏死伴有血管周围小灶状出血, 血管腔缩小或被血栓阻塞。随后病变血管纤维化, 内膜增厚, 增生的纤维组织可呈同心圆状排列, 伴有黏液样变性。肾小球可以发生节段性纤维素样坏死, 病灶处细胞数增多, 包括中性粒细胞、壁层上皮细胞, 或伴有脂质和脂滴聚集, 继之肾小球发生节段性硬化。肾小管灶状萎缩、消失, 可见蛋白管型、红细胞管型, 可见肾间质炎症细胞浸润
电镜	坏死血管壁可见颗粒状、纤维状沉积物和红细胞及其碎片。肾小球内坏死的毛细血管祥可被血小板、纤维蛋白与组织碎片阻塞。基膜内皮下间隙增宽, 内含颗粒状电子致密物

知识点103: 妊娠相关的血栓性微血管病(先兆子痫和子痫)的临床特点

副高: 熟练掌握　正高: 熟练掌握

妊娠相关的血栓性微血管病一般发生于妊娠后期(20周以上), 多见于初次妊娠、多胎妊娠或先前有原发性高血压及糖尿病的患者。先兆子痫临床上主要表现为高血压、蛋白尿与水肿。子痫则指在先兆子痫的基础上迅速发展成威胁生命的惊厥或抽搐。

知识点104: 妊娠相关的血栓性微血管病(先兆子痫和子痫)的镜下病理改变

副高: 熟练掌握　正高: 熟练掌握

妊娠相关的血栓性微血管病的镜下病理改变见表2-8-39。

表2-8-39　妊娠相关的血栓性微血管病的镜下病理改变

项目	病理改变
光镜	肾小球体积增大, 增大的肾小球呈贫血状, 内皮细胞增生及肿胀, 胞质内含细小脂滴或形成泡沫细胞, 使血管腔狭窄甚至闭塞, 因此有内皮细胞病之称。系膜细胞内也可含有细小脂滴。严重病例可有肾小球毛细血管或微动脉腔内血栓形成。肾小管及间质无特征性改变
电镜	内皮细胞肿胀为其主要表现。内皮下间隙增宽, 可见多少不一的细颗粒状或细纤维状电子致密物沉积。系膜细胞肿胀, 胞质内含脂质空泡, 系膜区也可见电子致密物

知识点105：原发性高血压的肾损害的临床特点　　副高：熟练掌握　正高：熟练掌握

原发性高血压的肾损害以中老年人多见，除了肾损伤外，心、脑、眼底等也可受累。患者有不同程度的蛋白尿。后期还可出现肾功能不全。

知识点106：原发性高血压的肾损害的病理改变　　副高：熟练掌握　正高：熟练掌握

原发性高血压的肾损害的病理改变见表2-8-40。

表2-8-40　原发性高血压的肾损害的病理改变

项　　目		病理改变
肉眼改变		早期无明显改变，晚期表现为颗粒性固缩肾
镜下改变	光镜	肾小球入球小动脉管壁增厚，玻璃样变。部分肾小球毛细血管基膜缺血性皱缩与缺血性硬化，部分肾小球则代偿性肥大。肾小管的改变与肾小球的损伤和硬化相对应，灶状萎缩的肾小管与代偿性肥大的肾小管相间并存。肾间质纤维化伴灶状淋巴细胞与单核细胞浸润。细动脉管壁玻璃样变
	电镜	无特异性表现。部分病例可见肾小球基膜卷曲与皱缩。肾小球的硬化部位与小血管壁可见因血浆蛋白凝聚而成的电子致密物，而非免疫复合物沉积

知识点107：抗磷脂抗体相关性血栓性微血管病的临床特点

副高：熟练掌握　正高：熟练掌握

抗磷脂抗体相关性血栓性微血管病可以是原发性抗磷脂综合征，也可与部分自身免疫性疾病如系统性红斑狼疮并发。临床上，主要表现为血栓形成导致的相应症状，女性患者可有反复流产史。

知识点108：抗磷脂抗体相关性血栓性微血管病的病理改变

副高：熟练掌握　正高：熟练掌握

肾的病理改变相似于其他原因导致的血栓性微血管病。受累的细、小动脉血栓形成，也可累及肾小球。慢性期，血管病变机化，内膜纤维组织增生，肾皮质灶性萎缩。血栓性微血管病为一类病变相似却又分属不同疾病实体的肾疾病，因此本病应密切结合临床方可做出诊断。

五、肾结石

知识点109：肾钙化症　　副高：熟练掌握　正高：熟练掌握

钙盐在肾实质内沉积称为肾钙化症。可见于甲状旁腺功能亢进症、结节病、多发性骨髓瘤以及肾小管酸中毒的状态。肾小管基膜与肾间质的钙化及磷酸钙和草酸钙沉积，使得肾小管萎缩、肾间质纤维化、肾小球周围纤维化与肾小球硬化。

| 知识点110：肾结石病 | 副高：熟练掌握 正高：熟练掌握 |

肾盏与肾盂内形成不同形状的含钙的固体物质，称为肾结石病。肾结石的成分以磷酸钙和草酸钙为主。肾结石能够造成尿路梗阻，肾盂扩张与积水，继发肾盂肾炎，肾盂黏膜鳞状上皮化生，发展为鳞状细胞癌。

六、肾盂积水

| 知识点111：肾盂积水的临床特点 | 副高：熟练掌握 正高：熟练掌握 |

尿路阻塞发生于泌尿道的任何部位，可为单侧或双侧。阻塞的程度可为完全性或不完全性，持续一定时间后均可引起肾盂积水。当肾积水容量超过1000ml，或小儿超过其24小时尿量时，称为巨大肾积水。

| 知识点112：肾盂积水的病理改变 | 副高：熟练掌握 正高：熟练掌握 |

尿路即使完全阻塞后，在一定时期内肾小球滤过仍然继续进行。但由于肾小球滤液不能排出，因此一方面向肾间质及周围组织弥散，最后进入淋巴管或静脉；另一方面在肾盏和肾盂内蓄积，使肾盂和肾盏逐渐扩张，肾盂内压力增高，压迫肾组织及其中的血管，使得血流减少，以后肾组织受压逐渐萎缩。早期病变主要累及肾小管，表现为肾浓缩功能降低；以后逐渐影响肾小球，使肾小球滤过减少。完全性尿路阻塞一般约3周、不完全性阻塞约3个月可造成严重的不可逆性损伤。

肾盂积水可为单侧或双侧。突然发生的完全性尿路阻塞一般引起肾盂和肾盏轻度扩大，有时可以引起肾组织萎缩。间断发生的不完全尿路阻塞时，肾盂和肾盏逐渐进行性扩大。根据阻塞部位的高低，膀胱、输尿管或肾盂可先后发生扩张。低位阻塞时，一般两侧肾受累，肾盂和肾盏尚未扩张到很严重的程度时尿毒症即可出现。

肉眼观察，可见肾呈不同程度增大。早期仅可见肾盂和肾盏扩大，逐渐肾锥体乳头变钝平，以后呈杯状。晚期肾组织萎缩，皮质变薄，锥体消失。整个肾可以成为一个薄壁的囊，直径可达15～20cm。镜下，早期可见肾小管扩张，肾小球无明显变化，继而肾小管萎缩及纤维化，肾小球也逐渐萎缩消失，肾组织终为薄层纤维组织所替代。

七、肾实质、肾盂和输尿管肿瘤

| 知识点113：尿路上皮（移行细胞）癌的临床特点 | 副高：熟练掌握 正高：熟练掌握 |

绝大多数尿路上皮（移行细胞）癌发生在成年人，约占原发性肾细胞癌的7%。1/4的患者均可伴有乳头坏死。血尿是其最常见的表现。

知识点114：尿路上皮（移行细胞）癌的病理改变　副高：熟练掌握　正高：熟练掌握

尿路上皮（移行细胞）癌的病理改变见表2-8-41。

表2-8-41　尿路上皮（移行细胞）癌的病理改变

项 目	病理改变
肉眼改变	肿瘤质软，灰红色，肿物表面光滑，与膀胱肿瘤类似。肿瘤弥漫累及全部肾盂，肿瘤可以延伸到输尿管。高级别的肿瘤可以浸润肾实质，甚至可浸润到肾被膜。大体上能够与肾细胞癌鉴别，肿瘤呈灰白色、颗粒状、肾盂广泛受累。肾静脉常受累
镜下改变	尿路上皮癌，无论发生在肾盂、输尿管与膀胱肿瘤形态一致。高级别占70%，比膀胱高。肾盂肿瘤累及集合管易与肾腺癌相混淆。周围上皮可以发生增生及原位癌

知识点115：肾盂、输尿管良性肿瘤的病理改变比较

副高：熟练掌握　正高：熟练掌握

肾盂、输尿管良性肿瘤的病理改变比较见表2-8-42。

表2-8-42　肾盂、输尿管良性肿瘤的病理改变比较

项 目	病理改变
输尿管息肉	输尿管息肉（纤维上皮性息肉）为输尿管增生性病变中最常见者，非真性肿瘤。大部分息肉细长有蒂，表面覆以增生的尿路上皮，其下为混有毛细血管与平滑肌束的结缔组织
肾盂、输尿管纤维瘤	一般表现为输尿管局部肿胀或肾盂内息肉样肿块。肿块一般由相互交织的致密纤维组织构成。其表面被覆的黏膜常破溃，并且有肉芽组织形成
囊性错构瘤	在肾盂、肾盏邻近组织内，可见多囊性肿块。一般由立方至柱状上皮被覆的小管和平滑肌束构成，平滑肌束间有散在的成纤维细胞

知识点116：肾盂、输尿管恶性肿瘤的病理改变比较

副高：熟练掌握　正高：熟练掌握

肾盂、输尿管恶性肿瘤的病理改变比较见表2-8-43。

表2-8-43　肾盂、输尿管恶性肿瘤的病理改变比较

项 目	病理改变
肾盂、输尿管尿路上皮癌	一般位于一侧，单发或多发。呈乳头状结构。组织学上同膀胱尿路上皮癌。常伴有其他泌尿道癌
肾盂、输尿管鳞状细胞癌	一般以女性多见，且伴有慢性肾感染、肾盂黏膜白斑和肾盂结石。组织学上同膀胱鳞状细胞癌
肾盂、输尿管腺癌	一般有明显的黏液产生，并且伴有肾盂结石和肾盂肾炎。组织学表现同膀胱腺癌

第二节 膀胱和尿道疾病

一、炎症

| 知识点1：急性膀胱炎的病理改变 | 副高：熟练掌握　正高：熟练掌握 |

急性膀胱炎是非特异性细菌感染引起的膀胱壁急性炎症性疾病，常由细菌感染引起，发病急，伴有严重膀胱刺激征。当轻度时，仅见黏膜及固有膜充血水肿伴少量中性粒细胞浸润。当重度时，溃疡形成，甚至形成小脓肿。当充血和出血严重时，称出血性膀胱炎。脓性纤维素性渗出物在膀胱黏膜表面形成假膜时，称为假膜性膀胱炎。膀胱壁大片坏死时称为坏疽性膀胱炎。

| 知识点2：慢性膀胱炎的病理改变 | 副高：熟练掌握　正高：熟练掌握 |

慢性膀胱炎是一种常见的尿路感染性疾病，常因细菌感染引起，多发生于女性，典型症状是尿频、尿急、尿痛，可伴有血尿和脓尿。慢性膀胱炎的病理改变见表2-8-44。

表2-8-44　慢性膀胱炎的病理改变

项　　目		病理改变
间质性膀胱炎		病变部位的膀胱壁增厚。黏膜面溃疡形成，覆以纤维素与坏死物质。黏膜下组织和肌层水肿与出血，淋巴细胞、单核细胞浸润与肉芽组织增生，溃疡附近易见肥大细胞
气肿性膀胱炎		由产气细菌感染引起。膀胱黏膜面呈鹅卵石路面状。膀胱黏膜下形成多数充气囊腔，囊壁可见少数多核巨细胞，无上皮被覆
嗜酸细胞性膀胱炎	肉眼改变	膀胱黏膜水肿，满布出血性红斑，可见息肉样隆起
	镜下改变	病变处可见大量嗜酸性粒细胞弥漫浸润。平滑肌变性，纤维组织增生甚至纤维化，有时可见巨细胞形成

| 知识点3：息肉状膀胱炎的病理改变 | 副高：熟练掌握　正高：熟练掌握 |

息肉状膀胱炎的病理改变见表2-8-45。

表2-8-45　息肉状膀胱炎的病理改变

项　　目	病理改变
肉眼改变	膀胱黏膜有息肉样结构
镜下改变	息肉状结构间质充血水肿，可见黏液变性。被覆的尿路上皮增生或化生

知识点4：皮革性膀胱炎的病理改变　　副高：熟练掌握　正高：熟练掌握

皮革性膀胱炎的病理改变见表2-8-46。

表2-8-46　皮革性膀胱炎的病理改变

项　目	病理改变
肉眼改变	膀胱黏膜面遍布灰白斑块
镜下改变	尿路上皮增生伴溃疡形成。其下有钙盐沉积和异物巨细胞反应

知识点5：放射性膀胱炎的病理改变　　副高：熟练掌握　正高：熟练掌握

放射性膀胱炎早期黏膜充血水肿、出血与水疱形成，进而出现坏死性小动脉炎。后期出现闭塞性小动脉炎，膀胱壁全层纤维化。常伴有慢性溃疡与尿路上皮非典型增生。

知识点6：结核性膀胱炎的病理改变　　副高：熟练掌握　正高：熟练掌握

结核性膀胱炎的病理变化见表2-8-47。

表2-8-47　结核性膀胱炎的病理变化

项　目	病理改变
肉眼改变	病变首发于膀胱三角区，尤其以输尿管开口处最为常见
镜下改变	早期可见黏膜表浅性小结节，底部有干酪样坏死。随之出现逐渐融合的多发性溃疡，常伴大量纤维组织增生

知识点7：尿道炎症的分类　　副高：熟练掌握　正高：熟练掌握

尿道炎症主要包括急性尿道炎、尿道球腺炎、慢性尿道炎、结核性尿道炎与滴虫性尿道炎等。

二、结石

知识点8：膀胱及尿道结石　　副高：熟练掌握　正高：熟练掌握

膀胱及尿道结石属于下尿路结石，主要由继发性因素引起。原发性膀胱结石少见，一般多见于儿童，这与断奶后的营养不良和低蛋白饮食有关。继发性膀胱结石大多见于老年男性，常见病因有上尿路结石排入膀胱内、下尿路梗阻使尿液滞留、感染及异物等。尿道结石比较少见，大多数是来自于肾和膀胱的结石经尿道或嵌于尿道所致，也有少数发生于尿道狭窄、异物或开口于尿道的憩室中的原发性尿道结石。尿道结石主要发生于男性。

知识点9：膀胱结石的临床特点　　　　　　　　副高：熟练掌握　正高：熟练掌握

膀胱结石的临床特点见表2-8-48。

表2-8-48　膀胱结石的临床特点

项　目	特　点
排尿突然中断	排尿突然中断是其典型症状，由于排尿时结石移动堵塞膀胱出口而致尿线突然中断，改变体位后又能继续排尿
尿痛	由于排尿时结石对膀胱局部的刺激和损伤引起，可放射至阴茎头部和远端尿道。有时可伴有尿频及尿急等尿路刺激症状
排尿困难	结石位于膀胱三角区，紧贴膀胱颈部，增加了排尿阻力。结石嵌于膀胱颈口，可出现明显排尿困难
血尿	由于结石摩擦膀胱黏膜或合并尿路感染所致，可出现肉眼血尿
尿路感染	尿频、尿急、尿痛和脓尿

知识点10：尿道结石的临床特点　　　　　　　　副高：熟练掌握　正高：熟练掌握

尿道结石的主要症状为排尿困难、费力、点滴状排尿及疼痛。结石完全堵塞尿道则发生急性尿潴留。

三、肿瘤和瘤样病变

知识点11：尿路上皮乳头状瘤的病理改变　　　　副高：熟练掌握　正高：熟练掌握

尿路上皮乳头状瘤的病理改变见表2-8-49。

表2-8-49　尿路上皮乳头状瘤的病理改变

项　目	病理改变
肉眼改变	膀胱黏膜表面纤细的乳头状肿瘤
镜下改变	乳头表面被覆近于正常的尿路上皮，基底层呈柱状，与乳头长径垂直排列。乳头中轴有少量纤维结缔组织与毛细血管

知识点12：内翻性乳头状瘤（Brunn腺瘤）的临床特点

副高：熟练掌握　正高：熟练掌握

内翻性乳头状瘤（Brunn腺瘤）比较少见，主要好发于中、老年，男性较多。常见于膀胱三角区、颈、前列腺尿道部；单发，常见症状为血尿、尿路梗阻。

知识点13：内翻性乳头状瘤（Brunn腺瘤）的病理改变

　　　　　　　　　　　　　　　　　　　　　　　　副高：熟练掌握　　正高：熟练掌握

内翻性乳头状瘤的病理改变见表2-8-50。

表2-8-50　内翻性乳头状瘤的病理改变

项　目	病理改变
肉眼改变	呈蘑菇状或息肉状隆起，表面光滑
镜下改变	肿瘤实质为Brunn巢样的上皮细胞团与细胞索，细胞可轻度异型，中央可有囊腔。表面有尿路上皮被覆。常与囊性或腺性膀胱炎合并发生，并可恶变为癌

知识点14：内翻性乳头状瘤（Brunn腺瘤）的鉴别诊断

　　　　　　　　　　　　　　　　　　　　　　　　副高：熟练掌握　　正高：熟练掌握

内翻性乳头状瘤（Brunn腺瘤）的鉴别诊断：①布氏巢；②腺性膀胱炎；③内翻性生长的乳头状癌。

知识点15：绒毛状腺瘤的病理改变　　　　　副高：熟练掌握　　正高：熟练掌握

绒毛状腺瘤是膀胱尿路上皮经柱状上皮化生而成，相似于大肠绒毛状腺瘤。常与囊性或腺性膀胱炎合并发生。应与累及膀胱的高分化大肠腺癌相鉴别。

知识点16：低度恶性潜能的乳头状尿路上皮肿瘤的病理改变

　　　　　　　　　　　　　　　　　　　　　　　　副高：熟练掌握　　正高：熟练掌握

低度恶性潜能的乳头状尿路上皮肿瘤的病理改变见表2-8-51。

表2-8-51　低度恶性潜能的乳头状尿路上皮肿瘤的病理改变

项　目	病理改变
肉眼改变	黏膜表面纤细的乳头，不融合，似海水中的海草
镜下改变	乳头被覆尿路上皮增生，层次增加，极向保存完好。细胞均匀一致的轻度增大，核分裂象少并且位于基底部

知识点17：非浸润性乳头状尿路上皮癌（低级别）　副高：熟练掌握　　正高：熟练掌握

非浸润性乳头状尿路上皮癌（低级别）的病理改变见表2-8-52。

表2-8-52　非浸润性乳头状尿路上皮癌（低级别）的病理改变

项　目	病理改变
肉眼改变	黏膜表面纤细、多分支和轻度融合的乳头
镜下改变	乳头被覆尿路上皮增生，轻度异型，且极向稍紊乱。细胞核不规则增大，核仁不明显，基底部核分裂多见，并且可位于上皮全层

知识点18：非浸润性乳头状尿路上皮癌（高级别）的病理改变

副高：熟练掌握　正高：熟练掌握

非浸润性乳头状尿路上皮癌（高级别）的病理改变见表2-8-53。

表2-8-53　非浸润性乳头状尿路上皮癌（高级别）的病理改变

项　目	病理改变
肉眼改变	乳头状、结节状或实性无蒂的肿物
镜下改变	乳头被覆尿路上皮增生，异型明显，极向消失。细胞核多形，核仁明显，核分裂象常见，并且见病理性核分裂象

知识点19：尿路上皮原位癌的病理改变　　副高：熟练掌握　正高：熟练掌握

尿路上皮原位癌的病理改变见表2-8-54。

表2-8-54　尿路上皮原位癌的病理改变

项　目	病理改变
肉眼改变	膀胱黏膜充血、点片状出血，或呈颗粒状
镜下改变	上皮层次增多，极向紊乱，细胞异型明显，核分裂象增多。无浸润性生长。一般伴有尿路上皮增生、非典型增生与化生等改变

知识点20：浸润性尿路上皮癌的临床特点　　副高：熟练掌握　正高：熟练掌握

浸润性尿路上皮癌为膀胱最常见的恶性肿瘤，好发于50岁以上，男性较多。临床上，最常见的症状为无痛性血尿。

知识点21：浸润性尿路上皮癌的病理改变　　副高：熟练掌握　正高：熟练掌握

浸润性尿路上皮癌的病理改变见表2-8-55。

表2-8-55 浸润性尿路上皮癌的病理改变

项 目	病理改变
肉眼改变	肿块呈乳头状、息肉状、结节状、实性或弥漫浸润的斑块状，可形成溃疡
镜下改变	早期局灶性浸润的特点主要是乳头轴心或固有膜内见不规则细胞巢团，或单个细胞。有助于判断固有膜浸润的改变包括：间质促纤维反应、巢周的收缩裂隙及反常的良好分化。各种组织变异型包括：伴鳞状分化、伴腺性分化、巢状变异型、微囊变异型、微乳头变异型、淋巴上皮瘤样癌、淋巴样及浆细胞样变异型、肉瘤样变异型、透明细胞变异型、类脂细胞变异型、伴巨细胞的尿路上皮癌和伴滋养叶细胞分化的尿路上皮癌

知识点22：胚胎性横纹肌肉瘤和葡萄状肉瘤的临床特点

副高：熟练掌握　正高：熟练掌握

胚胎性横纹肌肉瘤和葡萄状肉瘤是一种很少见的肉瘤，为儿童期最常见的膀胱恶性肿瘤。

知识点23：胚胎性横纹肌肉瘤和葡萄状肉瘤的病理改变

副高：熟练掌握　正高：熟练掌握

胚胎性横纹肌肉瘤和葡萄状肉瘤的病理改变见表2-8-56。

表2-8-56 胚胎性横纹肌肉瘤和葡萄状肉瘤的病理改变

项 目	病理改变
肉眼改变	肿瘤常位于膀胱三角区，息肉样，富于黏液感
镜下改变	在黏液组织的背景上，有成簇的小圆形或梭形细胞，细胞质嗜酸性，有时可见横纹

知识点24：膀胱肿瘤样病变

副高：熟练掌握　正高：熟练掌握

膀胱的肿瘤样病变主要包括子宫内膜异位症、淀粉样变性、术后梭形细胞结节、术后肉芽肿、炎性假瘤、尖锐湿疣、前列腺型息肉、黄色肉芽肿及错构瘤等。

知识点25：尿道乳头状瘤的病理改变

副高：熟练掌握　正高：熟练掌握

尿道乳头状瘤的病理改变见表2-8-57。

表2-8-57 尿道乳头状瘤的病理改变

项 目	病理改变
肉眼改变	肿块呈乳头状，大小不一，常有蒂
镜下改变	发生于尿道远端的乳头状肿块表面覆以鳞状上皮，发生于近端的肿块覆以尿路上皮。乳头间质为疏松结缔组织，有白细胞浸润

知识点26：尿道腺瘤的病理改变　　　　　　副高：熟练掌握　正高：熟练掌握

尿道腺瘤的病理改变见表2-8-58。

表2-8-58　尿道腺瘤的病理改变

项　目	病理改变
肉眼改变	男性常见于前列腺部，女性多在尿道外口。肿块广基或带蒂，较小
镜下改变	腺腔大小不一，由柱状或立方上皮被覆，有时可见乳头突入腔内

知识点27：尿道肉阜的病理改变　　　　　　副高：熟练掌握　正高：熟练掌握

尿道肉阜的病理改变见表2-8-59。

表2-8-59　尿道肉阜的病理改变

项　目	病理改变
肉眼改变	尿道外口的小肉丘，妇女多见。常单个，有蒂或广基，表面光滑或粗糙
镜下改变	①乳头瘤样型：乳头状或分叶状，表面覆以尿路上皮或鳞状上皮，其下间质结缔组织有炎症细胞浸润；②血管瘤样型：主要由增生扩张的毛细血管构成；③肉芽肿型：以肉芽组织增生为主要成分

知识点28：尿道癌的病理改变　　　　　　　副高：熟练掌握　正高：熟练掌握

尿道癌的病理改变见表2-8-60。

表2-8-60　尿道癌的病理改变

项　目	病理改变
肉眼改变	蕈状、环形缩窄状与溃疡三型
镜下改变	鳞状细胞癌、尿路上皮癌与腺癌三型

第九章　生殖系统和乳腺疾病

第一节　睾丸、睾丸附件和阴囊疾病

一、炎症

| 知识点1：精子肉芽肿 | 副高：熟练掌握　正高：熟练掌握 |

精子肉芽肿几乎总累及附睾或输精管，主要表现为疼痛性硬韧的结节。部分患者曾有输精管切除术、外伤或附睾炎的病变。镜下可见以生精小管为中心，早期以中性粒细胞浸润为主，逐渐被上皮样组织细胞所取代，可见淋巴细胞、浆细胞、多核巨细胞及精子碎片。多核巨细胞较为少见。晚期出现纤维化玻璃样变。临床呈良性经过。以肉芽肿中间无干酪性坏死和结核进行鉴别。

| 知识点2：软斑病的临床特点 | 副高：熟练掌握　正高：熟练掌握 |

软斑病可以累及睾丸、附睾，几乎总为单侧受累。患者通常表现为疼痛性或无痛性肿大。因与周围组织发生纤维性粘连，常固定于阴囊壁。尿培养可阳性，多为大肠埃希菌。

| 知识点3：软斑病的病理改变 | 副高：熟练掌握　正高：熟练掌握 |

软斑病的病理改变见表2-9-1。

表2-9-1　软斑病的病理改变

项目	病理改变
肉眼改变	睾丸实质可见结节状黄色或棕褐色肿块，质软，可局部变硬，可见局部坏死及纤维化
镜下改变	脓肿及反应性炎症性改变。特征性改变为大的组织细胞取代生精小管和睾丸间质，此细胞胞质富含嗜酸性颗粒或呈泡沫样，可含有靶样嗜碱性小体。免疫组化CD68阳性

二、睾丸鞘膜积液

知识点4：睾丸鞘膜积液的含义及其类型　　　　副高：熟练掌握　　正高：熟练掌握

睾丸鞘膜积液是围绕睾丸的鞘膜腔内液体积聚超过正常量，而形成的囊肿病变，可见于各种年龄，是一种临床常见疾病，临床上按照鞘膜积液所在部位及鞘膜突闭锁程度，将鞘膜积液分为四种类型，即阳性睾丸鞘膜积液、交通性睾丸鞘膜积液、精阜睾丸鞘膜积液、混合型睾丸鞘膜积液。

知识点5：睾丸鞘膜积液的临床表现　　　　　　副高：熟练掌握　　正高：熟练掌握

睾丸鞘膜积液临床上表现为阴囊囊性肿物，两侧睾丸大小不一样，从肿物特性上看，鞘膜积液大致可以分为交通性和非交通性两类：前者肿物时大时小，多在睡眠或用手压时变小，甚至消失，但醒后行动时或加压的手放松后肿物又恢复至原状；非交通性鞘膜积液的肿物大小不变或慢慢增大，用手触诊时感觉较硬，在加压时也不缩小。

三、肿瘤

知识点6：精原细胞瘤的临床特点　　　　　　　副高：熟练掌握　　正高：熟练掌握

精原细胞瘤为最常见的睾丸肿瘤，主要好发于35~45岁，50岁以上较少见，儿童罕见。在临床上主要表现为睾丸肿大，伴有、不伴有睾丸疼痛，部分患者无症状。

知识点7：精原细胞瘤的病理改变　　　　　　　副高：熟练掌握　　正高：熟练掌握

精原细胞瘤的病理改变见表2-9-2。

表2-9-2　精原细胞瘤的病理改变

项　目	病理改变
肉眼改变	肿块分叶状，边界清楚，实性，淡黄均质状，可含边界鲜明的坏死区域。较少囊性变
镜下改变	瘤细胞被纤维结缔组织分隔成为大小不一的巢状。瘤细胞体积大而一致，椭圆形或多角形，细胞质丰富而透明，细胞轮廓清楚。细胞核位于中央，核仁较大，1~2个。可见淋巴细胞和浆细胞浸润、肉芽肿反应与纤维化

知识点8：精原细胞瘤的组织学变异　　　　　　副高：熟练掌握　　正高：熟练掌握

组织学变异主要包括：①筛状、假腺样和小管状结构；②常伴有大量核分裂象的精原细胞瘤；③精原细胞瘤常伴有合体滋养层细胞，在典型精原细胞瘤背景上见单个核巨细胞或合体细胞。巨细胞与血管有着密切联系，在其周围一般有出血坏死灶。巨细胞hCG

阳性。

知识点9：精原细胞瘤的鉴别诊断　　　　　副高：熟练掌握　　正高：熟练掌握

①实体型胚胎性癌；②间质细胞瘤；③精母细胞型精原细胞瘤；④转移性肿瘤如恶性黑色素瘤。

知识点10：精母细胞型精原细胞瘤的临床特点　　　副高：熟练掌握　　正高：熟练掌握

精母细胞型精原细胞瘤约占精原细胞瘤的10%，发病年龄一般较大，多见于40岁以上患者，平均年龄为52岁，主要表现为无痛性睾丸肿大。仅发生在睾丸内，大多为单侧发生，不转移，预后良好。血清肿瘤标志物阴性。

知识点11：精母细胞型精原细胞瘤的病理改变及诊断鉴别

副高：熟练掌握　　正高：熟练掌握

精母细胞型精原细胞瘤的病理改变及诊断鉴别见表2-9-3。

表2-9-3　精母细胞型精原细胞瘤的病理改变及诊断鉴别

项　目	具体内容
肉眼改变	肿块质软，界清，切面呈黏液样改变。可见囊性变，出血和坏死
镜下改变	瘤细胞之间黏附性小，大小各异，不规则巨细胞常见，常混有淋巴细胞样小细胞，核分裂象多见。间质水肿状，淋巴细胞浸润或肉芽肿反应罕见。邻近小管常缺乏典型IGCNU（小管内生殖细胞肿瘤，未分类）。肿块外周常有明显的血管、被膜及附睾浸润
诊断鉴别	经典型精原细胞瘤；淋巴瘤

知识点12：绒毛膜癌的临床特点　　　　　副高：熟练掌握　　正高：熟练掌握

继发于葡萄胎、流产或足月分娩之后，少数可发生于异位妊娠后，多为生育年龄妇女。绒毛膜癌的患者年轻，常见于10～30岁，可见转移病变相关症状。血清hCG升高，部分出现男性乳腺发育、甲亢。原发瘤可以很小，甚至完全退化。

知识点13：绒毛膜癌的病理改变　　　　　副高：熟练掌握　　正高：熟练掌握

绒毛膜癌的病理改变见表2-9-4。

表2-9-4 绒毛膜癌的病理改变

项 目	病理改变
肉眼改变	肿瘤为出血坏死性结节，周围可见白色或褐色的边缘，退变的仅可以辨认白色/灰色瘢痕
镜下改变	主要由合体滋养层细胞、细胞滋养层细胞与中间型滋养层细胞样的肿瘤细胞组成。常伴广泛出血，坏死的背景，血管浸润常见

知识点14：畸胎瘤的临床特点   副高：熟练掌握   正高：熟练掌握

畸胎瘤分为成人和儿童两个年龄组。与卵巢畸胎瘤相比，睾丸畸胎瘤常有恶变倾向。儿童畸胎瘤即使含未分化成分也常呈良性经过，成年人畸胎瘤常为亚三倍体，常伴其他生殖细胞肿瘤成分，可以转移。

知识点15：畸胎瘤的病理改变   副高：熟练掌握   正高：熟练掌握

畸胎瘤的病理改变见表2-9-5。

表2-9-5 畸胎瘤的病理改变

项 目	病理改变
肉眼改变	肿块呈囊性，多房，软骨常见，骨质少见。囊内皮脂和毛发少见
镜下改变	一般可分为成熟性与未成熟性两种。成熟性畸胎瘤各胚层组织分化成熟，具有器官样发育。在成熟性畸胎瘤的基础上，出现不同比例的分化未成熟胚胎性组织，一般可为间质、上皮或神经成分。可见胚胎样组织，类似于原始肺或肾。很难区分胎儿型组织和畸胎瘤伴恶性分化组织

知识点16：睾丸间质细胞瘤的临床特点   副高：熟练掌握   正高：熟练掌握

睾丸间质细胞瘤大多单侧发生，成人多发生于21～59岁，儿童为3～9岁。一般出现睾丸肿块、乳腺增大和男性激素/女性激素增多的症状。

知识点17：睾丸间质细胞瘤的病理改变   副高：熟练掌握   正高：熟练掌握

睾丸间质细胞瘤的病理改变见表2-9-6。

表2-9-6 睾丸间质细胞瘤的病理改变

项 目	病理改变
肉眼改变	肿块边界清楚，有包膜，直径为3～5cm，棕黄色
镜下改变	瘤细胞大，轮廓清楚，胞质丰富嗜酸性或由于含脂质而呈泡沫状。有时细胞质内可见脂褐素和Reinke结晶，有时细胞异型十分明显，伴有怪异巨核细胞。瘤细胞呈实体状、小梁状或假滤泡结构，偶见骨和脂肪组织化生

支持细胞瘤仅占卵巢所有支持-间质细胞肿瘤的4%，好发于成年人，变异型多见于婴儿和儿童。大多为散发，可与遗传综合征相关。

支持细胞瘤的病理改变见表2-9-7。

表2-9-7　支持细胞瘤的病理改变

项　目	病理改变
肉眼改变	肿瘤多单发，边界清楚，球形或分叶状，灰白色或黄色，局灶出血，坏死不常见
镜下改变	①瘤细胞相对一致，形态温和，核仁不突出，核沟和核内包涵体不常见；②一般排列成实性或中空小管，周围包绕基膜，也可呈实体片状；③间质炎细胞少，可钙化

腺瘤样瘤为睾丸附件最常见的肿瘤，临床上主要表现为小的实性肿瘤，位于阴囊内，一般无症状。

腺瘤样瘤的病理改变见表2-9-8。

表2-9-8　腺瘤样瘤的病理改变

项　目	病理改变
肉眼改变	肿块较小，结节状，边界清楚，质实，灰白色
镜下改变	①嗜酸性间皮细胞构成实体条索或不规则扩张的小管，内衬扁平上皮，泡状胞质是其特点；②间质纤维组织增生，可伴有平滑肌成分

恶性间皮瘤比较罕见，来源于睾丸鞘膜或白膜，一般发生于55~75岁，主要表现为局部疼痛肿胀、急性阴囊积水等。部分患者有石棉接触史。

知识点23：恶性间皮瘤的病理改变　　　　　　　　副高：熟练掌握　　正高：熟练掌握

恶性间皮瘤的病理改变见表2-9-9。

表2-9-9　恶性间皮瘤的病理改变

项　目	病理改变
肉眼改变	睾丸鞘膜增厚，一般可见多个质脆结节或赘生物，鞘膜积液透明或为血性
镜下改变	75%为单纯上皮型，其他为双向分化型或肉瘤样型。上皮型常为乳头和小管乳头状，表层细胞异型

知识点24：管内生殖细胞肿瘤的临床特点　　　　　副高：熟练掌握　　正高：熟练掌握

管内生殖细胞肿瘤是指局限于小管内的、处于原位阶段的生殖细胞肿瘤，好发于隐睾、睾丸生殖细胞肿瘤及睾丸恶性肿瘤患者的对侧睾丸，性腺发育不良、睾丸女性化综合征与不育症病例检出率增高。

知识点25：管内生殖细胞肿瘤的病理改变　　　　　副高：熟练掌握　　正高：熟练掌握

管内生殖细胞肿瘤的病理改变见表2-9-10。

表2-9-10　管内生殖细胞肿瘤的病理改变

项　目	病理改变
肉眼改变	受累睾丸一般正常大小，或比正常体积小
镜下改变	早期，管壁内出现散在的胞质透明、空泡状的不典型大细胞，核大而不规则，染色质粗，核仁明显，呈核分裂象。晚期，正常小管腔被瘤细胞广泛取代。亦可累及睾丸网与附睾

知识点26：胚胎性癌的临床特点　　　　　　　　　副高：熟练掌握　　正高：熟练掌握

胚胎性癌主要好发于25～35岁，40～50岁以后非常罕见，未见婴儿或儿童发生。通常为单侧发生。在临床上主要表现为睾丸无痛性肿大。有时伴有男性乳腺发育，血清AFP和β-hCG可能升高。

知识点27：胚胎性癌的病理改变　　　　　　　　　副高：熟练掌握　　正高：熟练掌握

胚胎性癌的病理改变见表2-9-11。

表2-9-11 胚胎性癌的病理改变

项目	病理改变
肉眼改变	单侧性，以实性为主，质软，境界不清，可见广泛出血坏死
镜下改变	肿瘤呈巢状、片状排列，可见腺样裂隙或乳头状结构，常伴坏死。肿瘤细胞表现为明显多形性，细胞多边形，界限不清，胞质嗜双染。核大，位于中央，染色质呈泡状，含有1个、多个核仁，核分裂象常见。几乎全部肿瘤可查见合体滋养细胞样肿瘤细胞和/或零散中间滋养层细胞，其内含有hCG。常常发生周围血管淋巴管浸润。免疫组化胚胎性癌通常CK、CD30、AFP、PLAP（定位于膜）OCT4阳性，而CD117、EMA阴性

知识点28：Sertoli细胞瘤的临床特点   副高：熟练掌握   正高：熟练掌握

Sertoli细胞瘤相似于Leydig（间质）细胞瘤，可以发生于任何年龄，通常为单侧。在临床上主要表现为睾丸肿大和乳腺发育，儿童常见于假性性早熟。大约10%的患者为恶性，转移为判断恶性的唯一标准。

知识点29：Sertoli细胞瘤的病理改变   副高：熟练掌握   正高：熟练掌握

Sertoli细胞瘤的病理改变见表2-9-12。

表2-9-12 Sertoli细胞瘤的病理改变

项目		病理改变
肉眼改变		境界清楚、灰白质实，均质状
镜下改变	普通型Sertoli	细胞瘤由均匀一致的细胞组成，排列成小管状、条索状及网状，细胞巢周围可见纤维间质
	硬化性Sertoli	细胞瘤间质明显硬化玻璃样变，在高分化的肿瘤，小管内衬均匀一致的立方形、柱状细胞，但在低分化的肿瘤，瘤细胞多形性明显，瘤细胞核大空泡状，核仁明显。可成片状排列，小管结构不明显

知识点30：纤维瘤-卵泡膜细胞瘤的临床特点   副高：熟练掌握   正高：熟练掌握

睾丸纤维瘤-卵泡膜细胞瘤为良性肿瘤，非常罕见。平均发病年龄在30岁左右。形态相似于卵巢的同类肿瘤，大部分实际上为起源于睾丸性腺间质的纤维瘤。临床上，主要表现为睾丸肿大，预后良好。

知识点31：纤维瘤-卵泡膜细胞瘤的病理改变   副高：熟练掌握   正高：熟练掌握

纤维瘤-卵泡膜细胞瘤的病理改变见表2-9-13。

表2-9-13　纤维瘤–卵泡膜细胞瘤的病理改变

项　目	病理改变
肉眼改变	肿瘤质硬，因细胞富含脂质，切面色黄或灰白，界限清楚。无出血坏死
镜下改变	瘤细胞表现为成束排列，短梭形，核卵圆，胞质呈空泡状。玻璃样变的胶原纤维可将瘤细胞分割成巢状。瘤细胞黄素化时，细胞大而圆，核圆居中。核分裂象少见

知识点32：睾丸类癌的临床特点　　　　副高：熟练掌握　正高：熟练掌握

睾丸类癌主要表现为疼痛性、无症状的睾丸增大，几乎全部为单侧发生，约15%的病例有类癌综合征。

知识点33：睾丸类癌的病理改变　　　　副高：熟练掌握　正高：熟练掌握

睾丸类癌的病理改变见表2-9-14。

表2-9-14　睾丸类癌的病理改变

项　目	病理改变
肉眼改变	肿瘤呈灰褐、黄色，实性分叶状，一般没有出血坏死。伴有畸胎瘤时，出现畸胎瘤的大体特征
镜下改变	表现为岛屿状、腺泡状和或小梁状排列。期间有纤维性条带分割。瘤细胞圆形一致，染色质细小散在，细胞质嗜酸性颗粒状

知识点34：横纹肌肉瘤的临床特点　　　　副高：熟练掌握　正高：熟练掌握

横纹肌肉瘤最常发生于儿童，约60%发生在20岁以前。大部分发生于精索与睾丸周围，临床表现为阴囊肿物。

知识点35：横纹肌肉瘤的病理改变　　　　副高：熟练掌握　正高：熟练掌握

横纹肌肉瘤的病理改变见表2-9-15。

表2-9-15　横纹肌肉瘤的病理改变

项　目	病理改变
肉眼改变	肿瘤呈灰白，结节分叶状，表面光滑。可导致睾丸异位，但不取代睾丸
镜下改变	组织学类型为胚胎性横纹肌肉瘤，可见富于细胞区与黏液样区域，细胞为原始的肌母细胞样细胞，部分细胞具有强嗜酸性胞质，其中可见有骨骼的带状细胞与奇异的"蝌蚪"细胞。此外，可见梭形细胞亚型胚胎性横纹肌肉瘤，预后好于典型的横纹肌肉瘤

第二节 前列腺、精囊和尿道球疾病

一、炎症

知识点1：慢性前列腺炎的临床特点及病理改变　　副高：熟练掌握　正高：熟练掌握

慢性前列腺炎的临床特点及病理改变见表2-9-16。

表2-9-16　慢性前列腺炎的临床特点及病理改变

项　目	具体内容
临床特点	较常见，由细菌感染引起
病理改变	炎症常侵犯导管和腺泡，腺腔扩张，分泌物中含中性粒细胞。间质可见淋巴细胞、浆细胞和组织细胞浸润

知识点2：前列腺结核病的临床特点及病理改变　　副高：熟练掌握　正高：熟练掌握

前列腺结核病的临床特点及病理改变见表2-9-17。

表2-9-17　前列腺结核病的临床特点及病理改变

项　目	具体内容
临床特点	在男性生殖系统结核病中最常见
肉眼改变	早期形成多个空洞，晚期皱缩硬化
镜下改变	①很少形成典型的结核结节；②病变迅速扩展至前列腺导管和腺泡，然后发展为干酪样坏死灶

知识点3：肉芽肿性前列腺炎的临床特点　　副高：熟练掌握　正高：熟练掌握

肉芽肿性前列腺炎大多见于50岁以上的前列腺增生症者，临床出现高热、前列腺增大、质硬等症状。

知识点4：肉芽肿性前列腺炎的病理改变　　副高：熟练掌握　正高：熟练掌握

肉芽肿性前列腺炎的病理改变见表2-9-18。

表2-9-18　肉芽肿性前列腺炎的病理改变

项　目	病理改变
肉眼改变	前列腺肿大、质硬，切面结构不清，有黄色小结节形成
镜下改变	病变一般以炎症细胞围绕含有分泌物的扩张导管形成肉芽肿为特征。肉芽肿由组织细胞、上皮样细胞、淋巴细胞、多核巨细胞、浆细胞组成，常有成团的中性粒细胞，无干酪样坏死

二、前列腺良性增生

知识点5：前列腺增生的临床特点	副高：熟练掌握　正高：熟练掌握

前列腺增生又称前列腺结节状增生或良性前列腺增生。前列腺腺体及间质都增生，其发生可能与性激素平衡失调有关。前列腺增生症与前列腺癌都是老年男性常见疾病，前者为良性疾病，后者是恶性病变。研究显示两者可以同时存在，但互相之间无因果关系。男性50岁以后随着年龄增长前列腺增生的发病率递增，60～69岁为高峰年龄。由于前列腺增生大多发生于前列腺移行区及尿道周围组织，临床表现为尿道梗阻或排尿困难。

知识点6：前列腺增生的病理改变	副高：熟练掌握　正高：熟练掌握

前列腺增生的病理改变见表2-9-19。

表2-9-19　前列腺增生的病理改变

项　目	病理改变
肉眼改变	前列腺增大，如核桃或鸡蛋大，表面光滑，呈结节状，质韧，并有弹性感。增生主要在移行区，以中叶为主，其次为两侧叶。如以腺体增生为主，切面见大小不等的结节，有的结节呈蜂窝状，有较多大小不等的囊腔，囊内含有乳白色液体溢出。如果以纤维肌成分增生为主，则呈灰白色，表面光滑，均质状
镜下改变	前列腺的腺体、纤维组织及平滑肌均可增生。但增生不是均匀发生的，因此肉眼观呈结节状。增生的早期结节可以由疏松的纤维组织与平滑肌成分组成，以后可以出现纤维、腺体、平滑肌增生性结节。其中腺体常呈囊性扩张，腺腔内有淀粉样小体或钙化小体。增生的腺体细胞呈柱状，一般为双层结构，上皮可增生呈乳头状。由于增生结节压迫血管可以造成局部贫血性梗死，梗死周围的腺体常发生鳞状上皮化生

三、肿瘤和瘤样病变

知识点7：前列腺上皮内瘤变（PIN）的临床特点	副高：熟练掌握　正高：熟练掌握

前列腺上皮内瘤变大多数伴随腺癌发生，低级别PIN诊断重复性差，高级别PIN是随后检出前列腺癌的高危因素。

知识点8：前列腺上皮内瘤变（PIN）的病理改变	副高：熟练掌握　正高：熟练掌握

腺泡内腺上皮细胞一致性增大，核大，且核仁明显，核染色质粗大，聚集成块，沿核膜排列。腺体内异常增生的细胞可以形成四种组织结构：平坦型、簇状型、微乳头型及筛状型。腺体中心位置的核比腺体周边位置核的非典型性小。基底细胞存在，无浸润现象。

知识点9：前列腺上皮内瘤变的鉴别诊断　　　　副高：熟练掌握　正高：熟练掌握

①前列腺导管内癌；②基底细胞非典型性增生；③腺癌浸润灶；④前列腺非典型性腺瘤性增生（AAH）。

知识点10：前列腺导管腺癌的病理改变　　　　副高：熟练掌握　正高：熟练掌握

由大的、被覆假复层高柱状上皮细胞的腺体构成，与子宫内膜样癌类似。组织结构有乳头状型、筛状型、单个腺体型及实体型。不适于典型分级标准，但大部分等同于Gleason 4级，出现粉刺样坏死相当于Gleason 5级。

知识点11：前列腺鳞状上皮肿瘤的病理改变　　　副高：熟练掌握　正高：熟练掌握

主要包括鳞状细胞癌和腺鳞癌。组织学结构与免疫表型同其他部位的同名肿瘤。鳞癌者常无血清PSA升高，激素治疗及化疗一般无效。腺鳞癌者可有血清PSA升高，部分病例激素治疗有一定的疗效。

知识点12：精囊腺腺癌的临床特点　　　　　　副高：熟练掌握　正高：熟练掌握

除了前列腺癌、膀胱癌、直肠癌累及精囊腺后才能做出诊断外，精囊腺腺癌一般表现为直肠周围无痛性肿块引起的尿路梗阻，血清CEA升高。

知识点13：精囊腺腺癌的病理改变　　　　　　副高：熟练掌握　正高：熟练掌握

精囊腺腺癌的病理改变见表2-9-20。

表2-9-20　精囊腺腺癌的病理改变

项　目	病理改变
肉眼改变	肿块结节状，质实，灰白带黄
镜下改变	癌细胞呈乳头状、小梁状、腺样排列，细胞质内常含脂褐素

知识点14：精囊腺囊腺瘤　　　　　　　　　　副高：熟练掌握　正高：熟练掌握

肿瘤边界清楚，主要由大小不等的分支状腺性结构及囊性结构组成，腔内含淡染分泌物，无细胞非典型性、核分裂象及坏死。

知识点15：嗜酸性前列腺炎的病理改变　　　副高：熟练掌握　　正高：熟练掌握

嗜酸性前列腺炎患者通常有过敏性疾病史。嗜酸性前列腺炎病变呈渐进性坏死的小结节，绕以栅栏状排列的上皮样细胞与嗜酸粒细胞。通常可见小血管炎。

知识点16：嗜酸性前列腺炎的鉴别诊断　　　副高：熟练掌握　　正高：熟练掌握

嗜酸性前列腺炎的鉴别诊断：①前列腺医源性肉芽肿；②寄生虫性前列腺炎；③肉芽肿性前列腺炎。

第三节　阴茎疾病

一、炎症

知识点1：龟头包皮炎的临床特点　　　副高：熟练掌握　　正高：熟练掌握

龟头包皮炎可见于儿童，一般由化脓菌感染引起。呈一般化脓性炎症变化。主要表现为包皮红肿、灼痛、排尿时加重、可有脓性分泌物自包皮口流出。

知识点2：阴茎皮肤炎的临床特点　　　副高：熟练掌握　　正高：熟练掌握

（1）局限性龟头炎：病变一般以表皮萎缩和真皮内大量浆细胞浸润为特征。
（2）其他病变：一般包括阴茎湿疹、脂溢性皮炎、扁平苔藓、银屑病、光泽苔藓、硬化萎缩性苔藓和固定药物疹等。

二、癌前病变

知识点3：阴茎角　　　副高：熟练掌握　　正高：熟练掌握

阴茎角是一种原因不明的阴茎鳞状上皮增生病变，其部分病例可以发生癌变，故阴茎角属于癌前病变。阴茎角系皮肤角质层局限在某一部位异常增生堆积而成，大多在龟头冠状沟处，呈橘黄色表面粗糙的角状物，可达数厘米大小，有的尖端还很锐利，形如羊角。本身无血供，可以自行脱落，质硬如骨。

知识点4：阴茎角的组织学表现　　　副高：熟练掌握　　正高：熟练掌握

阴茎角组织学主要表现为上皮细胞的过度增生、广泛肥大和角化，角化上皮重叠形成小塔状，核心部分可见致密的角化不全细胞带。

知识点5：阴茎白斑的临床特点　　　　副高：熟练掌握　正高：熟练掌握

阴茎白斑一般发生于包皮、龟头及尿道外口的黏膜上，边界清楚，颜色灰白，呈大小不等的斑块状，是阴茎表皮组织增生性病变，并且有可能引起癌变，故有人把白斑组织视为癌前病变组织。

知识点6：阴茎白斑的病理改变　　　　副高：熟练掌握　正高：熟练掌握

肉眼观，阴茎白斑一般位于龟头包皮处，以散在斑点为主，但也有的侵犯到整个包皮与龟头。在皮肤表面呈青白色，一部分呈肥厚性硬化，而另一部分呈皮革样僵硬。如果整个包皮被侵犯时，则使之完全失去弹性。如果白斑症同时并有阴茎萎缩症时，则阴茎皮肤呈进行性萎缩、硬化，黏膜也变干燥、硬化，有光泽伴发白斑性改变，初期呈散在性白色丘疹样改变，继之波及整个龟头。镜下一般可见不同程度的过度角化和角化不全，上皮角增生呈棒状肥大，真皮浅层水肿和淋巴细胞浸润。

知识点7：尖锐湿疣的临床特点　　　　副高：熟练掌握　正高：熟练掌握

尖锐湿疣一般由人类乳头状瘤病毒（HPV）感染引起，阴茎尖锐湿疣一般好发于龟头、包皮、冠状沟等处。

知识点8：尖锐湿疣的病理改变　　　　副高：熟练掌握　正高：熟练掌握

肉眼可见呈灰白色菜花状、乳头状或扁平斑块状新生物。病变可以多发或单发。镜下可见鳞状上皮乳头状增生，钉脚增宽并向下伸延，表皮角质层轻度增厚，几乎全为角化不全细胞，棘层肥厚，有乳头状瘤样增生。表皮浅层挖空细胞出现有助诊断。核增大居中，圆形、椭圆形或不规则形，染色深，可见双核或多核。通常真皮水肿、毛细血管扩张以及周围较致密的慢性炎症细胞浸润。

三、肿瘤

知识点9：阴茎间叶来源肿瘤的病理特点　　　　副高：熟练掌握　正高：熟练掌握

阴茎的良性间叶肿瘤通常体积小，增长缓慢并且常是无痛性肿块。浅表的血管肿瘤一般表现为红斑或带青色。恶性肿瘤一般发生在高龄患者，生长较快。界限性淋巴管瘤一般表现为半透明水疱的斑块。卡波西肉瘤一般表现为斑点、斑块或伴淡蓝或红色的结节。

知识点10：阴茎间叶来源肿瘤的病理改变　　　　副高：熟练掌握　正高：熟练掌握

阴茎间叶来源肿瘤的病理改变见表2-9-21。

表2-9-21　阴茎间叶来源肿瘤的病理改变

项　目	病理改变
肉眼改变	血管瘤和淋巴管瘤基本上各自显示充满血液或淋巴液。神经纤维瘤有完整或不完整的边界，丛状样，切面实性，灰白或黏液样。施万细胞瘤为典型的边界清楚的肿块，呈白色、粉色或黄色。该肿瘤一般为孤立结节，偶可有多结节表现。恶性肿瘤界限不清楚、浸润性生长，生物学行为和其他部位同类肿瘤相似
镜下改变	良性血管病变基于血管类型、生长方式与部位分类。血管角质瘤与淋巴管瘤局部特点是浅表包含不成熟但形态完好的毛细血管样血管，被覆肥大的上皮样内皮细胞，该病变一般与小肌性动脉密切相关，并伴有淋巴和嗜酸细胞炎性浸润。阴茎间叶肿瘤与身体其他部位所发生的相应肿瘤表现无特异性

知识点11：坏疽性龟头炎的病因及临床特点　　　　副高：熟练掌握　正高：熟练掌握

坏疽性龟头炎又称崩溃性龟头炎，常发生于青年。病因有糖尿病、动脉栓塞、免疫缺陷病等，和继发厌氧菌感染有关。

知识点12：坏疽性龟头炎的病理改变　　　　副高：熟练掌握　正高：熟练掌握

坏疽性龟头炎为急性、慢性坏死溃疡性病变。病变最初在龟头和包皮，后来逐渐向阴茎体扩散，偶尔可达阴茎根、阴囊与下腹部。溃疡边缘高起，质稍硬，基底为肉芽组织，易出血，表面积聚一层较厚的分泌物，偶尔形成脓痂，周围皮肤暗红色并伴有水肿，附近淋巴结大。严重患者引起阴茎溃疡、坏死和脱落。镜下为大片坏死和蜂窝织炎，小血管内血栓性形成。

第四节　女性外阴疾病

一、炎症

知识点1：尖锐湿疣的临床特点　　　　副高：熟练掌握　正高：熟练掌握

尖锐湿疣是由人乳头瘤病毒（HPV）感染所致的，大多发生于生育年龄的妇女，以20～30岁最多见。主要经性接触传播。潜伏期为1～8个月，平均3个月。

知识点2：尖锐湿疣的病理改变及鉴别诊断　　　　副高：熟练掌握　正高：熟练掌握

尖锐湿疣的病理改变及鉴别诊断见表2-9-22。

表2-9-22　尖锐湿疣的病理改变及鉴别诊断

项　目	具体内容
肉眼改变	一般呈多部位或一个部位多个病灶发生。以小阴唇、阴蒂、处女膜周围最常见。病变一般呈细颗粒状、疣状、乳头状或菜花状突起，或融合成片状
镜下改变	①鳞状上皮呈乳头状瘤样增生，乳头一般尖细；②棘层增厚，角化过度并且角化不全，上皮脚延长、增宽甚至呈假上皮瘤样改变；③基底层细胞增生伴有核轻度增大和多形；④核分裂象可见，但没有病理性核分裂象；⑤上皮表层或者中层可见特征性的挖空细胞，核增大浓染，核膜皱缩或双核，核周明显空晕，其内有丝状物；⑥真皮乳头部毛细血管增生扩张、上移，慢性炎性细胞浸润
鉴别诊断	①乳头状瘤；②假性尖锐湿疣

知识点3：梅毒的病因及临床特点　　副高：熟练掌握　正高：熟练掌握

梅毒是一种由苍白螺旋体导致的通过性传播的全身性感染性疾病，主要分为两类，分别为先天性与获得性，一般具有一期、二期和三期的自然病史，一期、二期为早期梅毒，主要侵犯皮肤与黏膜，于感染后2年内发病，病损内可查到病原体。一期梅毒可排出大量螺旋体并具有高度传染性。三期为晚期梅毒，可累及神经、心脏、血管、骨骼等脏器，大部分在感染后2年发病，病变中查不到病原体。外阴可发生一期、二期或三期梅毒，各期梅毒血清学反应多为阳性。

知识点4：梅毒的病理改变　　副高：熟练掌握　正高：熟练掌握

梅毒的病理改变见表2-9-23。

表2-9-23　梅毒的病理改变

项　目	病理改变
肉眼改变	①一期病变主要表现为阴唇侵蚀性丘疹及质硬的红斑状溃疡，溃疡边缘隆起，基底洁净（硬下疳），伴局部淋巴结肿大；②二期病变主要表现为外阴及肛周出现扁平湿疣，呈一种互相融合的不规则片状斑块，暗红色，中等硬度
镜下改变	①一期病变主要表现为溃疡底部闭塞性动脉内膜炎和血管周围炎，重度淋巴细胞和浆细胞浸润；②二期病变主要表现为表皮增生伴角化不全、闭塞性动脉内膜炎及血管周围炎

知识点5：梅毒的鉴别诊断　　副高：熟练掌握　正高：熟练掌握

梅毒的活检诊断除非直接见到有明确的螺旋体，否则没有特异性，所以需要进行血清学检测，以确定或支持梅毒的诊断，梅毒疮容易被误诊为尖锐湿疣，但前者缺乏HPV相关性病毒导致的细胞改变。此外，梅毒还应与疱疹、Zoon外阴炎、葡萄球菌、链球菌性脓皮病、腹股沟肉芽肿、软下疳、性病性淋巴肉芽肿、疥疮及体癣等相鉴别。

知识点6：性病淋巴肉芽肿的临床特点及病理改变　副高：熟练掌握　正高：熟练掌握

性病淋巴肉芽肿的临床特点及病理改变见表2-9-24。

表2-9-24　性病淋巴肉芽肿的临床特点及病理改变

项　目	具体内容
临床特点	由沙眼衣原体引起的性传播疾病
肉眼改变	阴阜及小阴唇出现小丘疹，以后溃破形成溃疡。腹股沟淋巴结肿大、化脓，相互融合并且可与皮肤粘连，脓肿溃破后可以形成窦道
镜下改变	特征性的病变一般为淋巴结内形成星状小脓肿，脓肿边缘为栅栏状排列的上皮样细胞及非特异性炎症细胞浸润，伴有明显纤维化

知识点7：传染性软疣的临床特点　　　　　副高：熟练掌握　正高：熟练掌握

传染性软疣大多见于年轻妇女外阴部，主要由病毒感染所致，经性接触传播。在HIV感染患者中当免疫力显著减退时传染性软疣的表现最为常见。

知识点8：传染性软疣的病理改变　　　　　副高：熟练掌握　正高：熟练掌握

传染性软疣的病理改变见表2-9-25。

表2-9-25　传染性软疣的病理改变

项　目	病理改变
肉眼改变	多发性、中央凹陷的小丘疹
镜下改变	表皮或毛囊上皮向下生长，形成多个紧靠的梨型小叶。较深层的细胞内出现单个嗜酸性包涵体，即软疣小体，当其从深层迁入表面时，包涵体逐渐增大并且变成嗜碱性

二、Behcet综合征

知识点9：Behcet综合征的临床特点　　　　副高：熟练掌握　正高：熟练掌握

Behcet综合征的典型者主要表现为反复性口腔溃疡、外生殖器溃疡及眼色素膜炎临床三联症。临床上主要表现为口腔黏膜的疼痛性阿弗他溃疡，外阴溃疡一般发生在小阴唇，为复发性，表浅性疼痛性溃疡。此病是全身性多系统疾病，可累及眼、皮肤、关节、脑、肠、心、肺与肾等，最严重的结果是眼色素膜炎发展到视觉丧失。

知识点 10：Behcet 综合征的病理改变　　　　副高：熟练掌握　正高：熟练掌握

外阴溃疡，溃疡可以表浅，也可到真皮深层，组织学改变无特异性，表现为真皮间质有中性粒细胞或淋巴细胞、浆细胞以及嗜酸性粒细胞的混合性炎症细胞浸润，血管内皮细胞肿胀与血管周围炎症，有时可见白细胞碎裂性血管炎。

知识点 11：Behcet 综合征的鉴别诊断　　　　副高：熟练掌握　正高：熟练掌握

Behcet 综合征是一个诊断标准尚有争议的综合征，其诊断根据是临床特征而不是组织学改变，必要时还需应用免疫荧光检查、血清学、放射线及体格检查，组织学鉴别诊断中对累及皮肤黏膜的 Crohn 病应以注意。

三、外阴营养不良和上皮内瘤变

知识点 12：外阴营养不良的组织学类型　　　　副高：熟练掌握　正高：熟练掌握

（1）增生性营养不良：主要表现为表皮角化过度、上皮脚延伸并增粗、棘层细胞增生、真皮乳头小血管扩张和炎症细胞浸润。

（2）硬化性苔藓（萎缩性营养不良）：主要表现为棘层变薄、表皮角化、上皮脚消失、真皮浅层均质化，真皮深层炎症细胞浸润。

（3）混合性营养不良：在表皮呈增生性变化并伴有真皮层的均质化。

知识点 13：外阴上皮内瘤变（VIN）分类　　　　副高：熟练掌握　正高：熟练掌握

外阴上皮内瘤变分类见表 2-9-26。

表2-9-26　外阴上皮内瘤变分类

分　类	具体内容
普通型（经典型）VIN	与 HPV 感染有关，包括三个亚型。①湿疣型：表现为湿疣状改变，棘层细胞增生、上皮脚延伸、细胞异型明显；②基底样型：上皮增生细胞为相对一致的基底细胞样的未分化细胞，上皮表面平坦。无明显角化过度及角化不全；③混合型：兼有疣型和基底样型的两种病理变化
分化型 VIN	与 HPV 感染无关，大多见于老年女性。病理改变主要为鳞状上皮增生性病变，异型细胞局限于基底层和旁基底层，或在这些部位更突出，异型细胞质丰富，核染色质粗糙，核仁明显，核大小相对一致

知识点 14：外阴营养不良的临床特点　　　　副高：熟练掌握　正高：熟练掌握

外阴营养不良的主要临床特点是外阴明显瘙痒并伴有界限清楚的白色（或暗红色）散在性斑片状病损，早期为不规则乳白色或淡红色小斑片，以后扩大蔓延至会阴及肛周，形成对称分布的"8"字形白斑，病损皮肤变薄、变硬、光滑、发亮，呈现蜡白色或象牙白色。严重时外阴紧缩、融合，阴道口狭窄呈一小孔状。

| 知识点15：上皮内瘤变的临床特点 | 副高：熟练掌握　正高：熟练掌握 |

外阴上皮内瘤变的临床表现缺乏特征，部分与外阴营养不良有重叠，普通型VIN一般见生育期女性，并伴有HPV的相关病变。分化型VIN以老年女性多见，大约80%的患者有增生性营养不良及萎缩性硬化性苔藓的症状，对怀疑为分化型VIN的病例，应当在病灶区域多点、深度取材活检。

四、囊肿

| 知识点16：表皮样囊肿的病理改变 | 副高：熟练掌握　正高：熟练掌握 |

表皮样囊肿的病理改变见表2-9-27。

表2-9-27　表皮样囊肿的病理改变

项　目	病理改变
肉眼改变	大阴唇多见，呈圆形或卵圆形的结节。切面呈囊性，囊内含灰白色豆渣样物
镜下改变	①囊壁被覆复层鳞状上皮，钉突变短或消失；②囊壁不含皮肤附件；③囊内充满层状角化物质；④囊壁破裂后可引起异物巨细胞反应

| 知识点17：前庭大腺囊肿的临床特点 | 副高：熟练掌握　正高：熟练掌握 |

前庭大腺囊肿又称为巴氏腺囊肿，通常为外阴受感染后导致导管阻塞或因创伤瘢痕使黏液性分泌物积聚而形成。前庭大腺囊肿常发生于生育期女性。囊肿通常位于大阴唇后半部，肉眼可见半球形结节，囊肿多表现为单房性，直径1～10cm，内含清亮半透明黏液，合并感染时可呈棕色、蓝色。

| 知识点18：前庭大腺囊肿的病理改变 | 副高：熟练掌握　正高：熟练掌握 |

前庭大腺囊肿的病理改变见表2-9-28。

表2-9-28　前庭大腺囊肿的病理改变

项　目	病理改变
肉眼改变	单房或多房性囊肿，见于单侧大阴唇后半部，与阴唇长轴平行，囊内物呈透明黏液样
镜下改变	囊肿多由扩张的导管形成。囊壁可以被覆移行上皮或单层柱状、立方、扁平上皮或伴鳞状上皮化生。囊壁内可见残留黏液腺泡

知识点19：黏液囊肿的临床特点　　　　　　　副高：熟练掌握　正高：熟练掌握

外阴黏液囊肿常见于青春期到40岁，囊肿大小为1~3cm，单发，偶见多发。囊肿大部分位于前庭部分或尿道旁小阴唇内侧，因此有时被称为"小阴唇囊肿"。临床上，主要表现为外阴疼痛及泌尿道症状。

知识点20：黏液囊肿的病理改变　　　　　　　副高：熟练掌握　正高：熟练掌握

黏液囊肿的病理改变见表2-9-29。

表2-9-29　黏液囊肿的病理改变

项　目	病理改变
肉眼改变	单发或多发的小囊肿，位于阴道前庭和尿道旁小阴唇内侧
镜下改变	囊壁被覆分泌黏液的单层高柱状或立方上皮，与肠黏膜或宫颈内膜的黏液上皮相似，可伴鳞状上皮化生。囊壁内不含平滑肌组织

五、肿瘤和瘤样病变

知识点21：纤维上皮性息肉的病理改变　　　　副高：熟练掌握　正高：熟练掌握

纤维上皮性息肉的病理改变见表2-9-30。

表2-9-30　纤维上皮性息肉的病理改变

项　目	病理改变
肉眼改变	大阴唇或外阴皮肤的有蒂或无蒂的息肉样突起，质软，切面灰白
镜下改变	息肉表面被覆鳞状上皮，上皮无棘层肥厚和乳头状结构。轴心为疏松结缔组织、胶原纤维、毛细血管与成熟脂肪组织。间质中有时可以含有散在分布的奇异型多核巨细胞，核浓染且可出现核分裂象

知识点22：前庭大腺腺瘤的病理改变　　　　　副高：熟练掌握　正高：熟练掌握

前庭大腺腺瘤的病理改变见表2-9-31。

表2-9-31　前庭大腺腺瘤的病理改变

项　目	病理改变
肉眼改变	大阴唇比较多见，单发，直径约1cm
镜下改变	肿瘤比较局限，有纤维性假包膜。小簇状排列紧密的腺体和小管组成小叶状结构，上皮细胞柱状或立方。腺体或小管内含有胶样分泌物

知识点23：鳞状细胞癌的分类及临床特点　　　副高：熟练掌握　　正高：熟练掌握

鳞状细胞癌是外阴最常见恶性肿瘤，根据与HPV的关系而将其分为两大类型：一类为角化型，平均年龄>60岁，其与HPV不相关，先前有苔藓及分化型VIN的病史，并伴有p53的阳性。另一类非角化型，常有HPV接触史，大多发生于60岁以下的女性，倾向于多灶或伴宫颈肿瘤的形成。

知识点24：鳞状细胞癌的病理类型及改变　　　副高：熟练掌握　　正高：熟练掌握

鳞状细胞癌的病理类型及改变见表2-9-32。

表2-9-32　鳞状细胞癌的病理类型及改变

项　目	病理改变
角化型鳞状细胞癌	明显的成熟及角化，基底细胞轻到中度的非典型性，浸润性肿瘤细胞异型性小，癌巢内可见角化珠，核分裂象较少，细胞间桥较明显。与分化型VIN有关
非角化型鳞状细胞癌及基底细胞样鳞癌	无明显角化，可以有少数单个角化细胞，但缺乏角化珠。少数肿瘤由梭形细胞构成，有些肿瘤具有肉瘤样间质。基底细胞样鳞癌形态与基底细胞类似，胞质少，排列成大小不等的细胞团、索，相互吻合成片，周边细胞不成栅栏状，细胞团中心部位可见角化现象，但多不见角化珠。非角化型鳞状细胞癌多与普通型VIN有关
疣状癌	一种特殊类型的鳞状细胞癌，比较少见，肿瘤表面不平呈疣状、乳头状或菜花状。镜下可见细胞分化良好，胞质丰富、嗜酸性，核分裂象罕见，间质有明显慢性炎症细胞浸润，上皮脚呈杆球形平推性浸润深部组织，许多肿瘤内可以检测到HPV感染，有学者认为其与巨大湿疣是同义词。肿瘤易复发，但罕见转移
浅表浸润鳞状细胞癌	确切的单个病变浸润深度<1.0mm，且直径<2.0cm。由于外阴鳞状细胞癌的间质浸润深度是决定预后的关键因素，故诊断浅表浸润鳞癌具有临床意义

知识点25：外阴基底细胞癌的临床特点　　　副高：熟练掌握　　正高：熟练掌握

外阴基底细胞癌以老年妇女多见，其生长缓慢。局部浸润，一般不转移。

知识点26：外阴基底细胞癌的病理改变　　　副高：熟练掌握　　正高：熟练掌握

外阴基底细胞癌的病理改变见表2-9-33。

表2-9-33　外阴基底细胞癌的病理改变

项　目	病理改变
肉眼改变	常见于大阴唇，多呈边界清楚的结节状隆起，可有色素，常形成侵蚀性溃疡
镜下改变	与皮肤基底细胞癌相同

知识点27：外阴基底细胞癌的鉴别诊断　　副高：熟练掌握　正高：熟练掌握

①早期鳞癌；②分化不良性鳞癌；③黑色素瘤；④汗腺瘤；⑤毛发瘤。

知识点28：外阴佩吉特（Paget）病的临床特点　副高：熟练掌握　正高：熟练掌握

外阴佩吉特（Paget）病一般见于老年妇女。29%的患者伴身体其他部位（如泌尿生殖道、胃肠道或者乳腺）的癌肿。临床上，主要表现为湿润、红色、湿疹样斑块，可形成浅表溃疡和结痂。

知识点29：外阴佩吉特（Paget）病的病理改变　副高：熟练掌握　正高：熟练掌握

外阴佩吉特病的病理改变见表2-9-34。

表2-9-34　外阴佩吉特病的病理改变

项　目	病理改变
肉眼改变	病变呈边界清楚的红色湿疹样病变，大阴唇多见
镜下改变	外阴表皮内可见散在或簇状、大而圆的特征性Paget细胞。Paget细胞胞质丰富、空泡状，核大，核仁明显。部分患者可伴有浸润癌

知识点30：外阴佩吉特（Paget）病的鉴别诊断　副高：熟练掌握　正高：熟练掌握

外阴佩吉特（Paget）病的鉴别诊断：①外阴鳞状上皮内病变（VIN），偶见空泡化细胞易与Paget细胞相混淆，主要依靠PAS和免疫组化CEA有助鉴别；②浅表浸润性恶性黑色素瘤，因黑色素细胞与Paget细胞均可累及表皮或扩展到皮肤附属器，一般可应用黏液染色和CEA、S-100和HMB-45证实诊断；③尿路上皮癌直接扩散至外阴，免疫组化及特染为鉴别诊断的主要方法。

知识点31：前庭大腺癌的临床特点　　副高：熟练掌握　正高：熟练掌握

前庭大腺癌约占外阴恶性肿瘤的2%～5%，非常少见，主要好发于50岁以上。临床上，主要表现为外阴前庭大腺的囊肿，肿块边界不清，组织学类型主要为鳞状细胞癌，腺癌，腺样囊性癌，神经内分泌癌、腺鳞癌以及尿路上皮癌等。

知识点32：前庭大腺癌的病理改变　　　　　副高：熟练掌握　　正高：熟练掌握

前庭大腺癌的病理改变见表2-9-35。

表2-9-35　前庭大腺癌的病理改变

项　目	病理改变
肉眼改变	早期为深在的活动性结节，而后肿块生长，直径可达10cm，病变固定，表面可溃破
镜下改变	可表现为腺癌、黏液表皮样癌、鳞癌、腺样囊性癌、小细胞癌、尿路上皮癌、腺鳞癌等

知识点33：深部血管黏液瘤的临床特点　　　　副高：熟练掌握　　正高：熟练掌握

深部血管黏液瘤又称侵袭性血管黏液瘤，其特点为侵袭性生长，复发性高。好发于31～40岁年龄段，肿瘤5～8cm大小，或更大，质软，边界不清，不活动。临床表现为外阴部缓慢生长的无痛性肿块，常可向盆腔、肛周深部组织压迫产生相应症状。

知识点34：深部血管黏液瘤的病理改变　　　　副高：熟练掌握　　正高：熟练掌握

深部血管黏液瘤的病理改变见表2-9-36。

表2-9-36　深部血管黏液瘤的病理改变

项　目	病理改变
肉眼改变	肿瘤边界不清，切面均质，黏液胶冻样，或纤维样外观
镜下改变	肿瘤细胞量少，由成纤维细胞、肌成纤维细胞位于黏液样间质中，间质中散布有中等至较大的厚壁并玻璃样变的血管，瘤细胞可排列成细胞簇、细胞束呈漩涡状列于血管周围

知识点35：深部血管黏液瘤的鉴别诊断　　　　副高：熟练掌握　　正高：熟练掌握

深部血管黏液瘤的鉴别诊断：①黏液样神经纤维瘤；②血管肌纤维母细胞瘤；③浅表性血管黏液瘤。

第五节　阴道疾病

一、炎症

知识点1：滴虫性阴道炎的临床特点　　　　　副高：熟练掌握　　正高：熟练掌握

滴虫性阴道炎的传播途径主要为性交传播，此外可通过其他途径间接传播。临床上，主要表现为外阴瘙痒、灼痛、性交痛，分泌物呈黄绿色，泡沫状，伴有臭味。

知识点2：滴虫性阴道炎的病理改变　　　　　副高：熟练掌握　正高：熟练掌握

急性期黏膜充血水肿，可见点状出血，有浅表溃疡形成；固有层内嗜酸性粒细胞、淋巴细胞与浆细胞浸润。慢性期阴道呈非特异性炎症改变。显微镜下可见呈梭形、梨状或泪滴状的滴虫，有 $15\sim20\mu m$，呈波状运动，常伴有增多的白细胞。

知识点3：真菌性阴道炎的临床特点及病理改变

　　　　　　　　　　　　　　　　　副高：熟练掌握　正高：熟练掌握

真菌性阴道炎的临床特点及病理改变见表2-9-37。

表2-9-37　真菌性阴道炎的临床特点及病理改变

项　目	具体内容
临床特点	由白色念珠菌引起；白带增多；局部奇痒和疼痛
肉眼改变	小阴唇内侧和阴道黏膜水肿，表面附有白色膜状物
镜下改变	鳞状上皮轻度棘层增厚，其表面可见由坏死碎屑、中性粒细胞及念珠菌孢子、菌丝形成的分泌物。固有层充血水肿，有淋巴细胞、巨噬细胞及少量中性粒细胞浸润

知识点4：病毒性阴道炎的临床特点及病理改变　　副高：熟练掌握　正高：熟练掌握

病毒性阴道炎的临床特点及病理改变见表2-9-38。

表2-9-38　病毒性阴道炎的临床特点及病理改变

项　目	具体内容
临床特点	由疱疹病毒、人乳头瘤病毒等感染引起。一般作为多中心感染的一部分
肉眼改变	阴道湿疣可以呈扁平状、内翻性或呈疣状，组织学改变同外阴尖锐湿疣

二、囊肿

知识点5：黏液囊肿的临床特点及病理改变　　　副高：熟练掌握　正高：熟练掌握

黏液囊肿的临床特点及病理改变见表2-9-39。

表2-9-39　黏液囊肿的临床特点及病理改变

项　目	具体内容
临床特点	黏液囊肿（中肾旁管囊肿）一般位于阴道下1/3，特别是阴道前庭
病理改变	囊壁大多被覆单层高柱状黏液上皮，少数被覆输卵管型或子宫内膜型上皮。囊内含黏液

知识点6：Gartner囊肿的临床特点及病理改变　　　副高：熟练掌握　　正高：熟练掌握

Gartner囊肿的临床特点及病理改变见表2-9-40。

表2-9-40　Gartner囊肿的临床特点及病理改变

项　目	具体内容
临床特点	一般来源于中肾管残余，位于阴道前壁或侧壁，突向阴道腔
肉眼改变	单发或多发，直径2～10cm
镜下改变	囊壁被覆立方或柱状上皮，也可变为扁平或消失，或鳞状上皮化生。囊壁一般可见平滑肌束

三、肿瘤和瘤样病变

知识点7：阴道纤维上皮性息肉的临床特点　　　副高：熟练掌握　　正高：熟练掌握

阴道的纤维上皮性息肉可出现于阴道各处，孤立性的单发息肉常见，有蒂或无蒂，呈指状、结节状、小泡状或绒毛状突起，直径为1.5～2.5cm，最大直径可达8cm，呈灰白色。

知识点8：阴道纤维上皮性息肉（软纤维瘤）的病理改变
副高：熟练掌握　　正高：熟练掌握

阴道纤维上皮性息肉（软纤维瘤）的病理改变见表2-9-41。

表2-9-41　阴道纤维上皮性息肉（软纤维瘤）的病理改变

项　目	病理改变
肉眼改变	肿瘤息肉样，一般位于阴道下1/3侧壁，直径多<4cm，柔软或韧，灰白色
镜下改变	同外阴纤维上皮性息肉

知识点9：阴道良性混合瘤（梭形细胞上皮瘤）的病理改变
副高：熟练掌握　　正高：熟练掌握

阴道良性混合瘤（梭形细胞上皮瘤）的病理改变见表2-9-42。

表2-9-42 阴道良性混合瘤（梭形细胞上皮瘤）的病理改变

项　目	病理改变
肉眼改变	一般位于成人处女膜环处。无包膜、边界清晰的上皮下结节，与上皮表面不相连
镜下改变	肿瘤一般由梭形细胞组成，其内散在分布一些鳞状细胞团或由立方状、柱状上皮构成的腺体结构，腺体一般伴鳞状上皮化生。一般可出现成簇梭形细胞围绕玻璃样间质轴心的假乳头结构。梭形细胞表达上皮性标志物

知识点10：阴道鳞状细胞癌的临床特点　　　　副高：熟练掌握　正高：熟练掌握

阴道鳞状细胞癌一般由宫颈癌或外阴癌蔓延而来，原发者少见。与高危型HPV持续感染有关。临床上患者常见于老年女性，平均年龄为60岁。无痛性阴道出血为最常见的症状。

知识点11：阴道鳞状细胞癌的病理改变　　　　副高：熟练掌握　正高：熟练掌握

阴道鳞状细胞癌的病理改变见表2-9-43。

表2-9-43 阴道鳞状细胞癌的病理改变

项　目	病理改变
肉眼改变	一般位于阴道上1/3的后壁或穹隆部，肿瘤可呈菜花状、溃疡状或环形
镜下改变	一般表现为角化性鳞癌或非角化性鳞癌，一般直接侵犯膀胱或直肠。有关疣状、湿疣状等鳞癌亚型见外阴疾病

知识点12：阴道腺癌的临床特点　　　　副高：熟练掌握　正高：熟练掌握

阴道腺癌很少见，与雌激素水平高有关，因此青春期发病率较高。

知识点13：阴道腺癌的病理改变　　　　副高：熟练掌握　正高：熟练掌握

阴道腺癌的病理改变见表2-9-44。

表2-9-44 阴道腺癌的病理改变

项　目	病理改变
肉眼改变	肿瘤一般见于阴道前壁，可累及子宫颈，呈息肉状、溃疡状或结节状
镜下改变	几乎为透明细胞腺癌，癌组织以小管囊状、片团状、乳头状及不常见的小梁状结构为特征；片团结构中的癌细胞胞质常透明，少数为嗜酸性胞质；衬覆管囊及乳头的癌细胞一般呈鞋钉样，球状细胞核突向细胞表面，乳头一般含红染玻璃样轴心。其他类型，可表现为子宫内膜样腺癌、中肾管型腺癌及黏液性腺癌等

知识点14：阴道横纹肌肉瘤（葡萄状肉瘤）的临床特点

副高：熟练掌握　正高：熟练掌握

阴道横纹肌肉瘤（葡萄状肉瘤）是阴道最常见的肉瘤类型，主要见于婴儿或5岁以下儿童，少数可发生在年轻妇女甚至绝经后妇女。

知识点15：阴道横纹肌肉瘤（葡萄状肉瘤）的病理改变

副高：熟练掌握　正高：熟练掌握

阴道横纹肌肉瘤（葡萄状肉瘤）的病理改变见表2-9-45。

表2-9-45　阴道横纹肌肉瘤（葡萄状肉瘤）的病理改变

项　目	病理改变
肉眼改变	肿瘤一般位于阴道前壁，为柔软的水肿性葡萄样、乳头状与息肉状结节，表面光滑，灰白或有出血
镜下改变	肿瘤一般由幼稚的小圆形或梭形细胞组成；胞质稀少、红染。可见带有横纹的带状细胞。紧邻黏膜上皮下方的瘤细胞较密集，核增殖活性高，形成所谓的生发层。病变中心部位间质呈水肿性或黏液样，有时可伴有软骨成分

知识点16：阴道横纹肌肉瘤（葡萄状肉瘤）的鉴别诊断

副高：熟练掌握　正高：熟练掌握

阴道横纹肌肉瘤（葡萄状肉瘤）应与伴有奇异型细胞的纤维上皮性息肉相鉴别。

知识点17：阴道恶性黑色素瘤的临床特点　副高：熟练掌握　正高：熟练掌握

阴道黑色素瘤发生年龄在17～98岁，平均年龄为60岁。临床上，主要症状为阴道出血，其次表现为阴道排液与阴道肿块。部分阴道排液呈黑水样，称为"黑带"。少部分患者无症状。合并感染时可见血性脓臭分泌物，晚期可出现下腹疼痛、大小便困难。

知识点18：阴道恶性黑色素瘤的病理改变　副高：熟练掌握　正高：熟练掌握

阴道恶性黑色素瘤的病理改变见表2-9-46。

表2-9-46　阴道恶性黑色素瘤的病理改变

项　目	病理改变
肉眼改变	肿瘤可发生于阴道的任何部位，大部分位于阴道的下1/3和阴道前壁。直径0.2～10cm，多见单发，形态多样。病变多有色素沉着，呈棕色、蓝色或黑色不等，部分无色素患者应注意鉴别黑色素瘤主要有3种生长方式，结节型、雀斑型及浅表蔓延型，雀斑型最为常见
镜下改变	黑色素瘤细胞分为痣样细胞、上皮样细胞、梭形细胞或混合型细胞，可以某一种细胞为主，弥漫分布或聚集成堆成团

第六节 子宫颈疾病

知识点1：慢性子宫颈炎的临床特点　　　　　副高：熟练掌握　正高：熟练掌握

慢性子宫颈炎是育龄期女性最常见的妇科疾病，临床上一般表现为白带增多。

知识点2：慢性子宫颈炎的病理改变　　　　　副高：熟练掌握　正高：熟练掌握

慢性子宫颈炎的病理改变见表2-9-47。

表2-9-47　慢性子宫颈炎的病理改变

项目	病理改变
肉眼改变	子宫颈充血、水肿，呈粉红色糜烂状或颗粒状，可有囊肿形成
镜下改变	基本病变为子宫颈黏膜的慢性非特异性炎症。可表现为：①子宫颈糜烂，宫颈阴道部表面鳞状上皮变性、坏死脱落，形成浅表缺损（真性糜烂）；糜烂面由宫颈管部柱状上皮覆盖（子宫颈糜烂）；糜烂区柱状上皮腺样增生，与增生的间质一同形成多个小乳头状突起（乳头状糜烂）。②鳞状上皮化生，鳞状上皮增生取代表面柱状上皮、腺上皮。③腺体潴留囊肿（Naboth囊肿），腺体扩张表现为囊状，囊内充满黏液。④子宫颈息肉，黏膜上皮及炎症性间质局限性增生，形成红色带蒂突起，被覆上皮与腺上皮常见鳞状上皮化生，可伴有糜烂。⑤慢性淋巴滤泡性子宫颈炎，慢性子宫颈炎伴明显淋巴细胞增生并形成淋巴滤泡

知识点3：子宫颈上皮异型增生　　　　　　　副高：熟练掌握　正高：熟练掌握

子宫颈上皮异型增生属于癌前病变，子宫颈上皮细胞呈现程度不等的异型性，一般表现为细胞大小、形态不一，核增大深染，核质比例增大，核分裂象增多，细胞极性紊乱。病变一般由基底层逐渐向表层发展。

知识点4：子宫颈上皮异型增生的程度分级　　副高：熟练掌握　正高：熟练掌握

子宫颈上皮异型增生程度分级见表2-9-48。

表2-9-48　子宫颈上皮异型增生程度分级

子宫颈上皮异型增生	子宫颈上皮内肿瘤（CIN）
Ⅰ级：异型细胞局限于上皮的下1/3	CIN-Ⅰ相当于Ⅰ级非典型增生
Ⅱ级：异型细胞累及上皮层的下1/3～2/3	CIN-Ⅱ相当于Ⅱ级非典型增生
Ⅲ级：增生的异型细胞超过全层的2/3，但还未累及上皮全层	CIN-Ⅲ则包括Ⅲ级非典型增生和原位癌

知识点5：子宫颈原位癌　　　　　　　　　　　副高：熟练掌握　　正高：熟练掌握

异型增生的细胞一般累及子宫颈黏膜上皮全层，但病变局限于上皮层内，未突破基膜。原位癌的癌细胞一般由表面沿基膜通过宫颈腺口蔓延至子宫颈腺体内，取代部分或全部腺上皮，但是仍未突破腺体的基膜，称为原位癌累及腺体。从鳞状上皮非典型增生到原位癌呈一逐渐演化的级谱样变化，而不是相互分离的病变，重度非典型增生与原位癌两者的生物学行为无显著的差异。分类将子宫颈上皮非典型增生和原位癌，称为子宫颈上皮内肿瘤（CIN）。子宫颈上皮典型增生发展为原位癌的概率与所需时间与非典型增生的程度有关。子宫颈鳞状上皮和柱状上皮交界处是发病的高危部位。

知识点6：宫颈鳞状上皮癌前病变的分类　　　　副高：熟练掌握　　正高：熟练掌握

宫颈鳞状上皮癌前病变的分类见表2-9-49。

表2-9-49　宫颈鳞状上皮癌前病变的分类

异型增生/原位癌	子宫颈上皮内瘤变	上皮内病变级别
子宫颈上皮异型增生Ⅰ级	CIN Ⅰ	低级别
子宫颈上皮异型增生Ⅱ级	CIN Ⅱ	高级别
子宫颈上皮异型增生Ⅲ级/子宫颈原位癌	CIN Ⅲ	高级别

知识点7：子宫颈癌的发病特点　　　　　　　　副高：熟练掌握　　正高：熟练掌握

子宫颈癌为子宫颈发生的恶性肿瘤，其发病特点见表2-9-50。

表2-9-50　子宫颈癌发病特点

项　目	特　点
发病年龄	以40~60岁女性居多
发病原因	一般认为与早婚、多产、子宫颈裂伤、局部卫生不良、包皮垢刺激等有关。性生活过早与性生活紊乱是子宫颈癌发病的最主要原因

知识点8：子宫颈癌的病理改变　　　　　　　　副高：熟练掌握　　正高：熟练掌握

子宫颈癌病理改变见表2-9-51。

表2-9-51　子宫颈癌病理改变

项　目	病理改变
肉眼改变	①糜烂型：呈颗粒状，质脆，触之易出血。大多属于原位癌和早期浸润癌；②外生菜花型：表面常有坏死和浅表溃疡形成；③内生浸润型：使子宫颈前后唇增厚变硬，表面常较光滑；④溃疡型：似火山口状
镜下改变	（1）鳞状细胞癌：①早期浸润癌或微小浸润性鳞状细胞癌。癌细胞突破基膜，向固有膜间质浸润，在固有膜内形成不规则的癌细胞巢或条索，但浸润深度不超过基膜下5mm；②浸润癌。癌组织向间质内浸润性生长，浸润深度超过基膜下5mm者称为浸润癌 （2）腺癌：肉眼观类型和鳞癌无明显区别；依据腺癌组织结构和细胞分化程度也可分为高分化、中分化与低分化

第七节　子宫内膜疾病

一、子宫内膜组织–生理学要点

知识点1：正常子宫内膜的基本结构　　　　副高：熟练掌握　正高：熟练掌握

子宫内膜为卵巢激素控制的最敏感的靶器官，其结构成分随着卵巢功能的变化发生相应性的改变。子宫内膜形态学上分为两层，下面为基底层，上面为功能层。在分泌晚期，功能层又可分为致密层与海绵层，海绵层与基底层相连。月经期剥脱的子宫内膜由基底层增生。内膜的厚度一般在1～10mm，在分泌晚期达高峰，厚度可由于含水量略有差异。内膜的血供一般来自基底层的基底小动脉，进一步分支形成螺旋小动脉。螺旋小动脉对激素反应敏感，受孕酮刺激后会变长、变大、变弯曲，螺旋度增加。在分泌期的后半期改变比较明显。

知识点2：子宫内膜的周期性改变和各期的形态特征

　　　　　　　　　　　　　　　　　　　副高：熟练掌握　正高：熟练掌握

生育期最突出的表现就是规律性的月经，受卵巢卵泡生长发育、成熟排卵，雌激素与孕激素的周期性影响，子宫内膜出现周期性的增生、分泌、衰竭、剥脱及再生的改变。主要表现为规律性月经。

增生期子宫内膜自早期到晚期的主要特点是腺体从小而直变为多而弯曲，腺体数量逐渐增多。腺上皮细胞从单层变成假复层，细胞核增大，且核分裂象增多，透亮细胞数目增多。早期分泌期的形态特征是出现腺体上皮内的核下空泡，散在的核下空泡不足以判断排卵，核下空泡的腺体数量应当在50%以上才能确定排卵。中期分泌期的形态特点为腺腔扩大呈锯齿状，腔内有分泌物。细胞单层，胞质变空，出现顶浆分泌，间质水肿。晚期分泌期腺体进一步扩张弯曲，细胞单层、低柱状，间质水肿，其形态特征是间质出现蜕膜样反应。

知识点3：妊娠期子宫内膜　　　　　　　　副高：熟练掌握　　正高：熟练掌握

早期妊娠的内膜改变是在晚期分泌期内膜的基础上的发展的。妊娠1~3周，腺体高度分泌，呈锯齿状弯曲与扩张，则出现A-S反应，间质水肿，蜕膜样变。妊娠4周以上，则出现明显的蜕膜组织，腺体逐渐减少，不同程度的A-S反应，胞质透亮，胞核呈空泡状。子宫内膜各层的变化稍有不同。仅依据子宫内膜形态学的改变诊断极为早期的妊娠很困难。部分晚期分泌期子宫内膜也可以出现高度分泌状态。

知识点4：子宫内膜特点及影响因素　　　　副高：熟练掌握　　正高：熟练掌握

（1）子宫内膜对性激素有特殊的敏感性，子宫内膜的形态学可反映卵巢的功能状况，提示疾病信息。

（2）子宫内膜存在一定的个体差异，不同部位、不同深浅层次对性激素的反应性有所不同。子宫下段和基底层的内膜不适合作为功能性诊断的依据。

（3）子宫内膜具有很强的再生能力，内膜组织脱落，可很快再生修复。

（4）子宫内膜容易受外界因素的影响，具体包括内分泌疾病、肿瘤、药物、滋补品、食物、宫内节育器、手术、炎症等。

（5）正常内膜周期可以有一定范围的变异。如子宫内膜厚度根据水分的含量厚薄不等；内膜的表面可以光滑、结节状或有皱褶；个别腺体可以由于阻塞，使腺腔扩大；由于切面的关系，在增生期与分泌期均可以出现局灶性腺体的拥挤和套叠现象，有别于增生过长。应当注意鉴别。

二、雌激素缺乏、分泌不足和过多时的子宫内膜病变

知识点5：雌激素缺乏的病因　　　　　　　副高：熟练掌握　　正高：熟练掌握

由于卵巢或垂体性原因或某些疾病，造成卵泡发育不良、成熟障碍或卵巢功能衰竭导致雌激素分泌不足或缺乏。

知识点6：雌激素缺乏的临床特点　　　　　副高：熟练掌握　　正高：熟练掌握

雌激素缺乏增生期主要表现为闭经或月经稀少、不孕症等。在哺乳期与绝经前期妇女的内膜也可见到类似的改变。B超检查提示内膜增生不良，内膜菲薄。

知识点7：雌激素缺乏的病理改变　　　　　副高：熟练掌握　　正高：熟练掌握

刮宫标本内膜稀少、破碎。镜下观察可见子宫内膜增生不活跃，静止或早增生期改变。腺体稀少，腺腔小，腺上皮低柱状，单层排列，无核分裂象，间质致密。明显滞后于相对应

的月经周期日期。

知识点8：子宫内膜不规则增生的病因　副高：熟练掌握　正高：熟练掌握

各种原因造成的不排卵或排卵延迟，卵泡持续存在、分泌雌激素，雌激素增多，缺少孕激素转换。

知识点9：子宫内膜不规则增生的临床特点　副高：熟练掌握　正高：熟练掌握

子宫内膜不规则增生的临床上主要表现为月经不规则，周期延长，经期延长或月经量增多。

知识点10：子宫内膜不规则增生的病理改变　副高：熟练掌握　正高：熟练掌握

内膜腺体与间质增生现象超过正常晚增生期范围。腺体分布不均，有的区域腺体排列紧密，腺腔扩大。有的区域腺体散在分布，腺结构接近正常。腺上皮高柱状，假复层或复层。间质致密或不规则水肿。间质增生与腺体增生不成比例。螺旋动脉发育不良。少数情况下，持续存在的卵泡中的颗粒细胞黄素化，产生少量的孕激素，使腺上皮有轻微的分泌现象。

三、孕激素分泌不足、卵巢持续性黄体或退变迟缓时的子宫内膜病变

知识点11：孕激素分泌不足的病因及发病机制　副高：熟练掌握　正高：熟练掌握

孕激素分泌不足的主要病因是卵泡发育不良、促黄体生成素（LH）排卵高峰分泌不足或高峰后分泌缺陷、黄体成熟前退化。黄体发育不良或早期退化所致血中孕激素水平较低或持续时间缩短。孕激素可以由于产生的量少或分泌受到抑制；也可能是由于高水平的雌激素影响，使孕激素作用相对较弱，雌孕激素比例失调，孕激素相对不足；也可能是雌激素不足，内膜受雌激素影响的量或作用时间不足，致使腺体与间质未发育成熟，即使孕激素分泌正常，也会出现内膜分泌反应不良。另外，雌激素、孕激素受体不足也会影响内膜分泌。

知识点12：孕激素分泌不足的临床特点　副高：熟练掌握　正高：熟练掌握

孕激素分泌不足大多见于生育期妇女，临床上主要表现为月经周期缩短、量少和不孕症。

知识点13：孕激素分泌不足的镜下改变　副高：熟练掌握　正高：熟练掌握

月经期（24小时诊刮）内膜腺体有分泌，但是分泌欠佳，腺体直，腔小不弯曲，或呈星形、小梅花形；腺上皮细胞高柱状，与基膜垂直，细胞核排列紧密，甚至出现假复层；胞

质不空、红染；间质细胞小，相似于早期增殖期，蜕膜样反应差。

知识点14：持续性黄体或黄体萎缩不全的病因及发病机制

副高：熟练掌握　正高：熟练掌握

由于下丘脑-垂体-卵巢轴的调节功能紊乱，垂体促性腺激素持续刺激，或溶黄体机制异常。正常发育的黄体未按期退化，持续功能不足，作用于子宫内膜。内膜持续受孕激素影响，不能如期的完整脱落，使经期延长。有时促排卵药物或某些原因导致卵巢形成大的黄体或囊性黄体也会造成萎缩不全。

知识点15：持续性黄体或黄体萎缩不全的临床特点　　副高：熟练掌握　正高：熟练掌握

持续性黄体或黄体萎缩不全好发于生育期，也可以发生在产后或围绝经期。表现为月经周期正常，经期延长，可长达9～10天，出血量增多或淋漓不净。

知识点16：持续性黄体或黄体萎缩不全的镜下病理改变

副高：熟练掌握　正高：熟练掌握

月经第5～6天仍然能见不同退化阶段的内膜碎片和新生的内膜混杂在一起，组织图像复杂。在正常月经第3～4天时，分泌期子宫内膜应当已经基本脱落，代之以再生的增殖期内膜。

四、医源性子宫内膜病变

知识点17：宫内节育器（IUD）引起的病变　　副高：熟练掌握　正高：熟练掌握

宫内节育器分为惰性节育器与活性节育器，后者含有活性物质如金属、激素及药物等。可引起宫腔内环境改变，异物反应，炎症细胞及吞噬细胞增多，间质致密、水肿、充血与纤维化。表面上皮可见变性、坏死、脱落、纤维蛋白沉积，嗜酸性化生和乳头状化生及鳞化。含孕激素的IUD释放孕酮，可以使子宫内膜腺体萎缩，腺体、间质不同步和间质蜕膜变化。IUD易导致上行性感染，病原体除一般细菌外，厌氧菌、衣原体特别是放线菌感染占重要地位。可伴有相应形态改变。

知识点18：宫腔内灌注检查及治疗　　副高：熟练掌握　正高：熟练掌握

一般见于子宫输卵管造影或药物通液以及宫腔手术后，根据药物或治疗的类型、次数以及时间长短、个体反应，内膜可以发生各种组织学改变。主要表现为炎症性反应或肉芽肿性改变，组织细胞及纤维组织增生，多核巨细胞反应，局部内膜正常组织结构紊乱或消失，偶尔可伴有异物痕迹。

知识点19：宫腔粘连　　　　　　　　副高：熟练掌握　正高：熟练掌握

宫腔粘连大多发生在刮宫、宫腔手术、内膜炎症及物理化学手段对内膜的刺激后。临床上主要表现为闭经、月经减少或周期性腹痛。病理变化：在分离粘连时所得的内膜可以有多种组织，最多见的是功能内膜（65%），依次是纤维组织、颈管内膜、基底层内膜及平滑肌组织。粘连有三种类型：由内膜组织形成；由结缔组织形成；主要由平滑肌组织形成。由结缔组织形成的粘连可有少量纤细的胶原纤维或致密的纤维束，或与平滑肌不同比例的混合。粘连组织微血管很多，壁薄，有时扩张成窦，可伴有透明变性。

五、子宫内膜炎

知识点20：急性子宫内膜炎的病理改变　　副高：熟练掌握　正高：熟练掌握

内膜灶性或弥漫性中性粒细胞浸润伴有充血水肿。腺腔内中性粒细胞渗出，有时局部坏死，小脓肿形成。

知识点21：慢性子宫内膜炎的病理改变　　副高：熟练掌握　正高：熟练掌握

慢性子宫内膜炎的病理改变见表2-9-52。

表2-9-52　慢性子宫内膜炎的病理改变

项　目	病理改变
慢性非特异性子宫内膜炎	内膜间质多量浆细胞浸润，肉芽组织形成，间质纤维化
流产后子宫内膜炎	可见纤维化或玻璃样变的绒毛阴影，或退行性变的蜕膜组织伴急性或慢性子宫内膜炎
黄色肉芽肿性子宫内膜炎	在慢性化脓性子宫内膜炎的基础上出现较多泡沫样细胞浸润
老年性子宫内膜炎	内膜腺体萎缩；间质中淋巴细胞、浆细胞浸润；血管壁增厚、硬化；表面上皮可有鳞状上皮化生，广泛时称为子宫鱼鳞癣

知识点22：肉芽肿性子宫内膜炎的病理改变　　副高：熟练掌握　正高：熟练掌握

（1）子宫内膜结核：镜下观察可见无干酪样坏死的结核肉芽肿；腺体上皮可有不规则增生或化生；内膜对激素反应欠佳或呈不同程度的增生过长；病程长者内膜间质纤维化及淋巴细胞、浆细胞浸润。

（2）真菌感染：镜下表现为化脓性肉芽肿性炎。

六、子宫内膜化生和相关变化

知识点23：纤毛细胞化生	副高：熟练掌握 正高：熟练掌握

纤毛细胞化生可见于子宫内膜增生症，内膜腺体上皮主要为胞质嗜伊红的纤毛细胞，或全由纤毛细胞组成。

知识点24：鳞状上皮化生	副高：熟练掌握 正高：熟练掌握

鳞状上皮化生表现为内膜腺体内出现片状鳞状上皮，可见细胞间桥和角化珠（成熟型化生），或化生的鳞状上皮呈桑葚样突入腺腔中或位于间质内，细胞边界不清，无细胞间桥（不成熟型化生）。常见于复杂型增生或腺癌中。

知识点25：子宫内膜间质化生的病理改变	副高：熟练掌握 正高：熟练掌握

子宫内膜间质内出现无明显界限的骨、软骨、平滑肌及脂肪等组织的良性增生。有时内膜间质内嵌有成熟骨组织，称为子宫内膜骨化。

知识点26：子宫内膜息肉的病理改变	副高：熟练掌握 正高：熟练掌握

三面围绕表面上皮，对卵巢激素大多不敏感，间质常纤维化，内含成簇厚壁血管。腺体一般扩大，失去正常排列极向。一般分为两类：①非功能性息肉，对孕激素无反应而对雌激素呈持续反应，腺体呈静止期、增生期或囊腺型增生形态，有时可以呈腺瘤型增生，息肉周围内膜可以有分泌反应；②息肉有周期性变化，与周围正常内膜功能形态相同（功能性息肉）。

知识点27：子宫内膜异位的病理改变	副高：熟练掌握 正高：熟练掌握

子宫内膜异位的病理改变见表2-9-53。

表2-9-53 子宫内膜异位的病理改变

项 目	病理改变
肉眼改变	子宫弥漫性均匀增大，肌壁增厚，内含小腔或裂隙，切面可有暗红色液体流出（腺肌病），或呈不规则结节状，结节内含小出血腔或海绵样区域（腺肌瘤）
镜下改变	①肌层内出现内膜腺体及间质；②异位的内膜常呈增生及增生过长反应，腺腔常扩大；③部分异位内膜可伴有分泌反应

七、肿瘤和瘤样病变

| 知识点28：平滑肌瘤的病理改变 | 副高：熟练掌握　正高：熟练掌握 |

平滑肌瘤的病理改变见表2-9-54。

表2-9-54　平滑肌瘤的病理改变

项　目	病理改变
肉眼改变	一般为多发性；可位于肌壁间、黏膜下及浆膜下；黏膜下肌瘤有时可突入子宫颈管或阴道内，切面灰白，漩涡或编织状
镜下改变	平滑肌细胞增生，呈漩涡状、编织状或栅栏状排列；可伴有玻璃样变、黏液样变、脂肪变性、水肿变性、囊性变、红色变性及钙化

| 知识点29：平滑肌肉瘤的病理改变 | 副高：熟练掌握　正高：熟练掌握 |

平滑肌肉瘤的病理改变见表2-9-55。

表2-9-55　平滑肌肉瘤的病理改变

项　目	病理改变
肉眼改变	肿瘤体积大多>10cm，肿瘤边界不清，形态不规则；切面漩涡状特点不明显，质地较软，伴有坏死、出血
镜下改变	瘤细胞丰富，胞质呈浅染，弥漫性细胞异型。核分裂象较多并且可见异常核分裂象。凝固性肿瘤细胞坏死，一般呈地图状，其内血管常存活。浸润性边界。可出现异源性分化，常见如横纹肌肉瘤、软骨肉瘤与骨肉瘤

| 知识点30：各型子宫平滑肌肉瘤的诊断要点 | 副高：熟练掌握　正高：熟练掌握 |

各型子宫平滑肌肉瘤的诊断要点见表2-9-56。

表2-9-56　各型子宫平滑肌肉瘤的诊断要点

类　型	具体内容
普通型平滑肌肉瘤	无凝固性坏死，但有弥漫性或多灶性的中到重度的细胞异型；核分裂象≥10个/10HP，或任何程度的核分裂象和中到重度的细胞异型伴有明显凝固性坏死
黏液样平滑肌肉瘤	伴有黏液样间质，中到重度细胞异型，或伴凝固性坏死，或核分裂象≥2个/10HP，或伴有破坏性浸润性边界
上皮样平滑肌肉瘤	上皮样瘤细胞，核分裂象≥5个/10HP，上皮样瘤细胞伴有明显凝固性坏死
伴有破骨细胞样巨细胞的滑肌肉瘤	普通型平滑肌肉瘤内伴有较多破骨细胞样巨细胞

知识点31：未分化子宫内膜肉瘤的病理改变　　　　副高：熟练掌握　正高：熟练掌握

未分化子宫内膜肉瘤的病理改变见表2-9-57。

表2-9-57　未分化子宫内膜肉瘤的病理改变

项　目	病理改变
肉眼改变	肿瘤单个或多个息肉样，棕黄色至灰色鱼肉样，一般伴有出血坏死
镜下改变	①瘤细胞明显多形与异型，核分裂象活性高；②没有内膜间质分化，缺乏低级别子宫内膜间质肉瘤典型的生长方式与螺旋动脉样血管；③破坏性浸润邻近的子宫平滑肌组织

知识点32：类似卵巢性索肿瘤的子宫肿瘤（子宫性索样肿瘤）的临床特点
　　　　　　　　　　　　　　　　　　　副高：熟练掌握　正高：熟练掌握

类似卵巢性索肿瘤的子宫肿瘤（子宫性索样肿瘤）常见于生育期和绝经后妇女；临床表现为子宫增大；阴道异常出血。

知识点33：类似卵巢性索肿瘤的子宫肿瘤（子宫性索样肿瘤）的病理改变
　　　　　　　　　　　　　　　　　　　副高：熟练掌握　正高：熟练掌握

类似卵巢性索肿瘤的子宫肿瘤（子宫性索样肿瘤）的病理改变见表2-9-58。

表2-9-58　类似卵巢性索肿瘤的子宫肿瘤（子宫性索样肿瘤）的病理改变

项　目	病理改变
肉眼改变	子宫肌层内圆形、实性、界清肿物，少部分位于黏膜下、浆膜下。切面呈黄色，均质、质软、缺乏编织状
镜下改变	肿瘤具有多种上皮和间质生长方式，相似于卵巢颗粒细胞瘤和支持细胞瘤。可有梁索状、中空小管状、小巢状、Call-Exner小体样及网状、肾小球样和囊状结构。上皮样肿瘤细胞从小圆形细胞到大的具有丰富嗜酸性、透明状或泡沫样胞质的细胞，无明显多形性，核分裂象少见。常常有成熟的平滑肌组织混入

知识点34：类似卵巢性索肿瘤的子宫肿瘤（子宫性索样肿瘤）的鉴别诊断
　　　　　　　　　　　　　　　　　　　副高：熟练掌握　正高：熟练掌握

类似卵巢性索肿瘤的子宫肿瘤（子宫性索样肿瘤）的鉴别诊断：①子宫内膜间质肿瘤伴广泛腺样分化；②子宫内膜间质肿瘤伴性索样分化；③上皮样平滑肌瘤；④PEComa。

第八节　子宫体疾病

知识点1：子宫内膜异位症的临床特点　　　副高：熟练掌握　正高：熟练掌握

子宫内膜异位症是指子宫内膜腺体和间质出现于子宫内膜以外的部位。80%发生于卵巢，其余依次发生于子宫、阔韧带、直肠阴道陷窝、腹部手术瘢痕、盆腔腹膜、脐部、阴道、外阴和阑尾。患者常表现为痛经或月经不调。

知识点2：子宫内膜异位症的病理改变　　　副高：熟练掌握　正高：熟练掌握

子宫内膜异位症的病理改变见表2-9-59。

表2-9-59　子宫内膜异位症的病理改变

项　目	病理改变
肉眼改变	受卵巢分泌激素影响，异位子宫内膜产生周期性反复性出血，肉眼观为紫红或棕黄色，结节状，质软似桑葚，由于出血后机化可与周围器官发生纤维性粘连。如发生在卵巢，反复出血可致卵巢体积增大，形成囊腔，内含黏稠的咖啡色液体，称为巧克力囊肿
镜下改变	可见与正常子宫内膜相似的子宫内膜腺体、子宫内膜间质及含铁血黄素

知识点3：子宫内膜增生症的临床特点　　　副高：熟练掌握　正高：熟练掌握

子宫内膜增生症是由于内源性或外源性雌激素增高引起的子宫内膜腺体或间质增生。临床上主要表现为子宫不规则流血，育龄期和更年期妇女均可发病。

知识点4：子宫内膜增生症病理变化　　　副高：熟练掌握　正高：熟练掌握

子宫内膜增生症病理变化见表2-9-60。

表2-9-60　子宫内膜增生症病理变化

项　目	复杂性增生（腺瘤型增生）	单纯性增生（轻度增生、囊性增生）	非典型增生
癌变率	3%	1%	1/3
内膜间质	明显减少	无明显异常	可有间质浸润（癌）
内膜腺体	明显增多、排列拥挤	数量增多，扩张成小囊	明显增多，显著拥挤，"背靠背"
腺体上皮	复层细胞增生呈乳头状、无异型	一般为单层或假复层细胞呈柱状、无异型	复层轻至中度异型性增生

　　　　　　　　　　　　　　　　　　　　　　副高：熟练掌握　　正高：熟练掌握

子宫内膜增生症与子宫内膜腺癌（子宫体癌）的鉴别诊断见表2-9-61。

表2-9-61　子宫内膜增生症与子宫内膜腺癌（子宫体癌）的鉴别诊断

项目	子宫内膜腺癌	子宫内膜增生症
病因	与雌激素长期持续作用和子宫内膜异型增生有关	雌激素过多
人群	绝经期和绝经后期妇女（55～65岁）	育龄期和更年期妇女
临床特点	阴道不规则流血，阴道分泌物增多	功能性子宫出血
肉眼改变	子宫内膜弥漫或局限性增厚，表面不平，呈息肉、结节状、不规则，灰白质脆，常伴出血坏死或溃疡形成	子宫内膜增厚，厚度>5mm
镜下改变	高、中、低分化腺癌，其中以高分化腺癌多见	单纯性、复杂性、非典型增生
预后	一般生长缓慢，局限在宫腔内，转移发生较晚	少数发展为子宫内膜腺癌

知识点6：子宫体癌的临床特点　　　　　副高：熟练掌握　　正高：熟练掌握

子宫体癌又称为子宫内膜腺癌，是由子宫内膜上皮细胞发生的恶性肿瘤。大多见于50岁以上绝经期和绝经期后妇女，以50～59岁为高峰。

知识点7：子宫体癌的病理变化　　　　　副高：熟练掌握　　正高：熟练掌握

子宫体癌的病理变化见表2-9-62。

表2-9-62　子宫体癌病理变化

项目		病理改变
肉眼改变	弥漫型	内膜弥漫性增厚，表面粗糙不平，灰白质脆，常有出血坏死或溃疡形成
	局限型	多位于子宫底或子宫角，常呈息肉或乳头状突向子宫腔
镜下改变	高分化腺癌	腺管排列拥挤、紊乱，细胞轻度异型，结构貌似增生的内膜腺体
	中分化腺癌	腺体不规则，排列紊乱，细胞向腺腔内生长，可形成乳头或筛状结构，并见实性癌灶。癌细胞异型性明显，核分裂象易见
	低分化腺癌	癌细胞分化差，很少形成腺样结构，多呈实体片状排列，核异型性明显，核分裂象多见。在高分化子宫内膜腺癌中，若伴有良性化生的鳞状上皮，称腺棘癌；腺癌伴有鳞癌上皮成分则称为腺鳞癌

知识点8：子宫体癌与子宫颈癌的扩散方式的区别 副高：熟练掌握 正高：熟练掌握

子宫体癌与子宫颈癌的扩散方式的区别见表2-9-63。

表2-9-63 子宫体癌与子宫颈癌的扩散方式的区别

扩散方式	子宫体癌	子宫颈癌
直接蔓延	向上可达子宫角，相继至输卵管、卵巢和其他盆腔器官。向下至子宫颈管和阴道。向外可浸透肌层达浆膜而蔓延至输卵管卵巢，并可累及腹膜和大网膜	（1）癌组织向上浸润破坏整段子宫颈，但很少侵犯子宫体 （2）向下可累及阴道穹隆及阴道壁，向两侧可侵及子宫旁及盆壁组织 （3）晚期向前可侵及膀胱，向后可累及直肠
淋巴道转移	子宫底部的癌多转移至腹主动脉旁淋巴结。子宫角部的癌可经圆韧带的淋巴管转移至腹股沟淋巴结。累及子宫颈管的癌可转移至子宫旁、髂内外和髂总淋巴结	（1）淋巴道转移是子宫颈癌最常见和最重要的转移途径 （2）癌组织首先转移至子宫旁淋巴结，然后依次至闭孔、髂内、髂外、髂总、腹股沟及骶前淋巴结，晚期可转移至锁骨上淋巴结
血行转移	晚期可经血道转移至肺、肝及骨骼	血道转移较少见，晚期可经血道转移至肺、骨及肝

知识点9：子宫平滑肌肉瘤与子宫平滑肌瘤的区别

副高：熟练掌握 正高：熟练掌握

子宫平滑肌肉瘤与子宫平滑肌瘤的区别见表2-9-64。

表2-9-64 子宫平滑肌肉瘤与子宫平滑肌瘤的区别

项 目	子宫平滑肌肉瘤	子宫平滑肌瘤
发病率	低	高（是女性生殖系统最常见的肿瘤）
镜下改变	瘤细胞排列紊乱，异型性明显	肿瘤与周围正常平滑肌界限清楚，且相似，束状或旋涡状排列，核分裂象少见，缺乏异型性
肉眼改变	单个，边界不清，质软，鱼肉状，伴有出血坏死	单个或多发，表面光滑，无包膜，灰白，质韧，编织状或旋涡状，可钙化、出血坏死
来源	子宫肌层间质细胞	子宫平滑肌细胞

第九节 输卵管和阔韧带疾病

知识点1：急性输卵管炎的病理改变 副高：熟练掌握 正高：熟练掌握

急性输卵管炎的病理改变见表2-9-65。

表2-9-65 急性输卵管炎的病理改变

项 目	病理改变
肉眼改变	输卵管红肿，管口可以阻塞而形成积脓或积血
镜下改变	输卵管黏膜充血水肿，管腔内大量中性粒细胞渗出，浆膜表面纤维素渗出（表面化脓和积脓），有时可以引起输卵管卵巢积脓

知识点2：慢性输卵管炎的病理改变　　　　　副高：熟练掌握　　正高：熟练掌握

慢性输卵管炎的病理改变见表2-9-66。

表2-9-66 慢性输卵管炎的病理改变

项 目	滤泡性输卵管炎	输卵管或输卵管卵巢积水
病理改变	①输卵管黏膜乳头状增生并且互相粘连，形成腺样或滤泡样结构；②间质内非特异性慢性炎症	肉眼：输卵管伞端封闭，输卵管壶腹部及漏斗部囊样扩张，管壁变薄，黏膜皱襞大部分消失 镜下：囊内衬覆上皮萎缩消失，或可见输卵管高柱状上皮衬覆

知识点3：输卵管子宫内膜异位症　　　　　　副高：熟练掌握　　正高：熟练掌握

异位的子宫内膜组织可以出现在输卵管峡部或间质部、壶腹、伞端、肌层及浆膜，可以引起管腔堵塞、积血、纤维化而致输卵管变形。需与峡部结节性输卵管炎及浆液性病变相鉴别。

知识点4：输卵管异位妊娠的临床特点及病理改变　　副高：熟练掌握　　正高：熟练掌握

输卵管异位妊娠的临床特点及病理改变见表2-9-67。

表2-9-67 输卵管异位妊娠的临床特点及病理改变

项 目	具体内容
临床特点	有停经史，伴妊娠反应，出现腹痛及阴道不规则流血
肉眼改变	一般为输卵管中段肿大，呈不规则圆柱状，暗红色，管腔内可见血块，有时可见破裂口
镜下改变	可见绒毛、滋养叶细胞或胚胎组织

知识点5：乳头状瘤和囊腺瘤的病理改变　　　　副高：熟练掌握　　正高：熟练掌握

乳头状瘤和囊腺瘤一般以浆液性多见；位于黏膜内或伞端，组织学结构类似卵巢同名肿瘤。

知识点6：化生性乳头状肿瘤的病理改变　　　　副高：熟练掌握　正高：熟练掌握

化生性乳头状肿瘤极少见，偶见于产后切除的输卵管，一般由大小不等的乳头组成。乳头表面被覆上皮细胞、核具有非典型性，核分裂象罕见，胞质丰富、嗜酸性，或含有胞质内黏液，细胞可有出芽，似交界性浆液性肿瘤。

知识点7：输卵管癌的临床特点　　　　　　　　副高：熟练掌握　正高：熟练掌握

输卵管原发癌少见，由于输卵管癌容易与卵巢原发癌相混淆，故实际发生率可能更高。输卵管癌常发生于56～63岁年龄段，40岁之前少见，70%病例有输卵管炎病史，6%病因不明，不孕妇女占50%。一些病例与乳腺癌-卵巢癌综合征（BRCA综合征）相关。临床上，输卵管癌早期多无症状，一些患者可出现典型的阴道排液、腹痛、盆腔包块三联症。

知识点8：输卵管癌的病理改变　　　　　　　　副高：熟练掌握　正高：熟练掌握

输卵管癌的病理改变见表2-9-68。

表2-9-68　输卵管癌的病理改变

项　目	病理改变
肉眼改变	多单侧、偶见双侧输卵管呈腊肠样肿大，管腔内充满灰白色癌组织，可直接累及卵巢和子宫
镜下改变	①可为浆液性、黏液性、子宫内膜样及透明细胞癌、未分化癌，以浆液性癌最常见。组织学形态与卵巢同名肿瘤相似；②多数输卵管浆液性癌为高级别癌；③输卵管黏液性癌常常同时伴有生殖系统其他部位的黏液性腺癌；④输卵管子宫内膜样腺癌常常无浸润或仅有浅表浸润，组织学类型常为典型的子宫内膜样腺癌，预后较好；⑤其他少见的癌有鳞状细胞癌、腺鳞癌、毛玻璃细胞癌及淋巴上皮瘤样癌

知识点9：可能源于Wolffian管的附件肿瘤（FATWO）的临床特点
　　　　　　　　　　　　　　　　　　　　　　　副高：熟练掌握　正高：熟练掌握

FATWO较少见，肿瘤主要位于子宫阔韧带、输卵管系膜及卵巢门，极少发生于输卵管肌层。患者年龄在15～81岁，大多为偶然发现，少数可形成巨大肿块。临床经过几乎均为良性，仅有少数复发或死亡病例。

知识点10：可能源于Wolffian管的附件肿瘤（FATWO）的病理改变
　　　　　　　　　　　　　　　　　　　　　　　副高：熟练掌握　正高：熟练掌握

可能源于Wolffian管的附件肿瘤的病理改变见表2-9-69。

表2-9-69　可能源于Wolffian管的附件肿瘤的病理改变

项　目	病理改变
肉眼改变	单侧发生，比较局限，常无播散。直径0.8～20cm（平均6cm）。实性结节状，可见包膜。切面呈灰黄或灰褐色，质地软硬不一，可囊性变或钙化
镜下改变	形态多样，主要组织学图像包括：管状结构，可为实性或中空小管，有时呈囊状；腺管弯曲、分支相互吻合形成筛状或网状；腺瘤样瘤型；弥漫实性细胞团。管状或筛样结构腔内可含嗜伊红胶样物质。肿瘤细胞为立方、扁平或梭形，胞质少，核圆形或卵圆形，常无异型，核分裂象少见。少数病例可伴有多形性核，核分裂象增多。间质常为纤维性或伴透明变性。免疫组织化学染色广谱CK、CD10恒为阳性，钙网蛋白、低分子CK、雄激素受体常阳性，CK20恒为阴性，ER、PR及EMA一般阴性

知识点11：可能源于Wolffian管的附件肿瘤（FATWO）的鉴别诊断

副高：熟练掌握　正高：熟练掌握

可能源于Wolffian管的附件肿瘤（FATWO）的鉴别诊断：①子宫内膜癌，FATWO样变异型；②Sertoli细胞瘤或Sertoli-Leydig细胞瘤。

知识点12：Van Hippel-Lindau病（VHL）相关乳头状囊腺瘤的临床特点

副高：熟练掌握　正高：熟练掌握

VHL相关乳头状囊腺瘤少见，好发于30～50岁年龄段，特征性地发生于阔韧带。几乎均为中肾管起源。表现为单侧、双侧发病，部分有明确的VHL病家族史。

知识点13：Van Hippel-Lindau病（VHL）相关乳头状囊腺瘤的镜下改变

副高：熟练掌握　正高：熟练掌握

以含复杂乳头状增生的囊肿为特征。乳头短而钝，衬覆单层低立方上皮。上皮细胞胞质嗜酸性或透亮，一般无纤毛。细胞核无异型，核分裂不活跃。细胞不出现复层化，间质无砂粒体。

知识点14：Van Hippel-Lindau病（VHL）相关乳头状囊腺瘤的鉴别诊断

副高：熟练掌握　正高：熟练掌握

Van Hippel-Lindau病（VHL）相关乳头状囊腺瘤的鉴别诊断：①交界性浆液性肿瘤；②浆液性乳头状囊腺纤维瘤。

第十节　卵巢疾病

一、炎症

| 知识点1：急性卵巢炎的病理改变 | 副高：熟练掌握　正高：熟练掌握 |

急性卵巢炎的病理改变见表2-9-70。

表2-9-70　急性卵巢炎的病理改变

项　目	病理改变
肉眼改变	卵巢充血肿胀，表面浆液、纤维素渗出
镜下改变	卵巢浅层充血水肿，纤维素渗出，中性粒细胞浸润

| 知识点2：慢性卵巢周围炎的病理改变 | 副高：熟练掌握　正高：熟练掌握 |

慢性卵巢周围炎的病理改变见表2-9-71。

表2-9-71　慢性卵巢周围炎的病理改变

项　目	病理改变
肉眼改变	卵巢表面粗糙，与周围粘连，切面可见微小囊腔
镜下改变	卵巢表面可见纤维性粘连物，表面上皮化生为中肾旁管上皮并且向下凹陷至卵巢皮质，形成包涵囊肿

二、瘤样病变

| 知识点3：囊状滤泡与滤泡囊肿的病理改变 | 副高：熟练掌握　正高：熟练掌握 |

囊状滤泡与滤泡囊肿的病理改变见表2-9-72。

表2-9-72　囊状滤泡与滤泡囊肿的病理改变

项　目	病理改变
肉眼改变	卵巢表面呈囊泡状突起，切面可见多发性小囊腔；直径<2cm时称囊状滤泡，直径>2cm时称滤泡囊肿
镜下改变	滤泡腔扩大，内衬颗粒细胞及卵泡膜细胞，卵细胞退化消失。当卵泡腔内大量积血时称为滤泡血肿

知识点4：囊状黄体与黄体囊肿的病理改变　　　　　　副高：熟练掌握　　正高：熟练掌握

囊状黄体与黄体囊肿的病理改变见表2-9-73。

表2-9-73　囊状黄体与黄体囊肿的病理改变

项　目	病理改变
肉眼改变	大多为孤立性囊肿；囊壁内衬黄色膜样物，囊内液黄色；直径<3cm时称囊状黄体，直径>3cm时称为黄体囊肿
镜下改变	囊壁内衬黄体细胞，细胞间含丰富毛细血管。腔面最内层常覆以薄层机化纤维组织。当腔内含大量血液时称黄体血肿。当黄体细胞退变为玻璃样变组织时称囊状白体（直径<3cm）或白体囊肿（直径>3cm）

知识点5：子宫内膜囊肿的病理改变　　　　　　副高：熟练掌握　　正高：熟练掌握

子宫内膜囊肿的病理改变见表2-9-74。

表2-9-74　子宫内膜囊肿的病理改变

项　目	病理改变
肉眼改变	卵巢表面形成棕色、蓝色小点或小囊肿，破裂出血后可以与周围粘连。囊内壁可见粗糙的咖啡色斑，囊内液黏稠，咖啡色
镜下改变	囊壁内衬子宫内膜型腺体上皮，上皮下含内膜间质细胞。有时囊壁内衬上皮不完整或完全消失，间质部分或全部被含有含铁血黄素的细胞取代。囊壁为纤维结缔组织，其内及其周围伴有多量含铁血黄素沉着

三、肿瘤

知识点6：卵巢浆液性肿瘤——良性浆液性肿瘤的临床特点

副高：熟练掌握　　正高：熟练掌握

良性浆液性肿瘤为常见的卵巢肿瘤，好发于40~50岁；占所有浆液性肿瘤的70%左右。

知识点7：卵巢浆液性肿瘤——良性浆液性肿瘤的病理改变

副高：熟练掌握　　正高：熟练掌握

卵巢浆液性肿瘤——良性浆液性肿瘤的病理改变见表2-9-75。

表2-9-75　卵巢浆液性肿瘤——良性浆液性肿瘤的病理改变

项　目	病理改变
肉眼改变	①圆形或者卵圆形囊性肿物；单房或多房，单房多见；囊内液水样稀薄、清亮，囊内壁光滑；②乳头状囊腺瘤囊内壁可见稀疏或密集乳头；③腺纤维瘤为实性，切面可见裂隙，囊腺纤维瘤呈囊实性；④表面乳头状瘤主要表现为卵巢表面大小不等的疣状新生物
镜下改变	①囊壁、乳头或腺腔表面被覆立方或低柱状上皮，似输卵管上皮或卵巢表面上皮，有时可见纤毛；②上皮细胞无异型，核分裂象罕见；③乳头多为仅一、二级分支的宽阔乳头

知识点8：卵巢浆液性肿瘤——良性浆液性肿瘤的鉴别诊断

　　　　　　　　　　　　　　　　　　　　　　　　　副高：熟练掌握　正高：熟练掌握

　　良性浆液性肿瘤的鉴别诊断：①卵巢网囊腺瘤；②滤泡囊肿；③上皮包涵囊肿；④乳头状表面赘生物。

知识点9：浆液性交界性肿瘤（SBT）的临床特点　副高：熟练掌握　正高：熟练掌握

　　浆液性交界性肿瘤（SBT）好发于育龄妇女。双侧发生率为25%～50%，肿瘤临床分期近70%为Ⅰ期，Ⅳ期患者不足1%。

知识点10：浆液性交界性肿瘤（SBT）的病理改变　副高：熟练掌握　正高：熟练掌握

　　浆液性交界性肿瘤（SBT）的病理改变见表2-9-76。

表2-9-76　浆液性交界性肿瘤（SBT）的病理改变

项　目	病理改变
肉眼改变	肿瘤囊性或囊实性。囊内壁一般可见乳头或结节，或毛糙、细颗粒状。近半数病例可见表面外生性乳头。一般不伴有坏死出血
镜下改变	典型的SBT的形态特征：①超出良性范围的细胞增生成分≥10%；②囊壁、乳头被覆上皮增生2～3层，并形成乳头、微乳头或筛状；③一般形成脱落的小花状细胞簇；④上皮细胞轻至中度异型，核分裂象少见；⑤可见砂粒体。微乳头型SBT的形态特征：在囊壁一级粗大的乳头表面上皮细胞增生形成密集的细长乳头或筛状结构；微乳头无分支；微乳头长径为宽径的5倍；微乳头轴心不含或仅含极少间质；微乳头型一旦出现微浸润或细胞重度异型即应当诊断为高分化浆液性乳头状癌

知识点11：浆液性交界性肿瘤（SBT）的鉴别诊断　副高：熟练掌握　正高：熟练掌握

　　浆液性交界性肿瘤（SBT）的鉴别诊断：①网状型Sertoli-Leydig细胞肿瘤；②宫颈型交界性黏液性肿瘤。

知识点12：浆液性腺癌的病理改变　　　　　副高：熟练掌握　正高：熟练掌握

浆液性腺癌的病理改变见表2-9-77。

表2-9-77　浆液性腺癌的病理改变

项　目	病理改变
肉眼改变	大约2/3为双侧性。囊实性或实性，常伴有出血坏死。乳头质软而脆，囊壁常与周围组织粘连，有时见囊外表面有乳头状物形成
镜下改变	①乳头复杂，呈树枝状分支；②上皮增生＞3层；细胞明显异型，核分裂象多见；③筛状结构；④间质浸润，可有数量不等的砂粒体；⑤高分化时腺体和乳头结构明显；中分化时腺体结构极不规则；低分化时腺体结构不明显，癌细胞呈实性或弥漫性生长

知识点13：浆液性腺癌的鉴别诊断　　　　　副高：熟练掌握　正高：熟练掌握

①浆液性癌与子宫内膜癌相鉴别；②与转移性癌相鉴别。

知识点14：卵巢黏液性肿瘤——良性黏液性肿瘤的临床特点

　　　　　　　　　　　　　　　　　　　副高：熟练掌握　正高：熟练掌握

良性黏液性肿瘤约占全部黏液性肿瘤的80%；好发于30～50岁；症状与体征可能与急性扭转有关。

知识点15：卵巢黏液性肿瘤——良性黏液性肿瘤的病理改变

　　　　　　　　　　　　　　　　　　　副高：熟练掌握　正高：熟练掌握

卵巢黏液性肿瘤——良性黏液性肿瘤的病理改变见表2-9-78。

表2-9-78　卵巢黏液性肿瘤——良性黏液性肿瘤的病理改变

项　目	病理改变
肉眼改变	肿瘤体积一般较大，单房或多房。囊内壁光滑，罕见乳头。囊内含黏液
镜下改变	囊壁和腺体被覆单层高柱状颈管型黏液上皮或肠型上皮。细胞分化成熟，不见核分裂象

知识点16：卵巢黏液性肿瘤——良性黏液性肿瘤的鉴别诊断

　　　　　　　　　　　　　　　　　　　副高：熟练掌握　正高：熟练掌握

良性黏液性肿瘤的鉴别诊断：①黏液性类癌；②异源性Sertoli-Leydig细胞肿瘤；③浆液性囊腺瘤。

知识点17：黏液性腺癌的病理改变　　　　　　副高：熟练掌握　正高：熟练掌握

黏液性腺癌的病理改变见表2-9-79。

表2-9-79　黏液性腺癌的病理改变

项　目	病理改变
肉眼改变	①肿瘤一般较大；②囊实性或实性；③常见包膜破裂；④坏死出血常见，致囊内液混浊血性
镜下改变	①一般与良性、交界性黏液性肿瘤共存，具有异质性；②上皮增生＞3层；细胞明显异型，核分裂象多见；③腺体呈复杂的乳头状，呈筛状结构；或腺体呈密集的"背靠背"，间质稀少或消失（膨胀式浸润）；④间质浸润超过微浸润上限；⑤高分化时腺体和乳头结构明显；中分化时腺体结构极不规则；低分化时腺体结构不明显，癌细胞呈实性或弥漫性生长

知识点18：卵巢透明细胞肿瘤——良性透明细胞肿瘤的病理改变
　　　　　　副高：熟练掌握　正高：熟练掌握

几乎均为透明细胞腺纤维瘤。肉眼可见分叶状，切面见蜂窝状微囊。镜下可见致密纤维间质背景上散布大小不等的囊腔；囊腔衬覆鞋钉状细胞，胞质透明或嗜酸性、细颗粒状；核无明显异型，核分裂象罕见。

知识点19：卵巢透明细胞肿瘤——恶性透明细胞肿瘤
　　　　　　副高：熟练掌握　正高：熟练掌握

卵巢透明细胞肿瘤——恶性透明细胞肿瘤的病理改变见表2-9-80。

表2-9-80　卵巢透明细胞肿瘤——恶性透明细胞肿瘤的病理改变

项　目	病理改变
肉眼改变	①单侧多见。一般为单房性囊肿，内含一个或多个突入囊腔的实性结节。②常伴卵巢和盆腔子宫内膜异位症
镜下改变	透明细胞癌镜改变同阴道透明细胞癌，含三种结构和三种细胞。三种结构：囊管型结构、乳头状结构与实体片状结构；三种细胞：透明细胞、鞋钉样细胞与嗜酸性细胞

知识点20：典型卵泡膜细胞瘤的临床特点　　副高：熟练掌握　正高：熟练掌握

典型卵泡膜细胞瘤一般绝经后多发，雌激素水平增高，临床上，主要表现为月经周期与经期延长或绝经后出血。

知识点21：典型卵泡膜细胞瘤的病理改变　　　　副高：熟练掌握　正高：熟练掌握

典型卵泡膜细胞瘤的病理改变见表2-9-81。

表2-9-81　典型卵泡膜细胞瘤的病理改变

项　目	病理改变
肉眼改变	一般单侧发生。肿瘤实性，有薄包膜，质硬。黄色或灰白、内杂黄色斑点
镜下改变	①瘤细胞一般呈胖短梭形，胞界不清，胞质内含类脂质；②呈交叉漩涡状排列；③核分裂象极少见；④间质可水肿、黏液样或玻璃样变，可伴有钙化；⑤恶性者瘤细胞丰富具明显异型性，可浸润邻近组织，并且发生远处转移

知识点22：典型卵泡膜细胞瘤的鉴别诊断　　　　副高：熟练掌握　正高：熟练掌握

典型卵泡膜细胞瘤的鉴别诊断：①纤维瘤；②妊娠黄体瘤；③间质卵泡膜细胞增生症；④类固醇细胞瘤。

知识点23：纤维瘤的临床特点　　　　副高：熟练掌握　正高：熟练掌握

纤维瘤罕见于儿童，好发于30～40岁。可伴有胸水、腹水，且与肿瘤大小有关。

知识点24：纤维瘤的病理改变　　　　副高：熟练掌握　正高：熟练掌握

纤维瘤的病理改变见表2-9-82。

表2-9-82　纤维瘤的病理改变

项　目	病理改变
肉眼改变	①肿块呈实性，质硬韧，白色，切面呈漩涡状；②可伴钙化、囊性变
镜下改变	①梭形瘤细胞呈编织状或车辐状排列，似卵巢皮质；②细胞无非典型性，不见核分裂象；③间质胶原纤维丰富，常见玻璃样变性或水肿，偶伴有钙化、骨化

知识点25：纤维瘤的鉴别诊断　　　　副高：熟练掌握　正高：熟练掌握

①卵巢纤维瘤病；②卵泡膜细胞瘤；③卵巢平滑肌瘤；④卵巢神经鞘瘤。

知识点26：硬化性间质瘤的临床特点　　　　副高：熟练掌握　正高：熟练掌握

硬化性间质瘤为良性肿瘤，罕见。其80%的患者＜30岁，一般无性激素异常症状，良性经过。

知识点27：硬化性间质瘤的病理改变　　　　副高：熟练掌握　正高：熟练掌握

硬化性间质瘤的病理改变见表2-9-83。

表2-9-83　硬化性间质瘤的病理改变

项　目	病理改变
肉眼改变	单侧发生，肿块界清，实性，质硬，切面灰白伴有黄色斑点。常见水肿区和囊肿形成
镜下改变	①由致密玻璃样变或水肿的间质分隔富细胞区，形成假小叶；②小叶内有两种瘤细胞，一种为产生胶原的梭形细胞，另一种为圆形或卵圆形细胞，胞质内含脂质，类似黄素化细胞，但核固缩深染；③核分裂象少或无；④富细胞区含大量薄壁小血管

知识点28：硬化性间质瘤的鉴别诊断　　　　副高：熟练掌握　正高：熟练掌握

硬化性间质瘤应与下列疾病鉴别：①纤维瘤；②血管周细胞瘤；③黄素化卵泡膜瘤。

知识点29：Leydig细胞瘤（间质细胞瘤）的临床特点

副高：熟练掌握　正高：熟练掌握

Leydig细胞瘤（间质细胞瘤）大多在绝经后发生。常发生在卵巢门，但也可发生在卵巢间质。80%伴有多毛及男性化症状，偶有高雌激素分泌的表现。

知识点30：Leydig细胞瘤（间质细胞瘤）的病理改变

副高：熟练掌握　正高：熟练掌握

Leydig细胞瘤的病理改变见表2-9-84。

表2-9-84　Leydig细胞瘤的病理改变

项　目	病理改变
肉眼改变	肿块单侧发生，界清，实性孤立性结节。直径多<5cm。棕、黑、橘红或黄色。按照肿瘤所在部位可分为门细胞瘤（卵巢门部或卵巢系膜区）与非门细胞性Leydig细胞瘤（卵巢髓质区）
镜下改变	瘤细胞体积大，呈一致性圆形或多角形，似卵巢门细胞或睾丸间质细胞，排列成片、索状或巢状。瘤细胞核大居中，核仁明显，胞质嗜酸性、细颗粒状，可含脂褐素，大约半数病例可见Reinke结晶。血管周可见一致的无细胞核带，管壁可见纤维素样坏死

知识点31：非特异性类固醇细胞瘤的临床特点 　　副高：熟练掌握 　正高：熟练掌握

非特异性类固醇细胞瘤是最常见的类固醇细胞瘤亚型。平均发病年龄为43岁。某些病例可出现库欣（Cushing）综合征，偶有高雌激素分泌表现。大约40%的病例显示临床恶性征象。

知识点32：非特异性类固醇细胞瘤的病理改变 　　副高：熟练掌握 　正高：熟练掌握

非特异性类固醇细胞瘤的病理改变见表2-9-85。

表2-9-85　非特异性类固醇细胞瘤的病理改变

项　目	病理改变
肉眼改变	①单侧发生，肿瘤界清；②直径可达45cm，一般为3～10cm；③黄色或橘黄色，脂质含量少时可呈红到棕色；④可有坏死、出血、囊性变
镜下改变	①瘤细胞一般呈片巢状分布，由丰富的血管网分隔；②瘤细胞可大小不等，较小的瘤细胞胞质呈略嗜酸性颗粒状，较大的瘤细胞则富含脂质，泡沫状。两种细胞均胞界清楚，核居中，核仁明显，细胞内伴有脂褐素；③可有中等到显著的核异型，核分裂象多少不等，与核非典型性无明显关系；④当肿瘤体积≥7cm、核分裂象>2个/10HP、核异型性明显且伴有出血坏死时，一般与恶性有关

知识点33：非特殊类型类固醇细胞瘤的临床特点

副高：熟练掌握 　正高：熟练掌握

非特殊类型类固醇细胞瘤患者一般伴有雄激素增高的表现，偶尔可为雌激素增高，罕见孕激素增高、Cushing综合征及其他因肿瘤间质细胞分泌作用而出现的内分泌紊乱的表现；多数为单侧性肿物，发现时多为临床Ⅰ期。

知识点34：卵巢无性细胞瘤的临床特点 　　副高：熟练掌握 　正高：熟练掌握

卵巢无性细胞瘤好发于生育年龄，可为单纯性或混有其他恶性生殖细胞成分。少数可伴有血浆hCG水平增高。临床上，主要表现为性早熟和月经不规则。

知识点35：卵巢无性细胞瘤的病理改变 　　副高：熟练掌握 　正高：熟练掌握

卵巢无性细胞瘤的病理改变见表2-9-86。

表2-9-86　卵巢无性细胞瘤的病理改变

项　目	病理改变
肉眼改变	①极少双侧性发生；②肿块实性，有包膜；③常伴有出血坏死
镜下改变	①瘤细胞体积较大，胞质空亮，核膜厚，核仁明显或呈略大于淋巴细胞的小圆形细胞，核深染；②瘤细胞排列成片，由纤维间质所分隔；③间质内常伴有淋巴细胞浸润，可形成淋巴滤泡，并可伴有结节病样肉芽肿反应；④部分病例可混有合体滋养叶细胞，或伴有胚胎性癌、卵黄囊瘤、畸胎瘤成分；⑤偶尔出现间质细胞黄素化；⑥当瘤细胞呈明显的多形、核分裂象明显增多、间质少且浸润的淋巴细胞少时，称为间变性无性细胞瘤

知识点36：卵巢无性细胞瘤的鉴别诊断　　　副高：熟练掌握　正高：熟练掌握

卵巢无性细胞瘤的鉴别诊断：①实性卵黄囊瘤；②胚胎性癌；③弥漫性透明细胞腺癌；④淋巴瘤。

知识点37：卵黄囊瘤（内胚窦瘤）的临床特点　　副高：熟练掌握　正高：熟练掌握

卵黄囊瘤（内胚窦瘤）大多发生于年轻女性或幼儿。生长迅速，高度恶性。临床表现为腹痛伴有肿块，血清AFP水平增高。

知识点38：卵黄囊瘤（内胚窦瘤）的病理改变　　副高：熟练掌握　正高：熟练掌握

卵黄囊瘤的病理改变见表2-9-87。

表2-9-87　卵黄囊瘤的病理改变

项　目	病理改变
肉眼改变	①单侧发生；②有包膜，质坚实；③切面茶色或灰黄色，一般见明显坏死，可伴囊性间隙
镜下改变	①瘤细胞排列成疏松网状结构及微囊、腺泡及腺管等结构；②瘤细胞围绕着纤维血管间质形成Schiller-Duval小体，即肾小球样小体；③可见大小不一、均质红染的玻璃样小体位于细胞质内外；④多囊状卵黄结构；⑤可出现体细胞内胚层器官样分化，形成幼稚的肺、肝、肠结构；或形成梨形、偏心或葫芦形的卵黄囊样结构，该结构典型时部分衬覆柱状上皮，部分衬覆扁平上皮，两者交界处具有明显收缩；⑥其他非特异结构有：实性片块、乳头状、腺纤维瘤性结构以及肠型腺体、合体滋养细胞样细胞、间质细胞黄素化及肉芽肿结构

知识点39：卵黄囊瘤（内胚窦瘤）的鉴别诊断　　副高：熟练掌握　正高：熟练掌握

①透明细胞癌；②胚胎性癌；③子宫内膜样腺癌；④肝样癌。

知识点40：多胚瘤的临床特点　　　　　　　　　　副高：熟练掌握　　正高：熟练掌握

多胚瘤极罕见，高度恶性。好发于儿童和年轻妇女。血清AFP和hCG水平常增高。

知识点41：多胚瘤的病理改变　　　　　　　　　　副高：熟练掌握　　正高：熟练掌握

多胚瘤的病理改变见表2-9-88。

表2-9-88　多胚瘤的病理改变

项　目	病理改变
肉眼改变	单侧性；肿瘤一般体积较大，直径多>10cm，表面光滑有包膜；切面实性为主，常伴有明显出血坏死
镜下改变	一般以形成正常早期胚胎时的胚胎样小体（胚盘、羊膜腔及卵黄囊腔）为特征，典型的胚胎样小体表现为中间形成双层细胞板的胚盘样结构，其一侧为高柱状细胞似外胚层，另一侧为立方状细胞似内胚层。每一侧细胞板外均有一微囊，与羊膜囊和卵黄囊结构类似。纯多胚瘤极少，多混合有其他生殖细胞肿瘤成分，如畸胎瘤、胚胎性癌、卵黄囊瘤、无性细胞瘤，并可见到肝样分化及各种滋养细胞成分

知识点42：性腺母细胞瘤的临床特点　　　　　　　副高：熟练掌握　　正高：熟练掌握

性腺母细胞瘤属于生殖细胞与性索-间质混合性肿瘤，一般可累及儿童和年轻妇女；临床上常伴有性腺发育不全，闭经；可出现男性化征象。

知识点43：性腺母细胞瘤的病理改变　　　　　　　副高：熟练掌握　　正高：熟练掌握

性腺母细胞瘤的病理改变见表2-9-89。

表2-9-89　性腺母细胞瘤的病理改变

项目	病理改变
肉眼改变	实性，略呈分叶状，一般伴有斑点状钙化或完全钙化；棕色、黄色或灰色，常为双侧性；大的肿瘤一般显示无性细胞瘤过度生长；60%的病例无法确定发病性腺的性质；20%的病例睾丸位于腹部或腹股沟，20%的病例为条索状性腺。少数发生于正常卵巢
镜下改变	生殖细胞与具有性索-间质分化的细胞紧密混合，排列成细胞巢；周围被无定形嗜酸性物质（玻璃样变）包绕；生殖细胞类似于无性细胞瘤，OCT4阳性；性索-间质来源的细胞类似于未成熟性Sertoli细胞或颗粒细胞：小而均一的圆形或细长的细胞，胞质稀少，核淡染；核分裂不活跃；在细胞巢之间的间质中可见类似于黄体细胞或Leydig细胞的细胞；可能出现灶状钙化，玻璃样变，或恶性生殖细胞肿瘤（通常为无性细胞瘤）的过度生长

知识点44：性腺母细胞瘤的鉴别诊断　　　副高：熟练掌握　正高：熟练掌握

性腺母细胞瘤的鉴别诊断见表2-9-90。

表2-9-90　性腺母细胞瘤的鉴别诊断

项　目	具体内容
无性细胞瘤/精原细胞瘤	一般伴有异常性腺的患者发生无性细胞瘤/精原细胞瘤时，均应除外性腺母细胞瘤。诊断性腺母细胞瘤的唯一线索可能是局灶钙化，或出现典型的性腺母细胞瘤细胞巢
环状小管性索肿瘤	Sertoli细胞瘤以单纯性与复杂性环状小管包绕玻璃样物质为特征，核分裂象稀少；缺乏生殖细胞成分；常伴有Peutz-Jeghers综合征的肿瘤可能显示小管局灶钙化

知识点45：转移性肿瘤的临床特点　　　副高：熟练掌握　正高：熟练掌握

卵巢转移性肿瘤所占比例不到10%；最常见的原发部位有女性生殖道、大肠、胃与乳腺癌；Krukenberg瘤原本指胃癌转移到卵巢，现在多指伴有印戒细胞的任何来源的卵巢转移癌。

知识点46：转移性肿瘤的病理改变　　　副高：熟练掌握　正高：熟练掌握

转移性肿瘤的病理改变，见表2-9-91。

表2-9-91　转移性肿瘤的病理改变

项　目	病理改变
肉眼改变	多为双侧性，界限不清，有时为黏液性肿块，血源性播散是最重要的因素，但是也能伴体腔播散，直接延伸及淋巴管播散；孤立性、多发性散在的结节以及表面肿瘤种植；以实性为主，可形成1个或数个囊腔
镜下改变	一般肿瘤位于表面，常伴有纤维组织增生性间质，多发性结节和血管、淋巴管浸润，而且形态学上不同于卵巢原发性肿瘤；一般为腺癌；Kruken-berg瘤可能完全取代卵巢实质，常伴有印戒细胞及腺体结构

知识点47：卵巢恶性间皮瘤的临床　　　副高：熟练掌握　正高：熟练掌握

卵巢恶性间皮瘤比较罕见，临床可表现为腹水增长快，并伴有腹痛腹胀、不完全肠梗阻等症状。

知识点48：卵巢恶性间皮瘤的病理改变　　　副高：熟练掌握　正高：熟练掌握

卵巢恶性间皮瘤大多为双侧性，主要位于卵巢表面或门部。组织学形态和免疫组化特性与腹膜间皮瘤类似。常伴有腹膜播散病灶。

知识点49：中肾管残件肿瘤的临床特点　　副高：熟练掌握　正高：熟练掌握

中肾管残件肿瘤（卵巢Wolffian管肿瘤）大多发生于中年女性；大多数为良性，少数具有低度恶性潜能，个别病例可以复发与转移。

知识点50：中肾管残件肿瘤的病理改变　　副高：熟练掌握　正高：熟练掌握

中肾管残件肿瘤的病理改变见表2-9-92。

表2-9-92　中肾管残件肿瘤的病理改变

项　目	病理改变
肉眼改变	肿瘤实性或局灶囊性，质地坚韧或橡胶样，色灰白到棕黄不等
镜下改变	瘤细胞呈小圆形或梭形，大小一致，胞质稀少。瘤细胞形成小管状腺样结构或较大的囊腔，腺体形态较规则，排列紧密，可以形成筛状结构，囊腔内可含红染分泌物。少数的区域内瘤细胞可以形成实性细胞巢或排列成弥漫片状。瘤细胞形态善良，几乎无核分裂象

知识点51：胚胎性癌的临床特点　　副高：熟练掌握　正高：熟练掌握

胚胎性癌罕见，好发于儿童和年轻成年人；10岁以前发病最为常见；hCG常升高，可用作肿瘤的标志物；症状与体征和附件肿块有关，偶尔和内分泌表现有关，包括性早熟及不规则出血。

知识点52：胚胎性癌的病理改变　　副高：熟练掌握　正高：熟练掌握

胚胎性癌的病理改变见表2-9-93。

表2-9-93　胚胎性癌的病理改变

项　目	病理改变
肉眼改变	表现为单侧、表面光滑的实性肿瘤，平均直径为17cm；呈灰白色、黄色，常伴有出血、坏死；可见多样化的形态改变，取决于是否存在其他生殖细胞成分
镜下改变	纤维性间质中可见实性、乳头状或腺管状结构，常伴有恶性卵圆形、多角形细胞片块和细胞巢，并有合体滋养巨细胞形成；肿瘤细胞具有丰富的颗粒状嗜酸性胞质；多形性圆形空泡状细胞核位于中心，核膜不规则，常见突出的核仁，出现裂隙样间隙；常见核分裂象，偶尔为异常核分裂象，伴有灶状坏死及出血；常伴有其他生殖细胞成分，卵黄囊瘤最为常见

知识点53：胚胎性癌的鉴别诊断　　　　　　　　　副高：熟练掌握　　正高：熟练掌握

胚胎性癌的鉴别诊断：①卵黄囊瘤；②幼年型颗粒细胞瘤；③无性细胞瘤。

知识点54：高钙血症性小细胞癌的临床特点　　　　副高：熟练掌握　　正高：熟练掌握

高钙血症性小细胞癌好发于年轻妇女，10～20岁为高峰发病年龄，与高钙血症密切相关。

知识点55：高钙血症性小细胞癌的病理改变　　　　副高：熟练掌握　　正高：熟练掌握

高钙血症性小细胞癌的病理改变见表2-9-94。

表2-9-94　高钙血症性小细胞癌的病理改变

项　目	病理改变
肉眼改变	表现为鱼肉样、单侧、实性，呈淡黄色、奶油色或灰色。常见出血、坏死、囊性变及局部浸润
镜下改变	胞质稀少的小圆形细胞呈片块状、巢状和条索状分布；常常出现大细胞，细胞核深染，有1个或2个小的核仁，胞质丰富，嗜酸性；核分裂活跃，可见坏死，有时可见胞质内嗜酸性小球；可见小的滤泡样结构，内含嗜酸性物质；部分肿瘤含有黏液性上皮或局灶性黏液产物

知识点56：高钙血症性小细胞癌的鉴别诊断　　　　副高：熟练掌握　　正高：熟练掌握

高钙血症性小细胞癌的鉴别诊断：①淋巴瘤；②成年人型颗粒细胞瘤。

第十一节　胎　盘　疾　病

知识点1：先兆子痫　　　　　　　　　　　　　　　副高：熟练掌握　　正高：熟练掌握

胎盘在先兆子痫时的重要改变主要有：①蜕膜小动脉病；②梗死；③胎盘早期剥离；④合体滋养细胞结增多。

先兆子痫的子宫胎盘供血不足主要是由于螺旋动脉未能很好地转化为子宫胎盘血管，因而许多螺旋动脉扩张不够，管壁中仍然有平滑肌和弹力纤维存在。病情严重者这些螺旋动脉及其分支，甚至相连的基底动脉会出现急性动脉粥样变，即蜕膜小动脉病。

知识点2：胎儿成红细胞增多症　　　　　　　　　　副高：熟练掌握　　正高：熟练掌握

胎儿成红细胞增多症的主要原因是母体抗体经胎盘输转引起胎儿溶血，胎儿为代偿失去的红细胞，过量产生并且提前释放不成熟的红细胞前驱细胞入血。

胎儿成红细胞增多症引起的胎儿水肿，胎盘的典型改变为肉眼苍白和增大，镜下可见绒毛不成熟、合体滋养细胞有退变、细胞滋养细胞层持续存在、Hofbauer细胞明显、绒毛血管中有造血细胞与绒毛间质水肿等。诊断性特征为胎儿血管减少，血管中有核红细胞明显增多。

知识点3：胎盘部位滋养细胞肿瘤的临床特点	副高：熟练掌握　正高：熟练掌握

胎盘部位滋养细胞肿瘤患者年龄在19~62岁，平均30岁左右。常表现为闭经或阴道异常出血；子宫增大；HCG水平轻度增高，人胎盘催乳素（HPL）升高；与先前妊娠的关系不确定。小部分患者有肾病综合征尿红细胞增多。

知识点4：胎盘部位滋养细胞肿瘤的病理改变	副高：熟练掌握　正高：熟练掌握

胎盘部位滋养细胞肿瘤的病理改变见表2-9-95。

表2-9-95　胎盘部位滋养细胞肿瘤的病理改变

项　目	病理改变
肉眼改变	肿瘤呈息肉状突入宫腔或在子宫壁呈结节状生长，界清但无包膜，可穿透肌层甚至穿孔
镜下改变	①较单一的中间型滋养叶细胞在子宫肌纤维间呈单个或巢团状浸润，合体细胞偶见；②瘤细胞体积较大，呈多角形；③间质内常伴有广泛纤维素样物质沉积；④瘤细胞常侵及血管肌壁；⑤判断肿瘤为恶性的指标主要包括：出血坏死较明显；子宫穿孔；透明性细胞较多；核分裂象大于5/10HP；侵及子宫外

知识点5：上皮样滋养细胞肿瘤的临床特点及鉴别诊断	
	副高：熟练掌握　正高：熟练掌握

上皮样滋养细胞肿瘤的临床特点及鉴别诊断见表2-9-96。

表2-9-96　上皮样滋养细胞肿瘤的临床特点及鉴别诊断

项　目	具体内容
临床特点	①可发生于足月妊娠、流产、葡萄胎后或与先前妊娠的关系不确定；②阴道异常出血；③hCG水平增高，增高的幅度不大
鉴别诊断	①胎盘部位滋养细胞肿瘤；②宫颈角化性鳞癌

知识点6：上皮样滋养细胞肿瘤的病理改变	副高：熟练掌握　正高：熟练掌握

上皮样滋养细胞肿瘤的病理改变见表2-9-97。

表2-9-97　上皮样滋养细胞肿瘤的病理改变

项　目	病理改变
肉眼改变	①子宫内膜和肌层或子宫下段可见散在的膨胀性结节；②常伴有出血和坏死
镜下改变	①非典型性单核滋养细胞排列成散在巢索或大片团状，并且以膨胀方式向周围浸润；②间质及瘤细胞巢内可见嗜酸性玻璃样物质沉积；③肿瘤可累及子宫颈内膜

知识点7：绒毛膜癌的临床特点及鉴别诊断　　　　　副高：熟练掌握　正高：熟练掌握

绒毛膜癌的临床特点及鉴别诊断见表2-9-98。

表2-9-98　绒毛膜癌的临床特点及鉴别诊断

项　目	具体内容
临床特点	①血、尿hCG水平明显增高；②阴道异常出血；③子宫增大
鉴别诊断	①妊娠早期滋养叶细胞灶性增生；②侵袭性葡萄胎；③低分化鳞癌

知识点8：绒毛膜癌的病理改变　　　　　　　　　　副高：熟练掌握　正高：熟练掌握

绒毛膜癌的病理改变见表2-9-99。

表2-9-99　绒毛膜癌的病理改变

项　目	病理改变
肉眼改变	①无绒毛结构；②暗红色出血坏死性肿块
镜下改变	①细胞滋养细胞、合体滋养细胞与中间型滋养细胞增生，混合排列成巢状或条索状，细胞异形明显，核分裂象多见；②无绒毛结构；③肿瘤无自身间质及血管；④侵袭组织与血管，致明显坏死、出血

知识点9：早期自发性流产　　　　　　　　　　　　副高：熟练掌握　正高：熟练掌握

早期自发性流产见表2-9-100。

表2-9-100　早期自发性流产

项　目	具体内容
胚胎改变	按照完全性标本的肉眼可将胚胎分为三种情况：胚胎生长结构紊乱、胚胎有正常形态学与胚胎有局限性缺陷
绒毛改变	大约40%的自发性流产中绒毛按妊娠时间的长度来说是正常的，20%～30%的标本中绒毛显示的是胚胎或胎儿死后的改变，即绒毛硬化、绒毛血管闭塞与间质纤维化。20%～40%的流产胎儿的胎盘显示局灶性或弥漫性绒毛水肿，绒毛增大、间质血管减少或消失以及绒毛的滋养细胞层变薄

知识点10：晚期自发性流产	副高：熟练掌握 正高：熟练掌握

晚期自发性流产与早期的自发性流产不同，不由染色体缺陷引起，重要病因是感染与胎盘病变。如细菌侵入羊水引起的绒毛膜羊膜炎是晚期流产最常见的原因，妊娠中3个月的流产也可以由病毒感染、弓形虫感染和其他病原体引起。晚期流产的第二大类因素包括免疫异常，如狼疮性抗凝血因子、抗心磷脂抗体与抗核抗体等，第三大类因素与凝血病有关。

第十二节 乳腺疾病

知识点1：急性化脓性乳腺炎的临床特点	副高：熟练掌握 正高：熟练掌握

急性化脓性乳腺炎又称哺乳期乳腺炎，常见于初产妇。起病时可有寒战、高热、脉搏加快等症状，血常规显示白细胞计数增高及核左移，可出现压痛性肿块或伴有同侧腋下淋巴结大。

知识点2：急性化脓性乳腺炎的病理改变	副高：熟练掌握 正高：熟练掌握

急性化脓性乳腺炎的病理改变见表2-9-101。

表2-9-101 急性化脓性乳腺炎的病理改变

项 目	病理改变
肉眼改变	早期病变界限不清楚，切面呈暗红与灰白相间，质软，有炎性渗出物或脓性液体流出，晚期可形成脓肿
镜下改变	急性化脓性乳腺炎的基本病变为软组织急性化脓性炎。早期乳腺小叶结构存在，乳腺与导管内有乳汁淤积，大量中性粒细胞浸润，病变范围较局限，及时治疗可完全治愈。但随着病情发展，乳腺小叶结构破坏，局部组织坏死，形成大小不一的小脓肿，小脓肿可以互相融合，形成乳腺脓肿。病变周围可见肉芽组织增生，最后形成瘢痕组织

知识点3：急性化脓性乳腺炎的鉴别诊断	副高：熟练掌握 正高：熟练掌握

与急性化脓性乳腺炎类似疾病的鉴别诊断见表2-9-102。

表2-9-102 急性化脓性乳腺炎的鉴别诊断

项 目	鉴别诊断
乳房内积乳性脓肿	局部疼痛与肿块，与急性化脓性乳腺炎不同的是，此病无红、肿、热、痛，白细胞计数增高等炎症表现，且镜下无脓肿形成
乳腺皮肤丹毒	该病局部炎症和全身毒血症较明显，但是乳房内无脓肿形成
炎性乳癌	此病与急性化脓性乳腺炎虽有相似的临床表现，但炎性乳癌皮肤改变广泛，一般可累及整个乳房，颜色为暗红或紫红色。而急性化脓性乳腺炎的乳腺实质内肿块明显，导管上皮细胞偶尔可见非肿瘤性增生
浆细胞性乳腺炎	急性期临床表现和急性化脓性乳腺炎相似，但是镜下以淋巴细胞、浆细胞浸润为主，一般不形成脓肿

知识点4：乳头乳晕炎的临床特点　　　　副高：熟练掌握　正高：熟练掌握

乳头乳晕炎一般发生在哺乳期，常有外伤或乳头湿疹、先天性乳头内陷等病史。细菌通过破损的乳头部皮肤或导管侵入，引起乳头与乳晕区肿大。钼靶片上乳头部位呈球形致密区，可见乳头内小囊肿，偶有钙化。

知识点5：乳头乳晕炎的病理改变　　　　副高：熟练掌握　正高：熟练掌握

乳头乳晕炎的病理改变见表2-9-103。

表2-9-103 乳头乳晕炎的病理改变

项 目	病理改变
肉眼改变	病变界限不清，乳头增大、红肿，乳头区皮肤增厚，表面粗糙，有结节感
镜下改变	乳晕部化脓性炎，乳头部大导管上皮变性脱落，与炎性渗出物堆积在扩张的导管内，周围间质有中性粒细胞浸润，局部可形成小脓肿

知识点6：乳腺脓肿的临床特点　　　　副高：熟练掌握　正高：熟练掌握

乳腺脓肿主要由乳腺导管破裂感染引起，多发生在哺乳期，乳房可触及单个或多个结节或包块，皮肤改变不明显。部位较浅的脓肿有波动感，可以形成脓腔，脓液可以自乳头流出；深部脓肿向内溃破可形成乳房后脓肿。

知识点7：乳腺脓肿的病理改变　　　　副高：熟练掌握　正高：熟练掌握

乳腺脓肿的病理改变见表2-9-104。

表2-9-104 乳腺脓肿的病理改变

项 目	病理改变
肉眼改变	病变区切面呈暗红色或无明显改变，有时可见窦道形成，挤压时有脓性渗出物流出。皮下可触及单个或多个囊腔包块，囊壁一般较厚，囊内为黏稠的脓性物
镜下改变	病变中央为坏死物、分泌物，大量中性粒细胞浸润，周围有炎性肉芽组织增生

知识点8：乳腺导管扩张症的临床特点　　　　副高：熟练掌握　　正高：熟练掌握

乳腺导管扩张症也称为导管周围乳腺炎。常见于绝经期女性，患者有疼痛感，病变早期乳头出现棕黄色分泌物或淡黄色溢液，少数为血性溢液。病变晚期可以在乳晕附近触及大小不等的肿块，肿块可与皮肤粘连，或伴有乳头内陷。严重者可以出现乳房瘘管，使乳房变形。乳腺影像学检查可见钙化。

知识点9：乳腺导管扩张症的病理改变　　　　副高：熟练掌握　　正高：熟练掌握

乳腺导管扩张症的病理改变见表2-9-105。

表2-9-105 乳腺导管扩张症的病理改变

项 目	病理改变
肉眼改变	病变区皮肤粗糙、乳头内陷，皮下可触及条状硬块，切面呈黄白色相间，质地较硬，与周围组织界限不清。可见导管扩张，挤压时有粉刺样分泌物溢出；导管可扩张呈囊状，内含糊状分泌物，与粉刺型导管内癌类似
镜下改变	乳腺导管呈不同程度扩张，腔内有富含脂质的分泌物；导管腔内泡沫细胞聚集，上皮增生、变性及脱落；导管周围炎症，常伴有明显的淋巴细胞、浆细胞浸润，可有淋巴滤泡形成；导管周围纤维化，管腔闭塞

知识点10：乳腺导管扩张症的鉴别诊断　　　　副高：熟练掌握　　正高：熟练掌握

乳腺导管扩张症的鉴别诊断见表2-9-106。

表2-9-106 乳腺导管扩张症的鉴别诊断

项 目	鉴 别 诊 断
导管内乳头状瘤	与乳腺导管扩张症不同的是患者年龄较轻，乳腺导管造影或组织学检查可明确诊断
乳腺癌	该病乳房内肿块浸润性生长，皮肤呈"橘皮征"改变，虽然影像学检查会出现管状钙化的临床表现，与乳腺导管扩张症相似，但是穿刺活检与病理活检可明确诊断
乳房结核	表现为乳房内炎性肿块及慢性溃疡病或瘘管，分泌物为稀薄豆渣样，镜下为肉芽肿性改变，抗酸染色可找到抗酸杆菌

知识点11：乳腺脂肪坏死的临床特点　　　　副高：熟练掌握　正高：熟练掌握

乳腺脂肪坏死多发生于成年体形肥胖者，约一半的患者有明显外伤史。单侧乳腺受累，可见于乳头旁和乳头区；早期可见皮下无痛性肿块，也可出现乳头溢液与腋下淋巴结肿大；晚期肿块固定可与皮肤粘连，可出现皮肤下陷或乳头变形，易被误诊为癌。

知识点12：乳腺脂肪坏死的病理改变　　　　副高：熟练掌握　正高：熟练掌握

乳腺脂肪坏死的病理改变见表2-9-107。

表2-9-107　乳腺脂肪坏死的病理改变

项　目	病理改变
肉眼改变	脂肪组织内可见圆形、不规则形硬块，边界不清，切面质韧，呈多彩状、灰黄色，伴有灶性出血；可见空洞，或囊腔伴囊壁钙化
镜下改变	脂肪细胞变性坏死融合呈大小不等的空泡，囊腔形成，周围有含脂质的组织细胞与伴泡沫细胞的异物巨细胞，可有数量不等的炎细胞浸润，也可有局灶性出血

知识点13：炎性假瘤的临床特点　　　　副高：熟练掌握　正高：熟练掌握

炎性假瘤患者常见于30岁以下，女性患者较多。由于有包块，临床上易与肿瘤相混淆。一般为单侧乳房受累，可触及肿物，有一定活动度，病变可与表面皮肤粘连。

知识点14：炎性假瘤的病理改变　　　　副高：熟练掌握　正高：熟练掌握

炎性假瘤的病理改变见表2-9-108。

表2-9-108　炎性假瘤的病理改变

项　目	病理改变
肉眼改变	肿块直径为2～4cm，切面呈灰白或淡黄色，质地较硬，边缘不规则，无出血及坏死
镜下改变	病变位于乳腺间质内，一般可浸润破坏乳腺小叶，有明显的炎细胞、胶原纤维与肌纤维细胞。形态上可呈三种类型：①肉芽组织/结节筋膜炎样，间质黏液水肿，富于小血管，其内有梭形细胞与炎细胞浸润；②纤维瘤病/纤维组织细胞瘤样，病变区梭形细胞密集，呈束状或轮辐状，常伴有浆细胞与淋巴细胞浸润；③瘢痕/硬化样，病变内可见片状致密的胶原纤维，周边见梭形细胞、浆细胞与淋巴细胞，可出现钙化

知识点15：炎性假瘤的鉴别诊断　　　　　副高：熟练掌握　正高：熟练掌握

炎性假瘤的鉴别诊断：①梭形细胞化生性癌；②炎性肌纤维母细胞瘤。

知识点16：硬化性腺病的临床特点　　　　　副高：熟练掌握　正高：熟练掌握

硬化性腺病主要好发于35～40岁。病变出现于终末导管－小叶单位，是以小叶纤维化与增生小管的腺上皮萎缩而肌上皮仍保存或增生，造成腺体不同程度的挤压、扭曲为特征的结节状病变。临床上乳房可触及小结节，小部分伴有疼痛、触痛。

知识点17：硬化性腺病的镜下病理改变　　　副高：熟练掌握　正高：熟练掌握

小叶结构大致保存或呈结节状，结节圆形或椭圆形，一般呈漩涡状小叶中心性模式：小腺体和小管的小叶中心性（局限性）增生，在增生的纤维间质中不同程度地受挤压变形，管腔狭窄或闭塞；腺体和小管腺上皮进行性萎缩至消失，周围保存有肌上皮细胞层；常伴有微小钙化；可被原位癌（导管型或小叶型）累及，形态学类似于浸润性癌。

知识点18：硬化性腺病的鉴别诊断　　　　　副高：熟练掌握　正高：熟练掌握

硬化性腺病的鉴别诊断见表2-9-109。

表2-9-109　硬化性腺病的鉴别诊断

项　目	鉴别诊断
浸润性癌	增生变形的腺体出现在纤维化间质或脂肪组织内时，有肌上皮层为硬化性腺病，无肌上皮层为浸润性癌。可采用免疫组化肌上皮标志物（calponin、平滑肌肌球蛋白重链和p63等）鉴别
微腺性腺病	微腺性腺病无结节或小叶中心性结构，小管管腔开放、圆形、大小较均匀一致，无肌上皮层
小管癌	小管癌无小叶中心性结构，腺管管腔呈角状或泪滴状，仅有单层癌细胞衬覆，无肌上皮层

知识点19：大汗腺腺病的镜下病理改变　　　副高：熟练掌握　正高：熟练掌握

硬化性腺病特征，腺肌上皮为双层结构；腺细胞体积增大，柱状，颗粒状嗜酸性胞质，腔缘可有顶突，呈圆形核，核仁明显；当化生的大汗腺细胞出现胞质透明化或空泡化，核增大（大小相差2～3倍），核仁明显并且增大，病灶范围4～8mm时，应当考虑为非典型大汗腺腺病。

知识点20：普通型导管增生的临床特点　　　副高：熟练掌握　正高：熟练掌握

普通型导管增生常见于育龄妇女，伴发于乳腺的部分良性、恶性疾病。大体检查与影像学检查多数无特征性改变。该病患者发生乳腺癌的风险增加1.5~2倍。

知识点21：普通型导管增生的镜下病理改变　　副高：熟练掌握　正高：熟练掌握

普通型导管增生的镜下病理改变见表2-9-110。

表2-9-110　普通型导管增生的镜下病理改变

项　目	镜下病理改变
结构特征	终末导管或小管衬覆上皮细胞增生≥3层，增生细胞团聚集形成复层、小丘状或微乳头状，或可形成横跨腺腔的细胞桥，或位于膨胀扩张导管的中央并形成新月形边缘，或为实性。"二级"管腔或窗孔腔隙不规则，大小及形状不一致，腔缘细胞无极性；增生的细胞核平行排列，呈流水状结构；实性聚集细胞团内，细胞核也可呈同心圆样排列成漩涡状
细胞学特征	增生的细胞无异型性，且细胞大小、形状和排列方向不一；细胞边界不清；细胞核的大小、形状及分布不均，可重叠，核常呈卵圆形、梭形、圆形等，常见核沟
其他特征	可伴有大汗腺化生、钙化和坏死

知识点22：非典型导管增生的镜下病理改变　　副高：熟练掌握　正高：熟练掌握

非典型导管增生的镜下病理改变见表2-9-111。

表2-9-111　非典型导管增生的镜下病理改变

项　目	镜下病理改变
结构特征	非典型细胞群可以出现低核级DCIS的任一结构：腔缘细胞有极向的冲凿状圆孔或几何形的腔的筛状结构、微乳头结构和实性结构、厚度一致的僵硬的细胞桥和拱形结构；其他区域可有普通型导管增生的组织结构
细胞学特征	部分管腔内出现类似于低级别导管原位癌的细胞群（细胞小、单一、形态一致，核圆形，分布均匀，且边界清楚，细胞间相互黏附）；另一群细胞类似于普通型导管增生或残留的正常上皮
大小（范围）	类似于低级别导管原位癌特征的肿瘤组织存在于至少2个独立的管腔内时，应当诊断为DCIS，低于此范围应当诊断为ADH；肿瘤组织合计横切面直径<2mm时也应当诊断为ADH

知识点23：导管原位癌的病理改变　　副高：熟练掌握　正高：熟练掌握

导管原位癌的病理改变见表2-9-112。

表2-9-112 导管原位癌的病理改变

项　目	病理改变
肉眼改变	大体检查一般无异常，可触及包块及有影像学检查改变的DCIS呈质硬的褐色肿块，切面可有黄色索状的糊状物流出，触诊或挤压标本时易从受累的导管中挤出
镜下改变	DCIS病变大多数发生于终末导管-小叶单位内。导管及小管明显扩张，原有的腺上皮被不同程度异型的肿瘤细胞所取代，并且排列呈不同的组织学构型，可有或无坏死。原有的肌上皮层可完全保存，或部分甚至完全缺失

知识点24：非典型小叶增生的镜下病理改变　　副高：熟练掌握　正高：熟练掌握

在终末导管-小叶单位内出现小而一致、松散黏附的上皮细胞增生，但受累范围不太广泛，病变并未累及1个小叶的所有腺泡，而且受累腺泡的膨胀与扩张程度均不如小叶原位癌。

知识点25：乳头部腺瘤的临床特点及病理改变　　副高：熟练掌握　正高：熟练掌握

乳头部腺瘤包括乳头管腺瘤与汗腺瘤样腺瘤，其临床特点及病理改变见表2-9-113。

表2-9-113 乳头部腺瘤的临床特点及病理改变

项　目	临床特点及病理改变
乳头管腺瘤	位于乳头集合管周围，由衬覆上皮与肌上皮细胞的小管致密增生所形成的病变，伴或不伴有上皮增生。大体检查可见乳头有血性或浆液性溢液，乳头糜烂或乳头下结节。组织学可见由腺上皮和肌上皮两层细胞构成的腺体增生，并且挤压集合管，导致后者呈囊性扩张，并形成分离的结节。表皮可过度角化或糜烂。肌上皮标志物免疫组化染色（如SMA、p63等）显示肌上皮存在，这点是与癌鉴别的依据
汗腺瘤样腺瘤	一种非转移性的可局部复发及浸润的乳头/乳晕区的肿瘤，显示汗腺导管分化特征。大体检查可见乳头及乳晕下质硬、边界不清的结节。组织学可表现为细胞巢、分支状细胞索、腺样结构及小的角化囊肿在乳头部间质的平滑肌束与神经周间隙中浸润性生长。肿瘤可由主要病变区蔓延至很远的地方，之间隔着正常的乳腺组织

知识点26：浸润性导管癌（非特殊型）的镜下病理学改变
**　　　　　　　　　　　　　　　　　　副高：熟练掌握　正高：熟练掌握**

浸润性导管癌（非特殊型）的组织病理学改变见表2-9-114。

表2-9-114 浸润性导管癌（非特殊型）的组织病理学改变

项目	组织病理学改变
普通型	肿瘤形态不一，缺乏规律性的结构特征。肿瘤细胞可以排列成索状、簇状、小梁状或实性，有的伴有合体细胞浸润，间质少。部分病例腺样分化明显，或在肿瘤细胞团中可见伴有中央腔隙的小管结构。偶尔可见一些具有单层线状浸润或靶环状结构的区域，但是缺乏浸润性小叶癌的细胞形态特征。肿瘤细胞形状各异，胞质丰富，呈嗜酸性。核大小一致或高度异型且有多个明显核仁，核分裂象缺乏或广泛存在。肿瘤的间质表现多种多样，有的表现为成纤维细胞增生，有的结缔组织极少或可见明显的玻璃样变性，导管周围或血管周围可见局灶性弹力纤维变性。也可见局灶性坏死，偶尔可表现为广泛性坏死，极少数病例可见淋巴浆细胞浸润
亚型	对代表性的病理切片进行观察，只有超过50%的肿瘤区域表现为非特殊型形态者，才能够诊断为非特殊型浸润性导管癌。否则将其归入混合型癌，如非特殊型浸润性导管癌伴浸润性小叶癌。还有其他少见亚型，如多形性癌、伴绒毛膜癌特征的癌、伴有破骨细胞样巨细胞的癌、伴黑色素特征的癌

知识点27：浸润性小叶癌的镜下病理学改变　　副高：熟练掌握　正高：熟练掌握

浸润性小叶癌的组织病理学改变见表2-9-115。

表2-9-115 浸润性小叶癌的组织病理学改变

项目		组织病理学改变
经典型		癌细胞一般呈单个散在、弥漫浸润于乳腺小叶外的间质中，呈单行线状排列，也可围绕乳腺导管呈同心圆样靶环状排列。癌细胞小、均匀一致、彼此之间缺乏黏附性。胞核呈圆形或不规则的卵圆形，核分裂象少见。胞质少，位于细胞边缘，偶可见细胞内黏液
变异型	实性型	癌细胞一般呈弥漫片状排列，细胞均匀一致、分布松散、形态多样，核分裂象多见
	腺泡型	浸润的癌细胞一般聚集成小巢状或腺泡状，每个小巢由20个以上癌细胞组成，细胞形态及排列方式均不同于经典型
	多形型	癌细胞一般表现出明显的异型与多形性，并可有顶浆分泌或组织细胞样分化，癌细胞呈印戒样或形态多样

知识点28：纤维腺瘤的病理改变　　副高：熟练掌握　正高：熟练掌握

纤维腺瘤的病理改变见表2-9-116。

表2-9-116 纤维腺瘤的病理改变

项目	病理改变
肉眼改变	切面呈灰白色、实性、质地较韧伴有隆起。切面依据玻璃样变、黏液变性、钙化等有不同的外观
镜下改变	间质与上皮混合增生。间质细胞在导管周围呈环状增生-管周型，间质细胞增生将导管压成裂隙-管内型。间质可呈局灶性、弥漫性细胞增生、可见怪异的不典型多核巨细胞、黏液变性、玻璃样变、钙化和骨化。有时瘤内可出现小叶原位癌或导管原位癌。一些纤维腺瘤间质细胞丰富、形成上皮裂隙等，应与叶状肿瘤相区别

知识点29：血管肉瘤的病理改变　　　　　　　　　　副高：熟练掌握　正高：熟练掌握

血管肉瘤的病理改变见表2-9-117。

表2-9-117　血管肉瘤的病理改变

项　目	病理改变
肉眼改变	肿瘤为1~20cm大小，平均5cm。病变呈海绵状，边缘充血
镜下改变	Ⅰ级（分化良好）血管肉瘤由被小叶间间质分隔开的相互吻合的血管构成，肿瘤性血管管腔大，且充满红细胞，被覆管腔的内皮细胞核明显且深染。Ⅱ级（中度分化）血管肉瘤的诊断标准为至少75%的肿瘤区域由分化良好的Ⅰ级血管肉瘤构成。Ⅲ级（分化差）血管肉瘤容易诊断，病变呈相互吻合的血管与实性的内皮细胞或梭形细胞区域混合存在，伴有局灶坏死与大量的核分裂象

知识点30：转移性肿瘤的镜下病理学改变　　　　　　副高：熟练掌握　正高：熟练掌握

大多数转移性肿瘤与原发性乳腺肿瘤的形态特征并不完全一致，有助于诊断。但一些转移性肿瘤与原发性乳腺肿瘤有相似之处，如鳞状细胞癌、黏液癌等。转移的肿瘤细胞大多分布于乳腺导管和小叶周围，乳腺淋巴管与血管内偶尔充满瘤细胞团，而乳腺导管上皮无异型增生现象，且间质无弹力纤维增生。原位癌病变的存在是判断原发性乳腺癌的可靠依据。

第十章 内分泌系统疾病

第一节 甲状腺疾病

一、甲状腺炎

> **知识点1：急性甲状腺炎的临床特点** 副高：熟练掌握 正高：熟练掌握

急性甲状腺炎（化脓性甲状腺炎）一般与上消化道及呼吸道感染（如咽炎或扁桃体炎）、败血症及颈部开放性外伤等有关。多发生于营养不良的婴幼儿、患有糖尿病的老年人以及免疫功能不全的患者。病原体主要有溶血性链球菌、金黄色葡萄球菌与肺炎球菌。病毒感染少见。

> **知识点2：急性甲状腺炎的病理改变** 副高：熟练掌握 正高：熟练掌握

大量中性粒细胞浸润及组织坏死，可继发脓肿形成。部分继发于梨状隐窝瘘管的病例可反复发作。

> **知识点3：急性甲状腺炎的鉴别诊断** 副高：熟练掌握 正高：熟练掌握

①甲状舌管囊肿或支气管源性囊肿感染；②颈部蜂窝织炎；③扁桃体炎；④某些甲状腺肿瘤。

> **知识点4：自身免疫性甲状腺炎的临床特点** 副高：熟练掌握 正高：熟练掌握

淋巴细胞性甲状腺炎较多见于儿童；桥本甲状腺炎主要发生于40岁以上的女性。

> **知识点5：自身免疫性甲状腺炎的病理改变** 副高：熟练掌握 正高：熟练掌握

自身免疫性甲状腺炎的病理改变见表2-10-1。

表2-10-1 自身免疫性甲状腺炎的病理改变

项 目	病理改变
肉眼改变	甲状腺多弥漫性增大。淋巴细胞性甲状腺炎切面呈实性、白色,韧性增加,略呈结节状。桥本甲状腺炎切面质脆,黄灰色,类似于增生的淋巴结,有的病例可呈明显的结节状改变
镜下改变	自身免疫性甲状腺炎的共同病变特征为腺体广泛的淋巴细胞浸润伴有生发中心形成,但随着疾病不同而程度不同。桥本甲状腺炎病变组织内还可以见到浆细胞、组织细胞及散在的滤泡内多核巨细胞。由甲状腺滤泡上皮的形态特点决定其病理诊断:当甲状腺滤泡弥漫性增生时,为Graves病;当甲状腺滤泡相对正常时,为淋巴细胞性甲状腺炎;而当甲状腺滤泡缩小且显示广泛嗜酸性变时,为桥本甲状腺炎。当桥本甲状腺炎病变组织中上皮成分呈明显的结节状生长时,一般理解为桥本甲状腺炎与结节性增生合并存在,并且可以将这种病变称为结节性桥本甲状腺炎。此外,桥本甲状腺炎病变中常可以见到认为是由滤泡细胞化生而来的鳞状细胞巢

知识点6:亚急性甲状腺炎或De Quervain甲状腺炎的临床特点

副高:熟练掌握 正高:熟练掌握

典型者发生于中年妇女。患者可出现咽喉痛、吞咽痛及触诊时甲状腺区明显压痛,常伴有发热和全身不适。最初的症状消退后,可能发生压迫症状和/或轻微的甲状腺功能减退。

知识点7:亚急性甲状腺炎或De Quervain甲状腺炎的病理改变

副高:熟练掌握 正高:熟练掌握

亚急性甲状腺炎或De Quervain甲状腺炎的病理改变见表2-10-2。

表2-10-2 亚急性甲状腺炎或De Quervain甲状腺炎的病理改变

项 目	病理改变
肉眼改变	病变常累及整个甲状腺,但呈不对称性增大。在典型病例,腺体肿大约为正常时的2倍。在疾病后期,受累的腺体质地坚硬。亚急性甲状腺炎几乎不与周围组织粘连
镜下改变	明显的炎症和含有异物巨细胞的肉芽肿,其特征是肉芽肿围绕滤泡,多核巨细胞吞噬类胶质。无干酪样坏死,可见到片状分布的纤维化区域

二、甲状腺肿

知识点8:结节性甲状腺肿的临床特点

副高:熟练掌握 正高:熟练掌握

大多数患者甲状腺功能正常。初诊时可发现甲状腺呈多结节状,且很大,引起气管阻塞。结节内出血可以引起体积突然增大和疼痛。少部分患者初期具有甲状腺功能亢进的临床征象,但不发生Graves病的突眼征。

知识点9：结节性甲状腺肿的病理改变　　　　副高：熟练掌握　正高：熟练掌握

结节性甲状腺肿的病理改变见表2-10-3。

表2-10-3　结节性甲状腺肿的病理改变

项　目	病理改变
肉眼改变	甲状腺增大，外形扭曲。通常，一叶腺体大于另一叶。甲状腺被膜紧张，但完整。切面呈多结节状，有些结节具有部分或完整的包膜。继发性改变常见，可表现为出血、钙化及囊性退变
镜下改变	常见新鲜和陈旧性出血、粗大的纤维性小梁以及钙化灶。偶尔可见骨化生。周边可见明显增厚的血管，并伴有中层钙化。大多数病例间质内存在数量不等的慢性炎细胞，提示合并慢性甲状腺炎

知识点10：结节性甲状腺肿的鉴别诊断　　　　副高：熟练掌握　正高：熟练掌握

结节性增生的优势结节需要与真性腺瘤相鉴别，其依据是腺瘤为单发性，完全被包膜包绕，与其余的甲状腺实质不同，它压迫邻近的组织，且主要由比正常甲状腺滤泡小的滤泡组成。结节性增生几乎总是许多结节，且包膜不完整，滤泡大小不同，部分或全部滤泡大于周围的甲状腺滤泡，且不压迫邻近的甲状腺实质。但是，某些病例不能将两者区分开来，因为具有腺瘤形态学特征的病变可以是多发性和/或发生在结节性增生的情况下。

知识点11：弥漫性毒性甲状腺肿的临床特点　　　　副高：熟练掌握　正高：熟练掌握

弥漫性毒性甲状腺肿可发生于任何年龄，常见20～40岁患者，女性较多。也可以发生于儿童，是儿童甲状腺功能亢进最常见的原因。临床上常表现为肌肉无力、体重减轻、兴奋、突眼、心动过速、甲状腺肿、食欲常明显增加。可发生心房纤颤。晚期可表现为局限性胫前黏液水肿和所谓"甲状腺杵状指"。

知识点12：弥漫性毒性甲状腺肿的病理改变　　　　副高：熟练掌握　正高：熟练掌握

弥漫性毒性甲状腺肿的病理改变见表2-10-4。

表2-10-4　弥漫性毒性甲状腺肿的病理改变

项　目	病理改变
肉眼改变	甲状腺轻至中度对称性弥漫性增大，润泽且带有红色，质地与胰腺组织相近。切面均匀一致，灰色或红色取决于血供程度。病程较长的病例，腺体脆而易碎，呈暗黄色
镜下改变	甲状腺滤泡细胞显著增生，并伴有明显的乳头状内折，可能与乳头状癌混淆。滤腺泡细胞呈柱状，核位于基底部，染色正常或深染，胞质透明，有时呈微小空泡状，可能含有脂肪或糖原。间质有淋巴细胞聚集，常伴有生发中心形成。可能出现不同数量的嗜酸细胞，提示本病可能进展为桥本甲状腺炎。长期病例可出现轻度纤维化

三、肿瘤

知识点13：甲状腺腺瘤的诊断标准　　　　副高：熟练掌握　　正高：熟练掌握

甲状腺腺瘤的诊断标准：①有完整的纤维包膜，且包膜薄；②包膜内外甲状腺组织结构不同；③包膜内瘤组织压迫包膜外甲状腺组织，形成半月形；④包膜内组织的结构相对一致；⑤通常为孤立性结节。

知识点14：滤泡性腺瘤的临床特点　　　　副高：熟练掌握　　正高：熟练掌握

滤泡性腺瘤是良性肿瘤，较常见。多发生于40～60岁，女性较男性多5～6倍。临床上常表现为颈部孤立性无痛性肿块，生长缓慢。无甲状腺功能亢进症状。放射性碘扫描常为冷性结节。

知识点15：滤泡性腺瘤的病理改变　　　　副高：熟练掌握　　正高：熟练掌握

滤泡性腺瘤的病理改变见表2-10-5。

表2-10-5　滤泡性腺瘤的病理改变

项　　目		病理改变
肉眼改变		瘤体直径一般为1～5cm。呈圆形或卵圆形，且有完整包膜。切面稍隆起，淡黄褐色，质较软。较大腺瘤有出血、囊性变与纤维化倾向，也可合并钙化与骨化等
镜下改变	胚胎性腺瘤	由互相吻合的细胞梁索构成，瘤细胞小而圆，且大小一致，胞质深红染，核居中，少有核分裂象。间质为富于血管的疏松结缔组织，常伴有水肿
	胎儿性腺瘤	由含有少量类胶质的小滤泡构成，小滤泡排列疏松，间质水肿
	单纯性腺瘤	由分化好、正常大小的滤泡构成
	胶样腺瘤	由大、含有较多类胶质的滤泡构成，其滤泡大小的差异较其他类型明显
	伴有奇异核的滤泡性腺瘤	极少数病例瘤细胞中偶见散在的奇异或巨大细胞核，但不足以诊断不典型腺瘤

知识点16：滤泡性腺瘤的鉴别诊断　　　　副高：熟练掌握　　正高：熟练掌握

滤泡性腺瘤的鉴别诊断：①滤泡性癌；②结节性甲状腺肿。

知识点17：乳头状癌的临床特点　　　　副高：熟练掌握　　正高：熟练掌握

乳头状癌任何年龄均可发生，女性较多，以40岁左右为多见。儿童甲状腺恶性肿瘤的

90%以上为乳头状癌。其病程长，生长缓慢，预后较好。临床上主要表现为甲状腺肿块，有的患者则以局部淋巴结转移为首发症状。

知识点18：乳头状癌的病理改变	副高：熟练掌握　正高：熟练掌握

乳头状癌的病理改变见表2-10-6。

表2-10-6　乳头状癌的病理改变

项　目	病理改变
肉眼改变	①一般为孤立性、无包膜的肿块；有包膜者（包裹型）仅占3%～14%；②大小不一；③切面呈灰白色、粗糙或呈绒毛状外观；④可出现纤维化、钙化、骨化及囊性变等继发性改变
镜下改变	以形成复杂分支的乳头状结构和细胞核的特殊形态为特点。其乳头状结构主要表现为：①分支复杂，大多在两级以上；②乳头细长，切面处可见多数乳头断面；③乳头中央为纤维血管轴心；④乳头突向滤泡腔或囊腔。被覆乳头的癌细胞单层或多层，立方形或低柱状
	不论乳头状癌的结构如何（乳头状、滤泡状或实体梁状），癌细胞核均具有下列特征：①核较大，卵圆形或圆形；②核排列拥挤、重叠，缺乏极向；③毛玻璃样核，即核淡染或空旷，染色质细小，核膜清晰，且核仁不明显；④核沟易见；⑤核内嗜酸性假包涵体；⑥偶见或不见核分裂象；⑦约半数病例可见砂粒体。砂粒体为圆形、层状、嗜碱性钙化小球，主要位于突起尖端部中央间质处，或癌巢之间纤维间质中，甚或肿瘤邻近的甲状腺组织及转移瘤内

知识点19：滤泡性癌的临床特点	副高：熟练掌握　正高：熟练掌握

滤泡性癌常发生于中老年人，儿童少见。女性为男性的2～3倍。发病率占全部甲状腺恶性肿瘤的5%，碘缺乏地区发病率相对较高。放射性核素扫描为冷结节。患者甲状腺功能常正常。

知识点20：滤泡性癌的病理改变	副高：熟练掌握　正高：熟练掌握

滤泡性癌的病理改变见表2-10-7。

表2-10-7　滤泡性癌的病理改变

项　目	病理改变
肉眼改变	①一般为孤立性结节，少数为多个结节，边界清楚，可有包膜（微小浸润型）或无包膜（广泛浸润型）。包膜较腺瘤的包膜要厚（常>1cm），且不规则，厚薄不均；②类圆形或分叶状；③大小不等，多为2～4cm；④质硬；⑤切面灰白或红褐色，鱼肉样，中央常见星芒状瘢痕及出血、坏死、钙化及囊性变等继发性病变
镜下改变	①由各种不同分化程度的滤泡构成：一般滤泡较小，排列紧密；②癌细胞圆形或立方形，核圆、深染，呈不同程度的异型性；③间质富含薄壁血管，有时形成血窦样结构；④癌组织浸润包膜或血管（浸润淋巴管较少）是诊断滤泡性癌的主要依据

知识点21：髓样癌的临床特点　　　　　　副高：熟练掌握　　正高：熟练掌握

　　散发性髓样癌大多累及成年人，女性稍多，平均年龄50岁，多为单发性。临床上，可出现顽固性腹泻、类癌综合征或Cushing综合征等症状。家族性髓样癌主要见于年轻人（平均年龄35岁），多为多发性与双侧性，残余腺体总伴有C细胞增生。肿瘤大小为1cm或<1cm时称为微小髓样癌，几乎所有发生于儿童的甲状腺髓样癌病例均属于这种类型，呈常染色体显性遗传，具有完全的外显率。

知识点22：髓样癌的病理改变　　　　　　副高：熟练掌握　　正高：熟练掌握

　　髓样癌的病理改变见表2-10-8。

表2-10-8　髓样癌的病理改变

项　目	病理改变
肉眼改变	典型的髓样癌呈实性、质硬、无包膜，但界限相对清楚，且切面呈灰白色到黄褐色。与乳头状癌的分类原则相似，当肿瘤的最大直径为1cm或<1cm时，称为微小髓样癌
镜下改变	典型的表现是圆形到多角形细胞呈实性增生，胞质颗粒状、嗜双染性，且胞核中等大小，肿瘤被富含血管的间质、玻璃样变的胶原与淀粉样物分隔，可见钙化，在X线摄影时即能发现。肿瘤细胞也可以是浆细胞样细胞、嗜酸性细胞、梭形细胞、鳞状细胞样细胞或鳞状细胞，或呈现奇异性特征。髓样癌细胞的生长方式可为类癌样、副节瘤样、小梁状、腺样（小管状和滤泡状）或假乳头状。间质可以稀少、出血、骨化或水肿。淀粉样物沉积可能广泛，或完全缺如。有时，淀粉样物还能够引起明显的异物巨细胞反应。可出现真正的砂粒体。偶尔可见大量的中性粒细胞浸润，可以诊断为"炎症性"髓样癌。其他不常见的髓样癌变异型包括真正的乳头状髓样癌、黏液性髓样癌、透明细胞变异型髓样癌、小细胞性髓样癌与色素性（黑色素生成性）髓样癌

知识点23：恶性淋巴瘤的临床特点　　　　副高：熟练掌握　　正高：熟练掌握

　　恶性淋巴瘤大多见于成年人或老年女性，表现为甲状腺常迅速增大，并且可导致气管或喉的压迫症状。多数患者发生在桥本甲状腺炎基础上。

知识点24：恶性淋巴瘤的病理改变　　　　副高：熟练掌握　　正高：熟练掌握

　　恶性淋巴瘤的病理改变见表2-10-9。

表2-10-9　恶性淋巴瘤的病理改变

项　目	病理改变
肉眼改变	肿瘤切面呈实性白色，呈鱼肉样外观
镜下改变	多数病例为弥漫性大B细胞型淋巴瘤。可见明显的局灶性硬化。第二种常见的类型是边缘区B细胞淋巴瘤，是由小淋巴细胞或中等大小的淋巴细胞组成的低度恶性的淋巴瘤，可伴有局灶性浆细胞样分化，具有弥漫性或结节状（滤泡性）生长方式，属于黏膜相关淋巴瘤的范畴。甲状腺原发的T细胞淋巴瘤极其罕见

知识点25：恶性淋巴瘤的鉴别诊断　　　　副高：熟练掌握　正高：熟练掌握

恶性淋巴瘤与严重的桥本甲状腺炎相鉴别。

第二节　甲状旁腺疾病

一、增生

知识点1：主细胞增生的临床特点　　　　副高：熟练掌握　正高：熟练掌握

主细胞增生具有家族性，几乎所有的家族性甲状旁腺亢进均为主细胞增生，其中18%的患者合并多发性内分泌肿瘤（MEN）。

知识点2：主细胞增生的病理改变　　　　副高：熟练掌握　正高：熟练掌握

主细胞增生的病理改变见表2-10-10。

表2-10-10　主细胞增生的病理改变

项　目	病理改变
肉眼改变	①四个腺体同等增大或仅一个腺体明显增大；②腺体总重可达0.15~20g，一般为1~3g；③颜色黄褐色至红褐色；④切面分叶结节状，可见含棕黄色液体的大小不等的囊腔
镜下改变	①增生的腺体保存小叶结构，几乎全为主细胞，很少有嗜酸性粒细胞；②增生的主细胞围绕着血管紧密排列成条索、片块或腺泡样结构，实性细胞团中几乎没有脂肪；③间质内有少量或没有脂肪；④增生的腺体与未增生的正常部分相互镶嵌，周围通常没有一圈正常组织

知识点3：水样透明细胞增生的病理改变　　　　副高：熟练掌握　正高：熟练掌握

水样透明细胞增生的病理改变见表2-10-11。

表2-10-11 水样透明细胞增生的病理改变

项 目	病理改变
肉眼改变	①四个腺体均明显增大，上对腺体大于下对腺体；②腺体总重量超过1g，一般5～10g；③腺体不规则并伴有伪足和囊腔形成，呈明显的赤褐色；④质软，包膜较薄，与周围组织无粘连
镜下改变	①腺体主要由弥漫成片的透明细胞构成，无其他类型细胞；②增生的细胞大而一致，且界限清楚，胞质丰富，水样透明，排列成片块、索状、巢状或腺泡状；③腺体内有大小不等的囊腔，内衬单层水样透明细胞，且囊内含清亮液

二、肿瘤和瘤样病变

知识点4：甲状旁腺腺瘤的临床特点　　　　　副高：熟练掌握　正高：熟练掌握

甲状旁腺腺瘤任何年龄均可发病，好发于40～60岁，女性多见。约95%为单发性，常见于下对甲状旁腺，少数可以发生于异位的甲状旁腺，典型患者有低磷血症及高钙血症。

知识点5：甲状旁腺腺瘤的病理改变　　　　　副高：熟练掌握　正高：熟练掌握

甲状旁腺腺瘤的病理改变见表2-10-12。

表2-10-12 甲状旁腺腺瘤的病理改变

项 目		病理改变
肉眼改变		圆形或卵圆形红褐色结节，表面光滑，包膜菲薄，可有出血及囊性变。小的腺瘤周围可见一圈正常黄棕色甲状旁腺组织。重量为300mg至数克不等，大小从不足1cm至3cm以上
镜下改变	主细胞腺瘤	由浅主细胞构成；胞质呈淡红色颗粒状，边界不清，可见空泡变；大多数病变细胞核深染，相对小而一致，少数病例可以出现巨核、奇异核及多核细胞，但不认为是恶性指征，核分裂象极罕见；瘤细胞排成巢状、索状、片块、腺泡状或假腺样结构，腺管或腺泡中常见粉红色胶样物，似甲状腺滤泡；肿瘤间质为纤细的毛细血管网；包膜外有一圈正常或受压萎缩的甲状旁腺组织，这有助于腺瘤的诊断
	嗜酸细胞腺瘤	瘤细胞较大，胞质丰富，呈嗜酸性细颗粒，核小，圆形
	混合细胞腺瘤	由各种细胞混合组成

知识点6：甲状旁腺癌的临床特点　　　　　副高：熟练掌握　正高：熟练掌握

甲状旁腺癌的发病年龄多在40～50岁，男性稍多于女性，自然病史较长。临床上以下几点常提示为癌：①血清钙水平升高，平均为3.75mmol/L（15mg/dl）；②颈外侧可摸到肿块，体积比良性病变大；③有局部侵犯的证据；④外科手术时发现与周围组织粘连及浸润。转移是绝对的恶性指标，常发生局部淋巴结、骨、肺及肝转移。

知识点7：甲状旁腺癌的病理改变　　副高：熟练掌握　正高：熟练掌握

甲状旁腺癌的病理改变见表2-10-13。

表2-10-13　甲状旁腺癌的病理改变

项　目	病理改变
肉眼改变	常累及一个甲状旁腺，体积比腺瘤大，平均最大直径为3.3cm，平均重量为12g。质地比腺瘤硬，形状不规则，并与周围组织紧密粘连，包膜增厚，并有较宽的纤维隔伸入肿瘤内。颜色棕黄色或灰红色
镜下改变	瘤细胞呈团块状或小梁状排列，可围绕血管形成假菊形团。瘤细胞较大，核大，深染，有时可见清楚的核仁，可见核分裂象。常侵犯被膜，并侵入血管和淋巴管

三、功能亢进

知识点8：原发性甲状旁腺功能亢进与继发性甲状旁腺功能亢进的区别
副高：熟练掌握　正高：熟练掌握

原发性甲状旁腺功能亢进与继发性甲状旁腺功能亢进的区别见表2-10-14。

表2-10-14　原发性甲状旁腺功能亢进与继发性甲状旁腺功能亢进的区别

项　目	区　别
原发性甲状旁腺功能亢进	一般见于成年人，但也可以见于儿童。典型的原发性甲状旁腺功能亢进病例的生化特点可有低磷血症、高钙血症、肾的磷阈值降低、高钙尿症、PTH免疫反应水平增高、1,25-二羟维生素D浓度升高，以及肾源性CAMP分泌增加。甲状旁腺功能亢进的骨骼改变在临床或放射学检查时可表现为局限性损害。进展期的甲状旁腺功能亢进病例的骨表现为囊性纤维性骨炎。原发性甲状旁腺功能亢进的肾改变一般包括肾钙质沉着、肾结石、多尿症、烦渴及肾功能损害。在少数情况下，由于血清钙的水平太高，可能发生急性胃肠道、心血管或中枢神经系统症状。这种状态称为甲状旁腺危象
继发性甲状旁腺功能亢进	患者肾衰竭的PTH水平高于任何形式的原发性甲状旁腺功能亢进；其骨改变类似于原发性甲状旁腺功能亢进的骨改变，当病变广泛时可伴有囊肿形成

知识点9：甲状旁腺功能亢进的病理改变　　副高：熟练掌握　正高：熟练掌握

甲状旁腺功能亢进的病理改变见表2-10-15。

表2-10-15 甲状旁腺功能亢进的病理改变

项 目	病理改变
肉眼改变	原发性甲状旁腺功能亢进病例显示囊性和实性区域交替出现，囊性区域由于大量含铁血黄素沉积而常呈棕色
镜下改变	原发性甲状旁腺功能亢进的甲状旁腺的病理学改变可以是腺瘤、主细胞增生、水样透明细胞增生或癌，其中绝大部分是由腺瘤或主细胞增生引起的，80%以上由腺瘤所致。成骨细胞与破骨细胞活性并存，可伴有囊腔形成，可见成簇的吞噬含铁血黄素的巨噬细胞 继发性甲状旁腺功能亢进的甲状旁腺的病理学改变是主细胞增生，一般是弥漫性增生，有时是结节状增生，"第3种"甲状旁腺功能亢进甲状旁腺的改变也是主细胞增生，但与普通的继发性甲状旁腺功能亢进病例的主要区别是增生的主细胞倾向于形成结节且具有不均一性，结节中含有较多嗜酸性细胞，排列成腺泡状，有时甚至整个结节完全由嗜酸性细胞组成

第三节 肾上腺皮质疾病

一、一般性病变

知识点1：皮质异位　　　　副高：熟练掌握　正高：熟练掌握

皮质异位最常见于后腹膜近肾上腺部，其他部位主要有腹丛、精索、肾内、卵巢静脉、睾丸、附睾尾部、阔韧带近卵巢处、卵巢内、疝囊、Nuck管、阑尾系膜及肝。异位皮质几乎均无髓质成分。伴有异位肾上腺的附睾可见不同的畸形。在Nelson综合征或其他伴ACTH增高者，异位皮质可见明显的增生。偶尔异位肾上腺皮质可发生腺瘤及癌。

知识点2：皮质结节　　　　副高：熟练掌握　正高：熟练掌握

皮质结节是由正常皮质细胞构成的小结节，仅显微镜下可见，或大到肉眼可见。位于皮质，或穿过包膜伸向邻近脂肪组织。结节无包膜，一般多发，随着年龄增长数目增多，但与高血压、糖尿病或心血管疾病无关。鉴别诊断包括真性皮质增生结节及皮质腺瘤。

二、增生

知识点3：先天性增生　　　　副高：熟练掌握　正高：熟练掌握

先天性增生是常染色体隐性遗传性疾病，属于先天代谢紊乱，是出生后第一年内发生肾上腺生殖器综合征的主要原因，也可成年后才首次出现临床表现。95%的病例为21-羟化酶缺乏，导致17-羟孕酮及其代谢产物孕三酮的堆积与皮质醇的不足，临床常表现为单纯性男性化综合征，部分表现为电解质紊乱。其次为11β-羟化酶的缺乏，表现为男性化及高血压。其他类型少见。所有类型的先天性增生均表现为弥漫性皮质增生，特别是网状带。

| 知识点4：后天性增生 | 副高：熟练掌握　正高：熟练掌握 |

仔细分离出脂肪组织，成年人一侧肾上腺重量超过6g即为增生。大多数弥漫性皮质增生与垂体或肺或其他器官产生ACTH的肿瘤产生过量ACTH有关。但在某些病例，发病机制仍然不清楚。在显微镜下，网状带和束状带增厚，束状带细胞排列紧密，脂质减少，偶见结节内增生细胞含大而深染的核。大多数结节性增生与ACTH无关，为非ACTH依赖或肾上腺依赖。

原发性色素性结节性肾上腺皮质增生临床上以库欣综合征、皮肤色素沉着、皮肤及心脏黏液瘤、分泌生长激素的垂体腺瘤，以及有砂粒体形成的黑色素神经鞘瘤为特征。此外，女性还可有多发性乳腺纤维腺瘤，男性还可发生大细胞钙化性Sertoli细胞肿瘤。大体上可见多发性色素性皮质结节伴受累皮质萎缩，肾上腺可以变小，轻度增大或正常。在显微镜下，结节由嗜酸性的缺乏脂质的类似于正常网状带的细胞构成，对合成类固醇的酶均显示强的免疫反应。

三、肿瘤和瘤样病变

| 知识点5：肾上腺皮质腺瘤的临床特点 | 副高：熟练掌握　正高：熟练掌握 |

肾上腺皮质腺瘤以女性多见。儿童较成人更多见，且无性别差异。常可伴有内分泌功能失调，主要表现为Cushing综合征、原发性醛固酮增多症，少数可出现男性或女性化。

| 知识点6：肾上腺皮质腺瘤的病理改变 | 副高：熟练掌握　正高：熟练掌握 |

肾上腺皮质腺瘤的病理改变见表2-10-16。

表2-10-16　肾上腺皮质腺瘤的病理改变

项　目	病理改变
肉眼改变	①大体形态差异较大，大多为单个较大的圆形或卵圆形结节，界限清楚；②常伴原发性醛固酮增多者呈特征性的鲜黄色，缺乏包膜，且肿瘤较小，直径在2cm以内；③产生Cushing综合征者有包膜，平均直径3～4cm；切面黄色至棕色，个别色素明显呈棕黑色，又称为黑色腺瘤；坏死少见，较大肿瘤常发生囊性变、灶状髓脂肪瘤性改变或钙化；典型时，相邻的皮质及对侧肾上腺萎缩；④分泌性腺激素者体积较大，一般>5cm，有包膜，切面棕红色；不伴有相邻皮质或对侧肾上腺的萎缩；大多为男性化腺瘤，女性化腺瘤应当考虑到恶性的可能
镜下改变	由于分泌激素不同，组织形态也不完全相同。①常伴原发性醛固酮增多者肿瘤细胞排成小巢或条索状。类似于球状带、束状带细胞，或具有球状带与束状带细胞混合的特征；某些细胞可含有层状嗜酸性包涵体（螺内酯小体）；大多数细胞含有相对小的空泡状核及小而清楚的核仁，但是有些核大小及形态差异较大；②产生Cushing综合征者大多数由小巢状、条索状或腺泡状排列的空泡状透明细胞组成，与正常束状带或网状带细胞相似，体积稍大；也可见数量不等的致密型细胞；黑色腺瘤可以全由富于脂褐素的致密细胞组成；典型的细胞核为空泡状伴小而清楚的核仁，核分裂象少见；可出现显著的纤维化；③分泌性腺激素者肿瘤细胞呈腺泡状或弥漫实性，大多数核无明显增大，但可见单个或小团细胞核大、浓染，胞质嗜酸性，颗粒状

知识点7：肾上腺皮质癌的临床特点　　　　　副高：熟练掌握　　正高：熟练掌握

肾上腺皮质癌大多见于50岁左右成人，儿童也可发生，无性别差异。大多伴有严重的内分泌异常。肿瘤一般局部复发，或转移至淋巴结、肺和骨。肿瘤明显坏死导致患者发热，类似感染性疾病。

知识点8：肾上腺皮质癌的病理改变　　　　　副高：熟练掌握　　正高：熟练掌握

肾上腺皮质癌的病理改变见表2-10-17。

表2-10-17　肾上腺皮质癌的病理改变

项　目	病理改变
肉眼改变	①常为单一肿块，体积较大，重量均超过100g；②大多呈结节状，切面形态多样，可见广泛出血、坏死和钙化；③有包膜，常见包膜浸润与大静脉侵犯，癌块可完全堵塞血管伴血栓形成和栓塞
镜下改变	①癌细胞呈腺泡状、小梁状或实性排列，依脂质含量不同，胞质可从空泡状至嗜酸性；②细胞多形，核多形，染色质增粗，核仁明显，核分裂象多见；③癌巢间为毛细血管间质，可呈黏液样变

四、功能亢进

知识点9：原发性醛固酮增多症（Conn综合征）的临床特点

　　　　　　　　　　　　　　　　　　　　副高：熟练掌握　　正高：熟练掌握

原发性醛固酮增多症可发生于肾上腺皮质增生及皮质腺瘤病例。临床主要表现为由于醛固酮分泌过多而引起的尿钾丢失，钠潴留，肾素水平降低，高血压及肌无力。当高血压患者出现低血钾时应当考虑本病，如果证实有非抑制性醛固酮分泌，而皮质醇分泌正常，可以确诊本病。

知识点10：库欣综合征（CS）的临床特点　　　　副高：熟练掌握　　正高：熟练掌握

库欣综合征又称为皮质醇增多症，主要由皮质醇生成过多引起，高发年龄为20～40岁，20%的病例与原发性肾上腺病变有关，大约80%的患者为女性，20%的病例发生在青春期前。临床上主要表现为向心性肥胖、高血压及无月经、骨质疏松等。可由肾上腺皮质弥漫性或结节性增生、皮质腺瘤或腺癌引起，少数由嗜铬细胞瘤引起。继发性患者临床表现为低钾碱中毒，尿中大量游离皮质醇排出，皮肤色素沉积，水肿及严重糖尿病等症状。

知识点11：肾上腺生殖器综合征的临床特点　　　　副高：熟练掌握　　正高：熟练掌握

肾上腺生殖器综合征主要由于肾上腺皮质分泌过量雄性激素引致儿童男性化，或女性男性化，在少见情况下，17-酮类固醇升高，导致男性女性化。50%的病例发生于青春期前，80%发生于女性。儿童男性化最常见原因为先天性增生，如果是肿瘤，无论是儿童或成人，导致女性男性化或男性女性化者多数为癌。通过检查17-酮类固醇，可以鉴别肾上腺皮质增生与睾丸间质肿瘤及卵巢Sertoli-Leydig细胞肿瘤。

第四节 肾上腺髓质和副神经节疾病

一、肾上腺髓质

知识点1：神经母细胞瘤的临床特点　　　　副高：熟练掌握　正高：熟练掌握

神经母细胞瘤为婴幼儿常见的实性颅外肿瘤之一，80%发生在4岁以下儿童，成年人罕见。呈家族性发生，也可呈先天性，伴有先天畸形、神经纤维瘤病、Cushing综合征与虹膜异色症。最常表现为腹部肿块，也可发生于头颈部、纵隔或盆腔。

知识点2：神经母细胞瘤的病理改变　　　　副高：熟练掌握　正高：熟练掌握

神经母细胞瘤的病理改变见表2-10-18。

表2-10-18　神经母细胞瘤的病理改变

项　目	病理改变
肉眼改变	①肿块大小不一，为白色至灰粉色结节，无包膜，质软，常伴有出血、坏死、囊肿形成与钙化；②肾上腺原发肿瘤倾向于中线生长，并且可扩展至对侧肾上腺；③部分界限清楚，与周围组织分界不清，可侵犯肝或胰腺
镜下改变	①肿瘤分叶状，由小圆形或卵圆形细胞构成，细胞核致密深染，胞质稀少。其特征为瘤细胞排成丛状及束状，并且分布于薄壁的窦性血管之间；②瘤细胞之间可见纤细的原纤维性嗜酸性基质（神经毡）；③1/3的病例可见以纤维性物质为轴心的Homer-Wrights菊形团，或围绕血管呈栅状排列形成假菊形团；④根据肿瘤内有无施万细胞性间质与节细胞分化，将神经母细胞瘤分为未分化、低分化与分化型三种亚型。未分化型由小至中等大神经母细胞组成，间质不含神经纤维网，为纤细的纤维血管间质；低分化型由未分化型的神经母细胞组成，仅在局灶区域可见神经纤维网和Homer-Wrights菊形团，节细胞分化比例<5%；分化型间质内含有大量的神经纤维网，节细胞分化比例>5%

知识点3：节细胞神经母细胞瘤的临床特点　　副高：熟练掌握　正高：熟练掌握

节细胞神经母细胞瘤是分化程度介于神经母细胞瘤与节细胞神经瘤之间的肿瘤。其发病年龄较晚，多见于10岁左右的儿童，偶见成年人。发病常位于腹膜后或纵隔，而不是肾上腺。肿瘤浸润邻近组织并常发生转移。

知识点4：节细胞神经母细胞瘤的病理改变　　　副高：熟练掌握　　正高：熟练掌握

节细胞神经母细胞瘤的病理改变取决于各自亚型和分化程度（表2-10-19）。

表2-10-19　节细胞神经母细胞瘤的病理改变

项　目	病理改变
肉眼改变	切面均质，质地较软，可有出血坏死，钙化常见
镜下改变	①可见所有阶段的神经元分化；②在神经母细胞瘤的基础上，可见一定数量具有核仁的空泡状核的大细胞；③神经节细胞不成熟、聚集、多核或有其他异常；④神经母细胞瘤巢间或胞核间可见蛛网状纤丝存在；⑤间质多少不等

知识点5：节细胞神经瘤（神经节瘤）的临床特点　　副高：熟练掌握　　正高：熟练掌握

节细胞神经瘤（神经节瘤）为良性肿瘤，发病年龄较大。最常见于后纵隔和腹膜后，小于1/3的病例发生于肾上腺。大多数无症状，少数可伴有高血压、腹泻及低钾血症或男性化。

知识点6：节细胞神经瘤（神经节瘤）的病理改变　　副高：熟练掌握　　正高：熟练掌握

节细胞神经瘤（神经节瘤）的病理改变见表2-10-20。

表2-10-20　节细胞神经瘤（神经节瘤）的病理改变

项目	病理改变
肉眼改变	①肿块圆形或卵圆形，边界清楚，但无真正的包膜；②切面呈灰色至褐色，呈漩涡状，质地不等；③出现凸起的较软出血区提示可能为不成熟成分
镜下改变	①由不同数量的成熟神经节细胞、施万细胞与不等量的胶原组成；②可见少数多核节细胞，节细胞可弥漫或排成小团状分布于不规则的神经纤维束之间；③施万细胞和胶原排列成交错束状；④肿瘤内还可有淋巴细胞浸润

二、副神经节瘤

知识点7：颈动脉体副神经节瘤的病理学特征　　　副高：熟练掌握　　正高：熟练掌握

颈动脉体副神经节瘤是最常见的肾上腺外副神经节瘤，紧贴于颈总动脉分叉处。颈动脉体增生较普遍发生与高海拔地区居民。约10%的病例有恶性生物学行为，主要表现为局部浸润或转移。

知识点8：颈静脉鼓室副神经节瘤的病理学特征　　　副高：熟练掌握　　正高：熟练掌握

颈静脉鼓室副神经节瘤或称为颈静脉球瘤，大多数病例为成年人，女性好发。一般起源于颞骨侧面，侵袭鼓室下部的基底，形成中耳或外耳肿块，或位于颈静脉球外膜，常表现为颅底肿块，罕见者，起源于耳蜗岬，表现为有蒂的中耳息肉。40%的病例病变可累及颅内。

第五节　垂　体　疾　病

知识点1：生长激素腺瘤的临床特点　　　　　　　副高：熟练掌握　　正高：熟练掌握

生长激素腺瘤青春期前主要表现为巨人症，青春期后期大多为肢端肥大症，无功能病例少见。20%~30%有腕及跗骨的陷入性神经病变，外周关节病、左心室肥大、糖尿病、眼肌麻痹、溢乳、闭经和甲状腺功能亢进症等症状。

知识点2：生长激素腺瘤的病理改变　　　　　　　副高：熟练掌握　　正高：熟练掌握

生长激素腺瘤的病理改变见表2-10-21。

表2-10-21　生长激素腺瘤的病理改变

项　目		病理改变
肉眼改变		肿瘤灰红质软，且微腺瘤边界清晰。大腺瘤可浸润脑膜、海绵窦、蝶鞍与蝶窦骨组织，偶见肿瘤呈息肉样入鼻腔
镜下改变	密颗粒型生长激素腺瘤	由中等大圆形或多角形的嗜酸性细胞构成，弥漫性生长。瘤细胞核圆形染色质细，核仁明显。胞质一致性，GH免疫强阳性。电镜下，可见发育良好的高尔基体和粗面内质网，分泌颗粒直径为300~450nm
	疏颗粒型生长激素腺瘤	嫌色性腺瘤，小圆形细胞，核仁明显，核周有圆形包涵体–纤维小体。常见核多形性、分叶核或多核。GH免疫反应不一。纤维小体表达低分子CK。电镜下，可见粗面内质网呈平行排列，纤维小体为同心圆的中间丝，分泌颗粒直径为100~250nm
	混合性生长激素–泌乳素腺瘤	由生长激素（GH）与泌乳激素（PRL）两种腺瘤细胞组成
	泌乳生长激素腺瘤	单一的细胞同时产生GH和PRL两种激素。细胞呈多角形，嗜酸性，弥漫分布。免疫组化染色GH与PRL定位于同一细胞内。电镜观察与密颗粒生长激素瘤类似，大分泌颗粒直径达1500nm，有特征性错位胞吐
	嗜酸性干细胞腺瘤	细胞嫌色伴嗜酸性，呈多形性。核仁明显，可见胞质空泡。免疫组化PRL阳性，GH弱阳性/阴性，低分子CK阳性。电镜下，可见有线粒体聚集，可见巨大线粒体，中间丝形成的纤维小体和错位胞吐
	多激素的生长激素腺瘤	一个肿瘤产生一种以上激素，常见生长激素腺瘤

知识点3：泌乳激素腺瘤的临床特点　　　　　　副高：熟练掌握　正高：熟练掌握

泌乳激素腺瘤好发于生育年龄的女性，常见于垂体后叶或两侧。临床上，表现为闭经溢乳和不孕。大腺瘤（＞1cm）多发生老年女性和男性，临床表现为头痛、神经功能障碍、视力下降、男性阳痿及性欲减退等高泌乳素血症。

知识点4：泌乳激素腺瘤的病理改变　　　　　　副高：熟练掌握　正高：熟练掌握

泌乳激素腺瘤的病理改变见表2-10-22。

表2-10-22　泌乳激素腺瘤的病理改变

项　目	病理改变
肉眼改变	肿瘤红棕褐色质软，大腺瘤可发生纤维化和囊性变
镜下改变	肿瘤细胞中等大小，胞质嫌色性或轻度嗜酸性，核椭圆形可见小核仁。10%～20%有不同程度的钙化。同时，可见淀粉样物质和透明小体

知识点5：促甲状腺激素腺瘤的临床特点　　　　副高：熟练掌握　正高：熟练掌握

促甲状腺激素腺瘤由于分泌TSH而产生甲状腺肿和甲状腺功能亢进症状，但无眼病与皮病。少数伴有泌乳激素与生长激素患者也可表现为原发性肢端肥大症和/或泌乳、闭经。

知识点6：促甲状腺激素腺瘤的病理改变　　　　副高：熟练掌握　正高：熟练掌握

促甲状腺激素腺瘤的病理改变见表2-10-23。

表2-10-23　促甲状腺激素腺瘤的病理改变

项　目	病理改变
肉眼改变	肿瘤纤维化质硬，有侵袭性生长的倾向
镜下改变	由嫌色细胞构成，细胞呈细长形、多角形或不规则形，界限不清。核有不同程度的异形。胞质可见PAS染色强阳性的小球。间质纤维化常见，偶可见砂粒体。可见侵犯海绵窦与硬脑膜

知识点7：零细胞腺瘤的临床特点　　　　　　　副高：熟练掌握　正高：熟练掌握

零细胞腺瘤平均发病年龄为60岁，40岁以下罕见。大多数无明显症状，而少数表现为轻度高泌乳激素血症（垂体柄部分切除效应）等肿瘤压迫症状。

知识点8：零细胞腺瘤的病理改变　　　　　　　　　　　副高：熟练掌握　正高：熟练掌握

零细胞腺瘤的病理改变见表2-10-24。

表2-10-24　零细胞腺瘤的病理改变

项　目	病理改变
肉眼改变	肿瘤呈棕黄色，质软并伴有出血囊性变。可侵犯海绵窦并向鞍上区扩展偶尔可达下背侧丘脑，向下可达鼻腔
镜下改变	肿瘤细胞大多为嫌色细胞，但伴有不同程度的嗜酸性。细胞弥漫性或乳头状排列，可见假菊形团。细胞呈圆形或多角形，核无异形，核分裂象罕见。PAS染色阴性

第十一章　神经内分泌系统疾病

第一节　神经内分泌细胞增生

知识点1：消化道神经内分泌（NE）细胞增生的病理改变

副高：熟练掌握　正高：熟练掌握

消化道神经内分泌（NE）细胞增生的病理改变见表2-11-1。

表2-11-1　消化道神经内分泌（NE）细胞增生的病理改变

项　目	病理改变
肉眼改变	一般来说，NE细胞增生难以被察觉，因为多数病变释放的激素或产生的内分泌产物不足以引发显著的生化异常或特殊的临床症状。即使增生存在，病变也难以通过内镜或肉眼识别
镜下改变	①单纯或弥漫性增生是增生的早期阶段，其特征是NE细胞弥漫增多，细胞单个散在或小簇状聚集，每个腺体可多至3个细胞。细胞表现为体积增大，尤其是在黏膜的下1/3处；②线性增生主要是指嗜铬样（ECL）细胞出现线性、半线性或菊链样形态；③微结节样增生由实性的微结节样NE细胞巢组成，直径100～150μm（微腺体的平均直径）有腺体相连续的基膜完整包绕，或位于黏膜腺体的基底部与腺体分离，散在于固有层内，紧邻黏膜肌层；④腺瘤样增生主要是指5个或者更多相邻的腺体间微结节病灶的聚集，每一个病灶均有完整的基膜；⑤随着每个微结节的扩大，基膜被破坏，细胞异型性的增加伴有胞质/胞核比例的升高，这时应诊断为非典型性增生

知识点2：消化系统内分泌细胞增生性病变　　　副高：熟练掌握　正高：熟练掌握

消化系统内分泌细胞增生性病变见表2-11-2。

表2-11-2　消化系统内分泌细胞增生性病变

组织学形态	定　义
单纯性增生	腺体内单个细胞的增多
线性增生	5个或5个以上的内分泌细胞排列呈链状且每毫米2条链
微结节样增生	腺体或隐窝内形成由5个以上的内分泌细胞组成的结节，但不超出胃腺体的直径
腺瘤样增生	存在5个或5个以上相互融合的结节

知识点3：呼吸系统弥漫性特发性神经内分泌细胞增生（DIPNECH）的病理改变

副高：熟练掌握　正高：熟练掌握

呼吸系统弥漫性特发性神经内分泌细胞增生病理改变见表2-11-3。

表2-11-3　呼吸系统弥漫性特发性神经内分泌细胞增生病理改变

项　目	病理改变
肉眼改变	可见DIPNECH的早期病变，一般累及一侧或两侧肺。当出现微小癌和微小类癌时呈灰白色小结节，界线清楚类似"粟粒性小体"
镜下改变	肺神经内分泌细胞（PNEC）增生细胞为巢状排列，温和一致，富于胞质，染色质呈细颗粒状。早期病变在气管或支气管上皮内，单个或小团细胞增多形成细胞数量不等的结节，病变重时可突入管腔，但不突破基膜。肺泡壁纤维化增厚。由于纤维化和/或PNEC的增生能够导致支气管阻塞，故当病变进一步发展时，PNEC的增生便可突破基膜发生局部浸润，并且伴有显著的纤维基质形成，病变形成小结节（2~5mm），传统上称为微小癌，这时周围肺组织病变不明显。当PNEC增生≥5mm时，即可称为类癌

第二节　非内分泌肿瘤中的神经内分泌分化

知识点1：与非内分泌肿瘤中的神经内分泌分化有关的学说

副高：熟练掌握　正高：熟练掌握

与非内分泌肿瘤中的神经内分泌分化有关的学说见表2-11-4。

表2-11-4　与非内分泌肿瘤中的神经内分泌分化有关的学说

学　说	具体内容
细胞杂交学说	认为癌组织中的内分泌细胞是由癌细胞与正常内分泌细胞杂交而产生。但是，此学说无法解释在正常或良性病变时不存在神经内分泌细胞的乳腺、涎腺组织在癌变时也可出现内分泌分化的现象
多能干细胞学说	目前较多的学者认为，内分泌型与非内分泌型癌细胞均起源于肿瘤多能干细胞。肿瘤形成过程中微环境的改变可以影响肿瘤干细胞基因表达，使一些在正常分化过程中被封闭的基因被活化，肿瘤组织中就可能出现多向分化的内分泌细胞

知识点2：混合腺神经内分泌癌（MANEC）的诊断　副高：熟练掌握　正高：熟练掌握

最新将消化系统的腺癌伴神经内分泌分化定义为混合腺神经内分泌癌（MANEC），其主要是指形态学上具有腺上皮细胞和神经内分泌细胞，而且两者都是恶性，因此定义为癌。偶有鳞状细胞癌成分，但少见。一般认为两种成分至少占肿瘤成分的30%以上，才能诊断为混合癌。仅在腺癌中发现少量免疫组化阳性的神经内分泌细胞，则不足以诊断为混合癌，一般诊断为腺癌伴神经内分泌分化。

知识点3：子宫内膜癌内分泌分化的特点　　　副高：熟练掌握　正高：熟练掌握

在伴有内分泌分化的子宫内膜癌组织中，内分泌细胞一般呈局灶性分布，相对集中分布于肿瘤的某一区域的腺体或实性巢，随着内分泌分化的增强，含内分泌细胞的腺体或实性巢增多，从形态学上提供了局部微环境的改变诱导肿瘤细胞内分泌分化的佐证。所以，子宫内膜癌的内分泌分化是肿瘤细胞在局部微环境改变的条件下多向分化的结果。

第三节　多发性内分泌肿瘤

知识点1：多发性内分泌肿瘤2型（MEN2）的诊断标准
　　　　　　　　　　　　　　　　　　　　　　副高：熟练掌握　正高：熟练掌握

多发性内分泌肿瘤2型在临床上分为三组：家族性甲状腺髓样癌（FMTC）、MEN2A、MEN2B，诊断标准见表2-11-5。

表2-11-5　多发性内分泌肿瘤2型的诊断标准

组 别	诊断标准
FMTC	有家族史，只发生甲状腺髓样癌并伴RET基因种系突变
MEN2A	甲状腺髓样癌伴嗜铬细胞瘤和/或原发性甲状旁腺功能亢进症
MEN2B	甲状腺髓样癌伴嗜铬细胞瘤、舌神经瘤和/或肠节细胞神经瘤病，马方样体型（Marfanoid habilus）和/或有髓鞘的角膜神经纤维。MEN2A与MEN2B均有RET种系基因突变

知识点2：多发性内分泌肿瘤Ⅰ型（MEN1）的诊断标准
　　　　　　　　　　　　　　　　　　　　　　副高：熟练掌握　正高：熟练掌握

（1）原发性甲状旁腺功能亢进症伴多腺体增生和/或腺瘤，或复发性原发性甲状旁腺功能亢进症。

（2）十二指肠和/或胰腺内分泌肿瘤，功能性（胃泌素瘤、胰岛素瘤、高血糖素瘤）和无功能性或多分泌肿瘤，并且有免疫组织化学方法证实。胃的肠嗜铬样肿瘤。

（3）垂体前叶腺瘤，功能性（生长激素肿瘤或肢端肥大症，泌乳激素瘤）和无功能性或多分泌（生长激素、泌乳激素、黄体生成素–卵泡刺激素、促甲状腺激素）病变有免疫组织化学方法证实。

（4）肾上腺皮质肿瘤：功能性与无功能性。

（5）胸腺和/或支气管内分泌肿瘤（前肠类癌）。

（6）根据上述标准，伴有MEN1的一级亲属。

有以上两条或更多的体征，则可以确诊MEN1患者。

第十二章 神经系统疾病

第一节 感染性疾病

知识点1：常见的细菌感染性疾病 　　副高：熟练掌握　正高：熟练掌握

中枢神经系统常见的细菌感染性疾病包括化脓性脑脊膜炎、化脓性硬膜脊膜炎、脑脓肿、结核性脑膜炎、脑结节病、脑结核球，以及Lister菌性脑膜炎等。

知识点2：麻痹性痴呆的临床特点 　　副高：熟练掌握　正高：熟练掌握

麻痹性痴呆也称为全身性麻痹，临床表现为进行性精神衰退、记忆力下降、人格变化、夸大妄想、道德观念消失、语言痉挛、共济失调等。

知识点3：麻痹性痴呆的病理改变 　　副高：熟练掌握　正高：熟练掌握

麻痹性痴呆的病理改变见表2-12-1。

表2-12-1　麻痹性痴呆的病理改变

项　目	病理改变
肉眼改变	脑重量减轻（1000～1200g），体积缩小，质软坚实。一般额叶、颞叶的脑回萎缩较明显，脑室扩张。第Ⅲ、Ⅳ脑室壁可见粗细不等的室管膜颗粒
镜下改变	①病变集中在大脑皮质、纹状体与丘脑；②脑皮质分层结构不清，神经元固缩变性或脱失；③星形胶质细胞与小胶质细胞增生。小胶质细胞体积变大，双极的胞体与胞核被拉长（棒状细胞），与皮质表面呈垂直；④脑内小血管周围可见淋巴细胞、浆细胞浸润；⑤有时脑实质内可见树胶肿等，与结核性肉芽肿相似

知识点4：脊髓痨的临床特点 　　副高：熟练掌握　正高：熟练掌握

脊髓痨由于梅毒性神经根尖所支配区的不同而呈多样性，临床上主要表现为特征性的短促、反复阵发性、撕裂样、电击样疼痛，大多发生在双下肢，背、胸、腹、上肢及面部也可发生，导致该区感觉过敏、深部感觉障碍及共济失调等症状。

知识点5：脊髓痨的病理改变　　　　　　　　　副高：熟练掌握　　正高：熟练掌握

脊髓痨的病理改变见表2-12-2。

表2-12-2　脊髓痨的病理改变

项　目	病理改变
肉眼改变	多见于脊髓腰段和胸段的背侧脊膜，有中或轻度脑膜增厚，背侧后索皱缩，而脊髓变扁平，脊髓的胸、颈段的薄束和楔束萎缩
镜下改变	早期腰段脊髓断面的后索束中央部分有髓鞘脱失和轴索变性。晚期髓鞘脱失范围扩大，可引起薄束和楔束萎缩、胶质瘢痕形成。小血管外膜增厚，周围有少许淋巴细胞浸润；后根神经节的病变一般不明显

知识点6：流行性乙型脑炎的病理改变　　　　　　副高：熟练掌握　　正高：熟练掌握

流行性乙型脑炎的病理改变见表2-12-3。

表2-12-3　流行性乙型脑炎的病理改变

项　目	病理改变
肉眼改变	脑膜充血、水肿，脑回扁平，脑沟变浅，重者有双侧海马沟回疝与小脑扁桃体疝形成。切面上在皮质深部灰白质交界处及基底核等部位，可见粟粒大小的软化灶
镜下改变	血管扩张充血，血管周间隙增宽，淋巴细胞、单核细胞及浆细胞等呈袖套状浸润。神经元变性、坏死，卫星现象和噬神经细胞现象。局灶性神经组织（神经元、神经毡与胶质细胞）的坏死液化，形成圆形或椭圆形筛状软化灶。胶质细胞增生表现：前期为小胶质细胞弥漫性增生或形成胶质小结，后期为星形胶质细胞增生，形成胶质瘢痕

知识点7：脊髓灰质炎的病理改变　　　　　　　　副高：熟练掌握　　正高：熟练掌握

脊髓灰质炎的病理改变见表2-12-4。

表2-12-4　脊髓灰质炎的病理改变

项　目	病理改变
肉眼改变	①以颈、腰膨大处受累较明显；②急性严重病例于脊髓前角或背侧内可见血管扩张充血、出血与坏死；③后期表现为前脊神经根的萎缩呈灰色皱缩，前角灰质变小
镜下改变	①早期可见软脊髓膜内弥漫性淋巴细胞浸润，脊髓前角也可见淋巴细胞和少许中性粒细胞浸润；②随后运动神经元变性坏死、噬神经细胞现象、小胶质细胞增生以及胶质小结形成；③严重病例炎性反应明显，甚至小的软化灶形成；④后期区域性脱髓鞘，胶质瘢痕形成以及前神经根萎缩，所支配的相应肌群发生去神经性萎缩

第二节　中枢神经系统肿瘤和瘤样病变

| 知识点1：毛细胞性星形细胞瘤的临床特点 | 副高：熟练掌握　正高：熟练掌握 |

毛细胞性星形细胞瘤多发生在视神经、视交叉、背侧丘脑下部、小脑和脑干等部位，好发于儿童，故称青年性毛细胞性星形细胞瘤。部分与神经纤维瘤病有一定的关系。视神经胶质瘤的60%病例联合有Ⅰ型全身神经纤维瘤病。

| 知识点2：毛细胞性星形细胞瘤的病理改变 | 副高：熟练掌握　正高：熟练掌握 |

瘤组织含Rosenthal纤维的梭形细胞致密区与多极细胞伴微囊和嗜酸性颗粒小体形成的疏松区。致密区与疏松区在各个病例瘤内含量不一。瘤细胞修长和伸展形成单极或双极的毛发样胞质突起。Rosenthal呈串珠状、杆状或蠕虫状，HE染色呈嗜酸性玻璃样物质或圆形嗜酸颗粒小体，Masson染色示亮红色，PTAH染色为紫色。致密区瘤细胞形成的胶质纤维束呈波浪式或漩涡状，相互交织。排列紧密，但是胞核不呈栅栏状排列，可见多核巨细胞。疏松区修长的梭形细胞、胞质突起较短的原浆型星形细胞，以及瘤细胞水肿或黏液变而形成的微囊共同构成。当瘤细胞密度增高、核异型性、微血管增生及少量核分裂象时，可以诊断为不典型毛细胞性星形细胞瘤。如每个高倍视野见几个核分裂象，血管密度明显增加及坏死，则可以诊断为间变型（恶性）毛细胞性星形细胞瘤。

| 知识点3：毛细胞性星形细胞瘤的鉴别诊断 | 副高：熟练掌握　正高：熟练掌握 |

①纤维性星形细胞瘤；②少突胶质细胞瘤；③多形性黄色星形细胞瘤；④毛细胞性星形细胞反应性增生；⑤小脑囊性血管母细胞瘤；⑥高级别星形细胞瘤。

| 知识点4：毛细胞黏液样星形细胞瘤的临床特点 | 副高：熟练掌握　正高：熟练掌握 |

毛细胞黏液样星形细胞瘤好发于婴幼儿与儿童，平均发病年龄为8～18个月。肿瘤发生的部位多在下丘脑/视交叉。

| 知识点5：毛细胞黏液样星形细胞瘤的病理改变 | 副高：熟练掌握　正高：熟练掌握 |

毛细胞黏液样星形细胞瘤的病理改变见表2-12-5。

表2-12-5　毛细胞黏液样星形细胞瘤的病理改变

项　目	病理改变
肉眼改变	灰白或灰褐的实性肿瘤组织，可伴微囊、出血和坏死
镜下改变	突出的黏液样基质背景内伴随单一形态的小的双极梭形细胞和以血管为中心的菊形团结构。有时可见坏死灶和核分裂象，明显的核多形性不常见。无毛细胞性星形细胞瘤致密区与疏松区的双相结构特点，不见Rosenthal纤维与嗜酸性颗粒

知识点6：毛细胞黏液样星形细胞瘤与毛细胞性星形细胞瘤的鉴别诊断

副高：熟练掌握　正高：熟练掌握

毛细胞黏液样星形细胞瘤与毛细胞性星形细胞瘤的鉴别诊断见表2-12-6。

表2-12-6　毛细胞黏液样星形细胞瘤与毛细胞性星形细胞瘤的鉴别诊断

特点	PMA	PA
结构	单一形态	双相形态
原浆细胞性星形细胞	稀少	可见
Rosenthal纤维	缺乏	存在
黏液样基质背景	突出	不常见
钙化	不常见	偶见
嗜酸性颗粒	缺乏	常见
血管中心性构象	常见	罕见

知识点7：弥漫性星形细胞瘤的临床特点　　　　副高：熟练掌握　正高：熟练掌握

弥漫性星形细胞瘤多见于31～40岁的男性，可发生于中枢神经系统（CNS）的任一部位，以大脑、小脑、脑桥及基底核等多见，成年人的星形细胞瘤常见于大脑半球。不同部位肿瘤可出现相应的脑功能定位性障碍，如头痛、呕吐、癫痫或失语、偏瘫或共济失调或视力障碍等症状。

知识点8：常见弥漫性星形细胞瘤的病理改变及鉴别诊断

副高：熟练掌握　正高：熟练掌握

常见弥漫性星形细胞瘤的病理改变及鉴别诊断见表2-12-7。

表2-12-7 常见弥漫性星形细胞瘤的病理改变及鉴别诊断

类型	病理改变		鉴别诊断
	肉眼	镜下	
纤维性星形细胞瘤	新鲜瘤组织呈粉红色，固定后呈白色或淡白色。肿瘤质地与瘤胶质纤维多少有关	与正常脑白质的星形细胞结构相似，细胞密度低，但比正常白质的星形细胞密度高1~2倍及以上	①反应性胶质细胞增生；②毛细胞性星形细胞瘤；③间变性星形细胞瘤
原浆性星形细胞瘤	肿瘤边界较纤维性星形细胞瘤清楚；切面半透明呈均质状，质软，有时呈胶冻状，小囊易见，偶见大囊	瘤细胞胞体较小，胞质较纤维性星形细胞瘤的丰富，有少量纤细短突起，仅有少量或缺乏神经胶质纤维。瘤细胞退行性变时出现似海绵状的基质和小囊	①纤维性星形细胞瘤；②毛细胞性星形细胞瘤；③胚胎发育不全性神经上皮瘤
肥胖细胞性星形细胞瘤	肿瘤界限相对可辨，呈灰色均质，切面几乎呈颗粒状改变，质软	瘤细胞呈角状或球状，偏心核突出，核仁大，有时呈固缩核，胞质呈均质玻璃样，强嗜酸性。瘤细胞密集排列，似铺石路面。有时瘤细胞显示丰富的胞质胶质纤维性突起，并伸延至血管周围形成胶质足板，构成血管周假菊形团。血管周围淋巴细胞套多见。血管呈丛状增生，内皮细胞增生	①原浆性星形细胞瘤；②星形母细胞瘤

知识点9：胶质肉瘤的病理改变　　　　副高：熟练掌握　　正高：熟练掌握

胶质肉瘤的病理改变见表2-12-8。

表2-12-8 胶质肉瘤的病理改变

项　目	病理改变
肉眼改变	外观呈分叶状，与周围脑组织间有一定裂隙。质地如木，切面可见坏死区呈奶黄色，其周围的瘤组织坚韧，淡灰色，均质状，瘤组织明显向周围脑组织浸润
镜下改变	①胶质瘤成分：具有恶性星形细胞瘤、胶质母细胞瘤或星形母细胞瘤，或少见的间变型少突胶质细胞瘤或室管膜瘤的特征；②肉瘤成分：多为血管外膜成纤维细胞发生的纤维肉瘤，也可见平滑肌、横纹肌、软骨或骨组织等的肉瘤病变；③胶质母细胞瘤瘤灶多呈岛屿状位于束状或编织状排列的肉瘤成分之间

知识点10：少突胶质细胞瘤的临床特点　　　　副高：熟练掌握　　正高：熟练掌握

少突胶质细胞瘤可发生于任何年龄，常见于30~50岁男性患者。好发于额叶，其次为颞叶、顶叶、枕叶，脑干、小脑和脊髓罕见。肿瘤生长慢，早期可出现癫痫症状，以后可出现占位性脑功能障碍症状。

知识点11: 少突胶质细胞瘤的病理改变　　　　　副高: 熟练掌握　　正高: 熟练掌握

少突胶质细胞瘤的病理改变见表2-12-9。

表2-12-9　少突胶质细胞瘤的病理改变

项 目	病理改变
肉眼改变	①球形瘤体主要位于大脑皮质下的白质内，可累及邻近的皮质，边界尚清楚；②瘤体大小不一，可大如拳头；③切面灰白或灰红色，质实而脆、软，偶见坏死灶或囊变，腔内容物为稀薄淡黄或咖啡样物；④瘤内见钙化灶；⑤有时见瘤组织与软脑膜、蛛网膜及硬脑膜粘连，状似脑膜瘤
镜下改变	①瘤细胞密度大，呈圆形，较一致，浓染而无核仁的中央核和核周透亮的胞质构成蜂窝样瘤细胞群；②瘤细胞群间由纤细的血管间质将其分隔成小叶状；③瘤细胞侵入神经束时，胞体呈梭形伸展，易误认为是纤维性星形细胞瘤；④瘤组织内可见钙化灶及残留神经元；⑤有些瘤细胞胞质含嗜酸性黏液染色阳性物，甚至可以转变为"黏液细胞"；⑥微囊或较大囊腔；⑦血管增生，甚至出现肾小球丛样增生；⑧瘤细胞浸润于大脑皮质，并且围绕神经元呈卫星状或围绕血管周呈袖套样浸润

知识点12: 脑膜肿瘤的临床特点　　　　　　　　副高: 熟练掌握　　正高: 熟练掌握

脑膜肿瘤常发生于60~70岁女性。好发于矢状窦旁的中1/3，前1/3少见，后1/3极为罕见，其他部位也可发生。少数脑膜瘤是多发性的，常见于中央型von Recklinghausen神经纤维瘤病。

知识点13: 脑膜肿瘤的病理改变　　　　　　　　副高: 熟练掌握　　正高: 熟练掌握

脑膜肿瘤的病理改变见表2-12-10。

表2-12-10　脑膜肿瘤的病理改变

项 目	病理改变
肉眼改变	①脑膜瘤有明显的边界，外被包膜；②切面光滑，分叶状或大小结节；③肿瘤大小差异明显；④形状各异，呈圆形、半圆形、锥状、扁平瘤块状、哑铃状或不规则等；⑤切面呈暗红色或灰白色，伴胶样半透明或多彩状；⑥质硬软不等或坚韧或硬如骨质；⑦退行变性: 液化或囊性变，钙化或骨化
镜下改变	脑膜瘤的形态学演变是正常蛛网膜细胞的适应性变化，常见同一肿瘤不同区域可有显示两型或较多类型的组织形态学特征

知识点14: 原发性中枢神经系统淋巴瘤（PCNSL）的临床特点
　　　　　　　　　　　　　　　　　　　　　　　副高: 熟练掌握　　正高: 熟练掌握

原发性中枢神经系统淋巴瘤是指发生在中枢神经系统的结外恶性淋巴瘤，临床表现为颅内压增高的症状和颅内占位性病变引起的CNS功能障碍。

原发性中枢神经系统淋巴瘤的病理改变见表2-12-11。

表2-12-11 原发性中枢神经系统淋巴瘤的病理改变

项　目	病理改变
肉眼改变	①肿瘤约75%发生在天幕上的深部脑组织，如额叶、顶叶及脑室周围，少数见于小脑、脑干，极少数累及脊髓；②肿瘤的早期以单灶性多见，中晚期为多灶性，呈圆形、卵圆形或不规则形；③切面观呈灰红色或颗粒棕褐色，伴有小软化灶或出血
镜下改变	脑脊髓淋巴瘤分类及其组织学特点与淋巴结内淋巴瘤基本一致，但PCNSL的形态学特征为脑组织血管周围一致性淋巴瘤细胞浸润，呈同心套层状浸润。早期可见瘤细胞浸润局限在Virchow-Robin间隙，随后弥漫浸润于以血管为中心的瘤灶间的脑组织内，瘤灶扩大或融合。其细胞疏密不一。镀银染色见瘤细胞间有不等量的银染网织纤维

颅内原发性胚细胞性肿瘤发生在松果体和鞍上区。某些生殖细胞瘤也可发生在丘脑或基底核。此病症好发于男性，以儿童和青年多见。其分类和形态学特征与睾丸肿瘤的组织学类型相似，包括生殖细胞瘤、胚胎癌、卵黄囊瘤、绒毛膜癌、畸胎瘤与混合性生殖细胞瘤等。除了良性畸胎瘤生长缓慢、呈良性经过外，其余肿瘤均生长迅速，具有浸润能力。

垂体腺瘤多见于30～60岁女性患者，分泌过多的某种激素，表现出相应的功能亢进症状。肿瘤破坏或压迫垂体使其激素分泌障碍，出现其功能低下的表现。肿瘤压迫视交叉和视神经，表现为视野缺损、视力低下或失明等。

垂体腺瘤的病理改变见表2-12-12。

表2-12-12 垂体腺瘤的病理改变

项　目	病理改变
肉眼改变	①肿瘤大小不一，直径<1cm为微腺瘤，>1cm者为大腺瘤；②功能性腺瘤一般较小，无功能性腺瘤则较大；③可侵入鞍上、第Ⅲ脑室、额叶或颞叶；④肿瘤灰白或暗红色，质软，有时见出血、坏死、囊性变或小钙化灶
镜下改变	①瘤细胞呈圆形、椭圆形或多角形，核圆形深染，核分裂象少见，胞质少，含多少不等的细颗粒，或胞质较清亮，类似少突胶质细胞；②瘤细胞排列成片状（弥漫型）、梁索状或围绕血窦呈放射状排列（窦隙型）、柱形瘤细胞围绕血管及间质形成假乳头样（乳头状型）

知识点19：多激素细胞腺瘤的镜下病理改变　　　副高：熟练掌握　正高：熟练掌握

多激素细胞腺瘤的镜下病理改变见表2-12-13。

表2-12-13　多激素细胞腺瘤的镜下病理改变

项　目	病理改变
光镜下改变	嫌色性和嗜酸性瘤细胞。PAS阴性，免疫组化染色示两种或两种以上的激素阳性
电镜下改变	可以是含多种激素的单一细胞型和多种激素细胞混合型的特点

知识点20：无功能性垂体腺瘤的镜下病理改变　　　副高：熟练掌握　正高：熟练掌握

无功能性垂体腺瘤的镜下病理改变见表2-12-14。

表2-12-14　无功能性垂体腺瘤的镜下病理改变

项　目	病理改变
光镜下改变	嫌色性或嗜酸性瘤细胞，决定于线粒体丰富的程度。免疫组化染色显示所有激素阴性表达，或仅少数细胞有一种或几种激素阳性。PAS阴性
电镜下改变	非嗜酸性瘤细胞瘤的瘤细胞小，呈多边形，核不规则，胞质内粗面内质网稀少，线粒体小，分泌颗粒少，位于核膜下，直径为100~250nm。嗜酸性瘤细胞瘤的细胞大，呈多边形、椭圆形或不规则。胞质内含大量线粒体为突出特点，其他细胞器少，分泌颗粒稀少，直径为100~250nm

知识点21：转移瘤的临床特点　　　　　　　　　副高：熟练掌握　正高：熟练掌握

转移瘤多见于大脑，较少见于小脑，可能是大脑血液流量较大及血液灌注的体积较多等原因，而脑干及脊髓转移瘤较少见。一般来说，1/3~2/3的转移瘤位于大脑中央沟的后部，故该处出现占位病变时，要考虑转移瘤的可能。多发性转移瘤一般无明显占位性症状，但患者的颅内压升高及精神症状较明显。

知识点22：转移瘤的病理改变　　　　　　　　　副高：熟练掌握　正高：熟练掌握

转移瘤的病理改变见表2-12-15。

表2-12-15 转移瘤的病理改变

项　目	病理改变
肉眼改变	单发性或多发性。多发者多见，主要表现为散在的数个瘤结节，偶见播散性粟粒大小的转移瘤结节。瘤结节大者超过数厘米，而小者多位于大脑皮质和白质交界处，以后随瘤体积增大可侵及周围的皮质与白质，有时直至脑膜，并且与硬膜粘连，酷似脑膜瘤。外观为球形，边界清楚，压迫其周围脑组织，使之坏死液化，使瘤结节外周形成裂隙。质地较软，切面观瘤组织呈灰白色或灰黄色或褐色区。有时见中央不规则的坏死区或胶冻样黏液聚集
镜下改变	形态结构与原发瘤相似。支气管肺癌的常见类型有鳞状细胞癌、腺癌或未分化癌转移；胃肠癌脑转移以黏液腺癌、黏液细胞癌或乳头状腺癌为多。肾透明细胞癌的转移见瘤巢由透明细胞与巢间血管间质构成。瘤组织周围胶质细胞反应性增生形成所谓的包膜，其内可见淋巴细胞与浆细胞浸润。另外，可见瘤组织沿邻近脑实质内血管外周间隙蔓延，或侵及脑膜并引起成纤维细胞增生、淋巴细胞和单核细胞的浸润，其间可有或无癌细胞

知识点23：胶样囊肿的病理改变　　副高：熟练掌握　正高：熟练掌握

胶样囊肿发生于第Ⅲ脑室，位于Monro孔间，并阻塞导水管致双侧脑室扩张积水。电镜下显示：被覆上皮常有纤毛及杯状细胞，上皮下基膜不明显。外有菲薄的纤维包膜，囊内容物PAS阳性。若囊液外溢，则可引起周围炎性反应。

知识点24：胶质室管膜囊肿的病理改变　　副高：熟练掌握　正高：熟练掌握

胶质室管膜囊肿大多见于额叶和顶叶的脑室周白质内，也见于小脑、脑干或脊髓内。囊壁衬覆似成熟的室管膜细胞，常有纤毛，但无杯状细胞、无基膜，细胞直接接触纤维性神经胶质。如果位于蛛网膜下隙，异位的神经胶质囊肿可见星形细胞支持，形成连续的基膜将其与纤细的纤维包膜分隔。

第三节　周围神经肿瘤和瘤样病变

知识点1：神经鞘瘤的临床特点　　副高：熟练掌握　正高：熟练掌握

神经鞘瘤常见于20～50岁的群体，肿瘤生长较缓慢，多见于头、颈、四肢近端屈侧部位（肘、腕、膝、手部），也可发生于躯体、胃肠道、后纵隔、腹膜后及骨等部位，罕见发生在脑和脊髓实质内，多为单发性。

知识点2：神经鞘瘤的病理改变　　副高：熟练掌握　正高：熟练掌握

神经鞘瘤的病理改变见表2-12-16。

表2-12-16 神经鞘瘤的病理改变

项 目	病理改变
肉眼改变	①肿瘤呈圆形或椭圆形；②大小不等，浅表部的肿瘤较小，直径大多在5cm以内，深部的肿瘤则较大或巨大；③肿瘤包膜完整；④切面为实性、灰白、粉红及黄色；⑤质硬或软不等，可见囊性变、出血及钙化
镜下改变	肿瘤由神经鞘细胞构成的神经鞘瘤束状型（Antoni A）与神经鞘瘤网状型（Antoni B）两区组成。Antoni A区细胞长梭形，瘤细胞密集排列、栅栏状排列或有螺环体（Verocay体）形成；核两端钝圆，纤细呈波浪状，核分裂象很少见。瘤细胞呈交织束或漩涡状排列。Antoni B瘤细胞形态与Antoni A类似。但是，瘤细胞排列稀疏杂乱，分布在黏液样间质中。间质内血管丰富，血管壁增厚、玻璃样变。瘤细胞缺乏轴索。瘤组织内可见一些淋巴细胞、肥大细胞与泡沫细胞

知识点3：神经鞘瘤的预后 　　副高：熟练掌握　　正高：熟练掌握

神经鞘瘤是良性肿瘤，生长缓慢，极少复发，有极少数病例会转为恶性。复发多位于颅内、脊髓或骶部的细胞性神经鞘瘤。

知识点4：假腺性神经鞘瘤的病理改变 　　副高：熟练掌握　　正高：熟练掌握

假腺性神经鞘瘤的病理改变见表2-12-17。

表2-12-17 假腺性神经鞘瘤的病理改变

项 目	病理改变
肉眼改变	肿瘤直径为1.5～5.8cm，边界清楚，且包膜完整
镜下改变	肿瘤由Antoni A区形态和多灶性的腺腔样或囊腔结构组成；腺腔样囊腔大小不等，且形状不规则；壁上被覆细胞呈长扁平形、立方形或柱状，单层或复层，胞质透亮或嗜酸性。这些细胞与其下的梭形细胞有移行。腔内含有较多粉红色染液

知识点5：神经母细胞瘤样神经鞘瘤的病理改变 　　副高：熟练掌握　　正高：熟练掌握

神经母细胞瘤样神经鞘瘤的病理改变见表2-12-18。

表2-12-18 神经母细胞瘤样神经鞘瘤的病理改变

项 目	病理改变
肉眼改变	肿瘤直径为1.3～4.5cm，肿瘤边界尚清，包膜完整，切面呈灰褐色，分叶状，可见出血或囊性变
镜下改变	肿瘤由类似普通型神经鞘瘤区或呈上皮样形态与含神经母细胞瘤样结构组成。后者瘤细胞比神经母细胞瘤的瘤细胞还要小，呈圆形或微梭形；胞质少。核固缩、核分裂象罕见。瘤细胞排列成片状或界限不清的团块状。可见瘤细胞围绕血管形成假菊形团或Homer-Wright菊形团样结构

知识点6：神经鞘黏液瘤的病理改变　　　　副高：熟练掌握　正高：熟练掌握

神经鞘黏液瘤的病理改变见表2-12-19。

表2-12-19　神经鞘黏液瘤的病理改变

项目		病理改变
肉眼改变		瘤体位于真皮和皮下组织，个别在深部软组织，直径<3cm
镜下改变	黏液样型	主要呈多小叶构形，小叶内黏液样基质十分丰富；瘤细胞稀疏，多呈梭形和星形，小部分为圆形上皮样或组织细胞样；可见深染异形核；核分裂象0~1个/10HP；偶见多核巨细胞
	富于细胞型	呈弥漫或多灶性构形，瘤细胞十分密集，黏液样基质多见；瘤细胞肥胖呈上皮样构象，胞界清楚；核卵圆形、梭形，深染；核分裂象0~2个/10HP；多核巨细胞很少见
	中间型	呈弥漫、多灶性或多小叶状构形；瘤细胞密度和黏液样物质含量大致相等，但同一病例中不同区域有所差异；核分裂象0~1个/10HP；不见或少见多核瘤巨细胞

知识点7：创伤性神经瘤的临床特点　　　　副高：熟练掌握　正高：熟练掌握

创伤性神经瘤为外周神经损伤后神经纤维再生修复异常引起的瘤样病变。通常于撕裂伤后、截肢术后或多余手指截断后在手术部位出现质硬、小结节状肿物，伴有疼痛和触痛。

知识点8：创伤性神经瘤的病理改变　　　　副高：熟练掌握　正高：熟练掌握

在增生的胶原纤维间质中，掺杂有分布紊乱的神经纤维束，其内包含有髓鞘的轴索、成纤维细胞、施万细胞、神经束膜细胞和一些小神经纤维。可见间质或者黏液样变性或少许炎症细胞浸润。

知识点9：神经肌肉错构瘤的临床特点　　　　副高：熟练掌握　正高：熟练掌握

神经肌肉错构瘤（神经肌肉迷离瘤或良性蝾螈瘤）属于假性肿瘤，多发生在10岁以内。肿瘤好发于较大的神经干，如臂丛神经与坐骨神经等。大多为单发，偶见多发。除了局部肿块外，也表现为受神经支配的肌肉有感觉运动障碍及肌肉萎缩。

知识点10：神经肌肉错构瘤的病理改变　　　　副高：熟练掌握　正高：熟练掌握

神经肌肉错构瘤的病理改变见表2-12-20。

表2-12-20 神经肌肉错构瘤的病理改变

项　目	病理改变
肉眼改变	肿瘤直径1~16cm，界限清，似有包膜，质硬
镜下改变	成熟的横纹肌纤维纵横径不一，排列无规律性或呈带状平行排列，可见横纹。有髓或无髓神经纤维围绕群集的横纹肌纤维呈疏松束状或簇状排列，或两种成分无规则性混杂。两种成分无异型性及核分裂象

知识点11：神经节细胞神经瘤的临床特点　　副高：熟练掌握　正高：熟练掌握

神经节细胞神经瘤为良性肿瘤，是由分化成熟的神经母细胞瘤衍生，大部分发生于后纵隔与腹膜后，小部分会出现在皮肤、肾上腺和肠壁。

知识点12：神经节细胞神经瘤的病理改变　　副高：熟练掌握　正高：熟练掌握

神经节细胞神经瘤的病理改变见表2-12-21。

表2-12-21 神经节细胞神经瘤的病理改变

项　目	病理改变
肉眼改变	肿瘤可达10cm，瘤体分界清，有包膜，切面灰白或灰黄，质硬，无出血和坏死
镜下改变	肿瘤由成熟的神经节细胞与束状交织排列的神经鞘细胞构成。分化成熟的神经节细胞以单个或巢团状散布在神经鞘细胞束内

第十三章 眼耳鼻咽喉疾病

第一节 眼 疾 病

| 知识点1：眼睑皮脂腺癌的临床特点 | 副高：熟练掌握 正高：熟练掌握 |

眼睑皮脂腺癌（睑板腺癌或麦氏腺癌）是眼睑常见的恶性肿瘤。多见于40~80岁的老年人，以女性多见。其病程长达数月至数年，上睑发病多于下睑，早期酷似睑板腺囊肿（霰粒肿）。

| 知识点2：眼睑皮脂腺癌的病理改变 | 副高：熟练掌握 正高：熟练掌握 |

眼睑皮脂腺癌的病理改变见表2-13-1。

表2-13-1 眼睑皮脂腺癌的病理改变

项 目	病理改变
肉眼改变	早期时，睑板增厚或出现结节，且质硬，边界清楚，继而肿块发展成为分叶状核桃样，使得眼睑高度肥厚、变形，但皮肤与结膜尚完整。晚期时，可破坏结膜，露出黄白色结节。癌组织可沿着睑板腺主导管蔓延至睑缘，导致睑缘肥厚，睫毛脱落，形成溃疡。有的则可向眼眶深部发展，引起眼球突出
镜下改变	在镜下，皮脂腺癌的特点为癌组织呈小叶状结构、癌细胞胞质淡染呈泡沫状以及脂肪染色阳性等。根据组织结构可以分为分化型、鳞状细胞型、基底细胞型、腺型和梭形细胞型。癌细胞根据不同程度的异型性，可见核分裂象。小叶中央可发生坏死及囊性变。间质主要由纤维组织及血管组成，伴慢性炎症细胞浸润

| 知识点3：眼睑皮脂腺癌的鉴别诊断 | 副高：熟练掌握 正高：熟练掌握 |

眼睑皮脂腺癌的鉴别诊断：①鳞状细胞癌；②睑板腺囊肿（霰粒肿）；③基底细胞上皮瘤。

| 知识点4：眼睑黄斑瘤的临床特点 | 副高：熟练掌握 正高：熟练掌握 |

眼睑黄斑瘤为较常见的眼睑皮肤病变，好发于40~50岁妇女，可伴或不伴有高血压、高脂血症或高胆固醇血症。

知识点5：眼睑黄斑瘤的病理改变　　　　副高：熟练掌握　　正高：熟练掌握

大多数病变会累及双眼睑近鼻根部皮肤，对称或先后发生，大小不等。局部皮肤深黄色，略高起。镜下可见真皮或皮下有大片富含脂质的，且胞质呈泡沫状的巨噬细胞为其特点，主要环绕在血管及皮肤附属器周围。

知识点6：眼睑弛缓症的临床特点　　　　副高：熟练掌握　　正高：熟练掌握

眼睑弛缓症又称眼睑松解症，大多发生于青少年，女性较为多见。早期可见双上睑皮肤水肿，继之表面菲薄，弹性消失，呈松垂状，晚期可见皮肤萎缩，表面有多数细皱纹。皮下毛细血管扩张。

知识点7：眼睑弛缓症的病理改变　　　　副高：熟练掌握　　正高：熟练掌握

表皮变薄，并有色素沉着。表皮下毛细血管扩张充血，周围结缔组织增生并玻璃样变伴灶状淋巴细胞、浆细胞浸润。

知识点8：睑板腺囊肿的临床特点　　　　副高：熟练掌握　　正高：熟练掌握

睑板腺囊肿（霰粒肿）是由睑板腺或皮脂腺（Zeis）腺排泄管阻塞、分泌物潴留所引起的慢性非化脓性炎症。此病症大多发生于儿童与青年人，大多见于上睑。临床表现为缓慢增大的睑板内无痛性结节，可反复发生。

知识点9：睑板腺囊肿的病理改变　　　　副高：熟练掌握　　正高：熟练掌握

睑板腺囊肿的病理改变见表2-13-2。

表2-13-2　睑板腺囊肿的病理改变

项　目	病理改变
肉眼改变	为淡黄色结节，切面灰黄色
镜下改变	镜下表现为脂性肉芽肿，病灶中出现圆形脂滴。早期脂滴周围有中性粒细胞环绕，之后为淋巴细胞、浆细胞、上皮样细胞与多核巨细胞所代替，形成肉芽肿，多核巨细胞胞质内含脂肪空泡，周围可见纤维组织增生，中央不发生干酪样坏死

知识点10：睑板腺囊肿的鉴别诊断　　　　副高：熟练掌握　　正高：熟练掌握

睑板腺囊肿的鉴别诊断：①结核病；②非脂性异物肉芽肿。

知识点11：乳头状瘤的临床特点　　　　　　副高：熟练掌握　　正高：熟练掌握

　　结膜乳头状瘤较为常见，角膜乳头状瘤则较少见。通常见于睑结膜、穹隆部、泪阜、球结膜或角膜缘。乳头状瘤可发生于任何年龄，常见于青少年。在部分乳头状瘤的组织中可以检出人类乳头状瘤病毒DNA片段。

知识点12：乳头状瘤的病理改变　　　　　　副高：熟练掌握　　正高：熟练掌握

　　乳头状瘤通常发生于泪阜、睑缘者，一般为有蒂或无蒂、灰红色、肉样隆起物。发生于角膜缘、球结膜者，由于眼睑的压迫，大多不呈乳头状，基底较广而扁平。肿瘤的乳头大多为分支状且伴有毛细血管的结缔组织轴心，外面被覆增生的复层鳞状上皮（可含有分泌黏液的杯状细胞）或复层鳞状上皮。结膜与角膜乳头状瘤均可发生恶变，主要根据细胞间变的程度来确定良性与恶性。

知识点13：皮样瘤的临床特点及病理改变　　副高：熟练掌握　　正高：熟练掌握

　　皮样瘤属于先天发育异常所形成的一种错构瘤，它好发于角膜缘外下方及外眦角，单发或多发，单侧或双侧。镜下可见肿块完全由皮肤组织构成，即肿块表面被覆具有毛囊、皮脂腺及汗腺的表皮，深部为纤维组织和脂肪组织。

知识点14：癌前黑变病的临床特点　　　　　　副高：熟练掌握　　正高：熟练掌握

　　癌前黑变病为成人的一种获得性黑变病，先前无痣的历史。此病症不发生于小儿。开始为扁平色素斑，然后逐渐蔓延至整个球结膜、睑结膜，偶尔病变在结膜大部分的区域同时发生。仅部分病例发生恶变，部分静止或自发退化。

知识点15：癌前黑变病的病理改变　　　　　　副高：熟练掌握　　正高：熟练掌握

　　癌前黑变病早期时，上皮交界处黑色素细胞弥漫增生，形成上皮内巢，并且在上皮内向周围扩展；继而间变的黑色素细胞单个或团块状向上皮表面迁移；晚期间变的黑色素细胞完全代替结膜上皮细胞，并且形成原位黑色素瘤。如果病变进一步向下浸润，则发展为浸润性黑色素瘤。

知识点16：原位癌的临床特点　　　　　　　　副高：熟练掌握　　正高：熟练掌握

　　原位癌多发生于老年人，常见于角结膜交界处。临床上常有异物感、畏光、流泪及视力下降等症状。结膜及角膜原位癌有明显复发倾向，术后应当密切随诊。

知识点17: 原位癌的病理改变　　　　　　　　　副高: 熟练掌握　　正高: 熟练掌握

原位癌的病理改变见表2-13-3。

表2-13-3　原位癌的病理改变

项 目	病理改变
肉眼改变	好发于角膜缘，常表现为混浊的斑状病变，并且倾向于向角膜扩展。斑块周围有明显的血管增生
镜下改变	病变上皮显著增厚，并向表面隆起，边缘突然移行于正常结膜及角膜。增厚的上皮各层均由间变的细胞组成。细胞极向消失，正常的上皮分层也陷于消失，但是基膜完整。间质充血，并且有不同程度的淋巴细胞及浆细胞浸润。在上皮较厚处，间质长入呈指状突起

知识点18: 结膜炎及角膜结膜炎的临床特点　　　　副高: 熟练掌握　　正高: 熟练掌握

结膜炎及角膜结膜炎的临床特点见表2-13-4。

表2-13-4　结膜炎及角膜结膜炎的临床特点

类 别	特 点
急性结膜炎及角膜结膜炎	呈急性非特异性炎症改变
慢性结膜炎及角膜结膜炎	呈慢性非特异性炎症改变，即淋巴细胞、浆细胞浸润及组织细胞增生。可伴有角膜翳，即伴有淋巴细胞、浆细胞浸润的含血管的结缔组织从角膜缘在前弹力层与角膜上皮之间侵入角膜者，晚期形成纤维瘢痕

知识点19: 包涵体结膜炎的临床特点　　　　　　副高: 熟练掌握　　正高: 熟练掌握

包涵体结膜炎由沙眼衣原体同族的眼生殖道性衣原体感染所致。有新生儿和成人两种类型，见表2-13-5。

表2-13-5　包涵体结膜炎的类型

类 别	特 点
新生儿型	新生儿型是新生儿出生时由母亲生殖道衣原体感染引起，表现为：①急性化脓性结膜炎；②结膜乳头状肥厚；③慢性期可有淋巴滤泡形成；④以下睑结膜为明显，但无角膜损害
成人型	成人型可经游泳池（游泳池结膜炎）、手或其他污染了该包涵体的物品所引起，表现为急性滤泡性结膜炎：①结膜高度充血、水肿，炎症细胞浸润；②结膜呈乳头状增生肥大；③淋巴滤泡形成；④在下穹隆滤泡形成特别明显，角膜一般也无明显损害

知识点20: 沙眼的临床特点　　　　　　　　　　副高: 熟练掌握　　正高: 熟练掌握

沙眼是一种慢性传染性结膜角膜炎，由沙眼衣原体感染引起。它主要累及上睑结膜、上穹隆与上角膜缘。临床上以结膜淋巴滤泡形成、乳头状增生肥大和角膜血管翳为特征。晚期结膜与角膜结缔组织增生，瘢痕形成。结膜刮片做Giemsa染色找到衣原体性包涵体，有助于诊断。

知识点21: 结核性结膜炎的临床特点及病理改变　　副高：熟练掌握　　正高：熟练掌握

结核性结膜炎常为原发性感染，伴耳前或颈结核性淋巴结炎。可发生于小儿和成人。临床主要表现为眼睑肿胀，脓性分泌物，通常无疼痛。其病变大多位于睑结膜。形成溃疡性病灶或结节状、息肉状新生物。

组织学上，结核性结膜炎呈现为中央干酪样坏死的结核性肉芽肿病变。抗酸染色可检出少量结核菌。

知识点22: 角膜炎的临床特点及病理改变　　　　副高：熟练掌握　　正高：熟练掌握

角膜炎可由细菌、病毒、真菌、神经麻痹与角膜暴露等原因引起，病种繁多，其中以细菌性角膜溃疡与病毒性角膜炎较为常见。临床上，通常表现为视物模糊、疼痛、畏光和流泪等刺激症状及明显的视力减退。由细菌或真菌感染引起的角膜炎常伴有溃疡形成。

知识点23: 结膜黄斑（眼裂斑）的临床特点及病理改变

副高：熟练掌握　　正高：熟练掌握

结膜黄斑（眼裂斑）为结膜局限性淡黄色隆起斑块，位于睑裂间角膜两侧。此病症多发生于老年人。病变部位胶原纤维增粗并断裂成碎片状，进而转变成嗜酸性颗粒状或玻璃样团块状物质，可伴有钙盐沉着。角膜不受损害。黄斑表面覆盖上皮发生萎缩或增生。甚至呈假癌样增生。极少数病例可能发生癌变。

知识点24: 先天性角膜异常的病理改变　　　　副高：熟练掌握　　正高：熟练掌握

先天性角膜异常可呈现大小、形状或结构异常。有的角膜比正常增大，直径超过1.3cm（正常约1.1cm），称为先天性大角膜；有的角膜较正常细小，直径小于1cm，称为先天性小角膜；有的角膜呈圆锥形（正常椭圆形），称为圆锥形角膜，属于常染色体隐性遗传，累及两眼；角膜皮样瘤是在角膜上出现先天发育异常的皮肤组织。

知识点25: 色素上皮肿瘤的临床特点　　　　　副高：熟练掌握　　正高：熟练掌握

色素上皮肿瘤（腺瘤或腺癌）指原发于虹膜、睫状体色素上皮或视网膜色素上皮的肿瘤。色素上皮肿瘤多见于成人。色素上皮肿瘤有良性与恶性之分。此肿瘤表现为黑色结节状，临床上易误诊为黑色素瘤，边界清楚或有浸润。

| 知识点26：色素上皮肿瘤的病理改变 | 副高：熟练掌握　正高：熟练掌握 |

色素上皮肿瘤的瘤细胞呈不规则圆形，胞质含有多少不一的黑色素颗粒，排列成腺管状、条索状或小片状，间质较少。异型性明显，核分裂象多见，呈浸润性生长者，为恶性（腺癌）。

| 知识点27：色素层雀斑的病理改变 | 副高：熟练掌握　正高：熟练掌握 |

色素层雀斑主要发生于虹膜，主要由薄层黑色素细胞在虹膜表面集聚而成，它不引起正常组织结构的破坏。

| 知识点28：虹膜痣的临床特点 | 副高：熟练掌握　正高：熟练掌握 |

虹膜痣表现为虹膜表面单个或多个扁平的圆形或不规则黑色斑，大小不等，表面平整，边界清楚。通常无临床表现，眼部表现为虹膜基质层黑色素变，虹膜组织轻度变形。

| 知识点29：虹膜痣的病理改变 | 副高：熟练掌握　正高：熟练掌握 |

主要由梭形、星形或大的上皮样细胞组成，胞质内含多少不等的黑色素颗粒，并呈片状或巢状排列，位于虹膜间质内，不破坏组织。

| 知识点30：色素层恶性黑色素瘤的临床特点 | 副高：熟练掌握　正高：熟练掌握 |

色素层恶性黑色素瘤是成人最常见的眼内恶性肿瘤，多发生于30岁以上的成人。表现为单眼发病，没有遗传倾向。早期引起患者视力下降，晚期则能因蔓延及转移危及生命。

| 知识点31：色素层恶性黑色素瘤的病理改变 | 副高：熟练掌握　正高：熟练掌握 |

色素层恶性黑色素瘤的发生部位以脉络膜最为多见，睫状体次之，虹膜较为少见。根据肿瘤细胞形态分为四型，见表2-13-6。

表2-13-6　色素层恶性黑色素瘤的类型

序号	类别		特　点
1	梭形细胞型	A型 ①梭形细胞细长；②核长卵圆形，染色质细而均匀，核仁不明显	梭形细胞型瘤组织常呈束状、栅栏状或漩涡状排列，瘤细胞含色素较少，但在肿瘤边缘部分色素较多
		B型 ①梭形细胞较肥胖；②核大、卵圆形，有小核仁	
2	上皮样细胞型	①有小上皮样细胞和大上皮样细胞之分；②瘤细胞圆形或多角形，胞质丰富，呈颗粒状、空泡状或均质状；③核大，圆或卵圆形，有时呈空泡状，有1个或多个大而明显的核仁，有时可见多核或不规则核，核分裂象多见；④瘤细胞呈片状或巢状排列；⑤常伴出血和坏死	
3	混合型	由梭形细胞型和上皮样细胞型两种类型混合组成，最多见	
4	坏死型	①肿瘤组织坏死明显以至于不能辨别组织类型时称之；②由于广泛坏死，有时导致囊肿形成，甚至整个肿瘤呈囊状并因此自发性退化；③其病死率不及以上各型高；④可能与免疫或血液循环障碍有关	

　　上述各种类型中，以梭形细胞型特别是A型分化最好，B型次之，上皮样细胞型分化最差，恶性程度最高。各例瘤细胞内黑色素含量多寡不一，黑色素的含量与预后无关。

知识点32：色素层恶性黑色素瘤的鉴别诊断　　　副高：熟练掌握　正高：熟练掌握

　　色素层恶性黑色素瘤的鉴别诊断：①梭形细胞A型黑色素瘤与平滑肌瘤相鉴别；②无黑色素性黑色素瘤与眼内其他恶性肿瘤和转移性肿瘤的鉴别；③痣；④色素上皮肿瘤。

知识点33：白内障的临床特点　　　副高：熟练掌握　正高：熟练掌握

　　晶状体部分或完全混浊，称为白内障。白内障常见于40岁以上，且随年龄增长而发病率增多。引起白内障的病因可为先天性、后天性和老年性。

知识点34：白内障的病理改变　　　副高：熟练掌握　正高：熟练掌握

　　临床上，白内障一般可以分为各种不同的类型，然而其病变基本类似，主要表现为晶状体纤维变性及囊上皮的改变。晶状体纤维间由于水分的积聚而出现裂隙、空泡，纤维肿胀增粗，进而崩解成为大小不一、球形的嗜酸性小体，称为Morgagnis小球。晶状体囊上皮细胞部分萎缩或消失，部分不规则增生。进一步发展，晶状体纤维皮质液化，使硬化的晶状体核漂浮于液体中或沉着于囊底部，称为成熟性白内障。如果晶状体缩小，变成扁平的黄色斑块，硬度增加，则称为过度成熟性白内障。如果晶状体囊因外伤而破裂，常能够引起明显的炎症反应，在变性、坏死的晶状体纤维中，可有中性粒细胞浸润，继之由上皮样细胞、多核巨细胞等形成肉芽肿。当变性的晶状体物质溢出至房水或眼腔内时，一般能够被吸收而不引起病变，但有时却能够引起两种严重的后果，即晶状体性眼内炎和晶状体性青光眼。

知识点35：晶状体性眼内炎的临床特点　　　　副高：熟练掌握　正高：熟练掌握

晶状体性眼内炎（晶状体性过敏性眼内炎）为手术、外伤或晶状体自发性破裂，主要由晶状体物质溢出到眼房内而引起的一种非感染性眼内炎。它是一种自身免疫性反应。大多发生在晶状体破损后1~14天。

知识点36：晶状体性眼内炎的病理改变　　　　　副高：熟练掌握　正高：熟练掌握

在晶状体内以及晶状体残屑周围出现大量中性粒细胞浸润，继而由增生的上皮样细胞与多核巨细胞、淋巴细胞、浆细胞等形成肉芽肿。最终纤维组织增生而纤维化。晶状体性眼内炎很少或不累及后极部视网膜和色素层。

知识点37：视网膜母细胞瘤的临床特点　　　　　副高：熟练掌握　正高：熟练掌握

视网膜母细胞瘤是一种来源于光感受器前体细胞的恶性肿瘤，以4岁以下的婴幼儿为多见，发病率随着年龄的增长而降低，成人罕见。患儿早期症状为白瞳症（又称为"猫眼"）。早期影响视力，晚期则由于广泛浸润、颅内蔓延甚至全身转移而危及生命；预后差，病死率较高。视网膜母细胞瘤主要有非遗传型与遗传型两类；非遗传型占55%~65%，无家族史，单眼患病，发病年龄较迟；而遗传型又可分为有家族史与散发两种；有家族史者发病年龄小，双眼发病率较高，病变一般为多灶性，其中少数患儿伴有智力迟缓及其他先天性畸形；另有10%~15%散发的单眼发病患儿也属于遗传型。视网膜母细胞瘤的发生一般与位于13q14的Rh基因有关，Rh基因是一种抑癌基因，Rh基因的丢失或失活可以导致视网膜母细胞瘤的发生。

知识点38：视网膜母细胞瘤的病理改变　　　　　副高：熟练掌握　正高：熟练掌握

视网膜母细胞瘤的病理改变见表2-13-7。

表2-13-7　视网膜母细胞瘤的病理改变

项　　目	病理改变
肉眼改变	肿瘤位于视网膜，呈团块状，并向玻璃体内或视网膜下生长，大多呈灰白色，常伴有坏死及钙化。按生长方式，分为内生型（向玻璃体内生长）、外生型（向视网膜下间隙生长，早期引起视网膜脱离）、混合型（向内、外两方面生长）、弥漫生长型（使视网膜弥漫性增厚，不形成明显肿块）以及苔藓状生长型（罕见，在视网膜上形成大小不一、类圆形或长条状轻微隆起的白色病灶，常伴有内生型或外生型病变）

续 表

项　目		病理改变
镜下改变	未分化型	①瘤细胞密集成团，呈弥漫分布；②瘤细胞小，圆形或类圆形，胞质极少，且核大、浓染，核分裂象多见；③间质极少；④常伴有广泛变性、坏死；⑤坏死灶间的血管周围常伴有残存的瘤组织围绕血管呈环状排列，形成所谓假菊形团
	菊形团型	Flexner-Wintersteiner菊形团（F-W菊形团）：由柱状或梨形瘤细胞围绕中央小腔呈辐射状排列，腔面有明显的细胞膜，有的瘤细胞胞质形成突起穿过该膜突向腔内
		Homer-Wright菊形团（H-W菊形团）：由锥形瘤细胞围绕位于中央相互交织的细纤维团状的胞质突起所形成，无中央腔隙，也无腔面膜形成

知识点39：渗出性视网膜炎（Coats）的临床特点　　副高：熟练掌握　　正高：熟练掌握

　　渗出性视网膜炎以瞳孔出现黄白色闪光（白瞳症）为特征，常常被误诊为视网膜母细胞瘤。以男童多见，单眼发病。其病程缓慢，无家族史。

知识点40：渗出性视网膜炎（Coats）的病理改变　　副高：熟练掌握　　正高：熟练掌握

　　Coats病的病理改变见表2-13-8。

表2-13-8　Coats病的病理改变

项　目	病理改变
肉眼改变	一般在眼球后极、视网膜外层或视网膜下间隙出现淡黄色渗出物，其中有闪闪发光的胆固醇结晶沉积。一般可伴有血管扩张、扭曲甚至呈串珠状
镜下改变	①病变处可见视网膜血管扩张、血浆渗出、泡沫细胞灶状积聚以及胆固醇结晶沉着等，并且常伴有黑色素颗粒的出现；②视网膜被破坏，结构消失；③常伴有视网膜脱离；④病灶内及周围炎症反应轻微，仅见少量淋巴细胞及单核细胞浸润，甚至完全缺如；⑤随后，病变逐渐为纤维性胆固醇性肉芽肿所代替，伴有异物巨细胞形成；⑥晚期甚至钙化与骨化；⑦除了视网膜外，眼球其他组织无明显病变；⑧一般认为，各种原因引起的血管壁的损伤是本病的始动变化

知识点41：血管瘤的临床特点　　副高：熟练掌握　　正高：熟练掌握

　　血管瘤是一种常见的良性中胚叶眶肿瘤。以青壮年为多见，男性稍多于女性。临床主要表现为眼球突出，当肿瘤增大到压迫视神经时，可出现视力减退，甚至失明。肿瘤位于眶缘深部，质软，略有弹性。X线检查可见眼眶扩大，但无骨质破坏表现。

知识点42：血管瘤的病理改变　　副高：熟练掌握　　正高：熟练掌握

　　血管瘤的病理改变见表2-13-9。

表2-13-9　血管瘤的病理改变

项　目	病理改变
肉眼改变	肿块圆或卵圆形，表面光滑，包膜完整，切面暗红，均质或海绵状
镜下改变	一般分为海绵状血管瘤、毛细血管瘤与混合型血管瘤三型，其中以海绵状血管瘤最常见。海绵状血管瘤由窦状扩张的血管组成，窦腔大小不等，壁薄，其间含有少量的纤维组织。血管瘤组织内有时含有大量脂肪组织或纤维组织，此时分别称为血管脂肪瘤与纤维血管瘤。少数病例的瘤组织内还可出现钙盐沉着和软骨形成

知识点43：脑膜瘤的临床特点　　　　副高：熟练掌握　　正高：熟练掌握

脑膜瘤多发生于30岁以上的女性，临床主要表现为眼球突出、视力下降及运动障碍。大多位于眼眶上方。X线检查可见眼眶、视神经孔及眶上裂均呈不同程度扩大，局部骨质吸收，少数有骨质破坏。

知识点44：脑膜瘤的病理改变　　　　副高：熟练掌握　　正高：熟练掌握

脑膜瘤的病理改变见表2-13-10。

表2-13-10　脑膜瘤的病理改变

项　目	病理改变
肉眼改变	肿块呈结节状或不规则形，表面光滑。包绕在视神经和眼球周围，眼球受压萎缩
镜下改变	肿瘤组织结构多样，基本上与颅内脑膜瘤相同

知识点45：脑膜瘤的治疗与预后　　　　副高：熟练掌握　　正高：熟练掌握

脑膜瘤主要行手术治疗，多采取外侧开眶、经颅开眶，该瘤难以完全切除干净，术后极易复发、视力丧失，甚至危及生命。儿童脑膜瘤相对于成人更具侵犯性，预后更差。必要时，可采取改良型眶内容摘除术治疗。

知识点46：神经鞘瘤的临床特点　　　　副高：熟练掌握　　正高：熟练掌握

神经鞘瘤是由周围神经的鞘膜细胞形成的良性肿瘤。可发生于任何年龄，青壮年多见。临床表现为眼球突出、运动障碍、视力下降及眶缘肿块等。肿瘤主要位于球后，其次为上方。X线检查可见眼眶扩大，常伴有骨质吸收，但视神经孔一般无变化。

知识点47：神经鞘瘤的病理改变　　　　副高：熟练掌握　　正高：熟练掌握

与其他部位的神经鞘瘤相同，神经鞘瘤如出现以下情况，可以考虑为恶性变：生长加快，术后多次复发，在肺内或其他内脏以及局部淋巴结发生转移等。镜下可见瘤细胞间变明显并呈多形性，核分裂象多见，出现瘤巨细胞，丧失神经鞘瘤的一般结构特征，甚至与纤维肉瘤结构类似。

| 知识点48：眼眶横纹肌肉瘤的临床特点 | 副高：熟练掌握　正高：熟练掌握 |

眼眶横纹肌肉瘤是常见的眼眶原发性恶性肿瘤，出生至成年人均可发生，多发生于10岁以下的儿童，表现为患儿眼球明显突出，常伴有角膜炎、眼睑肿胀及结膜水肿。病变发展迅速，常在数周内形成巨块，破坏眼睑与眼球，导致眼眶扩大、骨质破坏。肿瘤在短期内可直接蔓延到邻近组织，或经血道远处转移，导致死亡。此病病程数月，很少超过一年。

| 知识点49：眼眶横纹肌肉瘤的病理改变 | 副高：熟练掌握　正高：熟练掌握 |

镜下可分为胚胎型、腺泡型、梭形细胞型与多形性横纹肌肉瘤四型，以胚胎型横纹肌肉瘤最多见。

| 知识点50：良性多形性腺瘤的临床特点 | 副高：熟练掌握　正高：熟练掌握 |

良性多形性腺瘤以35~50岁多见，肿瘤生长缓慢，一般在症状出现之前已有1~4年的肿块史。肿块长大可使眼球前突或向鼻下方移位，造成眼球向上、外转动受限与不同程度的睑水肿。可引起斜视、复视、视力减退，甚至视力消失。突眼严重者，还能引起暴露性角膜炎、角膜溃疡，从而影响视力。可在眼眶外上象限眶缘下触及结节状肿块。

| 知识点51：良性多形性腺瘤的病理改变 | 副高：熟练掌握　正高：熟练掌握 |

镜下可见肿瘤组织主要由腺管状、团块状或梁索状上皮和肌上皮成分以及黏液样组织、软骨样组织构成，与在涎腺发生者相同。

| 知识点52：恶性多形性腺瘤的临床特点 | 副高：熟练掌握　正高：熟练掌握 |

恶性多形性腺瘤生长较迅速，最终引起突眼。侵及周围组织，如果累及眶骨，可引起疼痛。X线显示骨质破坏，甚至向颞部、颅内扩展。可发生局部淋巴结转移。偶尔可见血道转移。良性多形性腺瘤病程越长，恶变危险越大。

| 知识点53：恶性多形性腺瘤的病理改变 | 副高：熟练掌握　正高：熟练掌握 |

①在良性多形性腺瘤组织内出现灶状恶性成分；②一般为腺癌，偶见鳞状细胞癌，有时表现为肉瘤形象，有时呈癌肉瘤成分；③肿瘤出血、坏死较多见。

第二节　耳　疾　病

耵聍腺腺瘤常见于40～60岁患者，男性较多。好发于外耳道软骨部狭窄处，大多见于后壁及下壁。部分病例术后易复发，可恶变。

耵聍腺腺瘤的病理改变见表2-13-11。

表2-13-11　耵聍腺腺瘤的病理改变

项　目	病理改变
肉眼改变	直径通常小于2cm，息肉状，灰白色，且边界清楚，表面光滑，缺乏明确包膜，质实，有弹性
镜下改变	①主要由增生的耵聍样腺体构成，腺泡大小不等且形状不一，瘤细胞也可呈条索或团块状；②腺泡主要由两层细胞组成，内层为柱状上皮或立方细胞，可有顶浆分泌，外层为梭形肌上皮细胞，两种细胞均可见局限性增生、多层，但无异形、核分裂、坏死与浸润；③间质毛细血管丰富，可有炎症细胞浸润

耵聍腺腺瘤的鉴别诊断见表2-13-12。

表2-13-12　耵聍腺腺瘤的鉴别诊断

项　目	具体内容
耵聍腺腺癌	呈局限性、膨胀性生长，形态上近似于正常的耵聍腺组织。腺癌呈浸润性生长，细胞有异型性。但部分腺癌分化分好，与腺瘤相鉴别较困难，表皮下的腺瘤偶尔类似于腺瘤，到深部才表现出异型性与浸润性生长的特点
中耳腺瘤	具有神经内分泌肿瘤标记的特点

外耳道生乳头状汗腺囊腺瘤（乳头状汗腺瘤）常为先天性，一般位于头皮或面部，偶见于外耳道。

①表面上皮向真皮形成囊性内陷，囊内可见多数细乳头突起；②乳头表面由两层上皮细

胞覆盖，该上皮呈现出耵聍腺典型的顶浆分泌。

知识点6：圆柱瘤的临床特点　　　　　副高：熟练掌握　正高：熟练掌握

圆柱瘤多发生于外耳、皮肤附属器，可位于耳郭或外耳道。多发性圆柱瘤是一种常染色体显性遗传性疾病，伴有毛上皮瘤的多发性圆柱瘤称为Brook-Spiegler综合征。

知识点7：圆柱瘤的病理改变　　　　　副高：熟练掌握　正高：熟练掌握

①真皮内主要由小而深染的细胞构成的圆形团块物；②瘤细胞排列成锯齿状，并且被粉染的玻璃样物质包围，其间常见细胞外透明小体；③不同于腺样囊腺癌的是缺乏筛状结构。

知识点8：胚胎性横纹肌肉瘤的临床特点　　　副高：熟练掌握　正高：熟练掌握

胚胎性横纹肌肉瘤大多数发生于中耳和乳突，以"耳息肉"的形式延伸至外耳道，常见于5岁以下的儿童。

知识点9：胚胎性横纹肌肉瘤的病理改变　　　副高：熟练掌握　正高：熟练掌握

胚胎性横纹肌肉瘤的病理改变见表2-13-13。

表2-13-13　胚胎性横纹肌肉瘤的病理改变

项　目	病理改变
肉眼改变	肿块呈息肉样或葡萄状，苍白，半透明胶冻状，切面可见出血而呈暗红色
镜下改变	几乎所有发生于此处的横纹肌肉瘤均为胚胎性横纹肌肉瘤。主要为梭形与小圆形的原始细胞，有些细胞胞质透明，糖原染色阳性，而另一些细胞胞质嗜酸性。肿瘤排列比较分散，且常有溃疡形成，活检时容易误诊为慢性炎性肉芽组织

知识点10：内耳血管瘤的临床特点　　　　副高：熟练掌握　正高：熟练掌握

内耳血管瘤可能起源于膝状神经节及前庭神经节周的致密血管网，可为毛细血管瘤及海绵状血管瘤。

知识点11：中耳腺瘤的临床特点　　　　　副高：熟练掌握　正高：熟练掌握

中耳腺瘤多见于20～40岁患者，为中耳的神经内分泌腺瘤，手术切除预后好，偶有复发。

知识点12：中耳腺瘤的病理改变　　　　　　副高：熟练掌握　正高：熟练掌握

中耳腺瘤的病理改变见表2-13-14。

表2-13-14　中耳腺瘤的病理改变

项　目	病理改变
肉眼改变	肿块光滑、质硬、灰白色，界限较清
镜下改变	①瘤细胞排列成片状、腺样或梁索状；②瘤细胞大小一致，呈立方形或柱状，有中等量嗜酸性胞质；③核分裂象罕见，无坏死

知识点13：中耳胆脂瘤的临床特点　　　　　副高：熟练掌握　正高：熟练掌握

中耳胆脂瘤的临床特点见表2-13-15。

表2-13-15　中耳胆脂瘤的临床特点

项　目	病理改变
先天性	先天性者无中耳感染史，常位于鼓室后方或上前方，鼓膜完整
继发性	继发性者是慢性中耳炎的结果，可发生于中耳、鼓室周围腔隙、乳头腔和颞骨岩部，偶见延伸至颈部软组织或颅内

知识点14：中耳胆脂瘤的病理改变　　　　　副高：熟练掌握　正高：熟练掌握

中耳胆脂瘤的病理改变见表2-13-16。

表2-13-16　中耳胆脂瘤的病理改变

项　目	病理改变
肉眼改变	圆形或椭圆形，为充满颗粒状、糊状、蜡样物质的囊性结构，鼓膜穿孔处偶见肉芽组织
镜下改变	外层为角化过度的鳞状上皮，其内有大量由层状排列的角化物、胆固醇结晶（裂隙）及异物巨细胞形成的胆固醇性肉芽肿

知识点15：副神经节瘤的临床特点　　　　　副高：熟练掌握　正高：熟练掌握

　　副神经节瘤是中耳常见的低度恶性肿瘤，女性多见。除了见于中耳及外耳道外，还可见于颈静脉球区或咽鼓管周围。典型的临床表现为暗红色肉样肿块，从鼓膜后突出或延伸至耳道，肿瘤血管丰富，活检可引发大出血，浸润邻近骨质较常见。

知识点16：副神经节瘤的病理改变　　　　副高：熟练掌握　正高：熟练掌握

细胞呈不规则巢状，且界限不太清楚。肿瘤多由上皮样主细胞组成，也可由腺样细胞或梭形似内皮细胞组成。细胞巢间为窦样血管或厚薄不一的血管纤维间隙。

知识点17：中耳和内耳腺癌的临床特点　　　副高：熟练掌握　正高：熟练掌握

中耳和内耳腺癌有侵犯骨的倾向，可蔓延到颅腔。外科手术治疗，局部控制困难。

知识点18：中耳和内耳腺癌的病理改变　　　副高：熟练掌握　正高：熟练掌握

乳头状腺癌为其独特形式，在血管性基质上形成的乳头一般由大小一致的透明或嗜酸性胞质的立方细胞构成。腺体常有囊性扩张，形成滤泡样结构，与甲状腺结构类似。

知识点19：中耳鳞状细胞癌的临床特点　　　副高：熟练掌握　正高：熟练掌握

中耳鳞状细胞癌好发于长期耳内流出分泌物的老年患者，可有出血，常伴有疼痛和听力减退，偶有双侧受累。

知识点20：中耳鳞状细胞癌的肉眼病理改变　　副高：熟练掌握　正高：熟练掌握

肿瘤充满中耳腔，可累及乳突的骨壁、耳与颈动脉管的骨性分隔、内耳道咽鼓管与外耳道，最后可侵入颅内和颈部软组织。

知识点21：中耳侵袭性乳头状瘤的临床特点　　副高：熟练掌握　正高：熟练掌握

中耳侵袭性乳头状瘤又称颞骨侵袭性乳头状肿瘤。好发于女性。具有侵袭性行为，可见于中耳的任何部位，也可广泛侵犯到中耳以外。

知识点22：中耳侵袭性乳头状瘤的病理改变　　副高：熟练掌握　正高：熟练掌握

中耳侵袭性乳头状瘤的病理改变见表2-13-17。

表2-13-17　中耳侵袭性乳头状瘤的病理改变

项　目	病理改变
肉眼改变	主要表现为中耳裂，包括乳突气室，常充满乳头状肿瘤，易见骨的侵犯
镜下改变	①呈乳头状腺样排列，复杂的指突状乳头，主要位于疏松的或浸润性的纤维结缔组织中；②乳头被覆单层矮立方至柱状上皮，细胞核一致，胞质嗜酸性；③可见类似内淋巴囊肿瘤的甲状腺滤泡样的区域

知识点23：内淋巴囊肿瘤的临床特点　　　　副高：熟练掌握　　正高：熟练掌握

内淋巴囊肿瘤可能源于内淋巴囊，常见于成年人，无性别差异。肿瘤早期位于内淋巴囊内。后期可破坏大部分岩骨，浸润中耳，并延伸至颅后窝进入小脑桥脑脚。该肿瘤生长缓慢，呈侵袭性生长，可广泛侵犯岩骨，但不发生转移。

知识点24：内淋巴囊肿瘤的病理改变　　　　副高：熟练掌握　　正高：熟练掌握

内淋巴囊肿瘤常破坏岩骨，最终可以侵入颅后窝及浸润中耳。其病变由各种乳头－腺样结构组成，乳头表面被覆单层矮立方细胞。部分病例乳头结构与脉络丛乳头状瘤类似；部分病例扩张的腺样结构内含胶样分泌物似甲状腺滤泡；有时瘤细胞透明状似前列腺癌或透明细胞癌。

第三节　鼻　疾　病

知识点1：慢性鼻窦炎及鼻息肉的临床特点　　　　副高：熟练掌握　　正高：熟练掌握

慢性鼻窦炎及鼻息肉以青壮年多发，无性别倾向。临床主要表现为鼻塞、大量脓涕或黏液涕，病史延长则可发生嗅觉障碍、头晕、头痛。常常伴有患侧面部压痛、黏膜水肿等特征。一般认为症状和体征持续时间在3个月以上者，称为慢性鼻窦炎。

知识点2：慢性鼻窦炎及鼻息肉的病理改变　　　　副高：熟练掌握　　正高：熟练掌握

慢性鼻窦炎及鼻息肉的病理改变见表2-13-18。

表2-13-18　慢性鼻窦炎及鼻息肉的病理改变

项　目	病理改变
肉眼改变	多表现为光滑、半透明、有光泽、呈灰粉色
镜下改变	慢性鼻窦炎及鼻息肉可分为水肿型、纤维增生型、淋巴血管瘤型、腺体增生型与间质异型核细胞型等五种类型。原发于上颌窦的息肉向后脱垂至后鼻孔或鼻咽部时，称为后鼻孔息肉，后鼻孔息肉质硬且不透明，镜下显示为纤维性，黏膜腺体减少或消失

知识点3：鼻硬结症的临床特点　　　　副高：熟练掌握　　正高：熟练掌握

鼻硬结症是由鼻硬结杆菌（克雷伯杆菌属）所致，其发病隐匿，病程进展缓慢。

知识点4：鼻硬结症的病理改变　　　　副高：熟练掌握　　正高：熟练掌握

鼻硬结症的病理改变见表2-13-19。

表2-13-19　鼻硬结症的病理改变

病理分期	病理改变
渗出期	渗出期黏膜表现为大量的浆细胞、淋巴细胞及中性粒细胞浸润，偶见胞质空亮的米库利兹细胞
增生期	增生期黏膜内以密集的淋巴细胞和浆细胞浸润及成簇或成片的米库利兹细胞为特征，直径 $10\sim200\mu m$，胞质呈空泡状，内含病原菌，单个核被空泡挤压至一侧。此期在细胞内最易查到病原菌
瘢痕期	瘢痕期受累组织广泛、致密、瘢痕化，米库利兹细胞罕见

知识点5：真菌性鼻窦炎的临床特点　　　副高：熟练掌握　正高：熟练掌握

真菌性鼻窦炎的临床症状与鼻窦炎类似，两者不同之处在于本病单侧鼻腔或鼻窦发病多见。侵袭性真菌性鼻窦炎可以侵入眶内或颅内，引起眼部及颅内症状及鼻-眶-脑真菌病的各种表现。CT检查可见相应改变。

知识点6：内翻性乳头状瘤的临床特点及病理改变　副高：熟练掌握　正高：熟练掌握

内翻性乳头状瘤多见于成年人，平均年龄为50岁，男多于女。以单侧鼻腔侧壁发生者最多见。内翻性乳头状瘤镜下显示为鳞状上皮、呼吸上皮及黏液细胞混合性增生，向上皮下间质内嵌入，表层细胞呈柱状。常见合并外生性生长，也可见以鳞状上皮为主者。内翻性乳头状瘤临床根除困难，术后多复发，约10%发生恶变，大多数恶变为鳞状细胞癌。

知识点7：嗅神经母细胞瘤的临床特点　　　副高：熟练掌握　正高：熟练掌握

嗅神经母细胞瘤为恶性肿瘤，较罕见。发病高峰年龄50~60岁。男女性别及种族没有显著性差异。嗅神经母细胞瘤一般好发于嗅黏膜区，可累及邻近的筛窦、上颌窦、蝶窦与额窦，也可以向颅内和眼眶侵犯。

知识点8：嗅神经母细胞瘤的病理改变　　　副高：熟练掌握　正高：熟练掌握

嗅神经母细胞瘤的病理改变见表2-13-20。

表2-13-20　嗅神经母细胞瘤的病理改变

项　目	病理改变
肉眼改变	肿瘤组织呈灰红色，富含血管，表现为息肉状，质地较软，脆，触之易出血
镜下改变	嗅神经母细胞瘤在细胞形态学上兼具有神经上皮瘤和神经母细胞瘤的特征，它们混合存在，且彼此之间可呈移行分布。大部分肿瘤细胞大小形态一致，呈小圆形或小梭形，胞质稀少，核膜不清，被明显的纤维血管性间质分隔，呈小叶状结构。有时间质血管增生明显，可呈血管瘤样。可见 Homer-Wright 型假菊形团或 Flexner-Wintersteiner 型真菊形团。分化好的肿瘤嗅丝多而明显，可见鳞状及黏液腺细胞分化，部分患者有时可见较多的钙化小球

| 知识点9：嗅神经母细胞瘤的鉴别诊断 | 副高：熟练掌握　正高：熟练掌握 |

嗅神经母细胞瘤的鉴别诊断：①未分化癌；②淋巴瘤（尤其是鼻的NK/T细胞淋巴瘤）；③横纹肌肉瘤；④神经内分泌癌；⑤恶性黑色素瘤。

| 知识点10：非涎腺型腺癌的临床特点 | 副高：熟练掌握　正高：熟练掌握 |

非涎腺型腺癌的临床特点见表2-13-21。

表2-13-21　非涎腺型腺癌的临床特点

类　型	特　点
肠型腺癌	以老年男性多见，好发于筛窦，其形态与结肠腺癌近似。部分肿瘤内可见小肠型细胞，如Paneth细胞和肠的嗜铬细胞及腺体基底部出现平滑肌成分。在诊断为上呼吸道疾病之前应排除结直肠癌的转移
非肠型腺癌	以老年男性多见，以筛窦和上颌窦多见。镜下分为低级别及高级别两型。低级别者因可见分化良好的腺腔，易于诊断；高级别者腺腔结构较少，不明显或呈较小的空泡状。免疫组化染色CK8/18阳性程度较强，神经内分泌标志物阴性

第四节　咽疾病

| 知识点1：疱疹性咽炎的临床特点及病理改变 | 副高：熟练掌握　正高：熟练掌握 |

疱疹性咽炎的临床特点及病理改变见表2-13-22。

表2-13-22　疱疹性咽炎的临床特点及病理改变

项　目		内　容
临床特点		又称多溃疡性咽炎，疼痛明显
病理改变	肉眼改变	咽黏膜多灶性红斑、水疱、坏死、结痂、假膜和/或溃疡
	镜下改变	急性化脓性炎，黏膜浅层明显坏死、溃疡形成

| 知识点2：白喉的临床特点及病理改变 | 副高：熟练掌握　正高：熟练掌握 |

白喉的临床特点及病理改变见表2-13-23。

表2-13-23 白喉的临床特点及病理改变

项　目		内　容
临床特点		多见于儿童,此病症首先累及口咽,而后向咽喉、气管、支气管和鼻腔、口腔扩展。白喉杆菌外毒素能够引起毒血症,导致中毒性心肌炎和周围神经损害、肌肉麻痹等
病理改变	肉眼改变	黏膜表面有灰白色假膜,假膜与组织黏附较紧密
	镜下改变	病变处黏膜纤维素性炎症伴假膜形成

知识点3:结核的临床特点及病理改变　　　　　副高:熟练掌握　正高:熟练掌握

结核的临床特点及病理改变见表2-13-24。

表2-13-24 结核的临床特点及病理改变

项　目		内　容
临床特点		多为继发性结核,患者常有肺结核或喉结核。临床表现为咽痛、咳嗽,低热等
病理改变	肉眼改变	有局部黏膜充血、结节性和溃疡性病变
	镜下改变	镜下可见干酪样坏死和结核结节

知识点4:扁桃体肥大的临床特点　　　　　　　副高:熟练掌握　正高:熟练掌握

扁桃体肥大又称为增殖体肥大、腺样增殖体,此病多见于儿童,且常合并慢性扁桃体炎。临床表现为鼻塞、呼吸不畅,增殖体面容。

知识点5:扁桃体肥大的病理改变　　　　　　　副高:熟练掌握　正高:熟练掌握

扁桃体肥大的病理改变见表2-13-25。

表2-13-25 扁桃体肥大的病理改变

项　目	病理改变
肉眼改变	咽扁桃体呈半球形或葡萄样突入鼻咽腔,质软
镜下改变	咽扁桃体的淋巴组织增生,伴有淋巴滤泡反应性增生;浆细胞、中性粒细胞浸润;表面的纤毛柱状上皮鳞状上皮化生

知识点6:急性扁桃体炎的临床特点　　　　　　副高:熟练掌握　正高:熟练掌握

急性扁桃体炎好发于儿童、青少年,主要由乙型溶血性链球菌引起。临床表现为多咽痛、吞咽困难;下颌淋巴结肿大、压痛。常伴有高热、白细胞计数增多等。

知识点7：急性扁桃体炎的病理改变　　　　副高：熟练掌握　正高：熟练掌握

常见急性扁桃体炎的类别及病理改变见表2-13-26。

表2-13-26　常见急性扁桃体炎的类别及病理改变

类　别	项　目	病理改变
急性卡他性扁桃体炎	肉眼改变	扁桃体前后柱充血
	镜下改变	黏膜层淤血，少量浆液、炎细胞渗出
急性隐窝性扁桃体炎	肉眼改变	可见扁桃体充血、肿大，隐窝口处黄色点状渗出物，并且可融合成假膜
	镜下改变	可见扁桃体普遍淤血，中性粒细胞渗出，隐窝上皮退变脱落，隐窝内充满纤维素、脱落的上皮细胞、脓细胞和细菌等
急性滤泡性扁桃体炎（急性化脓性扁桃体炎）	肉眼改变	扁桃体明显充血、肿大，表面被覆脓苔
	镜下改变	滤泡增大、化脓（滤泡脓肿），并且穿破表面或隐窝形成溃疡，多发性小脓肿可融合，导致全扁桃体化脓

知识点8：慢性扁桃体炎的临床特点　　　　副高：熟练掌握　正高：熟练掌握

慢性扁桃体炎多由急性扁桃体炎反复发作转为慢性。可由多种细菌、病毒引起，儿童好发。主要症状为咽痛、扁桃体肿大。

知识点9：慢性扁桃体炎的病理改变　　　　副高：熟练掌握　正高：熟练掌握

慢性扁桃体炎多由急性扁桃体炎反复发作演变而来，按其病变可分为两种见表2-13-27。

表2-13-27　慢性扁桃体炎的病理改变

类　别	项　目	病理改变
慢性肥大性扁桃体炎	肉眼改变	可见扁桃体呈不同程度肿大，可呈息肉样肿物
	镜下改变	可见淋巴组织显著增生，淋巴滤泡增多、增大，生发中心扩大；淋巴组织内，尤其是黏膜上皮下可见大量浆细胞和一些中性粒细胞浸润，隐窝内可见炎性渗出物
慢性纤维性扁桃体炎	肉眼改变	可见扁桃体体积缩小、质硬
	镜下改变	淋巴组织通常萎缩甚至消失；隐窝常由于出口阻塞而呈囊状扩张，囊内可见炎性渗出物；在增生的结缔组织中有时可见软骨或骨化生

知识点10：毛状息肉（又称畸胎样息肉、皮样息肉）的临床特点

副高：熟练掌握　正高：熟练掌握

毛状息肉可能为一种发育异常，多发生于新生儿、婴幼儿，大多为女性；主要位于鼻咽侧壁、软腭近鼻咽部的腹面和扁桃体；可以引发慢性中耳炎。

知识点11：毛状息肉（又称畸胎样息肉、皮样息肉）的病理改变

副高：熟练掌握　正高：熟练掌握

毛状息肉（又称畸胎样息肉、皮样息肉）的病理改变见表2-13-28。

表2-13-28　毛状息肉（又称畸胎样息肉、皮样息肉）的病理改变

项　目	病理改变
肉眼改变	豌豆大至鸡蛋大的息肉样肿物，表面为皮肤所覆盖
镜下改变	①表面为皮肤，伴有毛发或毛囊、皮脂腺、汗腺及黏液腺；②可含有纤维脂肪组织、软骨和骨；③无内胚层成分

知识点12：呼吸上皮乳头状瘤的临床特点　副高：熟练掌握　正高：熟练掌握

呼吸上皮乳头状瘤大多发生于40～70岁男性；临床上常表现为鼻塞、鼻溢液、鼻出血、味觉丧失等；单纯切除后易复发。

知识点13：呼吸上皮乳头状瘤的病理改变　副高：熟练掌握　正高：熟练掌握

呼吸上皮乳头状瘤的病理改变见表2-13-29。

表2-13-29　呼吸上皮乳头状瘤的病理改变

项　目	病理改变
肉眼改变	息肉状肿物，表面粗糙（细乳头状）；粉红色、棕灰色或苍白色，半透明，常较硬
镜下改变	黏膜上皮向下增生，伸入固有膜中，形成"内翻性乳头"；常并存外生性乳头状瘤成分

知识点14：异位垂体腺瘤的临床特点　副高：熟练掌握　正高：熟练掌握

异位垂体腺瘤很少见，好发人群主要为成年人，平均发病年龄为49岁（16～84岁），大多为女性。发病部位常为蝶骨、蝶窦和鼻咽。局部占位性病变有气道阻塞、鼻咽炎、头痛、鼻出血、脑脊液漏、部分性视野缺失等。

知识点15：异位垂体腺瘤的病理改变　　　　　　　副高：熟练掌握　　正高：熟练掌握

异位垂体腺瘤的病理改变见表2-13-30。

表2-13-30　异位垂体腺瘤的病理改变

项　目	病理改变
肉眼改变	息肉样或有蒂状肿物，直径0.7～7.5cm
镜下改变	黏膜下无包膜肿块。瘤细胞呈核圆形、椭圆形，染色质分散；颗粒性胞质呈嗜酸性、双嗜性着色或显透明，间质呈透明变性

知识点16：颅咽管瘤的临床特点　　　　　　　　　副高：熟练掌握　　正高：熟练掌握

颅内颅咽管瘤较多，大约占全部颅咽管瘤的3%；以20岁年龄段较多见，但老年人也有发生。无明显的性别差异。临床特点有下丘脑-垂体功能紊乱、颅内压增高、视力视野障碍，尿崩症以及神经和精神症状。

知识点17：颅咽管瘤的病理改变　　　　　　　　　副高：熟练掌握　　正高：熟练掌握

颅咽管瘤的病理改变见表2-13-31。

表2-13-31　颅咽管瘤的病理改变

项　目	病理改变
肉眼改变	肿瘤为囊或实性，囊性者较多，囊内有黄色或暗褐色的液体；有胆固醇结晶；实性肿瘤内有钙化灶
镜下改变	组织形态与颅内者一致，有牙釉质瘤性颅咽管瘤与乳头状颅咽管瘤成分。①前者肿瘤上皮呈梁状、索状与巢状结构，梁状上皮互相吻合，镶边的上皮为立方或柱状，呈极性排列在基膜上；②上皮团内的细胞可呈网状结构，囊性变，钙化，有胆固醇结晶裂隙，可见鳞状上皮团；③间质为纤维组织，可有黏液变性。乳头状颅咽管瘤的肿瘤性上皮呈乳头状结构，有钙化，但瘤细胞的极性排列基本上不存在

知识点18：鼻咽癌的临床特点　　　　　　　　　　副高：熟练掌握　　正高：熟练掌握

鼻咽癌为恶性肿瘤，发生于鼻咽腔顶部和侧壁。发病年龄呈双峰形，多位于15～25岁和60～69岁；临床上可表现为鼻后溢液、鼻塞、鼻出血等症状；颈部淋巴结大（转移癌，42%的病例可发生）。

知识点19：鼻咽癌的病理改变　　　　　　　　　　副高：熟练掌握　　正高：熟练掌握

鼻咽癌的病理改变见表2-13-32。

表2-13-32 鼻咽癌的病理改变

项 目		病理改变
肉眼改变		好发于鼻咽顶、咽隐窝与耳咽管隆突。呈结节状、菜花状、糜烂型、黏膜隆起型、溃疡型、浸润型（内生浸润为主，外观无明显病变）。多兼有外生与内生
镜下改变	角化型鳞状细胞癌	角化型鳞状细胞癌主要发生于老年患者，组织学上与其他部位的鳞状细胞癌相似
	非角化型鳞状细胞癌 分化型	分化型鳞状细胞癌表现为巢状分布，细胞大小较一致，癌巢边缘细胞似基底细胞分化，且界限较清楚，与其他部位的低分化鳞状细胞癌相似；有的以梭形细胞为主，聚巢倾向不明显，称为梭形细胞鳞状细胞癌
	未分化型	未分化型比较多见，大多为圆形或卵圆形细胞构成，细胞较大，核呈空泡状，且核仁明显，嗜酸性，癌组织内见较多浸润的淋巴细胞及中性粒细胞和浆细胞等，又称为淋巴上皮癌或泡状核细胞癌

知识点20：鼻咽部乳头状腺癌的临床特点　　　副高：熟练掌握　正高：熟练掌握

鼻咽部乳头状腺癌很少见，发病中位年龄为37岁（11~64岁）。临床表现为鼻塞，病程缓慢，低度恶性。

知识点21：鼻咽部乳头状腺癌的病理改变　　　副高：熟练掌握　正高：熟练掌握

鼻咽部乳头状腺癌的病理改变见表2-13-33。

表2-13-33 鼻咽部乳头状腺癌的病理改变特点

项 目	病理改变
肉眼改变	外生性，乳头状或息肉状；软或砂粒感；平均直径为5cm
镜下改变	成于被覆柱状或假复层上皮细胞的树状分支乳头和密集腺体；核型温和，核分裂象少；可发生灶性坏死；可见砂粒体；无包膜，浸润性生长

知识点22：鼻咽血管纤维瘤的临床特点　　　副高：熟练掌握　正高：熟练掌握

鼻咽血管纤维瘤多发生于男性，发病高峰年龄10~20岁（少有>25岁者）。好发于鼻顶后侧壁。临床表现为鼻塞、鼻出血、软腭移位、变形等。具有潜在侵袭性，局部浸润性生长，切除后可复发。

知识点23：鼻咽血管纤维瘤的病理改变　　　　副高：熟练掌握　　正高：熟练掌握

鼻咽血管纤维瘤的病理改变见表2-13-34。

表2-13-34　鼻咽血管纤维瘤的病理改变

项　目	病理改变
肉眼改变	肿瘤平均直径为4cm（可达22cm），多无蒂、分叶状（偶呈有蒂息肉样）；无包膜，切面呈灰红至暗红色，质软
镜下改变	位于血管与胶原纤维间质，可见血管大小不等，裂隙样分支（星状或鹿角状）；管壁厚薄不一，平滑肌缺如或不完整，缺乏弹力纤维；内皮细胞单层，扁平或肥硕。胶原纤维间质含梭形、圆形、多角形或星型细胞（成纤维细胞、肌成纤维细胞等），胞核形态温和（可多形或多核巨细胞），趋于围血管放射状排列；核分裂象罕见；无炎细胞浸润；胶原纤维粗细不均；灶性黏液样变

知识点24：鼻咽血管纤维瘤的鉴别诊断　　　　副高：熟练掌握　　正高：熟练掌握

鼻咽血管纤维瘤的鉴别诊断：①黏液瘤；②海绵状血管瘤；③神经鞘瘤；④鼻息肉（纤维性或血管性）。

知识点25：NK/T淋巴瘤的病理改变　　　　副高：熟练掌握　　正高：熟练掌握

NK/T淋巴瘤的病理改变见表2-13-35。

表2-13-35　NK/T淋巴瘤的病理改变

项　目	病理改变
肉眼改变	常伴有大片坏死，形成缓慢进展的溃疡，破坏鼻道和鼻窦腔，晚期可广泛侵蚀局部软组织、骨及软骨
镜下改变	可见分化程度不一、大小不一的肿瘤性淋巴细胞，且胞核形状不规则，可有折陷，部分细胞胞质透明，肿瘤细胞浸润血管为本瘤特征，也是引起坏死的重要原因

知识点26：腮裂囊肿与黏液囊肿的病因及临床特点　　　　副高：熟练掌握　　正高：熟练掌握

腮裂囊肿与黏液囊肿的病因及临床特点见表2-13-36。

表2-13-36　腮裂囊肿与黏液囊肿的病因及临床特点

项　目	病因及临床特点
腮裂囊肿	主要位于侧壁，其起源不能确定。压迫咽鼓管诱发渗出性中耳炎、疼痛和吞咽困难等症状
黏液囊肿	鼻咽黏膜隐窝开口处阻塞所致的潴留性囊肿

知识点27：腮裂囊肿与黏液囊肿的镜下病理改变　　副高：熟练掌握　　正高：熟练掌握

腮裂囊肿与黏液囊肿的镜下病理改变见表2-13-37。

表2-13-37　腮裂囊肿与黏液囊肿的镜下病理改变

项　目	镜下病理改变
腮裂囊肿	囊壁被覆纤毛柱状上皮，或复层鳞状上皮，囊壁内有淋巴组织，或有淋巴滤泡。囊壁上皮可因炎症等原因，发生脱落或消失，代之以炎性肉芽组织
黏液囊肿	囊壁被覆压扁的柱状或呈薄层鳞状化生的上皮；腔内含黏液或脓性渗出物；囊腔破裂，黏液外溢，形成假囊肿（无上皮被覆，含黏液和吞噬黏液的巨噬细胞，继发肉芽组织增生）

第五节　喉　疾　病

知识点1：急性喉炎的病因及临床特点　　副高：熟练掌握　　正高：熟练掌握

急性喉炎比较少见，多发生于儿童，成年人也可受累，常继发于急性鼻炎及急性咽炎，男性较多。细菌感染是本病的病因。

知识点2：急性喉炎的病理改变　　副高：熟练掌握　　正高：熟练掌握

肉眼检查可见喉部红肿；镜下可见密集的中性粒细胞浸润伴充血、水肿。重症者继发坏死、溃疡，可有假膜形成。

知识点3：急性会厌炎的病因及临床特点　　副高：熟练掌握　　正高：熟练掌握

急性会厌炎与嗜血性流感病毒（B型多见）感染有关，可继发流感杆菌和化脓菌等细菌感染。主要表现为全身中毒症状、吞咽及呼吸困难。儿童易患病，并且易引起呼吸困难，甚至死亡。

知识点4：急性会厌炎的病理改变　　副高：熟练掌握　　正高：熟练掌握

急性会厌炎的病理改变见表2-13-38。

表2-13-38　急性会厌炎的病理改变

项　目	病理改变
肉眼改变	黏膜充血、水肿。病变可累及会厌周围组织，如舌根、会杓皱襞和咽部
镜下改变	急性炎症细胞浸润，间质水肿，充血，甚至出血，黏膜也可发生溃疡。会厌前间隙、声门下和会杓皱襞等，也可有急性炎症病变

知识点5：慢性喉炎的病因及临床特点　　　　副高：熟练掌握　　正高：熟练掌握

慢性喉炎的病因有很多，如细菌、吸烟及其他化学物质的刺激。慢性喉炎是造成声嘶的常见原因。患者常有异物感，喉部不适，痒感。

知识点6：慢性喉炎的病理改变　　　　副高：熟练掌握　　正高：熟练掌握

可见黏膜内多少不等的淋巴细胞和浆细胞等慢性炎症细胞浸润，纤维组织增生。腺体分泌亢进或萎缩。黏膜表皮不同程度增生，鳞状上皮化生。

知识点7：喉结节和接触性溃疡的病因及临床特点　　副高：熟练掌握　　正高：熟练掌握

喉结节和接触性溃疡的病因及临床特点见表2-13-39。

表2-13-39　喉结节和接触性溃疡的病因及临床特点

项　目	病因及临床特点
喉结节	因过度发音引发声带损伤所致的非炎症性反应病变。主要见于歌唱家和其他过度发声的人群
接触性溃疡	原因不肯定，与创伤有关，如插管操作和压迫。食管胃反流性损害也与之有关。炎性肉芽组织增生到很大时，可以引起呼吸道通气困难

知识点8：喉结节和接触性溃疡的病理改变　　　副高：熟练掌握　　正高：熟练掌握

喉结节和接触性溃疡的病理改变见表2-13-40。

表2-13-40　喉结节和接触性溃疡的病理改变

项　目		病理改变
喉结节	肉眼改变	主要发生于声带的前1/3部
	镜下改变	早期为水肿与幼稚的成纤维细胞增生，晚期发生血管扩张与间质玻璃样变性
接触性溃疡	肉眼改变	好发于后联合与杓状软骨声带突。局部病变为黏膜溃疡
	镜下改变	病变局部鳞状上皮坏死脱落，过量的肉芽组织增生，内含丰富的小血管，部分修复性的鳞状上皮过度增生，形成假上皮瘤样增生

知识点9：喉乳头状瘤的临床特点　　　　副高：熟练掌握　　正高：熟练掌握

喉乳头状瘤的临床特点见表2-13-41。

表2-13-41　喉乳头状瘤的临床特点

类　型	临　床　特　点
幼年型喉乳头状瘤	多发生于儿童，最小发病年龄1岁。常多发。非角化性乳头状瘤。切除后易复发，罕见恶变
成年人型喉乳头状瘤	多发生于成年人，常单发，与HPV无关，易恶变，切除后不易复发

知识点10：喉乳头状瘤的病理改变　　　　副高：熟练掌握　正高：熟练掌握

喉乳头状瘤的病理改变见表2-13-42。

表2-13-42　喉乳头状瘤的病理改变

项　目	病　理　改　变
肉眼改变	米粒到黄豆大小，表面颗粒状、灰白色，质地软，切面湿润
镜下改变	幼年型与成年型喉乳头状瘤在组织学上是一样的。肿瘤由乳头状增生的鳞状上皮与其间的纤维束脉管构成。鳞状上皮分化好，且排列正常，但层次增多，特别是棘细胞层增生明显。棘细胞浅层可见挖空细胞和轻度核异型，比较常见。间质为疏松的或胶原纤维较多的纤维血管组织，可见慢性炎细胞浸润。表面可见不同程度的角化与不全角化，上皮层内有散在的角化不全的细胞

知识点11：喉角化病的临床特点及病理改变　　　　副高：熟练掌握　正高：熟练掌握

喉角化病的临床特点及病理改变见表2-13-43。

表2-13-43　喉角化病的临床特点及病理改变

项　目		内　容
临床特点		多发生于中年男性，临床表现为喉干、声嘶
病理改变	肉眼改变	好发于声带边缘黏膜，散在性灰白色的局限性小斑块、疣状物（疣状角化病）或广泛增厚（喉厚皮症）
	镜下改变	鳞状上皮不同程度增生，棘细胞层增厚，颗粒层出现和表层角化过度，但是无不典型增生

知识点12：上皮内瘤变/原位癌的类别　　　　副高：熟练掌握　正高：熟练掌握

根据核异型（包括极向改变）与排列紊乱的上皮细胞所占的比例和细胞异型性和排列异常的程度，可将上皮内瘤变/原位癌分为轻度非典型增生即上皮内瘤变Ⅰ级、中度非典型增生即上皮内瘤变Ⅱ级、重度非典型增生和原位癌即上皮内瘤变Ⅲ级，见表2-13-44。

表2-13-44 上皮内瘤变/原位癌的类别

类别	特 点
Ⅰ级	轻度非典型增生，鳞状上皮下1/3结构紊乱，细胞形态异型
Ⅱ级	中度非典型增生，鳞状上皮下2/3结构紊乱，细胞形态异型
Ⅲ级	重度非典型增生，鳞状上皮结构紊乱和细胞形态异型＞2/3；或鳞状上皮下2/3结构显著紊乱，细胞显著异型
原位癌	鳞状上皮全层或几乎全层结构紊乱和细胞形态异型，浅层细胞可见核分裂象和病理性核分裂象，基膜完整（无早期浸润）

知识点13：鳞状细胞癌的临床特点　　　　副高：熟练掌握　　正高：熟练掌握

　　鳞状细胞癌是喉部最常见的肿瘤。与吸烟有一定相关性，多发生于成年男性，临床表现为声嘶、吞咽困难和疼痛、异物感、咯血等。

知识点14：鳞状细胞癌的病理改变　　　　副高：熟练掌握　　正高：熟练掌握

　　鳞状细胞癌的病理改变见表2-13-45。

表2-13-45 鳞状细胞癌的病理改变

项 目	病理改变
肉眼改变	常见于声门上与声门区域，局部黏膜扁平斑块状、息肉样物，呈灰白色，质硬、脆，或有溃疡形成。大体上分为：声带型、声门上型、声门下型与跨声带型
镜下改变	呈高、中、低分化与未分化鳞状细胞癌。大多为高分化，胞质丰富，嗜酸性，癌巢大，癌珠明显

知识点15：小细胞癌的临床特点　　　　副高：熟练掌握　　正高：熟练掌握

　　小细胞癌可能来源于神经嵴的Kulchitsky细胞（K细胞）。好发于男性，发病与吸烟关系密切。

知识点16：小细胞癌的病理改变　　　　副高：熟练掌握　　正高：熟练掌握

　　小细胞癌的病理改变见表2-13-46。

表2-13-46 小细胞癌的病理改变

项 目	病理改变
肉眼改变	可发生在真、假声带，杓区，会厌。主要发生于声门上区。一般较小，直径为1～5cm。表面光滑，可形成溃疡。切面呈灰白色，细腻
镜下改变	细胞小，胞质少，呈圆形、卵圆形或短梭形；圆形中位核，染色质浓，核分裂象易见。呈弥漫性的片状、巢状与梁状结构。癌巢内有小腺管样结构，细胞呈柱状围成小腔，形成所谓"真性菊形团"。间质少，癌细胞周围可伴有玻璃样间质围绕。癌巢可发生坏死

知识点17：基底细胞样鳞状细胞癌的临床特点　　副高：熟练掌握　正高：熟练掌握

基底细胞样鳞状细胞癌多发生于老年男性，患者多为重度吸烟患者，发病隐匿，进展快，转移率高，预后差。

知识点18：基底细胞样鳞状细胞癌的病理改变　　副高：熟练掌握　正高：熟练掌握

基底细胞样鳞状细胞癌的病理改变见表2-13-47。

表2-13-47　基底细胞样鳞状细胞癌的病理改变

项 目	病理改变
肉眼改变	好发于梨状隐窝、声门上区。可见息肉状肿物，表面被覆黏膜，或有溃疡形成，质较硬。切面呈灰白色
镜下改变	在原位癌或浸润癌的背景下，出现一些细胞密集的浸润性小细胞岛。癌细胞较小，且核深染，胞质稀少，可见囊形成，常见坏死，间质透明变性；细胞岛周边的癌细胞呈栅栏状排列，类似基底细胞样。巢内呈腺样、假腺样腔隙或筛状结构；腔内含类黏液（Alcian蓝染色、PAS染色阳性）。间质透明变性或含黏液样基质

知识点19：横纹肌肉瘤的临床特点　　副高：熟练掌握　正高：熟练掌握

横纹肌肉瘤来自未分化的间叶组织，男性多于女性，约为3:1，青少年较多发。临床上主要表现为声嘶，因有局部肿物，容易引起呼吸道阻塞，发生呼吸困难。

知识点20：横纹肌肉瘤的病理改变　　副高：熟练掌握　正高：熟练掌握

横纹肌肉瘤的组织形态与其他部位者一样，常为胚胎性横纹肌肉瘤，多形性横纹肌肉瘤极少。

知识点21：横纹肌肉瘤的鉴别诊断　　副高：熟练掌握　正高：熟练掌握

横纹肌肉瘤的鉴别诊断：①平滑肌肉瘤；②恶性纤维组织细胞瘤；③恶性间叶组织肿瘤。

知识点22：软骨瘤的临床特点　　副高：熟练掌握　正高：熟练掌握

软骨瘤以40～60岁年龄组高发，其临床表现取决于肿瘤的部位和生长的方向，黏膜下有肿物突出，可以导致声嘶，呼吸道梗阻，发生呼吸困难。

知识点23：软骨瘤的病理改变 　　　　　　　副高：熟练掌握　正高：熟练掌握

软骨瘤的病理改变见表2-13-48。

表2-13-48　软骨瘤的病理改变

项 目	病理改变
肉眼改变	最易发生在喉环状软骨，其次为甲状软骨，杓状软骨很少。典型的软骨瘤呈圆形或有分叶状结构，质硬，切面呈灰白色，实性或可发生囊性变，可有钙化灶或骨化灶
镜下改变	瘤细胞一般较不丰富，瘤细胞小，具有较丰富的嗜碱性胞质，核小，且核染色质浓，形态规则；一个软骨窝内，有1个至数个瘤细胞，分布规则；有双核细胞，不见核分裂象；有较丰富的嗜碱性软骨基质；呈分叶状结构，软骨小叶间为血管性结缔组织，软骨小叶边软骨瘤细胞比中央丰富；如有骨成分，即为骨软骨瘤

知识点24：软骨肉瘤的临床特点 　　　　　　　副高：熟练掌握　正高：熟练掌握

软骨肉瘤是喉部最常见的非上皮性恶性肿瘤；发病年龄60～65岁，多为男性。最常累及环状软骨环，发生于会厌者罕见。常与软骨化生（＜1cm纤维弹性软骨结节）鉴别。对于1～2cm、无明显症状且无异型增生病变的软骨性肿瘤，应当慎诊为软骨肉瘤。复发性软骨性肿瘤应当视为软骨肉瘤。

知识点25：软骨肉瘤的病理改变 　　　　　　　副高：熟练掌握　正高：熟练掌握

软骨肉瘤的病理改变见表2-13-49。

表2-13-49　软骨肉瘤的病理改变

项 目	病理改变
肉眼改变	多发于环状软骨后板的喉内侧。呈半圆形或分叶状，质硬，偶有囊腔形成与钙化
镜下改变	由分化程度不同的软骨细胞组成，其中出现不同程度的间变、核大、双核细胞与瘤巨细胞等。可常见钙化与软骨性化骨，但不会形成骨或类骨组织

第十四章　骨和关节疾病

第一节　代谢性和营养不良性骨病

知识点1：成骨不全症的临床特点　　　　副高：熟练掌握　正高：熟练掌握

成骨不全症又称为脆骨病，是一种罕见遗传性骨疾病。胎儿多发性骨折，可死于子宫内；也可于出生后的婴儿期发病，由于反复骨折从而导致身材矮小、骨骼畸形。

知识点2：成骨不全症的病理改变　　　　副高：熟练掌握　正高：熟练掌握

成骨不全症的病理改变见表2-14-1。

表2-14-1　成骨不全症的病理改变

项　目	病理改变
肉眼改变	最明显的骨骼异常是弥漫性骨质疏松，容易导致多发性新旧骨折形成，骨折处可见大量纤维性及软骨性骨痂
镜下改变	可见长骨松质骨小梁纤细、稀疏，矿化紊乱，骨细胞数量增加，使骨呈富细胞性，骨的胶原结构可以呈板层或编织状

知识点3：脆性骨质硬化症的临床特点　　　副高：熟练掌握　正高：熟练掌握

脆性骨质硬化症又称为大理石样骨病，其临床特点是骨质增生变硬，但质脆易导致骨折。

知识点4：脆性骨质硬化症的病理改变　　　副高：熟练掌握　正高：熟练掌握

脆性骨质硬化症的病理改变见表2-14-2。

表2-14-2　脆性骨质硬化症的病理改变

项　目	病理改变
肉眼改变	①骨重量增加，质脆且易断碎；②剖面可见骨皮质增厚，松质骨小梁消失，髓腔狭窄或消失
镜下改变	①骨小梁增宽、粗大且不规则；②骨小梁间混杂大量软骨组织和编织骨；③髓腔造血细胞减少或消失，尚存的髓腔呈现明显的纤维化

知识点5：骨质疏松症的临床特点　　　　副高：熟练掌握　正高：熟练掌握

骨质疏松症可发生于任何年龄，男女均可发生，绝经后女性和老年男性常见。可见于过度吸烟、长期使用糖皮质激素治疗者。身材缩短，易发生病理性骨折。病变以脊柱、盆骨、股骨颈最为严重。

知识点6：骨质疏松症的病理改变　　　　副高：熟练掌握　正高：熟练掌握

骨质疏松症的病理改变见表2-14-3。

表2-14-3　骨质疏松症的病理改变

项　　目	病理改变
肉眼改变	可见骨皮质菲薄，骨小梁稀疏，骨小梁间网孔增大
镜下改变	可见骨小梁减少、变小，排列疏松；骨松质密度下降；髓腔内脂肪组织增生

知识点7：畸形性骨炎的临床特点　　　　副高：熟练掌握　正高：熟练掌握

畸形性骨炎多见于50～70岁人群，男性患者多于女性，最常侵犯长骨和中轴骨，可单发，也可多发。临床上可见各部位骨骼呈特殊的畸形：颜面骨膨大，下肢骨呈弓形，驼背，脊柱腰段前凸畸形。X线检查可见早期为溶骨性病变，有骨内透光区，病变自骨的一端开始，产生V形分界线，皮质变薄，且骨质疏松、囊性变；晚期骨质增生，密度增加，皮质变宽，髓腔狭窄，骨小梁粗大，并且出现纵向粗条纹。

知识点8：畸形性骨炎的病理改变　　　　副高：熟练掌握　正高：熟练掌握

畸形性骨炎的病理改变见表2-14-4。

表2-14-4　畸形性骨炎的病理改变

项　　目	病理改变
肉眼改变	可见骨膜下肥厚，表面粗糙不规则，髓腔变硬
镜下改变	①骨破坏与异常骨质增生两者并存，板层骨黏合线增多，并且呈镶嵌排列，难以区分正常骨皮质或海绵质层次；②可以继发骨折、恶性变和骨性关节炎

知识点9：软骨发育不良的临床特点　　　　副高：熟练掌握　正高：熟练掌握

软骨发育不良的临床特点为累及软骨内骨化的骨骼。具体表现为：①软骨营养不良性侏儒，可见四肢短小、身材矮小、头颅增大、鼻梁塌陷、口唇增厚；②肋骨与肋软骨交界处，可见串珠样膨大；③躯干发育正常；④家族史有或无。

知识点10：软骨发育不良的病理改变　　　　副高：熟练掌握　正高：熟练掌握

软骨发育不良的病理改变见表2-14-5。

表2-14-5　软骨发育不良的病理改变

项　目	病理改变
肉眼改变	长骨骨干粗短，髓腔变窄，骨骺增粗；椎弓短，骨盆宽浅
镜下改变	骨骺生长板变薄，柱状软骨带缺如，软骨细胞成堆生长，钙化不良，并且形成宽大的骨小梁；骨外膜成骨增强，可呈现结节状外突

知识点11：肥大性骨关节病的临床特点　　　　副高：熟练掌握　正高：熟练掌握

肥大性骨关节病主要分为原发性和继发性两型病变。临床可见：①指（趾）末端杵状肥大，指甲变弯；②大关节肿大，疼痛并伴积液；③发生于肺和胸腔肿瘤或其他疾病者为其继发性，发病年龄以中老年为主。

知识点12：肥大性骨关节病的病理改变　　　　副高：熟练掌握　正高：熟练掌握

肥大性骨关节病的病理改变见表2-14-6。

表2-14-6　肥大性骨关节病的病理改变

项　目	病理改变
肉眼改变	受累骨干增粗，表面粗糙不平；剖面见骨膜增生，晚期骨皮质增厚
镜下改变	早期可见骨外膜纤维性增生，散在淋巴细胞、浆细胞浸润；而后可见增生的骨膜广泛性骨化，并且与骨皮质融合；周围软组织充血、水肿伴慢性炎细胞浸润；在韧带附着处，可见纤维软骨增生伴软骨内骨化

第二节　地方性氟中毒

知识点1：地方性氟中毒的临床特点　　　　副高：熟练掌握　正高：熟练掌握

地方性氟中毒是同地理环境中氟的丰度有密切关系的一种世界性地方病。临床上轻症氟中毒并无特殊的症状，有时可能出现牙的氟斑、主要见于中切牙（门牙）与尖牙（犬牙）的唇侧。而重症患者，可出现恶心、呕吐、腹痛、腹泻和感觉障碍，以脊椎及骨盆最易被侵犯；其次是胸痛，而颅骨、四肢出现症状较晚。由于脊椎骨质增生，可压迫脊神经而出现麻木，甚至出现截瘫。

知识点2：地方性氟中毒的病理改变　　　　　副高：熟练掌握　正高：熟练掌握

地方性氟中毒的病理改变见表2-14-7。

表2-14-7　地方性氟中毒的病理改变

项　目	病理改变
肉眼改变	由于有新骨形成，因此骨可见大量、明显的白垩样、粗糙、不规则的改变，晚期可见松质骨，并呈骨皮质密度增高，呈现大理石样改变
镜下改变	可见骨质变硬，骨皮质肥厚，髓腔变窄，甚至消失，使骨髓造血组织受到挤压。某些部位的哈佛管扩张，以靠近髓腔的骨皮质最为明显。其余的骨皮质呈外生骨疣状，尖端哈佛管大小正常，并可见大量发育良好的同心圆骨板和圆形哈佛管，呈新形成的哈佛管样表现
	电镜检查氟中毒时，早期可见骨膜胶原纤维水肿及结晶物质沉着，说明胶原损坏严重，形成异常胶原，可能是骨周围组织发生钙化、骨化的原因

第三节　细菌性骨关节炎

知识点1：化脓性关节炎的临床特点　　　　　副高：熟练掌握　正高：熟练掌握

化脓性关节炎多见于幼儿，多侵犯膝、肩、髋等大关节，呈单发或多发性。表现为关节疼痛、肿胀，运动受限。X线片示软骨下骨质大块破坏和死骨，可继发病理性脱位。

知识点2：化脓性关节炎的病理改变　　　　　副高：熟练掌握　正高：熟练掌握

化脓性关节炎的病理改变见表2-14-8。

表2-14-8　化脓性关节炎的病理改变

项　目	病理改变
肉眼改变	①累及滑膜，病情较重的病例可累及关节软骨及关节囊；②滑膜充血肿胀，表面有纤维素性渗出物
镜下改变	①滑膜组织充血、水肿，大量以中性粒细胞为主的炎症细胞浸润或形成脓肿，滑膜细胞脱落，并有纤维素及中性粒细胞附着；②病情较重的病例可发展为慢性，并伴肉芽组织形成

知识点3：化脓性骨髓炎的临床特点　　　　　副高：熟练掌握　正高：熟练掌握

化脓性骨髓炎好发于儿童及青少年。急性期发作时，患部剧痛、红肿，有压痛及活动障碍；慢性期，有肿胀、肥厚。X线片：急性者可见分散不规则斑点状边缘模糊的骨质破坏区，可见死骨（小片或长条状高密度致密影）、骨膜增生。慢性者可见骨破坏周围有广泛的增生硬化，死骨，骨内膜增生致髓腔变窄，严重者甚至闭塞、消失，骨密度明显增高。

<table>
<tr><td>知识点4：化脓性骨髓炎的病理改变</td><td>副高：熟练掌握　正高：熟练掌握</td></tr>
</table>

化脓性骨髓炎的病理改变见表2-14-9。

表2-14-9　化脓性骨髓炎的病理改变

项　目	病理改变
肉眼改变	①早期干骺端病灶呈现红色胶冻样，后转变为灰黄色脓液、脓性肉芽组织和纤维化；②坏死的骨组织初期为白色，光泽减弱，但质地仍坚实，后期，死骨呈现灰黄或灰棕色，且质地稍松脆；③骨膜纤维性增厚，新骨形成，有包裹骨干的包壳形成，且厚薄不一，常有多数穿孔；④骨质表面粗糙，骨质增厚
镜下改变	①急性者，可见大量的中性粒细胞弥漫性浸润，可见死骨片；②慢性者，可见肉芽组织、纤维组织、死骨片和新生骨形成

<table>
<tr><td>知识点5：结核性关节炎的临床特点</td><td>副高：熟练掌握　正高：熟练掌握</td></tr>
</table>

结核性关节炎多为继发性，大多见于儿童、青少年，男性稍多。多为单侧性，髋、踝关节发病较多。临床表现为关节疼痛、肿胀，关节腔积液，关节运动受限，严重时可见关节脱位、纤维性或骨性强直。X线片可见关节骨端的边缘虫蚀状或鼠咬状骨质破坏，边缘模糊，关节上、下边缘大多对称受累。

<table>
<tr><td>知识点6：结核性关节炎的病理改变</td><td>副高：熟练掌握　正高：熟练掌握</td></tr>
</table>

结核性关节炎的病理改变见表2-14-10。

表2-14-10　结核性关节炎的病理改变

项　目		病理改变
肉眼改变	滑膜	充血、水肿、肥厚粗糙，表面有纤维素附着
	关节腔内	有由纤维蛋白凝块（经关节运动的模造）变成的大小不等、直径为0.2～1.5cm、表面光滑的灰白色瓜子样游离小体（关节鼠）
镜下改变		结核性关节炎可分为以渗出为主、增殖性病变为主或以干酪样坏死为主的病变，三者可同时存在于同一病灶中

知识点7：结核性骨髓炎的临床特点　　　副高：熟练掌握　正高：熟练掌握

结核性骨髓炎多见于15岁以下儿童，且不易找到原发灶。最常侵犯椎骨，其次为长骨的骨端，也可累及肋骨与四肢的短骨。

知识点8：结核性骨髓炎的病理改变　　　副高：熟练掌握　正高：熟练掌握

结核性骨髓炎的病理改变见表2-14-11。

表2-14-11　结核性骨髓炎的病理改变

项　　目		病理改变
肉眼改变	脊椎结核	5岁以内的儿童常有畸形，成人畸形程度较轻；可形成冷脓肿及瘘道
	管状骨结核	多见股骨两端、胫骨上端，病变呈楔形干酪样坏死灶；一般发病部位局限，也可向骨髓腔、骨骺软骨及关节囊扩展
	短骨结核	多见于腕骨和跟骨，局部形成梭形膨大，可有瘘管形成
镜下改变		可为以渗出为主（大量巨噬细胞或中性粒细胞、纤维素渗出）、以增殖性病变为主（结核结节）或以干酪样坏死为主的病变

第四节　非菌性关节炎

知识点1：类风湿关节炎的临床特点　　　副高：熟练掌握　正高：熟练掌握

类风湿关节炎多见于20～40岁女性，为慢性、游走性、多发性关节炎，大多累及手、足小关节，多对称分布。慢性经过，病变加剧与缓解交替出现，关节区疼痛、僵硬及红肿，局部皮肤温热，常伴有全身症状。红细胞沉降率加快，类风湿因子阳性，抗链球菌溶血素O升高。X线片示受累关节尤其是掌指及近端指间关节的软组织肿胀、关节间隙变窄。

知识点2：类风湿关节炎的病理改变　　　副高：熟练掌握　正高：熟练掌握

类风湿关节炎的病理改变见表2-14-12。

表2-14-12　类风湿关节炎的病理改变

项　　目	病理改变
肉眼改变	滑膜充血及水肿、增厚呈绒毛状，关节腔内可见游离小体
镜下改变	①滑膜血管扩张、充血及水肿，血管内皮细胞增生肿胀，炎症细胞呈弥漫性或在小静脉周围呈灶性浸润；②滑膜表层细胞明显增生、肥大（细胞及其核可具多形性，也可变性、坏死，可转化形成滑膜巨细胞）；③慢性者，可见淋巴细胞和浆细胞增多，弥漫分布或围绕小静脉形成淋巴样小结；④富于血管的结缔组织构成绒毛状突起，表面衬以滑膜细胞；⑤含铁血黄素沉着

知识点3：强直性脊椎炎的临床特点　　　　　副高：熟练掌握　正高：熟练掌握

　　强直性脊椎炎大多见于青年人或中年人，且男性较为多见，最早为骶髂关节受累，从下而上侵及脊椎骨的关节。临床上主要表现为两侧骶髂关节疼痛或僵硬，腰椎活动受限。X线片常见先侵犯双侧骶髂关节，继而蔓延至腰椎和胸椎，早期关节边缘模糊、致密，中期关节间隙狭窄，晚期则关节间隙消失，最终骨性融合。

知识点4：强直性脊椎炎的病理改变　　　　　副高：熟练掌握　正高：熟练掌握

　　强直性脊椎炎的病理改变见表2-14-13。

表2-14-13　强直性脊椎炎的病理改变

项　目	病理改变
肉眼改变	关节软骨可被炎性肉芽组织被覆，但是关节翳形成较轻，增生的纤维组织可呈软骨化生或骨化，导致骨性关节强直。相邻脊椎的外周呈骨性连合，外观可见竹节状
镜下改变	可见关节滑膜被覆细胞增生，间质淋巴细胞及浆细胞浸润（炎细胞较少），纤维素渗出及沉着。炎性肉芽组织侵蚀关节软骨、韧带及关节囊，增生的纤维组织可呈现软骨化生或骨化，导致骨性关节强直

知识点5：银屑病性关节炎的临床特点　　　　副高：熟练掌握　正高：熟练掌握

　　大约70%的银屑病患者合并有关节炎，即银屑病性关节炎。银屑病性关节炎可发生于任何年龄，常见于30～50岁，无性别倾向。大多发生在皮肤病变较重者，病变大多累及指（趾）关节，且呈腊肠样肿胀，末端指间关节最常受累及。影像学检查可见孤立小关节破坏性缺损，指骨远端变细，近端凹陷增宽。

知识点6：银屑病性关节炎的病理改变　　　　副高：熟练掌握　正高：熟练掌握

　　银屑病性关节炎的病理改变见表2-14-14。

表2-14-14　银屑病性关节炎的病理改变

项　目	病理改变
肉眼改变	病变基本与类风湿关节炎相似，关节及邻近骨质破坏较明显
镜下改变	患部关节呈慢性滑膜炎，但是炎细胞浸润较类风湿关节炎为轻，纤维化却出现较早。可见肉芽组织侵及软骨形成关节翳，破坏软骨及关节软骨下骨质

知识点7：变性性关节炎的临床特点　　　　　　副高：熟练掌握　　正高：熟练掌握

变性性关节病，又称为变性性关节炎、骨关节炎、肥大性关节炎、老年性关节炎。多发于中年以上，女性较多。慢性进行性关节病变，可从单关节病变发展为多关节病变，此病好发于髋、膝、踝、颈椎、腰椎及手指等关节。临床上可表现为关节肥大、畸形，运动受限，不伴有全身症状。X线片示新骨形成、关节软骨破坏、关节面硬化、关节下假囊肿形成及半脱臼。

知识点8：变性性关节炎的病理改变　　　　　　副高：熟练掌握　　正高：熟练掌握

变性性关节炎的病理改变见表2-14-15。

表2-14-15　变性性关节炎的病理改变

项　目	病理改变
肉眼改变	①早期为关节软骨的退行性变，软骨变黄变薄失去光泽并脱落，软骨下骨暴露呈"象牙质性变"；②边缘软骨膜增生形成软骨及骨性骨赘；③深部骨组织萎缩，骨质疏松，出现囊性损害；④滑膜可保持正常
镜下改变	①软骨基质变性（黏液样软化和异染性脱失，丧失其同质性，于垂直水平裂开），软骨细胞肿胀，溶解脱失，数量减少；②关节软骨边缘软骨膜过度增生；③滑膜无明显的炎症反应

知识点9：风湿关节炎的临床特点　　　　　　　副高：熟练掌握　　正高：熟练掌握

风湿关节炎是一种常见的急性或慢性结缔组织炎症。多发生于小儿和青年人，临床上主要表现为多关节炎，关节肿胀，有剧痛与触痛，常对称累及膝、踝、肩、腕、肘、髋等大关节，受累关节表面皮肤会充血发热，炎症消退后，关节功能完全恢复，不遗留关节强直与畸形。

知识点10：风湿关节炎的病理改变　　　　　　　副高：熟练掌握　　正高：熟练掌握

风湿关节炎的病理改变见表2-14-16。

表2-14-16　风湿关节炎的病理改变

项　目	病理改变
肉眼改变	急性期表现为轻度的滑膜炎；肉眼见滑膜充血水肿明显
镜下改变	滑膜被覆细胞增生肥大，部分脱落，其上有纤维蛋白被覆，可见少量的淋巴细胞及单核细胞浸润。滑膜深层可见胶原纤维，呈纤维素样坏死，基质呈嗜碱性变。反复发作者，可见关节囊及周围组织瘢痕化

知识点11：损伤性关节炎的临床特点　　　　副高：熟练掌握　正高：熟练掌握

损伤性关节炎为直接的机械性损伤造成的急、慢性关节病变，或长期关节劳损，以及姿势不正确或骨骼畸形造成的关节病变。

知识点12：损伤性关节炎的病理改变　　　　副高：熟练掌握　正高：熟练掌握

损伤性关节炎的病理改变见表2-14-17。

表2-14-17　损伤性关节炎的病理改变

项　目	病理改变
肉眼改变	①关节各种结构的机械性损伤（如挫伤、撕脱和断裂），甚至关节脱位、骨折；②滑膜充血，关节腔可积液或积血，且产生游离小体
镜下改变	①组织对损伤的反应，如急性滑膜炎可见滑膜充血、少量白细胞浸润，关节腔内有或无渗出液；②长期反复的关节轻度损伤，会引起关节周围韧带、滑囊或腱鞘等的浆液渗出或钙化；③呈现变性性关节病的改变，滑膜可见低度或中度的慢性炎症变化

知识点13：痛风性关节炎的临床特点　　　　副高：熟练掌握　正高：熟练掌握

痛风性关节炎为反复发作的急性关节炎，可分为原发性和继发性两种。以中年男性多见，女性常见于绝经期后，足趾关节最常受累，其次为踝、手、腕、肘等关节，通常为单关节炎。临床表现为关节突然剧痛，迅速出现红、肿、热、痛，持续几天到几周，经长短不等的间歇期后反复发作。X线片可见穿孔性缺损。

知识点14：痛风性关节炎的病理改变　　　　副高：熟练掌握　正高：熟练掌握

痛风性关节炎的病理改变见表2-14-18。

表2-14-18　痛风性关节炎的病理改变

项　目	病理改变
肉眼改变	①急性反复发作后关节软骨破坏，表面呈现地图状白色斑片；②关节边缘软骨及骨赘形成，关节肥大和畸形。少数发生关节纤维性、骨性强直
镜下改变	特征性的痛风肉芽肿由针状的尿酸盐结晶与一些无定形蛋白性物质共同组成核心，周围绕以纤维母细胞、淋巴细胞、浆细胞、中性粒细胞与多核巨细胞

第五节 骨肿瘤和瘤样病变

一、成骨性肿瘤

知识点1：骨瘤的临床特点　　　　　　　　副高：熟练掌握　正高：熟练掌握

骨瘤为良性成骨性肿瘤，由分化成熟的板层状骨及编织骨构成。多见于11～30岁人群，好发于颅骨（特别是鼻窦）及颌骨，可累及四肢骨，主要表现为单发，偶见多发。临床可见肿块无痛性地缓慢膨胀隆起，质硬，并有压迫症状。成年后一般可自行停止生长，术后不复发。

知识点2：骨瘤的病理改变　　　　　　　　副高：熟练掌握　正高：熟练掌握

骨瘤的病理改变见表2-14-19。

表2-14-19　骨瘤的病理改变

项　目	病理改变
肉眼改变	①一般为不规则结节状黄白色骨性肿块，表面分叶状，边界清楚，被覆薄层纤维膜；②剖面近似骨组织，有时可见骨髓组织
镜下改变	①一般表面为薄层完整纤维膜；②可由大量成熟的宽厚而不规则并缺乏正常骨单位（哈佛系统）的板层骨小梁紧密互相连结成镶嵌状（致密型骨瘤），难见髓腔；③也可由板层骨与编织骨构成，其骨小梁间为纤维血管组织，有时可见红骨髓或黄骨髓（疏松型骨瘤）

知识点3：骨样骨瘤的临床特点　　　　　　副高：熟练掌握　正高：熟练掌握

骨样骨瘤多见于儿童和青少年，男性多于女性，且好发于长骨骨干，尤其是股骨上端和胫骨，偶见于短骨和扁骨。临床表现为患部疼痛，夜间更甚，疼痛进行性加重，休息无缓解。表浅部位患者有局部肿胀、压痛、肌肉萎缩。手术切除不彻底容易复发。X线片示病灶处呈圆形或椭圆形的透亮区，其中央多有小块密度稍高区域（骨化硬核）；且病灶周围反应性骨质硬化。

知识点4：骨样骨瘤的病理改变　　　　　　副高：熟练掌握　正高：熟练掌握

骨样骨瘤的病理改变见表2-14-20。

表2-14-20　骨样骨瘤的病理改变

项　目	病理改变
肉眼改变	①肿瘤多为单个，且多位于骨皮质内；②直径一般<1cm，呈圆形或椭圆形，无包膜；③肿瘤的中央较硬（骨化硬核），周边呈环形的充血带，与周围反应性骨质增生或硬化分界清楚；④瘤体红润，质地松脆，颗粒状；⑤无明显骨质破坏
镜下改变	①骨样组织呈小条索状、小梁状或不规则的片块状，且互相交织成网；②骨样组织边缘成骨细胞围绕，骨化与钙化不完全；③新生骨小梁间纤维组织富于血管，可见无异型性的多核巨细胞 不同发展阶段的骨样骨瘤镜下改变也有所不同：早期成骨细胞增生明显，并密集于纤维血管组织内；中期骨样组织逐渐增加，并伴不同程度的钙盐沉积；后期部分骨样组织形成分布不规则的骨质（不能形成成熟的板层骨）

知识点5：骨样骨瘤的鉴别诊断　　　　　　　副高：熟练掌握　正高：熟练掌握

骨样骨瘤的鉴别诊断见表2-14-21。

表2-14-21　骨样骨瘤的鉴别诊断

项　目	具体内容
骨膜炎	骨膜下骨样骨瘤与骨膜炎在X线平片中的改变可以相似，如果骨样骨瘤的病灶小，病理切片中未见到巢灶的改变而仅见增生的硬化骨，则与骨膜炎不易区别，结合CT片所见，多处取材，找到巢灶，即可区别
骨母细胞瘤	骨样骨瘤与骨母细胞瘤的组织学形态相似，其主要区别在于肿瘤的大小与临床影像学特点的不同

知识点6：骨母细胞瘤的临床特点　　　　　　副高：熟练掌握　正高：熟练掌握

任何年龄均可发生骨母细胞瘤，且多见于20岁以下青年，男性较多。全身骨骼均可受累，多发于胫骨、股骨下端、椎骨及颌骨。患部常表现为进行性疼痛，但夜间疼痛不加重，并有压痛、传导痛，功能障碍和局部肿胀。此瘤术后可复发，甚至恶变。X线片示长骨者瘤体大多位于干骺端，椎骨者常位于椎弓、棘突；呈类圆形、边界不清的溶骨性破坏区，其内可见钙化或骨化致密阴影，周围反应性骨质增生。

知识点7：骨母细胞瘤的病理改变　　　　　　副高：熟练掌握　正高：熟练掌握

骨母细胞瘤的病理改变见表2-14-22。

表2-14-22 骨母细胞瘤的病理改变

项 目	病理改变
肉眼改变	①肿瘤多位于骨皮质，且体积>2cm（直径2～12cm），类圆形，边界清楚，暗红色或红棕色颗粒状或砂粒状，常可见出血灶；②较大者可发生软化或囊性变；③近骨膜的肿瘤，其外围常有增厚的骨外膜组织，形成壳状结构
镜下改变	①片状、索状或小梁状的骨样组织互相吻合，且呈不同程度的钙化和骨化；②骨小梁较宽大，分布较密集，且排列较规则；③大量分化良好的肿瘤性成骨细胞，单层或多层紧密排列在新生骨的边缘（横切面上呈现菊花样）；④成骨细胞大小一致，胞质丰富，边界清楚，核无异型性，呈现圆形或卵圆形，核膜平滑，可见核分裂象（无病理性核分裂）；⑤纤维组织中富含血管及散在分布的酷似破骨细胞的多核巨细胞；⑥少数合并动脉瘤样骨囊肿，可见软骨灶

知识点8：普通型骨肉瘤的临床特点　　　　副高：熟练掌握　正高：熟练掌握

普通型骨肉瘤为一种原发于髓内的高级别恶性肿瘤。多见于11～20岁，且男性稍多于女性，全身骨骼均可受累，好发于四肢长骨干骺端，特别是股骨下端和胫骨上端。临床表现为进行性、持久和严重的局部固定性疼痛、肿胀或形成肿块，且局部发热感、发红、皮肤静脉怒张、水肿，常伴有关节功能障碍。晚期患者伴有发热、消瘦、白细胞增高、红细胞沉降率加快、贫血及血清碱性磷酸酶升高。X线片示有几种基本表现，如骨质破坏（筛孔状、虫蚀状、大片状的密度减低区）、肿瘤骨（云絮状、斑块状、针状致密阴影）、肿瘤软骨钙化（小点状、小环状致密阴影）、Codman三角、软组织肿块、日光放射状影等表现。

根据肿瘤生骨量的不同，普通型骨肉瘤有溶骨性、硬化性和混合性之分。

知识点9：普通型骨肉瘤的病理改变　　　　副高：熟练掌握　正高：熟练掌握

普通型骨肉瘤的病理改变见表2-14-23。

表2-14-23 普通型骨肉瘤的病理改变

项 目	病理改变
肉眼改变	①多发生于长骨者肿瘤位于干骺端，且呈梭形膨大；②切面多为实性，灰红色、暗红色（出血区）、灰黄色（坏死灶）、半透明区（软骨形成部位）混合成多彩状，肿瘤性骨质丰富区质硬，稀少部质软如鱼肉样，常伴有砂粒感；中央质硬，呈黄白色（肿瘤骨质形成部位），如大理石样；③常见囊性变；④肿瘤穿出骨皮质侵及软组织。在骨膜与骨皮质之间形成Codman三角；⑤骨膜为针状或层状反应；⑥在骨内，可呈跳跃性转移（在骨原发灶的另一处或相邻的骨内形成孤立性结节）
镜下改变	①瘤细胞异型性比较明显，且呈卵圆形、梭形和多边形，大小不一，常伴有多核瘤巨细胞，核深染呈粗颗粒或凝块状，核仁明显及增大，可见核分裂及病理性核分裂象；②肉瘤性成骨细胞直接形成花边状的肿瘤性骨样组织与不规则编织骨；③肿瘤中常可见出血、坏死，并且散在破骨细胞型多核巨细胞；④肿瘤明显向髓腔侵犯；⑤可见残存的正常骨与反应性新生骨

知识点10：普通型骨肉瘤的分类　　　　　副高：熟练掌握　正高：熟练掌握

根据瘤组织的主要成分，可分为四种类型，见表2-14-24。

表2-14-24　普通型骨肉瘤的分类

类　型	特　征
骨母细胞型	此类型较为常见（占骨肉瘤的36%～50%），以成骨细胞为其主要成分；较多的肿瘤性骨样组织和肿瘤骨；高分化型瘤细胞呈梭形，异型性较轻，核分裂象少见，形成的编织骨较成熟；低分化型（最常见）瘤细胞异型显著，核分裂象易见，肿瘤性骨样组织少，瘤巨细胞易见
软骨母细胞型	肿瘤组织中1/2以上呈软骨肉瘤样结构，并且在此基础上化生形成肿瘤性骨质；梭形瘤细胞（必须见到）直接形成类骨或肿瘤骨（不经过软骨内化骨过程）
纤维母细胞型	瘤组织中1/2以上呈纤维肉瘤样结构；瘤细胞梭形，呈束状或编织状排列，偶可见车辐状结构（易误诊为恶性纤维组织细胞瘤）；瘤细胞间见形态不一、灶性分布的少量肿瘤性骨质或骨样组织
混合型	骨母细胞型、软骨母细胞型或纤维母细胞型两种成分较等量的混合

知识点11：普通型骨肉瘤的预后　　　　　副高：熟练掌握　正高：熟练掌握

普通骨肉瘤预后差，未经治疗的普通骨肉瘤通常为致死性。最常见的血行转移部位是肺或骨。多学科治疗（外科手术、化疗）可使60%～80%病例无瘤生存。"肿瘤坏死"大于90%的病例长期存活率为80%～90%。

知识点12：小细胞骨肉瘤的临床特点　　　　副高：熟练掌握　正高：熟练掌握

小细胞骨肉瘤（圆形细胞骨肉瘤）比较少见，且多发生于30岁以后，其发病部位和临床症状与普通型骨肉瘤相似。X线片示骨质呈虫蚀状破坏，并且穿破骨皮质形成软组织肿块影，大多数见成骨现象。

知识点13：小细胞骨肉瘤的病理改变　　　　副高：熟练掌握　正高：熟练掌握

小细胞骨肉瘤的病理改变见表2-14-25。

表2-14-25　小细胞骨肉瘤的病理改变

项　目	病理改变
肉眼改变	大体观察与普通型骨肉瘤相似
镜下改变	①肿瘤一般由成片分布的小圆形细胞和少量梭形细胞组成，胞质少，微嗜酸，核大，圆形或卵圆形，可见核仁；②瘤细胞直接形成肿瘤性骨样组织或骨质，可有钙化；③部分病例可见软骨岛，其软骨细胞轻度异型并与小圆形瘤细胞移行

知识点14：血管扩张型骨肉瘤的临床特点　　　　副高：熟练掌握　　正高：熟练掌握

血管扩张型骨肉瘤为一种恶性成骨性肿瘤，特点是充满血液的大腔隙。多见于40岁左右，其临床症状、体征、发病部位均与普通型骨肉瘤相似。X线片示呈虫蚀样溶骨性破坏而无硬化和骨膜反应。大部分病例会有Codman三角。

知识点15：血管扩张型骨肉瘤的病理改变　　　　副高：熟练掌握　　正高：熟练掌握

血管扩张型骨肉瘤的病理改变见表2-14-26。

表2-14-26　血管扩张型骨肉瘤的病理改变

项　目	病理改变
肉眼改变	类似动脉瘤样骨囊肿，为多囊血腔，囊壁间隔内有实质性肿瘤组织，且骨皮质薄，常伴有骨折
镜下改变	①瘤组织内可见大量大小不等、相互连接的血腔，常伴有纤维组织分隔及较多的破骨细胞型巨细胞（容易误诊为动脉瘤样骨囊肿）；②出血、坏死较明显；③血腔间隔内的瘤细胞呈现多形性（以鉴别动脉瘤样骨囊肿），胞质丰富，核卵圆形或梭形，深染，核仁明显，核分裂象或病理性核分裂象较多见；④瘤细胞形成少量肿瘤性骨样组织及骨质

知识点16：低级别中央型骨肉瘤的临床特点　　　　副高：熟练掌握　　正高：熟练掌握

低级别中央型骨肉瘤是发生于骨髓腔的低级别骨肉瘤。好发于30岁以上，全身骨骼均可受累，且好发于股骨远端和胫骨近端，肿瘤生长缓慢。临床症状为疼痛、肿胀。X线片：与骨纤维结构不良相似（容易误诊为良性病变），但其边界不清，骨皮质溶解破坏。

知识点17：低级别中央型骨肉瘤的病理改变　　　　副高：熟练掌握　　正高：熟练掌握

低级别中央型骨肉瘤的病理改变见表2-14-27。

表2-14-27　低级别中央型骨肉瘤的病理改变

项　目	病理改变
肉眼改变	瘤体边界不太清楚，灰红色，质韧，有砂粒感
镜下改变	肿瘤一般由纤维组织和骨小梁混合组成，并伴有轻度细胞异型及少量核分裂象。呈骨旁骨肉瘤或骨纤维结构不良或恶性成骨细胞瘤样改变

知识点18：骨膜骨肉瘤的临床特点　　　　副高：熟练掌握　　正高：熟练掌握

骨膜骨肉瘤多见于20～30岁，男多于女，好发于长骨骨干，大多见于胫骨，其次为股骨、肱骨等，偶可见于手、足短骨。患部肿胀和疼痛。X线片示瘤体位于骨皮质面，局部骨皮质溶解破坏，蔓延至周围软组织，但是不侵犯骨髓腔。

知识点19：骨膜骨肉瘤的病理改变　　　副高：熟练掌握　正高：熟练掌握

骨膜骨肉瘤的病理改变见表2-14-28。

表2-14-28　骨膜骨肉瘤的病理改变

项　目	病理改变
肉眼改变	①肿瘤从骨皮质表面突起，边界清楚，分叶状；②切面呈灰蓝色，其中可见灰黄色呈日光样针状骨（镜下为宽大的骨膜反应性增生骨）
镜下改变	①与软骨母细胞型骨肉瘤的组织学特征类似，大量分叶状软骨组织，软骨细胞具异型性（一般为Ⅱ～Ⅲ级软骨母细胞型骨肉瘤）；②软骨内常可见钙化或软骨内骨化；③软骨小叶间常可见具异型性的梭形细胞，并由该细胞直接形成肿瘤性骨样组织或骨质（此条为与骨膜软骨肉瘤的鉴别点，骨样组织或骨质数量不一，有时需要多做切片才能发现）

知识点20：骨旁骨肉瘤的临床特点　　　副高：熟练掌握　正高：熟练掌握

骨旁骨肉瘤（又称皮质旁骨肉瘤）除极少数分化差、高度恶性者外，一般分化好，预后较佳。大多见于20～40岁，女性较多，好发于股骨下端后侧与胫骨上端。患部常出现生长缓慢的硬性肿块，且边界清楚，与骨固定，偶可见轻度疼痛或膝关节功能受限。X线片示干骺端侧皮质处突向软组织的斑块状赘生物，分叶状，高密度阴影；肿瘤周围可见一线状透明带将肿瘤与骨皮质分开；可穿破骨皮质侵犯骨髓腔。

知识点21：骨旁骨肉瘤的病理改变　　　副高：熟练掌握　正高：熟练掌握

骨旁骨肉瘤的病理改变见表2-14-29。

表2-14-29　骨旁骨肉瘤的病理改变

项　目	病理改变
肉眼改变	①瘤体大小不一致，为3～20cm，球形、结节状或分叶状；②切面呈灰白色，且质坚硬，砂粒感，可见灶性半透明软骨组织；③大多有假包膜；④肿瘤基底部与骨皮质直接连接；⑤半数病例肿瘤侵及骨皮质或骨髓腔
镜下改变	①在分化良好的纤维肉瘤背景上，出现大量细长的骨小梁，且小梁内细胞小，缺乏异型性；②骨样组织或骨小梁边界不清，与周围梭形成纤维细胞有过渡现象；③梭形细胞弥漫或成束排列，偶可见车辐状走向，细胞丰富，异型性不明显；④常见为软骨灶，软骨细胞轻度异型

知识点22：骨旁骨肉瘤的预后　　　　　　副高：熟练掌握　　正高：熟练掌握

骨旁骨肉瘤的预后好，如果出现去分化，则预后相似于普通骨肉瘤。

知识点23：高级别骨表面骨肉瘤的临床特点　　　副高：熟练掌握　　正高：熟练掌握

高级别骨表面骨肉瘤常见于10~20岁年龄段，男多于女，发生部位和X线表现与骨旁骨肉瘤相同，临床表现为局部包块伴或不伴疼痛。预后相当于普通型中心性骨肉瘤。

知识点24：高级别骨表面骨肉瘤的病理改变　　　副高：熟练掌握　　正高：熟练掌握

高级别骨表面骨肉瘤的病理改变见表2-14-30。

表2-14-30　高级别骨表面骨肉瘤的病理改变

项　目	病理改变
肉眼改变	可见肿块巨大呈分叶状，边界清楚，不侵及骨髓腔，质韧软不等，呈灰白色、灰黄色及粉红色相间
镜下改变	组织学特点与普通型骨肉瘤相同

二、成软骨性肿瘤

知识点25：骨软骨瘤的临床特点　　　　　副高：熟练掌握　　正高：熟练掌握

骨软骨瘤（又称骨软骨性外生骨疣）可见于10~30岁（半数以上为20岁以前发病），且男多于女，最常发生于长骨的干骺端，并以股骨下端及胫骨上端最多见，也可发生于扁骨，偶见于脊椎横突。以单发多见，可多发（即骨软骨瘤病，与遗传有关），术后可治愈，且极少复发，也可恶变为外周性软骨肉瘤（多发性骨软骨瘤病较多见），少数恶变为纤维肉瘤、恶性纤维组织细胞瘤。表现为局部骨性肿块，无症状或轻微疼痛。X线片示瘤体位于长骨干骺端，朝骨干方向生长，呈带蒂型和宽基底型；骨皮质向外延伸突出。

知识点26：骨软骨瘤的病理改变　　　　　副高：熟练掌握　　正高：熟练掌握

骨软骨瘤的病理改变见表2-14-31。

表2-14-31　骨软骨瘤的病理改变

项　目	病理改变
肉眼改变	①可见其瘤体大小不一，直径为2~8cm，平均为3~4cm；②瘤体形态不一，呈半球形、结节状、菜花状或带蒂的息肉状，灰蓝色；③瘤体剖面由外到内，可以分为三层：最外层为灰白色的纤维包膜（软骨膜），其下为厚薄不一的软骨帽（厚度多<1cm），再下为骨松质及骨骺构成的骨性基底（即为肿瘤的主体）
镜下改变	①表面纤维膜中含胶原纤维（常呈玻璃样变，有时呈黏液样变）与少量梭形纤维母细胞；②软骨帽主要由软骨细胞与基质构成；青少年患者的软骨帽较厚、完整，富于细胞，而成年患者的较薄，甚至消失，软骨细胞少；近表层软骨细胞较不成熟（细胞星形，且胞质较多，陷窝不明显），越近基底部则越成熟（陷窝变大，胞质较少，核固缩）；软骨基质钙化及骨化；③骨性基底主要由成熟骨小梁构成，其间为富于毛细血管的纤维脂肪组织或骨髓造血灶

知识点27：骨软骨瘤的鉴别诊断　　　　副高：熟练掌握　　正高：熟练掌握

骨软骨瘤的鉴别诊断见表2-14-32。

表2-14-32　骨软骨瘤的鉴别诊断

项　目	具体内容
表面软骨肉瘤	肿瘤缺乏蒂部、表现为分叶状，肿瘤细胞侵袭性生长
骨旁骨肉瘤	可见相似于骨软骨瘤的软骨帽成分，但骨肉瘤具特征性的成纤维细胞增生，细胞异型性明显

知识点28：骨软骨瘤的预后　　　　副高：熟练掌握　　正高：熟练掌握

骨软骨瘤行手术切除可根治。如果切除不彻底容易复发。多次复发应怀疑有无恶变。

知识点29：软骨瘤的临床特点　　　　副高：熟练掌握　　正高：熟练掌握

软骨瘤为常见的良性骨肿瘤，好发于11~40岁，半数以上位于手足各骨（大部分位于手掌、指骨），也可累及股骨、胫骨、肋骨。肿瘤生长比较缓慢，症状较轻（局部肿胀，轻微疼痛与压痛）。术后可复发，复发后生长比之前迅速，并可以转变为软骨肉瘤。X线片：内生性者，瘤体位于髓腔内，为局限性溶骨性破坏，且边界清楚，表面骨质膨胀、变薄，可见小斑点或环状钙化；外生性者，瘤体跨越在骨皮质与软组织间，为一钙化的肿块，且基底部骨皮质压陷呈碟状，周围骨质硬化。

知识点30：软骨瘤的病理改变　　　　副高：熟练掌握　　正高：熟练掌握

软骨瘤的病理改变见表2-14-33。

表2-14-33 软骨瘤的病理改变

项 目		病理改变
肉眼改变	内生性软骨瘤	常由骨皮质构成肿瘤的外壳，瘤组织不穿破骨皮质，肿瘤呈灰白半透明，似透明软骨，其中可见钙化；可继发黏液样变及囊性变
	外生性软骨瘤	表面有较完整的灰白色纤维包膜，切面呈分叶状，淡蓝色或银白色。半透明略带光泽，质脆可见钙化，局部区域可呈黏液样或囊性变
	送检为搔刮术的标本	为零碎的灰白色米粒样或碎块状的软骨
镜下改变		外生性和内生性软骨瘤镜下改变相同：①呈分叶状结构，一般由软骨细胞及软骨基质组成，每个小叶有较稀疏的纤维血管组织包绕；②瘤细胞与较成熟的软骨细胞类似，位于软骨基质陷窝内，圆形、卵圆形或多边形，且细胞界限清楚，胞质丰富红染，内含大小不等的空泡，核圆、深染、固缩状，瘤细胞排列不均匀，大小形态不一，且无核分裂象；③软骨基质淡蓝色，均匀，部分呈黏液样，常伴有钙化或骨化

知识点31：软骨黏液纤维瘤的临床特点 副高：熟练掌握 正高：熟练掌握

软骨黏液纤维瘤是一种少见的良性肿瘤。大多见于青少年，且男性稍多于女性，好发于胫骨上端和股骨下端。临床表现为患部轻痛、压痛，偶见肿胀，功能受限；偶可复发，但极少恶变。X线片示长骨干骺端偏心性、膨胀性、溶骨性破坏，呈分房状，病变中不见钙化及骨化；边界清，有硬化带。

知识点32：软骨黏液纤维瘤的病理改变 副高：熟练掌握 正高：熟练掌握

软骨黏液纤维瘤的病理改变见表2-14-34。

表2-14-34 软骨黏液纤维瘤的病理改变

项 目	病理改变
肉眼改变	①肿瘤大多为圆形或梭形，质地多硬实，直径一般为2.5cm，边界清；②切面呈分叶状；软骨组织呈淡蓝色，有光泽，质细，且有弹性；纤维组织呈灰白色，编织状；黏液样部分可呈灰白色，质软易碎；③肿瘤内可见小囊肿形成或有钙化斑点，常可见出血灶
镜下改变	①肿瘤呈分叶状，其形态、大小不一，常连接成网；②由软骨样组织、黏液样组织和纤维组织混合构成，但比例不定；③黏液样组织中的瘤细胞形态多样，胞质丰富，有突起，核多形，常可见核大、深染的奇异瘤细胞（易误诊为恶性肿瘤细胞），黏液基质呈淡蓝色或深蓝色；④小叶外围富含血管，并散在多核巨细胞；⑤小叶中央部瘤细胞较稀疏，逐渐向软骨分化；⑥小叶外围的黏液样基质不明显，瘤细胞渐多，致密，类似于软骨母细胞（圆形、多边形、梭形，核类圆形，染色质少而均匀，且偶有1~2个核仁）；⑦肿瘤边缘骨小梁反应性的致密增生；⑧部分肿瘤可能并发软骨母细胞瘤和动脉瘤样骨囊肿

知识点33：软骨母细胞瘤的临床特点　　　　副高：熟练掌握　正高：熟练掌握

软骨母细胞瘤大多见于青少年，男性较多。好发于四肢长骨，以股骨最多见，偶累及扁骨（盆骨、肩胛骨及肋骨等）。此肿瘤的病程长，且患部轻微疼痛，活动受限。良性肿瘤，术后可复发（25%），伴有动脉瘤样骨囊肿者更容易复发，可转移至肺、肝、膈及皮肤等。X线片示骨骺或骨骺附近可见圆形或不规则形局限性骨质破坏，偏心性，边界清楚，周围骨质轻度硬化，且无骨膜反应；可见分房状、灶性钙化。

知识点34：软骨母细胞瘤的病理改变　　　　副高：熟练掌握　正高：熟练掌握

软骨母细胞瘤的病理改变见表2-14-35。

表2-14-35　软骨母细胞瘤的病理改变

项　目	病理改变
肉眼改变	①肿瘤呈圆形、椭圆形或分叶状，边界清楚，直径一般为3~5cm，不超过10cm；②切面呈灰白或黄褐色肉芽组织样，砂粒感；③一般可见出血、坏死及囊性变；④搔刮术取出的碎组织似肉芽组织，常夹杂淡黄色的钙化
镜下改变	①肿瘤组织由软骨母细胞与多核巨细胞构成；②软骨母细胞排列紧密，且形态均匀一致，呈弥漫性或片状分布；瘤细胞中等大，圆形、卵圆形或多角形，且胞界清楚；胞质丰富，呈粉红色，颗粒状；核位于细胞中央，大、深染，圆形、卵圆形或肾形，染色质分布均匀，核仁不明显，偶可见核分裂象（无病理性核分裂象）；③瘤细胞间可见少量软骨样基质，半数病例基质可呈格子样钙化（细胞周围软骨样基质钙化可见蓝色线状围绕着细胞），具有诊断意义，钙化区细胞坏死、消失或仅存轮廓；④多核巨细胞分布弥漫，且体积小。核数量少且分布不均匀；⑤一般可见原始软骨、纤维软骨或透明软骨；⑥约1/4的病例可合并动脉瘤样骨囊肿；⑦当瘤组织已浸润至周围软组织和侵犯血管或已形成转移时，则可以诊断为恶性软骨母细胞瘤（瘤细胞异型性可不明显）

知识点35：普通型软骨肉瘤的临床特点　　　　副高：熟练掌握　正高：熟练掌握

普通型软骨肉瘤多见于40~60岁，男多于女，好发于股骨、盆骨、肋骨、肩胛骨，其他各处也可发生。临床经过缓慢，一般表现为局部肿块及疼痛，位于盆骨者，局部可有压迫症状，继发性患者患部肿块突然增大。X线片：发生于长骨干骺端者瘤体，大部分位于骨内（中央型软骨肉瘤），且呈溶骨性破坏，边界不清，肿瘤内夹杂着小环状、棉絮状的钙化影像，骨皮质膨胀、变薄，可穿破骨皮质形成软组织肿块，瘤体主要在骨外者为外周型软骨肉瘤。

知识点36：普通型软骨肉瘤的病理改变　　　　副高：熟练掌握　正高：熟练掌握

普通型软骨肉瘤的病理改变见表2-14-36。

表2-14-36 普通型软骨肉瘤的病理改变

项 目	病理改变
肉眼改变	①普通型软骨肉瘤无论发生于骨髓腔内还是骨表面，肿瘤均呈半透明、灰白色、分叶状，质脆；②可见黄色钙化灶、灰红色软骨内化骨；③常伴有黏液样变、囊性变、出血；④继发于骨软骨瘤者，其瘤体主要在骨外，表面被覆薄层不完整包膜
镜下改变	①肿瘤主要由恶性肿瘤性软骨细胞及软骨基质组成，呈分叶状。小叶边缘瘤细胞密集，基质少，而中央细胞稀疏，基质多；②高分化者（Ⅰ级，容易误诊为软骨瘤）瘤细胞分布稀疏，核肥大、畸形，且染色质丰富且深染，多为单核，双核少见；细胞分化良好，可见软骨陷窝，细胞间透明软骨基质丰富且易见钙化和骨化；③低分化者（Ⅲ级）细胞密集，异型性明显，常见双核、巨核及多核肿瘤性软骨细胞、梭形瘤细胞；但细胞间基质少，不见钙化和骨化；④中分化者（Ⅱ级）介于两者之间，易见巨核瘤细胞，常见双核瘤细胞，多核瘤细胞比较少见，软骨的钙化和骨化较Ⅰ级少

知识点37：间叶性软骨肉瘤的临床特点　　　　副高：熟练掌握　　正高：熟练掌握

间叶性软骨肉瘤比较少见，半数病例发病年龄为20～30岁，好发于颅面骨、盆骨、股骨、肋骨与脊椎，也可以发生于软组织。病程数天至数年不等，大部分为1年以上。患部肿胀、疼痛。术后复发率比较高，预后难以预测，部分患者可广泛转移，短期内死亡，但有些患者转移扩散之后也可以长期存活。X线片与普通型软骨肉瘤相似。

知识点38：间叶性软骨肉瘤的病理改变　　　　副高：熟练掌握　　正高：熟练掌握

间叶性软骨肉瘤的病理改变见表2-14-37。

表2-14-37 间叶性软骨肉瘤的病理改变

项 目	病理改变
肉眼改变	①肿瘤呈结节状，边界比较清楚，无包膜；②大小不等（大者，直径达30cm以上），灰白色，部分质地柔软；③常见钙化灶、骨化灶；④可见出血、坏死灶
镜下改变	①未分化间叶细胞紧密排列成片状，其中散布着小岛屿状的软骨细胞灶；②瘤细胞小圆形或梭形，形态大小一致，核深染，但核仁不清楚，胞质极少，细胞不具异型性，罕见核分裂象；③血管丰富，瘤细胞常绕血管排列（似血管外皮瘤样构象）；④透明软骨灶大小形态不一致，分化较成熟，与间叶性瘤细胞成分间的界限清楚；⑤常见间叶性瘤细胞逐渐过渡为软骨细胞（间叶性瘤细胞体积逐渐增大，核变大淡染，细胞间出现同质性基质并见陷窝形成）；⑥软骨瘤细胞排列凌乱，一个陷窝内可以有几个幼稚的瘤细胞；⑦软骨灶可钙化及骨化

知识点39：间叶性软骨肉瘤的鉴别诊断　　　　副高：熟练掌握　　正高：熟练掌握

间叶性软骨肉瘤的鉴别诊断见表2-14-38。

表2-14-38　间叶性软骨肉瘤的鉴别诊断

项　目	具体内容
尤文肉瘤	间叶性软骨肉瘤具有特征性的软骨细胞岛，FISH检测缺乏尤文肉瘤特征性t（11；22）易位可资鉴别
淋巴瘤	组织学上缺乏软骨细胞岛与免疫组化具有特征性淋巴细胞标记而与间叶性软骨肉瘤不同
滑膜肉瘤	肿瘤组织内罕见软骨灶，并且瘤细胞有双相分化特征

知识点40：骨膜软骨肉瘤的临床特点　　　副高：熟练掌握　正高：熟练掌握

　　骨膜软骨肉瘤比较少见，多发于20岁左右，好发于长骨骨干，最常见于股骨。临床表现为局部肿块生长缓慢，伴疼痛、压痛。X线片可见肿瘤靠近骨皮质，体积较小，其中见斑点钙化，常见与骨干垂直的放射状骨针，可见Codman三角（类似皮质旁骨肉瘤）。

知识点41：骨膜软骨肉瘤的病理改变　　　副高：熟练掌握　正高：熟练掌握

　　骨膜软骨肉瘤的病理改变见表2-14-39。

表2-14-39　骨膜软骨肉瘤的病理改变

项　目	病理改变
肉眼改变	①瘤体位于骨皮质外、骨膜下，一般不浸润骨髓腔；②肿瘤直径>5cm，分叶状，边界清楚，呈灰白色，质硬，可有钙化
镜下改变	①肿瘤组织呈分叶状，表面覆以纤维组织包膜；②瘤细胞近表面处分化较差，靠近深部则分化比较好；③有软骨内化骨（绝无直接成骨，此可与皮质旁骨肉瘤相鉴别）及点状钙化灶

知识点42：去分化软骨肉瘤的临床特点　　　副高：熟练掌握　正高：熟练掌握

　　去分化软骨肉瘤比较少见，预后比普通型软骨肉瘤者差，易转移。好发于盆骨、肩胛骨及长骨近心端。临床主要症状是疼痛与肿块，常伴有漫长的病程，而后发展突然变快，显示有恶性征兆。X线片与普通型软骨肉瘤类似，骨质膨胀破坏，侵及周围软组织，中央部可有钙化。

知识点43：去分化软骨肉瘤的病理改变　　　副高：熟练掌握　正高：熟练掌握

　　去分化软骨肉瘤的病理改变见表2-14-40。

表2-14-40 去分化软骨肉瘤的病理改变

项 目	病理改变
肉眼改变	瘤体巨大，呈结节状，中心部呈灰白或灰蓝色、半透明似软骨，边缘为鱼肉样肉瘤组织，可呈编织样结构
镜下改变	中心部软骨区呈高分化软骨肉瘤构象；边缘部可见未分化梭形细胞肉瘤成分，可为纤维肉瘤、恶性纤维组织细胞瘤、骨肉瘤等；两部分瘤组织分界清楚

知识点44：透明细胞软骨肉瘤的临床特点　　　　副高：熟练掌握　　正高：熟练掌握

透明细胞软骨肉瘤是一种少见的低度恶性软骨肉瘤。多见于30~50岁，好发于股骨（尤其是股骨颈、股骨头和粗隆）、肱骨、胫骨。患部持续性疼痛、压痛、肿胀，一般肿块不明显。病程可达一年以上。X线片示长骨骨骺或干骺端膨胀性、溶骨性破坏，但是皮质骨多保持完整，边缘整齐，可见硬化，但钙化斑少见。

知识点45：透明细胞软骨肉瘤的病理改变　　　　副高：熟练掌握　　正高：熟练掌握

透明细胞软骨肉瘤的病理改变见表2-14-41。

表2-14-41 透明细胞软骨肉瘤的病理改变

项 目	病理改变
肉眼改变	①透明细胞软骨肉瘤为实体性肿瘤，呈灰黄或灰红色，质软；②有时见灶性软骨，有小囊腔形成
镜下改变	①肿瘤性软骨细胞弥漫分布，呈不规则及不完整的小叶状排列；②瘤细胞中等大，类圆形或多角形，胞质丰富透亮，胞界清楚；胞核小，居中，异型性不明显，核分裂象罕见；③部分区域可见格子样钙化；④瘤细胞间散在着体积小、核少的多核巨细胞；⑤有时可见骨样组织及钙化骨小梁；⑥可伴有动脉瘤样骨囊肿

知识点46：透明细胞软骨肉瘤的预后　　　　副高：熟练掌握　　正高：熟练掌握

透明细胞性软骨肉瘤多可经广泛手术切除。但切除不彻底容易引起复发及转移。一些患者可去分化为高度恶性肉瘤。

知识点47：黏液软骨肉瘤的临床特点　　　　副高：熟练掌握　　正高：熟练掌握

黏液软骨肉瘤可发生于骨或软组织（称脊索样肉瘤），肿瘤生长缓慢。有恶性软组织肉瘤的影像学表现，缺乏普通软骨肉瘤的钙化阴影。

知识点48：黏液软骨肉瘤的病理改变　　　　副高：熟练掌握　　正高：熟练掌握

黏液软骨肉瘤的病理改变见表2-14-42。

表2-14-42 黏液软骨肉瘤的病理改变

项 目	病理改变
肉眼改变	肿瘤位于骨内，呈溶骨性骨质破坏，边界尚清，病灶大小不等，切面呈灰白色黏液样或胶冻状
镜下改变	①明显的分叶结构；②瘤细胞为多角形与立方形，胞质的含大小不等的小空泡（大者，似液滴状细胞），核圆、深染；③瘤细胞间见淡染的软骨样基质

三、纤维性、纤维组织细胞性肿瘤

知识点49：骨促结缔组织增生性纤维瘤的临床特点 副高：熟练掌握 正高：熟练掌握

骨促结缔组织增生性纤维瘤为一种良性骨肿瘤，罕见。多见于小儿或青少年（30岁以下），性别无差异，好发于四肢长骨及下颌骨，也可见于盆骨、肩胛骨、肋骨及手、足骨等，多为单发，偶多发。术后易复发，复发率与手术方式及范围有关（大范围切除不复发）。临床表现为局部疼痛、肿胀，部分有病理性骨折，少数无症状。X线片示中心性或偏心性、膨胀性、溶骨性破坏，边界清楚，可见硬化带，骨皮质膨胀性变薄，无骨膜反应，部分病例肿瘤破坏骨皮质侵及软组织。

知识点50：骨促结缔组织增生性纤维瘤的病理改变 副高：熟练掌握 正高：熟练掌握

骨促结缔组织增生性纤维瘤的病理改变见表2-14-43。

表2-14-43 骨促结缔组织增生性纤维瘤的病理改变

项 目	病理改变
肉眼改变	①瘤体呈灰白色，橡皮样硬度，编织状排列；②偶有局灶性软化、囊性变；③无钙化与骨化；④肿瘤边缘边界不清，可见残存骨
镜下改变	组织形态与软组织韧带样纤维瘤相同

知识点51：骨纤维肉瘤的临床特点 副高：熟练掌握 正高：熟练掌握

骨纤维肉瘤是一种少见的恶性骨肿瘤。多见于30~40岁，好发于以股骨下端与胫骨上端，可累及颌骨、肱骨、盆骨等。临床表现为患部肿胀、疼痛或压痛。X线片可见骨干或干骺端偏心性、溶骨性破坏，呈肥皂泡状，边界不清，常破坏骨皮质，在软组织中形成肿块。

知识点52：骨纤维肉瘤的病理改变 副高：熟练掌握 正高：熟练掌握

骨纤维肉瘤的病理改变，见表2-14-44。

表2-14-44 骨纤维肉瘤的病理改变

项 目	病理改变
肉眼改变	高分化纤维肉瘤：边界清楚，瘤细胞产生大量的胶原纤维而质韧。低分化纤维肉瘤：边界不清、质软、呈灰红色，鱼肉样，可见出血、坏死灶
镜下改变	瘤组织由均匀一致的梭形细胞构成，表现为束状、"鱼骨"样排列，间质为多少不等的胶原纤维。黏液样变可见于部分区域或全部，后者又称为黏液性纤维肉瘤。低分化纤维肉瘤相较于高分化者的瘤细胞更密集，核异型性更明显，核分裂多见，并可见病理性核分裂、灶性出血和坏死。相似于软组织纤维肉瘤的形态

知识点53：骨纤维肉瘤的预后 副高：熟练掌握 正高：熟练掌握

骨纤维肉瘤的预后较差，5年存活率约34%。肿瘤容易局部复发和发生肺、内脏和淋巴结转移。预后与肿瘤组织学分级密切有关。低级别纤维肉瘤与高级别纤维肉瘤患者10年存活率分别为83%和34%。此外，患者发病年龄与肿瘤部位也和预后相关。

知识点54：骨良性纤维组织细胞瘤的临床特点 副高：熟练掌握 正高：熟练掌握

骨良性纤维组织细胞瘤为少见的良性骨肿瘤。多见于10~30岁，好发于股骨、胫骨的骨干。临床上可无任何症状，少数患者局部疼痛。术后预后良好，很少复发。X线片示呈偏心性、边界清楚、卵圆形溶骨性缺损（透亮阴影），边缘可见薄层硬化带，骨皮质变薄略膨出，无骨膜反应。

知识点55：骨良性纤维组织细胞瘤的病理改变 副高：熟练掌握 正高：熟练掌握

骨良性纤维组织细胞瘤的病理改变见表2-14-45。

表2-14-45 骨良性纤维组织细胞瘤的病理改变

项 目	病理改变
肉眼改变	①病变区骨皮质破坏，范围在4cm以上；②切面为灰白或灰褐色的纤维肉芽组织样；③病灶内无骨组织，灶周可见薄层硬化带
镜下改变	①纤维细胞呈长梭形，其间有大量胶原纤维，且排列成束状、漩涡状或车辐状；②成堆的单核巨噬细胞、泡沫细胞；散在的多核巨细胞（体积小，核数少）、淋巴细胞、浆细胞；③可见核分裂象（无病理性核分裂象）；④半数病例可见胆固醇结晶及含铁血黄素沉着；⑤病灶中无新生骨，肿瘤周围可见反应性骨质增生

知识点56：骨良性纤维组织细胞瘤的鉴别诊断 副高：熟练掌握 正高：熟练掌握

骨良性纤维组织细胞瘤的鉴别诊断见表2-14-46。

表2-14-46　骨良性纤维组织细胞瘤的鉴别诊断

项　目	具体内容
非骨化性纤维瘤	两者在组织学上很难区别，主要根据临床和影像学检查，如纤维组织细胞瘤很少累及长骨，即便在长骨也不累及干骺端。常发生在老年人。患者一般有疼痛症状（即使无病理性骨折）。影像学缺乏非骨化性纤维瘤分界清楚、硬化性或肥皂泡样边界的典型改变等进行区别
骨其他病变	如巨细胞瘤继发导致的纤维组织变性或修复性改变区别。通常需多处、充分取材找到骨巨细胞瘤典型的组织学特征

知识点57：骨恶性纤维组织细胞瘤的临床特点　　副高：熟练掌握　正高：熟练掌握

骨恶性纤维组织细胞瘤多见于41~60岁（男性患者多在40岁以上，女性患者多在30岁以下发病），好发于长骨干骺端，全身各处骨骼均可发生。局部疼痛与肿胀，常合并病理性骨折。病程可一周至三年，预后差，血道转移至肺为主要死因，罕见淋巴结转移。X线片示边界不清的溶骨性缺损，无钙化和骨膜反应，可破坏骨皮质，形成软组织肿块。

知识点58：骨恶性纤维组织细胞瘤的病理改变　　副高：熟练掌握　正高：熟练掌握

骨恶性纤维组织细胞瘤的病理改变见表2-14-47。

表2-14-47　骨恶性纤维组织细胞瘤的病理改变

项　目	病理改变
肉眼改变	①瘤体一般位于骨内，常破坏骨皮质并侵及软组织；②切面呈灰白与黄褐相间的杂色，鱼肉状；③瘤体直径为4~8cm；④常伴有出血、坏死、囊性变
镜下改变	组织学特征与发生于软组织者相同

知识点59：骨恶性纤维组织细胞瘤的鉴别诊断　　副高：熟练掌握　正高：熟练掌握

骨恶性纤维组织细胞瘤的鉴别诊断见表2-14-48。

表2-14-48　骨恶性纤维组织细胞瘤的鉴别诊断

项　目	具体内容
骨肉瘤	若肿瘤浸润软组织，在肿瘤周围可出现灶性骨样组织或原始骨形成，这是骨皮质的反应性骨，易与骨肉瘤相混淆。骨肉瘤常见于10~20岁青少年。影像学上有特征性表现。组织学上可见具有诊断特征的肿瘤性成骨，而不是反应性骨
纤维肉瘤	肿瘤细胞可产生不规则、粗糙的胶原纤维，易判断为肿瘤性成骨，与恶性纤维组织细胞瘤样骨肉瘤混淆。需仔细的组织学观察，寻找不规则、钙化的骨样组织与骨组织（肿瘤性成骨）的证据。纤维肉瘤的梭形瘤细胞主要表现为束状、"鱼骨"样排列，而恶性纤维组织细胞瘤的瘤细胞多形性明显，且见车辐状排列
恶性黑色素瘤和转移性梭形细胞癌	两者按照组织学特征与免疫组化标记可区别

四、巨细胞瘤

知识点60：巨细胞瘤的临床特点   副高：熟练掌握   正高：熟练掌握

巨细胞瘤是一种具有局部侵袭性的骨肿瘤。多见于20～40岁，很少发生在骨骼未发育成熟者。通常可累及全身骨骼（除中耳几个小骨之外），98%～99%的病例发生于长骨骨骺，特别是股骨下端、胫骨上端、肱骨上端与桡骨下端。患部压痛与疼痛（运动时加剧，休息时则缓解），浅部者早期即局部肿胀或形成肿块；肿瘤较大者，可穿破骨皮质侵及周围软组织、邻近骨和关节腔，可使皮肤隆起并且溃破；容易发生病理性骨折。X线片示长骨骨骺端为偏心性、膨胀性、溶骨性破坏，受累皮质变薄，无钙化、骨化与骨膜反应；有的显示粗细不等的梁状结构，形成多房性肥皂泡样阴影；恶性者破坏区边界不清，骨性包壳破坏，侵犯软组织形成肿块；有些可合并病理性骨折。

知识点61：巨细胞瘤的病理改变   副高：熟练掌握   正高：熟练掌握

巨细胞瘤的病理改变见表2-14-49。

表2-14-49 巨细胞瘤的病理改变

项 目	病理改变
肉眼改变	①刮除的肿瘤组织一般为碎块。呈棕红或暗红色，富细胞部分呈灰白色，质松脆软如肉芽组织；②完整切除标本骨髓腔内有一边界清楚的偏心位病损，且伴有骨膨胀，皮质变薄；肿瘤组织呈褐黄色、淡红色或灰白色，质软而脆，可见出血、坏死或大小不等囊腔
镜下改变	①肿瘤由单核基质细胞与多核巨细胞组成。单核基质细胞中一种呈圆形或卵圆形，胞质内含空泡，似组织细胞；另一种则呈梭形，似成纤维细胞。多核巨细胞散布于单核基质细胞之间，其大小不等，包膜界限清楚，胞质丰富红染；核数为3～100个及以上不等，聚集在细胞中央，大多为圆形，染色质少而较透亮，核仁不突出；常有吞噬空泡与核固缩现象；②半数病例可见骨样组织和骨小梁；③可见胶原纤维（小灶状）、出血与坏死（少见，骨折时坏死广泛）；少数可见纤维组织细胞瘤样改变和泡沫细胞；④少数合并动脉瘤样骨囊肿

知识点62：恶性巨细胞瘤的临床特点   副高：熟练掌握   正高：熟练掌握

恶性巨细胞瘤为罕见的高级别肉瘤，其中原发性恶性巨细胞瘤更为罕见。发生部位都在巨细胞瘤的经典部位，影像学检查可见明显恶性征象。

知识点63：恶性巨细胞瘤的病理改变   副高：熟练掌握   正高：熟练掌握

继发性恶性巨细胞瘤呈骨肉瘤、恶性纤维组织细胞瘤或纤维肉瘤表现，原先的巨细胞瘤成分已消失。

恶性巨细胞瘤内同时含有典型巨细胞瘤与高级别肉瘤两种成分，两者分界清楚。

五、骨髓源性肿瘤

| 知识点64：Ewing肉瘤的临床特点 | 副高：熟练掌握 正高：熟练掌握 |

Ewing肉瘤是骨和软组织小圆细胞性肿瘤，较少见，多见于儿童和青少年，10～30岁最常见，好发于长骨，也可侵及扁骨和手、足小骨等。临床表现为患部肿胀、疼痛和触痛，常伴有发热、贫血、白细胞增多和红细胞沉降率增快等全身症状，似骨髓炎；80%的病例尿中儿茶酚胺升高。X线片示常同时侵犯骨干与干骺端，骨皮质多有虫蚀状、边界模糊的密度减低区；可见多层状骨膜反应性新生骨形成（洋葱皮状）；可见针状骨形成（日光放射状）及Codman三角。

| 知识点65：Ewing肉瘤的病理改变 | 副高：熟练掌握 正高：熟练掌握 |

Ewing肉瘤的病理改变见表2-14-50。

表2-14-50 Ewing肉瘤的病理改变

项目	病理改变
肉眼改变	①肿瘤位于髓腔内，边界不清，呈灰白色、质软如鱼肉样；②可见出血、坏死灶，有时液化呈化脓样；③皮质可增厚或被破坏而侵及周围软组织形成较大肿块
镜下改变	①形态一致的小圆形细胞，排列成索状或片块状，可见胶原纤维分隔；②瘤细胞直径相当于2～3个红细胞，胞质少，淡染，且胞界不清呈合体样；胞核圆形或类圆形，为小淋巴细胞核的2～3倍，染色质细，核仁不明显；可见核分裂象；③瘤细胞可以围绕小血管周围呈放射状的血管外皮瘤样排列；④少数瘤细胞坏死，其周围有瘤细胞围绕，呈菊形团或不规则腺腔状；⑤变性的瘤细胞核固缩变小，深染，似淋巴细胞（容易误诊为恶性淋巴瘤）；⑥偶见瘤细胞形成中央无腔的真菊形团；⑦常见灶性或大片的凝固性坏死
	不典型Ewing肉瘤或大细胞Ewing肉瘤的瘤细胞稍大，细胞核略具多形性，核仁明显，核分裂象易见。预后与典型Ewing肉瘤类似

| 知识点66：骨原发性恶性淋巴瘤的临床特点 | 副高：熟练掌握 正高：熟练掌握 |

骨原发性恶性淋巴瘤比较少见，恶性程度较低，病程经过缓慢，极少远处转移，预后较好。此肿瘤多发于20～40岁，好发于股骨、盆骨、脊椎、胫骨、颌骨等。临床表现为患部疼痛和肿胀，局部病变明显，但是全身情况相对较好；20%的病例并发病理性骨折；椎体受累会出现脊髓压迫症状。X线片示骨髓内有片块状骨质及骨质溶解破坏阴影，且边界不清；无明显的骨膜反应性骨质增生；可形成软组织较大包块影像。

| 知识点67：骨原发性恶性淋巴瘤的临床特点 | 副高：熟练掌握 正高：熟练掌握 |

骨原发性恶性淋巴瘤的临床特点见表2-14-51。

表2-14-51 骨原发性恶性淋巴瘤的临床特点

项 目	病理改变
肉眼改变	瘤体位于骨髓腔内，呈灰红色或灰白色，均质，质软，易碎或较坚实。无质硬的骨化或钙化灶。切面常见点状出血及坏死灶（一般不广泛）
镜下改变	①肿瘤的细胞形态与组织学分类与发生于淋巴结者相同，大多为非霍奇金淋巴瘤；②此肿瘤属于弥漫浸润型，偶可见不典型性淋巴滤泡样结构；③肿瘤组织在骨髓腔内广泛浸润，且骨小梁多溶解或消失，剩余骨小梁变形变小，常见瘤细胞直接穿透浸润

知识点68：骨髓瘤的临床特点　　　　　　副高：熟练掌握　正高：熟练掌握

　　骨髓瘤又称浆细胞瘤，多见于老年人，好发于含红骨髓的椎骨、肋骨、颅骨等，也常累及骨骼外其他器官，如淋巴结、脾、肝、肾、肾上腺等（当瘤细胞仅浸润骨外组织而无骨受累则称为骨外浆细胞瘤）。绝大多数为多发性，少见单发，单发性预后较好，可以长期存活，但可以发展为多发性（高度恶性，发展迅速，预后差）。临床表现为患部疼痛，乏力，体重减轻，截瘫，病理性骨折，贫血，出血倾向，肾功能不全，红细胞沉降率增快，高球蛋白血症，异型免疫球蛋白，部分有高血钙。X线片示为多骨、多发性小圆形、边界锐利的骨质破坏（穿凿状破坏），部分呈边界模糊的骨质破坏，有时可见骨质疏松。

知识点69：骨髓瘤的病理改变　　　　　　副高：熟练掌握　正高：熟练掌握

　　骨髓瘤的病理改变见表2-14-52。

表2-14-52 骨髓瘤的病理改变

项 目	病理改变
肉眼改变	①肿瘤主要位于红骨髓内，早期可见多个直径<1cm、灰白或灰红色、质软的小结节，结节之间由正常的骨髓分开；②结节可以互相融合成大片，并且侵及骨皮质或穿透骨皮质在软组织内形成肿块；③少见骨膜的反应性骨质增生；④可伴有坏死、出血灶
镜下改变	①瘤细胞呈弥漫松散排列，不形成团块或条索。有时可见小血管周围瘤组织呈菊花样排列。骨小梁消失，红骨髓被瘤细胞所替代；②高分化型，细胞形态均一致，具有浆细胞特点，但呈异型性，显示为幼稚的不同分化阶段的浆细胞，常见双核及多核巨细胞，并可见核分裂象；③低分化型，细胞大多数仍具有成熟性浆细胞的一些形态特征；有些细胞核显示高度的异型性；可见核仁明显，核分裂象易见，偶可见双核及多核瘤细胞，常见瘤细胞连接成单行或串珠状排列；④中等分化型，瘤细胞介于高分化型和低分化型两者之间；⑤肿瘤内无其他细胞成分，且无纤维；⑥间质少，但血管丰富；⑦可见淀粉样物质沉积（10%病例），量少时仅存在于血管壁内，量多时可伴异物巨细胞反应

知识点70：中幼粒细胞肉瘤的临床特点及病理改变 副高：熟练掌握　正高：熟练掌握

　　中幼粒细胞肉瘤好发于头颅骨，尤其是眼眶周围、鼻窦周围骨，其次是脊柱骨、肋骨、胸骨和四肢长骨，儿童多于成人。

单核母细胞性肉瘤是中幼粒细胞肉瘤中非常罕见的类型，它先于或同时与急性单核细胞性白血病一起出现，主要由单核母细胞构成。

知识点71：粒细胞肉瘤的构成　　　　　　副高：熟练掌握　正高：熟练掌握

粒细胞肉瘤是中幼粒细胞肉瘤中最常见的类型，主要由髓母细胞、中性粒细胞和其前期细胞构成。

六、其他肿瘤

知识点72：骨血管瘤的临床特点　　　　　副高：熟练掌握　正高：熟练掌握

骨血管瘤是一种呈瘤样增生的血管组织，掺杂于骨小梁之间，不易将其单独分离。多见于40～50岁，好发于椎骨、颅骨及颌骨，偶可累及长骨或其他骨，可单发或多发。临床一般无明显症状，有时局部肿胀及疼痛。位于颞骨者可致表浅皮肤麻痹，位于椎骨者可以引起背部疼痛或肌肉痉挛或神经症状。X线片示发生于椎骨者常显示特征性的平行垂直的条纹（"灯芯绒布"样外观）或蜂窝状的密度减低区。发生于颅骨者，常为类圆形、膨胀性的骨质破坏区，有时可见日光放射状阴影（易与骨肉瘤混淆）。发生于长骨者为非特异性的蜂窝状或多囊状的透亮区。

知识点73：骨血管瘤的病理改变　　　　　副高：熟练掌握　正高：熟练掌握

骨血管瘤的病理改变见表2-14-53。

表2-14-53　骨血管瘤的病理改变

项　目	病理改变
肉眼改变	①肿瘤无包膜，呈暗红色，质脆，切面呈海绵状或蜂窝状；②瘤体内可见粗大的骨小梁（发生于椎骨者呈垂直排列或网状结构，发生于颅骨者则呈放射样针状）；③骨皮质可变薄、膨胀，但很少穿破
镜下改变	①发生于颅骨者，大多为海绵状，发生于椎体内者则以毛细血管型居多；②血管间可见网状或平行的骨小梁；③无纤维包膜，且呈浸润性生长

知识点74：骨血管球瘤的临床特点　　　　副高：熟练掌握　正高：熟练掌握

骨血管球瘤为良性，属于罕见肿瘤，局部彻底切除后可以治愈，一般不复发。大多位于末节指（趾）骨，局部剧烈疼痛及明显的触痛。X线片可见境界清楚的溶骨性破坏，肿瘤呈膨胀性生长，无骨膜反应。

知识点75：骨血管球瘤的病理改变　　　　　　副高：熟练掌握　正高：熟练掌握

骨血管球瘤的病理改变见表2-14-54。

表2-14-54　骨血管球瘤的病理改变

项　目	病理改变
肉眼改变	肿瘤体积较小，直径<1cm，且边界清楚，无包膜，切面呈灰红色似肉芽组织
镜下改变	与发生于软组织者相似

知识点76：骨上皮样血管内皮细胞瘤的临床特点　　副高：熟练掌握　正高：熟练掌握

骨上皮样血管内皮细胞瘤是一种弥漫浸润生长但不转移的低恶性肿瘤。多为单发，少数多发，可发生于全身各处骨骼，多见于下肢长骨。临床表现为局部钝痛、压痛和肿胀。

知识点77：骨上皮样血管内皮细胞瘤的病理改变　　副高：熟练掌握　正高：熟练掌握

骨上皮样血管内皮细胞瘤的病理改变见表2-14-55。

表2-14-55　骨上皮样血管内皮细胞瘤的病理改变

项　目	病理改变
肉眼改变	肿瘤边界清楚，且无包膜，质软，切面充满暗红色血块，呈蜂窝状
镜下改变	①毛细血管内皮细胞显著增生，可呈数层，使毛细血管腔变小或充满管腔呈实心巢；可见弥漫增生或呈条索样，无管腔形成；②肿瘤性内皮细胞常较大。呈圆形或短梭形，核稍大，无明显异形性或轻度异形性，可见少数核分裂象；③单个内皮细胞可以形成小腔，内含单个红细胞；④间质内可见少量以嗜酸性粒细胞为主的白细胞浸润

知识点78：骨血管肉瘤的临床特点　　　　　　副高：熟练掌握　正高：熟练掌握

骨血管肉瘤常为单发，好发于30岁以上成人，男多于女，好发于长骨（股骨、胫骨、肱骨）。临床表现为患部疼痛，发生于椎骨者可出现相应的临床症状。X线片可见非特异性的边界不清的溶骨性缺损，常破坏骨皮质并侵及周围软组织。

知识点79：骨血管肉瘤的病理改变　　　　　　副高：熟练掌握　正高：熟练掌握

骨血管肉瘤的病理改变见表2-14-56。

表2-14-56　骨血管肉瘤的病理改变

项　目	病理改变
肉眼改变	肿瘤表现为质韧、暗红色、海绵状，可有灰色实性区和出血坏死灶
镜下改变	组织学主要特征为瘤细胞形成血管腔隙，细胞异型性因不同的分化程度而不同，高分化血管肉瘤的瘤细胞异型性不明显，相似于血管瘤，低分化血管肉瘤的瘤细胞异型性明显，内皮细胞呈出芽样向管腔内突起，表现为灶性坏死。一些瘤细胞可呈上皮样特征，排列成条索状、实性片状，似骨的转移性癌。部分瘤细胞呈梭形，似骨的原发性肉瘤。一些血管肉瘤周围或主体呈反应性骨形成

知识点80：骨脂肪瘤的临床特点　　　　　副高：熟练掌握　正高：熟练掌握

　　骨脂肪瘤是一种发生于骨髓腔、骨皮质或骨表面的良性肿瘤，少见。多见于中老年人，好发于四肢长骨，局部疼痛或压痛，少数局部肿胀，也可无症状。X线片示病变大多位于长骨的干骺端，为边界清楚的溶骨性缺损区，骨皮质完整可稍膨胀。

知识点81：骨脂肪瘤的病理改变　　　　　副高：熟练掌握　正高：熟练掌握

　　骨脂肪瘤的肉眼改变和镜下改变与软组织者相似，瘤组织中可见钙化和残存骨小梁。

知识点82：骨脂肪肉瘤的临床特点　　　　　副高：熟练掌握　正高：熟练掌握

　　骨脂肪肉瘤多发于25~45岁，男性多于女性。好发于四肢长骨，尤其是胫骨和股骨，表现为局部疼痛和触痛。X线片表现为边界不清的溶骨性破坏，病变范围大，可破坏骨皮质，侵及周围软组织。

知识点83：骨脂肪肉瘤的病理改变　　　　　副高：熟练掌握　正高：熟练掌握

　　骨脂肪肉瘤的病理改变见表2-14-57。

表2-14-57　骨脂肪肉瘤的病理改变

项　目	病理改变
肉眼改变	肿瘤分叶状，浸润性生长，黄白色，质软或呈胶样。无钙化，不见残存骨
镜下改变	组织学特征和类型与发生于软组织者基本相同

知识点84：骨平滑肌瘤的临床特点　　　　　副高：熟练掌握　正高：熟练掌握

　　骨平滑肌瘤为良性肿瘤，极为罕见。发病年龄大多为30岁以上。临床上以局部疼痛为主要症状，面部骨最常受累，特别是颌骨，颌部以外以胫骨最多见。X线片表现为边界清楚的溶骨性病变，可呈多灶性。可见硬化边缘，提示病变进展缓慢。

知识点85：骨平滑肌瘤的病理改变　　　　　副高：熟练掌握　正高：熟练掌握

骨平滑肌瘤的病理改变见表2-14-58。

表2-14-58　骨平滑肌瘤的病理改变

项　目	病理改变
肉眼改变	肿瘤呈灰白色，质地坚韧，大小一般不超过3cm
镜下改变	肿瘤组织形态与软组织平滑肌瘤相同

知识点86：骨平滑肌肉瘤的临床特点　　　　　副高：熟练掌握　正高：熟练掌握

骨平滑肌肉瘤的平均发病年龄在40岁左右，好发于长骨的干骺端（股骨下端、胫骨上端多见），其次为肱骨、颌骨、腓骨等。临床上主要表现为局部疼痛，少数有肿块和病理性骨折。X线片表现为边界不清的浸润性溶骨性骨质破坏，并呈恶性肿瘤的渗透性生长方式。

知识点87：骨平滑肌肉瘤的病理改变　　　　　副高：熟练掌握　正高：熟练掌握

骨平滑肌肉瘤的病理改变见表2-14-59。

表2-14-59　骨平滑肌肉瘤的病理改变

项　目	病理改变
肉眼改变	肿瘤主要位于骨髓腔内，边界不清，直径为2~12cm。切面呈灰白色，鱼肉状，伴有灶性坏死和囊性变
镜下改变	肿瘤组织形态与软组织平滑肌肉瘤相同

知识点88：骨平滑肌肉瘤的预后　　　　　副高：熟练掌握　正高：熟练掌握

大约50%的患者在诊断后5年内发生肺转移，死于此病的患者达50%。

知识点89：骨横纹肌肉瘤的临床特点　　　　　副高：熟练掌握　正高：熟练掌握

骨横纹肌肉瘤为骨原发性恶性肿瘤，极为罕见。多见于青少年男性，好发于长骨，可发生于胫骨、肱骨、骶骨和颅骨等。X线片示骨髓腔内可见溶骨性破坏，边界不清，常侵蚀骨皮质，累及软组织。

知识点90：骨横纹肌肉瘤的病理改变　　　　　　副高：熟练掌握　　正高：熟练掌握

骨横纹肌肉瘤的病理改变见表2-14-60。

表2-14-60　骨横纹肌肉瘤的病理改变

项　目	病理改变
肉眼改变	肿瘤切面呈灰白或灰红色，鱼肉状，质软。较大者，可伴有出血、坏死及囊性变
镜下改变	肿瘤的组织结构和类型与发生于软组织者基本相同

知识点91：骨横纹肌肉瘤的鉴别诊断　　　　　　副高：熟练掌握　　正高：熟练掌握

骨横纹肌肉瘤的鉴别诊断：①转移性恶性黑色素瘤；②间变性大细胞淋巴瘤；③恶性纤维组织细胞瘤；④转移性癌。

知识点92：骨神经鞘瘤的临床特点　　　　　　副高：熟练掌握　　正高：熟练掌握

骨神经鞘瘤多见于30～40岁成年人，好发于短骨、颌骨和骶骨，偶尔累及股骨、胫骨。大部分患者无明显临床症状，偶有局部疼痛和肿胀。X线片示发生在骶骨者常呈哑铃状跨越神经孔，并且引起神经孔扩大。

知识点93：骨神经鞘瘤的病理改变　　　　　　副高：熟练掌握　　正高：熟练掌握

骨神经鞘瘤的病理改变见表2-14-61。

表2-14-61　骨神经鞘瘤的病理改变

项　目	病理改变
肉眼改变	肿瘤为圆形或椭圆形，边界清楚，有包膜。切面呈灰白色略透明，可伴有出血、囊性变
镜下改变	组织学特征与周围神经的神经鞘瘤相似

知识点94：骨神经纤维瘤的临床特点　　　　　　副高：熟练掌握　　正高：熟练掌握

骨神经纤维瘤好发于中年人，常为神经纤维瘤病累及骨，好发于颌骨。临床上可有局部疼痛和压痛的症状表现。

知识点95：骨神经纤维瘤的病理改变　　　　　　副高：熟练掌握　　正高：熟练掌握

骨神经纤维瘤的病理改变见表2-14-62。

表2-14-62 骨神经纤维瘤的病理改变

项 目	病理改变
肉眼改变	肿瘤无包膜，质较韧，切面呈灰白色
镜下改变	组织学特征与周围神经的神经纤维瘤相同

知识点96：骨恶性神经鞘瘤的临床特点　　　　　副高：熟练掌握　　正高：熟练掌握

骨恶性神经鞘瘤可发生于尺骨、肱骨及股骨等。肿瘤生长较快，可侵蚀骨皮质并发生病理性骨折。X线片所见与纤维肉瘤、平滑肌肉瘤类似。

知识点97：骨恶性神经鞘瘤的病理改变　　　　　副高：熟练掌握　　正高：熟练掌握

骨恶性神经鞘瘤的病理改变见表2-14-63。

表2-14-63 骨恶性神经鞘瘤的病理改变

项 目	病理改变
肉眼改变	肿瘤质软，易出血及囊性变
镜下改变	瘤细胞呈梭形，核大、深染，异型性极明显

知识点98：脊索瘤的临床特点　　　　　　　　副高：熟练掌握　　正高：熟练掌握

脊索瘤为低至中度恶性肿瘤。大多发生于30～60岁，只发生于纵轴骨，好发于脊柱两端（骶尾部与蝶状区），少数会累及颈椎、胸椎等身体中轴部。

（1）发生于骶尾者：其症状为持续性隐痛，两便困难。

（2）发生于蝶枕部者：其症状为头痛、脑神经压迫症状，肿块向侧方突出或向下扩展可在鼻咽部形成肿块，引起鼻塞或鼻腔血性分泌物。

X线片：可见边缘不规则的膨胀性的溶骨性破坏，骨皮质常被穿破，伴有软组织块影，可见钙化灶。蝶骨区者，可见广泛性的骨质破坏。

知识点99：脊索瘤的病理改变　　　　　　　　副高：熟练掌握　　正高：熟练掌握

脊索瘤的病理改变见表2-14-64。

表2-14-64　脊索瘤的病理改变

项目	病理改变
肉眼改变	①肿瘤呈膨胀性生长，体积大，分叶状，且边界清楚；②切面呈灰白或蓝白色，半透明，胶样，质软易碎；③可伴有出血、坏死、囊性变和钙化
镜下改变	①肿瘤呈分叶状，小叶间为纤维组织，小叶内为黏液基质和排列成条索状、不规则腺腔状或片状的瘤细胞；②瘤细胞的大小、形态不一，呈立方形、圆形或多角形，包膜界限清楚，胞质含大小不等的空泡；③可见印戒状细胞和液滴状细胞（体积特大，胞质空亮，核小而深染，呈固缩状，此细胞较多者预后较好）；④星形细胞（体积小，星芒状，胞质无空泡，此细胞丰富者恶性度较高）；⑤可见双核及多核瘤细胞；⑥核分裂象极少或无；⑦常伴有出血和坏死

知识点100：脊索瘤的预后　　　　副高：熟练掌握　正高：熟练掌握

脊索瘤行手术彻底切除后，部分可达到根治。软骨样型脊索瘤通常预后较好。脊索瘤5年、10年和20年生存率分别是67.6%、39.9%和13.1%。局部复发率高。进展期肿瘤可发生肺、骨、软组织、淋巴结及皮肤转移。

知识点101：软骨样脊索瘤与去分化脊索瘤的区别　副高：熟练掌握　正高：熟练掌握

软骨样脊索瘤与去分化脊索瘤的区别见表2-14-65。

表2-14-65　软骨样脊索瘤与去分化脊索瘤的区别

类别	区别
软骨样脊索瘤	主要发生在蝶状区，肿瘤内除了具有典型脊索瘤的特征之外，另外含有明显的软骨样成分（似透明软骨），陷窝内的细胞似软骨细胞
去分化脊索瘤	脊索瘤中伴有高度恶性梭形细胞肉瘤成分，即纤维肉瘤或恶性纤维组织细胞瘤成分

知识点102：长骨造釉细胞瘤的临床特点　　　副高：熟练掌握　正高：熟练掌握

长骨造釉细胞瘤是一种低度恶性骨肿瘤，多发生于10～30岁，好发于胫骨骨干（占80%），常有外伤史。临床表现为患部疼痛、肿胀，发展缓慢。肿瘤完全切除后预后较好，少数病例经多次复发后可发生远处转移。X线片示长骨骨干可见偏于一侧的边界清楚的溶骨区，常为多房性、分叶状，或呈肥皂泡样，边缘骨硬化，皮质略膨胀变薄，无明显骨膜反应，偶尔可见穿破骨皮质形成软组织肿块。

知识点103：长骨造釉细胞瘤的病理改变　　　副高：熟练掌握　正高：熟练掌握

长骨造釉细胞瘤的病理改变见表2-14-66。

表2-14-66　长骨造釉细胞瘤的病理改变

项　目	病理改变
肉眼改变	肿瘤直径多<5cm，灰黄色，质坚实、如橡皮样硬。常伴有出血及囊性变。部分病例伴骨化和钙化
镜下改变	肿瘤的组织学与颌骨的造釉细胞瘤相似，常伴有骨纤维结构不良

知识点104：长骨造釉细胞瘤的预后　　　　副高：熟练掌握　正高：熟练掌握

如果手术切除不彻底，复发率可达90%。肿瘤复发与上皮成分占较多比例及侵袭性生物学行为也有关。此外，男性患者、临床上有疼痛症状、病程短、年龄小于20岁和缺乏鳞状上皮分化的肿瘤复发及转移率高。该肿瘤患者约12%~29%死于肿瘤转移，且多数为经典型造釉细胞瘤。肿瘤通常转移到区域淋巴结和肺，其次为骨、肝和脑。造釉细胞瘤肉瘤性转化非常少见，但这些肉瘤成分可表达上皮性标记。

知识点105：黄色瘤的临床特点　　　　副高：熟练掌握　正高：熟练掌握

黄色瘤多见于20岁以上成人，好发于扁骨（颅骨、髋骨、肋骨等）。通常无明显症状，可伴有疼痛。X线片示边界清楚的溶骨区，边缘有硬化带。

知识点106：黄色瘤的病理改变　　　　副高：熟练掌握　正高：熟练掌握

黄色瘤的病理改变见表2-14-67。

表2-14-67　黄色瘤的病理改变

项　目	病理改变
肉眼改变	病变呈鲜黄色
镜下改变	团巢状分布的泡沫细胞、梭形细胞（无异型性）和异物巨细胞，其间可见胆固醇结晶

知识点107：黄色瘤的鉴别诊断　　　　副高：熟练掌握　正高：熟练掌握

黄色瘤的鉴别诊断：①骨巨细胞瘤；②转移性肾透明细胞癌；③骨纤维结构不良；④干骺端纤维性缺损。

七、转移瘤

知识点108：骨的转移瘤的临床特点　　　　副高：熟练掌握　正高：熟练掌握

临床表现为局部疼痛、肿块。X线片可见骨质缺损，溶骨性、成骨性或混合性病变。

知识点109：骨的转移瘤的病理改变　　　　　副高：熟练掌握　　正高：熟练掌握

骨的转移瘤的病理改变见表2-14-68。

表2-14-68　骨的转移瘤的病理改变

项　目	病理改变
肉眼改变	各种转移瘤无特异性，且边界清楚，局部骨质破坏，甚至侵及周围组织，形成大包块。硬度不一，切面常可见暗红色的出血、坏死灶
镜下改变	在溶骨性转移瘤中，骨小梁变细、减少至消失。在成骨性转移瘤中，除见原有的骨质破坏外，尚可见明显的成骨现象。骨髓及骨膜的间质细胞增生，并化生成岛屿状类骨、软骨或骨质

八、瘤样病变

知识点110：单纯性骨囊肿的临床特点　　　　副高：熟练掌握　　正高：熟练掌握

单纯性骨囊肿是一种常见的孤立性骨囊肿。通常发生于20岁以下，好发于肱骨和股骨近端（约占2/3）。发生在非管状骨者，大多无明显症状，长管状骨者局部可轻微疼痛、肿胀；功能障碍和自发骨折。预后好，手术刮除复发率高，局部切除多可治愈，恶变极罕见。X线片可见病变多位于长骨干骺端的中央、骨骺板附近，呈圆形或椭圆形、边界清楚的溶骨性破坏。骨皮质略膨胀变薄，无骨膜反应，可见骨嵴，呈多房性，常合并病理性骨折。

知识点111：单纯性骨囊肿的病理改变　　　　副高：熟练掌握　　正高：熟练掌握

单纯性骨囊肿的病理改变见表2-14-69。

表2-14-69　单纯性骨囊肿的病理改变

项　目	病理改变
肉眼改变	①手术刮除标本为膜状纤维组织碎片，灰白色，可附有少许骨；②截除标本呈单房囊性，内含淡黄色清亮浆液，如果出血则呈血性或含血块、纤维素；③囊壁光滑，且厚薄不一，灰白色或灰褐色，有骨嵴向腔内突出，但不形成完整间隔；④囊外骨皮质薄如蛋壳
镜下改变	①囊壁内层为厚薄不一的纤维结缔组织，并且可见含铁血黄素、胆固醇结晶、泡沫细胞和散在的多核巨细胞；②囊壁深层常见骨样组织与新生骨小梁；③囊壁外层有成熟骨组织；④骨折时，可见增生活跃的骨痂形成

知识点112：单纯性骨囊肿的预后　　　　　　副高：熟练掌握　　正高：熟练掌握

通常采用病灶刮除加骨移植治疗。治疗后10%～20%的患者可复发，以儿童较多见。个别患者骨折后可自愈。

知识点113：动脉瘤样骨囊肿的临床特点 　　副高：熟练掌握　　正高：熟练掌握

动脉瘤样骨囊肿是一种常见的骨的良性囊状病变。多发生于30岁以下青少年，好发于长骨干骺端和脊椎（多位于椎弓、棘突和横突，少数病例可破坏相邻几个脊椎），也可累及扁骨和小的管状骨。临床上表现为患部肿胀、功能障碍、疼痛、明显压痛，但无血管搏动和杂音。单纯刮除病骨复发率高，局部大块切除可以减少复发率。发生于脊椎者，手术不易切除，可采用放射治疗。X线片：典型者为膨胀性、溶骨性破坏，中间有粗细不同的小梁分隔，呈蜂窝状，与正常骨交界处有增生的致密骨形成的壳。病变主要位于长骨干骺端时，多为偏心性膨出，位于骨中央者呈对称性的梭形膨大。

知识点114：动脉瘤样骨囊肿的病理改变 　　副高：熟练掌握　　正高：熟练掌握

动脉瘤样骨囊肿的病理改变见表2-14-70。

表2-14-70　动脉瘤样骨囊肿的病理改变

项　目	病理改变
肉眼改变	①手术刮除标本为暗红色破碎组织，如肉芽组织，切面可见海绵状小囊腔。有时周围有硬化骨；②局部切除标本多为球形膨胀性肿物，且病变大小不一，直径多在5cm左右；③切面见正常骨结构消失，由大小不等的血性囊腔所代替；④囊内面光滑，囊腔间组织呈灰白色或铁锈色，质韧；⑤囊壁外为薄层反应性骨壳
镜下改变	①内衬残缺不全的内皮细胞（或完全缺如）的大小不等的血腔，无动脉壁弹力纤维或肌层（并非真性血窦）；②囊腔之间为厚薄不一的纤维组织间隔，其中可见多核巨细胞、含铁血黄素细胞、组织细胞与炎细胞，并且富有血管，可见出血灶；③间隔中的纤维组织及囊壁深部常有骨化，形成围绕囊壁分布的新生骨小梁；④有时可见核异型性和核分裂象（核分裂象多者易早期复发）；⑤进展期改变为囊壁含细胞较多（肉芽肿型），稳定期改变为囊壁细胞成分少（纤维型）；⑥可伴发或继发于其他病变（骨巨细胞瘤、骨肉瘤等）

知识点115：动脉瘤样骨囊肿的鉴别诊断 　　副高：熟练掌握　　正高：熟练掌握

动脉瘤样骨囊肿的鉴别诊断：①骨巨细胞瘤；②血管扩张型骨肉瘤；③单纯性骨囊肿；④骨的血管瘤。

知识点116：关节旁骨囊肿或骨内腱鞘囊肿的临床特点
　　副高：熟练掌握　　正高：熟练掌握

关节旁骨囊肿或骨内腱鞘囊肿多见于中年人，好发于髋、膝、踝、腕关节附近，有时可与关节腔相通。其典型的症状为触痛，有时出现肿块。病理性骨折较少，少数病例可复发。X线片可见关节软骨下骨内偏心性、边界清楚的溶骨性病变，病灶直径从数毫米到6cm大小（多数直径2～4cm），病灶周围可见轻度骨质硬化，邻近的关节面一般正常。

知识点117：关节旁骨囊肿或骨内腱鞘囊肿的病理改变

副高：熟练掌握　　正高：熟练掌握

关节旁骨囊肿或骨内腱鞘囊肿的病理改变见表2-14-71。

表2-14-71　关节旁骨囊肿或骨内腱鞘囊肿的病理改变

项　目	病理改变
肉眼改变	骨内单房或多房的薄壁囊肿，内含半透明的黏稠液体
镜下改变	大部分区域呈现黏液瘤样结构，伴有成纤维细胞样的细胞，纤维组织杂乱无章地散布在病灶中，或形成纤维间隔。囊壁外层为富含胶原纤维、较少毛细血管的纤维结缔组织，内层含有较稀疏的成纤维细胞样的细胞。囊壁最外层常可见反应性新生骨包绕

知识点118：朗格汉斯组织细胞增生症的临床特点　副高：熟练掌握　　正高：熟练掌握

朗格汉斯组织细胞增生症常见于儿童及青少年，男性较多。好发于颅骨，其次为股骨、肋骨、骨盆等。临床表现为局部疼痛、肿胀，偶有低热。外周血中嗜酸性粒细胞增多（6%～10%的病例），可伴有红细胞沉降率加快。侵犯颅骨者可伴有头痛，累及脊柱者可出现脊髓压迫症状。X线片：颅骨呈大小不等的穿凿状破坏，且累及内、外骨板，边缘不规则如地图样，无骨膜反应。发生于长骨者，大多位于骨干和干骺端，病损多位于骨髓腔内，呈圆形或椭圆形局限性破坏，且边缘稍硬化，皮质骨轻度膨胀，可见葱皮状骨膜反应。累及盆骨、肩胛骨、胸骨则呈斑点状浸润。朗格汉斯组织细胞增生症（骨嗜酸性肉芽肿）可有单个或多个骨损，可伴有骨外其他器官的病变，对放疗敏感，较大病灶术后可复发。

知识点119：朗格汉斯组织细胞增生症的病理改变　副高：熟练掌握　　正高：熟练掌握

朗格汉斯组织细胞增生症的病理改变见表2-14-72。

表2-14-72　朗格汉斯组织细胞增生症的病理改变

项　目		病理改变
肉眼改变	手术刮除标本	病变组织呈肉芽组织样，灰褐色，且易碎，常伴有出血、坏死
	切除标本	病变主要位于骨中心区，髓腔被肉芽样组织填充，质脆，且伴有出血、坏死，可有囊性变。病变与周围界限清楚，边缘硬化
镜下改变		①病灶内主要为朗格汉斯细胞（组织细胞）与嗜酸性粒细胞，其间掺杂有淋巴细胞、泡沫细胞、浆细胞、中性粒细胞，与成纤维细胞、多核巨细胞以及毛细血管共同构成肉芽肿结构；②大多数病例的嗜酸性粒细胞较多而聚集成"嗜酸粒细胞脓肿"，有些病例嗜酸粒细胞很少或缺如，而以朗格汉斯细胞增生为突出表现（容易误诊为网织细胞肉瘤）；③朗格汉斯细胞胞质嗜酸性，胞核呈圆形、不规则或分叶状，可见纵行核沟，核染色质呈细颗粒状，有1～2个核仁，罕见核分裂象；④晚期病变可有明显纤维化或骨化；⑤可见灶状坏死和出血、含铁血黄素沉着、囊性变

知识点120：纤维结构不良（骨纤维异常增殖症）的临床特点

副高：熟练掌握　正高：熟练掌握

纤维结构不良的临床特点见表2-14-73。

表2-14-73　纤维结构不良的临床特点

类　型	特　点
单骨型	最常见，多见于青少年，好发于股骨、胫骨、颌骨及肋骨，多无症状，可伴有局部肿胀、疼痛，形成肿块，常伴有病理性骨折
多骨型	多发生于10岁以下，侵犯一侧肢体的多数骨，形成肿块，造成肢体畸形、短缩、跛行与病理性骨折，可复发（占50%），经放疗后可恶变（比单骨型更易恶变）
Albright综合征	由多骨型纤维结构不良、性早熟和皮肤色素沉着组成，比较罕见，女性多见，内分泌紊乱症状可发生于3岁以前，常伴有糖尿病、甲亢与动静脉瘘等

X线片示长骨病变位于干骺端或骨干的中央部（髓腔内），不侵犯骨骺板。病变区骨的正常结构消失，且均匀一致，致密度低于骨皮质而高于髓腔骨松质，其中骨小梁消失似毛玻璃样，或囊状破坏。病变区常见斑片状骨硬化。

知识点121：纤维结构不良（骨纤维异常增殖症）的病理改变

副高：熟练掌握　正高：熟练掌握

纤维结构不良的病理改变见表2-14-74。

表2-14-74　纤维结构不良的病理改变

项　目	病理改变
肉眼改变	正常髓腔结构消失，取代以灰红或灰白色橡皮样韧实的纤维组织。触及有砂粒感。有时可伴有囊性变，囊内含有血性或浆液性液体。少数病例可见透明软骨灶（直径常＜1cm）
镜下改变	①病变由纤维组织与不成熟骨小梁交织组成；②纤维组织排列成束状、漩涡状或不定型，梭形细胞核圆形或梭形；③骨小梁纤细，且形状不规则，呈圆形、逗点状、鱼钩状、"Y"形、弯曲成弧形或奇形怪状，多无黏合线，其周围无或仅有少许成骨细胞围绕，直接与梭形细胞移行。小梁彼此相连，无钙化或钙化不均，不形成板层骨；④有时可见灶性软骨（量多时称纤维软骨结构不良）；⑤常见黏液变、囊性变及出血、坏死，其周围可见吞噬细胞及多核巨细胞反应；⑥可伴有软组织黏液瘤与长骨造釉细胞瘤

知识点122：骨纤维结构不良（骨化性纤维瘤）的临床特点

副高：熟练掌握　正高：熟练掌握

骨纤维结构不良好发于10岁以下儿童，15岁以后罕见。病变仅见于胫骨、腓骨骨干骨皮质内。临床表现为局部肿胀，胫骨向前及前侧位弯曲，少数可致不完全性骨折。术后容易复发。X线片可见骨皮质内偏心性、圆形或卵圆形、界限较清楚的密度减低区，骨皮质膨胀、变薄及消失，其周边可见硬化。

知识点 123：骨纤维结构不良（骨化性纤维瘤）的病理改变

副高：熟练掌握　正高：熟练掌握

骨纤维结构不良的病理改变见表2-14-75。

表2-14-75　骨纤维结构不良的病理改变

项　目	病理改变
肉眼改变	瘤组织呈灰白色，质韧，若骨质较多，切之有砂粒感
镜下改变	病变由纵横交错的纤维组织与成熟的骨小梁构成。骨小梁排列方向不一，粗大，其周边围绕成排的成骨细胞和不等量的破骨细胞，可成熟为板层骨，可见黏合线。间质内不见出血及巨噬细胞

知识点 124：甲状旁腺功能亢进性棕色瘤的临床特点

副高：熟练掌握　正高：熟练掌握

甲状旁腺功能亢进性棕色瘤是一种非肿瘤性骨病变。大多见于成年女性，可发生于全身多处骨骼，好发于长骨骨干及颌骨，其次为长骨两端及手、足小骨等。其早期临床症状为骨痛，血钙升高，血磷降低，血清碱性磷酸酶升高。X线片示多发囊性溶骨性破坏伴有骨质疏松，可合并骨折。

知识点 125：甲状旁腺功能亢进性棕色瘤的病理改变

副高：熟练掌握　正高：熟练掌握

甲状旁腺功能亢进性棕色瘤的病理改变见表2-14-76。

表2-14-76　甲状旁腺功能亢进性棕色瘤的病理改变

项　目	病理改变
肉眼改变	病变大小不一，呈圆形或不规则形，常侵蚀至骨皮质，且质地较软。切面有新鲜或陈旧性出血，常呈囊性变，为棕红色（故名棕色瘤）
镜下改变	由大量增生的纤维组织、多核巨细胞与吞噬含铁血黄素的巨噬细胞聚集形成结节。血管丰富并伴新鲜和陈旧性出血。病灶周围可见新形成的骨样组织和骨小梁。其周围有成排的成骨细胞和破骨细胞

第六节　关节、滑膜组织肿瘤和瘤样病变

| 知识点1：腱鞘巨细胞瘤的临床特点 | 副高：熟练掌握　正高：熟练掌握 |

腱鞘巨细胞瘤多见于30～50岁，女性较多。85%的病例发生于手指，邻近腱鞘滑膜或指间关节，也可以发生在踝、足、腕、膝，罕见发生于肘部和髋部。此肿瘤生长缓慢，表现为无痛性结节。X线片可见边界清楚的结节状肿物，骨关节无异常表现，少数病例可发生邻近关节面和骨质的破坏。

| 知识点2：腱鞘巨细胞瘤的病理改变 | 副高：熟练掌握　正高：熟练掌握 |

腱鞘巨细胞瘤的病理改变见表2-14-77。

表2-14-77　腱鞘巨细胞瘤的病理改变

项　目	病理改变
肉眼改变	肿瘤边界清楚，结节状，可见部分包膜，体积较小，直径为0.5～4cm，也有大至1cm者，质地较实。切面呈灰白或灰红色，常伴有黄色或褐色斑点，多与肌腱或腱鞘相连
镜下改变	由比例不等的滑膜样单个核细胞、多核巨细胞与黄色瘤细胞组成。单个核细胞呈圆形或者卵圆形，且胞质淡染，核圆形或肾形，染色质呈粉尘状，可见核沟，部分病例可见核分裂象，一般为3～5个/10HP，也可高达20个/10HP。多核巨细胞散在分布，由单个核细胞融合而成，核的数量为3～50余个，呈破骨细胞样。黄色瘤细胞较为常见，多呈灶状分布，胞质内可见含铁血黄素沉积。偶见胆固醇结晶。部分病例可见裂隙状、假腺样腔隙，特别是发生于大关节如膝和踝时。间质可伴有不同程度的胶原化及玻璃样变，甚至软骨化或者骨化生

| 知识点3：滑膜血管瘤的临床特点 | 副高：熟练掌握　正高：熟练掌握 |

滑膜血管瘤大多见于儿童及青年，平均发病年龄25岁。好发于膝关节，少数见于肘、踝等关节。临床表现为局部疼痛及活动受限。可伴有反复发作的非创伤性关节肿胀与关节血性渗液，穿刺可吸出血性液体。X线片显示病变处模糊的软组织阴影，可见静脉石、关节退行性变、骨膜反应及局部骨质破坏。

| 知识点4：滑膜血管瘤的病理改变 | 副高：熟练掌握　正高：熟练掌握 |

滑膜血管瘤的病理改变见表2-14-78。

表2-14-78　滑膜血管瘤的病理改变

项　目		病理改变
肉眼改变	弥漫型	累及滑膜大部分甚至全部，常可穿破关节囊扩展至关节旁软组织
	局限型	一般位于关节内的局限性蕈状或息肉状肿物，多见于髌骨下脂肪组织内
镜下改变		大多数肿瘤表现为海绵状血管瘤形态，血管间为水肿或黏液样间质，可发生玻璃样变。也可呈毛细血管瘤型、动静脉血管瘤型或静脉性血管瘤型

知识点5：滑膜脂肪瘤的临床特点　　　　副高：熟练掌握　正高：熟练掌握

滑膜脂肪瘤常发生于膝关节，临床表现为关节局部渐进性肿胀，偶见于肩关节。中年人多见。

知识点6：滑膜脂肪瘤的病理改变　　　　副高：熟练掌握　正高：熟练掌握

滑膜脂肪瘤的病理改变见表2-14-79。

表2-14-79　滑膜脂肪瘤的病理改变

项　目	病理改变
肉眼改变	滑膜弥漫性显著增生，表面可见乳头状或绒毛状突起，切面呈脂肪样外观
镜下改变	肿瘤主要由成熟的脂肪组织构成，表面被覆均匀一致的滑膜细胞。脂肪组织呈绒毛状增生，其内富于血管，可伴有明显的淋巴细胞及浆细胞浸润

知识点7：弥漫型腱鞘巨细胞瘤的临床特点　　　　副高：熟练掌握　正高：熟练掌握

弥漫型腱鞘巨细胞瘤又称色素性绒毛结节性滑膜炎，好发于40岁以下中青年，女性稍多。好发于膝关节，其次为髋、踝及足等大关节，少数见于肘、肩、腕等关节。此病病变发展缓慢，关节可逐渐出现肿胀、疼痛及活动受限。关节渗出性出血常见。X线片示关节肿胀，关节附近可见界限不清的分叶状软组织阴影，可轻度破坏邻近骨质。关节腔变宽。

知识点8：弥漫型腱鞘巨细胞瘤的病理改变　　　　副高：熟练掌握　正高：熟练掌握

弥漫型腱鞘巨细胞瘤的病理改变见表2-14-80。

表2-14-80 弥漫型腱鞘巨细胞瘤的病理改变

项　目	病理改变
肉眼改变	病变边界不清，且无包膜。体积较大，直径常超过5cm。滑膜增厚，常形成灰白色、棕黄色或褐红色的绒毛状结构，绒毛长短、粗细不等
镜下改变	①滑膜组织呈绒毛状增生，且绒毛表面被覆一层至多层增生的滑膜细胞。绒毛内有大量单个核细胞弥漫成片状增生，并且浸润周围软组织。单个核细胞一般有两种：一种为组织细胞样细胞；另一种细胞体积较大、圆形、胞质丰富浅染或嗜酸；②可见核分裂象；③有多少不等的黄色瘤细胞、多核巨细胞及淋巴细胞。多核巨细胞数量比较少，约20%的病例可能缺失或罕见，组织细胞样单个核细胞胞质内及间质中可见含铁血黄素沉积。部分区域可形成裂隙样或假腺样腔隙。间质不同程度纤维化，也可发生玻璃样变；④免疫表型与腱鞘巨细胞瘤类似

知识点9：滑膜软骨瘤病的临床特点　　副高：熟练掌握　正高：熟练掌握

　　滑膜软骨瘤病多发生于20～40岁，以男性多见。好发于膝关节，其次为肘、髋和距小腿关节（踝关节）。其病程较长，临床主要症状为关节肿胀、关节积液、局部疼痛及活动障碍。X线片：可见关节内或关节附近有多发性钙化的游离体，呈圆形、卵圆形或不规则形的结节，密度均匀或中央透明而边缘密度增加。如果软骨岛未发生钙化，则不显影，而仅表现为关节软组织肿胀。

知识点10：滑膜软骨瘤病的病理改变　　副高：熟练掌握　正高：熟练掌握

　　滑膜软骨瘤病的病理改变见表2-14-81。

表2-14-81 滑膜软骨瘤病的病理改变

项　目	病理改变
肉眼改变	病变处滑膜增厚、充血，并有绒毛状突起。滑膜表面可见大小不等、数目不一的白色或蓝白色软骨性游离体，呈局限性或广泛性分布。游离体可由单个至数百个，并且可融合成实质性团块
镜下改变	在滑膜下结缔组织中，可见透明软骨岛和结节。周围结缔组织可形成包膜。软骨细胞成簇分布，核呈不典型性，常见双核，核分裂象少见。软骨基质可发生钙化及骨化

知识点11：滑囊囊肿的临床特点　　副高：熟练掌握　正高：熟练掌握

　　滑囊囊肿又称腘窝囊肿、Baker囊肿或膝关节后疝等。最常见于腘窝，也可见于腓肠肌和半膜肌滑囊，可发生于任何年龄，男性多见。临床表现为局部肿块，可伴有局部疼痛。

知识点12：滑囊囊肿的病理改变　　副高：熟练掌握　正高：熟练掌握

　　滑囊囊肿的病理改变见表2-14-82。

表2-14-82 滑囊囊肿的病理改变

项　目	病理改变
肉眼改变	囊肿界限清楚或不清楚，可呈分房性，囊内含清、浊、黏液性或血性液体，囊壁光滑或有绒毛状突起
镜下改变	囊壁主要由纤维组织构成，纤维组织致密，可呈玻璃样变，软骨或骨质小块形成或有淋巴细胞、浆细胞及组织细胞浸润。少数可见多核巨细胞、泡沫细胞和含铁血黄素沉着。囊壁内腔可见滑膜细胞被覆或附有纤维素性渗出物

知识点13：腱鞘囊肿的临床特点　　　副高：熟练掌握　正高：熟练掌握

腱鞘囊肿多见于青年人，女性较多。最好发于手的腕关节背侧，也见于指屈侧及足背、胫前、踝、膝关节附近。临床表现为局部囊性肿物，或伴有钝痛。

知识点14：腱鞘囊肿的病理改变　　　副高：熟练掌握　正高：熟练掌握

腱鞘囊肿的病理改变见表2-14-83。

表2-14-83 腱鞘囊肿的病理改变

项　目	病理改变
肉眼改变	常为单个，偶可多个，圆形或椭圆形，直径为1~3cm（可大至8cm），附着于腱鞘或与关节相通，有包膜。切面囊性，单房或多房，内含胶冻状黏液，内壁光滑
镜下改变	结缔组织黏液变，液化成囊，囊内有黏液物质潴留，囊壁纤维化，炎症细胞浸润较少

知识点15：恶性腱鞘巨细胞瘤的临床特点　　　副高：熟练掌握　正高：熟练掌握

恶性腱鞘巨细胞瘤临床主要表现为良性腱鞘巨细胞瘤与明显恶性的区域并存，或典型的巨细胞肿瘤复发时表现为肉瘤。以女性更常见。发病平均年龄约比弥漫型腱鞘巨细胞瘤晚10~20年。好发于膝关节，其次为距小腿关节和足关节。主要症状为关节肿胀、关节渗液及疼痛。

知识点16：恶性腱鞘巨细胞瘤的病理改变　　　副高：熟练掌握　正高：熟练掌握

恶性腱鞘巨细胞瘤的病理改变见表2-14-84。

表2-14-84　恶性腱鞘巨细胞瘤的病理改变

项　目	病理改变
肉眼改变	肿瘤呈多结节状，体积较大，直径一般超过4cm，且边界不清，向周围骨骼肌及脂肪组织呈浸润性生长。质软，切面呈鱼肉状
镜下改变	肿瘤主要由异型的组织细胞样单个核细胞、多核巨细胞及泡沫细胞构成，坏死常见。组织细胞样细胞异型性明显，且排列成片状或条索状，细胞圆形或卵圆形，核大深染，核仁明显，核分裂象多少不等，可见病理性核分裂象。与弥漫型腱鞘巨细胞瘤相比，恶性腱鞘巨细胞瘤更富于单个核细胞，而缺少黄色瘤细胞及有含铁血黄素沉积的细胞。多核巨细胞偶见，且呈破骨细胞型或杜顿细胞型，体积小，核数量少。间质可见黏液变性、出血及坏死

知识点17：滑膜软骨肉瘤的临床特点　　　　副高：熟练掌握　　正高：熟练掌握

　　滑膜软骨肉瘤可为滑膜原发，也可继发于滑膜软骨瘤病恶变，两者都非常罕见。好发于膝关节，偶见于距小腿关节、肘关节。以老年人常见，男性稍多，平均年龄为48岁（25～70岁）。临床主要症状为关节软组织肿胀、局部疼痛及活动障碍。X线片可见关节及其周围软组织肿块，边界不清，可见钙化及骨化，少数病例可发生邻近骨质的破坏。

知识点18：滑膜软骨肉瘤的病理改变　　　　副高：熟练掌握　　正高：熟练掌握

　　滑膜软骨肉瘤的病理改变见表2-14-85。

表2-14-85　滑膜软骨肉瘤的病理改变

项　目	病理改变
肉眼改变	肿瘤呈分叶状，灰白或灰蓝色，半透明，具有光泽，可见局部斑点状或结节状钙化。滑膜组织常受累及，并且可侵犯关节周围软组织和邻近骨骼
镜下改变	与其他部位发生的软骨肉瘤类似，肿瘤细胞异型性明显，可见双核及多核瘤巨细胞，核分裂象多见，并且可浸润骨髓腔内的骨小梁

知识点19：滑膜软骨肉瘤的预后弥漫型腱鞘巨细胞瘤

　　　　　　　　　　　　　　　　　　副高：熟练掌握　　正高：熟练掌握

　　孤立性与结节状的患者通常预后较好，侵犯关节周围软组织与邻近骨质者预后较差。通常可出现转移。复发的患者较多。病死率高。

第三篇
诊断病理学的相关技术

第一章　常规病理技术

第一节　组织的取材和固定技术

送检组织标本在手术切除或活检后应当立即放入4%中性缓冲甲醛溶液中固定。尸检标本应当尽量在死亡后尽早取材固定。送检组织需要全部取材的，应当在送检单上注明，有特殊要求（如细菌培养、结石的化学分析等）应当事先联系，并且在标本未固定前进行处理。

在对送检组织标本进行详细检查的基础上，根据诊断的需要，确定取材的部位和块数。切取的组织应当按照不同的部位分别给予不同的编号或标记，以便镜检时核对。另外，尽可能在取材前对有意义的标本的表面及剖面进行摄影，并编号存档。

组织标本大小见表3-1-1。

表3-1-1 组织标本大小

类 别	标本大小
一般标本的组织块	以 1.5cm×1.5cm×厚（0.2~0.3）cm 为宜
免疫组织化学染色的组织块	以 1.0cm×1.0cm×厚 0.2cm 为宜

知识点4：组织取材时间　　　　副高：熟练掌握　正高：熟练掌握

原则上，应当尽快取材，但对于外科手术切除标本较大，如胃、肺、肠等器官，一般最好先固定再取材。

知识点5：小标本的处理方式　　　　副高：熟练掌握　正高：熟练掌握

由于在胃镜下取的样本和各种穿刺样本等一般组织块较小，因此应用易透水的薄纸包好，在取材时将标本染上伊红液，以免在包埋过程中丢失。

知识点6：成年人尸检组织取材部位和组织块数　副高：熟练掌握　正高：熟练掌握

成年人尸检组织取材部位和组织块数见表3-1-2。

表3-1-2 成年人尸检组织取材部位和组织块数

器官组织	取材部位和组织块数
肝	右叶1块，切成正方形，左叶1块，切成长方形
脾	1~2块
肾	右肾1块，切成正方形，左肾1块，切成长方形，都包括皮、髓质和肾盂
胰	1块
肺	右下叶1块，切成正方形，左下叶1块切成长方形
心和大血管	左心室、右心室各一块，主动脉1块，可距主动脉瓣5cm处取材
肾上腺	左、右各取1块
膀胱	1块
消化道	食管、胃窦部、小肠、小肠淋巴结和直肠各取1块
胸腺	1块
皮肤	1~2块
骨	脊椎骨1块，胸骨1块
子宫	宫颈1块，宫体1~2块
睾丸或卵巢	1块
脑垂体	1块，前叶或包括前后叶
脑	左侧运动区、左侧豆状核和小脑各1块

知识点7：活检标本取材要求　　　副高：熟练掌握　正高：熟练掌握

活检标本取材时，应当取病变部位、病变的切缘、病变与正常组织交界处以及远离病灶的正常组织，取材时要避免挤压组织，用的刀、剪应锋利，组织的切面应当平整，大小一般在2cm×1.5cm×0.3cm。新鲜标本的保存通常在30分钟内完成，如果要进行分子生物学检测，应当严格注意无菌和时间，以避免组织内的mRNA的降解和抗原的弥散，手术标本离体后，应立即取材，并且保存在冻存管中，进行编号，带回实验室保存在液氮或-80℃的冰箱内备用。

知识点8：组织固定的目的　　　副高：熟练掌握　正高：熟练掌握

病理学中组织固定的主要目的是保持组织形态学特征清晰和稳定，具体包括：①抑制自溶和腐败；②保存；③硬化；④胶质物体的固化；⑤肉眼鉴别；⑥对染色的影响；⑦渗透和固定。

知识点9：组织的物理固定方法　　　副高：熟练掌握　正高：熟练掌握

组织固定可通过物理方法来实现，见表3-1-3。

表3-1-3　组织的物理固定方法

方　法	内　容
蒸汽固定法	固定组织中的可溶性成分及血液或细胞涂片
微波固定法	可使固定加速，可以减少某些大体标本的固定时间，使组织固定时间从12小时减少到少于20分钟
冻干和冷冻置换	将组织切成薄片，置于液氮中，水在真空室内-40℃时会被除去；将组织置于甲醛蒸气中做后固定
注射或灌注固定法	通过血管系统注射或灌注等方法进行固定

知识点10：组织脱钙　　　副高：熟练掌握　正高：熟练掌握

组织里存有钙盐可妨碍用常规方法制作良好切片。骨组织及钙化病灶，经过固定后，需要先将钙盐除去使组织软化，才能进行常规切片。如果脱钙不全，则切片容易撕开或碎裂，损伤切片刀刀刃。脱去钙盐的过程，称为脱钙。骨组织固定24小时后，锯下不超过0.5cm厚的薄骨片，以4%甲醛溶液固定后，进行脱钙。骨组织过厚则需延长脱钙时间，但长时间浸于强酸会影响切片染色效果。

知识点11：组织脱钙的步骤　　　副高：熟练掌握　正高：熟练掌握

组织脱钙的步骤，见表3-1-4。

表3-1-4 组织脱钙的步骤

项　目	内　容
取材	骨组织固定于10%甲醛溶液24小时后再锯取厚度约0.5cm骨片
固定	以10%甲醛溶液固定2天
脱钙	将组织置于脱钙剂中，每日更换新鲜液，直至组织软化为止
除酸	流水冲洗24小时
脱水、浸蜡、切片	进行常规脱水、透明、浸蜡、切片

第二节　组织包埋技术

知识点1：包埋的概念　　　　　　　　副高：熟练掌握　正高：熟练掌握

组织经过固定、脱水、透明和浸蜡等过程后，用包埋剂（石蜡、火棉胶、树脂等）将组织块包埋成块，使得组织和包埋剂相熔一体并迅速冷却，这个程序称为包埋。

知识点2：组织石蜡包埋法　　　　　　副高：熟练掌握　正高：熟练掌握

石蜡包埋法是制作光学显微镜切片的常规方法，包埋后的组织可以长期保存。包埋的方法有包埋机包埋和手工包埋两种。

知识点3：体液石蜡包埋法　　　　　　副高：熟练掌握　正高：熟练掌握

痰液、胃液、尿液、胸腔积液、腹水等可以行石蜡包埋。痰液应当选用含血液的部分或较为可疑的实体部分，滴上伊红后用皱纹纸包好，然后用10%的中性甲醛固定，再经常规脱水，透明、浸蜡并包埋。新鲜的胃液、尿液、胸腔积液、腹水等体液标本，倒去上层的澄清液体，将浑浊的液体放入离心管中，以转速2000～3000转每分钟离心15分钟，倒去上清液后，用10%中性甲醛固定沉淀物，然后进行脱水透明、浸蜡、包埋。

知识点4：冷冻干燥包埋法　　　　　　副高：熟练掌握　正高：熟练掌握

新鲜组织在液氮中速冻后，先真空抽气，排除组织内的水分，然后将充分干燥的组织用甲醛蒸气固定。再将固定的组织浸入石蜡内浸蜡，最后用石蜡包埋。冷冻干燥包埋法包埋的蜡块可以用于免疫荧光、免疫酶标记，也可用于放射自显影及1GSS方法。

第三节　石蜡切片技术

知识点1：石蜡切片技术的概念　　　　副高：熟练掌握　正高：熟练掌握

组织经石蜡包埋后制成的蜡块，用切片机制成切片的过程，称为石蜡切片技术。

知识点2：石蜡切片技术——组织的取材和固定　　　副高：熟练掌握　　正高：熟练掌握

（1）取材：取材时组织块的大小厚薄应当适当，陈旧、腐败和干枯的组织不宜制作切片。

（2）固定：组织固定时，固定液的量应当充足，至少要在4倍以上，同时要注意组织块不要与容器粘连。固定不及时和固定不当的组织，染色时常出现核质着色较浅，轮廓不清，以及出现不同程度的片状发白区。

知识点3：石蜡切片技术——组织脱水、透明和浸蜡　　　副高：熟练掌握　　正高：熟练掌握

（1）脱水：组织脱水用的各级乙醇，应当保证相应浓度，以便组织脱水彻底。无水乙醇中的组织块放置时间不宜过长。脱水乙醇，特别是无水乙醇中混有水分，则组织脱水不彻底。

（2）透明：二甲苯透明应当充分，否则不利于石蜡的浸透。

（3）浸蜡：组织在二甲苯内的时间应当严格掌握，时间不足，则石蜡不易浸透。浸蜡的温度不宜过高，时间长短也应当加以控制。

知识点4：石蜡切片困难的处理　　　　　　副高：熟练掌握　　正高：熟练掌握

石蜡切片困难主要有两种情况：①组织太硬；②切制时组织易碎（如皮肤、骨骼或血凝块）。

无论是组织切片遇到困难，还是组织未做先期的防护处理，都可以先将组织浸入香柏油中软化，然后以二甲苯洗去香柏油，重新浸蜡包埋，最后以常规方法切片。

第四节　常规染色技术

知识点1：苏木素-伊红染色　　　　　　　副高：熟练掌握　　正高：熟练掌握

在组织病理学中，苏木素-伊红染色是一种日常使用最广泛的常规染色方法。常规苏木素染色的对比染色是用伊红，也有采用焰红，因为焰红比伊红色泽更鲜明，还有采用橘黄G，比布里希猩红，波尔多红等作为对比染色。

知识点2：Harris苏木素液的配制方法　　　　副高：熟练掌握　　正高：熟练掌握

Harris苏木素液的配制液见表3-1-5。

表3-1-5　Harris苏木素液的配制液

配制液		用　　量
甲液	苏木素	1g
	无水乙醇	10ml

续　表

配制液		用　量
乙液	硫酸铝钾	20g
	蒸馏水	200ml
丙液	氧化汞	0.5g

（1）加热溶解甲液：将甲液加热溶解后，密封待用。

（2）甲、乙液混合：将乙液加热溶解至沸，去火，待溶液仍处于小沸腾状态时，将甲液徐徐倾入其中，全部混合后，使溶液在短时间内加热至沸腾，去火后，将氧化汞缓慢倾入溶液中。

（3）加温、冷却：液体变为深紫色后，待氧化汞全部放入再将溶液加温至沸腾片刻，立即将溶液放入流动的冷水中，连续摇晃，直至溶液完全冷却为止。

（4）过滤：隔夜后过滤，加入冰醋酸（按5%比例）混匀，过滤后，保存于冰箱内备用。

知识点3：Hansen苏木素液的配制方法　　副高：熟练掌握　正高：熟练掌握

Hansen苏木素液的配制液见表3-1-6。

表3-1-6　Hansen苏木素液的配制液

配制液		用　量
甲液	苏木素	1g
	无水乙醇	10ml
乙液	硫酸铝钾（钾明矾）	20g
	蒸馏水	200ml
丙液	高锰酸钾	1g
	蒸馏水	16ml

（1）将甲液、乙液分别加热溶解，然后将甲、乙两液混合。

（2）将丙液溶解后缓缓滴入，待全部混合后，再次煮沸1分钟，冷却后过滤，即可使用。

知识点4：Heidenhain铁苏木素液的配制方法　　副高：熟练掌握　正高：熟练掌握

Heidenhain铁苏木素液的配制液见表3-1-7。

表3-1-7 Heidenhain铁苏木素液的配制液

	配制液	用 量
甲液	硫酸铁铵（紫色结晶）	5g
	蒸馏水	100ml
乙液	苏木素	0.5g
	无水乙醇	10ml
	蒸馏水	90ml

硫酸铁铵只有紫色的透明结晶才能使用；苏木素是溶于乙醇中后加水。苏木素液需要放置4~5周才能成熟。临用时，将甲、乙两液等量混合后使用。

知识点5：伊红染液 副高：熟练掌握 正高：熟练掌握

伊红是最常用的胞质染料，本身溶于醇而不溶于水，为砖红色粉末状或酱红色结晶。配方：伊红Y（水溶）0.5~1g，蒸馏水99ml。如果取用伊红Y（醇溶性）应当溶于99ml 75%或95%的乙醇中。如果在伊红液中加入0.5ml冰醋酸，可以加速其染色过程，使得胞质的色泽更加艳丽。

知识点6：苏木素–伊红染色前的切片预处理 副高：熟练掌握 正高：熟练掌握

苏木素–伊红染色前的切片预处理见表3-1-8。

表3-1-8 苏木素–伊红染色前的切片预处理

项 目		内 容
脱甲醛色素	用甲醛固定久的组织或劣质甲醛固定的组织，以肝、肺等脏器易产生黑色或棕色的色素，称为甲醛色素，染色前必须脱去色素，否则会影响组织形态结构观察和病理诊断	①切片脱蜡至水 ②Verocay液（1%氢氧化钠1ml、80%乙醇99ml）10分钟 ③用流水冲洗5分钟 ④常规染色
脱汞盐结晶	有些固定液含有氯化汞，固定的组织中易产生棕黄色结晶状汞盐沉淀，染色前必须完全清除汞盐结晶，才能进行染色	①切片脱蜡至水 ②Lugol碘溶液浸20分钟 ③蒸馏水洗5分钟 ④95%乙醇10分钟 ⑤水洗1分钟 ⑥5%硫代硫酸钠5分钟 ⑦水洗，常规染色
脱黑色素法		①切片脱蜡至水，浸入0.25%高锰酸钾13小时 ②水洗1分钟 ③5%草酸30分钟 ④水洗1分钟 ⑤常规染色

知识点7：人工操作苏木素–伊红染色　　　　　　　副高：熟练掌握　正高：熟练掌握

人工操作苏木素–伊红染色的步骤和结果见表3-1-9。

表3-1-9　人工操作苏木素–伊红染色的步骤和结果

项　目	内　容
步骤	1）二甲苯Ⅰ脱蜡10分钟 2）二甲苯Ⅱ脱蜡5分钟 3）无水乙醇洗去二甲苯1分钟×2次 4）95%乙醇1分钟 5）90%乙醇1分钟 6）85%乙醇1分钟 7）水洗2分钟 8）苏木精染色1～5分钟 9）水洗1～3分钟 10）1%盐酸乙醇分化20秒 11）水洗5分钟，变蓝 12）蒸馏水洗1分钟 13）伊红染色20秒～5分钟 14）水洗30秒 15）85%乙醇脱水20秒 16）90%乙醇30秒 17）95%Ⅰ乙醇1分钟 18）95%Ⅱ乙醇1分钟 19）无水乙醇Ⅰ2分钟 20）无水乙醇Ⅱ2分钟 21）二甲苯Ⅰ2分钟 22）二甲苯Ⅱ2分钟 23）二甲苯Ⅲ2分钟 24）中性树胶或加拿大树胶封片
结果	细胞核呈蓝色，胞质、肌肉、结缔组织、红细胞和嗜伊红颗粒呈不同程度的红色。钙盐和各种微生物也可染成蓝色或紫蓝色

第二章　常用特殊染色和组织化学技术

第一节　基本理论

知识点1：特殊染色的含义　　　　　副高：熟练掌握　正高：熟练掌握

特殊染色是指与普通（常规）染色即苏木精和伊红（HE）染色相对而言的组织切片染色技术。它主要是利用组织和细胞对染料的亲和力、摄取及丢失速率等物理学特性的差异进行组织染色，从而显示正常和病理的组织与细胞中某些特定成分，如结缔组织、肌肉组织、神经组织、脂质、糖类、蛋白质和核酸、色素、淀粉样物、无机物、神经内分泌细胞胞质颗粒和其他细胞器、病原微生物、血液和淋巴组织以及骨和软骨组织等。

知识点2：组织化学技术的含义　　　　　副高：熟练掌握　正高：熟练掌握

组织化学技术主要是指在组织切片上显示组织和细胞中某些特殊化学成分的技术，利用无色的试剂与组织和细胞中某一成分发生化学反应，在原位生成有色沉淀的产物。

第二节　应用指征及分析判断

知识点1：三色染色的应用　　　　　副高：熟练掌握　正高：熟练掌握

目前最常用的是Masson三色染色法。三色染色主要用于区分胶原纤维与肌纤维及其他成分，包括以下几个方面：

（1）鉴别瘢痕组织与淀粉样物或纤维素。
（2）鉴别梭形细胞肿瘤为纤维源性还是肌源性或神经源性。
（3）证实早期肝硬化小叶之间有少量增生的胶原纤维。
（4）尸检时证实心肌梗死中的瘢痕灶。

知识点2：网状纤维染色的应用　　　　　副高：熟练掌握　正高：熟练掌握

网状纤维染色可以用于证实网状纤维和基膜。网状纤维染色在病理学中的诊断与应用，具体见表3-2-1。

表3-2-1 网状纤维染色的应用

序号	鉴别诊断	内 容
1	癌与肉瘤	网状纤维围绕在癌细胞巢周围,而在大多数肉瘤中则围绕着每个瘤细胞
2	血管内皮瘤与血管外皮瘤	前者瘤细胞位于血管壁的网状纤维支架内,后者则位于血管壁的网状纤维支架外,网状纤维呈放射状包绕瘤细胞
3	淋巴结病变的良性和恶性	良性病变的网状纤维支架可清楚保留,而恶性淋巴瘤的网状纤维支架受挤压或破坏消失,淋巴结转移性癌则可见网状纤维围绕癌巢
4	中枢神经系统肿瘤	星形细胞瘤的瘤细胞和神经胶质中无网状纤维,脑膜瘤内网状纤维散布在肿瘤中,而转移性癌或肉瘤都有增生的网状纤维位于癌巢周围或瘤细胞之间
5	原位癌与早期浸润癌	前者基膜完整,后者基膜突破而消失,如同时做PAS染色则更容易判断
6	结核与结节病	增殖性结核无明显干酪样坏死,但病变内网状纤维减少或消失,而结节病肉芽肿内外的网状纤维仍保留或增多
7	肝疾病	慢性活动性肝炎轻度纤维化,网状纤维增加,而在其坏死灶内网状纤维支架破坏崩解,胶原纤维增加;慢性淤血性肝硬化可显示中央静脉与小叶下静脉周围网状纤维增生
8	其他	慢性肾病或糖尿病时肾活检可证实基膜显著增厚

知识点3:弹性纤维染色的应用 副高:熟练掌握 正高:熟练掌握

弹性纤维染色在病理学中的诊断与应用,具体见表3-2-2。

表3-2-2 弹性纤维染色的应用

序号	鉴别诊断	内 容
1	弹性纤维瘤	HE切片上弹性纤维与胶原纤维不易区分,弹性纤维染色可清晰显示肿瘤内呈深蓝黑色球状、粗纤维状、串珠状和颗粒状的弹性纤维
2	乳腺导管癌的早期浸润	导管原位癌的导管和血管壁周围无弹性纤维增生,早期浸润则出现弹性纤维增生
3	弹性纤维增多症、弹性纤维性假瘤、萎缩性硬化性苔藓、皮肤松弛症及硬皮病	某些皮肤病的真皮内弹性纤维增生、卷曲、变性和崩解,见于弹性纤维增多症、弹性纤维性假瘤、萎缩性硬化性苔藓、皮肤松弛症及硬皮病等
4	心内膜与冠状动脉弹性纤维增多症	心内膜与冠状动脉弹性纤维增多症中弹性纤维异常增加,高血压肾病的肾血管内的弹性纤维层次增多
5	动脉粥样硬化和梅毒性主动脉炎	动脉粥样硬化和梅毒性主动脉炎时动脉壁弹性纤维灶性破坏、断裂和崩解,肾移植时血管内弹性板破裂提示对移植物排斥
6	慢性支气管炎、肺气肿、支气管扩张症	证实某些疾病如慢性支气管炎、肺气肿、支气管扩张症,黄韧带损伤时弹性纤维显示变性和破坏等改变

PAS染色法可以用于证实糖原、中性黏液、基膜、某些真菌和寄生虫等。

（1）证实含有糖原的肿瘤：如肝细胞癌、肾透明细胞癌、肺糖原瘤、卵巢透明细胞癌、透明细胞汗腺瘤、Brenner瘤、骨骼肌肉瘤及Ewing肉瘤等。

（2）证实糖原：证实糖原储积病时在肝、心肌、骨骼肌、肾及单核巨噬细胞系统中大量堆积的糖原。

（3）显示糖原颗粒的沉积：显示糖尿病中多个脏器（肝、心肌及肾曲小管）内糖原颗粒的沉积。

（4）证实某些PAS阳性真菌：如白色念珠菌、荚膜组织胞浆菌、隐球菌和芽生菌等。

（5）鉴别空泡细胞内含糖原、脂质等：结合脂肪染色鉴别空泡细胞内含糖原、脂质或其他物质。

（6）证实早期癌有无基膜突破：结合银染法证实早期癌有无基膜突破及某些肾病中肾小球毛细血管基膜的明显增厚。

（7）诊断和鉴别PAS阳性的肿瘤：结合其他糖类染色法诊断和鉴别PAS阳性的肿瘤。

（8）证实心肌缺血导致心肌内糖原显著减少：心肌缺血导致心肌内糖原显著减少也可用PAS染色证实。

磷钨酸苏木精染色主要应用于证实胞质内微丝，如存在于肌纤维和神经胶质细胞中的微丝。神经胶质、肌纤维、纤维素及胞核均呈紫蓝色，骨骼肌的横纹清晰可见，网状纤维、胶原纤维、软骨及骨呈玫瑰红色或黄色，弹性纤维呈微紫色。

黏液染色在病理学上的应用见表3-2-3。

表3-2-3　黏液染色的应用

序号	鉴别诊断	内　　容
1	含黏液上皮性肿瘤	胃癌PAS阳性时提示为胃型胃癌，当PAS阴性而AB阳性时则提示在肠化生基础上发生的肠型胃癌
2	肾嫌色细胞癌	肾嫌色细胞癌对Hale胶体铁呈阳性反应（蓝色），能与其他类型肾细胞癌鉴别，后者均为阴性反应
3	含黏液的间叶性肿瘤	黏液瘤、黏液样脂肪肉瘤、黏液纤维肉瘤中的黏液为透明质酸，AB染色阳性，但先用透明质酸酶消化则染色反应转为阴性，骨外黏液样软骨肉瘤的黏液为强硫酸黏液，不能用此法消除AB染色阳性反应
4	脊索瘤、滑膜肉瘤与黏液表皮样癌、黏液腺癌	结合PAS染色和其他黏液染色可证实某些肿瘤如脊索瘤、滑膜肉瘤同时含有黏液和糖原，另一些肿瘤如黏液表皮样癌、黏液腺癌只含有黏液而无糖原

知识点7：中性脂肪染色的应用　　　　　　　副高：熟练掌握　正高：熟练掌握

（1）诊断和鉴别诊断脂肪肉瘤与皮脂腺肿瘤。

（2）鉴别卵泡膜瘤与卵巢纤维瘤，前者中性脂肪染色呈阳性，后者呈阴性。

（3）诊断和鉴别诊断其他含脂质肿瘤，如黄色瘤、肾上腺皮质肿瘤、恶性纤维组织细胞瘤。

（4）显示脂质储积病（如Gaucher病、NiemanPick病、H-S-C病）中组织细胞沉积大量脂质。

（5）证实脂肪引起的血管内栓子（脂肪栓塞）。

（6）证实某些脏器（如心、肝、肾）中的脂肪变性。

知识点8：淀粉样物染色的应用　　　　　　　副高：熟练掌握　正高：熟练掌握

（1）证实某些慢性炎症，如慢性骨髓炎和结核病变中的淀粉样物沉积。

（2）证实某些肿瘤中存在淀粉样物而做出诊断和鉴别诊断，如骨髓瘤、重链病、Waldenstrom巨球蛋白血症、甲状腺髓样癌、肺小细胞癌和胰岛细胞瘤等。

（3）证实某些遗传性疾病（如家族性地中海热、家族性淀粉样物沉积性神经疾病）、变态反应性疾病（如类风湿关节炎、皮肌炎、硬皮病与节段性肠炎）、血液透析及老年人心脏和脑中淀粉样物的沉积。

（4）局限性淀粉样物沉积症（淀粉样瘤）的诊断及鉴别诊断，喉、舌、肺、皮肤、眼和膀胱等处淀粉样瘤可以用淀粉样物染色显示，用以与其他肿瘤和瘤样病变（如声带息肉、颗粒细胞瘤、钙化上皮瘤与炎性假瘤等）鉴别。

知识点9：亲银和嗜银细胞染色的应用　　　　副高：熟练掌握　正高：熟练掌握

亲银和嗜银细胞染色主要用于证实神经内分泌细胞及相关肿瘤。

胃肠道神经内分泌肿瘤（类癌）大多嗜银染色阳性，而少数亲银染色阳性（主要是起源于中肠的类癌，少数起源于后肠），其他部位神经内分泌肿瘤，如甲状腺髓样癌、垂体腺瘤、胰岛细胞瘤、皮肤Merkel细胞癌与小细胞癌大多嗜银染色阳性。另外，这些银染色法也可以用于证实网状纤维和黑色素。

知识点10：色素染色的应用　　　　　　　　　副高：熟练掌握　正高：熟练掌握

病理学诊断工作中使用比较多的染色方法是含铁血黄素和黑色素染色法。色素染色主要用于：

（1）鉴别色素为含铁血黄素、黑色素或其他色素（如脂褐素、蜡样色素、甲醛色素、炭末等）。

（2）普鲁士蓝法可以证实血色病时组织细胞内沉积大量含铁血黄素，显示慢性肺淤血时肺泡内的心力衰竭细胞，以及肝、脾、淋巴结中组织细胞内沉积的含铁血黄素，还可以显示组织内出血，特别是陈旧性出血与梗死灶的出血带。

（3）黑色素染色可以证实恶性黑色素瘤与其他含黑色素的疾病（如Bednar瘤、透明细胞肉瘤、婴儿黑色素性神经外胚层瘤、皮病性淋巴结病、黑变病、黑棘皮病、基底细胞癌与脂溢性角化症等）。

（4）结合其他染色方法，鉴别黑变病与假性黑变病（结肠黑变病）和血色病，黑变病的黑色素染色阳性，假性黑变病与血色病的黑色素染色均为阴性，前者普鲁士蓝染色呈弱阳性，PAS染色阳性，后者普鲁士蓝染色呈强阳性，PAS染色阴性。

> **知识点11：酶组织化学的作用**　　　　　　　副高：熟练掌握　　正高：熟练掌握

（1）诊断先天性巨结肠（Hirschsprung病）的乙酰胆碱酯酶。

（2）证实各种肌病的骨骼肌相关酶。

（3）证实骨巨细胞瘤和其他破骨细胞型巨细胞中的酸性磷酸酶（Duray酸性磷酸酶法），此法也可以在石蜡切片上进行。

（4）证实髓系细胞与肥大细胞的氯乙酸酯酶（Leder法），该酶可以在甲醛溶液固定石蜡切片上证实，阳性反应呈红色。

（5）证实黑色素细胞及其肿瘤的酪氨酸酶（DOPA反应）。

（6）前列腺癌和转移性前列腺癌可以用前列腺酸性磷酸酶（PAP）证实。

第三章 常用免疫组织化学技术

第一节 基 本 理 论

知识点1：免疫组织化学技术　　　　副高：熟练掌握　正高：熟练掌握

免疫组织化学技术是采用已知抗体或抗原在组织切片上检测组织和细胞中相应未知抗原或抗体的一种特殊组织化学技术，此技术是一种特异性强、敏感性高的检测方法，将形态、功能与物质代谢密切结合在一起，目前已成为现代病理诊断学上最重要的常规技术。

知识点2：免疫组织化学检测所用的抗体　　　　副高：熟练掌握　正高：熟练掌握

当前免疫组织化学检测所用抗体多达上千种，主要分为多克隆抗体与单克隆抗体两大类，这两类抗体的优缺点见表3-3-1。

表3-3-1　多克隆抗体与单克隆抗体的优缺点

抗　体	优　　　点	缺　　点
多克隆抗体	制备方便，敏感性高，部分多克隆抗体也有较强的抗原特异性	总体上非特异性交叉反应较多，抗血清效价不太稳定
单克隆抗体	抗体特异性强，质量与效价稳定，可根据需要随时批量生产，非特异性交叉反应少	敏感性相对较低，有些单克隆抗体只能在冷冻切片上染色

知识点3：免疫组织化学检测方法　　　　副高：熟练掌握　正高：熟练掌握

免疫组织化学检测方法有很多，目前应用最多的是PAP法（过氧化物酶-抗过氧化物酶法）与ABC法（亲和素-生物素复合物），其次有B-SA法（生物素-链霉亲和素法）与APAAP法（碱性磷酸酶-抗碱性磷酸酶法）和EnVision法（多聚体标记二步法）。

知识点4：免疫组化染色常用的检测显示系统　　　　副高：熟练掌握　正高：熟练掌握

免疫组化染色常用的检测显示系统见表3-3-2。

表3-3-2　免疫组化染色常用的检测显示系统

检测系统	产物颜色	封　片
HRP-DAB	棕色	中性树胶
HRP-AEC	红色	甘油
AKP-BCIP/NBT	深蓝色	中性树胶

注：HRP——辣根过氧化物酶；DAB——二甲基联苯胺；AEC——3-氨基-9-乙基咔唑；AKP（ALP）——碱性磷酸酶；BCIP/NBT：5-溴-4氯-3吲哚磷酸盐/氯化硝基四氮唑蓝

知识点5：上皮性标志物　　　　　　　　副高：熟练掌握　　正高：熟练掌握

目前，最常用的上皮性标志物是角蛋白（CK）和上皮膜抗原（EMA），其他还有桥粒蛋白、包壳蛋白、紧密连接蛋白、刷状缘蛋白、CD109与p63等。

知识点6：非上皮性标志物　　　　　　　副高：熟练掌握　　正高：熟练掌握

非上皮性标志物主要是指与上皮性标志物相对的标志物，一般包括波形蛋白（Vimentin）、肌组织、内皮、组织细胞、间皮、黑色素细胞与细胞外间质等多种标志物。

知识点7：淋巴造血组织标志物　　　　　副高：熟练掌握　　正高：熟练掌握

淋巴造血组织，特别是淋巴细胞在其发育和分化过程中能形成许多分化性抗原，应用相应抗体能区分出免疫表型不同的细胞系及同一细胞系的不同亚型和不同分化的细胞群。这些标志物在现代淋巴瘤和白血病的诊断和分型中非常重要。

淋巴造血组织标志物主要包括：白细胞共同抗原、免疫球蛋白、全B细胞标志物、全T细胞标志物、NK细胞相关标志物、淋巴细胞不同分化阶段或亚群相关标志物，以及组织细胞、树突细胞和髓细胞相关标志物等。

知识点8：神经组织标志物　　　　　　　副高：熟练掌握　　正高：熟练掌握

神经组织标志物主要包括：胶质纤维酸性蛋白（GFAP）、神经微丝蛋白（NF）、神经元特异性烯醇化酶NSE、微管相关蛋白（包括MAP2和MAP-Tau）、S-100蛋白等。

知识点9：内分泌和神经内分泌系统标志物　　副高：熟练掌握　　正高：熟练掌握

内分泌和神经内分泌系统标志物的具体内容见表3-3-3。

表3-3-3 内分泌和神经内分泌系统标志物

标志物	具体内容
神经内分泌细胞一般标志物	主要有嗜铬颗粒蛋白A（CgA）和突触囊泡蛋白（Syn），其他有CD56、NSE、蛋白基因产物9.5和组胺酶等，除NSE定位在细胞核内，其余标志物均定位在细胞质中
激素及其相关产物标志物	包括垂体激素（ACTH、GH、LTH、TSH、FSH和LH），胃肠胰和呼吸道神经内分泌细胞产生的激素（5-羟色胺、胰岛素、胰高血糖素、胰多肽、胃泌素、生长抑素、血管活性肠肽、胃泌素释放肽、P物质等）和其他激素（肾上腺素、去甲肾上腺素、甲状腺素、甲状旁腺激素、降钙素、性激素和HCG等）

知识点10：器官或组织特异性抗原标志物　　副高：熟练掌握　正高：熟练掌握

器官或组织特异性抗原标志物的具体内容见表3-3-4。

表3-3-4 器官或组织特异性抗原标志物

序号	抗原标志物	具体内容
1	前列腺特异性抗原（PSA）、前列腺酸性磷酸酶（PAP）和前列腺特异性膜抗原（PSMA）	这几种标志物对转移性前列腺癌具有较高的特异性和敏感性，阳性反应定位在细胞质中
2	α-甲基乙酰辅酶A消旋酶	用于前列腺癌与前列腺增生的鉴别以及证实转移性癌起源于前列腺
3	甲状腺球蛋白（TG）	可用于证实转移性甲状腺癌，其敏感性随肿瘤的分化程度而异，阳性反应定位在细胞质中。TG还可在卵巢及甲状腺类癌中表达
4	甲状腺转录因子-1（TTF-1）	TTF-1表达于甲状腺滤泡上皮、呼吸性和肺上皮细胞及其相应的肿瘤，阳性反应定位在细胞核内，TTF-1比TG敏感，但特异性比TG低。在甲状腺癌中能表达于甲状腺乳头状癌、滤泡性和髓样癌，而通常不表达于甲状腺间变性癌。在肺癌中能表达于腺癌和小细胞肺癌，不表达于鳞癌
5	表面活性脱辅基蛋白A（SP-A）	Ⅱ型肺泡细胞和60%~70%的肺腺癌表达SP-A
6	天冬氨酸蛋白酶	在Ⅱ型肺泡细胞、肺泡巨噬细胞和肾近曲小管上皮中表达，也在肺腺癌中表达，阳性反应定位在细胞质中，呈颗粒状，其敏感性比TTF1稍高，阳性强度和阳性率随恶性程度增高而降低
7	α乳白蛋白和乳珠蛋白A	这两种标志物有较高的特异性和敏感性，用于证实转移性乳腺癌
8	巨囊病液体蛋白-15	表达于伴有大汗腺成分或大汗腺化生的乳腺肿瘤中，也出现在一些无大汗腺分化的乳腺癌中
9	胰淀粉酶和α1抗胰蛋白酶（AAT）	对于外分泌胰腺及相应的肿瘤有一定特异性，但特异性低，目前很少应用
10	胚胎碱性磷酸酶（PLAP）和OCT4	PLAP表达于各种生殖细胞肿瘤，包括精原细胞瘤、无性细胞瘤、胚胎性癌和卵黄囊瘤，阳性反应定位在细胞膜上。OCT4表达于其他生殖细胞肿瘤中

肿瘤相关抗原标志物的具体内容见表3-3-5。

表3-3-5　肿瘤相关抗原标志物

序号	抗原标志物	具体内容
1	癌胚抗原（CEA）	现已知除结直肠腺癌外，其他起源于胃肠道（包括胰腺）的腺癌和肺腺癌以及甲状腺髓样癌都可以表达CEA。此外，乳腺、汗腺、膀胱和宫颈等部位的癌偶尔也表达CEA，阳性反应定位在细胞膜或细胞质
2	α-甲胎蛋白（AFP）	肝细胞癌和卵黄囊瘤表达AFP，阳性反应定位于细胞质中。此外，肝样腺癌、胰腺腺泡细胞癌和具有生殖细胞样特点的癌也可表达AFP
3	CA-125	卵巢浆液性肿瘤和子宫内膜腺癌表达CA-125，而卵巢黏液性肿瘤不表达此抗原。阳性反应定位于细胞质中或细胞膜上
4	CA19-9	大多数胰腺和胆管腺癌及尿路上皮癌表达CA19-9，阳性反应定位在细胞质中。CA19-9偶尔可在胃癌、肺腺癌和乳腺癌中表达
5	BCA-225	为乳腺癌相关糖蛋白，主要在乳腺癌中表达，也可在宫颈、卵巢、肺和肾癌中表达，特异性不高
6	肾细胞癌标志物（RCC）	一种在肾细胞癌鉴别诊断上较有用的标志物，最好与一组阳性标志物和阴性标志物共同标志
7	HMB45	一种用恶性黑色素瘤提取物制备的单克隆抗体，是与不成熟黑色素小体相关的癌胚糖结合物，可能与酪氨酸酶系统相关

第二节　应用指征及分析判断

常见上皮样细胞恶性肿瘤免疫组织化学鉴别见表3-3-6。

表3-3-6　常见上皮样细胞恶性肿瘤免疫组织化学鉴别

肿瘤	CK	Vim	SMA	Des	CD34	CD31	S-100	HMB45	其他标志物
差分化癌	+	-	-	-	-	-	-	-	EMA +
上皮样肉瘤	+	+	-	-	+/-	-	-	-	INI1-/+
恶性间皮瘤	+	+	-	-	-	-	-	-	Calretinin +，D2-40 +
上皮样滑膜肉瘤	+							-	TLE1 +
上皮样平滑肌肉瘤	-/+	+	+	+	-	-	-	-	h-caldesmon +

续　表

肿　瘤	CK	Vim	SMA	Des	CD34	CD31	S-100	HMB45	其他标志物
上皮样血管肉瘤	−/+	+	−	−	+	+	−	−	FLI1+
上皮样胃肠道间质瘤	−	+	+/−	−	+/−	−	−/+	−	CD117+，DOG1+
腺泡状软组织肉瘤	−	+	−	−	−	−	−	−	TFE3+
肾外恶性骨骼肌样瘤	+/−	+	−	−	−	−	−	−	INI1−
透明细胞肉瘤	−	+	−	−	−	−	+	+	melanA+
血管周上皮样细胞瘤	−	+	+/−	−	−	−	−/+	+	TFE3+/−
恶性黑色素瘤	−	+	−	−	−	−	+	+	melanA+

知识点2：常见梭形细胞恶性肿瘤免疫组织化学鉴别

副高：熟练掌握　正高：熟练掌握

常见梭形细胞恶性肿瘤免疫组织化学鉴别见表3-3-7。

表3-3-7　常见梭形细胞恶性肿瘤免疫组织化学鉴别

肿　瘤	CK	Vim	SMA	Des	CD34	CD31	S-100	HMB45	其他标志物
梭形细胞癌	+	−/+	−	−	−	−	−	−	p63+
滑膜肉瘤	+	+	−	−	−	−	−	−	TLEI+
纤维肉瘤	−	+	−/+	−	−	−	−	−	
平滑肌肉瘤	−	+	+	+	−	−	−	−	h-caldesmon+
恶性周围神经鞘瘤	−	+	−	−	−/+	−	+/−	−	CD57+/−，MBP−/+
恶性孤性纤维性肿瘤	−	+	−	−	+	−	−	−	CD99+/−，bcl2+/−
梭形细胞骨骼肌瘤	−	+	−	+	−	−	−	−	myogenin+，myoD1+
血管肉瘤	−	+	−	−	+	+	−	−	FLI1+
恶性黑色素瘤	−	+	−	−	−	−	+	+	melanA+

知识点3：常见多形性细胞恶性肿瘤免疫组织化学鉴别

副高：熟练掌握　正高：熟练掌握

常见多形性细胞恶性肿瘤免疫组织化学鉴别见表3-3-8。

表3-3-8　常见多形性细胞恶性肿瘤免疫组织化学鉴别

肿　瘤	CK	Vim	Des	CD34	S100	HMB45	CD68	LCA	其他标志物
多形性癌	+/-	-/+	-	-	-	-	-	-	p63-/+
恶性纤维组织细胞瘤	-	+	-	-	-	-	+/-	-	SMA-/+
多形性骨骼肌肉瘤	-	+	+	-	-	-	-	-	myogenin+, myoD1+
多形性脂肪肉瘤	-	+	-	-	+/-	-	-	-	
去分化脂肪肉瘤	-	+	-	-/+	-/+	-	-	-	MDM2+, CDK4+
恶性黑色素瘤	-	+	-	-	+	+	-	-	melanA+
间变性大细胞淋巴	-	+	-	-	-	-	-	+/-	CD30+, ALK+

知识点4：常见小圆细胞恶性肿瘤免疫组织化学鉴别

　　　　　　　　　　　　　　　　　　　　副高：熟练掌握　　正高：熟练掌握

常见小圆细胞恶性肿瘤免疫组织化学鉴别见表3-3-9。

表3-3-9　常见小圆细胞恶性肿瘤免疫组织化学鉴别

肿　瘤	CK	Vim	Des	CD99	NF	Syn	S-100	LCA	其他标志物
小细胞癌	+	-	-	-	-	+/-	-	-	TTFI+/-
Merkel细胞癌	+	-	-	-	-	-/+	-	-	CK20+
腺泡状骨骼肌肉瘤	-	+	+	-/+	-	-	-	-	myogenin+
Ewing肉瘤/PNET	-	+	-	+	-	-	-	-	FLI1+
促结缔组织增生小 圆细胞肿瘤	+/-	+	+/-	-	+/-	-/+	-	-	WT1+
神经母细胞瘤	-	-	-	-	+	-	-	-	NB84+
恶性黑色素瘤	-	+	-	-	-	-	+	-	HMB45+
恶性淋巴瘤	-	+	-	-/+	-	-	-	+	CD20+ak CD3+
粒细胞肉瘤	-	+	-	-	-	-	-	-/+	MPO+

知识点5：小B细胞淋巴瘤免疫组织化学鉴别　　　　**副高：熟练掌握　　正高：熟练掌握**

小B细胞淋巴瘤免疫组织化学鉴别见表3-3-10。

表3-3-10 小B细胞淋巴瘤免疫组织化学鉴别

肿 瘤	CD20	CD5	CD23	CD10	cyclinD1	CD21	CD38	CD43	ANXA1
小B淋巴细胞淋巴瘤	+	+	+	−	−	−	−	+	−
滤泡性淋巴瘤	+	−	−/+	+	−	−	−	−	−
套细胞淋巴瘤	+	+	−	−	+	−	−	+	−
淋巴浆细胞淋巴瘤	+	−	−	−	−	−	+/−	−	−
MALT边缘区淋巴瘤	+	−	−	−	−	+/−	−/+	+/−	−
淋巴结边缘区淋巴瘤	+	−	−	−	−	−	−	+/−	−
脾边缘区淋巴瘤	+	−	−	−	−	−	−	−	−
毛细胞淋巴瘤	+	−	−	−	−	−	−	−	+

知识点6：内分泌和神经内分泌肿瘤的诊断　　　副高：熟练掌握　正高：熟练掌握

　　检测神经内分泌标志物CgA与Syn可确定肿瘤起源于内分泌或神经内分泌细胞。检测各种激素及其相关蛋白能够进一步区分不同类型的神经内分泌肿瘤。如甲状腺滤泡上皮来源表达TG，胰腺的胰岛素瘤表达胰岛素。需要注意的是，免疫组织化学标记激素产物呈阳性反应时并不一定表明是功能性的神经内分泌肿瘤，还必须有相应的临床症状存在，才可以做出诊断，如诊断胰岛素瘤必须临床上有低血糖的症状，否则即使免疫组织化学或血清中检出胰岛素，也不能诊断为胰岛素瘤，只能诊断有胰岛素产物的神经内分泌肿瘤。

知识点7：转移性恶性肿瘤原发部位的确定　　　副高：熟练掌握　正高：熟练掌握

　　如淋巴结转移性肿瘤表达角蛋白、TG与TTF1，则提示肿瘤来源于甲状腺；如表达角蛋白、TTF1与PE10，不表达TG，则提示肿瘤来自肺癌转移；如不表达角蛋白而表达S-100蛋白与HMB45，则提示恶性黑色素瘤转移。骨转移性癌如表达PSA与PAP，则提示肿瘤来自前列腺。鉴于几乎所有抗体的特异性均是相对的，故应用免疫组织化学技术来证实转移性肿瘤的原发部位时，应当采用一组阳性和阴性标志物，才能做出准确诊断。

第四章 超微病理诊断技术

第一节 基本理论

知识点1：电子显微镜技术的应用范围   副高：熟练掌握   正高：熟练掌握

电子显微镜技术观察样本的细微结构与形态，是病理学诊断和研究的基本技术之一，应用领域广泛。电子显微镜技术可以应用的范围比较广泛。

（1）用于胚胎及组织发生学方面：通过电镜可以了解新生血管芽的发生和形态特点。

（2）临床上的应用：应用于多种疾病亚细胞结构病变的观察和诊断，特别是对于神经肌肉疾病和肾小球疾病的诊断。

（3）用于疑难肿瘤上：用于判断有些疑难肿瘤（如未分化、低分化或多向分化肿瘤）的组织来源和细胞属性。

（4）形态学的应用：用于细胞凋亡的形态学观察。

（5）扫描电镜对样本三维形貌的细微显示和定量等。

知识点2：电子显微镜技术的注意事项   副高：熟练掌握   正高：熟练掌握

（1）电镜检查的结果的解释，必须结合光镜形态，这样才能做出准确诊断。

（2）组织离体后，必须迅速取材和固定，用4%的戊二醛固定，然后在四氧化锇中后固定。超过1小时未固定的组织，则不宜做电镜检查。还应当注意，电镜下观察范围很小，因此应结合光镜先在1mm薄切片定位后再做超薄切片观察。

（3）检查者必须了解自溶和坏死等人为假象的超微结构形态特点，同时要了解光镜形态特征及电镜检查待解决的问题，还要熟悉各种肿瘤电镜表现的特点，以及变化范围。

（4）电镜检查确定肿瘤的组织发生或分化时，一般需要证实假定细胞的一组超微结构特征。

（5）在肿瘤电镜诊断时，超微结构特点通常是无法用于区分同一类型细胞的反应性病变、良性肿瘤和恶性肿瘤的。在分化差的恶性肿瘤中，并不是每个肿瘤都会有特征性超微结构特点。

（6）电镜诊断报告书应当单独签发，并且附在病理诊断报告中。

知识点3：显微切割技术的特点   副高：熟练掌握   正高：熟练掌握

显微切割技术的特点是可以从构成复杂的组织中获得某一特定的同类细胞群或单个细胞，特别适用于肿瘤的分子生物学研究，如肿瘤的克隆性分析、肿瘤发生和演进过程中各阶段细胞基因改变的比较研究以及肿瘤细胞内某些酶活性的定量检测等。

但是，显微切割技术的不足之处在于手工操作法的技术难度大；用LCM虽然操作简便，耗时少，取材准确，但需要特殊的设备，而且激光器造价高。

第二节　应用指征及其诊断意义

知识点1：图像分析技术的应用　　　　副高：熟练掌握　　正高：熟练掌握

（1）非肿瘤性疾病：①ATP酶与NADH法染色骨骼肌组织，测定Ⅰ型和Ⅱ型肌纤维的各种形状因子与比例，可以用于肌病的诊断和研究；②Von Kossa染色未脱钙的骨组织后，精确定量骨和骨样组织的含量，可以用于诊断代谢性骨病（如骨软化症、骨质疏松症），还可以估计疾病的严重程度；③HE和其他染色后测定小肠绒毛的面积来估计其吸收功能，也可以测定内分泌细胞的形状因子以判断内分泌功能。

（2）肿瘤形态计量：用于测量肿瘤细胞的面积、周长、最大长径和横径、核的形态、核质比例、实质细胞及血管的多少等参数。

（3）DNA倍体分析。

（4）图像分析：可以用于肿瘤细胞核分级、增殖活性指数、激素受体及HER2/neu状态等研究。

知识点2：显微切割技术的应用　　　　副高：熟练掌握　　正高：熟练掌握

用于显微切割的组织切片可以是冷冻切片、石蜡包埋的组织切片或细胞涂片。组织切片必须染色，以便进行目标细胞群的定位。染色可以采用甲基绿、核固红或苏木素等普通方法，也可以采用HC染色，如要切割霍奇金淋巴瘤组织切片上的RS细胞时，可以用CD5或CD30抗体染色进行靶细胞示踪。显微切割的方法主要有手工操作法和激光捕获显微切割（CM）法。

知识点3：光扫描共聚焦显微镜技术的应用　　　　副高：熟练掌握　　正高：熟练掌握

光扫描共聚焦显微镜（LSCM）是将光学显微镜、激光扫描技术和计算机图像处理技术相结合而形成的高技术设备。LSCM的主要功能有：

（1）细胞、组织光学切片：对组织、细胞及亚细胞结构进行断层扫描。

（2）重建三维立体空间结构。

（3）对活细胞的长时间动态观察。

（4）细胞内酸碱度及细胞离子的定量测定。

（5）细胞间通讯、细胞骨架构成、生物膜结构等的研究。

（6）细胞膜流动性测定和光活化技术。

第五章 细胞和分子遗传学技术

知识点1：细胞遗传学技术的含义	副高：了解 正高：熟悉

细胞遗传学技术主要是指通过制备染色体标本，分析染色体数目和结构改变与人类疾病之间的关系。

知识点2：细胞和分子遗传学技术	副高：了解 正高：熟悉

近代分子生物学技术与细胞遗传学技术相结合，便形成了细胞和分子遗传学技术。其中，比较成熟、具有实用价值的技术有：①荧光原位杂交（FISH）；②比较基因组杂交（CGH）。

知识点3：荧光原位杂交的原理	副高：了解 正高：熟悉

荧光原位杂交的原理就是应用荧光素标记DNA探针与样本（细胞涂片或厚石蜡切片）中的组织杂交情况，在荧光显微镜下显示与其相应的染色体某个特定区段或整条染色体。这些探针一般包含 $1\times10^1 \sim 1\times10^6$ 碱基的核苷酸序列，可以应用间期细胞和分裂中期细胞分析。探针类型一般有着丝粒探针、全染色体探针与位点特异性探针等几种类型，用于不同目的的检测。检测染色体易位的位点特异性探针又分为融合探针与分离探针，不同荧光标记的探针显示出不同颜色，由此来检测染色体的改变。

知识点4：荧光原位杂交的应用	副高：了解 正高：熟悉

荧光原位杂交（FISH）能够有效地检测染色体结构和数目的异常，因此适宜用于染色体的易位、缺失和扩增。

（1）着丝粒探针的应用：可以发现肿瘤性和非肿瘤性疾病中染色体的获得与丢失，例如：B-慢性淋巴细胞白血病/小淋巴细胞淋巴瘤中的＋12，产前检查时一般采用位点特异性探针评估染色体异常与做性别鉴定。

（2）位点特异性探针的应用：可以用于造血组织肿瘤和软组织肉瘤的诊断和预后判断。

FISH分析检测还可以用于检测乳腺癌中HER2/neu基因扩增、多形性胶质瘤中EGFR基因扩增、神经母细胞瘤中MYCN基因扩增，以及检测染色体特异性位点缺失，用于诊断疾病和估计预后等。

知识点5：比较基因组杂交（CGH）的原理　　　　　　　　副高：了解　正高：熟悉

比较基因组杂交的原理是分别提取肿瘤细胞与正常淋巴细胞中的DNA，然后用不同荧光染料染色后进行杂交，比较肿瘤细胞和正常细胞中所有染色体上的整个基因组，查看是否存在整条染色体或某些区段的增加或减少。

知识点6：比较基因组杂交与传统的细胞遗传学分析方法的不同之处

副高：了解　正高：熟悉

比较基因组杂交与传统的细胞遗传学分析方法的不同主要在于，比较基因组杂交仅仅依赖于可得到的基因组肿瘤DNA，不需要肿瘤分裂中期细胞或特异性探针；比较基因组杂交可以从新鲜组织或石蜡包埋组织中提取DNA进行检测。

知识点7：比较基因组杂交的应用　　　　　　　　　　副高：了解　正高：熟悉

比较基因组杂交主要用于检测染色体及其区段的缺失和重复，即染色体的丢失、获得及基因扩增。

但是，比较基因组杂交不能用于检测染色体易位、倒位、倍体改变及点突变。

附录一 高级卫生专业技术资格考试大纲
（病理学专业——副高级）

一、专业知识

（一）本专业知识

1. 熟练掌握病理学总论的基本理论。

2. 熟练掌握各系统疾病病因学、发病机制、病理变化、结局和临床与病理联系的基本理论。

3. 掌握诊断病理学（活检、细胞学和尸检）常规技术和特殊染色、免疫组织化学染色、超微病理诊断技术的基本理论要点。

（二）相关专业知识

掌握解剖学、组织学与胚胎学、病原生物学与免疫学、病理生理学、生物化学和分子生物学、医学影像学、医学检验学、内科学、外科学、妇产科学和儿科学等与本专业密切相关的理论知识要点。

二、专业实践能力

（一）熟练掌握各系统常见病的病理诊断和鉴别诊断。

（二）掌握手术中快速病理诊断。

（三）熟悉主要器官少见病的病理诊断。

（四）初步具有解决主要器官疑难病例病理诊断的能力。

（五）具有主持临床病理讨论会的能力。

（六）熟练掌握特殊染色和免疫组织化学染色应用指征和对其结果进行分析判断。

（七）熟悉超微病理学在病理诊断中的应用指征及其诊断意义。

三、学科新进展

（一）熟悉本专业国内外现状和发展趋势。

（二）掌握各系统肿瘤的WHO最新分类。

（三）熟悉用于病理诊断的新的重要免疫组织化学标记物。

（四）了解与病理诊断相关的细胞和分子遗传学基本理论及其应用指征和诊断意义。

（五）了解重要新病种的病理学知识。

附：病理学专业的基本内容

1. 细胞和组织的适应和损伤

2. 损伤的修复

3. 局部血液循环障碍

4. 炎症

5. 免疫病理学

6. 肿瘤

7. 发育和生长异常

（1）先天发育残件

（2）异位发育组织

8. 软组织

（1）纤维组织肿瘤和瘤样病变

（2）脂肪组织肿瘤和瘤样病变

（3）肌肉组织肿瘤

（4）脉管组织肿瘤和瘤样病变

（5）其他软组织肿瘤和瘤样病变

（6）骨骼肌非瘤性病变

9. 淋巴造血组织

（1）淋巴结反应性疾病/病变

（2）霍奇金淋巴瘤

（3）非霍奇金淋巴瘤

（4）组织细胞和树突状细胞疾病

（5）脾常见疾病

（6）骨髓疾病

①骨髓增生异常

②常见血液病的骨髓病变

10. 皮肤

（1）非感染性水疱和大疱性疾病

（2）角化病和癣类

（3）结缔组织病和血管、皮下组织炎症

（4）感染性皮肤病

（5）表皮肿瘤和瘤样病变

（6）黑色素细胞肿瘤和瘤样病变

（7）皮肤附件肿瘤和瘤样病变

（8）其他皮肤肿瘤（淋巴瘤、转移瘤等）

11. 口腔和颌部

（1）口腔黏膜疾病

（2）口腔肿瘤和瘤样病变

（3）涎腺

①炎症

②肿瘤和瘤样病变

（4）颌骨

①肿瘤

②囊肿

③炎症和其他疾病

12. 食管

（1）食管炎

（2）肿瘤和瘤样病变

13. 胃

（1）胃溃疡病和应激性溃疡

（2）胃炎

（3）肿瘤和瘤样病变

（4）其他疾病

14. 小肠

（1）十二指肠溃疡病

（2）炎症

（3）肿瘤和瘤样病变

（4）其他疾病

15. 阑尾

（1）阑尾炎

（2）肿瘤和瘤样病变

（3）其他疾病

16. 大肠

（1）炎症

（2）肿瘤和瘤样病变

（3）其他疾病

17. 肛门和肛管

（1）瘘管和窦道

（2）痔

（3）肿瘤

18. 肝

（1）病毒性肝炎

（2）其他肝炎

（3）寄生虫病

（4）肝移植排斥反应

（5）代谢性疾病

（6）肝硬化

（7）肿瘤和瘤样病变

19. 胆囊和肝外胆管

（1）胆囊胆固醇沉着症

（2）胆石症

（3）胆囊炎

（4）胆囊肿瘤和瘤样病变

（5）肝外胆管疾病

20. 胰

（1）胰腺炎

（2）囊肿

（3）胰腺外分泌肿瘤

（4）胰腺内分泌肿瘤和瘤样病变

（5）胰腺内、外分泌分化的肿瘤

（6）胰岛炎

21. 腹膜、网膜和腹膜后

（1）腹膜疾病

（2）网膜疾病

（3）腹膜后疾病

22．气管、肺和纵隔
　（1）气管疾病
　　①炎症
　　②肿瘤
　（2）肺疾病
　　①炎症
　　②肺和支气管肿瘤
　　③胸膜肿瘤
　（3）纵隔疾病
　　①胸腺瘤
　　②其他肿瘤
　　③囊肿

23．心血管
　（1）发育畸形
　（2）心脏肿瘤
　（3）心脏炎症
　（4）心肌病
　（5）血管非肿瘤性疾病

24．肾、肾盂和输尿管
　（1）肾小球疾病
　（2）肾小管疾病
　（3）间质性肾炎
　（4）血管性肾病
　（5）肾结石
　（6）肾盂积水
　（7）肾实质、肾盂和输尿管肿瘤

25．膀胱和尿道
　（1）炎症
　（2）结石
　（3）肿瘤和瘤样病变

26．睾丸、睾丸附件和阴囊
　（1）炎症
　（2）睾丸鞘膜积液
　（3）肿瘤

27．前列腺、精囊和尿道球
　（1）炎症
　（2）前列腺良性增生
　（3）肿瘤和瘤样病变

28．阴茎

（1）炎症
（2）癌前病变
（3）肿瘤

29．女性外阴
　（1）炎症
　（2）贝赫切特综合征
　（3）外阴营养不良和上皮内瘤变
　（4）囊肿
　（5）肿瘤和瘤样病变

30．阴道
　（1）炎症
　（2）囊肿
　（3）肿瘤和瘤样病变

31．子宫颈
　（1）炎症
　（2）肿瘤和瘤样病变

32．子宫内膜
　（1）子宫内膜组织-生理学要点
　　①正常子宫内膜的基本结构
　　②生育期、更年期和绝经后子宫内膜
　　③妊娠的刮宫病理诊断
　（2）雌激素缺乏、分泌不足和过多时的子宫内膜病变
　（3）孕激素分泌不足、卵巢持续性黄体或退变迟缓时的子宫内膜病变
　（4）医源性子宫内膜病变
　（5）子宫内膜炎
　（6）子宫内膜化生和相关变化
　（7）肿瘤和瘤样病变

33．子宫体
　（1）炎症
　（2）肿瘤和瘤样病变

34．输卵管和阔韧带
　（1）输卵管炎症
　（2）输卵管子宫内膜异位症
　（3）输卵管妊娠
　（4）输卵管肿瘤和瘤样病变
　（5）阔韧带肿瘤

35．卵巢
　（1）炎症

（2）瘤样病变

（3）肿瘤

    ①上皮-间质肿瘤

    ②性索间质肿瘤

    ③类固醇细胞肿瘤

    ④生殖细胞肿瘤

    ⑤性腺母细胞瘤

    ⑥转移瘤

    ⑦其他肿瘤

36. 胎盘

  （1）非肿瘤性疾病

  （2）滋养层细胞肿瘤和瘤样病变

  （3）流产的病理学诊断

37. 乳腺

  （1）炎症

  （2）瘤样病变

  （3）乳腺增生症

  （4）导管内增生性病变（导管增生、导管非典型增生、导管原位癌）

  （5）小叶非典型增生

  （6）肿瘤

    ①良性上皮性肿瘤

    ②乳腺癌

    ③上皮-间叶性肿瘤

    ④非上皮性肿瘤

    ⑤转移瘤

38. 甲状腺

  （1）甲状腺炎

  （2）甲状腺肿

  （3）肿瘤

    ①腺瘤

    ②腺癌

    ③髓样癌

    ④恶性淋巴瘤

    ⑤其他肿瘤

39. 甲状旁腺

  （1）增生

  （2）肿瘤和瘤样病变

  （3）功能亢进

40. 肾上腺皮质

  （1）一般性病变

  （2）增生

  （3）肿瘤和瘤样病变

  （4）功能亢进

41. 肾上腺髓质和副神经节

  （1）肾上腺髓质

    ①增生

    ②肿瘤

  （2）副神经节瘤

42. 垂体肿瘤

43. 神经内分泌系统

  （1）神经内分泌细胞增生

  （2）肿瘤（类癌、非典型类癌、小细胞和大细胞神经内分泌癌、混合性神经内分泌癌）

  （3）非内分泌肿瘤中的神经内分泌分化

  （4）多发性内分泌肿瘤

44. 神经系统

  （1）感染性疾病

  （2）中枢神经系统肿瘤和瘤样病变

    ①神经上皮组织肿瘤

    ②脑膜肿瘤

    ③淋巴造血组织肿瘤

    ④生殖细胞源性肿瘤

    ⑤鞍区肿瘤

    ⑥转移瘤

    ⑦瘤样病变

    ⑧囊肿

  （3）相邻结构肿瘤的颅内扩展

  （4）周围神经肿瘤和瘤样病变

45. 眼 眼睑、结膜、泪器、角膜、色素膜、晶状体、视网膜和眼眶的常见疾病（炎症、肿瘤等）

46. 耳 外耳、中耳和内耳的常见病（炎症、肿瘤等）

47. 鼻和鼻窦

  （1）炎症

  （2）肿瘤和瘤样病变

48. 咽

  （1）炎症

（2）肿瘤

49．喉

　（1）炎症

　（2）肿瘤

50．骨和关节

　（1）代谢性和营养不良性骨病

　（2）地方性氟中毒

　（3）细菌性骨关节炎

　（4）非菌性关节炎

　（5）骨肿瘤和瘤样病变

①成骨性肿瘤

②成软骨性肿瘤

③纤维性、纤维组织细胞性肿瘤

④巨细胞瘤

⑤骨髓源性肿瘤

⑥其他肿瘤

⑦转移瘤

⑧瘤样病变

（6）关节、滑膜组织肿瘤和瘤样病变

附录二　高级卫生专业技术资格考试大纲
（病理学专业——正高级）

一、专业知识

（一）本专业知识

1. 熟练掌握病理学总论的基本理论。

2. 熟练掌握各系统疾病病因学、发病机制、病理变化、结局以及临床与病理联系的基本理论。

3. 掌握诊断病理学（活检、细胞学和尸检）常规技术和特殊染色、免疫组织化学染色、超微病理诊断技术的基本理论要点。

（二）相关专业知识

掌握解剖学、组织学与胚胎学、病原生物学与免疫学、病理生理学、生物化学和分子生物学、医学影像学、医学检验学、内科学、外科学、妇产科学和儿科学等与本专业密切相关的理论知识要点。

二、专业实践能力

（一）熟练掌握各系统常见病的病理诊断和鉴别诊断。

（二）熟练掌握手术中快速病理诊断。

（三）掌握主要器官少见病的病理诊断。

（四）具有解决主要器官疑难病例病理诊断的能力。

（五）具有主持临床病理讨论会的能力。

（六）熟练掌握特殊染色和免疫组织化学染色应用指征和对其结果进行分析判断。

（七）熟悉超微病理学在病理诊断中的应用指征及其诊断意义。

（八）在诊断病理学的一个或一个以上专科领域具有一定的造诣。

三、学科新进展

（一）熟悉本专业国内外现状和发展趋势。

（二）掌握各系统肿瘤的WHO最新分类。

（三）熟悉用于病理诊断的新的重要免疫组织化学标记物。

（四）熟悉与病理诊断相关的细胞和分子遗传学基本理论及其应用指征和诊断意义。

（五）熟悉重要新病种的病理学知识。

（六）对于相关学科的重要新进展有所了解。

附：病理学专业的基本内容

1. 细胞和组织的适应和损伤

2. 损伤的修复

3. 局部血液循环障碍

4. 炎症

5. 免疫病理学

6. 肿瘤

7. 发育和生长异常

　（1）先天发育残件

　（2）异位发育组织

8. 软组织
  （1）纤维组织肿瘤和瘤样病变
  （2）脂肪组织肿瘤和瘤样病变
  （3）肌肉组织肿瘤
  （4）脉管组织肿瘤和瘤样病变
  （5）其他软组织肿瘤和瘤样病变
  （6）骨骼肌非瘤性病变
9. 淋巴造血组织
  （1）淋巴结反应性疾病/病变
  （2）霍奇金淋巴瘤
  （3）非霍奇金淋巴瘤
  （4）组织细胞和树突状细胞疾病
  （5）脾常见疾病
  （6）骨髓疾病
    ①骨髓增生异常
    ②常见血液病的骨髓病变
10. 皮肤
  （1）非感染性水疱和大疱性疾病
  （2）角化病和癣类
  （3）结缔组织病和血管、皮下组织炎症
  （4）感染性皮肤病
  （5）表皮肿瘤和瘤样病变
  （6）黑色素细胞肿瘤和瘤样病变
  （7）皮肤附件肿瘤和瘤样病变
  （8）其他皮肤肿瘤（淋巴瘤、转移瘤等）
11. 口腔和颌部
  （1）口腔黏膜疾病
  （2）口腔肿瘤和瘤样病变
  （3）涎腺
    ①炎症
    ②肿瘤和瘤样病变
  （4）颌骨
    ①肿瘤
    ②囊肿
    ③炎症和其他疾病
12. 食管
  （1）食管炎
  （2）肿瘤和瘤样病变
13. 胃
  （1）胃溃疡病和应激性溃疡
  （2）胃炎
  （3）肿瘤和瘤样病变
  （4）其他疾病
14. 小肠
  （1）十二指肠溃疡病
  （2）炎症
  （3）肿瘤和瘤样病变
  （4）其他疾病
15. 阑尾
  （1）阑尾炎
  （2）肿瘤和瘤样病变
  （3）其他疾病
16. 大肠
  （1）炎症
  （2）肿瘤和瘤样病变
  （3）其他疾病
17. 肛门和肛管
  （1）瘘管和窦道
  （2）痔
  （3）肿瘤
18. 肝
  （1）病毒性肝炎
  （2）其他肝炎
  （3）寄生虫病
  （4）肝移植排斥反应
  （5）代谢性疾病
  （6）肝硬化
  （7）肿瘤和瘤样病变
19. 胆囊和肝外胆管
  （1）胆囊胆固醇沉着症
  （2）胆石症
  （3）胆囊炎
  （4）胆囊肿瘤和瘤样病变
  （5）肝外胆管疾病
20. 胰
  （1）胰腺炎
  （2）囊肿
  （3）胰腺外分泌肿瘤
  （4）胰腺内分泌肿瘤和瘤样病变
  （5）胰腺内、外分泌分化的肿瘤

（6）胰岛炎

21．腹膜、网膜和腹膜后

　　（1）腹膜疾病

　　（2）网膜疾病

　　（3）腹膜后疾病

22．气管、肺和纵隔

　　（1）气管疾病

　　　　①炎症

　　　　②肿瘤

　　（2）肺疾病

　　　　①炎症

　　　　②肺和支气管肿瘤

　　　　③胸膜肿瘤

　　（3）纵隔疾病

　　　　①胸腺瘤

　　　　②其他肿瘤

　　　　③囊肿

23．心血管

　　（1）发育畸形

　　（2）心脏肿瘤

　　（3）心脏炎症

　　（4）心肌病

　　（5）血管非肿瘤性疾病

24．肾、肾盂和输尿管

　　（1）肾小球疾病

　　（2）肾小管疾病

　　（3）间质性肾炎

　　（4）血管性肾病

　　（5）肾结石

　　（6）肾盂积水

　　（7）肾实质、肾盂和输尿管肿瘤

25．膀胱和尿道

　　（1）炎症

　　（2）结石

　　（3）肿瘤和瘤样病变

26．睾丸、睾丸附件和阴囊

　　（1）炎症

　　（2）睾丸鞘膜积液

　　（3）肿瘤

27．前列腺、精囊和尿道球

　　（1）炎症

　　（2）前列腺良性增生

　　（3）肿瘤和瘤样病变

28．阴茎

　　（1）炎症

　　（2）癌前病变

　　（3）肿瘤

29．女性外阴

　　（1）炎症

　　（2）贝赫切特综合征

　　（3）外阴营养不良和上皮内瘤变

　　（4）囊肿

　　（5）肿瘤和瘤样病变

30．阴道

　　（1）炎症

　　（2）囊肿

　　（3）肿瘤和瘤样病变

31．子宫颈

　　（1）炎症

　　（2）肿瘤和瘤样病变

32．子宫内膜

　　（1）子宫内膜组织－生理学要点

　　　　①正常子宫内膜的基本结构

　　　　②生育期、更年期和绝经后子宫内膜

　　　　③妊娠的刮宫病理诊断

　　（2）雌激素缺乏、分泌不足和过多时的子宫内膜病变

　　（3）孕激素分泌不足、卵巢持续性黄体或退变迟缓时的子宫内膜病变

　　（4）医源性子宫内膜病变

　　（5）子宫内膜炎

　　（6）子宫内膜化生和相关变化

　　（7）肿瘤和瘤样病变

33．子宫体

　　（1）炎症

　　（2）肿瘤和瘤样病变

34．输卵管和阔韧带

　　（1）输卵管炎症

　　（2）输卵管子宫内膜异位症

　　（3）输卵管妊娠

（4）输卵管肿瘤和瘤样病变

（5）阔韧带肿瘤

35. 卵巢

（1）炎症

（2）瘤样病变

（3）肿瘤

①上皮-间质肿瘤

②性索间质肿瘤

③类固醇细胞肿瘤

④生殖细胞肿瘤

⑤性腺母细胞瘤

⑥转移瘤

⑦其他肿瘤

36. 胎盘

（1）非肿瘤性疾病

（2）滋养层细胞肿瘤和瘤样病变

（3）流产的病理学诊断

37. 乳腺

（1）炎症

（2）瘤样病变

（3）乳腺增生症

（4）导管内增生性病变（导管增生、导管非典型增生、导管原位癌）

（5）小叶非典型增生

（6）肿瘤

①良性上皮性肿瘤

②乳腺癌

③上皮-间叶性肿瘤

④非上皮性肿瘤

⑤转移瘤

38. 甲状腺

（1）甲状腺炎

（2）甲状腺肿

（3）肿瘤

①腺瘤

②腺癌

③髓样癌

④恶性淋巴瘤

⑤其他肿瘤

39. 甲状旁腺

（1）增生

（2）肿瘤和瘤样病变

（3）功能亢进

40. 肾上腺皮质

（1）一般性病变

（2）增生

（3）肿瘤和瘤样病变

（4）功能亢进

41. 肾上腺髓质和副神经节

（1）肾上腺髓质

①增生

②肿瘤

（2）副神经节瘤

42. 垂体肿瘤

43. 神经内分泌系统

（1）神经内分泌细胞增生

（2）肿瘤（类癌、非典型类癌、小细胞和大细胞神经内分泌癌、混合性神经内分泌癌）

（3）非内分泌肿瘤中的神经内分泌分化

（4）多发性内分泌肿瘤

44. 神经系统

（1）感染性疾病

（2）中枢神经系统肿瘤和瘤样病变

①神经上皮组织肿瘤

②脑膜肿瘤

③淋巴造血组织肿瘤

④生殖细胞源性肿瘤

⑤鞍区肿瘤

⑥转移瘤

⑦瘤样病变

⑧囊肿

（3）相邻结构肿瘤的颅内扩展

（4）周围神经肿瘤和瘤样病变

45. 眼　眼睑、结膜、泪器、角膜、色素膜、晶状体、视网膜和眼眶的常见疾病（炎症、肿瘤等）

46. 耳　外耳、中耳和内耳的常见病（炎症、肿瘤等）

47. 鼻和鼻窦

（1）炎症

（2）肿瘤和瘤样病变

48．咽

（1）炎症

（2）肿瘤

49．喉

（1）炎症

（2）肿瘤

50．骨和关节

（1）代谢性和营养不良性骨病

（2）地方性氟中毒

（3）细菌性骨关节炎

（4）非菌性关节炎

（5）骨肿瘤和瘤样病变

①成骨性肿瘤

②成软骨性肿瘤

③纤维性、纤维组织细胞性肿瘤

④巨细胞瘤

⑤骨髓源性肿瘤

⑥其他肿瘤

⑦转移瘤

⑧瘤样病变

（6）关节、滑膜组织肿瘤和瘤样病变

附录三　全国高级卫生专业技术资格考试介绍

为进一步深化卫生专业技术职称改革工作，不断完善卫生专业技术职务聘任制，根据中共中央组织部、人事部、卫生部《关于深化卫生事业单位人事制度改革的实施意见》（人发〔2000〕31号）文件精神和国家有关职称改革的规定，人事部下发《加强卫生专业技术职务评聘工作的通知》（人发〔2000〕114号），高级专业技术资格采取考试和评审结合的办法取得。

一、考试形式和题型

全部采用人机对话形式，考试时间为2个小时（卫生管理知识单独加试时间为1时）。考试题型为单选题、多选题和案例分析题3种，试卷总分为100分。

二、考试总分数及分数线

总分数450～500分，没有合格分数线，排名前60%为合格。其中的40%为优秀。

三、考试效用

评审卫生高级专业技术资格的考试，是申报评审卫生高级专业技术资格的必经程序，作为评审卫生高级专业技术资格的重要参考依据之一，考试成绩当年有效。

四、人机对话考试题型说明

副高：单选题、多选题和案例分析题3种题型。

正高：多选题和案例分析题2种题型。

以实际考试题型为准。

五、考试报名条件

（一）正高申报条件

1. 取得大学本科以上学历后，受聘副高职务5年以上。

2. 大学普通班毕业以后，受聘副高职务7年以上。

（二）副高申报条件

1. 获得博士学位后，受聘中级技术职务2年以上。

2. 取得大学本科以上学历后，受聘中级职务5年以上。

3. 大学普通班毕业后，受聘中级职务5年以上。

4. 大学专科毕业后，取得本科以上学历（专业一致或接近专业），受聘中级职务7年以上。

5. 大专毕业，受聘中级职务5年以上。

6. 中专毕业，受聘中级职务7年以上。

7. 护理专业中专毕业，从事临床护理工作25年以上，取得护理专业的专科以上学历，受聘中级职务5年以上，可申报副主任护师任职资格。